U0396165

安徽省中医药管理局
安徽省中医药学会 组织编写

临证精粹

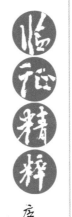

庐阳 韩明向

安徽名中医

顾　问　徐经世　韩明向
主　审　董明培　李泽庚
执行主编　童佳兵　韩辉　万磊

时代出版传媒股份有限公司
安徽科学技术出版社

图书在版编目(CIP)数据

安徽名中医临证精粹 / 童佳兵,韩辉,万磊执行主编.--合肥:安徽科学技术出版社,2024.3
ISBN 978-7-5337-8900-8

Ⅰ.①安… Ⅱ.①童…②韩…③万… Ⅲ.①中医临床-经验-中国-现代 Ⅳ.①R249.7

中国国家版本馆 CIP 数据核字(2023)第 219363 号

安徽名中医临证精粹　　　　　　　执行主编　童佳兵　韩　辉　万　磊

出版人:王筱文　选题策划:吴　玲　责任编辑:蔡琴凤　王世宏　陈会兰　王　镇
责任校对:刘　芬　王丽君　汪海燕　责任印制:梁东兵　装帧设计:武　迪
出版发行:安徽科学技术出版社　　　　　　http://www.ahstp.net
　　　　(合肥市政务文化新区翡翠路 1118 号出版传媒广场,邮编:230071)
　　　　电话:(0551)63533330
印　　制:安徽新华印刷股份有限公司　　　电话:(0551)65859178
(如发现印装质量问题,影响阅读,请与印刷厂商联系调换)

开本:787×1092　1/16　　　　印张:45.25　　　　字数:930 千
版次:2024 年 3 月第 1 版　　　2024 年 3 月第 1 次印刷

ISBN 978-7-5337-8900-8　　　　　　　　　　　　定价:378.00 元

《安徽名中医临证精粹》
编委会

内容提要

为弘扬中医药特色优势,深入挖掘名中医的临床经验,提升安徽中医药的学术与临床水平,彰显安徽名中医的学术与经验特色,经安徽省中医药管理局同意,安徽省中医药学会组织编撰了《安徽名中医临证精粹》一书。

每个医家的内容包括两个部分:名医小传,包含个人简介、学术成就、社会兼职等;学术特色,重点介绍名中医对疾病的创新认识、经典心悟,或某法、某方、某药的独特疗效,或介绍临证用药特色及特殊技术、方法、养护心得,部分举典型病例加以说明。

序

安徽医事自古繁盛，"北华佗、南新安"源远流长、积淀丰厚，形成了独具特色的中医药学术流派和文化品牌。安徽中医药名家辈出、代不乏人，华佗、张扩、汪机、徐春甫、孙一奎、程钟龄、吴谦、郑梅涧等成就卓越，典籍盈箱。古往今来，承先启后，当代安徽中医药人秉承"大医精诚"精神，坚持守正创新，在基础理论、诊断治疗、药物方剂等方面积累了诸多成果，对于促进中医药传承创新发展有着宝贵的价值。

为传承精粹，交流经验，启迪后学，安徽省中医药学会组织编撰了《安徽名中医临证精粹》一书。这部专著集百家之长，收录了安徽省100多位中医名家在内科、外科、妇科、儿科、皮肤科、肿瘤科、针灸推拿科、骨伤科等专业领域的临床治疗经验。披览全书，理论阐发言必有据，成果梳理严谨细致，案例选择务求精善，语言生动通俗，内容丰富实用，对于帮助中医从业者提高专业水平、帮助中医爱好者拓展健康知识颇有裨益。

我对所有参与本书编撰的名老中医药专家致以诚挚的敬意。他们以传承之心，梳理成长阅历和典型医案，展示了中医药文化的风骨和魅力；他们以创新之思，凝练心得体会和临床特色，树立了中医药工作的标杆和榜样；他们以大爱之情，传递人文关怀和奉献精神，播撒了赓续中医药事业的使命和希望。

专著付梓之际，欣然为序。诚愿本专著让更多的人认识和尊重安徽名中医学术贡献、技术创新、临证经验的重要价值，让更多的人感受和体悟我省名中医仁心仁术、患者至上、敬业奉献的崇高风范，让更多的人了解和学习我省名中医治病救人、匠心独运、博采众长的优秀品质，从而更好地传播中医知识，普及中医技术，造福人类健康，为推动中医药事业振兴发展、服务人民健康福祉做出积极的贡献。

安徽省卫生健康委员会

党组书记、主任

2023年12月

目 录

内儿专家

肺系专家

张念志

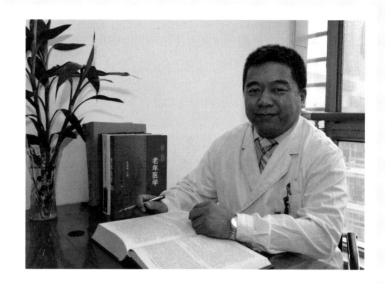

一 名医小传

张念志,男,安徽砀山人,一级主任医师,医学博士,博士研究生导师。现任安徽中医药大学第一附属医院呼吸内科主任。国家中医药管理局"十四五"高水平重点学科中医老年病学带头人,国家中医药管理局肺病区域诊疗中心负责人。第二批全国优秀中医研修人才,全国老中医药专家学术经验继承工作指导老师,第一、第二批安徽省名中医学术经验继承工作指导老师,首届安徽省名中医,第二届江淮名医,安徽省中医药领军人才,安徽省中医肺病临床医学研究中心主任。安徽省学术和技术带头人,安徽省政府津贴获得者,获得"全国科技系统抗击新冠肺炎疫情先进个人""安徽省抗击新冠肺炎疫情先进个人""安徽省最美中医"荣誉称号。

兼任中华中医药学会肺系病分会副主任委员,中国医师学会中西医结合分会呼吸病专家委员会副主任委员,世界中医药学会联合会肺康复专业委员会副主任委员,安徽省中医药学会肺病专业委员会主任委员,安徽省医学会呼吸病分会副主任委员,新冠肺炎省救治专家组成员、医院救治专家组组长。

主要从事中医防治呼吸疾病的基础和临床研究工作,主持国家自然基金面上项目3项,省部级项目10余项,获得省部级科技奖励7项(其中一等奖、二等奖各1项),获发明专利1项,带领团队研发院内制剂多个,参与制订临床诊疗规范、指南8项,发表学术论文210余篇,主编著作10部。

二 学术特色

(一)支气管扩张论治经验

支气管扩张是指支气管及其周围肺组织的慢性炎症损坏管壁,导致不可逆的支气管扩张与变形,是常见的慢性支气管化脓性疾病。因其病程长,病情缠绵,属临床较难治的呼吸系统疾病。张念志在治疗支气管扩张方面有着丰富的临床经验,临证时善于辨证论治,急则治其标,缓则治其本。治疗上以凉血止血为急、化痰降火为要;以补肺肾之阴为本、活血化瘀为助;以固护胃气为守、益气健脾为法。

1. 病因病机

支气管扩张属中医"咳嗽""咯血""肺痈"等病范畴,临床以慢性咳嗽、咳大量脓痰、反复咯血及常合并感染为主要特征。张念志认为,支气管扩张不外内因和外因所致,外因多为外感六淫之邪,内因多系肺肾阴虚、饮食不当及七情所伤。肺肾阴虚在支气管扩张的发病中起关键作用,其发生与人的体质关系密切。发生支气管扩张的患者多素体阳盛或阴虚。阳盛体质之人,因其阳盛日久必损及阴液,故多伴有不同程度的阴虚之象。

张念志将支气管扩张的病机总结为本虚标实,以肺肾阴虚为本、痰火瘀血为标,可因实致虚,也可因虚夹实。

2. 诊疗特色

张念志根据支气管扩张的病因病机特点,临证着重从三个方面调治本病。

(1)以凉血止血为急、化痰降火为要

1)辨咯血:本病患者多反复咯血,故止血是治疗的关键。张念志治疗咯血体现了整体辨证的观点,不是见血止血,而是根据不同病因病机辨证施治。支气管扩张咯血,多因火伤肺络所致,或为实火,或为虚火。其治疗以凉血止血为总则,配以滋阴润燥之剂,药用仙鹤草、三七、白及、生地榆、沙参、麦冬、玄参等。如患者兼燥邪犯肺,方用清燥救肺汤加减,可清肺中燥热兼以养阴益气,使燥热得去、气阴来复,诸症自除。兼肝郁化火,佐以清肝火,药用丹皮、赤芍、栀子、青黛等。对性情急躁者,要宣畅气机,解除思想顾虑,使其安心治疗。对肝阳上亢化火而损伤肺络者,加天麻、石决明、川牛膝以镇潜肝阳。如患者突然出现咯血量大、汗出肢冷、脉微欲绝、气虚血脱之危象,应急服独参汤,这体现了"有形之血不能速生、无形之气所当急固"之义。必要时,应结合现代医学手段综合处置,切不可延误治疗时机。

2)辨痰浊:本病的病理因素主要责之于痰。张念志认为,治疗时要辨明痰浊的性质。若痰黄腥臭,多提示痰与热毒互结,药用桑白皮、黄芩、白花蛇舌草、虎杖、薏苡仁、

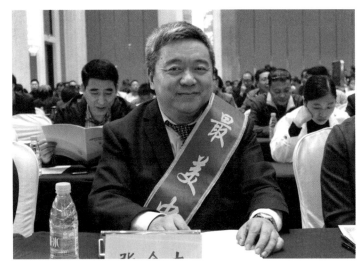

获得"安徽省最美中医"荣誉称号

芦根、桃仁、桔梗等清热解毒、化浊行瘀之品。若痰色黄绿,提示痰与风热互结,治以清热化痰、祛风通络之品,药用知母、贝母、炒杏仁、海蛤壳、连翘、苏子梗、牛蒡子、蝉蜕、地龙、僵蚕等,并适当选用银柴胡、青蒿、地骨皮等清退虚热。若痰白质黏,属燥痰,药用南沙参、北沙参、麦冬、玄参、玉竹等润肺化痰。若痰多清稀色白,为湿痰,药用半夏、陈皮、苍术、白术等燥湿化痰。此外,还应注意使用理气药,予佛手、沉香、苏子、厚朴、青皮等行气化痰,体现"治痰先理气、气行则痰去"之义。

(2)以补肺肾之阴为本、活血化瘀为助

1)治阴虚:张念志认为,本病患者体质多为阴虚阳盛,肺肾阴虚是本病产生的根本原因。肺之阴津亏损,金水相生,母病及子,久必及肾,致肾阴不足,阴不制阳,则相火易盛。故临床上多数支气管扩张患者表现为气火偏旺、形体偏瘦。正如张介宾在《景岳全书》中指出:"水亏则火盛,火盛则刑金,金病则肺燥,肺燥则络伤而嗽血。"肺阴虚时,患者表现为口干咽燥、痰黏,临床以生地黄、麦冬、玄参、百合等滋养肺阴。病久阴损及肾或损及阴血,舌绛红、少苔,治以熟地黄、黄精、山茱萸、水牛角、女贞子滋肺肾之阴。

2)治血瘀:支气管扩张患者常合并咯血,故多数医家忌用活血化瘀药。张念志依据唐容川在《血证论》中的论断"凡系离经之血,与荣养周身之血已睽绝而不合……此血在身,不能加于好血,而反阻新血之化机,故凡血证,总以祛瘀为要",指出"久病必瘀",故应在治疗过程中适当加用活血化瘀药,以助局部病灶周围的血液循环,从而减少发生出血的概率。具体应用时,一定要权衡缓急、明辨标本。如为瘀血日久而致出血,则血色暗淡,此为败血,临证常加入活血行瘀通络之桃仁、当归、丹参、丹皮、赤芍、白芍等;如血色鲜红,此为新血,临证可选用化瘀止血之三七粉、蒲黄、茜草等。此外,临床还常见痰瘀互结证。张念志认为,首先应确定化痰和祛瘀的主从关系,其次须结合患者有无特殊情况来辨证施治。

（3）以顾护胃气为守,益气健脾为法:"治病如打仗,用药如用兵"。张念志认为,治疗本病不仅要善用清热化痰、降火行瘀之品,而且不能忘了顾护胃气、益气健脾。本病往往虚实夹杂,单纯的实证或虚证较少见。祛邪通络的同时,勿忘固守胃气,宜将益气健脾法贯穿本病治疗的始末。正如《景岳全书》中所云:"人之自生至老,凡先天之有不足者,但得后天培养之力,则补天之功,亦可居其强半,此脾胃之气所关乎人生者不小。"故张念志临证以党参、黄芪、白术、山药、黄精、绞股蓝、茯苓、木香、砂仁、谷芽、麦芽、扁豆等药,补益脾胃以杜生痰之源。

(二)急性气管-支气管炎治疗经验

急性气管-支气管炎是由生物、理化刺激或过敏等因素引起的急性气管-支气管黏膜炎症。西医主要给予对症治疗,对细菌及非典型病原体感染疗效尚可,但对病毒、理化刺激引起者尚无特效之法。中医药治疗本病有一定的优势。张念志认为,本病属中医"咳嗽"范畴,临床以热证多见,临证多从风、痰、火论治,创立了"急支方"以疏散风邪、清火化痰、滋养肺阴,临床疗效较好。

1. 病因病机

中医学对咳嗽病因、病机的认识是循序渐进的。《黄帝内经》首载病名,提出"五脏六腑皆令人咳,非独肺也",并以脏腑命名提出"咳嗽分为心咳、肝咳、脾咳、肺咳、肾咳等"。隋代巢元方提出"十咳",明代张介宾提出按外感、内伤分类,并指出"咳嗽之要,止惟二证。何为二证,一曰外感,一曰内伤而尽之矣",执简驭繁,十分切合临床。张念志指出,外感六淫、疫疠时邪及外界环境因素均为外感咳嗽的致病因素,可使肺气郁闭,肺失宣降,故发为咳嗽;内伤咳嗽多由饮食不调、情志不遂或其他脏腑疾病导致,也可因外感咳嗽久治不愈而致脏腑功能失调引起。但不论外感与内伤,最终均可导致肺气宣发、肃降无权,使肺气上逆,造成咳嗽。

2. 诊疗特色

急性支气管炎属外感咳嗽,起病急、病程短(多小于3周)、病情轻,张念志提出应从"风""痰""火""阴"着手治疗。

（1）从风论治:风、寒、暑、湿、燥、火皆能致病,但风为百病之长。"长"即"始也、首也",寒、暑、湿、燥、火之邪多依于风邪致病。且风邪具有轻扬开泄的特性,致病多由人体皮毛入内。张念志指出,肺为华盖,居高位,故风邪致病易伤肺,导致肺失宣降,表现为咳嗽、咳痰、鼻塞、喷嚏等,属中医"咳嗽""感冒"范畴。国医大师晁恩祥认为,咳嗽多为风邪所致,并提出"风咳"病名。

（2）从痰论治:痰为人体水液代谢障碍引起的病理产物,分为视之可见、闻之有声的有形之痰和只见征象、不见形质的无形之痰,与肺、脾、肾、肝及三焦的功能失常有关。张念志指出,随着生活水平的日益提高,很多人过食膏粱厚味、辛辣煎炸之品,从而导致

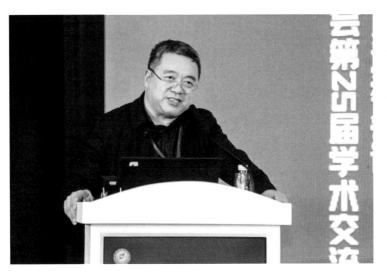

参加中华中医药学会肺系病分会

湿浊内生;或平素饮食过饱损伤脾胃,致脾失健运,水湿内生,最终聚结为痰。脾为生痰之源,肺为贮痰之器,痰浊上泛于肺,肺失宣降,津液不化,水道不利,聚水为痰,两者互为因果,最终导致痰液不化,肺失宣降,肺气上逆,表现为咳嗽、咳痰、咽喉有异物感等。正如《景岳全书·杂证谟·痰饮》云:"痰即人之津液,无非水谷之所化……盖痰涎之化,本由水谷,使果脾强胃健,如少壮者流,则随食随化,皆成血气,焉得留而为痰?惟其不能尽化,而十留一二,则一二为痰矣。十留三四,则三四为痰矣。甚至留其七八,则但见血气日削,而痰涎日多矣,此其故正以元气不能运化,愈虚则痰愈盛也。"

(3)从火论治:火为阳邪,其性炎热。火与热名异但类同,均属阳盛之象。热邪致病多表现为弥漫性症状,如发热等;火邪致病多表现为局部症状,如局部咽喉肿痛、目赤肿痛等。张念志指出,今时之人平素饮食颇丰,营养偏盛,致病多为实证、阳证,外感六淫多从阳化火,火伤肺气,致肺热壅盛,肺失宣降,故表现为咳嗽、痰黄或少痰、咽喉肿痛等。

(4)从阴论治:肺位最高,邪必先伤,且肺为娇脏,喜润恶燥,外邪袭肺,多从阳化火。火热之邪易耗伤肺阴,肺阴亏虚,肺之宣发、肃降失常,表现为咳嗽、痰少或无痰、声音嘶哑等。张念志认为,治疗上应遵从清代吴鞠通《温病条辨》中所言之"治上焦如羽,非轻不举",用药以轻清、宣散为贵,不宜用过热、过寒、过润、过燥之剂。

(5)自创"急支方":张念志辨治从"风""痰""火""阴"着手,自创"急支方",临床运用,屡见奇效。方药组成:蝉蜕、僵蚕、牛蒡子、桑叶、枇杷叶、浙贝母、紫菀、款冬花、前胡、杏仁、炙甘草、百合,水煎服,每日1剂,早晚分服。本方具有疏风清热、润肺化痰之功。正如《医学心悟》中所云:"肺体属金,譬若钟然,钟非叩不鸣,风、寒、暑、湿、燥、火六淫之邪,自外击之则鸣;劳欲情志,饮食炙煿之火,自内攻之则亦鸣。"

风邪致病"善行而数变",虫类药为"虫蚁飞走""血肉有情"之品,善于入络搜邪,驱邪外出,故方中选用蝉蜕、僵蚕以祛风解痉、宣通肺络、利咽开喑;合桑叶、牛蒡子宣肺化痰、疏散风热,四味共为君药,使表邪得以疏散。紫菀、款冬花、杏仁、前胡止咳化痰,合君药桑叶、牛蒡子、蝉蜕之宣散,宣降相因,以复肺之宣降;枇杷叶、浙贝母清化痰热,内清热毒,使内毒得解,以上共为臣药。火热之邪多耗伤肺阴,而肺喜润恶燥,故佐百合以养阴润肺;炙甘草助浙贝母、枇杷叶清肺化痰,调和诸药,功兼佐使之用。临证多用于咳嗽之风热犯肺证及风燥伤肺证。

随症加减:风寒者去枇杷叶、浙贝母,加麻黄、桂枝、紫苏叶等;痰湿者去枇杷叶、浙贝母,加法半夏、陈皮、厚朴等。

(三)扶正祛邪法论治原发性支气管肺癌经验

原发性支气管肺癌(以下简称"肺癌")是常见的恶性肿瘤之一,近年来发病率有增加的趋势。本病多见于中年人,早期症状不典型,常易误诊、漏诊,多数确诊时已属中晚期,往往失去手术根治的时机,因而5年生存率低。张念志擅长治疗呼吸内科疑难杂症,尤其对肺癌的治疗已形成了独特的诊疗思路,临床收效较好。

1. 病因病机

中医古代文献中无肺癌之名,其症状属"肺积""肺岩""息贲"等范畴。《灵枢·刺节真邪》曰:"虚邪之入于身也深,寒与热相搏,久留而内著……邪气居其间而不反,发为筋瘤。"《难经》曰:"肺之积,名曰息贲,在右胁下,覆大如杯,久不已,令人洒淅寒热,喘咳,发肺雍。"《诸病源候论》曰:"夫积聚者,由阴阳不和,腑脏虚弱,受于风邪,搏与腑脏之气所为也。"由此可见,对于肺中积块的产生,古人认为是正虚与邪实所致。

张念志认为,正气虚损后,邪乘于肺,致肺气不畅,宣降失司,津停成痰,痰凝气滞,瘀阻络脉,日久成块。简而言之,肺癌是虚实夹杂的病症,即全身属虚,局部属实。肺癌之虚以气阴两虚为多见,实不外乎气滞、血瘀、痰凝之病理变化。病位在肺,但又因脾主运化、肝主疏泄、肾主一身之阴阳,故与肝、脾、肾关系密切。

2. 诊疗特色

(1)扶正祛邪,抓主要矛盾:张念志指出,正虚与邪实贯穿于肺癌整个疾病的发展过程,二者相互影响,故治疗以"扶正、祛邪并举"为总则。在正虚方面,他根据脏腑辨证认为,肺、脾、肾三脏俱虚是正虚的主要矛盾,治以益气养阴之品为主,常用药物有太子参、麦冬、沙参、玄参、黄精、灵芝、山药、熟地黄等;在邪实方面,他根据气血津液辨证认为,气滞、痰凝、血瘀三者共存是邪实的主要矛盾,治以疏肝理气、化痰消瘀之品为主,常用药物有陈皮、半夏、玫瑰花、丹参、丹皮、三棱、莪术等。张念志在中医辨证论治原则指导下,选用具有扶正固本、疏肝理气、化痰消瘀的中药,意为"扶正之中寓有祛邪,祛邪之中意在扶正"。

(2)开阔思路,自拟肺积1号方:张念志在多年的临床工作中,坚持以扶正与祛邪并举为总则,以益气养阴、解毒消积为法组方,自拟肺积1号方治疗肺癌。肺积1号方药物组成:灵芝30克,黄精30克,党参10克,百合20克,南沙参20克,麦冬10克,玉竹10克,石斛10克,陈皮10克,茯苓24克,黄芪15克,薏苡仁30克,丹参10克,丹皮10克,白花蛇舌草10克,山慈菇10克,炙甘草6克。纵观全方,灵芝、黄芪、党参、百合、麦冬、玉竹等益气养阴,扶正固本;丹皮、丹参、白花蛇舌草、山慈菇等解毒散瘀,祛邪抗癌。组方体现了其益气养阴与解毒散结并举之法,收效明显。

(3)以主方为核心,灵活加减:肺癌患者临床表现比较复杂,辨证除抓主症外,还应注意兼症的诊治。如患者咳痰色黄,为痰热阻肺之象,常选用桑白皮、黄芩、鱼腥草、冬瓜子、芦根等;如痰中带血,常选用仙鹤草、血余炭、大蓟、小蓟等;若胸闷不舒,常选用瓜蒌、薤白、枳壳;若兼胸痛,常选用延胡索、乳香、没药、土鳖虫等;若见化疗后骨髓抑制、血常规白细胞计数等偏低,常选用大枣、当归、鸡血藤等。

肺癌患者的发热多为低热或中度热,无明显的感染征象,辨证多属阴虚火旺,治以滋阴潜阳、清退虚热之品,药用青蒿、鳖甲、丹皮、地骨皮等。

肺癌患者常兼有消化系统的症状,表现为纳差、脘腹不舒,治以健脾和胃为主,药用白术、茯苓、半夏、陈皮、鸡内金、谷芽、麦芽等;若兼腹胀、便秘,则加槟榔、木香、大腹皮等。

临床诊病切不可一意孤行,必要时应结合现代医学手段,急则治标,以防延误病情。

尚莉丽

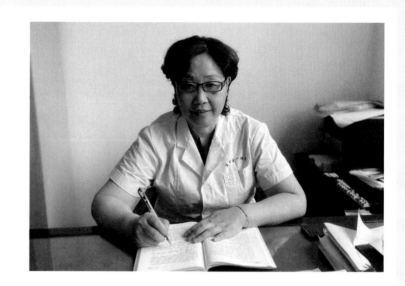

一 名医小传

尚莉丽,女,安徽阜南人,主任医师,博士研究生导师。历任安徽中医药大学第一附属医院儿科主任、科研科科长,安徽中医药大学教务处副处长、第一临床医学院副院长兼护理学院院长。国家实验教学示范中心——安徽中医药大学中医学临床技能实训中心主任,教育部中医儿科专业学科带头人,安徽省重点专科中医儿科学术带头人。全国中医临床优秀人才,第六批全国老中医药专家学术经验继承工作指导老师,安徽省中医药领军人才,首届安徽省名中医,安徽省教学名师,安徽省优秀教师。

兼任中国医师协会中医住培执委会考核专门工作委员会副主任委员,全国中医药高等教育学会临床教育研究会副理事长,中华中医药学会儿科专业委员会常务理事,安徽省中医药学会儿科专业委员会主任委员。

从事中医儿科临床、教学及科研工作,主编和参编国家/行业高等教育"十二五""十三五""十四五"规划教材《中医儿科学》《中西医结合儿科学》《儿童保健学》等10余部,撰写学术著作5部。主持省部级以上科研及教研项目10余项,发表学术论文100余篇,获国家级教学成果二等奖1项,安徽省教学成果特等奖和一等奖、二等奖共11项,获中华中医药学会学术著作奖一等奖1项、安徽省科技进步奖三等奖2项、安徽省中医药科技进步奖二等奖和三等奖共3项。牵头制定中医儿科临床诊疗指南1项,科技成果转让1项。

二 学术特色

尚莉丽长期从事中医儿科临床、教学、科研工作,善于运用经方治疗儿童呼吸系统、消化系统疾病,如哮喘、腹泻等。其辨证灵活,用药精巧,尊古而不泥古,对儿童哮喘的治疗有独到的见解,善于结合当代自然、社会环境和儿童自身体质特点辨证施治,临床治疗效果显著。现将其运用"治痰先治气"理论辨治儿童哮喘经验分述如下。

(一)"治痰先治气"理论溯源和认识

哮喘是小儿常见肺系疾病,元代朱丹溪首创"哮喘"病名,认为"哮喘必用薄滋味,专主于痰",提出"未发以扶正气为主,既发以攻邪气为急"的治疗原则。明代万全《幼科发挥·哮喘》中云:"发则连绵不已,发过如常,有时复发,此为宿疾,不可除也。"可见哮喘是一种反复发作、缠绵难愈的疾病,而"伏痰"是导致哮喘反复发作的宿根。从"痰"论治成了大多数医家的观点。

尚莉丽认为,从"痰"论治固然无错,但哮喘反复发作,皆因其标易治,其本难愈。只有治病求本,才能事半功倍。小儿肺脏娇嫩,脾常不足,肾常虚。肺虚则卫阳不能充实腠理,易为外邪所侵,邪阻肺络,肺气失利,津液凝聚为痰;脾主运化水谷精微,脾虚则运化失司,生湿酿痰,上贮于肺;肾气虚弱,不能温煦蒸化水液,上泛为痰,聚液成饮。因此,肺、脾、肾三脏气虚才是生痰之源,为哮喘发作之本也。故叶天士在《临证指南医案·哮》中提出"幼稚天哮"之说。清代李用粹《证治汇补》中云:"人之气道,贵乎调顺,则津液流通,何痰之有?"可见,痰之所生,皆因气化不利所致。宋代医家庞安常也提出:"人身无倒上之痰,天下无逆流之水,故善治痰者,不治痰而治气,气顺则一身之津液亦随气顺矣。"因此,哮喘的治疗不仅要治痰,更要治气,善治痰者先治气。然庞氏所强调的"治气",是指行气导滞,以疏达肝气之郁滞为主,存在一定的片面性,未能全面反映"治气"的丰富内涵。尚莉丽认为,痰之所生,虽有气滞而致液结者,而更为多见者则是气虚而致水液不化,故"痰乃病之标,非病之本也,善治者治其生痰之源,则不消痰而痰自无矣"(《临证指南医案》)。

(二)分期序贯治疗经验

尚莉丽将哮喘分为发作期、缓解期和稳定期,依期辨证施治。发作期以宣降肺气为主,攻补兼施;缓解期和稳定期立足于补益肺气、健脾益气、滋补肾气,并结合小儿体质特点进行个体化治疗,强调理气、补气贯穿于疾病始终。

1. 发作期治"肺",理气为主、补气为辅

哮喘发作期因感受外邪,引触伏痰,气逆而上,气机升降不利,而出现咳嗽、气喘哮

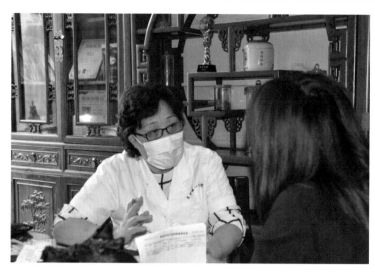

在门诊诊治患者

鸣,呼吸困难。《黄帝内经》有云"诸气膹郁,皆属于肺",张景岳认为"肺主皮毛而居上焦,故邪气犯之则上焦气壅而为喘"。因此发作期治"肺"重点在治"气"。尚莉丽认为,哮喘无论寒热,发作期均应以宣降肺气为基本治疗原则。针对寒热之不同,配伍温化寒痰或清热化痰药物,同时少佐补肺益气之品。强调此期虽气逆痰阻,以实证为主,但不可过于攻伐,滥用降气化痰药物。小儿肺本娇嫩,强行化痰势必导致其气更虚,应以调理肺之气机为主,佐少量补益以顾护肺气,肺气充盈,气机调畅,方可驱邪外出。

其辨治寒性哮喘采用小青龙汤加减,方药组成:葶苈子10g,僵蚕10g,地龙10g,炙麻黄5g,桂枝8g,细辛2g,姜半夏6g,炒白芍6g,五味子8g,干姜6g,生黄芪6g,怀山药6g,炙甘草6g。方中葶苈子、僵蚕、地龙降气平喘为君药;炙麻黄、桂枝、干姜、细辛为臣药,散寒解表、温肺化饮,且炙麻黄又能宣发肺气而助君药平喘;五味子、炒白芍敛肺止咳,姜半夏燥湿化痰,生黄芪、怀山药补益肺气,均为佐药;炙甘草调和诸药为使药。此方升降有序,攻而不峻,气机调畅,哮喘可愈。

其辨治热性哮喘采用定喘汤加减,方药组成:葶苈子10g,僵蚕10g,地龙10g,怀山药6g,炙麻黄8g,蜜炙桑白皮6g,款冬花8g,姜半夏8g,苏子8g,炒黄芩8g,苦杏仁8g,炙甘草6g。方中葶苈子、僵蚕、地龙降气平喘之力强,用为君药;炙麻黄、苏子、苦杏仁、姜半夏、款冬花降气平喘,止咳祛痰,共为臣药;蜜桑白皮、炒黄芩清泄肺热,止咳平喘,共为佐药;怀山药甘平,滋补肺、脾、肾三脏之气,又可避免攻伐太过,亦为佐药;炙甘草调和诸药,兼有益气之功,为使药。全方共奏清热涤痰、降气平喘之效。

2. 缓解期"三脏同治",重点在脾、培补元气

哮喘发作休止,就进入缓解期。缓解期仍会出现不同程度的喘息、咳嗽、胸闷等痰候症状,但肺、脾、肾三脏虚损突出。明代李中梓《医宗必读》中载:"脾土虚弱,清者难

012

升,浊者难降,留中滞隔,凝聚为痰。"又云:"脾为生痰之源,治痰不理脾,非其治也。"清代汪昂《医方集解》中也认为:"痰之生由于脾气不足,不能致精于肺,而痰以成者也。"可见治痰离不开治脾。尚莉丽认为,小儿脾气不足,精微难化,致脏腑失养,机体御病能力下降,是哮喘发作的内在因素之一。脾和肺是母子关系,脾胃虚弱,又累及肺气不足。此期实证渐消、虚证突出,虚实夹杂,但总体以虚证为主。一是肺、脾、肾三脏气虚贯穿始终,二是急性期加重了脏腑的耗损。

根据"缓则治其本"的原则,缓解期的治疗宜补益为主,重点在培补中焦元气,适当配伍化痰、活血药。强调哮喘为病,主要责之于先天不足和后天失养,培补后天脾土以资先天尤为重要。此为培土生金之法。治疗多采用自拟健脾补肺化痰方,药物组成:生黄芪15 g,太子参15 g,炒白术10 g,茯苓10 g,怀山药10 g,薏苡仁10 g,白扁豆10 g,陈皮6 g,葶苈子6 g,砂仁5 g,桔梗8 g,炙甘草6 g。方中太子参、黄芪乃新安温补培元派常用健脾益气之品,尚莉丽不用人参、党参而用太子参,意在小儿"阳常有余而阴不足"。方中以太子参、黄芪为君,臣以炒白术、茯苓、怀山药、薏苡仁、砂仁等,健脾化湿,祛生痰之源,君臣共奏益气健脾之功;葶苈子降气化痰为佐药;桔梗宣肺化痰,又能载药上行,炙甘草健脾和中,调和诸药,共为佐使。全方以健脾益气为主,配伍少量理气化痰之品,攻补兼施。

3. 病后稳定期治"肾",滋养先天、温补肾气

稳定期的治疗可以巩固疗效,减少复发次数,并可减少部分患者典型支气管哮喘的发病率。尚莉丽认为,此期患儿病情平稳,当治病求本,其本在肾也。肾为五脏阴阳之本,主纳气行水,五脏六腑皆赖肾气以温煦、推动。肾气足,则机体水液得以治;肾虚不能制水,则水不归源,上泛为痰。明代王节斋有论:"痰之本,水也,原于肾;痰之动,湿也,主于脾;痰之成,气也,贮于肺。"又如清代林佩琴《类证治裁·喘证》中云:"肺为气之主,肾为气之根,肺主出气,肾主纳气,阴阳相交,呼吸乃和。"因此治痰先治气,其本在肾,此为金水相生也。

此期尚莉丽采用金匮肾气丸加减,方药组成:肉桂15 g,熟地黄10 g,山萸肉10 g,怀山药10 g,泽泻6 g,茯苓6 g,五味子6 g。方中重用肉桂为君,温补肾阳以滋先天之不足;臣以熟地黄、山萸肉意在"阴中求阳",山药、茯苓、泽泻通利三焦,肺、脾、肾三脏同调,均为臣药;五味子摄纳肾气为佐使。本方温补而不峻猛,补肾为主,兼顾肺脾,充分考虑小儿的脏腑特点和疾病本质,治疗有的放矢。

(三)儿童支气管哮喘急性发作期善用虫类药

支气管哮喘为儿科常见慢性呼吸系统疾病之一,属中医学本虚标实之证,主要病因病机为风痰伏肺,风邪引动伏痰,故化痰解痉、搜风通络是哮喘急性发作期的治疗关键。尚莉丽在选用化痰止咳平喘药物的基础上,加用地龙、僵蚕、全蝎等虫类药物。虫类药物因具有通经达络的功效,可发挥化痰平喘作用,故将其用于治疗哮喘,疗效确切

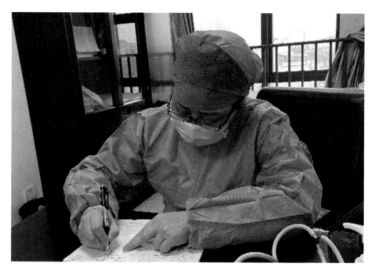

担任安徽省新型冠状病毒肺炎中医儿科救治组组长

可靠。但用药过程中须注意,多数虫类药物具有一定的毒性,因此用药过程中须降低药物毒性,规范用药剂量,注意与其他药物配伍,提高整体治疗效果。

(四)医案举隅

患儿李某,女,6岁,2017年12月10日初诊。患儿1天前因受凉后出现咳嗽气促,喉间哮鸣,痰多,清稀色白,形寒无汗,渴喜热饮,胃纳不佳,二便调,舌淡红、苔白腻,脉浮滑。既往有哮喘病史1年。查体:神清,精神可,咽部充血,双肺呼吸音粗,可闻及哮鸣音。中医诊断:哮喘发作期,寒性哮喘。治以温肺散寒,降气平喘。方用小青龙汤加减。药物组成:炙麻黄5克,桂枝8克,细辛2克,姜半夏6克,炒白芍6克,五味子8克,葶苈子10克,僵蚕10克,地龙10克,干姜6克,黄芪6克,山药6克,炙甘草6克。4剂(免煎颗粒),温水冲服,分早、晚2次服用。

2017年12月14日二诊:患儿咳嗽减轻,无喉间哮鸣,痰白质稀,舌淡红、苔薄白,脉浮滑。上方去地龙,加全蝎3克。4剂(免煎颗粒),用法同上。

2017年12月18日三诊:患儿偶有咳嗽、咳痰,无喉间哮鸣,乏力,多汗,舌质淡、苔薄,脉缓无力。中医诊断:哮喘缓解期,证属肺脾气虚。治以健脾化痰,补肺固表。采用自拟健脾补肺化痰方,药物组成:黄芪10克,太子参8克,炒白术8克,茯苓6克,山药10克,薏苡仁10克,白扁豆10克,陈皮6克,葶苈子6克,砂仁5克,桔梗8克,炙甘草6克。7剂(免煎颗粒),用法同上。

2017年12月25日四诊:患儿诸症皆消,舌淡红、苔薄白,脉缓。中医诊断:哮喘稳定期,证属肾气不足。治以补肾固本,以金匮肾气丸加减,药物组成:桂枝2克,熟地黄12克,山萸肉10克,山药10克,泽泻6克,丹皮6克,茯苓6克,五味子6克。14剂(免煎颗粒),用法同上。痊愈告终。

项先旱

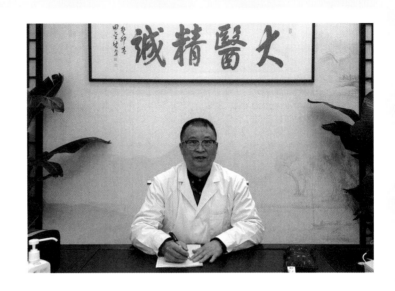

一　名医小传

　　项先旱,男,安徽宿松人,中共党员,宿松县中医院主任中医师。第二届安徽省名中医,全国基层名老中医药专家学术经验继承工作指导老师。兼任中华医学会肝病分会委员,安徽省中医药学会肿瘤专业委员会、肝胆病(感染)专业委员会常务委员,安徽省抗癌协会肿瘤传统医学专业委员会常务委员,安徽省医学会肿瘤分会中西医结合肿瘤专业委员会、临床肿瘤学分会肺癌专业委员会委员。

　　1987年7月毕业于安徽中医学院中医专业后一直从事内科临床工作,先后在安徽医科大学第一附属医院、上海中医药大学附属曙光医院、安徽省立医院进修学习。先后任宿松县中医院急诊科、内科主任。从事临床工作30多年,具有扎实的理论功底和丰富的实践经验,先后成立"项先旱全国基层名老中医传承工作室""项先旱安徽省名中医工作室",在呼吸系统疾病、恶性肿瘤的中西医结合诊治方面有独到的经验,擅长慢性支气管炎、慢性阻塞性肺疾病、慢性肺源性心脏病等呼吸系统疾病的治疗,对肺癌、肝癌、胃癌等多种恶性肿瘤的治疗"辨病"与"辨证"结合,深受群众赞誉。尤其是在肺癌分阶段治疗方面,初期未成积块,攻补兼施,中期放、化疗配合中医扶正,晚期补虚以关爱生命、延长寿命,在辨证使用中医药配合实体瘤的化疗、靶向治疗、免疫治疗及改善患者生活质量、延长生存期方面取得了较好的效果。

二 学术特色

(一)肺癌辨治经验

恶性肿瘤在全世界人口的死亡原因中位列第二,仅次于心脑血管疾病,而肺癌的发病率和病死率目前在恶性肿瘤中居高不下,其发展趋势逐年上升。

1. 病机分析

项先早认为,肺癌是在正虚的基础上,气郁、痰凝、血瘀多种病理表现相互作用,导致机体阴阳失调,脏腑、经络、气血功能障碍,日久形成肿块。"毒发五脏""毒根深藏","癌毒致病及伏气致癌"是对癌症病因病机的总结。而肺癌的主要病机为痰瘀郁毒,虚实夹杂。气滞、痰凝、血瘀为本病的主要病理表现,其病位虽然在肺,但与脾、胃、肠、心等五脏六腑皆密切联系。发病初期,邪盛正虚不明显,故以气滞、痰结、血瘀等实证为主。病程中晚期,癌瘤耗费人体气血津液,故以气血亏虚、瘀毒入络为主证。项先早认为,"瘀毒"特别是"毒"贯穿于整个病程。

2. 分阶段论治

项先早强调,肺癌治疗应注重辨证施治,综合分析,做到"治实顾虚,标本兼治"。

肺癌的治疗,中医药可以通过提高机体的免疫力,与邪气相斗争来恢复机体正气,达到预防转移和复发的目的。项先早要求肺癌的治疗应分阶段拟定治疗方案。中医药分阶段治疗恶性肿瘤的思路历史久远,早在清代李中梓《医宗必读·积聚》中就提到,积聚治疗分为初、中、末三期,"初着,病邪初起,正气尚强,邪气尚浅,则任受攻;中着,受病渐久,邪气较深,正气较弱,任受且攻且补;末着,病魔经久,邪气侵袭,正气消残,则任受补"。所以项先早提出以下观点:

(1)初期未成积块攻补兼施:《丹溪心法》说"块乃有形之物也,痰与食积死血而成也",认为积块的形成,由痰、食积与死血相互兼见而致。项先早指出,正气虚损,外邪侵入人体,肺气郁闭,气机升降失调,痰浊内生,现代医学CT显示肺部结节影,此阶段建议患者根据病情定期复查肺部CT的改变。此阶段尚未形成实质性的积块,多治以清热解毒、补益肺气,常使用浙贝母、北沙参、白花蛇舌草、山慈菇、重楼、鼠妇、半枝莲、夏枯草类药物,根据病情不同随证加减用药。早期邪盛正虚,治疗当行气祛瘀、化痰散结,多用太子参、姜半夏、炒苍术补气化痰,强调使用郁金、姜黄、地龙、僵蚕、煅瓦楞子等软坚散结。如肿块明显者,加桃仁、莪术、土鳖虫破血逐瘀,软坚散结。

(2)中期放、化疗配合中医扶正:中期患者一般开始放疗、化疗、靶向治疗、免疫治疗,项先早建议中医药贯穿于整个治疗过程,能提高化疗效果,减轻不良反应,使放、化疗能够按时完成。他指出,人体脏腑阴阳平衡才能使患者达到自然状态。气血为人体

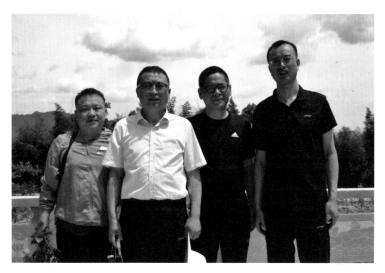

带领工作室成员参加活动

的基本物质,手术过程中气血流失,此阶段多见口干、乏力、少气懒言、脉细无力,多属气血两虚。脾胃为气血生化之源,治疗多宜健脾化积、扶正抗癌。在此阶段以健脾益气为主,常予以四君子汤,酌加化瘀解毒类药物。另予以鸡内金、焦三仙(炒麦芽、炒山楂、炒莱菔子)、浙贝母以健脾扶正。如咳嗽重者常予以浙贝母、炙紫菀、炙款冬花、桔梗,口干者常在健脾化积的基础上加麦冬、石斛、玄参等滋阴类药物。特别是放疗或经过多次化疗后,患者以气虚为主,此时可重用生晒参、黄芪。

(3)晚期补虚以关爱生命、延长寿命:晚期患者易出现肿瘤多发和远处转移。关于癌症转移的中医记载,最早见于《黄帝内经·灵枢》:"虚邪之中人也……留而不去,则传舍于络脉……留着于脉,稽留而不去,息而成积。"即病变由一处达到另外一处的含义。已经失去放、化疗机会的患者,项先早主张尽量给予生活关怀,延长患者寿命。

此类患者正气大量耗伤,脏腑功能衰竭,气血阴阳皆耗损显著,肝肾不足,疲劳症状明显,治疗以减轻患者痛苦为目的。正气日渐耗损,当补虚扶正,辅以祛瘀解毒,项先早多取十全大补汤以补充正气。如运用大量生晒参(20 g)、黄芪(50 g以上)、白术(15~20 g)、炒谷芽(50 g以上)、炒麦芽(50 g以上)等扶助正气、健脾助运。

项先早强调,久病必瘀,瘀则不通,不通则痛,多加用桃仁、石见穿、赤芍、郁金、肿节风、延胡索化瘀止痛。他结合《脉经》《备急千金要方》所载之泽漆汤"治上气其脉沉者",咳而脉沉,为痰饮瘀血内停,病邪在里,再以药测证分析,泽漆化痰解毒祛水之力甚强,石见穿功能活血散坚,说明其药对证。

值得注意的是,治疗肺癌时要谨慎使用活血破血药,因事物都有两面性,治疗时稍有不慎,即可加速肿瘤的转移。项先早指出,肺癌治疗追求的不是彻底消灭癌毒(癌细胞),而是抑制癌毒(癌细胞),让人体带瘤生存,并提高患者生活质量,适当延长患者寿命。

(二)慢性阻塞性肺疾病辨治经验

1. 病机分析

项先早强调,大多数慢性阻塞性肺疾病(简称"慢阻肺")患者痰瘀证候突出,多有痰饮瘀血之象。《素问·至真要大论》云:"诸病水液,澄澈清冷,皆属于寒。"痰瘀同为内生阴邪,极易伤及人体阳气,既是慢阻肺的病理产物,又是慢阻肺反复加重的病理因素。体内的津液、血液输布与气阳的关系密切,肺、脾、肾三脏气阳虚直接导致津液、血液输布障碍。气虚推动无力,津聚为痰,阳虚温化无力,津凝为痰。气为血帅,气虚则血瘀;血得温则行,得寒则凝,阳虚则寒,寒凝血瘀。痰瘀胶结,深伏于内,壅塞肺络,形成慢阻肺"痰挟瘀血,遂成窠囊"的病理状态。

2. 辨治要点

对于慢阻肺的治疗,项先早注重治肺先治气、分阶段辨治、痰瘀同治三点。

(1)治肺首当治气:气机升降失常是慢阻肺本阶段的病机核心之一。项先早认为,肺为娇脏,气之主,外邪侵袭,或他脏病气上犯,均可使肺失宣降;肾为气之根,助肺司气摄纳,肾元亏虚,摄纳失常,气不归元;脾胃为气机升降之枢,升清降浊,如升发太过,下行受遏,诸脏受累,尤以肺、脾、肾三脏阳气俱虚为根本。他在论述肺胀时指出:"肺胀者,是论其内因也……由内而出,气机之散也……散者宜收之,故回阳纳气,以温补为先。"他强调:"治胀当养其气,气之充盛,则气之所收也。"又说:"治喘当补气,气足则喘自止;治咳当温补之气,寒邪不能入里化热;治痰当泻其有余,清下为顺。"他认为:"治咳嗽,宜补其元阴,以滋其不足,使阴精充实,阴阳调和,诸疾不生。"他强调"肺病宜补元阳,肾水宜滋肾气","治痰饮者,宜利水,宜行气"。

项先早指出,治气必须注意降气,且尤以降气为先,以"三子养亲汤"主之。本方源自《韩氏医通》,方中苏子降气化痰,白芥子利气散结、温肺化痰,莱菔子降气化痰、导滞,"三子"均系行气消痰之品,内寓"以消为补"之意。他常以枳壳下气宽胸,陈皮理气化痰。另予以补脾益气,治疗药物上多选择太子参、生黄芪、红景天等。

(2)分阶段辨证论治:项先早认为,患者如处于稳定期,当治其本,充实脾、肺、肾三脏,培土生金、滋水润金,以补益肺、脾、肾三脏之本虚,重视先后天之本,培土以生金,补肾以纳气,以减少急性发作。一般医生治疗常以支气管扩张剂、激素和抗生素为主,而忽略中医药的治疗作用。中医药治疗更注重从根本调治,可有效减轻急性期的症状和减少急性发作频次。此期多予以六君子汤健脾益气、补土生金,顾护后天之本;生脉地黄饮加金水六君煎益气养阴、补肾化痰。

项先早指出,患者如处于急性发作期,当以标实为主,治疗以治实邪为先。对于痰热壅肺,表现为咳逆、喘息、气粗、胸满,痰黄黏稠者,多用桑白皮汤合苇茎汤加减。其中,芦根(因苇茎管理及使用不便,随改苇茎为芦根)善清肺热,生津、除烦、利尿,肺与大

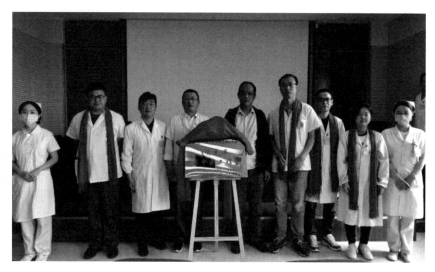

名中医工作室揭牌

肠相表里,大肠通畅则肺得肃降;桃仁与冬瓜仁相配,取痰瘀两化之功,更通大肠而降肺气,上清肺热而排痰脓,下使湿热之邪从二便分消。若见痰饮凌心,喘、悸、肿明显者,项先早多用葶苈子代苏子,配以地龙、僵蚕、茯苓、车前子等,以奏强心化气、行水消肿之功。对于热象不甚明显,短气喘息稍劳即着,痰多色白者,常以三子养亲汤加减,药用紫苏子、莱菔子、苦杏仁、浙贝母、紫菀、款冬花、法半夏、桃仁,重点攻克痰邪,佐以化瘀行血,如红景天、地龙、僵蚕等,静中有动,动静结合,补而不滞。

(3)提倡痰瘀同治:治血(瘀)必治痰,痰化血易行。痰瘀仍盛是慢阻肺本阶段的病理关键。项先早指出,慢阻肺发生发展过程中,肺虚是本,痰浊、瘀血是主要病理因素,痰瘀闭阻肺络是难愈之因,虚、痰、瘀贯穿疾病发展始终,补虚、化痰、行瘀、理肺是常用治法。痰瘀滞肺,肺气壅滞,宣降失职,胸憋气喘,口唇发绀,反复不已;治节失司,津血难行,阴霾笼罩,心阳被遏,肾阳受困,瘀血不去,新血难生,病体迁延难复,危候四伏。项先早临床分析"痰瘀"时,特别注意观察舌下脉络是否紫暗迂曲,指甲、面色是否紫黯,并将其变化作为用药是否见效的重要观察依据。

项先早治疗上常用桑白皮汤清肺涤痰,散结通瘀;重用牡丹皮、地龙、枳壳行气活血,导滞通腑化瘀;妙用地龙、紫苏梗行气宽胸、消痰利肺、通络,共奏祛除痰瘀,促使气道通畅、管壁新生修复之功。

项先早认为,肺胀(慢阻肺)患者一般病程较长,"久病必瘀",特别是晚期患者面色暗淡、唇发绀,一派瘀象,方药中活血化瘀之味不可缺如,其首诊即于清化痰热方中伍用通络止咳平喘之桑白皮、露蜂房,其后更是配伍地龙、水蛭、牡丹皮,以增强祛瘀通络之功。另常加用牡丹皮活血化瘀,红景天健脾益气止咳、活血化瘀。是以证明,项先早确实提倡"治瘀"学说。

张荣珍

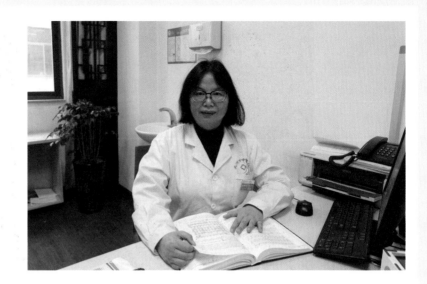

一 名医小传

张荣珍，女，安徽宣城人，农工民主党党员，主任医师，教授，硕士研究生导师，芜湖市中医医院急诊内科、老年病科主任。国家临床重点专科急诊科学术带头人、国家中医药管理局重点学科急诊学科带头人。第七批全国老中医药专家学术经验继承工作指导老师，第三批全国中医临床优秀人才，第二届江淮名医，第二届安徽省名中医，第六批安徽省学术和技术带头人，安徽省中医药领军人才，首届芜湖名医。

兼任安徽省中医药学会中医内科专业委员会副主任委员、中医急症专业委员会常务副主任委员、老年病专业委员会副主任委员。

曾赴上海曙光医院心内科和肾内科、北京朝阳医院心内科、江苏省人民医院危重症监护中心等接受专业培训和进修学习。长期从事中西医结合内科临床工作，既有深厚的中医底蕴和临证经验，又有扎实过硬的现代医学理论基础和实践技能。主攻心血管疾病和呼吸系统疾病的中西医结合诊疗，勤临证、习经典，谨守为医之法、治病之道。探究经方名方，融通提升，对心肺重症和急性热病的诊治有独到经验。临床注重发挥中医治疗急症优势，处方用药轻灵，研制了"定眩颗粒""退热颗粒""抗感合剂""柴葛解酒颗粒"等应急中药制剂和协定方，效果良好。参加国家科技支撑计划课题1项，主持省级、地厅级以上科研课题多项，发表学术论文多篇，获芜湖市优秀科技论文二等奖。

二 学术特色

(一)崇尚经方,提倡经方时方并重

张荣珍推崇仲景学说,崇尚经方,倡导"方证对应"和"药证对应",感悟经方之精妙,擅用经方治疗复杂疾病。如运用黄连阿胶汤治疗更年期妇女失眠,运用小柴胡汤治疗外感内伤发热,运用半夏厚朴汤治疗妇女抑郁状态,运用小陷胸汤治疗胸肋骨节炎和胃脘痞满等,屡屡效验。遵经方又重时方,研习历代方书,探索梳理名方方证,法古不泥古,别生奇巧。如升降散治疗淋巴瘤化疗后肺间质纤维化,透脓散治疗大叶性肺炎,阳和汤治疗术后创面愈合不良等。从多维度参透病机,提倡经方和时方结合,用药灵动,立方见效。

(二)肺病辨治多重参合,救治暴喘重津伤血瘀

张荣珍提倡六经辨证、卫气营血辨证、八纲辨证和脏腑辨证多重结合诊治肺病,运用六经辨证识别外感肺病之深浅,卫气营血辨证辨别机体对外邪的应答和损伤,八纲辨证识别寒热虚实,脏腑辨证识别慢性肺病传变。她提倡肺病治疗分五个层次,分别为解病邪、调气机、化痰饮、润肺津、温肺血。解病邪须辨病邪性质,或疏散风寒,或清宣风热,或清热解毒;调气机需把握宣升肃降之分寸;化痰饮需辨痰新旧、厚薄、多少、寒热;不论新病久病均需重视润肺津和温肺血。

对于暴喘病(支气管哮喘)的中医药治疗,张荣珍重视气虚、阳虚、津伤、痰浊、血瘀等多重病理病机,她认为津亏血瘀是暴喘病转归的重要病理环节,生津润燥、补肺活血、平喘固脱尤为关键。创生津活血平喘方治疗暴喘病急性发作,纠正口唇发绀、大汗淋漓、张口呼吸、舌体挛缩、舌苔焦黄、脉微欲绝等津伤血瘀证。组方由生石膏、寒水石、炙麻黄、杏仁、瓜蒌皮、当归、白芍、桔梗、玄参、浙贝母、紫菀、桑白皮、丹参、苏木组成,具有稀释痰液、纠正痰液煎熬、防痰液壅滞于肺加重通气障碍、减轻呼吸肌功耗、改善呼吸肌疲劳的作用。

(三)新冠病毒感染救治,需顾护卫气截断病邪传变

张荣珍指出,新冠病毒感染传染性强、致病力强、肺损害重,严重威胁人类健康,临床表现以发热、咳嗽、乏力为主要症状,病症多变善变,严重者甚至会发生多脏器衰竭。中医药干预的优势在于,可调节人体免疫功能,激发机体自身防御抵抗能力,达到祛邪与扶正固本相结合、阻断病情发展的目的。

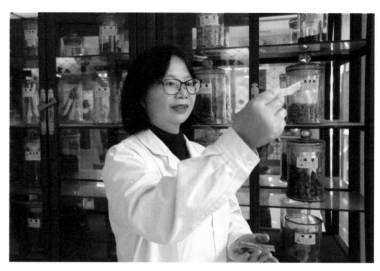

研究中药配伍

1. 分析新冠的中医病因病机

中医药在疫情防控中发挥作用,始于对病因病机的精准分析。张荣珍分析,在新冠发病传变和转归中,卫阳不足、卫气耗伤是关键病机。卫阳主管人体防御功能,《素问·生气通天论》曰:"阳者,卫外而为固也。"健康状态下,卫阳处于"阴平阳秘"的生理状态;病理状态下,卫气既可以驱逐外邪,战胜外邪,也可能卫阳受损而被外邪战胜,产生新的病理损害。如"阳强不能密"(《素问·生气通天论》)表明卫阳处于亢奋状态、防御过激状态,对机体产生损害,反而导致"阴气乃绝",病情加剧。由此可见,卫阳相当于西医学的免疫表达,卫气是免疫细胞的中医表达。实验研究也得出,卫气虚弱与机体免疫机制相关。

张荣珍指出,新冠病毒属于疫疠之邪,侵袭机体,卫气会产生感知、识别、应答作用,发挥卫阳的功能。正邪交争的部位、脏腑不同,正邪盛衰较量有别,产生不同的虚实寒热等病症,卫气也会有轻重不同的损伤。《灵枢·刺节真邪》论外邪曰:"其入深,内搏于骨,则为骨痹。搏于肉,与卫气相搏,阳胜者则为热,阴胜者则为寒,寒则真气去,去则虚,虚则寒。"明确指出卫气与邪交争产生的病理多样性,也表明新冠病毒感染症状多样多变,涉及多个组织器官系统。

治疗新冠病毒感染,除重视保护卫气功能外,还需辨析疫邪性质。张荣珍指出,新冠疫毒不拘六淫,其感染多侵袭肺脏,也表现其他脏腑病状,病症多样善变,出现发热、咳嗽、乏力、腹泻等,或轻或重,不拘泥于风、寒、暑、湿、燥、火六淫的病机特点,或有六淫致病属性,或无六淫致病属性,独为疫疠之致病性。追寻到明代,吴又可《温疫论》中也有相似论述,指出疫疠之气不同于六淫,是非风、非寒、非暑、非湿的特异邪气,最伤人体阳气。西医病理生理学证实了新冠不仅仅是病毒毒性反应,产生以肺为主要靶器官的全身多器官损伤性疾病,还产生免疫细胞过度活化、细胞因子风暴、过度氧化应激等病理生理反应,涉及炎症,发热,缺氧,水、电解质、酸碱平衡紊乱,休克等多个基本病理过程。

总之,新冠始动因子是新冠病毒,病情的严重程度与感染的病毒量和机体免疫应答有关,与中医正邪交争的理念高度一致。张荣珍强调,由于冠状病毒疫疠之气的乖张和非特征性,单用祛邪避秽之药恐难克胜,更需从治本出发,调理正气,扶助阳气,达到邪去正安的康复目标。

2. 提出因时因势分期分层辨治新冠方案

张荣珍辨治新冠,遵从疫病的防治规律,识别新冠病毒原始毒株、德尔塔毒株和奥密克戎毒株感染的症状特征,遵守顾护卫气、祛邪清热、截断病邪传变的治疗原则,提出因时因势分期分层辨治方案。

(1)初期辨治:根据主发病症不同,分症治之。其以发热、咽痛、咳嗽为主症,予桑菊饮加减或柴葛解肌汤加贯众、板蓝根、玄参、黄芩、射干等,驱除疫邪,疏散风热,养肺利咽;体虚外感初发,或疫病三五天恢复期,以身体酸楚、乏力为主症,予人参败毒散加减,顾护卫气,扶正达邪。

(2)肺炎救治:新冠病毒感染救治,以解表透邪,清泻郁热,扶正祛邪,截断病机传变为治疗原则。治疗分轻中度、重度、危重,结合肺部影像区分渗出和实变,分层救治。

1)轻中度感染影像渗出改变:表现为咳嗽、咳痰、发热、机体疼痛等症。予小柴胡汤加贯众、虎杖等解表透邪,清泻郁热,和解气机,扶正祛邪。

2)轻中度感染实变改变:予千金苇茎汤合红藤薏仁败酱草汤,加金荞麦、生黄芪、当归、浙贝母、海浮石等,清解热毒,化痰止咳。

3)重症感染:两肺弥漫性渗出改变,为风邪引动郁热,正邪交争,正气受损,表现肺阳虚损,寒饮内生,痰瘀互结,邪盛伐正之象。中医治疗需温煦肺阳,温化痰饮,兼顾气血,扶正祛邪。予阳和汤和葶苈五子汤加减,药用熟地黄、炙麻黄、鹿角霜、白芥子、肉桂、炮姜炭、葶苈子、牛蒡子、炙苏子、莱菔子、浙贝母、橘红、射干、升麻、大枣等振奋肺阳,驱逐痰饮。

4)重症感染:两肺弥漫性实变改变,治以鼓舞肺阳,化瘀消痰。予阳和汤合加味透脓散合礞石滚痰丸加牛蒡子、地龙、金银花、当归。

(3)感染恢复期善后调治

1)感染后自汗疲乏:此为卫阳受损,营阴不足。治以扶助卫气,补益营阴。药用太子参、山萸肉、五味子、乌梅、僵蚕、苍术、扁豆衣、木瓜、葛根、生黄芪、煅牡蛎等。

2)感染后气道高反应性咳嗽:此为肺经余热未清,治以桑白皮、白前、紫草、徐长卿、金荞麦、贯众、升麻、当归、玄参、黄芩、射干、桔梗、甘草等宣肺止咳清余热。

3)感染后胸闷、气短乏力:此为心肺阳气受损,予炙甘草汤和桂甘龙牡汤补肺气温

在门诊把脉问诊

心阳。

4)感染后失眠:此为营分热扰,卫气不足,卫不入营所致,以竹叶石膏汤合玉屏风汤加酸枣仁、五味子治疗。竹叶石膏汤清泄营分余热,玉屏风汤补益卫气,重新恢复营卫协调之态。

(四)心病辨治三层合参,心衰救治重气虚水盛

张荣珍提倡心病从三个层次诊治:一是心脏本体诊治,以心气虚、心阳虚和心血瘀为主要病机。虚则补,补心气或温心阳;实则以通为要,活血化痰瘀。二是心脏与其他脏腑相关病诊治,主要有心肝血虚、心脾两虚、心肺气虚、心肾不交、心肾阳虚、心胆不宁等,需分证治之。三是心系特征症候的诊治,主要表现为胸痛、心悸等,需对症施治,如止痛、定悸。止痛可用延胡索和川楝子、川芎和郁金、姜黄和五灵脂等药对,发挥对症止痛的治疗作用;定悸常用远志和石菖蒲、茯苓和酸枣仁、甘松和郁金、龙骨和牡蛎等药对,在辨证治疗基础上发挥宁心定悸的作用。

张荣珍认为,心衰诊治尤其要重视心与肺、脾、肝、肾的关系,病位主要在心。心肺同居上焦,"肺朝百脉",助心主治节,管理调节血液运行,心血运行不畅,则肺气郁闭,壅塞不畅,故见咳喘,呼吸困难。

心主血,脾统血,心之阳气衰竭,血运无力,血脉受阻,则脾之统血功能受损,导致脾胃运化失常,可见腹胀、纳呆、便溏或便秘等症。脾胃为气血生化之源,若脾虚气血化源不足,心失所养,日久致心体受损而发心衰。

肝藏血,主疏泄,肝之疏泄不利,则血行不畅,心脉瘀阻,日久可致心衰。

肾为性命之根,五脏之阳全赖肾阳之温煦,肾阳不足,则心阳不振,鼓动无力,血运不畅,心血瘀阻,日久心之体用俱损,可发为心衰。心衰所致的水钠潴留,不管其具体机

理如何,都是通过肾脏而实现的。阳气有温化水液的作用,肾主水,肾阳在水液代谢过程中起着极其重要的作用,故有肾为水脏之说。生理状态下的心阳、肾阳相温相助,心阴、肾阴相滋相煦,从而达到心肾相交、水火互济的协调生理状态。在病理状态下,心肾两脏也相互制约,相互影响,从而心病及肾、肾病及心,最终导致心肾俱病,出现难治性心衰。

张荣珍指出,在心衰的众多病理产物中,气虚水盛是各类心衰证型共同的病理产物,也是心衰复发的病机要素。运用益气通阳利水法治疗气虚水盛这一病理环节,有利于改善慢性心衰的愈后,达到"标本兼治取其中"的作用。其所创制的心衰方,由炙麻黄、桂枝、木防己、黄芪、茯苓、猪苓、泽泻、葶苈子、炙甘草组成,具有益气通阳利水功效,用于治疗急慢性心衰,改善水肿、气短、胸闷等症状。

(五)临证重视舌诊和腹诊

1. 舌诊

张荣珍临证,十分重视察舌。她认为舌由非常丰富的神经、血管、淋巴管、肌肉和分泌腺等组成,通过舌诊有助于判断神经灵敏、体液亏耗、血液盈亏、营养状况、血管瘀畅、新陈代谢等信息,丰富又实用。强调舌象是诊察五脏六腑和气血津液的重要窗口,舌为心之苗、脾之外候,苔由胃气所生。

脏腑通过经脉与舌相连,手少阴、足少阴、足厥阴、足太阴脉络均连舌体、散舌下。张荣珍指出,脏腑病变可在舌质和舌苔上反映出来,通过诊察舌质和舌苔的形态、色泽、润燥、舌神等,可判断疾病的性质、病势的浅深、气血的盛衰、津液的盈亏及脏腑的虚实等。尤其是心系病、脾系病、胃肠病,在舌质、舌苔上的反应更为直接和重要。诊察舌苔的变化还有助于判断外感六淫的深浅,有助于判断疾病严重程度。她主张把口腔黏膜色质变化纳入舌诊范围,舌质及口腔黏膜连属于内脏,内含大量的腺体,观察口腔黏膜情况有助于明了脏腑代谢,对诊断内伤寒热有重要作用。

2. 腹诊

张荣珍临证还重视触诊,尤其重视腹诊。她认为,腹诊能够更直接、更迅速、更客观、更真实地反映脏腑经络的虚实、气机壅滞调畅、气血津液盈亏,对诊查瘀血、痰饮、气滞等有重要作用,尤其在诊断和鉴别胸腹部疾病、辨别证候、指导治疗等方面,更具有其他诊法所无法替代的作用。

张荣珍认为,做好腹诊更有助于理解《伤寒杂病论》经文方证。如经文所述的大小结胸证、痞证、蓄血证、胸胁苦满证、心下痞硬、痞坚、腹满、心动悸、小腹急结、奔豚上冲等,都只有靠腹诊才能做出正确的诊断和鉴别。腹诊重点观察腹壁之松紧软硬,胸胁之有无苦满,腹肌有无拘挛、紧张,有无抵抗、压痛、硬结肿块等。腹诊还具有客观性强、重复性高的特点,可补舌诊、脉诊之不足。

除了腹部触诊,张荣珍还指出,诊察患者皮肤腠理的疏松和致密,观察小腿肌肉等,有助于判断营卫荣养。

(六)重视急症救治,研发急症制剂

张荣珍重视常见急症的中医救治,针对感染性发热、眩晕症等常见急症,研发出便捷效验的中医急症制剂,临床收效满意。

1. 针对感染性发热制定退热颗粒协定方

感染性发热是常见急症,归属于中医"外感发热"范畴。西医常用对乙酰氨基酚、布洛芬退热,但存在中性粒细胞减少等副作用,中医药治疗具有散热透邪、标本兼治的优势。张荣珍深入研究外感发热的各种致病因素和病理过程,主张外感发热辨治宜六经辨证和卫气营血辨证相结合,六经重辨病邪病位,卫气营血重辨机体对病邪的反应,认为少阳-气分是重要病机环节,抓住少阳-气分证的治疗时机,疏外邪、清邪热,为此制定了中药退热颗粒协定方。方由生石膏、知母、柴胡、葛根、黄芩、升麻、薄荷、芦根、甘草等组成,具解肌清热、泻火解毒之功效,广泛用于发热急症治疗,有较好的退热效果。

2. 针对眩晕症研制定眩颗粒

眩晕症是指在没有运动时的自身运动感觉,或在正常头部运动时扭曲的自身运动感觉。发作时天旋地转、如坐舟船、恶心呕吐,此病发病率较高,是内科常见急症,患者常承受眩晕反复发作的痛苦。中医认为,眩晕是清窍蒙蔽或清窍失养,病因以风、火、痰、湿为主,或杂有瘀、虚,涉及心、肝、脾等脏腑。虽然中医对于眩晕的辨证分型研究较为完善,但存在证型繁多、临床指导性差的问题,不利于眩晕急性发作期的急诊快捷处置。

张荣珍指出,眩晕有突发突止的特点,症候具有较高的一致性,大多以头晕、恶心呕吐、畏光为主要症状,症状一致性高,并无太多兼杂症。对于这样症状单一、症候相对单一的中医常见突发急症,应当寻求一个最有效的诊治靶点。她通过开展真实世界周围性眩晕中医证候分布规律研究,发现风痰夹热是周围性眩晕的病机要素,提出安神定志、降逆止呕的治疗大法,由此研制出院内制剂定眩颗粒,用以治疗周围性眩晕急性发作。方由黄连、姜半夏、紫苏、厚朴、姜竹茹、淡干姜、淡豆豉、茯苓、生牡蛎等组成,可有效改善周围性眩晕恶心呕吐、视物旋转、头晕等症状,减少眩晕的复发。临床运用证明,定眩颗粒是急诊治疗周围性眩晕效验便捷的药剂。

郑彩霞

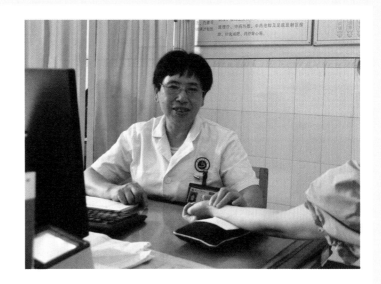

一 名医小传

郑彩霞,女,安徽宿州人,中共党员,主任中医师,省级博士后科研工作站博士后导师,淮北市中医医院肺病科主任。安徽省"十三五"中医重点专科及淮北市重点专科肺病专科带头人,安徽省中医优势专科肺病学科带头人,安徽省中医肺病质控中心副主任,第二届安徽省名中医,第三届江淮名医,安徽省中医药领军人才,安徽省名中医学术经验继承工作指导老师。安徽省健康宣教专家。淮北市高层次人才,淮北市优秀中医,淮北市首届巾帼服务标兵。

兼任中华中医药学会肺系病分会委员,世界中医药联合会肺康复专业委员会委员,中国医师协会中西医结合呼吸病专业委员会委员,中国康复医学会呼吸康复专业委员会委员,安徽省中医药学会肺病专业委员会副主任委员、养生保健专业委员会常务委员,淮北市医学会呼吸病分会副主任委员。

1988年毕业于安徽中医学院中医专业,从事中医临床工作以来,读经典、拜名师,勤于临床、教学、科研,对呼吸系统疾病如肺部感染、慢性阻塞性肺疾病、呼吸衰竭、哮喘、肺纤维化、肺部肿瘤等有较深入研究,研制"柴葶宁肺颗粒""三阳清热胶囊"等院内制剂应用于临床;培养学术传承人8名;参与国家级、省级科研项目5项,承担省级科研项目5项、市级科研项目4项,获安徽省中医药科学技术奖1项、淮北市科学技术奖1项;发表学术论文30余篇,出版专著3部,获发明专利1项。

二 学术特色

(一)治疗咳嗽经验

咳嗽是一病症名称,临床上有不少患者以咳嗽为主诉来就诊,特别是慢性咳嗽较为常见。中医古籍《杂病广要·咳嗽》中,张子刚说"肺为娇脏,怕寒而恶热,故邪气易伤而难治",汪省之说"肺受病易,药入肺难"。说明有些咳嗽虽常见但较难治愈或缓解。咳嗽与脏腑功能密切相关,中医学认为肺主咳,如《素问·阴阳应象大论》说"肺……在复为咳嗽",但《素问·咳论》又指出"五脏六腑皆令人咳,非独肺也",说明不但肺受邪可以发生咳嗽,五脏六腑的疾病影响肺时均可以发生咳嗽。可见咳嗽一症范围很广,牵涉面很大。郑彩霞认为咳嗽的辨证论治不能局限于肺系,治疗上如不辨病因病机,不探求标本表里、外感内伤、虚实、寒热,而只用所谓"见咳止咳"去对症处理则会贻误病情,轻则迁延难愈,重则变症百出。

郑彩霞提出治疗咳嗽的思路:①外感咳嗽,注重宣解。外邪由皮毛、口鼻而入犯肺,致肺失宣降而咳嗽。邪气较浅,治疗上因势利导,宣肺解表、开门逐寇,邪去则肺宣降功能恢复,咳嗽即止,温宣选用麻黄、桂枝、荆芥、防风、苏叶、细辛、生姜等,凉宣选用桑叶、薄荷、牛蒡子、菊花、桔梗、射干、蝉蜕、金银花、淡豆豉等。②肺为娇脏,宜用清法。肺为娇脏,畏热怕火易被热邪所伤。故凡温热、燥热、暑热、痰热、郁热、火邪等伤肺,致肺体不清,肺失肃降而咳嗽,须用清泻肺热、清肃上焦法治疗,清法常选用桑白皮、山栀子、石膏、黄芩、知母、青黛、大青叶、芦根、大黄等。③治痰为先,治痰者下气为上。痰既是邪气犯肺产生的病理产物,反过来又是肺气上逆的致病因素。邪气犯肺,肺气郁闭,失于治节,津液失布,痰浊内生,聚而为痰,痰阻气道而致咳嗽。因此治咳嗽必须重视治痰,痰阻则逆气难平,故曰"咳嗽者,治痰为先"。治痰必须下气,气顺则痰消。将降气分为温降之法和清降之法。温降法常用半夏、厚朴、当归、苏子、陈皮、旋复花、沉香等;清降常选黄芩、贝母、栀子、瓜蒌、枇杷叶、知母、桑白皮、葶苈子等。④燥邪伤肺,宜用润法。肺金性本燥,外侵之温燥、凉燥,或久病劳伤耗津之内燥,均可伤肺而致燥咳。《黄帝内经》说"燥者润之、濡之",需用润燥生津之品,调养肺阴以除燥邪。润法常用药物:麦冬、沙参、阿胶、梨皮、生地黄、当归、玄参、杏仁、蜂蜜、乌梅等;⑤虚人久咳,补泻散收。治疗咳嗽不可骤用补药,须在脏腑气血虚损,确无实邪时方可用之。久咳者肺虚常与脾虚、肾虚兼见,所以治疗虚人咳嗽,须相互参照。脾气虚者,健脾益肺化痰止咳,常选人参、黄芪、白术、茯苓、陈皮等;肾阴虚损者,补肾益肺,可选熟地黄、山药、山茱萸、麦冬、川贝、枸杞子等;久咳不止者宣散同时配合收涩之品,常用五味子、乌梅、诃子等,以防宣散太过更耗正气,但收敛之法要慎用,且不宜久用。

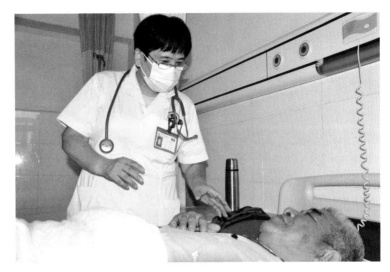

查房带教

(二)咳嗽变异性哮喘从肝肺论治

咳嗽变异性哮喘属中医学"咳嗽""哮证"范畴,多以风邪犯肺常见,病位在肺,风邪特点具"善行而数变",表现为"风性轻扬""风盛则挛急"之性,其侵犯肺脏,肺宣降失调,表现为反复发作的咳嗽为主,伴咽痒、少痰或无痰、气急胸闷。郑彩霞认为风燥邪是本病发生、发展的重要致病因素,外风内风可兼而有之,其中内风多因长期肝气郁结、郁而化燥,或体内肝之阴血本虚,血虚生燥生风,风燥上扰,肺失清肃而致,肺主气主肃降,肝主疏泄主发,胸中气机的正常运行有赖于肝升肺降,肝不升则肺不降,故着眼于从肝、肺论治。柔肝肃肺,祛风解痉止咳为治疗要点。拟柔肝肃肺方治疗,基本方:柴胡、防风、五味子、蝉蜕、白芍、甘草。加减:咳嗽伴胸闷,咽干口渴,舌红少苔,脉弦细者,加南沙参、麦冬;咳嗽发作加剧与情绪波动有关,伴胸胁胀痛,心烦口苦,苔薄黄,脉弦者,加枳壳、黄芩、厚朴;咳嗽伴有胃中嘈杂感,舌质红,苔薄白,脉弦者,加旋覆花、代赭石。

(三)慢性阻塞性肺疾病(慢阻肺)治疗经验

1. 机制探讨

慢阻肺是一种以慢性呼吸道症状为特征,持续性、进行性气道受限疾病,该病病程较长,且易反复急性加重。隶属中医"肺胀""喘病"范畴。疾病过程中常表现为咳嗽、喘息、痰多等气滞痰湿之候,常兼口唇青紫,舌质暗红、紫暗、瘀斑,脉涩等瘀血之候。根据慢阻肺患者的中医证候学特点及肺失治节病机,郑彩霞提出"气-痰-瘀"理论,并拟定了治法及柴葶宁肺颗粒等系列方剂。《素问》云:"肺者,相傅之官,治节出焉。""肺主治节"指肺能够治理、调节气、血、津液的运行,是对肺生理功能的概括。肺胀多因久病损肺,肺失治节,气、血、津液的失衡而发生。根据肺胀发生发展特点,将"肺失治节"进一步分为肺失于"治气""治水""治血"三个方面。①肺失于治气。"诸气者,皆属于肺",肺具有调节全身气机的生理功能,其既主呼吸之气,亦主全身之气。肺失于治气包括两方面,一方面表现为气虚:若肺气亏虚,气失所治,则清气不吸,浊气不吐,气浮于上;另一方面表现为气滞:若气机不畅,肺宣降失调,气滞痰阻。然肺为气之主,肾为气之根,肾主摄纳,日久肺肾气虚,摄纳失常易出现动则喘甚。此外,气虚、气滞可致化痰不利、痰浊阻塞、血瘀形成,致咳喘、发绀等反复发作,进行性加重,呼吸衰竭。②肺失于治水。肺的宣发和肃降对体内水液输布、排泄具有疏通和调节作用。肺的宣发功能表现,一是输布,将水液布散到全身,外达皮毛,"若雾露之溉"以充养、润泽、护卫人体组织器官。二是排泄,使经肺代谢后的水液,通过呼吸、皮肤汗孔而排出体外;肺的肃降功能表现,使体内代谢后的水液不断下行到肾,经肾和膀胱的气化作用,生成尿液而排出体外,若肺气宣降失常,失去治水的职能,水道不调,水液输布和排泄障碍,津液运化布散失常,凝聚成痰。③肺失于治血。朝百脉而主治节,肺具有治理调节血液生成、运行的功能。若肺失行血,则瘀滞肺络;又痰壅于肺系,伤及肺络,可致血瘀。若肺失生血,心失所养,心气无力,脉道不利,停而成瘀。日久,必然伤及肾阴、耗损肾气,导致肺肾气阴两虚。总之,气虚可致痰化不利、气滞致痰阻气道,痰阻与血瘀互结,气、痰、血三者互为因果,致呼吸困难、咳嗽、胸闷等反复发作,进行性加重。

2. 院内制剂柴葶宁肺颗粒研究

针对慢阻肺急性加重期痰瘀痹阻证患者,采取调气化痰活血法治疗,其代表方为本院院内制剂柴葶宁肺颗粒,药物组成:柴胡、葶苈子、黄芩、全瓜蒌、地龙、半夏、栀子、石膏、丹参、桑白皮、桃仁、甘草。方中柴胡疏肝郁清肝火,和少阳利枢机,主升发;葶苈子泻肺之壅闭,降气平喘,行水消肿,主降逆。二者相伍,一升一降,共为君药。全瓜蒌、黄芩、半夏,寓小陷胸之意,将黄连易为黄芩,清肺热,宽胸散结涤痰;桑白皮、栀子、石膏清泄肺中郁热共行臣药之功。地龙平肝通络,清肺平喘;丹参、桃仁化瘀滞通脉络,共为佐药。以甘草调诸药为使。全方调气降逆,清热化痰,活血通络。临床研究显示柴葶宁肺颗粒可提高临床疗效,改善患者生活质量,改善炎性指标、肺功能及血气指标,有助于气道炎症消退,减少痰量,降低血液黏度。

(四)治疗肺结节经验

随着人们对健康需求和生活质量的提高,以及使用低剂量的胸部螺旋CT(LDCT)进行体检,肺结节检出率明显增高,目前针对≤8毫米的肺结节西医的处理方法主要是定期复查,但部分肺结节有一定恶变程度,加之患者精神压力较大,对身体健康和生活质量构成一定的威胁。肺结节类似传统中医的"肺积""积聚""痰核"等,郑彩霞对肺结节病因病机及中医药治疗进行深入探讨,临床疗效显著。她认为肺结节之形成,病因错综复杂,病机特点主要是正虚为本,邪毒为标,在素体亏虚基础上感受内外毒邪,导致气

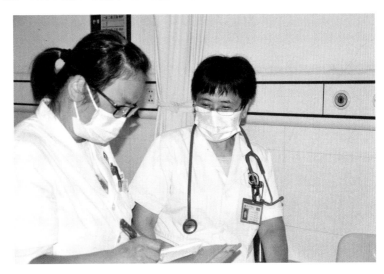

指导下级医生

滞痰结血瘀,痹阻肺络而发为肺结节,为本虚标实之证。中医学擅长辨证论治,并秉承"既病防变"的预防理念,在对肺结节的预后、转归、疗程方面有一定优势。郑彩霞治疗肺结节强调"谨守病机""因人制宜",注重根据病史、体质偏颇、临床证候、合并症等将肺结节进行分型论治。①肺脾气虚,治以益肺健脾,化痰散结。肺脾气虚是肺结节形成及进展主要内因,扶正应贯穿肺结节治疗始终,常用黄芪、党参、山药、太子参、白术、皂角刺、茯苓、半夏、橘红、浙贝母、牡蛎等。②痰热郁肺,治以清热化痰,养阴散结。现代人偏食辛辣油腻厚味之品,易生湿热之毒,或外感湿热之邪,蕴久成痰热,痰热毒郁于肺络,胶固难解而成肺积,临床常取"清化"之法,清热化痰,养阴散结,常用黄芩、柴胡、知母、贝母、瓜蒌、南沙参、玄参、牡蛎、鳖甲、海藻、昆布、半枝莲、山慈菇等药物。③痰瘀互结,治以化痰通络,逐瘀散结。结节的形成有较长的时间,非一朝一夕即成,痰湿在肺部日久阻碍气血运行,产生痰瘀,结聚为有形之肺结节。朱丹溪言"自气成积,自积成痰,痰挟瘀血,遂成窠囊",以理气化滞,消痰通络,逐瘀散结为治,药物选瓜蒌、海藻、昆布、橘络、皂角刺、鳖甲、当归、丹参、莪术、牡蛎等。并注重调情志,疏肝理气、化痰散结,药物选柴胡、白芍、香附、川芎、槟榔、枳实等。

(五)对新型冠状病毒感染的认识

在3年的抗疫经历中,郑彩霞对新型冠状病毒感染的治疗有较深刻的认识和经验。认为多表现为寒湿疫毒感染,患者起病多见恶寒、发热、头痛、身痛等症状,舌体普遍淡胖,或暗淡,或胖大,舌苔多白厚腻。治疗上强调:

1. 新冠之初,宜早发汗,兼顾化湿,慎用寒凉

新冠感染初期出现症状跟麻黄汤原文描述的基本一致,如《伤寒论》35条"太阳病,头痛,发热,身痛,腰痛,骨节疼痛,恶风,无汗而喘者,麻黄汤主之",可用麻黄汤发汗,达

到"汗出而解",如果早期发汗发不出来,疾病就有可能出现传变,很快出现一些变证,所以尽早发汗是比较关键的早期有效治疗。如果发热没有完全消退或退后反复,一定要配合化湿,"湿不去热不解",可以配合达原饮散寒化湿、辟秽化浊、开达膜原、清热养阴,可因人制宜,分型加减。①如症见恶寒、发热、体痛等,邪气走表,发为寒湿束表证,达原饮配合麻黄桂枝汤、荆防败毒散类方治疗,散寒化湿解表。②如兼见咽干、咽痛等,病邪走肺卫之分,表现为寒湿郁热证,选择达原饮配合升降散加减治疗,咽痛明显如"刀片嗓"可配合少商、商阳穴放血。③兼见口苦、咽干、胸胁胀痛等症状,邪走少阳之分,选择达原饮配合柴胡类方治疗。④若体弱者,可用达原饮配合人参败毒散、麻黄附子细辛汤等益气解表。⑤兼见咳嗽、咳白痰、气喘、胸闷等,发为寒湿郁肺证,用达原饮配合小青龙、葶苈大枣泻肺汤加减,散寒化湿宣肺。⑥若兼见纳呆、腹泻、呕恶等,发为寒湿碍脾证,可用达原饮配合藿香正气散加减,散寒化湿醒脾。发汗的过程中,以遍身微微出汗为好,不要大汗,如果出汗不太顺畅,可以用辅汗法,如啜粥、喝热汤、盖被、泡足等帮助发汗。另外,强调避免受风寒,尤其出汗的时候。老年人本来阳气不足,过于寒凉容易伤脾胃,运用寒凉药要慎重。

2. 新冠感染后康复,善用中医辨证调理

进入康复期的患者不少还有各种症状或不适,如咳嗽、乏力、气短或(气喘)、出汗、胸闷心悸、低热缠绵、失眠、焦虑、头晕、口淡无味、纳差、味觉或嗅觉或听觉减退等。此时郑彩霞用中医药进行辨证调理,显示出较好的效果。辨证施治如下:

(1)寒痰郁肺证,症见咳嗽,痰白、泡沫状,遇凉加重,可伴有胸闷,乏力,困倦,舌淡红,苔白腻,脉滑。治以温肺化痰,处方:苏桔汤(前胡、百部、苏子、炙麻黄、射干、桔梗、生甘草、五味子)。还可配合:①中药泡脚(桂枝、艾叶、细辛、木瓜、独活),深桶泡足;②针灸(选穴合谷、足三里、尺泽、列缺、丰隆等),可温针灸或配合艾灸。

(2)燥痰扰肺证,症见咳嗽剧烈,以干咳为主,伴咽痒或咽痛,或胸中痒,口干,舌红苔薄,脉细,治以润燥止咳,处方:痒咳散(射干、苏叶、杏仁、炙紫菀、炙冬花、五味子、生甘草、前胡、地龙、蝉蜕)。可配合:①针刺(合谷、少商、列缺、阴陵泉、肺俞);②川贝雪梨汤食疗。

(3)湿浊未尽证,症见低热缠绵或病后数日热退后复发热,全身乏力,出汗,头晕,或恶心欲吐,大便黏滞,舌质红,苔垢腻或白厚腻,脉浮滑,治以化湿降浊,处方:化浊方(厚朴、槟榔、羌活、藿香、佩兰、苍术、青蒿、生姜、桂枝、炒白芍)。可配合:①拔罐(背部大椎、肺俞、膏肓、脾俞);②泡足(苍术、艾叶、羌活、白芷、生姜)。

(4)肺脾气虚证,症见气短,乏力,自汗,盗汗,纳差,失眠,心悸,便溏不爽,舌淡胖,苔白腻,治以益气和营,处方:补益方(黄芪、人参、桂枝、炒白芍、龙骨、牡蛎、五味子、炙甘草、麦冬、桑叶、焦白术、茯苓、砂仁),可配合:①艾灸(神阙、关元、气海、足三里);②针刺(肺俞、脾俞、孔最、足三里、太渊),补法。

程玉峰

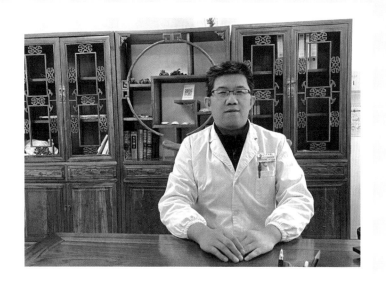

一 名医小传

程玉峰,男,安徽颍上人,九三学社社员,三级主任中医师,亳州市中医院肺病科主任。第四批全国中医临床优秀人才、第六批全国老中医药专家学术经验继承工作继承人,第四届江淮名医,安徽省基层名中医,亳州市名中医,第二批亳州市产业创新团队带头人,亳州市中医肺病防治首席专家,享受亳州市政府津贴。

兼任中国研究型医院学会中西医结合呼吸专业委员会常务委员,中国医师协会中西医结合分会呼吸病专家委员会委员,安徽省中医药学会中医肺病专业委员会常务委员,安徽省中西医结合学会呼吸病专业委员会常务委员,安徽省预防医学会肺癌预防与控制专业委员会常务委员,安徽省全科医学会呼吸专业委员会常务委员,亳州市医学会呼吸病分会副主任委员,《中医药临床杂志》审稿专家。

出身于农村,偶然机会选择了安徽中医学院中医专业,体会到中医药的博大精深后,立志岐黄。师承国家级名老中医杨从鑫、国医大师徐经世、国家级名老中医李发枝,先后在肝病科、急诊科及肺病科工作,擅长发热、咳嗽、哮喘、慢性阻塞性肺疾病、肺癌等肺系疾病的中医调理。建有"程玉峰安徽省基层名中医工作室""程玉峰亳州市中医肺病防治首席专家工作室",培养近10名中医传承人。创编华佗五禽戏护肺操、研制"平喘固本丸"在临床应用。主持安徽省中医药科研项目2项、市级科研项目5项,获得安徽省中医药科技进步奖1项、亳州市科技进步奖2项,主编专著3部,发表论文10余篇。

二 学术特色

程玉峰认为,疾病的产生与邪盛正衰、阴阳失衡有关,而又以正气亏虚为根本,即"正气存内,邪不可干",故临证时顾护正气,祛邪不伤正,总以阴阳平衡为要。临床以辨证为先,辨病为辅;辨证与辨病相结合,并结合现代医学辅助手段,认为这样才可对疾病有更全面的认识,从而提高疗效。其临证辨证方法多样,内伤病主用脏腑辨证、八纲辨证;外感病又以六经辨证为主,温病发热则喜卫气营血辨证;认为痰可致百病,疑难复杂疾病从痰论治;注重顾护胃气、扶正祛邪及注意饮食调养和宜忌,尤其对于晚期肿瘤患者;临证用方用药灵活多变,不拘于经方、时方、经验方,总以辨证需要和临床实效为准;临证用药喜用平和之品,但也不排斥峻猛之剂。

程玉峰指出,肺居上焦,为华盖,为五脏六腑之大主也,对五脏六腑有保护作用,是人体的第一道屏障。肺为娇脏,寒热皆所不宜,太寒则邪气凝而不出,太热则火烁金而动血,太润则生痰饮,太燥则耗津液,太泄则汗出而阳虚,太湿则气闭而邪结。强调治疗肺系疾患遵循"治上焦如羽"原则,以轻清宣透为主,要补而不腻,温而不燥,慎用攻伐。他认为,治疗肺系疾病用药宜轻灵,一般用量不宜过大,慎用辛散、酸敛或重浊之剂,以防辛散太过致肺气不降,酸敛太过致邪气恋肺,引起其他病变。用药如桑叶、金银花、连翘等清轻宣透之品,尽量少用大热大寒及有毒之剂,如干姜、附子等。

(一)慢性咳嗽诊治经验

慢性咳嗽是呼吸科常见症状,可由多种疾病引起,病因复杂,其中感染后咳嗽和咳嗽变异性哮喘为临床最多见,该类患者西医影像学检查和血液检查多正常,用止咳化痰药和抗生素无效,患者常反复到医院就诊,疗效差,严重影响生活质量。

程玉峰根据该类慢性咳嗽发作及证候特点,认为该病与风邪致病特点相合,病程虽长但仍以外感为主,以风邪伏肺为主要病机,故治以宣肺祛风为主。又结合"肺为娇脏,不耐寒热""肺主宣发肃降"等生理特点,临床上以止嗽散、三拗汤、升降散等为基础加减,自拟疏风止咳饮,临床疗效颇佳。在2022年12月底,我国出现的奥密克戎感染后咳嗽,应用该方剂也取得很好的疗效。

(二)肺癌诊治经验

目前肺癌在各种恶性肿瘤发病率中位居第一位,虽然医疗技术突飞猛进,但晚期患者仍预后较差,五年生存率较低。程玉峰受徐经世国医大师学术思想影响,认为该病成因为阴阳失调,阴成形而不化,其根本在于正气亏虚,邪气内聚不散。临床中坚持中西医并重,早期尽量手术根治,中医治疗优势在于术后、化疗后及晚期的调理。治疗上以调整阴阳、扶正祛邪、扶正安中为治疗原则,无论疾病处于何阶段,总以顾护正气为要,

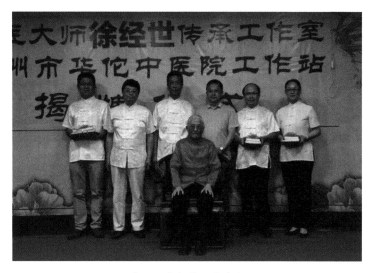

拜国医大师徐经世为师

反对滥用以毒攻毒之剂。对于术后、化疗后及晚期患者,常见体力下降、食欲不振、不规则发热、大小便失常、失眠等症状,均可以通过中医辨证调养,能明显缓解症状,延长寿命。

程玉峰在临证中提出两条治疗原则:第一,补土生金,滋养化源。《灵枢·百病始生》记载:"壮人无积,虚人则有之。"《景岳全书》指出:"脾胃不足及虚弱失调之人,多有积聚之病。"肺癌手术及放化疗后,首先表现为乏力、纳食差、恶心、呕吐,腹胀、腹泻等脾胃虚损之象。肺癌药物治疗首损脾胃,故改善症状当从脾胃调之。补土使脾胃之气渐复,肺金乃脾土之子,脾健则运化有力,保障肺金之功能。脾胃健旺,从而充实肺金。临床除以六君子汤、归脾汤、补中益气汤等补益中气外,若湿阻则重以宣化,气滞则先以理气,阴伤则须甘寒养阴。

第二,轻宣肃降,以通为用。肺之宣发,宣中有降,宣而后降。其肃降,降中有宣,降而后宣。宣降相因,则全身气机升降出入平衡,程玉峰结合临床认识到,肺之宣发,宣中有降,宣而后降;肺之肃降,降中有宣,降而后宣。宣降相因,则全身气机升降出入平衡。强调以通为用,即保持气机通畅;阴阳平衡,气血调和,气机畅达,是新陈代谢活动的基本保障。不通之症当须明辨虚实,虚则以补为通,而实者以通为用,以通治之,通可去滞,通可导滞。

程玉峰指出,肺癌大部分患者化疗后会出现不同程度的骨髓抑制,血常规表现为白细胞计数减少,中性粒细胞计数减少,血小板计数减少等。中医认为,化疗导致骨髓抑制病机在于药毒侵袭,导致正气亏损,精血不生;故治疗当以扶正解毒、益气生血,临床应用自拟方益肺扶正饮治疗,该方是在徐经世国医大师扶正安中汤和《金匮要略》记载的甘草粉蜜汤基础上创制而成,经临床验证取得很好疗效,已申报安徽省中医药传承创新科研项目1项。

(三)咳血临床诊治经验

咳血是肺系疾病症状之一,可见于所有肺系疾病,也可以见于其他系统疾患。主要病机有气虚不摄、血溢脉外和火热熏灼、血热妄行。《灵枢·百病始生》曰:"阳络伤则血外溢,血外溢则衄血;阴络伤则血内溢,血内溢则后血。"根据出血部位不同,分为内(下)外(上)血,咳血当属上血。

程玉峰认为,肺系疾病引起的咳血,多以"火"为主,无论痰热内盛或者阴虚火旺,多为火热入血,迫血妄行于脉外所致,故治宜降火、降气、降痰。咳血病位虽在肺,但有时单纯治肺,收效欠佳,需从肺、肝、肾三脏同时考量,尤其重视治肝。木火刑金致咳血,临床甚是常见,故降气中尤其要重视降肝气,临床自拟咳血方,以清肺化痰、降气止咳,方中百合、浙贝、枇杷叶清肺化痰,白及、藕节炭、仙鹤草收敛止血,同时佐以代赭石镇肝降气以止血,临床取得较好疗效。

(四)肺胀诊治经验

肺胀与西医慢性阻塞性肺疾病(慢阻肺)相当,发病率日益增加,致残率、死亡率居高不下,世界各国医学界对该病的诊治越来越重视,但目前尚无根治方法。中医治疗本病有一定优势,历代医家对本病有不同认识,大多认为该病属本虚标实之证,其病理因素较多,有痰浊、水饮、瘀血。

程玉峰认为,在各种因素中,痰饮是肺胀的主要病理因素,贯穿肺胀病程始终,是该病反复发作的关键因素。现代多位医家也从理论和现代研究两方面证实,痰在慢阻肺形成、发展及预后中均扮演了重要角色。程玉峰对于肺胀治疗,无论急性期或者缓解期,一般遵循"从痰论治"的法则;但也不能背离中医整体论治的观点,不能见痰治痰,须重视找寻痰产生的根源,急则治其标,缓则治其本。这样不仅能提高疗效,也在很大程度上减少了肺胀的复发。

肺胀在急性期,寒热虚实不同,程玉峰分别给予温肺化痰、燥湿化痰、清肺化痰、降气化痰等,临床上常使用小青龙汤、越婢加半夏汤、三子养亲汤、苏子降气汤等加减;稳定期根据肺气虚、脾气虚、肾气(阳)虚之不同,分别给予补肺、健脾、益肾以绝生痰之源,临床常用玉屏风散、六君子汤、肾气丸等。

通过长期临床实践,程玉峰根据肺胀后期患者常肺、脾、肾三脏同时受损并伴有痰浊阻肺的特点,创制平喘固本丸,其中人参、生黄芪、山茱萸、补骨脂、黄精补益肺、脾、肾,三脏同调;款冬花、苏子、化橘红化痰降气以平喘;蛤蚧粉、沉香、磁石纳气定喘。在肺胀稳定期患者中长期应用,可以有效缓解临床症状,改善生活质量,减少急性加重次数,目前已经申请院内制剂。

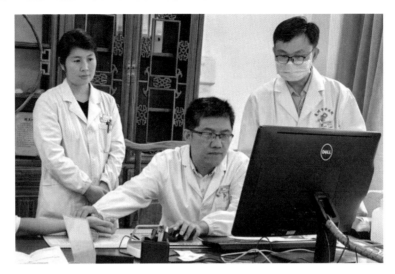

门诊带教

(五)慢性肺病缓解期的治疗经验

"正气存内,邪不可干",程玉峰临证注重提高患者正气,以减少慢性肺系疾病复发。"冬病夏治,冬病冬防"的学术观点,源于《黄帝内经》中"冬病夏治"的理论,《素问·四气调神大论》曰"圣人春夏养阳,秋冬养阴,以从其根",认为人与自然是有机联系的统一整体,充分发挥春夏之阳升、阳盛之际,利用药物或其他方法使阳气得以充实,有利于温阳利气、驱散伏痰,调整机体免疫功能,从而达到防治某些疾病的目的。

慢阻肺、哮喘、支气管扩张等慢性肺病的发病特点是秋冬季节容易发病而春夏之际易于缓解,其稳定期因病势较轻,给中医药治疗提供了很好的机遇。程玉峰认为,此时给予恰当的治疗正是"中医治未病"思想的具体体现,"冬病夏治",起到缓治其本、不治已病治未病的目的。"冬病冬防",在冬季三九天、人体阳气最弱时,外敷助阳宣肺药物,有利于驱散外寒,起到"急则治标"的功效。

程玉峰善用膏方调理,以补肺健脾,而重在固肾。他指出,慢阻肺的发展是肺虚—肺脾虚—肺脾肾俱虚的过程,其中尤以肾虚最为重要。中医认为肺主呼吸,肾主纳气,肺的呼吸功能需要肾的纳气作用来协助。肾气充盈,吸入之气方能经肺之肃降而下纳于肾。《类证治裁·四难》曰"肺为气之主,肾为气之根,肺主出气,肾主纳气,阴阳相交,呼吸乃和",说明肺的呼吸功能有赖于肾的纳气作用。肾虚而根本不固,摄纳无权,吸入之气不能下纳于肾,就会出现喘促、呼多吸少、气不得续、动则喘甚的虚喘症候。

程玉峰认为,慢性肺病缓解期正虚为根本,尤以肺、脾、肾三脏正气虚损为根本,针对虚喘肺、脾、肾俱虚的病机,补肾为根本之举,兼补脾肺。其在临证时常使用补肾固金膏方缓图之。一般在入冬后给予膏滋方进补,大多选用六君子汤、玉屏风散、六味地黄汤或八味肾气丸合方等补益人体肺脾肾之气,再配合苏子降气汤等定喘化痰。再伍以大枣、核桃肉、阿胶、鹿角胶等慢熬成膏,每天早晚一次。每年服用3个月以上。

程玉峰指出,《黄帝内经》中"春生、夏长、秋收、冬藏"和"冬藏于精,春不病温"的养生思想,为膏方防治疾病提供了理论基础。现代膏滋以中医整体观念、辨证论治理论为指导,具有补虚扶正、调整阴阳,补益五脏、益气养血,扶助正气、祛邪治病的功效。

程玉峰根据本院名老中医经验创制的补肾固金膏方,在临床中应用并进行相关临床研究观察,发现其可以明显改善咳喘症状,提高患者生活质量,减少急性发作次数。申报安徽省中医特色制剂开发科研项目2项,现已完成结题验收。

程玉峰还创新性应用传统华佗五禽戏防治慢性肺病。传统华佗五禽戏是东汉末年著名神医华佗根据中医理论所创立。亳州是华佗的故乡,千百年来,亳州民间一代一代将华佗五禽戏传承下来,2011年传统华佗五禽戏被评为第三批国家非物质文化遗产,在亳州,每天都有成千上万人在习练五禽戏。传统华佗五禽戏分为虎、鹿、熊、猿、鸟五戏,分别对应锻炼人体的五脏。锻炼时还配合相应的呼吸吐纳,这对于肺部疾病的康复极为有利,且华佗五禽戏属中、小强度的有氧运动,演练时间短、简便易学,较之其他健身功法更适合慢性肺病患者。

程玉峰通过临床观察慢阻肺患者习练传统五禽戏前后临床症状积分、肺功能、CAT评分和生命质量积分情况,证明传统华佗五禽戏可以减轻慢性肺系疾病患者的症状,延缓患者肺功能降低,改善患者生命质量,对中医康复在治疗中的优势提供了理论依据。该研究现已成功获得亳州市科技进步奖三等奖,并在临床中推广应用。

(六)对新冠病毒感染的认识及诊治经验

2019年底至2020年初,新冠病毒感染席卷全国,亳州市也不例外,出现了100多例感染患者。程玉峰作为安徽省中医救治专家组成员进驻亳州市定点救治医院,参与新冠患者的救治工作。通过对患者临床情况的综合分析,从主要临床症状来看,亳州市患者多见发热,少见畏寒怕冷,说明热重寒微;咳嗽较多见,说明病位在肺,而低热和身热不扬,部分患者脘痞、纳呆、全身困重,又与湿邪黏腻,易阻遏气机,影响中焦脾胃及湿遏热伏的特点相吻合;仅有少数患者壮热、咳喘明显,病情较重,与疫毒之邪较重有关。几乎所有患者舌苔均呈现不同程度的腻苔,且以厚腻为主,说明患者以湿邪为主;舌质偏红或淡红亦不少见,说明患者热象较明显。恢复期,由于温病易耗气伤津,患者多见咳嗽、纳呆、气短乏力,舌苔以薄腻为主,少数患者有口干、舌红少苔且兼有根部黄腻苔,提示此期患者以肺脾气虚为主,气阴两虚者少见;湿邪黏滞,不宜速去,此期常伴有湿毒未尽。

基于临床实际,程玉峰及其安徽省中医专家组对清肺排毒汤进行化裁加减,改为清肺排毒汤亳州1、2、3号方,分别对应不同证候,充分体现了因时、因地、因人制宜的辨证论治思想。

心系专家

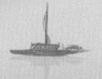

李绍敏

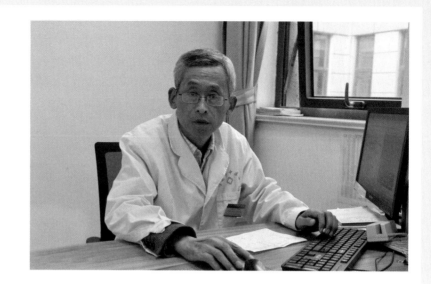

一 名医小传

李绍敏,男,中共党员,主任中医师,曾任宁国市中医院内科主任、业务副院长。全国基层名老中医药专家传承工作室指导老师,第七批全国老中医药专家学术经验继承工作指导老师,安徽省跨世纪中医学术和技术带头人,首届安徽省名中医,第三届江淮名医,安徽省名中医学术经验继承工作指导老师,宁国市及宣城市拔尖人才。

兼任中国中药协会心血管药物研究专业委员会常务委员,安徽省中医药学会心血管病专业委员会和络病专业委员会副主任委员,安徽省中西医结合学会心血管病专业委员会副主任委员。

1985年毕业于安徽中医学院中医专业,先后在乡镇卫生院、宁国市中医院从事门诊及内科病房工作,曾在上海第二医科大学附属第九人民医院心内科进修,并且两次师从宁国本地名中医郭培正副主任医师,多次参加全国及全省中医内科诊疗技术培训,在内科疑难危重症诊疗方面有较丰富的临床经验,从业以来始终坚持临床一线,提倡中西医汇通。在临床实践中,从患者获益最大的角度出发,以扎实的理论功底为患者选择最合适的治疗方案,提倡中医药在不同的疾病或疾病的不同阶段"有所为,有所不为",将中西医治疗方法有机结合,在运用中医药治疗心血管疾病、慢性肾脏病、抑郁、眩晕等方面积累了丰富的经验。共发表学术论文10余篇。

二 学术特色

(一)临床做到三个坚持

1. 坚持疗效为先,传统现代并重

李绍敏在实践中坚持以临床疗效和患者利益为导向,传统与现代并重,提倡中医药在不同的疾病或疾病的不同阶段要有所为、有所不为。对于西医没有确切疗效或有较大毒副作用或医疗条件不可及时,坚持用中医药治疗,对于西医有成熟治疗方法时,则在西医治疗的同时,有的放矢地运用中医药治疗,以协同增效、扬长避短。

2. 坚持中西汇通,做到病证结合

李绍敏在临床中运用中医思维辨识中医证候(病机、病性、病位)的基础上,力求明确现代医学诊断,做到病证结合,综合判断病情及预后。治疗时既针对主要证候辨证施治,又强调对主要症状的治疗和对异常指标的纠正。对于临床上某些西医诊断明确而中医无证可辨或少证难辨的疾病,则参照现代研究成果和各家经验,选用针对异常指标的专门方药。

3. 坚持运用经方,时方验方并蓄

李绍敏既强调对中医经典著作的学习领会,又重视对历代医家学术思想、临床经验的继承吸收。当识证无误、方证对应时,即果断运用传统经典名方,否则临机辨证,据证施方。教科书或《药典》记载的药物功效为历代医家普遍认同的主要功效,而药物某些独到的功用常不被记载,与历代医家所积累的经验相比有所差异,因此李绍敏广涉群书,汇参古今用药经验,跟踪中药现代药理研究成果,博采众方并验之于临床,去伪存真,去粗取精,形成了独特的处方用药经验,临证善用验方达药,其处方用药常不拘一格、特点鲜明。

(二)临证特色

1. 心衰病治疗经验

慢性心衰(心衰病)以气促、心悸、乏力、水肿为主要表现,一般认为本病是以气虚为主的本虚标实证。李绍敏则认为,本病是在各种内外因作用下导致的心体受损(心脏肥大、心壁僵硬)、心用失职(心力衰竭、运血无力),其病位在心,虽表现为心脏的气血阴阳损伤,以及水液代谢失调、血液运行失常,但究其根本在于肾。因为肾藏精,精气是人生命活动的源泉,五脏之阴阳由其滋养和生发,为生气之源和阳气之根本。肾之精气亏虚则致心气不足;肾阳虚不能蒸腾温煦则致心阳不足,鼓动血脉无力;肾阴虚无以滋养,则

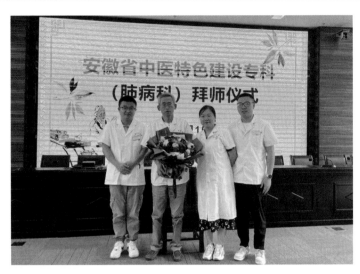

受聘担任宁国市中医院指导老师

致心失濡养,营阴不足,脉道空虚。而心衰病又多发于中老年肾精不足、肾气亏虚阶段,故肾虚是心衰病的关键和始动因素。肾虚为因,心衰为果。至于血瘀、痰饮等作为心衰病之"标",也是在气虚、阳虚的基础上产生的血行无力、血脉凝滞以及气虚水停、肾失开阖的结果。

李绍敏据此提出心衰病的病机特征为"心肾虚衰,肾虚为本",并提出"补肾强心"的治法。其基本处方:淫羊藿、山萸肉、肉苁蓉、补骨脂、熟地黄、人参(或加黄芪)、葶苈子、仙鹤草、丹参。组方选药以温补肾阳为主,并配伍滋阴填精类药,以资其生化、阴中求阳。通过补肾固本以使肾精充足,心之气血化生有源;肾阳充足,心阳得以温煦而鼓动血脉有力。如阳虚欲绝者,加附子、肉桂;腹泻便溏者,将肉苁蓉改为鹿角;阴虚较甚者,加龟甲、女贞子。

李绍敏指出,心衰病固然是"心肾虚衰、肾虚为本"的正气虚损性疾病,但心肾等脏腑功能失调本身就能产生瘀血、痰饮、水湿等病理产物,加之本病病情缠绵,患者在病程中如复感六淫疫毒、饮食不节或食物过咸、情志过极气血失调等,都可导致邪实一时加重,再与心肾及气血阴阳虚损互为因果,成为心衰病发作或病情加重的重要原因。在临证时应注意辨明正虚邪实孰主孰次,权衡标本缓急,一般以补肾强心为基础,兼顾利水、化痰、祛瘀等。如水肿明显或少尿、喘促不能平卧等,则加用真武汤、五苓散等,并将人参改为黄芪;如见心痛如刺、唇舌青紫、舌暗瘀斑等证,则加用三七、蒲黄或血府逐瘀汤等;若兼有胸脘痞闷、咳嗽痰多、纳呆便溏、苔腻或黄腻脉滑等痰湿证,则据证选用二陈汤、平胃散、小陷胸汤等加减。

此外,心衰病一旦发生外感六淫疫毒,无论邪在何经,都应以祛邪为要,及时截断病势,防止外邪进一步入里,加重心衰病情。但专以祛邪仅为权宜之用、救急之策,待表证已解或实邪已祛,就应以扶正为主或与祛邪兼顾。

李绍敏主张,在当今心衰病的治疗应当中西医协同,充分发挥各自优势,扬长避短,让患者获益最大化。在参照最新诊疗指南、规范使用现代医学技术的基础上,坚持长期服用中药,以提高临床疗效,改善长期预后,尤其在针对那些各种原因无法使用指南所推荐西药的患者,或者合并某些症状而西医缺乏有效治疗方法时,中医药更是最佳的切入点。例如:疲劳、乏力是心衰病患者的常见主诉,单纯使用西药并不能改善,甚至加重症状,而使用"补肾强心方"后能明显改善;对心衰合并低血压或者因使用血管紧张素受体脑啡肽酶抑制剂/血管紧张素转化酶抑制剂/血管紧张素Ⅱ受体拮抗剂、β受体阻滞剂等导致低血压时,可以基本方加附子、肉桂、枳实等并加大人参剂量使用,具有较好的升压作用。其他对心率缓慢者,加用附子、桂枝、细辛等;多汗者,将人参改为黄芪,加大山萸肉剂量,并加用浮小麦等敛汗药。

2. 慢性肾脏病治疗经验

慢性肾脏病(CKD)是指多种原因导致的肾损害≥3个月,伴或不伴肾小球滤过率(GFR)降低的一种慢性肾脏疾病。CKD发病率高,对健康影响大,早期积极防治对于减少终末期肾病、减少心血管及全因死亡率具有重要意义。实践表明,中医药在减少蛋白尿与血尿、延缓和控制肾功能衰退方面有较好疗效。根据CKD的主要临床表现,与其相对应的中医病证包括水肿、尿血、肾风、关格、癃闭、腰痛、虚劳等。关于这些病证的病因病机,既有古代中医文献丰富的论述,也有近现代名医各自的学术观点。

李绍敏通过研习古代中医文献和近代名家辨治相关病证的思想,结合个人临床经验,将CKD的病机概括为:脾肾亏虚为根本,肾络瘀阻贯始终;风、湿、热、毒虽各异,扶正祛邪总相同。

肾藏精,为先天之本、封藏之本,主水。若先天不足,后天失养,或久病耗伤,肾之精气不足,则不仅出现阴虚或阳虚的各种表现,还导致精微不固、水湿泛滥,而出现水肿、尿量异常及蛋白尿、血尿等症状。脾主运化,饮食劳倦伤脾,脾虚运化无力,一则导致水湿内蕴,泛溢肌肤为水肿;二则致使气血生化不足,气虚不摄,进而也会出现蛋白尿、血尿、贫血等症状。

脾肾两虚可表现为气虚、阳虚、阴虚等,气虚血行无力则为血瘀;脾肾阳虚,寒从内生,寒凝血脉则血行滞涩,瘀阻肾络;阴亏津乏,相火偏亢,血液浓缩而成瘀。至于湿热、浊毒等实邪,则通过影响气机升降和造成脏腑功能失调而致血瘀。肾小球是由毛细血管网组成,无论是免疫反应导致的肾小球基底膜损伤和凝血系统启动,还是高血压肾病导致的肾血管病变和肾小球硬化,抑或是糖尿病肾病导致的微血管病变与微循环异常,都与中医学久病入络、肾络瘀阻的病机相符,所以肾络瘀阻自始至终是CKD的基本病机。

CKD病情常缠绵难愈,在其病程中可因感受外邪或脏腑功能失调或药食所伤,而并发风寒、风热、湿浊、湿热、浊毒等病邪,与脾肾两虚、肾络瘀阻构成本病正虚邪实、虚实

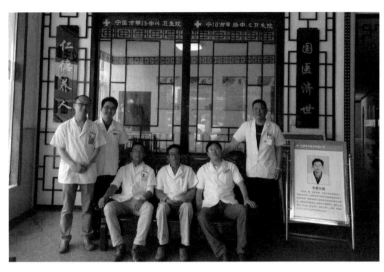

工作室团队成员合影

夹杂的病机特点,而这更是慢性肾炎、肾病综合征及慢性肾衰竭的重要病理因素。

针对上述病机,李绍敏以益气健脾、补肾固摄、化瘀解毒为治疗大法,所拟基础处方:黄芪、丹参、大黄、水蛭、接骨木、积雪草、金樱子、芡实。其中益气健脾常用大剂量黄芪、党参或太子参、山药、白术、茯苓。补肾固摄常选用水陆二仙丹、桑螵蛸、覆盆子、龟甲、生地黄或熟地黄、淫羊藿、续断、金蝉花等,其中水陆二仙丹、桑螵蛸、覆盆子可以减少夜尿,降低尿蛋白排泄;龟甲性平,肾阴亏损或肾阳不足或阴阳两虚者均能使用,并能调节免疫力、促进肾上腺皮质功能;生地黄具有免疫抑制作用,有助于原发性肾小球疾病和狼疮性肾炎、紫癜性肾炎的治疗,还能提高肾上腺皮质功能,防止长期服用类固醇激素引起的皮质萎缩;熟地黄除具有和生地黄类似的药理作用和减少蛋白尿的作用外,还能补精补血而适用于肾性贫血的治疗。活血化瘀药物则常选用丹参、大黄、水蛭、金雀根、地龙、川芎、三七、蒲黄等,并提倡水蛭应研末装入胶囊(每日1.5~2 g)而不入煎剂,如此既能提高疗效,又能改良口感和减少用量。血尿明显或有其他出血性疾病者则用蒲黄、三七等。

李绍敏治疗CKD,常用到疏风祛湿、清利湿热、解毒化浊类药物。此类药物品种众多,各有优劣,他根据多年临床体会并广泛汲取名家经验及现代研究结果,结合患者具体病情选用苏叶、蝉蜕、积雪草、接骨木、六月雪、黄蜀葵花、山豆根、穿山龙、青风藤、漏芦、菝葜、猪苓、泽泻、蛇舌草、石韦、土茯苓、萆薢、白茅根等,其中积雪草、接骨木因兼具祛风利水、清热解毒、活血化瘀功效而常被选用。

由于CKD包含多种原发病且病程长,李绍敏临证常根据患者的原发病种类、实验室检查结果、当前主要症状或异常指标、个体或疾病证候差异等来综合考量。如治原发性肾小球疾病在基本处方的基础上,常选用穿山龙、青风藤等具有抑制免疫反应作用的药物;对糖尿病肾病多以益气养阴、化瘀通络方药为主,常用方药如参苓白术散、二至丸、黄芪、黄精、麦冬、丹参、赤芍、鬼箭羽、水蛭、地龙等;对高血压肾病则以滋补肝肾、补肾固摄方药为主,如六味地黄汤、二至丸、缩泉丸及覆盆子、桑螵蛸、菟丝子等,并常规使用化瘀通络药;正在使用(或需要使用)皮质激素或其他免疫抑制剂时,中药应以减轻药物副作用和有助于激素减量为主要目的,使用大剂量激素阶段一般配合滋补肾阴、滋阴降火法,药用知柏地黄汤或左归丸加减并减少黄芪用量;在激素或其他免疫抑制剂减量阶段常采用温补脾肾、益气养阴法,药用右归饮合四君子汤、生脉饮加减。合并呼吸系统或泌尿系统感染或舌苔黄腻时,应减少或暂停温补脾肾药物,而加强疏风解表、清热解毒之功。血肌酐升高为主者常用积雪草、六月雪、土茯苓、接骨木等,血尿酸升高者宜选威灵仙、土茯苓、虎杖等。

概言之,李绍敏在辨治CKD时既谨守疾病的基本病机,又兼顾主要矛盾和病证特点,处方用药既博采众长又自成特色。

3. 不寐治疗经验

失眠是指经常性地不能获得正常睡眠,可表现为入睡困难、早醒、睡眠不深等,严重者甚至彻夜不眠。中医古代文献将失眠称为"不得眠""不得卧""目不瞑"等,现常遵《难经》称其为"不寐"。历代医家对此从理论到实践均有丰富的认识,现代中医则一般将失眠分为心脾两虚、阴虚火旺、心肾不交、肝郁血虚、心虚胆怯、痰火内扰、胃气不和等证型进行辨证施治。

(1)病因病机分析:李绍敏认为,失眠与情绪变化关系最为密切,临床上患者多同时合并焦虑、抑郁、躯体化障碍等心理问题。患者常因境遇不遂、遭遇不幸、突受惊恐、愤懑恼怒等七情所伤,致使肝失条达,郁而化火,肝魂不定而睡卧不安;或心火素盛,七情化火,心神动摇而夜寐不能;或木郁乘土,忧思伤脾,营血耗损而心神失养;或脾虚生痰,痰与火结,痰热扰乱而心神不宁。总之,本病为肝、心、脾等脏腑功能失调所致,临床有虚、实之分,实证多为肝气郁结、痰火扰心,而虚证多为心脾两虚。

(2)辨证治疗方法:基于以上认识,李绍敏治疗本病的常用方法为疏肝解郁、化痰清火、养心健脾。由于不寐与郁证常常并存或互为因果,欲改善睡眠必须舒缓其情志,而郁证多见肝郁气滞、气滞痰阻、痰热扰神、心肝火旺的证候,所以临床上更多使用解郁、化痰、清火法治之。

1)疏肝解郁:用于肝气郁结或肝郁兼火、兼痰、兼瘀证,症见不寐少寐、郁郁寡欢、多思多虑、胁腹胀痛、胸闷太息;或兼情绪不宁、坐卧不安、无故惊恐;或兼全身不适、反复就医、夸张病情,但查无实据。舌红或黯,苔黄,脉弦滑或弦数沉滑。常用方为柴胡加龙骨牡蛎汤、逍遥散、柴胡疏肝散、四逆散等加减。常用药物如柴胡、枳壳、香附、佛手、甘松、八月札、梅花、合欢皮(花)、白芍、贯叶金丝桃等。

2)化痰清火:用于痰火扰神或肝火、心火旺盛证,症见失眠多梦、心烦头昏、急躁易怒、口苦口干、胸闷痰多。舌红、苔厚腻,脉滑或滑数。常用温胆汤、白金丸、半夏厚朴汤、交泰丸、栀子豉汤、黄连阿胶汤等加减。常用药如半夏、茯苓、陈皮、郁金、白矾、栀子、黄连、制南星、石菖蒲、远志、莲子心、灯心草、生地黄、淡豆豉、瓜子金等。

3)养心健脾:用于心脾两虚或心虚胆怯证,症见入睡困难,或多梦易醒,兼胆怯易惊、心慌气短、神疲乏力、不思饮食、面色不华。舌淡或舌胖有齿印,苔薄白,脉细无力。多以归脾汤、天王补心丹、安神定志丸、酸枣仁汤等加减,常用药物为生晒参、黄芪、熟(生)地、白芍、酸枣仁、柏子仁、茯神、茯苓、龙眼肉、百合、灵芝、莲子等。

李绍敏认为,治疗失眠(不寐)时除辨证选方外,均应使用安神定志类方药,以期尽早改善睡眠状况,使患者建立信心、配合治疗。根据虚实不同,临床上分别选用养心安神或重镇安神类药物,前者如酸枣仁、柏子仁、龙眼肉、灵芝、百合等,后者如珍珠母、龙骨、牡蛎、生铁落、磁石、琥珀等,至于合欢皮、远志、夜交藤、茯苓(神)等不论虚实都可应用。

此外,李绍敏广泛借鉴他人临床经验并结合个人实践心得,临证时常运用多种验方达药,如"金夜汤"(金雀根、夜交藤等,上海市中医院沈丕安教授验方)、"二夏汤"(半夏、夏枯草,源于明代《医学秘旨》)、半夏苡米汤(改《黄帝内经》之"半夏秫米汤"中秫米为薏苡仁)以及瓜子金、贯叶金丝桃、花生叶、生铁落、延胡索(大剂量)、徐长卿、刺五加等药物。现代药理研究显示,贯叶金丝桃具有抗焦虑抑郁、提高褪黑素水平、改善睡眠的作用,李绍敏经常将其用于失眠伴有抑郁、焦虑情绪者。

梁昌年

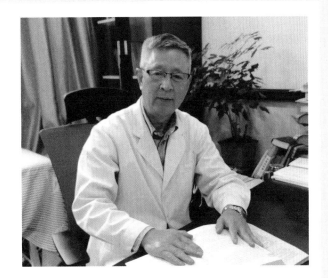

一 名医小传

梁昌年,男,安徽舒城人,中共党员,主任中医师,六安市中医院心内科主任、内科教研室主任。国家中医药管理局重点专科——心血管病科学科与学术带头人,安徽省跨世纪中医学术和技术带头人,首届安徽省名中医。曾获安徽省卫生系统"先进工作者"荣誉称号。

兼任中国医师协会中西医结合分会心脏介入专家委员会委员,世界中医药学会联合会高血压病分会常务委员,中国医学促进会专科专病专业委员会常务委员,安徽省中医药学会心血管病专业委员会、老年病专业委员会副主任委员,安徽省中西医结合学会心血管病专业委员会副主任委员,络病专业委员会常务委员,安徽省医学会心电生理与起搏分会委员,安徽省全科医学会慢病防治分会专家委员会常务委员。

1974年下放农村,1978年考入安徽中医学院中医专业,临床实习阶段曾侍诊多名省内名医大家,如陈超群、巴坤杰等。1983年毕业后从事中西医结合临床工作至今,建有"梁昌年安徽省名医工作室",研创"强欣生脉饮""丹泽降浊汤""降压汤""稳压汤""抗心律失常一、二号方(分别治疗快速性心律失常、缓慢性心律失常)""胸痹心痛方"等协定方。主持省市级科研课题5项,发表学术论文22篇(其中核心期刊5篇)。

二 学术特色

(一)冠心病临证思辨特色及治验

1. 胸痹心痛从"毒"论治

梁昌年认为,胸痹心痛病位在心,但病变之处在脉,邪毒闭阻于心脉则发为胸痹心痛。其邪毒主要为"痰邪之毒""瘀邪之毒",痰毒之邪为始作俑者,长期侵蚀、壅塞血脉,从而导致脉络受损,血流不畅,气滞血瘀,最终导致心脉闭阻而形成胸痹心痛之疾。严重者则发为真心痛。因此在临床上梁昌年一贯倡导胸痹心痛从邪毒论治,用药处方以祛邪解毒为要。化痰降浊,活血通脉,痰瘀祛则血脉畅,邪祛则正安。

2. 胸痹心痛治疗遵守"以气为要,以通为用"原则

梁昌年认为脉中有"血、气","气为血之帅,血为气之母"。气行则血行,环周不休,从而维持人体的血液循环。在临床上,胸痹心痛患者常见气虚和气滞两端或者气虚气滞并存。结合临床常用益气化瘀法、行气化瘀法或者益气行气化瘀法治疗。常用益气药物有人参、党参、太子参、黄芪、白术、茯苓、甘草等;常用行气药物有枳实、枳壳、香附、青皮、陈皮、香橼、薤白等。

此外,梁昌年还认为人身之脉,皆以通为用。因此在临床上对于胸痹心痛治疗非常重视通法。主张胸痹心痛之治疗要以通为用。临床所见之胸痹心痛,皆因心脉闭阻所致。然而痹阻心脉者皆因邪毒(痰浊之邪、瘀血之邪)壅阻于脉中所成。因此清除邪毒,祛痰化瘀,畅通心脉,是胸痹心痛临床治疗之大法。常用方法有二:①温阳散寒,化瘀通脉法,常用药物有桂枝、肉桂、附子、檀香、细辛、干姜、巴戟天、淫羊藿等;②祛痰化瘀,活血通脉法,常用药物有瓜蒌、薤白、半夏、石菖蒲等。活血通脉药物,临床常用丹参、赤芍、川芎、桃仁、红花、鸡血藤、姜黄、郁金、川牛膝、水蛭粉等。

梁昌年创制了胸痹心痛方作为科内的协定处方,长期应用于临床,取得了较好的治疗效果。药物组成:桂枝、太子参、黄芪、丹参、赤芍、川芎、红花、甘松、瓜蒌、薤白、半夏、青皮、山楂、甘草。梁昌年还强调,许多经过临床反复检验和时间考验的通脉良方,如血府逐瘀汤、冠心二号方、桃红四物汤等,也是很好的选择,在这些方剂的基础上,辨证使用以上经验药物,也可获得良好的治疗效果。

3. 胸痹心痛临证辨治体会

梁昌年认为,胸痹心痛病位在心,但与肝、脾、肾关系密切。因此在治心同时,要不忘调肝、健脾和固肾。胸痹心痛病性为本虚标实,其本为气血阴阳之虚,其标为痰浊、瘀血、寒凝、气滞之实。主张治标,同时要不忘益气、养血、滋阴、温阳,要标本同治,方能取

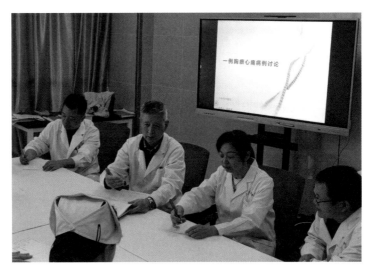

组织病例讨论

得更好疗效。

梁昌年在胸痹心痛的治疗中,还注意到"络气虚滞,络虚生风"的病机。络气虚滞,络虚生风多发生在久病之时,多为正气虚衰、邪毒过重所致。在临床上络气虚滞,络虚生风,易导致病情加重,或导致病情不稳定,还易导致发生真心痛之危候,因此在临证中,梁昌年在常用方药的基础上,喜加用虫类药物,搜风剔毒,破瘀通脉,方能加强疗效,改善和稳定病情,以策安全。

梁昌年在胸痹心痛的治疗中始终贯彻急则治其标、缓则治其本之原则。真心痛者,其标急,病情危重,先治其标,必须争分夺秒,中西医联合救治,在病情缓解期或稳定期,治本为主,标本同治,同时注意清淡饮食、规律作息、调畅情志、戒除烟酒等。

(二)心衰临证思辨特色及经验

心衰是以心悸、胸闷气喘、下肢水肿为主症的疾病。梁昌年认为:一是阳气亏虚,"大气下陷"是心衰发病之根本。阳气虚衰,大气下陷不能支持心"行气血"、肺"行呼吸",则见胸闷、喘息、出冷汗、水肿、脉沉伏等。二是瘀血内阻,血行不畅是心衰发病之重要环节。瘀血内阻,则心血不运。血行不畅,瘀血阻于肺,则肺不能宣降而呼吸困难;阻于脾胃,则腹胀纳差;阻于心则胸闷、胸痛、心悸等。三是水湿内盛是心衰发病的重要基础。心衰时,肺不能通调水道,肾不能主水,脾不能运化水湿。另外,"血不利则为水",水湿泛滥,导致内脏肿胀,下肢或全身水肿,甚则凌心射肺,而致喘脱之危候等。

梁昌年认为,心衰的发病或病情发展变化离不开以上三个环节。针对这三个环节,治疗上要"三管齐下",多法组方,集温阳益气、活血化瘀、利水渗湿于一方。创制了经验方强欣生脉饮治疗心衰,取得了较好的临床疗效。强欣生脉饮基础方药组成:人参、黄芪、桂枝、附片、丹参、三七、葶苈子、茯苓皮、五加皮、炙甘草。临证时,再根据患者的具体情况,随证加减运用,以更加切合病情。

心衰缓解期的治疗,梁昌年强调要注意调补五脏,顾护正气,以心为主,五脏并调,标本同治。首先治脾:调理脾胃,健运脾土:纳差体虚较甚,下肢水肿较重,或反复下肢水肿者,治脾很重要。脾健运则气血旺、水湿化,不仅能祛除水湿,消除水肿,而且能充养气血,增强体质,从而使心衰的症状和病情得到明显缓解。可选用四君子汤、附子理中汤、参苓白术散之类,随证加减运用。其次治心:益气养阴,宁心安神,心气得充,心阴得养,心神安宁,则心主血脉的功能大大增强。可选用生脉散配合化瘀利水之品,以标本同治。再次治肺:益气补肺,宣降肺气,若为肺心病患者,治肺更加重要。肺心病患者由于肺气亏虚,肃降失常,既不能司呼吸,又不能通调水道,因此临床可见气短喘促,甚则张口抬肩、心悸、胸闷、下肢水肿等。临证时要益气补肺,肃降肺气,恢复司呼吸和通调水道之功能,则可缓解症状,逆转病情,方选玉屏风散、六君子汤。经验药物可选用人参、胡桃肉、金荞麦、橘红、苏子、葶苈子、地龙等。最后治肝:肝主疏泄并主一身之气机。肝疏则气机利,气之升降出入正常。若肝气不疏,则气机不利,以致气滞而血瘀。因此疏肝理气也是心衰病缓解期治疗中不可或缺的一个组成部分。选用逍遥散、柴胡疏肝散配合益气化瘀,利水之品,以标本同治,改善和稳定病情。

在心衰的临床治疗中,梁昌年主张不同病因引起的心衰,在临证处理上要有不同的侧重点。对冠心病后期引起的心衰要侧重清除病邪,通畅血脉。对于高血压引起的心衰,要侧重降压达标,可辨证选用平肝潜阳或补益肝肾之方药等,以控制血压,降压达标。对于肺心病引起的心衰,要侧重补肺固卫,注意保暖,增强体质,防止外邪侵袭。对于风湿性心脏病(风心病)引起的心衰,要首选西医心脏瓣膜纠治以治疗根本。没有条件手术治疗的患者,要侧重益气强心,通脉利水,以缓解患者临床症状,提高患者生存质量。

喻怀斌

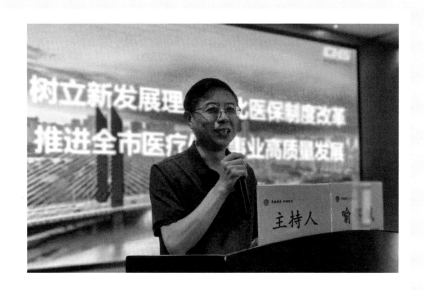

一 名医小传

喻怀斌,男,安徽霍邱人,农工民主党党员,主任中医师,安徽中医药大学教授、硕士研究生导师,六安市中医院院长、重症医学科主任。首届安徽省名中医、第三届江淮名医,国家卫健委临床重点专科肿瘤科学科带头人。兼任中华中医药学会心病专业委员会委员,安徽省中医药学会重症医学专业委员会主任委员、临床教学专业委员会与院内感染专业委员会副主任委员,安徽省中医药管理局重症医学质量控制中心主任,六安市卫健委重症医学质量控制中心主任,《中医药临床杂志》编委。

一直致力于中西医结合重症医学、心血管疑难杂症、肿瘤疾病的治疗研究,提出心系疾病从肝、胃、脾、肾论治的学术思想,运用伤寒理论指导重症及肿瘤临床治疗。主持国家中医药管理局临床研究项目"通膈一号方治疗瘀血阻膈型局部晚期食管癌的临床观察研究""生血方内服外用联合化疗对晚期胃癌的疗效观察研究""益气养阴汤对延缓晚期肺腺癌吉非替尼靶向治疗耐药的疗效观察研究"等多项省市级科研课题。

承担的课题"张炳秀老中医中医内科临床经验整理与研究"等获得安徽省科技成果。主持的"益气养阴方联合厄洛替尼对中晚期肺腺癌的疗效观察"获安徽省中医药科学技术奖二等奖;"清膈养阴颗粒的制备工艺和质量控制研究"获安徽省中医药科学技术奖三等奖。在国内中文及科技核心期刊发表学术论文20余篇。

二 学术特色

(一)心系疾病从肝、胃、脾、肾论治

1. 从肝论治

心与肝的关系是中医脏象学说的重要内容,《素问·玉机真藏论》云:"肝受气于心,传之于脾,气舍于肾,至肺而死。"喻怀斌重视"肝"在心系疾病发病中的作用,临证论治多种心系疾病(头晕、心悸、胸痹、失眠、癫病等),常配合使用治肝之法,疗效确切。心系疾病从肝论治思维,与现代"生物-心理-社会"医学模式所倡导的身心同治理念一致。随着我国经济高速发展,社会竞争日趋激烈,人们生活节奏加快,工作压力增大,身心疾病也随之增多,从肝论治对于"双心疾病"的防治具有深远意义。

2. 从胃论治

《素问·平人气象论》曰:"胃之大络,名曰虚里,贯膈络肺,出于左乳下,其动应衣,脉宗气也。"《灵枢·经别》亦曰:"足阳明之正,上至髀,入于腹里,属胃,散之脾,上通于心。"《灵枢·厥病》篇中就有记载:"厥心病,腹胀胸满,心尤痛者,胃心痛也。"基于心胃相关理论,喻怀斌重视在治疗心系疾病,患者伴随胃痞、懊恼烦闷、失眠健忘等症状时,倡导心胃兼顾。

3. 从脾论治

《灵枢·经脉》云:"脾足太阴之脉也……其支者,复从胃,别上膈,注心中。"《素问·平人气象论》云:"胃之大络,名曰虚里,贯膈络肺,出于左乳下,其动应衣,脉宗气也。"脾胃居于中焦,心居于上焦,从解剖学角度看,两者以膈为界,互不相连,但两者通过脾胃之支脉、大络紧密联系,经气互通。喻怀斌根据心脾相关理论,指导临床"从脾论治"心系疾病(冠心病、慢性心力衰竭、血脂异常等),他指出"从脾论治"心系疾病理论应用于临床是中医强调五脏为整体,注重辨证论治的重要体现。

4. 从肾论治

《素问·阴阳应象大论》言:"年四十而阴气自半也,起居衰矣。"《灵枢·终始》从病位出发,曰:"病在上者,下取之;病在下者,高取之。"奠定了心病治肾的宏观治则。《灵枢·厥病》论述辨治"厥心痛"时,提出"肾心痛"可通过针刺肾经之穴位京骨、昆仑、然谷治疗,从理论上开心病治肾之先河。《素问·脏气法时论》对厥心痛的病机进行了总结,曰:"心病者,胸中痛……肾病者……虚则胸中痛。"明确提出肾虚可引发胸痛。东汉张仲景所著《伤寒论》在少阴病的辨证论治中,提出治疗肾虚所致心火亢于上的黄连阿胶汤,曰:"少阴病,得之二三日以上,心中烦热,不得卧,黄连阿胶汤主之。"该方药专力宏,至

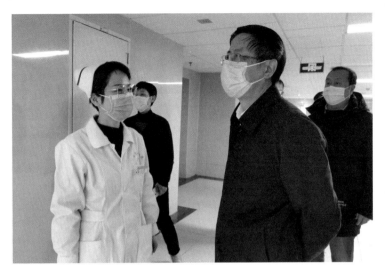

和护理人员交流患者病情

今仍为临床滋阴降火之常用方。喻怀斌通过长期大量阅读医学经典,结合大量临床观察发现,心血管疾病患者年龄多在40岁以上,肾精亏虚的基础多已具备。因此,他提出肾中精气亏损是心血管疾病发生的主要病机,治肾是其主要治则之一。

(二)心脏疾病诊治特色

1. 胸痹心痛治验

冠心病、心绞痛属于中医"胸痹"范畴。仲景以"阳微阴弦"高度概括了本病的病因病机,并创立了瓜蒌薤白白酒汤等经方分证治疗。后世医家宗仲圣法,并不断总结经验,完善理论;同时进一步认识到,胸痹心痛虽病位在心,但其发生与诸脏腑皆有一定的关联,且与脾胃之联系尤为突出。基于以上的认识,喻怀斌在临证之时,以经方化裁为主,辅以健脾强胃之法,可获增强疗效、缓解症状之效。

胸痹心痛之病,有本虚,亦有标实。故在临证时,喻怀斌针对不同病患,有所侧重。如对脾虚而痰浊偏盛者,治疗当以健脾、行气、利湿、化痰为主,方选三仁汤、藿朴夏苓汤、温胆汤等合经方化裁;对脾胃虚弱、气血不足、以正虚为主者,则以健脾胃、调气血、养正气为主,方可用六君子汤、归脾汤、生脉散、理中汤辈。

2. 心悸治验

心悸是指心中悸动不安甚则无法自主的一种病症,临床一般多间歇发作,但也有持续发作者,多见于各种原因引起的心律失常,也可见于心肌炎、心脏神经症等。心悸不外为心阳不振、气失宣通、心气亏虚、血流不畅所致。喻怀斌主张治疗心悸以补中益气、滋阴养血、复脉定悸为主要治则,加用活血化瘀之品。炙甘草汤为益气滋阴之剂,具有益气补中、化生气血、复心气、补心阴、充心脉之效。《伤寒论·辨太阳病脉证并治》云:"伤

053

寒,脉结代,心动悸,炙甘草汤主之。"方中炙甘草为君药,有益气养心之功;生地黄寒凉,合麦冬滋阴养血;桂枝归心、肺、膀胱经,温经通脉,助阳化气,与生地黄相伍,可收益气养阴之效;人参大补元气;阿胶、大枣、麻仁滋阴补血;生姜合桂枝温通心脉,畅通气血,使血液运行恢复正常。诸药相配,滋而不腻,温而不燥,滋阴养血,益气温阳,阴血足而心脉充,心气旺而血脉通,从以达复脉定悸之效。兼见胸阳痹阻、脉络瘀阻,可佐以薤白、枳壳、佛手通阳化滞,瓜蒌、半夏涤痰化浊,丹参、郁金、当归活血化瘀,从而使瘀浊化,心阳复,心悸自除。

3. 慢性心力衰竭治验

慢性心力衰竭是各种器质性心脏病常见的结果,也是心脏疾患致死的主要原因。患者通常伴随呼吸困难、水肿及运动耐力明显降低等临床症状,其5年生存率与恶性肿瘤相似,被视为心血管疾病防控的最后一个战场。虽然其急性发作时较凶险,但形成的病理过程一般较长,尤其在老年人中常是肺心病、冠心病、风心病、高血压性心脏病等各种心脏病经过长期演变而致元气衰耗、久病不复的结果。故其临床表现往往是本虚标实,虚实夹杂。

喻怀斌分析认为,其本虚是气阴不足、心肾阳虚、心阳虚脱等,其标实是痰阻、血瘀、气滞、水气凌心等。西医治疗心力衰竭目前常将强心、利尿、扩张血管作为常规治疗方法,虽每可收效,但在临床上常遇到诸如洋地黄类药物中毒,利尿剂致水、电解质紊乱等困惑。尤其对老年患者治疗更是棘手。因此采用中西医结合治疗该病,既可减少毒副作用,又可提高效果。

喻怀斌治疗慢性心力衰竭具有独特见解,他认为心力衰竭的根本原因在于体虚,尤其与心脾肾阳虚有关。在治疗上应根据不同的综合征,给予对症治疗。如心肾阳虚型,治疗方法为温阳利水,选用真武汤、苓桂术甘汤等加味;气阴两虚型,治疗方法为益气养阴,选用炙甘草汤加减;血瘀痹阻型,治疗方法为活血化瘀,选用血府逐瘀汤加减。

(三)运用伤寒理论指导重症及肿瘤治疗

"救死扶伤"是医学职业精神的体现。不论中医还是西医,能不能"救死",能不能处理急危重症,是其存在的重要基础与必要条件。喻怀斌常对学生讲述,如果说治疗慢性病、调理病是"锦上添花",抢救急危重症则是"雪中送炭"。他研读《伤寒论》30余年,长期致力于急诊危重症患者的抢救治疗,特别是在急性脑出血、急性心肌梗死的救治等方面,有着丰富的临床工作经验。在平常的查房过程中,患者的一个神情、一个动作,就能让他立刻联想到《伤寒论》中的经典条文,并能将其灵活运用于临床。

1. 少阳病急危重症辨治

喻怀斌指出:太阳主表,表指由皮肤、肌肉、筋骨组成的外在躯壳;阳明主里,里指由食管、胃肠所组成的消化道。少阳病病位属于半表半里,半表半里是指表之内,里之外,

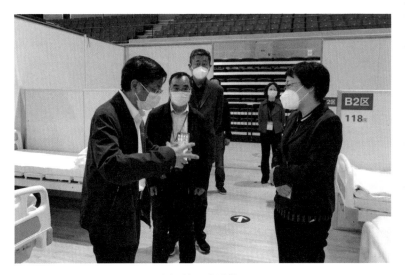

介绍科室建设情况

即胸腹两大腔间,为诸脏器所在之地。从部位中可以看出,少阳病的范围比太阳病、阳明病的范围更广。据此,从疾病的部位上,神昏腑实的患者出现"肺部感染""心肌缺血""胸腔积液""肝衰竭""胰腺炎""腹膜炎""肾损伤"均可归于中医学"少阳病"范畴。

另根据《伤寒论》中小柴胡汤条文,少阳病患者可出现"往来寒热""口苦""咽干""目眩""胸胁苦满""默默不欲饮食""心烦喜呕""胸中烦""渴""腹中痛""胁下痞硬""心下悸""小便不利""身有微热""咳"等胸、膈、腹病证。而神昏伴腑实患者并发其他器官受损时,也可出现上述少阳病证。喻怀斌常用大柴胡汤合桂枝茯苓丸治疗急性脑出血、急性心肌梗死等重症疾病。

《伤寒论》曰:"夫实则谵语直视,谵语,喘满者死""伤寒十三日,过经,谵语者,以有热也",可见谵语是邪热炽盛、内扰神明的危急症候,故只要出现上症,喻怀斌即用"下法",多选大承气汤,即使有正气不足的一面,也可"以承气汤微溏,则止其谵语"。对于"厥深者热亦深,厥微者热亦微"的热厥证,与现在的感染性休克相似,喻怀斌指出"厥应下之",将《伤寒论》中创造性地应用下法的"釜底抽薪"作用运用到极致。

2. 中风通下之治

喻怀斌指出,中风是在脏腑、经络、阴阳、气血功能失调的基础上,由风、火、痰、瘀内生,上扰清窍,阻滞脉络导致的急重症,风、火、痰、瘀累及脾胃,可致腑气不通,腑气不通则风、火、痰、瘀之邪无排泄之途,使实邪肆虐更甚,此时采用"下法",引血下行,通腑泻浊,则有助于打断恶性循环,挽救患者生命。中风急性期,胃肠蠕动受到限制,肠内容物积留过久,肠源性内毒素进一步加剧了脑血液循环障碍,通下法可促进新陈代谢,排除毒物,降低颅内压,控制高血压,减轻脑水肿,改善脑细胞的缺血和缺氧状态。而对于出血患者,胃泌素分泌减少及长期卧床使肠道蠕动减弱,大便不通,导致细菌移位,释放内毒素,引起发热,进一步导致颅内压升高,加重昏迷。故在临床上常用通下之法,对于大便不通不伴其他病症的患者,用开塞露或乳果糖、中药鼻饲灌肠疗效尚可,但当存在发热、呕吐等临床表现时,疗效往往不尽如人意。喻怀斌临床中对此类患者常合用大柴胡汤,疗效明显。

3. 癌性发热辨治

癌性发热常见于中、晚期肿瘤患者,中医认为多为阴阳失调、气机瘀滞、气血失调所致,属内伤发热。喻怀斌认为,《伤寒论》中柴胡类方具有和解少阳、调畅气机、调和气血等功效,与中医癌性发热病机相吻合,临床上广泛应用于各种发热性疾病,在治疗少阳、少阳阳明合病的癌性发热中疗效最佳。六经病癌症患者,皆有发热症状,以《伤寒论》六经辨证指导癌性发热治疗具有重要意义。

喻怀斌注意到,在临床上当小柴胡汤用于癌性发热治疗时,须进行重煎浓缩,以减少其发散的功效,避免患者出现头昏、头晕的不良反应。癌性疼痛伴随患者整个肿瘤周期,尤以肿瘤后期为重。《伤寒论》载:"何谓脏结? 答曰,如结胸状,饮食如故,时时下利,寸脉浮,关脉小细沉紧,名曰脏结。舌上白苔滑者,难治。"桂林古本《伤寒杂病论》云:"假令肝脏结,则两胁痛而呕,脉沉弦而结者,宜吴茱萸汤。"《伤寒论》云:"伤寒五六日,中风,往来寒热,胸胁苦满,默默不欲饮食,心烦喜呕,或胸中烦而不呕,或渴,或腹中痛,或胁下痞硬,或心下悸,小便不利,或不渴,身有微热,或咳者,与小柴胡汤主之。"喻怀斌认为,《伤寒论》中的胸胁苦满乃临床所见的胸闷、气短等症,故当肿瘤患者出现咳嗽久治不愈、胸闷气短时,可以小柴胡汤加减治之。

喻怀斌谨奉医圣之旨,临床辨证治疗恶性肿瘤常提到"给邪以出路"。正如《黄帝内经》中所云"其高者因而越之"及"其下者引而竭之"。他治疗肺癌合并发热,重用石膏,因肺主皮毛、开窍于鼻,与外界直接相通,清肺热宜向外发散,令邪气从表而解;肺癌常常伴咳痰较多,不易咳出,临床治疗棘手,他善用小陷胸汤加芦根、金荞麦、冬瓜子、麻黄等利痰宣肺之品。对于消化系统肿瘤,他领会"六腑以通为用"之意,如治疗大肠癌时喜用大黄泻癌毒、排瘀血,通腑泻浊。针对化疗后骨髓抑制,除健脾补肾外,佐以泽泻、车前子等排残留之药毒。对于运用非药物疗法,喻怀斌亦有独到见解,如见到肿瘤患者面色潮红,声高息粗,喜怒烦躁,予黄芩、龙胆草清泄肝肺伏火,以解实热之症。

喻怀斌借鉴《伤寒论》中的辨证思路、选方用药,在继承与创新中,活用经方,为急危重症患者及肿瘤患者解除病痛。

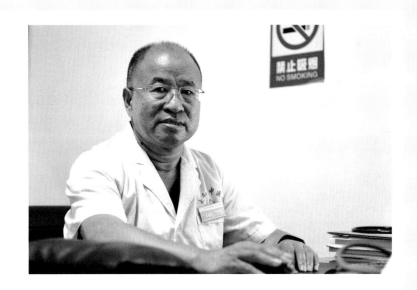

王
朝
亮

一 名医小传

王朝亮,男,安徽太和人,主任中医师,安徽中医药大学教授、硕士研究生导师。第二届安徽省名中医,第三届江淮名医,安徽省高级人才西学中指导导师。第六批阜阳市拔尖人才,阜阳市县级学术和技术带头人,太和县拔尖人才,享受阜阳市首届政府津贴。阜阳市新冠肺炎中医治疗专家组组长,安徽省抗疫先进个人,阜阳市健康素养巡讲专家。

曾任亚太心脏联盟结构性心脏病分会委员,中华中医药学会介入心脏病学专业委员会、心脏康复专业委员会委员,安徽省中医药学会常务理事、心血管专业委员会和络病专业委员会副主任委员,安徽省中西医结合学会心血管专业委员会、脑心同治专业委员会副主任委员,安徽省医师协会心血管分会常务委员,阜阳市中医药学会络病专业委员会主任委员、心血管病专业委员会副主任委员。

1986年毕业于安徽中医学院中医专业,擅长中西医结合防治心脑血管疾病,在冠心病冠状动脉造影及支架植入、心律失常射频消融、起搏器植入等领域颇有造诣。已开展各类心脏病介入手术5000余例,发表学术论文10余篇,参与编译专著3部,参与国家"十一五"攻关课题1项。主持的"活血化瘀在脑出血急性期中应用"和"国产封堵器介入封堵治疗先天性心脏病"获得阜阳市科技进步奖二等奖,参与的"疏肝解郁汤治疗冠心病心绞痛合并抑郁症临床研究"获得安徽省中医药科技进步奖三等奖。

二 学术特色

王朝亮博采众长，经验丰富，擅长心脑血管疾病的中西医结合诊治，对冠心病支架植入围术期的中医药干预，颇有心得。重视溯本求源，扶正祛邪，调理阴阳，标本兼治。在临证中，特别是心系疾病，注重整体，辨证施治，效如桴鼓。

（一）益气温阳活血治疗胸痹心痛病

"胸痹心痛病"属中医"胸痹""真心痛""厥心痛"范畴。《金匮要略》云"夫脉当取太过不及，阳微阴弦，即胸痹而痛，所以然者，责其极虚也"，将病机特点归纳为"阳微阴弦"，阳气郁闭，寒痰饮邪上逆，属本虚标实证。明代张景岳言"若无六气之邪而病出三阴，则唯情欲以伤内，劳倦以伤外，非邪似邪，非实似实，此所谓无，无则病在元气也"；《医林改错》云"元气既虚，必不能达于血管，血管无气，必停留瘀"，道出血瘀的主因为元气不足。

王朝亮认为，气血亏虚、寒凝痹阻、痰瘀互结是胸痹心痛三大病因。气血同源，病程日久，势必阳损及阴，阴损及阳，导致气血两亏，心主血脉，气血不能鼓动血液运行，不通则痛，导致胸痹心痛日久难愈。元气亏虚，阴寒则盛，寒邪凝滞，痹阻心阳，阻滞脉络，气血则难以运行，甚至发为真心痛。元气亏虚，脏腑失养，或脾胃不足，气血生化乏源，脾失健运，痰浊内生，痰瘀互结，上犯心胸，痹阻胸阳，亦发本病。

王朝亮指出，络脉不通往往被忽视。其一，目前临床多认为胸痛是瘀血为患，往往仅重视血瘀，治标为主，或以手术，或以药物，机械疏通，加之攻伐，往往导致正气更虚，虽然客观上感觉血液运行通畅了，但患者经治疗后，仍时有胸痛、乏力等症状。盖因经脉通而络脉不通，气血亏虚不能鼓动血液在络脉中运行所致。其二，西医治疗中，经皮冠状动脉介入治疗术中慢血流、无复流的发生，以及支架植入术后胸痛，甚至出现支架再狭窄等，导致胸痹心痛诸症，多与气血不足，络脉亏虚、络脉绌急，或因病邪或手术导致络脉损伤相关。

王朝亮指出，胸痹多发生于中老年阶段，现在由于生活压力较大，生活方式不健康，年轻人亦有发病，胸痹者虽病位在心，病机却以脏腑虚损为本，气血瘀滞为标，本虚邪实贯穿发病全过程。临证多见胸闷胸痛，气短汗出，心悸不安，动则加重，舌淡或紫暗，舌苔薄白或白腻，脉象沉细、濡，或虚数无力，或结代等。

为此，王朝亮拟定"参芪养心汤"治疗胸痹心痛，经长期临床实践观察，获得良好疗效。方药组成：黄芪、太子参、瓜蒌皮、薤白、麦冬、丹参等。方中黄芪为君药，味甘、性微温，为补气之圣药，《本草纲目》言其"善治胸中大气下陷"，大气为宗气，具有贯心脉之用，大气盛则心脉畅通。太子参归脾、肺经，补气养阴生津，用于病后虚弱，气阴不足，助黄芪补气养心，为臣药，其药性平和，为清补之品，益气养阴兼顾。瓜蒌，味甘、性寒，归肺经，功善涤痰散结，兼可理气宽胸；薤白理气止痛，通阳导滞，《本草思辨录》中提出"栝

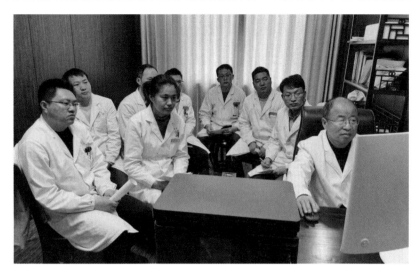

工作室成员学习研讨

楼实之长，在导痰浊下行，故结胸胸痹，非此不治"。瓜蒌与薤白相配伍，化痰浊，宣气机，散阴寒，通阳气，心居阳位，心之阳气鼓动血脉运行全身，心阳不足则鼓动无权，脉道难以充盈。根据张仲景治疗心系疾病高频药对，也可知其治疗心系疾病多以温、甘药物为主，多归属心、脾、肺经，利用温阳药对瓜蒌配薤白，温阳以化气，补益心气，气行助血行，使形消、瘀血化。麦冬属甘寒之品，归肺、心、胃经，《神农本草经》言麦冬"味甘，平。主治心腹结气，伤中，伤饱，胃络脉绝，羸瘦、短气"，有通行脉络之功用，在补益心阴亏耗的基础上，通行心脉之淤阻，达到虚实同治、标本兼顾的目的，助黄芪、太子参以养阴，防止瓜蒌薤白通阳之功太过而耗伤阴液；同时，寓补阳于补阴之中，于阴中求阳。丹参味苦微寒，活血化瘀止痛而不伤气，有祛瘀生新、宁心定志等功效，功同四物，为心经引经之药。《本草备要》载丹参"入心与包络。破宿血，生新血，瘀去然后新生……丹参养神定志，通利血脉，实有神验"。黄芪益心气帅血，宗气盛则心血运行通畅，血无瘀滞；丹参引诸药入心经，补血活血、安神定志，两者相伍补心气通瘀血。该方组方简洁，味少力专，补益心阳之气力专。诸药合用，共奏益气温阳，活血通络之效果，兼以补益心之气阴，做到扶正祛邪，标本兼顾，阴阳并补，气血调和。

若患者形寒肢冷、胸痛汗出者，加炮附片、桂枝、干姜，太子参易红参；胸中窒闷者，加川芎、桃仁、红花、香附、紫苏梗；胸痛较甚者，加乳香、没药、三棱、莪术、全蝎、蜈蚣等；虚烦不寐者可加酸枣仁、远志、夜交藤；眩晕烦躁、面红易怒者，加天麻、钩藤、夏枯草、菊花、石决明、生龙骨、牡蛎等；大便秘结者，加桃仁、郁李仁、肉苁蓉、生白术、酒大黄、厚朴等；腹胀纳差者，加香附、紫苏梗、山楂、茯苓、砂仁、山药等；面白无华，少气懒言者可合用当归补血汤；腰膝酸软、小便清长者，可适量加用仙茅、淫羊藿等温肾助阳。

参芪养心汤为王朝亮常用通用方，虚实兼顾，标本兼治。无特殊情况下，原方可以长期服用，对改善患者症状、提高生活质量等均有很好疗效，对预防和治疗冠脉介入术出现慢血流也有一定疗效。支架植入术后,长期服用可以减少和预防PCI术后心绞痛,减少支架再狭窄,从而改善患者的远期疗效。

(二)扶正祛邪、益气温阳、化瘀逐水治疗心衰病

慢性心力衰竭(CHF)在中医上属于心衰范畴,是由于心脏结构性或者功能性疾病导致的一组临床综合征,过去中医将其归属"喘证""心悸""痰饮""水肿""心胀病"等范畴,目前统一诊断为"心衰病"。

1. 病因病机分析

《灵枢·胀论》曰"心胀者,烦心短气,卧不安";汉代张仲景称本病为"心水",《金匮要略·水气病脉证并治》曰:"心水者,其身重而少气,不得卧,烦而躁,其人阴肿。"其创制的真武汤、葶苈大枣泻肺汤等,至今仍在临床常用。晋代王叔和在《脉经·卷第三》中首先提出"心衰则伏,肝微则沉,故令脉伏而沉",认为阳气虚衰水停乃心衰的主要病机,脉沉伏是心衰脉象,并提出调其阴阳,利其小便的治法。宋代赵佶《圣济总录·心脏门》曰:"心衰则健忘,心热则多汗。"清代程文囿《医述·卷一》有"心主脉,爪甲不华,则心衰矣"的记载,补充了心衰的临床表现。清代唐容川在《血证论·怔忡》亦说"凡思虑过度及失血家去血过多者,乃有此虚证,否则多挟痰瘀,宜细辨之",丰富了病因病机的认识,强调辨虚实。

《素问·痹论》云"心痹者,脉不通,烦则心下鼓,暴上气而喘",表示本病的发生与心脉瘀滞不通有较大的关系。汉代张仲景在《金匮要略》中说"心下坚,大如磐,边如旋杯,水饮所作",指明了本病发作的主要因素是水湿痰饮。明代医家刘纯在《伤寒治例》中指出"气虚止饮,阳气内虚,心下虚,正气内动而悸",认为阳气亏虚、失于温煦而致喘满心悸,阐述了本病的病因病机。

王朝亮认为,此病与"虚痰瘀阻"关系密切:由于久病劳欲而致心肾亏虚,气化不畅,上以犯肺而致喘满气逆,下以聚湿以为水肿,气虚则鼓动血行无力,而致脉络瘀阻。该病病机特点是本虚标实,在心肾亏虚的基础上,瘀血痰湿也是发病的重要因素。该病虽然与心、肾关系密切,但时间一久,其他脏腑就会受累,以致病程缠绵难愈。心衰病以心悸、胸闷气短、呼吸困难为主要临床表现,多继发于心悸、胸痹心痛等病证之后,是各种心脏疾病的最终转归,亦见于其他脏腑疾病的危重阶段。早期表现为乏力、气短,动则气喘、心悸,继而气喘加重,甚至喘不得卧,尿少肢肿,病情急剧加重者,可发生猝死。心衰病位在心,可涉及肺、脾、肾、肝等脏。基本病机为心之气血阴阳虚衰,心血不运,血脉瘀阻。气阴两虚兼血瘀型心衰证型中,心气心阴亏虚是病理基础,血瘀是中心病理环节,痰浊和水饮是主要病理产物。近年来随着医疗水平的提升,心衰患者生存率逐步提高,但仍有较高的致死率,因此在常规西医治疗中加入中成药,可更好地改善患者生活质量。

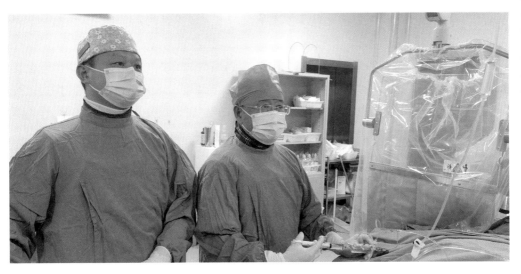

主持冠脉介入手术

现代医学认为,本病多发生在各类心血管疾病的终末期,是指在多种致病因素作用下,心脏泵血功能发生异常,导致心输出量绝对减少或相对不足,以致不能满足机体组织细胞代谢需要。结合现代医学,王朝亮认为,心衰的发生机制在于心之气血阴阳虚衰,心血不运,血脉瘀阻,水湿内停等。

2. 芪苈扶正强心汤治疗

针对病因病机,在长期的临床实践中,王朝亮总结出芪苈扶正强心汤来治疗各类原因引起的心衰病。本方主要由红参、桂枝、黄芪、当归、麦冬、丹参、葶苈子和大枣组成。方中以黄芪、红参为君,黄芪有升阳之效,亦治气阳虚泛之本,同时兼有利水消肿之功;红参为大补元气之品,可助心肺活血通经,与黄芪相伍,可有升阳补气、固表止脱之力,二药合用为君,共奏通阳固脱之功。臣药为当归、丹参、葶苈子,当归为补血活血之佳品;丹参可起活血化瘀之功;葶苈子则泻肺行水,三药并行有气血水同治之意。佐药为麦冬、大枣,麦冬有润肺清心之效;配伍葶苈子起到清肺利水之功;大枣有补中益气之力,更助行气升阳之功。使药为桂枝,其性辛温,可起引药入络、化瘀利水之功。诸药合用起到活血化瘀、温补心阳、行气利水的功效。

纵观全方,补益心气、扶正强心、通络利水,养心为本,配合五脏,活血化瘀,标本兼顾,乃治疗气阴两虚兼血瘀型心衰之良药。王朝亮遵照中医理论,结合多年临床经验,提出"虚""瘀""水"三个方面的病理因素,心之气血阴阳亏虚是病理基础,血瘀是中心病理环节,痰浊和水饮是主要病理产物,故采用辨病与辨证的方法,针对气阴两虚兼血瘀型心衰拟定了上方剂。本方的组成特点是补心气,化痰瘀,缓解患者症状,提高其生活质量,重点在于补益心气、扶正强心、通络利水,养心为本,配合五脏,活血化瘀,标本兼顾。临床运用证明,该方可明显改善患者胸闷气短、神疲乏力、动则汗出、头晕心烦等症状,且治疗后心功能较未使用此方仅采用常规治疗患者更好,临证多年,未发现因服用此方而出现显著不良反应者,疗效确切。

王朝亮指出,胸痹心痛、心衰病的出现,病因病机每每不同,虽然最终结果殊途同归,但临证中仍要审因论治,积极治疗原发病,结合天地人诸因素,顺应阴阳四时之变化,掌握寒热虚实,了解五行生克,熟悉疾病转归,详尽四诊合参,灵活辨证施治,全面考量分析,不拘泥一法一方。用药如用兵,知己知彼,方可百战不殆,得心应手。

(二)中西结合,现代医学必走之路

中医理论博大精深,但并不等于排斥现代科技,现在各家医院,心脏介入手术开展得如火如荼,众多患者也在现代科学技术的应用中获益。比如胸痹心痛属于急性心肌梗死者,急诊经皮冠状动脉介入治疗术挽救了很多生命,但这类患者并不是一次手术就能永远解除后顾之忧,在急诊中依然存在很多难题,术后很多患者会出现再发心绞痛和支架再狭窄等问题。目前西医干预措施有限,中医药如何参与其中是我们面临的机遇和挑战。

王朝亮从医30多年来,积极探索和寻找中西医结合治疗心血管疾病的手段,力争心脏介入和中医中药的深度融合,取得了一些非常好的进展。比如上述中医药防止冠脉无复流和支架再狭窄等,心病患者生活质量和远期疗效显著提高,为今后中西医结合防治心血管疾病,探索出一条可行之路。

程晓昱

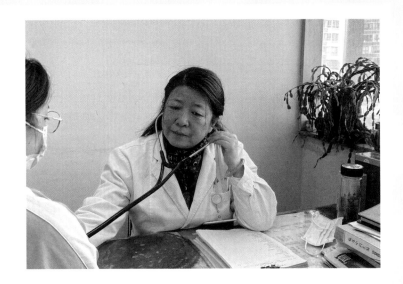

一 名医小传

程晓昱,女,安徽歙县人,主任中医师,教授,博士研究生导师。第二批国家中医药管理局全国中医临床优秀人才,国家中医药管理局重点专科老年心内科学术带头人,第一批安徽省中医药学术流派传承工作室——新安歙北程氏内科流派工作室及黄山市非物质文化遗产代表性项目"新安上丰内科诊疗法"传承人。第二届安徽省名中医,安徽省中医药领军人才。曾获"全国首届百名杰出女中医师"称号。

兼任世界中医药学会联合会老年医学专业委员会委员、心血管专业委员会常务理事,中国中西医结合学会脑心同治专业委员会冠心病专家组成员,安徽省老年医学专科联盟理事会副理事长,安徽省中医药学会心血管病专业委员会副主任委员。

出身于新安歙北(歙县)程氏内科医学世家,始祖明末清初程茂超,第二代程大鉴在雍正十二年(1734)获徽州知府任宗游赠匾额"龙宫妙手",传至程晓昱已十世300年。尤擅内科心血管系统疾病诊疗。主编《新安医学内科精华》《新安歙北程氏内科学术思想和临证经验》、副主编《新安医学研究集成》、参编《新安医学概论》,获中华中医药学会科技图书一等奖、十佳皖版图书奖、华东地区科技出版社优秀科技图书一等奖等。

参与国家自然科学基金项目3项,主持省级课题4项。获安徽省高校及省科技厅科技成果6项。发表学术论文100余篇,其中SCI论文4篇,获安徽省科协优秀学术论文三等奖。

二 学术特色

新安歙北程氏内科,世代居住歙县城北20千米上丰乡舍头村,是新安医学颇具影响的名医世家。程晓昱幼承家学,耳濡目染,治学与思辨具有浓厚的新安程氏内科家传医学特色。

(一)以食为药,用药轻灵

新安地区药食同源资源丰富,食疗也是中医学辨证论治的重要手段之一。《黄帝内经》曰:"五谷为养,五果为助,五畜为益。"程晓昱认为,脾胃病宜调养,以食为药更宜调养脾胃;食疗既便于服食,又利于药物的吸收与药效的发挥。程氏善用谷芽、麦芽、杏仁、陈皮等食材作为药方,"亦药亦食"。其临证处方时多数或是以食为药,或是生活中随处可见的药物,常与餐同食,具有地方特色和简便廉效的特点。

歙北程氏内科是新安医学"轻灵"派的代表之一。所谓用药轻灵,是指立方和平、用药精简、用量轻巧,这一风格与"固本培元""调理脾胃"治法密切相关。明代新安"固本培元"派开创者汪机就说过"宁可用药柔和,不可用药刚烈",强调"与其毒也宁善,与其多也宁少",体现了医者对生命的重视。

程晓昱擅治心脑血管疾病,该病以老年人多见,治疗用药以慎、轻、巧为特点,屡起沉疴。所谓慎就是攻补兼施、忌峻攻峻补,基本不用猛药,但一定有效。所谓轻,就是法取轻灵,不用厚重,用药轻清流动,如滋补肝肾用白芍、干地黄、夜交藤、枸杞子等,滋而不腻,补而不滞,很少用鳖甲、龟板、阿胶、熟地黄等质重味厚之品,且稍佐少量行气药以防其壅滞,并以用量轻取胜。所谓巧就是处方用药用思至巧,选用药物尽量两擅其用,如认为桂枝既温心又通络,乌梢蛇既滋阴又通络。

程晓昱用药轻灵奇妙,但绝不是简单的越少越好,而是要精通医理药性,使其治疗适应证候需要,药效能尽力发挥出来。用药轻灵的前提是辨证施治,用药严谨,理、法、方、药丝丝入扣,始终坚持灵活性与原则性相统一。她指出,治疗脾胃病处方用药需"轻灵平和",药性缓和,药物用量轻,既能发挥治疗作用,又不会留邪伤正,顺应了脾胃升降之性。她强调,一方面,用药宜以轻灵小剂调理气机,始能醒脾悦胃,鼓舞胃气,使胃纳渐增,生化之源渐充,同时也增强脾胃接受药物的能力,勿滥施攻伐而伤中焦运化;另一方面,清淡养阴亦是以轻灵为旨、轻灵为贵,忌妄投滋腻之品,勿使中焦壅滞。

程晓昱无论是在调畅气机还是滋阴养血,以及时方还是经方的运用方面,处方用药均药性平和,药力缓和,用量较轻,平淡之中见奇效,这也是程氏临床诊疗水平较高的具体体现。

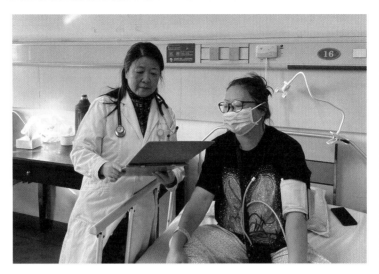

查房

(二)以通为补,以和为贵

胃为水谷之海,多气多血之腑。胃主受纳、腐熟水谷,其气以和降为顺,不宜郁滞。程晓昱认为,饮食、寒邪、湿浊、肝气、脾胃虚弱等均可引起胃失和降,气机失调在胃痛发生、发展中起重要作用,故其在辨证治疗基础上,将"以通为顺,以降为和"立为治疗大法,常以理气药、祛湿药、消食药及活血化瘀药为主。

程晓昱在理气药的应用上积累了一定经验。对于脾失健运而腹胀者,以行气消胀为主;肝气犯胃而兼有情绪抑郁、月经不调者,以疏肝理气为要;胃气上逆兼有嗳气、恶心者,以降逆顺气为先。特别是证候相兼、病机复杂的胃痛,她认为更应该顺从胃腑通降的生理特性,恢复其正常的生理功能,治疗上应该分清寒热虚实主次,随证加减。湿邪所困气滞者,配伍化湿药、利水渗湿药;兼有食积者,配伍消食导滞药;兼肝郁化热者,配伍行气清热药;兼脾胃虚弱者,配伍温里药;胃病日久而入络者,酌情配伍活血化瘀药。其治疗胃痛辨证和辨病相结合,不盲目进补,而以畅气机、调气血为主,以胃气通顺为第一要务,以通为补。

程晓昱指出,纵观古今,活血祛瘀、化湿祛痰实乃下中有补,即"以通为补"也。疾病迁延日久,常因气血津液代谢过程失常而产生痰湿、瘀血等病理产物,停留体内而表现为虚实夹杂之证,治疗亦当祛邪而达扶正目的,否则痰瘀不去,正亦难复。因此她在临床上非常重视祛邪,对疑难病、慢性病常以活血祛瘀、化湿祛痰获效。

清代名医吴鞠通曾说过:"治中焦如衡,非平不安。"程晓昱深以为然,强调治理脾胃必须要以平为期,以和为贵,常用方法有和解少阳、疏肝和胃、调和脾胃等,整体就是突出一个"和"字。她指出,调和脾胃不能一味使用通阳、刚燥之品,而需辨清虚实寒热,注重理"脾阴"。治疗脾阴虚,既不能甘温益气,又不能甘寒养阴,更不能予以辛香苦燥之品,而应多用甘凉滋润之品,取其甘以补脾,润以益阴,滋而不腻,凉而不寒,如山药、薏苡仁、扁豆、茯苓、白芍、百合、谷芽等。

程晓昱对诸多疾病的治疗均重视调和脾胃功能。如痿证患者多兼有脾胃虚弱之象,但此虚是标而非本,是病致虚而非虚致病,故她对"治痿独取阳明"的理解是,健脾胃而利水湿、逐湿邪、通筋络而治痿,并非直接补益阳明胃土。其在治疗有脾胃虚弱表现的疾病时很少使用滋补药,认为所谓的补益脾胃实则为调整脾胃之功能,当以和为贵。在精神调养方面,应做到心平气和,保持轻松愉快的乐观情绪,从而安养神气。

程晓昱擅长疑难杂症及肝胆病的治疗,但也重视调整脾胃功能,认为五脏六腑皆赖水谷之养,脾胃强健是疾病易愈的关键之一,对慢性病的治疗更是如此。调整脾胃,即顺应胃之和降、脾喜燥而恶湿之性。她强调以和为贵,以通为补,而非单纯以人参、白术类补之。用药剂量宜轻不宜重,尤其是一些芳香行气药,3~5 g即可,多则恐耗气伤阴。

(三)固本培元,重视后天之本

固本培元是新安医家特有的学术思想之一,首倡者乃汪机。其在《石山医案·营卫论》中提出,阴不足则血不足,阳不足则气不足,将气血和阴阳联系起来,并且开创采用人参、黄芪治病保健的先河,认为人参、黄芪味甘生血,气温补阳,是调补中焦脾胃之圣药,脾胃健则营卫和,元气自能健旺有资,邪可尽除,病可自愈。以人参、黄芪为主药的调补脾胃元气之说,历史上曾占据新安医学学术思想的主导地位。程晓昱尊崇汪机"营卫一气"学说,对于胸痹心痛主张活血化瘀时顾护脾胃、温补中焦,在经典方麻黄附子细辛汤基础上进行化裁,增加人参、黄芪等温补药物,制成院内协定方"心复康",对病态窦房结综合征本虚瘀阻证患者有显著疗效。

(四)身心同治,"双心"和谐

当心血管疾病与焦虑、抑郁等精神类疾病共存于同一个体时,现代医学称之为"双心疾病"。其中,最常见的是心血管疾病合并焦虑症或抑郁症。程晓昱认为,"双心疾病"在临床治疗中要达到"身心同治、双心和谐"的目标。双心疾病的主要病机为气机失调、气血失和,治疗当以疏肝解郁、调畅气机、调理气血为主,在此基础上根据正虚邪实的轻重和兼夹病邪的不同属性,施以不同的扶正祛邪、调和气血方药。程晓昱临床在辨证论治的基础上喜加川楝子、佛手、绿梅花等疏肝理气不伤阴之品,事半功倍,并善用逍遥丸、柴胡疏肝散化裁。

程晓昱曾治一患者,由于家庭原因,生活不如意,常常胸闷、憋气、有濒死感,还有自杀倾向,经检查患有心脏神经症和中度焦虑抑郁。故在西医治疗基础上加用中医疏肝解郁之法,每次门诊后单独留下这位患者,微笑劝解,药物治疗加上话语安慰,使患者身体、心理均恢复健康状态。痊愈后患者送来锦旗:"医德高尚暖人心,医术精湛传四方。"

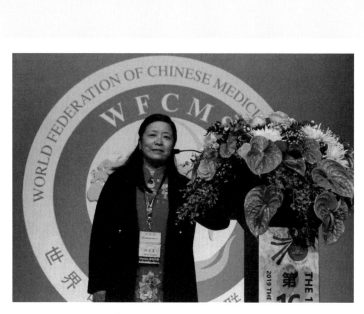

参加第16届世界中医药大会

(五)衷中参西,重视异病同治

程晓昱自幼师从叔父程亦成,始终牢记辨证论治思想,认为中医"异病同治"理论大体可从三方面阐述:一是不同疾病,病因相同,治法相同;二是不同疾病,病机相同,治法相同;三是不同疾病,患者体质相同,治法相同。处方用药总离不开辨证论治,临床上从不拘泥于某一方只能治某种病,而是着眼于"证"的异同,遵循"证同治亦同,证异治亦异"。譬如浅表性胃炎、慢性胆囊炎两病,虽表现各不相同,但总的病机不外胃失和降、气机不畅,可按"异病同治"原则治疗,往往取得良好效果。

近年来中医"异病同治"理论在女性甲状腺结节、乳腺结节、子宫肌瘤三病合并的治疗过程中有重要的指导作用。从中医角度讲,三者在疾病进展过程中部分病因病机相同,情志因素是三种疾病共同的发病原因,其病理基础同为气滞、痰凝、血瘀。程晓昱认为,患者多属"结节体质",治疗应以疏肝散结为总则,以调畅气机为主,兼以活血、化痰、软坚散结。三者可采用相同的方法治疗,体现了"异病同治"思想。但三者终究是不同疾病,其具体治法也应各有侧重。三者都存在气滞痰瘀互结,但甲状腺结节以痰浊为主,乳腺结节以冲任失调为主,子宫肌瘤以瘀血为重;甲状腺结节的治疗重在化痰散结,乳腺结节的治疗重在疏肝理气、调补冲任,子宫肌瘤的治疗重在活血通络。程晓昱治疗此类结节病,善用三棱、莪术,从小剂量3 g开始,逐渐加量。对于经济条件好的患者可用乌梢蛇等血肉有情之品,既能软坚散结,又能滋补身体。

程晓昱曾治疗一位女性患者,同时有子宫肌瘤合并乳腺结节、甲状腺结节,西医认为子宫肌瘤过大,必须手术治疗。因患者重度贫血,时有心慌,体质太差,故暂时不予手术,建议患者先调理身体半年。她结合患者情况,予以疏肝理气、化痰活血治疗,以及阿胶滋补阴血,半年后患者复查彩超,竟发现子宫肌瘤缩小一半,不再需要手术,同时还发现甲状腺结节和乳腺结节也有所缩小,连西医专家都啧啧称赞。

(六)善用经方,继承与创新并重

中医认为,心肾阳虚乃心衰之本,痰饮、瘀血是心衰之标。程晓昱古方新用,在经典方真武汤基础上研制出"复方真武冲剂",治疗心肾阳虚型心力衰竭,屡起沉疴,卓有成效,广泛应用于临床。其自拟"芍灵通脉茶"补气活血、化痰通络,治疗动脉粥样硬化;自拟"胸痹汤"益气活血、行气止痛,治疗冠心病之不稳定型心绞痛,临床运用均获显效。对于难治性眩晕、耳鸣、脑鸣,程晓昱根据中医"病久入络"思想,善用虫类药(蝉蜕、僵蚕、蜈蚣等)治疗。

(七)内治和外治结合,重视治法创新

中医外治法疗效独特、历史悠久,具有简、便、廉、验之特点,程晓昱临床上除以内服汤药为主要治疗手段外,还常配合或单独使用中医外治法,如穴位贴敷、足浴等来防治心血管疾病,疗效显著。穴位贴敷疗法基于中医整体观念,通过经络腧穴与药物相结合,利用中医时间医学使二者达到最大效用。贴敷局部选穴为膻中、内关、外关、少海、通里、心俞、肾俞、肝俞、足三里、曲泽、至阳等。

根据个体差异,程晓昱具体治疗时又从症辨治。兼胸闷、气喘,可酌加肺俞、定喘等穴;兼水肿,可酌加三阴交、阴陵泉、水分等穴;平素大便不通,可酌加天枢、大肠俞、列缺等穴;局部有结节、疼痛等症,可取阿是穴或局部予以消瘀接骨散贴敷。具体贴敷药物,临床气虚血瘀、阳虚水泛型心血管疾病多用茯苓温肾胶囊;其夏治咳喘宁与冬治咳喘宁在组成上虽稍有不同,但均有较好的止咳平喘之功,可广泛应用于心源性疾病引起的气喘或合并呼吸道疾病的患者;心血管疾病患者大多血脉瘀滞不通,合并疼痛、结节等,其消瘀接骨散有活血化瘀、消肿止痛之功,切中病机,标本兼治。

(八)强调给药的时效性

程晓昱认为,由于机体对药物的感受性存在时间差异,因此需调整给药时间,以顺应人体阴阳消长规律、脏腑功能节奏、病理演变趋势。择时给药一般以年、季、月、日、时辰作为时间标准,依据辨治要求选取。给药的时间效应性主要体现在以下四点:

1. 权衡给药周期

程晓昱在临床诊治高血压病患者时,常用动态血压监测仪来评测血压水平及其稳定性。正常情况下夜间人们的活动减少,在神经、内分泌系统的共同调节下,患者血压水平低于白天。这种现象反映在动态血压-时间折线图上,形似一只勺子,故在医学上也被称为"勺形高血压"。而在另外一些患者或正常人中,这种节律会减弱甚至消失,被称为"非勺形高血压"。血压昼夜节律是影响患者预后的重要因素之一,"非勺形高血

压"可能会带来更多的心脑血管事件。对于此类患者,程晓昱将降压药物改为晚上服用,使血药峰值出现在夜间,从而可以更好地控制夜间血压。这样充分利用疾病周期特点择时给药,可收到事半功倍之效。

2. 调节给药频率

程晓昱指出,一般而言下病、危重病宜量大而顿服(大承气汤、独参汤);上病、表浅之疾宜量小而代茶频服(桑菊饮、普济消毒饮)。病急不拘时服,病愈停服。

3. 特定时间给药

如治疗失眠,程晓昱常嘱患者中午服用1/3剂汤药,睡前1小时服用2/3剂汤药。又如治疗中气下陷伴肾阳不足,辰时服补中益气丸,酉时服肾气丸,既治疗了不同或相同脏腑的不同病证,又可发挥最佳药效。

4. 顺应趋势给药

依据疾病的病理变化,主动利用疾病随季节而变化的特点,避开疾病易发生或加重的季节,而选其不发病或病势趋于和缓的季节进行治疗,即通常所说的"冬病夏治""夏病冬治"。

(九)重视"治未病"

程晓昱根据"不治已病治未病"的中医防病养生思想,认为人到老年,机体的器官组织形态和功能都发生了退行性变化,脏腑气血生理功能自然衰退,阴阳失衡;同时社会角色和地位的改变,会给患者带来心理上的变化,使其易出现孤独寂寞、忧郁多疑、烦躁易怒、失落等心理状态。因此对于老年人的养生保健应从心理调摄、饮食调养、起居调摄、运动保健等多方面进行。在运动保健方面,程晓昱强调中医传统功法在强身健体中的作用,因此应在老年人中积极推广"太极拳""八段锦""五禽戏"等传统功法。

脑系专家

李道昌

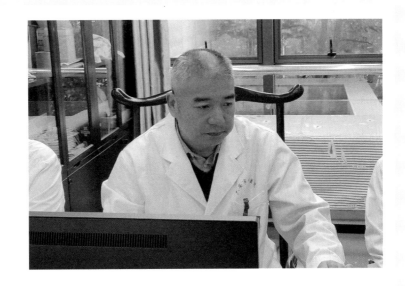

一 名医小传

李道昌,男,安徽六安人,中共党员,教授,二级主任医师,硕士研究生导师,六安市中医院国家级高级卒中心主任。第七批全国老中医药专家学术经验继承工作指导老师,首届安徽省名中医。兼任安徽省中医药学会副理事长、学术委员会委员、脑病专业委员会副主任委员,六安市中医药学会理事长。

1985年毕业于安徽中医学院中医专业,长期从事中西医结合、内外并举的脑病临床诊疗工作,其带领的脑病学科为安徽省卫健委重点专科,所牵头创立的脑卒中心为国家级高级卒中心,为六安市脑卒中主任委员单位。

勤于钻研中医经典著作《伤寒杂病论》《温病学》等,有扎实的中医理论基础,潜心学习现代医学在脑病方面的前沿技术,及时跟踪最新治疗指南,指导临床工作。早年在神经外科临床工作中,带领大家探讨中西医结合治疗重型颅脑损伤,独创"简易亚低温冬眠疗法"应用于重型颅脑损伤,改善了重型颅脑损伤患者的致死率、致残率。在重型颅脑损伤患者稳定后,即投入中医辨证施治联合针灸疗法,明显加快了患者康复速度。近年以失眠及头痛常见病为切入点,翻阅大量古籍,结合现代医学病理生理学特点辨证施以中西医结合治疗,获得确切疗效。主持相关省级研究课题3项,发表相关学术论文10余篇。

二 学术特色

李道昌遍览群书,博采众长,秉持"继承不泥古,发扬不离宗"的理念,衷中参西、融会贯通,尤在治疗脑病方面匠心独运。他平素临证沉心静气,观察问诊细致入微,辨证思考严谨精审,遣方用药缜密周全,在多年奋楫笃行的行医思辨中,提出了"补肾调肝护脑、奉阴精除烦浊"的学术思想,此外尚有"治头剑客行""颅脑术后中西合璧"等独特的见解。

(一)补肾调肝护脑、奉阴精除烦浊

1. 三花聚顶,五气朝元

《黄帝内经》曰:"正气存内,邪不可干;邪之所凑,其气必虚。"李道昌认为,保养生命、延年益寿的关键在于正气浩然,脏腑协调,精积全神,如此便"三花聚顶,五气朝元"。精、气、神为人之"三华",即"三花";"五气"即为肝、心、脾、肺、肾五脏之气,朝元聚于顶部之"泥丸宫",即为脑。人之"三花聚顶",则脑清阳畅达,生命之灯光明。而灯明则有赖于精气为物质基础。精气若灯油,灯油充足,人身康健不易生疾,即使患病也易痊愈。固护和培补元气阴精至关重要,李道昌在对《黄帝内经》深刻理解及多年丰富的临证基础上,尤为推崇"补肾调肝护脑"理论,随之补充提出"奉阴精除烦浊"理念。

《灵枢·经脉》曰:"人始生,先成精,精成而脑髓生。"精生髓,精充则髓满,精减则髓消。脑为髓海,藏而不泻,主元神、司知觉运动,为诸阳之会。清代邵同珍在《医易一理·脑》中曰:"脑者,人身之大主";"脑气筋入五官脏腑,以司视听言动";"人身能知觉运动,及能记忆古今,应对万物者,无非脑之权也"。"脑为元神之腑",即脑主管人的精神、意识、思维活动;"脑为清阳之腑",即脑主司人的视、听、言、嗅、动等感觉运动。《灵枢·海论》曰:"髓海有余,则轻劲多力,自过其度;髓海不足,则脑转耳鸣,胫酸眩冒,目无所见,懈怠安卧。"髓海不足,在耳为之鸣,在目无所见,在舌言不利。

2. 病理枢机与治疗抓手

李道昌指出,脑系病证大致可分为脑体失常和脑用失常两大类。脑体失常包括髓减、络阻及窍闭等;脑用失常包括智能、知觉、运动及情志的失常。治脑病,肝肾为枢机,奉阴精、除烦浊为抓手。

(1)肾之于脑:《黄帝内经》曰"两神相搏,合而成形,常先身生,是谓精""肾者,主蛰,封藏之本,精之处也"。肾为先天之本,封藏精元,肾精生髓通脑,荣养脑体以助脑用。又曰"年至四十,阴气自半,而起居衰矣""男子六十四岁而精绝,女子四十九岁而经断。夫以阴气之成,止供给得三十年之视听言动,已先亏矣"。肾中精气会随年龄的增长而逐渐衰减,易耗泻不易培补,故肾精易虚、多虚、少实。《素问·上古天真论》曰:"肾者主

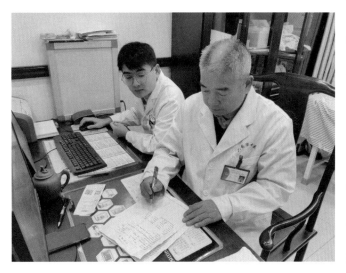

门诊带教

水,受五藏六腑之精而藏之。"肾中所藏之精除受先天所禀外,亦依赖后天水谷精微之充养,而后天水谷精微的盛衰,亦受五脏六腑的影响。

李道昌认为,治脑要固护元精,重点在于后天资先天,使脑髓之源充沛。人身之阴精犹如河海之水位,水位盈足则舟船畅行无阻,水位低浅则舟船易于触礁搁浅。人之阴精足裕则机能协调畅达,阴精亏虚则机能衰退迟滞。若肾阴精不足,脑窍失养,则见头痛眩晕、耳鸣耳聋或健忘恍惚、神情呆钝等;肾水亏虚,无以上承于心,致水火不济,心火独亢,则心神受扰,见不寐、梦多等。

（2）肝之于脑:肾藏精,肝藏血,精血可互资互化,故曰"精血同源"。《张氏医通·诸血门》曰:"气不耗,归精于肾而为精;精不泄,归精于肝而化清血。"肾精肝血,荣则俱荣,损则俱损。故而脑系病症除与肾关系紧密,亦与肝密切相关。肝性主升、主动,为"刚脏",赖肝血以养。肝气升发能启迪诸脏,使诸脏之气生升有由,则气血冲和,五脏安定,生机不息。如《杂病源流犀烛·肝病源流》曰:"肝和则生气,发育万物,为诸脏之生化。"

若肝疏泄失常,气机失调,可致五脏病变,故清代黄元御《四圣心源·六气解》称肝为"五脏之贼"。肝气升动太过、上亢逆乱,临床可见肝火上炎、肝阳上亢和肝风内动等证,从而出现眩晕、面赤、烦躁易怒、筋脉拘挛,甚则猝然昏仆、不省人事的症状。如《素问·调经论》曰:"血之与气并走于上,则为大厥,厥则暴死,气复反（返）则生,不反则死。"盖肝之气火上逆至极引动肝风,气血上冲于脑发为中风。张山雷言:"凡猝倒昏瞀,痰气上壅中风,皆由肝火自旺,化风煽动,激其气血并走于上,直犯冲脑,震扰神经,而为昏不识人,喎邪倾跌,肢体不遂,言语不清诸证,皆脑神经失其功用之病。"

李道昌治疗脑系病证,多用镇肝补虚、泻火滋阴、以柔克刚等法,以合木之曲直特性。此外,若肝气虚弱,疏泄不及,升发无力,或肝血亏虚,濡养失职,可因虚损而出现郁滞之象,如情志抑郁、胆怯、懈怠乏力、头晕目眩、失眠脏躁等。《灵枢·本神》曰:"肝藏血,

073

血舍魂,肝气虚则恐。"魂由肝血化生和涵养。若肝藏血充足,疏泄畅达,魂有所舍而不妄行游离,则神志及睡眠正常;若肝血不足,疏泄失职,血不养魂,则见失眠多梦、梦魇梦呓、梦游或幻觉等症;若肝阴亏损,肝火亢盛,魂不守舍,则见狂乱、烦躁、夜寐不安等症,此时须调畅气机、滋补肝阴、涵养肝血,以益精填髓护脑。

(3)烦浊之邪致病于脑:李道昌认为,当今世界变化日新月异,信息流通庞杂纷扰,各种压力层出不穷,学习就业、工作生活、社交人际、性情认知及身贪欲乐等原因,均可导致烦躁、焦虑等不良情绪。纷繁杂乱的心绪可引发生理上的应激,从而滋生"烦浊"之邪。烦浊之邪首犯于脑(元神),役智运神,使五脏六腑不堪其重,不耐其扰,致阴精暗耗,日久则使肾阴精亏空耗竭,反噬于脑致脑病丛生。此类不良刺激譬如树叶齿锯、纸片边缘刮伤皮肤,虽看似微渺,但久积成疾,正所谓"祸患常积于忽微,而智勇多困于所溺"。其次烦浊之为病,肝受之则气机紊乱,致五脏不和,人之整体机能下降,一则升发无力,二则互耗阴精,脑髓不得充养而失用,譬犹百万之军"各自为政",互不协调,终为一盘散沙而已,如此五脏失和,何以上奉精气于脑?

为此,李道昌明确提出"烦浊"为病之峻害,重点突出"补肾调肝护脑"之理法,切实推崇"奉阴精除烦浊"之治则,以之为切入点从肝肾论治脑病,滋阴养血益精,以达除烦、调气、益脑之功,临床用之,疗效明显。

(4)"奉阴精除烦浊"方药及加减:李道昌在谨守辨证的基础上,结合多年临证经验,化裁出"七味一体汤"基础方,即熟地黄、山萸肉、山药、当归、白芍、柴胡、香附。此方以补肾之六味地黄丸及疏肝之逍遥散化裁而成。

方中君药为熟地黄,重用助肾封藏,益精填髓,荣养脑窍。张介宾在《景岳全书》中曰:"阴虚而神散者,非熟地之守不足以聚之;阴虚而火升者,非熟地之重不足以降之;阴虚而躁动者,非熟地之静不足以镇之;阴虚而刚急者,非熟地之甘不足以缓之……阴虚而真气散失者,舍熟地何以归源?阴虚而精血俱损,脂膏残薄者,舍熟地何以浓肠胃?"

方中臣以山萸肉补益肝肾,涩精敛元;山药补肺脾肾之气阴,一则补肾益精,二则使肺金能生肾水,三则补脾以助后天生化之源。君臣相伍,齐补肝脾肾,效力恢宏。佐药为柴胡、当归、白芍及香附:柴胡疏肝理气,遵"木郁达之"之旨,与诸滋阴养血之药相伍,以适"肝体阴用阳"之性;当归补血活血,使精血互资互化而不壅滞,《本草求真》言其"血滞能通,血虚能补,血枯能润,血乱能抚,使血与气附,气与血固,而不散乱无所归耳";白芍养血敛阴,柔肝木抑肝阳;香附乃气病之总司,可利三焦、解六郁、除烦浊,推陈出新使得气血流行,补而不滞。

全方配伍滋阴养血,补精益髓,祛烦除浊,又使补中寓行,滋而不滞。李道昌临证中根据患者实际病情灵活加减运用。若患者肾虚而水泛,阴虚而火动,则须泻浊以存清,使阴精得补,加泽泻、丹皮和茯苓;心窍不通、心神不宁者,可加石菖蒲、郁金、酸枣仁、远志等,或加重镇潜阳之龙骨、牡蛎之物;若痰邪兼夹为患,则加半夏、白术、天麻、化橘红、甘草等;若阴虚火旺,盗汗明显,则加生地黄、黄芪、黄芩、黄连、黄柏或墨旱莲、女贞子、

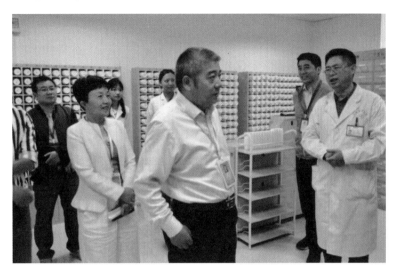
与中药房工作人员交流

何首乌等,凡此种种,不一一而论。

李氏之七味一体汤,于头痛、眩晕、中风、不寐、脏躁抑郁之虚实夹杂者应用广泛,且收效甚好。

(二)引使至病所,"治头剑客"行

李道昌治头痛、眩晕之疾得心应手,往往药到病除。其中川芎、葛根、天麻和白芷为不可或缺的"治头剑客"。药非引使不至病所,兵非向导不达贼境,"治头剑客"根据辨证配合使用,可发越清阳于头脑,并降浊阴于下窍,使得升降相宜,头聪目明。

(1)川芎:《神农本草经》曰"川芎主中风入脑头痛,寒痹,筋挛缓急,金创,妇人血闭无子"。川芎为风药、血中气药,辛香善于走窜,活血行气,祛风止痛,味厚气雄,一往无前,无壅不宜,无间不达,故有"上达头目,下行血海,旁开郁结"之功,古人有"头痛不离川芎"之说。现代药理研究表明,川芎具有抗血栓、扩张血管等作用,临床多用于治疗心脑血管疾病,主要作用机制为改善微循环障碍、促进血管新生等。

李道昌认为,川芎为将,须选辅助良材,方能直捣病所,犁庭扫穴。风药易耗阴气,用之必顾及滋养阴血。对体虚之人,如果重用川芎,便有拔肝木之忧;对形体壮实之人,若川芎用小量,如隔靴搔痒,故临证中须斟酌药量。

(2)葛根:《中药大辞典》言,葛根可增加大脑和冠状动脉血流,改善脑微循环等。现代药理研究表明,葛根素可防治脑卒中后脑血管痉挛,改善脑血液灌注。临床多用于治疗高血压、高血脂、脑血栓、头痛、头晕、颈项强痛、突发性耳聋等病,疗效显著。

李道昌体会,葛根依靠粗大发达的根系,吸纳四面八方的水气,源源不断往高处供养,譬如把"水谷之海"脾胃的津液向头面官窍、四肢毛孔升送。其通灵透达之性亦如蔓藤游走,既能舞阳升津,又能解肌舒筋,使血脉通畅、气血流行。高血压兼心肌缺血患

者,会出现头晕、心慌等一派供血不足之象,用葛根配川芎、丹参效如桴鼓,葛根使周身拘急的肌肉纤维放松,减轻血管的外周阻力而降压,头晕、心慌自减。

(3)天麻:《素问·至真要大论》曰"诸风掉眩,皆属于肝"。李东垣《脾胃论》曰"足太阴痰厥头痛,非半夏不能疗;眼黑头眩,风虚内作,非天麻不能除"。天麻又叫定风草,归肝经,可息风止痉,平抑肝阳,祛风通络,专治虚风内动,既能补益人体,又能平息风动。

李道昌治验:若患者痰多昏蒙,舌苔白腻,脉弦滑,乃痰饮夹风上冲,浊阴上犯清窍,清阳不升,浊阴不降,而致眩晕耳鸣、头昏眼花。半夏白术天麻汤用之如神,痰浊非风不能上攻巅顶而发眩晕,取天麻平肝息风,痰浊自降。

(4)白芷:明代倪朱谟《本草汇言》曰"白芷,上行头目,下抵肠胃,中达肢体,遍通肌肤以至毛窍,而利泄邪气。如头风头痛,目眩目昏"。一味白芷即都梁丸,治疗眉棱骨痛及前额头痛效果尤佳。盖其主入足阳明胃经,善引药力达于头窍。现代药理研究表明,白芷可清除自由基,具有良好的抗氧化活性,可缓解脑卒中后氧化应激导致的脑血管痉挛。

白芷性温气厚,芳香特甚,李道昌用其代替麝香,治疗中风后瘀毒化浊,阻滞脑窍之神志昏蒙患者。因解毒不离阳明胃土,而白芷为阳明要药,禀其盛气,通降阳明胃肠,使百毒皆降,推陈出新。

(三)颅脑术后辨证论治

李道昌多年来致力于优化颅脑外科术后的中西医结合治疗模式,力求使中、西医治疗互相取长补短,充分彰显中西合璧之优势。他将传统中医学模式与现代医学模式巧妙结合,时刻把握"辨证论治"的核心思想,探索中医药治疗颅脑术后的优势,其中对动脉瘤性蛛网膜下腔出血术后迟发性脑血管痉挛的中西医诊治颇有心得。

颅内动脉瘤破裂后血液高速高压流入蛛网膜下腔,形成血性脑脊液,血性脑脊液迅速扩散刺激脑膜,引起头痛和颈强直等脑膜刺激征。血液进入蛛网膜下腔后会触发一系列氧化应激及炎症级联反应,激活细胞内信号通路继而通过多种潜在方式使得血管痉挛;血性脑脊液还会使颅腔内压力增高,继发脑水肿。此外大量积血沉积于颅底,可致脑脊液循环受阻,继而使颅内压进一步升高,脑血流量减少,脑灌注不足,加重脑水肿,甚至导致脑疝形成。故李道昌一再强调,患者入院须尽快明确诊断,及早手术,止血并防止再出血以及清除血肿。

手术后,脑缺血再灌注损伤又涉及一系列复杂的生理病理级联反应,大量神经元和神经胶质细胞坏死,患者出现不同程度的局部脑组织功能障碍和神经损伤。术后西医常行腰椎穿刺释放血性脑脊液,及应用相关舒张脑血管、减轻炎性反应的药物,以降低颅内压及各种刺激因子对脑组织的损害,但常常达不到理想效果,患者致残率及死亡率极高。

动脉瘤性蛛网膜下腔出血可归属于中医"中风"范畴,乃内风旋动、气血逆乱,血气并走于上,横窜经脉,发为大厥,引起瘀血阻络。李道昌认为,手术后患者真元已破,元气大虚,气虚则清阳不升、血行不畅,气滞血瘀愈甚,脑络损伤发为挛急,即迟发性脑血管痉挛,脉络挛急,致脑髓失养,神机蒙蔽。结合该病术后虚实夹杂、气虚血瘀的特点,他运用益气化瘀之方药,辅以行气开窍、补血活血、化痰息风之品,兼顾虚实、切中肯綮。调节脏腑功能,促进气血流通,符合"治病求本"之要。

在谨守病机的基础上,李道昌使中医辨证论治与西医常规方案相辅相成,根据"气行则血行,气滞则血瘀"的理论,结合多年临证经验,自拟效验通络解痉方,即生黄芪、川芎、白芷、全当归、香附、葛根、天麻、赤芍、桃仁、红花、地龙、老葱等。此方针对不同患者的具体病症特点再临证加减,疗效确切。

目前此项研究已被列为省级重点课题,根据前瞻性研究预测,该方可降低兴奋性氨基酸的毒性、减轻氧自由基的损伤、抑制炎症细胞的聚集和氧化应激、抑制血小板的聚集,并且改善脑血管活性、增加脑血流量,在一定程度上减轻脑血管阻力,从而抑制神经细胞的凋亡,减轻脑缺血再灌注损伤,达到进一步挽救患者生命、减少不良反应发生的理想效果。

方无杰

一 名医小传

方无杰,男,安徽六安人,主任中医师,安徽中医药大学教授、硕士研究生导师。第二届安徽省名中医,安徽省名中医学术经验继承工作指导老师。皖西名医,第三批六安市拔尖人才,享受六安市政府津贴。安徽省首届科普专家,六安市劳动能力鉴定专家,六安市医学会医疗事故鉴定专家。

曾任中国中医药信息学会脑病分会常务委员,中国民族医药学会睡眠分会常务理事,安徽省中医药学会老年病专业委员会副主任委员,内科分会、眩晕及脑病分会常务委员,安徽省睡眠医学会中医分会副主任委员,安徽省医师协会睡眠分会常务委员,六安市中医药学会常务委员,六安市中医药学会脑病分会及脑心同治专业委员会主任委员,六安市医学会神经内科专业委员会副主任委员。

一直从事内科临床工作,曾师从湖北省中医院国医大师涂晋文教授,对中西医结合治疗脑病,尤其是中风、头痛、不寐、郁病、颤病等有所心得。牵头建设医院神经康复科,组建医院睡眠医学中心并建立规范化的睡眠学科。研发的"解郁清心颗粒"院内制剂已在临床推广应用。建有"方无杰安徽省名中医工作室",培养传承人2名、硕士研究生4名。主持省部级课题4项,作为分中心PI参加GCP研究6项、横向课题多项。以第一作者或通信作者发表学术论文13篇,其中核心期刊论文10篇。

二　学术特色

(一)中风后郁证从肝论治

方无杰行医30余载,深耕临床,同时注重科研,临床与科研并行。2018年申报成功安徽省科技厅重点研究项目以来,以中风后郁证研究为核心,对卒中后抑郁、卒中后抑郁合并失眠、慢性失眠等进行了系列临床研究,逐渐形成了"从肝论治、兼顾他脏"的病症辨证方法。通过长期的临床实践,方无杰认为中风后郁证有其独立的病机及病理变化过程。中风后郁证的病机不仅有郁病情志不舒、气机不畅的特点,又有中风后气血失调、肾衰精亏、痰瘀互结、上扰清窍的特点。其本在瘀血阻于脉络,其标在肝气郁结于体,主张"从肝论治",形成"疏肝解郁、养血健脾、活血行气、宁心安神"的治疗法则。

中风后郁证继发于中风,故其除具备郁证的一般特点外,尚有其特殊之处。中风患者多以风、火、痰、瘀、虚为贯穿始终的病理因素。单纯的郁证是精神情志改变引起的,而中风后郁证是中风病在前,精神情志改变在后,因而具有气滞、痰瘀、正虚的特点。中风患者面对突如其来的生活不便,社会功能减退,忧愁思虑,使得思则气结,郁则伤肝,影响肝的疏泄功能,使肝失条达,气机郁滞。久则津停为痰,血阻成瘀;久病正虚又可加重气郁,脏腑虚衰,功能失常。中风的根本病机为气血阴阳失调,故中风后遗症的发病有脏腑气血阴阳失调的基础。

另外,"心藏神、肝藏魂",人的精神活动除由心所主外,还和肝的疏泄功能密切相关。肝的疏泄功能正常,人体就能较好地协调自身的情志活动,表现为心情舒畅、精神愉快。正如《医方论·越鞠丸》所说:"凡郁病必先气病,气得疏通,何郁之有?"中风患者脏腑阴阳动态平衡失调,气血逆乱,影响到肝脏的疏泄条达功能,而发为中风后郁证。中风往往起病较急骤,短时间内给患者造成巨大的躯体功能障碍,以致生活自理能力和生活水平下降,使患者难以面对和接受,再加上中风病恢复时间较为漫长,短期内未必见到良好的疗效,久而久之患者易产生悲观、消极、挫折感。同时,抑郁的发生使患者对治疗的效果产生疑虑,甚至抗拒治疗,导致病情进一步加重,形成恶性循环,因病致郁。以上均可导致抑郁的发生发展。正如张景岳在《景岳全书·郁证》中所提出:"凡五气之郁,则诸病皆有,此因病而郁也。"

在脏腑气血阴阳失调基础上,若饮食失宜,伤及脾运,或肝阳化火炼液为痰;忧思伤脾,思则气结,即可导致气滞,日久亦可生痰;暴怒血菀于上,或气虚无力推动,皆可致瘀血阻滞。瘀血、痰浊这两种病理产物虽成因不同但相互影响,甚至互为因果,既可因瘀致痰,又可因痰致瘀。中风病病程长久,经久不愈,络脉阻滞可逐渐加重。痰浊瘀血互结,胶滞难化,渐成顽痰死血,混居络脉则难于化解。另外,痰是津液留聚所成,津液赖气化以宣通,故痰之病变与气滞密切相关,若气机失调,则津液停积而为痰。既停之后,

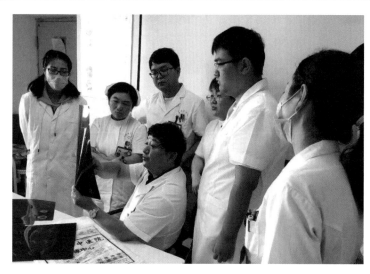

讨论病例

又阻碍气化功能,因此,在肝郁气结的病理基础上,气滞与痰浊亦互为因果,相互影响。综上所述,气滞、痰浊、瘀血三者均贯穿于中风后郁证整个过程。

另外,中风患者多见于中老年人,具有增龄性虚损的体质基础,加之中风后遗症迁延难愈,久病成虚。"固久者伐形",年迈体衰,久病成虚,更进一步加重了脏腑功能的衰退和气血的虚损。《杂病源流犀烛》言:"诸郁,脏气病也,其原本于思虑过深,更兼脏气弱,六郁生焉。""脏气弱"是形成郁证的内在因素。正虚日久,更易形成"痰瘀",且痰瘀阻滞,损伤正气,脾气不足,气血生化乏源,正气日虚。方无杰在对中风后郁证临床辨证常有痰湿内蕴证、痰瘀互结证、气虚血瘀证、肝郁血虚证等证型。根据各个证型施以清热化痰、豁痰开窍、益气活血、疏肝解郁治法。

方无杰认为中风后郁证属于中医"中风""郁证"等范畴。传统中医学并无中风后郁证的病名,可认为是中风和郁证的合病,郁证继发于中风之后,《丹溪心法·六郁》记载:"气血冲和,万病不生,一有拂郁,诸病生焉,故人身诸病,多生于郁。"《素问·六元正纪大论》言:"木郁达之。"认为郁证的核心病机为"肝郁"。中风后郁证,发病建立于中风基础上,中风患者痰湿偏盛、经络阻滞、痰阻气滞而易发郁证。抑郁伤肝,导致气滞血瘀,影响中风康复,加重病情。《证治汇补·郁证》中记载:"郁病虽多,皆因气不周流,法当顺气为先。"中风后肝气郁结、肝郁脾虚、脾虚生发不足、肝血亏虚,故而为郁,故而治疗中风后郁证应以疏肝解郁、理气、活血通络等为主。

在临床实践中发现,临床病例中以肝郁脾虚证最多见,中风后郁证在中风主症的基础上伴胃脘或胁肋胀痛、头晕眼花、喜悲易怒、失眠健忘、少言懒语、善太息、食少、舌淡紫、苔白、脉弦等症,采用疏肝解郁法治疗具有独特优势,多在逍遥散的基础上配伍心、肝两经药。自拟解郁清心汤(柴胡9g、香附9g、白芍9g、当归9g、茯苓9g、合欢皮9g、白术6g、郁金6g、炙甘草3g)治疗中风后郁证取得较好疗效临床效果。解郁清心汤以逍遥散为基础方,加香附,配合柴胡疏肝解郁、调畅气机、条达肝气;木郁脾虚、肝血不足,故以当归、白芍养血和血;木郁日久致气血运行不畅,易出现血瘀、气滞、精神衰退、失眠、健忘、情志异常等表现,故以味辛、苦,性寒之郁金行气解郁、清心凉血,以达《本草纲目》所言"治失心癫狂蛊毒"之功效,以味甘、性平之合欢皮解郁安神、活血祛瘀。方中白术、茯苓、郁金、合欢皮治疗肝郁各种兼证,以奏《本草汇言》所云"开达五神,消除五志"之妙。全方以疏肝解郁、养血健脾、活血行气、清心安神为治则。

(二)中风治疗经验

方无杰主张中西医结合治疗中风,"宜西则西,宜中则中,中西并重"。缺血性中风超早期规范应用西医血管开通治疗;早期分型分期治疗,针对中风的并发症"发热、便秘、腹泻、尿失禁"等采用中药内服外用,充分发挥中医药治疗中风病的特色优势。同时强调中风的早期康复,及早开展床边康复,联合针刺及现代康复治疗手段,主张针药并用,提高患者疗效。

方无杰认为,中风的病变部位主要在脑,但心与脑关系密切。《素问·灵兰秘典论》曰:"心者,君主之官,神明出焉。"心是生命活动的主宰,人聪明智慧的产生,与心关系密切,故称神明出自于此。主张以内风立论,《素问玄机原病式·六气为病·火类》阐述:"中风偏枯者,由心火暴盛,而水衰不能制,则火实克金,金不能平木,则肝木胜,而兼于火热,则卒暴僵仆。"中风病发病多为心火亢盛、热气怫郁所致。中风超早期以西医溶栓、介入等血管再通治疗为主,急性期发挥中医在早期康复中的优势,针对中风病"发热、便秘、腹泻、尿失禁"等并发症,采取"小承气汤保留灌肠、大椎穴刮痧、关元穴隔龟板灸",并形成了一整套治疗方案。

主张"宜西则西,宜中则中,中西并重",既不排斥西医,又不夸大中医作用,以"患者疗效"为准绳。早期分型分期治疗,主张针药并用,提高患者疗效。恢复期以康复治疗为主,发挥中药特色,方无杰认为中风恢复期以气虚血瘀为主,以补阳还五汤为基础方,研制成芪归通络颗粒,组方为黄芪、当归尾、赤芍、地龙、川芎、红花、桃仁、党参、丹参。方无杰认为中风之后,正气亏虚,不能行血,以致脉络瘀阻,筋脉肌肉失去濡养,故见半身不遂、口眼歪斜。气虚血瘀,舌本失养,故言语謇涩。重用补气药与少量活血药相伍,使气旺血行以治本,祛瘀通络以治标,标本兼顾;且补气而不壅滞,活血又不伤正。合而用之,则气旺、瘀消、络通,诸症得愈。本方在补阳还五汤基础上加用党参、丹参增加益气活血之功,应用于中风后遗症,取得一定的疗效。

方无杰认为,脑卒中早期康复不仅能改善肢体瘫痪等神经功能缺损,而且可以预防感染、深静脉血栓、尿路感染等并发症。对于重症脑卒中患者,虽然发病早期存在意识障碍等情况,仍提倡只要生命体征稳定,就早期积极康复介入,往往能促进患者神经功能恢复。他率先在本地区开设神经康复专科病房,开展神经重症康复,对昏迷患者采用针刺促醒、右正中神经电刺激、经颅磁共振、高压氧治疗等方法,并取得一定效果。方无

院内学术交流

杰认为,针刺促醒选穴以督脉为主,体现了"经脉所过,主治所及"的取穴原则。督脉总督一身之阳气,六阳经均与督脉交会于大椎,督脉有调节阳经气血的作用,故称督脉为"阳脉之海";同时督脉循行"上额交巅上,入络脑""贯脐中央,上贯心",说明督脉与心、脑联系密切。概括为"督脉通髓达脑,又与诸经交会,通过十四经气血灌注,将脏腑经气上输于脑,以奉养元神"。

(三)失眠治疗经验

方无杰认为,不寐的病理因素主要是痰和热,病因主要是情志因素,肝郁气滞,气滞化火,病机主要是肝郁气滞化火,火热灼津生痰,病理性质以实证、热证多见,治则治法多从疏肝化痰、清火宁心入手。

1. 病因虽繁、痰热为主

不寐的病因,中医学认为不外乎饮食不节、情志失常、劳倦及思虑太过、病后或年迈体虚几个方面。方无杰认为,无论饮食不节,还是情志失常、素体阴虚,总由痰、热所致,痰热是不寐产生的主要原因。暴饮暴食,宿食停滞,脾胃受损,酿湿生痰,痰湿化热,壅遏中焦,湿热攘胃,胃不合则卧不安;痰热上扰于心,主藏神失司,则变作不寐。《张氏医通》对于不寐的叙述中提到"脉滑数有力不得卧者,中有宿滞痰火"。

2. 肝郁化火、灼津生痰

方无杰认为,不寐的病理变化,虽总属阳盛阴衰,阴阳失交,但其基本病机仍是肝郁化火,灼津生痰。其病位在心,但与肝(胆)、脾(胃)、肾密切相关,与肝的关系最为紧密。心主神明,神安则寐,神不安则不寐。不寐的证型有虚实之分,虚者为心失所养,实者为邪扰心神,方无杰认为当以实证为多见,肝郁气滞,疏泄失职,气机不畅,气滞化火,火热之邪,灼津生痰,痰热上扰心神,神不安则不寐。正如清代唐容川在《血证论·卧寐》中所论"盖以心神不安,非痰即火"。

3. 实证多见、痰火扰心

不寐的病理性质有虚实之分,心胆气虚,触事易惊;或心脾两虚,气血不足;或心肾不交,水火不济,则心神失养,神不安宁,多属虚证。实证中大多为肝郁、痰浊,肝郁痰浊夹杂,病程迁延,血热化火。方无杰认为,虽有虚证和实证的区分,但主要为实证,因此,不寐以实证为多,治疗以疏肝化痰、清火宁心为总则。

4. 自拟专方、清心解郁

针对不寐的病因病机,从"痰、热"入手,疏肝化痰、清火宁心遣方用药,自拟解郁清心Ⅱ号方:柴胡10 g、白芍12 g、当归10 g、茯神15 g、栀子10 g、黄芩10 g、枳实10 g、竹茹10 g、陈皮10 g、香附10 g、郁金10克、合欢皮15 g、龙骨(先煎)30 g、牡蛎(先煎)30 g、炙甘草6 g。方中柴胡、白芍、枳实、香附、陈皮、炙甘草取自柴胡疏肝散之义,此方出自《景岳全书》,具有疏肝理气、活血止痛的作用,广泛运用于肝郁气滞诸症。方无杰把原方的枳壳换成了枳实,增强了破气行瘀的力度。栀子、黄芩、茯神、竹茹诸药,配伍前面的柴胡疏肝散,则体现了丹栀逍遥散的方义,增加了清化痰热的作用。

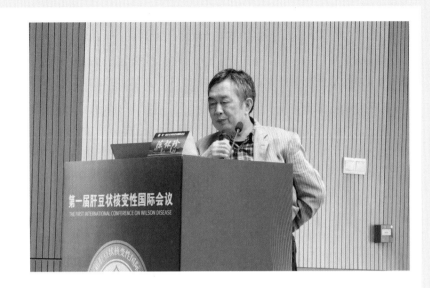

陈怀珍

一 名医小传

陈怀珍,男,安徽太湖人,主任中医师,硕士研究生导师。安徽中医药大学第一附属医院脑病中心副主任、脑病一科主任。国家临床重点专科和国家中医药管理局临床重点学科、肝豆状核变性重点专病学术骨干,第二届安徽省名中医。

兼任中国民族医药学会脑病专业委员会委员,安徽省中医药学会脑病专业委员会副主任委员,安徽省中西医结合学会脑心同治专业委员会常务委员,安徽省抗癫痫协会常务理事。

主要研究方向为中西医结合治疗脑血管病、帕金森病、肝豆状核变性、癫痫等,对头痛、眩晕、睡眠障碍、重症肌无力、多发性硬化、焦虑抑郁、各种神经痛及其他神经系统疑难疾病的诊治颇有研究。创制"龟地苁星颗粒"治疗帕金森病运动障碍、异动症等。参与全国帕金森病、肝豆状核变性的中医临床路径和诊疗方案的制定。主持、参加国家自然科学基金项目,国家中医药管理局、安徽省教育厅及学校临床科研课题6项,参与国家"863"计划"注射用海参多糖治疗中风急性期""玉参多糖治疗中风恢复期"的临床研究。获教育部科技进步奖二等奖、安徽省科技进步奖二等奖、中华中医药学会科技进步奖三等奖、中国中西医结合学会科技进步奖一等奖等奖项。参编教材3部,参编《现代中医神经病学》《神经系统疾病中医临床精要》《王正雨内科临证精华》《百名医学专家讲科普》等著作。

二 学术特色

陈怀珍对帕金森病的诊疗体会很深。帕金森病又称震颤麻痹,是发生于中老年人群的进展性神经系统变性疾病。其主要病理改变为以黑质部位为主的多巴胺能神经细胞的进行性丢失,以及残存神经细胞内路易体的形成,主要临床特征为静止性震颤、肌强直、运动迟缓和姿势反射障碍。本病属于中医学"颤病""拘病"或"颤拘病"范畴,其基本病机为肝风内动,筋脉失养,临床治疗以滋补肝肾、益气养血、镇肝息风为主。但对病程缠绵、病情复杂的患者,往往效果不明显。陈怀珍根据长期临床经验认为,应采用中医辨证论治方法治疗帕金森病,重视健脾益气、温补肾阳、疏肝解郁,不可拘泥于息风通络之剂,往往可获转机而取效。

(一)分"颤病""拘病""颤拘病"施治

帕金森病具有异质性很高的临床表现,既有不同的运动症状,又有众多的非运动症状。根据运动症状的不同可分为以静止性震颤为主的震颤型"颤病",以肌肉紧张拘痉、运动迟缓为主的少动强直型"拘病",两者皆明显的混合型"颤拘病"。

肝风证代表以震颤为主要表现的帕金森病的病机,与"诸风掉眩,皆属于肝"论述相符。肝肾亏虚者,筋脉拘挛,行步困难,腰膝酸软无力,头晕耳鸣,健忘痴呆,心烦失眠,舌质红,脉沉细弱。治宜补益肝肾、息风解痉,镇肝熄风汤合天麻钩藤饮加减。常用龟板、桑寄生、补骨脂、制黄精、熟地黄、白芍、怀牛膝、天麻、钩藤、龙骨、牡蛎等。肝肾阴虚、阴虚火旺者筋脉拘急、肌强直、震颤、静止时明显,情绪激动时加剧,随意运动时可减轻或暂时消失,伴有失眠多梦,急躁易怒,肢体麻木,行走时头与躯干向前倾,步小而快,口燥咽干不思饮,舌红少苔,脉弦细或细数,治宜养阴柔肝、息风定痉,方以大定风珠加止痉散加减。久病多瘀,脏腑气血运行失常,水聚成痰,风痰瘀毒互结,闭阻脑络,治宜滋补肝肾、平肝息风、化痰通络,自拟经验方龟地苁星方加减。方中龟板滋阴潜阳,熟地黄滋养阴血、固本培元,共为君药;肉苁蓉补肾益精、阴阳双补,白芍养血濡筋、缓急止颤,五味子益气养阴,三药合助君药滋补肝肾、息风平肝;佐以天南星燥湿化痰、祛风止痉,厚朴行气燥湿,助南星化解顽痰,伍以鸡内金健脾化积助运。全方合奏滋补肝肾、化痰息风之功。验之临床,本方不仅可以改善帕金森病的运动症状,同时对帕金森病的剂末现象和异动症也有显著疗效。

少动强直型帕金森病,临床症状以肌强直和运动迟缓为主,病位在筋脉,可归为六经病中厥阴病的范畴,《素问·至真要大论》言:"厥阴在泉,客胜则大关节不利,内为痉强拘瘈,外为不便。"《素问·六节藏象论》云:"肝者,罢极之本,魂之居也,其华在爪,其充在筋,以生血气。"肝主疏泄,主藏血,其功能正常的关键除肝血濡养外,还有肝阳的温煦、推动。肝阳是肝脏功能正常发挥的动力基础,与肝阴相互联系、相互制约,共同维持肝

参加研究生毕业论文答辩

脏的阴阳平衡。筋脉失去血的濡润及阳气的温养,出现筋脉拘挛、肢体拘痉、屈伸不利的症状。临床治疗当以温补肝阳、通经活络,当归四逆汤加减。方以当归为君,养血活血通经;佐桂枝、细辛,在外温通经络,在内温补肝阳;通草性善通散,通筋脉而利关节;白芍、甘草缓急止痛,能止筋脉拘急;大枣调阴和营、补益中焦。诸药配伍,肝脏得温,肝血得补,筋脉得通。

(二)辨证论治

1. 健脾化湿

脾为后天之本,主运化,主四肢,在体合肉。脾运化水谷精微,濡养四肢百骸,肉失濡养则不能正常收缩和松弛,僵直少动。筋骨失于濡养则肢体拘挛、震颤。脾胃为元气之本、气血生化之源,脾胃内伤,则气血生化不足而见神疲乏力,动则气短,失眠,神情呆滞,多汗流涎,纳呆,便秘,舌体胖大、边有齿痕、苔腻等。《灵素节注类编》言"脾主四肢,其脉急甚,肝邪盛而犯脾,风动而四肢抽掣,为瘈疭也",明示中土亏虚,土虚木乘而动风。治疗上常用补中益气汤加减,方中重用黄芪、人参、白术、当归以补益气血;柴胡、升麻升脾之清气,使脾胃运化之精微物质濡养脑窍、四肢;枳壳与柴胡、升麻配伍,形成气机升降,助气血运行。全方共奏益气养血、温阳健脾之功。脾虚亦可引起水湿运化失常而致水湿停聚,津不化水而生痰,痰浊水湿停聚筋脉而导致筋脉失养,引发肢体拘挛等症状。脾阳不振,健运失职,气血运行不畅,瘀血内生,痰瘀互阻,流窜经络,气血受阻不能达于筋脉,痰浊阻滞经络而动风;或痰湿郁久而化热,痰与热引动内风,发为震颤。《素问·至真要大论》曰:"诸痉项强,皆属于湿。"肢体的痉挛与强直可直接由痰湿阻滞导致。治应健脾化湿、培土扶木,以参苓白术散化裁。

近年来的研究发现,肠道菌群失调可能与帕金森病的发病和病程进展密切相关,无论是在帕金森病的临床前期还是早期、中期和晚期阶段,对患者的肠道菌群进行调节,可能给帕金森病的治疗带来新的契机。肠道功能、菌群的生长皆属于中医"脾胃学说"的范畴。脾升胃降,使得运化功能正常,亦可使得肠道的菌群达到最佳的稳态。健脾益气,恢复脾的运化功能。现代研究证实,白术、茯苓等健脾益气中药活性成分能够调节肠道微生态平衡,调节肠道菌群结构组成和代谢产物,对治疗帕金森病具有多途径、多因素、多靶点的优势,可延缓帕金森病的发病进程,促进帕金森临床症状的改善。

2. 疏肝解郁

帕金森病的临床证候表现呈多样性,患者运动症状和非运动症状多同时存在,临床表现形式多种多样,这些症状外涉皮毛、肢体、孔窍,内涉经络、气血、脏腑,涵盖多个系统,与主疏泄及肝主筋等功能相关。清代周学海《读医随笔》曰"凡病之气结、血凝、痰饮、水肿、鼓胀、痉厥、癫狂、积聚、痞满、眩晕、呕吐、哕呃、咳嗽、哮喘、血痹、虚损,皆肝气不能舒畅所致也",说明肝失疏泄导致病证呈现多元化和广泛化的特点。"肝为罢极之本""宗筋束骨而利机关也",宗筋为肝所主,附着于骨节,功能约束骨骼、滑利关节,宗筋通过收缩弛张,可统一协调全身肌肉关节,使之运动自如,维持姿势且久耐疲劳;宗筋禀肝气而为用,赖肝血之濡养,血可养筋、柔筋;若肝血亏虚、筋脉不荣,则肌肉强直、运动迟缓、不耐疲劳、姿势不稳。肝脏疏泄失职,气机失调,升降出入失常,常不但本脏、本经自病,而且必累及他脏、他经,引起一系列繁杂多样的病理改变。

在临床实践中发现,情志失调与帕金森病的发生、发展有密切关系。许多患者在情绪紧张、激动时,其行动困难等症状会明显加重。肝气失于疏泄,脾升胃降功能逆乱,气血运行失调,临床症状纷繁多变、错综复杂;继之因气机不畅而出现的食郁、火郁、痰阻、血瘀、湿滞,是帕金森病发生、发展过程中重要的病理因素,两者相互为因,导致虚实夹杂,病情复杂,缠绵难愈。

抑郁是帕金森病最常见的非运动症状。大多数患者病前有重大或长期不良精神刺激史,病后又多有思想压力,害怕或不愿面对疾病,多伴烦躁、恐慌、精神抑郁等不良情绪;长期抑郁可以加重帕金森病运动症状,形成恶性循环,严重影响患者生活质量,且增加家庭和社会经济负担,因此应早期发现并及时治疗帕金森病抑郁。文献报道的帕金森病抑郁发病率为40%~90%,抑郁在帕金森病早期即呈高峰出现。临床表现为持续性情绪低落、注意力集中困难、工作和生活兴趣降低等,乃肝气疏泄不及,失于条达,气的升发不足,故情志抑郁,善太息,胸胁或少腹胀满窜痛等。

帕金森病抑郁属于中医学颤证与郁证合病,多数郁证出现于颤证之后,为"因病致郁";部分帕金森病患者前驱期即出现抑郁症状,而后再出现运动症状,貌似"因郁致病"范畴。治疗时应首重肝之疏泄,遵"疏其气血,令其条达,而致和平"之旨。疏泄不及,当以解郁为先,行气化痰、活血开郁、宣畅气机。肝气郁于本经而伴胁肋部或胀或痛者,宜

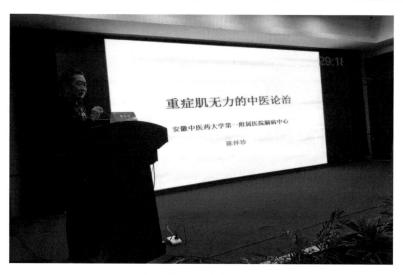

在第6届皖江脑病论坛做报告

疏肝理气解郁,柴胡疏肝散加减,常用药物有醋柴胡、川芎、炒白芍、香附、枳壳、天麻、钩藤、熟地黄、制何首乌、生龙骨、生牡蛎、茯神,兼热则加牡丹皮、栀子;伴肝寒之兼证,加吴茱萸、肉桂、花椒;兼中焦虚寒,加人参、干姜;若中虚纳少所致肝风上逆,宜培土宁风,加人参、甘草、麦冬、玉竹、白芍、菊花等。肝气疏泄不及,气机不畅,气、血、津、液运行受阻,致痰瘀互结,经脉不通,须行气化痰、活血开郁,治痰可宗朱丹溪"顺气为先,分导次之","治痰者,实脾土、燥脾湿是治其本",宜以二陈汤为基本方,该方有散有收,祛痰不伤正,标本同治。化瘀则宜选用血府逐瘀汤化裁,其逐瘀活血、行气解郁,能治足厥阴肝经病证,方中柴胡、枳壳升降相因,桔梗、牛膝开阖枢转,调畅气机。若痰瘀互结日久,热伏血分,可加丹参、益母草、郁金辛凉散瘀,地龙、僵蚕、全蝎等搜筋活血通络。颤证伴胸闷、善太息、胁肋胀满、脘闷嗳气、症状随情绪波动、舌苔薄、脉弦,伴急躁易怒、烦热口苦、面红目赤、头目胀痛、大便干结、舌红苔黄、脉弦,属肝郁化火扰神;治宜疏肝解郁、息风安神,以丹栀逍遥散加减,常用药物有牡丹皮、栀子、黄芩、醋柴胡、川芎、炒白芍、香附、枳壳、天麻、钩藤、制何首乌、生龙骨、生牡蛎、茯神。若少阳枢机不利,肝气疏泄不畅,气机郁滞而发郁病,行动迟缓,头颤动,表情僵硬,面色黯,少光泽,失眠,胸闷气短,排尿困难,顽固性便秘,治宜疏少阳,清痰火,镇肝风,以柴胡加龙骨牡蛎汤加减,药用柴胡、黄芩、半夏、龙骨、牡蛎、磁石、赤芍、酒大黄、肉桂、茯苓、党参、甘草。兼痰火不寐者,可加酸枣仁、竹茹;兼麻木身痛者,可加红花、秦艽以通络止痛;兼痰浊言语不利者,加石菖蒲、远志以豁痰开窍。

3. 温补肾阳

帕金森病患者以随意运动减少、肌肉僵硬、步履缓慢、转侧不利、表情淡漠等为主症,与《素问·至真要大论》"诸寒收引,皆属于肾"理论相契合。肾为先天之本,内藏元阴元阳,为一身阴气阳气之本。《景岳全书》记载"五脏之阳气,非此不能发",即一身脏腑、经络、官窍功能的正常全部依赖肾阳的温煦与推动。《素问·生气通天论》曰:"阳气者,精则养神,柔则养筋。"久病伤阳,肾阳亏虚为帕金森病发病的内在因素,肾阳不足,温煦气化失常则五脏六腑、经脉筋骨、形体官窍失于温煦濡养,肢体可见微微颤振不已,肢体拘挛,少动僵直,活动笨拙。

治疗本病时多采用"益火之源,以消阴翳"之法,温补肾阳,滋阴通络,用地黄饮子加减治疗。方中以熟地黄、山茱萸补肾填精,以肉苁蓉、巴戟天、淫羊藿、菟丝子、巴戟天温补肾阳,四药为君,共补肾中元阴元阳;附子、肉桂相伍,补肾火以温脾土,兼引诸火归元;石斛、麦冬、五味子滋阴敛液,共为臣药;石菖蒲、远志、茯苓化痰开窍,为佐药;加少许薄荷,借其清轻之性疏郁利气,生姜、大枣调和诸药,护理中焦;若瘀象严重,加入活血之品,如丹参、当归、鸡血藤,效果颇佳。诸药合用,共奏补肾填精、化痰通络之功。兼见便秘者,则加大黄、肉苁蓉温阳润肠,泻下通便;疼痛者,则加川乌、延胡索通经止痛;小便不利者,则加肉桂用量至 10 g,助阳化气,以通小便;尿失禁者,则加桑螵蛸、金樱子补肾固摄。

机体阳气不足,卫外功能失常,易感受外寒。外寒侵袭机体,客于筋脉、关节、肌肉,出现筋脉拘挛、关节屈伸不利、肌肉僵直等,为帕金森病患者存在阳气亏虚、内外皆寒的病机特点。临床治疗以温阳祛寒为主,多以葛根汤合附子理中汤加减。方中葛根解表散寒、生津舒筋;配伍麻黄、桂枝,增强散寒解表的功效,祛在表之寒邪;巴戟天、淫羊藿、肉苁蓉补肾助阳以复先天,附子、细辛温阳散寒通络,诸药合用,共奏温里祛内寒之功;白芍、甘草酸甘化阴,缓解肌肉、筋脉拘挛;桂枝、白芍、生姜、大枣既可调和营卫,又可补益中焦。诸药合用,阳气得复,外寒既散,内寒得温,表里调和,阴阳平衡。

帕金森病传统上多归于颤证,从肝肾阴虚、虚风内动论治。不过该病临床表现众多,病机复杂,病势缠绵,不可拘泥于阴虚风动。首先应根据主要临床症状辨别颤证、拘证,分而施治。其次要注重脾肾,健脾化湿,培土宁风;温补肾阳,散寒通络。帕金森病治疗中尤其必须重视肝主疏泄在全病程中的主导作用。肝失疏泄,气血失调,变证丛生,宜疏肝解郁;在祛除痰瘀等标实时勿攻伐过度,须时时注重宣畅气机,审证求因,恢复肝之疏泄功能,气行则痰化、血行、瘀消;气血调和、阴阳平衡,不仅可以改善帕金森病的运动症状,对非运动症状更有显著作用,从而延缓病情,减轻西药的不良反应,且不易反复,充分发挥中医在本病治疗中的独特优势。

范昌斌

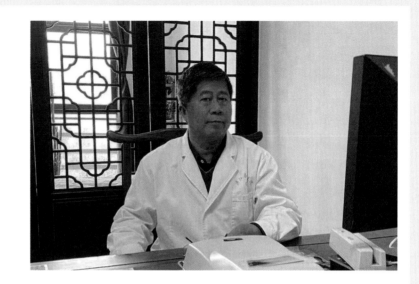

一 名医小传

范昌斌,男,安徽庐江人,副主任中医师,庐江县中医院原内一科主任、大内科主任。安徽省重点专科脑病科带头人,首届安徽省基层名中医,第二届安徽省名中医。庐江县第八、第十届政协委员。兼任安徽省中医药学会脑病专业委员会常务委员,安徽省中西医结合学会神经病学专业委员会委员。

1988年起工作于庐江县中医院内科,1996年在安徽中医学院第一附属医院神经内科进修。对于中西医结合治疗头痛、头晕、失眠、癫痫、面神经麻痹、脑出血及后遗症、脑血栓、痴呆、糖尿病及末梢神经病、各种脑炎及后遗症等神经科疾病有独到经验。带领所在科室采取中西医结合方法治疗各种脑病,常规开展脑血管造影术、颅内外支架置入术、急诊静脉溶栓术、静脉-动脉桥接溶栓术等,运用中医治疗中风后遗症如偏瘫、吞咽障碍、肩手综合征、抑郁等。

临床上根据"六腑以通为用"治疗胃脘痛、从"阴阳和合"治疗失眠、遵"本虚标实"治疗中风偏瘫、从"肝肾"论治颤病、从"肝脾"论治眩晕、从"气血"治疗头痛病疗效明显。因所在科室业绩出众,多次被评选为"先进科室""青年文明号",个人也多次获得"先进个人""优秀科主任""全县优秀医务工作者"等荣誉称号。

二 学术特点

(一)从阴阳和合治失眠

失眠,又称为不寐,以不能获得正常睡眠为主要症状,或不易入睡,或睡而易醒,或醒后不得再睡,或彻夜不眠,病情轻重不一。随着人们生活节奏的加快,压力的增大,失眠的发病率呈上升趋势。

白天随着太阳的升起,自然界的阳气在增加,万物复苏,人体阳气亦随着生发。太阳西下,阳气渐衰,阴气渐盛,鸟儿归林,人体亦应阳气入阴,阴阳和合,夜晚进入梦乡。但城市的亮化,鼓动阳气,于是浮阳外越,人即不寐。

正常人,白天卫气行于体表,晚上则入阴分(阴经)。卫气在阴经中行走完,出离阴经的一瞬间,人就会醒来。阴极生阳,阳极生阴,子时一阳生,此为稚阳,是第二天阳气的源泉,宜养。但熬夜之人,一到子时,更无困意,殊不知伤神于无形之中。故范昌斌建议在晚上10点左右睡觉,晚上9至11点属三焦经,此时睡觉,最益于身体。失眠常见分型:①气郁化火型。常见心情烦躁,这是因为体内肝气郁结,气有余便是火,气郁化火,扰乱心神,阳气被排斥于外,无法入阴。②寒湿型。患者体内阴寒湿盛,阳气进入身体后,无法推动大量的寒湿之邪,人就会倦怠乏力、失眠多梦。③脾胃失和型。由阳入阴,是由表入里的过程。这里的关键环节是由阳明到太阴的过程,如果这个环节出现障碍,阳气自然无法入阴,便出现失眠。阳明在人体指的是胃,太阴在人体指的是脾。《黄帝内经》中写道:"胃不和则卧不安。"因为阳气不能经过阳明胃,进入太阴脾,脾升胃降功能障碍,阳不入阴,所以卧不安。

治疗:①上床时间,尽量在晚上10点左右。②睡眠环境,尽量避免光污染,窗帘宜选黑色等深色,忌青色(青色属肝,肝主生发)和红色(红色属心,心火妄动,则更加无眠)。③药物治疗。根据病因分型治疗,临床上常守酸枣仁汤加减。药选酸枣仁、百合、茯神、大枣等。《金匮要略》中记载:"虚劳虚烦不得眠,酸枣仁汤主之。"

(二)遵"本虚标实"治中风偏瘫

范昌斌研习历代医家思想,指出金元以后对中风的病因病机认识较为全面,确立中风的病机为本虚标实,下虚上实,以肝、脾、肾虚为本,风、火、痰、瘀为标,病位在脑,但与五脏有关。内因在中风发病中起主要作用:①情志失调:情志指喜、怒、忧、思、悲、恐、惊七种情志变化。情志是机体对外界事物的不同反映,在正常情况下,不会使人生病。只有长期情志变化刺激,使人体气机紊乱,脏腑阴阳气血失调才会导致中风的发病。七情中,又以忧思、郁怒为最甚。至于悲恐惊吓、精神紧张或情志异常波动,常为中风诱发因素。②劳累过度:操劳过度,形神失养,以致阴血暗耗,虚阳化风扰动为患。再则纵欲伤

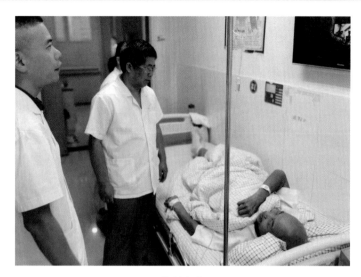

带教查房

精亦使水亏于下,火旺于上,导致中风发病。中风发病率随着年龄增长而增加,这和人过中年以后,机体日趋衰弱,阴血日趋亏耗不无关系。

范昌斌认为,外因在中风发病过程中亦有不容忽视的作用,有时甚至成为中风发病的主要因素。外因主要包括:①饮食不节:过食肥甘醇酒,伤及脾胃,脾失健运,聚湿生痰,痰郁化热,引起肝风,夹痰上扰,可致中风发病。②气候变化:中风病一年四季均可发生,但与季节气候变化有很大关系。入冬骤然变冷,寒邪入侵,可影响血脉循环,易致中风发病。

中风病机总结如下。①内风动越:内风因脏腑阴阳失调而生。火极生风,血虚动风。内风旋转,必气火俱浮,迫血上涌,致中风危候。②五志化火:"心神昏冒,筋骨不用,而卒倒无所知也",喜、怒、思、悲、恐之五志过极可以化火而致中风。③痰阻经络:分风痰、热痰、湿痰。风痰系内风旋动,挟痰横窜脉络,蒙闭清窍而发病。热痰乃痰湿郁而化火,湿痰则常由气虚而生,多在中风恢复期或后遗症时,因气虚湿痰阻络而见半身不遂、言语不利诸症。④气机失调:多指气虚、气郁、气逆。对中风发病,李东垣有"正气自虚"之说,为中风发病之主要病机。⑤瘀血阻滞:瘀血是指体内的离经之血或血运不畅停蓄于机体某一部位的血液,既是病理产物,又是致病因素。瘀血而成,阻滞经络而发中风。

范昌斌临证时主张,中风治疗应恪守病因病机,抓住"本虚标实"的本质,辨证施治,治则主要有祛风化痰、平肝潜阳、滋阴熄风、活血化瘀等,以活血通络贯通始终。

(三)从"肝肾"论治颤病

范昌斌学习研究朱丹溪、王肯堂等医家的学术,结合近现代关于颤病"本虚标实,虚实夹杂,本虚以肝肾阴虚为主,阴虚生风,风扰筋脉,内风是颤病的诱发因素"的理论认识,认为肝肾之阴精是生命之根本,颤病形成归根结底是肝肾阴精亏虚,阴不制阳,以致虚风内动。只有滋补肝肾阴精,恢复阴阳平衡,才能熄风止颤。根据临床实际,他提出了相应治法治则方药,制定了专科特色诊疗规范。①肝血亏虚,风阳内动证,宜养血柔肝,舒筋止颤。补肝汤合天麻钩藤饮加减。药物有当归、白芍、川芎、熟地黄、酸枣仁、木瓜、天麻、钩藤、石决明、桑寄生、夜交藤等,结合中医针灸和外治诸法。②血脉瘀滞,筋急风动证,应活血化瘀,柔肝通络。以血府逐瘀汤加减用药收效。③肝肾阴虚,虚风内动证,主要滋补肝肾,育阴熄风。临床用药多以当归、白芍、枸杞子、山萸肉、葛根、熟地黄、地龙、天麻、肉苁蓉、黄精、龟板等为主。结合中医针灸、外治等方法综合治疗效果更好。

(四)从"肝脾"论治眩晕

"诸风掉眩,皆属于肝"。眩晕反复发作,首先见于肝阳上亢引起,因此肝风内动,肝阳上扰,从而导致清窍受扰,而发生眩晕、耳鸣等症状。

此外,无痰不作眩,痰蒙清窍也会引起眩晕、头部昏闷不适等症状,因此治则为清肝平眩以及化痰平眩等,常用天麻钩藤饮加减进行治疗。方中天麻、钩藤、石决明均有平肝熄风之效,用为君药。山栀、黄芩清热泻火,使肝经不致偏亢,是为臣药。益母草活血利水,牛膝引血下行,配合杜仲、桑寄生能补益肝肾,夜交藤、朱茯神安神定志,俱为佐使药。阴虚明显者,选加生地黄、麦冬、玄参、首乌、生白芍等滋补肝肾之阴。便秘者可选加大黄、芒硝。心悸、失眠多梦较甚者,可重用茯神、夜交藤,加远志、炒枣仁、琥珀以清心安神。眩晕欲仆、呕恶、手足麻木或震颤者,有阳动化风之势,加珍珠母、生龙骨、生牡蛎、羚羊角等镇肝熄风之品。痰浊中阻者,选用半夏白术天麻汤;呕吐频繁者,加代赭石、竹茹和胃降逆止呕;苔腻者,加藿香、佩兰、石菖蒲等醒脾化湿;耳鸣、重听者,加葱白、郁金、石菖蒲等通阳开窍。

(五)从"气血"治疗头痛病

通过研习经典,范昌斌继承了王清任关于气血理论的认识和临床经验,其重视气血,兼顾标本,擅用理气祛瘀活血法治头痛。针对在邪气侵袭之下,人体正气亏虚、阴血亏少或血液瘀滞的病机,根据《黄帝内经》中"血实宜决之,气虚宜掣引之"的旨意,采取活血与补气共举的治疗法则。具体运用中,承袭和发展了"气为血帅"之说,认为"血管无气必停留而瘀",强调疏达气血尤其补气,突出气的推动、运化和统帅的主导作用。灵活运用清代医家王清任《医林改错》中补阳还五汤、保元化滞汤、黄芪桃红汤等方剂,重点突出。对中气不足,清阳之气不能上荣者,予以益气健脾,升清荣脑,药用黄芪、党参、升麻、葛根、蔓荆子、细辛等,或用补中益气汤;对血虚不能上荣于脑者,予以益阴补血柔肝,药用生地黄、当归、白芍、何首乌、枸杞子、菊花等;对肝肾亏虚,髓海失养而脑转耳鸣者,予以培补肾精外,必知肾乃水火之宅,有偏阴偏阳之别,偏阴虚者可选用杞菊地黄丸加减,偏阳虚者选用右归丸加减;对肝阳上亢、肝火上炎者,予以平肝潜阳,熄风止痛,用

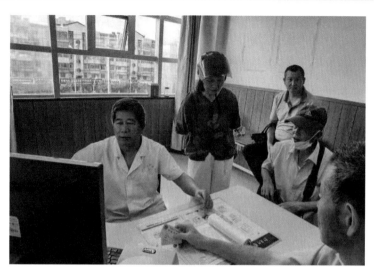

门诊诊疗

天麻钩藤饮加减,若因肝郁化火,肝火上炎,而症见头痛剧烈,目赤口苦,急躁,便秘尿黄者,加夏枯草、龙胆草、大黄、僵蚕等。

范昌斌治疗头痛病,重在气血,却分清标本,灵活不泥。固护本元并非一味蛮补,"气血虚弱,因虚弱而病,自当补弱而病可痊;本不弱而生病,因病久致身弱,自当去病,病去而元气自复"。在治疗中,补虚与祛邪是相宜而用的。如治疗由于气虚而发生口眼歪斜、半身不遂的患者,当补气为法。但若是风邪阻滞经络,气不上达头面,而造成口眼歪斜的患者,则采用散风通络之剂。前者正本亏虚,后者外邪侵扰,标本各异,治疗也不可混同。虽以本为主,但兼治其标,为标本同治的经验之谈。对于邪气凌盛者,又当力专祛邪为要。

(六)从"道法自然"理念治疗便秘

便秘是指以排便不畅为主要症状,伴或不伴大便干燥的一种病证。在排除器质性病变(出口梗阻性便秘)的基础上,中医药在治疗功能性便秘(慢传输性便秘)方面有独到的见解。

随着生活质量的提高,人均寿命增加,人口老龄化日趋严重,老年性便秘患者也日渐增多。市面上治疗便秘的药物众多,因不规范治疗而产生药物依赖性的便秘患者不在少数。根据老年人年老体弱,脏腑功能减退,肠道传送无力,中气损耗,肠燥津亏的特点,范昌斌运用滋阴养液、益气通便法治疗老年性便秘,收效显著。基本用药为火麻仁、枳壳、厚朴、生地黄、麦冬、玄参、桃仁、杏仁。气虚者加黄芪;阳虚者加肉苁蓉;大便干燥者,重用生地黄、麦冬、玄参,是承吴瑭《温病条辨》:"三者合用,作增水行舟之计,故汤名增液,但量非重用不为功。"

鉴于"天上下雨地上流"的自然现象,范昌斌领悟到在治疗便秘的过程中饮食的重要性,在药物治疗前提倡食疗(增加粗纤维量,荤素搭配,精粗搭配)和自我理疗(以顺时针按摩为主)。有相当一部分患者,通过食疗和自我理疗很好地改善了便秘症状。早上5点至7点为卯时,大肠经当令。范昌斌指导患者每日于晨起或者早饭后主动如厕以培养良好的排便习惯,部分患者的便秘情况得到明显改善。

(七)以"六腑以通为用"治疗胃脘痛

胃脘痛是以胃脘部疼痛不适为主证的病症,根据疼痛性质及饮食喜好不同,分阴虚、阳虚、气滞、血瘀等证型。

所谓"胃三分治,七分养",如何养? 在没有明确禁忌证的情况下,"胃以喜为补"(叶天士《临证指南医案·虚劳》),同时也据胃之喜热或喜冷而得证属胃寒或胃热。依《黄帝内经》"五谷为养,五畜为益"之指导,中央脾土,在谷为粟,在畜为牛。食疗以小米粥和牛肉汤为主加减。

范昌斌在临床中发现,胃脘痛诸型之中,常可见肝郁之影,尤其是胃镜检查示反流性食管炎、胆汁反流性胃炎的患者,情志变化对病情影响显著。脾升胃降,胃气不降,腑气不通,发为上逆。肝主疏泄,木旺伐土,故治胃佐以疏肝,或直接从治肝入手,每收奇效。基本方以小建中汤或香砂六君汤加减,疏肝理气常用柴胡、枳壳、厚朴、川楝子、延胡索等。嘱患者注意调节情志,尽可能避免生气,尤其是生闷气!

(八)不治已病治未病

范昌斌在治疗疾病过程中提倡防治并举,以防为主。《黄帝内经·素问》曰:"是故圣人不治已病治未病,不治已乱治未乱,此之谓也,夫病已成而后药之,病已成而后治之,譬犹渴而穿井,斗而铸锥,不亦晚乎!"具体包括:①未病先防。未病不是没病找病,而是综合各种因素,对有发病迹象或者可能有发病风险的,及时干预,指导预防。在可改变因素方面,通过食疗、运动、调情志等方法,尽可能降低发病率,延缓发病时间。食疗养生,不仅是讲究食物的化学成分,诸如蛋白质、脂肪等含量多少,更讲究其背后的能量趋势,即寒热温凉。结合个人体质不同,提出不同的膳食比例方案,进而达到阴阳平衡、阴平阳秘的境界。合理运动,动静有度。以身体舒适为宜,反对过度劳累。遵循五行生克原则,五脏主五志,通过悲、恐、怒、喜、思调治五脏。五行色异,更换衣着及居住环境色彩,达到防病治病目标。②既病防变。对于已经发病的患者,不仅是积极治疗已患疾病,更重要的是预防这个病可能引发的并发症(病),以免加重病情,加大治疗难度。如"见肝实脾"。肝为木,脾为土,木旺伐土,故而见到肝(系)病,就要积极预防脾(系)病。同理,治疗亦循"虚则补其母,实则泻其子"。③病愈防复。诸病三分治七分养。人体虽有调节能力,但能力有限、有度。所有的压力必须在可控范围。必须找到发病的原因,只有排除了诱因,才能从根本上解决问题。

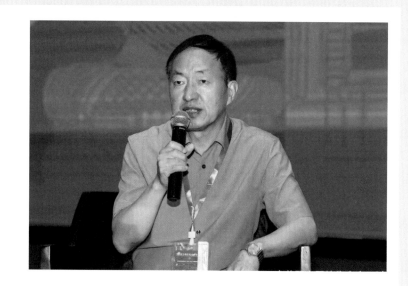

谢道俊

一 名医小传

谢道俊,男,安徽无为人,主任中医师,博士研究生导师,曾任安徽中医药大学第一附属医院脑病中心主任、脑病四科主任,安徽省中医药科学院脑病研究所副所长。第二届安徽省名中医,第三届江淮名医。

兼任中国中药协会脑病药物研究专业委员会副主任委员、药物临床评价专业委员会常务委员兼脑病学组副组长,世界中医药学会联合会脑病专业委员会、睡眠医学专业委员会常务理事,中国医师协会中西医结合医师分会神经病学专业委员会委员,安徽省中西医结合学会眩晕医学专业委员会主任委员、神经病学专业委员会副主任委员,安徽省睡眠研究会副理事长兼中医睡眠专业委员会主任委员,安徽省医师协会睡眠医学专业委员会副主任委员,安徽省中医药学会脑病专业委员会副主任委员,安徽省医学会神经病学专业委员会委员。

对脑血管疾病、眩晕、痴呆及认知障碍、睡眠障碍、帕金森病、焦虑抑郁障碍、中枢神经系统脱髓鞘疾病等积累了大量临床诊疗经验。建有"谢道俊安徽省名中医工作室",研制出"黄蒲通窍胶囊""黄芪抗栓胶囊"等院内制剂并应用于临床。

先后主持国家自然科学基金面上项目1项、安徽省教育厅重点课题2项、合肥市科技局重点项目2项。获中华中医药学会科学技术奖三等奖2项、安徽省中医药科技进步奖一等奖1项、安徽省科技进步奖二等奖1项。发表学术论文50余篇,其中SCI论文3篇。

二 学术特色

(一)失眠障碍治验

失眠障碍属中医学"不寐"范畴,主要表现为不同程度的睡眠时间和睡眠深度的不足,严重者甚至彻夜不眠。早在《黄帝内经》中就有对睡眠障碍的论述,如"不得眠""卧不能眠""不得卧"等,以及有各种梦疾如梦飞、梦坠等。

1. 病因病机分析

《黄帝内经》提出魂魄、营卫、阴阳等学说,试图从精神、免疫、整体医学角度去理解睡眠产生的生理机制,对中医认识睡眠障碍起到了奠基作用。明代李中梓《医宗必读》将不寐的病因分为"气虚、阴虚、痰滞、水停、胃不和"五种,并论述了相应的治法,丰富了中医对失眠障碍病因和治法的认识。清代王宏翰所著《医学原始》中专门辟有《寤寐论》《梦论》,阐述觉醒和睡眠之间的关系,提出了"正梦""极醉者无梦""梦中魇""魂出为梦"等观点。

谢道俊在长期临床中,认识到阴阳失调是睡眠障碍的总病机,正常的睡眠依赖于人体"阴平阳秘",脏腑调和,气血充足,心神安定。具体来说,不寐的病理变化一方面为阴虚不能纳阳,阳盛不能入阴;另一方面与外部因素相兼,如饮食、气候、地域、工作、药毒等。

2. 辨证分型论治

谢道俊遵循辨证论治与个体诊治相结合的原则,根据临床证候与舌苔脉象,将本病分为四种主要证型:①心肾不交,即阴阳失调、肾阴不足、心火独旺,临床多见入睡困难、潮热盗汗、五心烦热、咽干少津、舌红少苔、脉细数等症候;②痰湿中阻,即浊阴不降、清阳不升,临床多见头重昏蒙、胸闷恶心、夜寐不安、多梦、觉醒后疲劳无恢复感、舌淡、苔白腻、脉弦滑;③肝郁气滞,即情志抑郁、肝失调达、气郁化火、上扰心神,导致不寐,临床多见头晕头涨、急躁易怒,或心情低落、不思饮食、舌红苔黄、脉弦;④气血亏虚,即心神失养、神不守舍,故不易入睡,临床多见多梦易醒、心悸健忘、神疲食少、面色少华、舌淡苔薄、脉细弱无力。

谢道俊认为,本病病位在心,与肝胆、脾胃、肾密切相关,治疗上应注重调和阴阳与祛邪并重。心肾不交证,组方多用六味地黄丸与交泰丸加减,熟地黄、山茱萸、山药滋补肝肾,茯苓、泽泻、牡丹皮清泻相火,黄连清心降火,肉桂引火归元。若心肾亏虚,可加益智仁补益心肾;心神不安,多梦易醒者,可加龙骨、牡蛎、磁石镇心安神。

痰湿中阻证,谢道俊认为只要病机总属"痰"者,久病多有化热的征象,无论寒热皆可使用温胆汤化裁,以达痰热同除、心胆共治之效。方中半夏味辛、性温,能燥湿化痰、散结,竹茹味甘、性微寒,既能清热除烦,又能化痰,两药相和,寒温并用,共奏清化痰、热

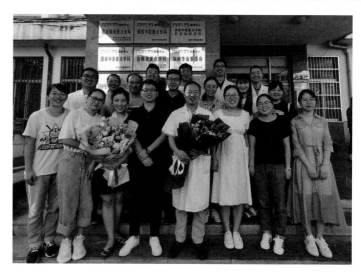

教师节与学生合影

之功;陈皮、枳实理气化痰;茯神、远志、酸枣仁补养心神;加用柴胡一为佐使之用,二为疏肝理气,与木香合用,使少阳枢机得利;苍术统领三焦之湿,除湿以绝生痰之源。全方不寒不燥,补泻兼施,共奏清化痰热、宁心安神之功。

谢道俊认为,由情志抑郁、肝气不舒、郁而化热引起的不寐,只要病机、证型符合,均可以用丹栀逍遥散加减。方中柴胡疏肝解郁,当归、白芍养血平肝,白术益气健脾;丹皮、栀子清热凉血;茯神、合欢皮、酸枣仁、珍珠母合用以增强宁心安神之效;郁金活血行气解郁;炒枳壳健脾开胃;远志祛痰,亦有安神之功;石菖蒲开窍豁痰、化湿开胃。全方攻补兼施、肝脾同调、气血兼治,共奏疏肝健脾、清热安神之功。

对于气血亏虚、心神失养的患者,谢道俊认为可用归脾丸加减,益气健脾与养血安神兼顾。方中人参甘温补气,归经心脾,故既为补益脾胃之要药,又能补心益智,助精养神;龙眼肉甘温味浓,归经心脾,为补益心肺、养血安神之滋补良药。二药合用,补气生血,益脾养心之功甚佳。黄芪、白术甘温入脾,补气健脾,助人参益气补脾之力,使脾胃气充,既可复其统血摄血之职,又能使气血生化有源,而产生补气生血、阳生阴长之效;当归滋养营血,助龙眼肉养血补心;茯神、远志、酸枣仁宁心安神;木香理气解脾,与补气养血药配伍,使之补而不滞。全方共奏益气补血、健脾养心之功。

(二)认知障碍治验

"认知障碍"是指大脑高级功能异常,特别是对思维判断及学习记忆等过程出现加工障碍,从而引起认知功能下降,包括学习记忆障碍、失用、失认、失语等,严重者可以合并精神障碍(如焦虑、抑郁、激越)。《中医内科学》教材将"健忘"从"痴呆"中独立出来,从而使中医药诊治认知障碍更具有针对性。

1. 辨证分析

谢道俊结合自己多年在中医脑病科的工作经验,认为认知障碍发病,以先天肾精亏虚为本,后天痰瘀互结为标,治疗当重视运用补肾化痰祛瘀之法。

很多神经系统疾病可伴随认知障碍。谢道俊指出,阿尔茨海默病也可出现认知功能障碍,多发于老年群体,患者早期表现为记忆力下降,认知功能障碍,很容易被误认为是老年人记忆力衰退,易被忽视。血管性认知障碍是由高血压病、高脂血症、糖尿病等脑血管病危险因素及不同程度的脑血管疾病引起,表现为注意力和执行功能障碍为主,记忆损害相对较轻,同时伴有不同程度的日常生活能力受累。"黄蒲通窍胶囊"是谢道俊多年临床总结出的治疗认知障碍经验要方,经大量的临床和基础研究证实,对血管性痴呆疗效显著。

谢道俊认为,认知障碍的中医病因以肾虚为本,痰瘀为标,其基本病机为肾精亏虚、痰浊内生、瘀阻脑络。肾精亏虚既是引起认知障碍的重要原因,也是产生痰瘀的重要前提,而痰瘀作为病理产物影响脏腑气机,亦可加重肾精亏虚。故肾虚可导致痰瘀,痰瘀又可加重肾虚,二者紧密联系。谢道俊强调,重视痰瘀并重的同时,也要分清主次先后,痰浊较重者应化痰为主、兼以祛瘀,血瘀为主者亦要兼以化痰。

2. 治疗特色

认知障碍的治疗,谢道俊从治法角度阐明"脾为后天之本,气血生化之源",脾强则气血充足,使脑有所养,故可从脾论治;"肾为先天之本",迷惑善忘与肾精亏虚、心肾不交联系密切,补肾填精、交通心肾是主要治则;另外,脾虚日久易生痰,肾虚病久易致瘀,化痰祛瘀而开窍也是主要治法。

谢道俊提出痰浊上蒙应以化痰开窍为主,痰湿之本在脾,脾虚则易化痰生湿,可以参苓白术散加减,健脾祛湿以去生痰之源;治痰先治气,治湿先理脾,枳壳、木香行气化湿,升麻引诸药上行;当痰湿大抵已去,邪去城空,应加强补益精血,拟四物汤加减;久病必瘀,加用红花、路路通加强活血化瘀;若精血已充,痰湿已化,可去除滋腻之品,以免闭阻气机,化生痰湿,故去熟地黄等药物,以健脾养血祛瘀之方长期巩固治疗。

谢道俊治疗认知障碍,擅用健脾益肾、化痰祛瘀的疗法,指出化痰应以脾为要,填精应以肾为主,强调辨证论治,随证加减,综合治理。

(三)眩晕治验

"眩晕"概念最早见于《黄帝内经》,称之为"眩冒"。宋代陈言《三因极一病证方论》提出"眩晕"之名。在中医文献中,眩晕既是症状又是病名,眩指眼花或发黑,晕指头昏或自身不稳感、视物旋转,可见,中医眩晕实际包括了目眩、头晕及头昏。

1. 病机分析

谢道俊通过长期临床累积认为,该病病位在肝胆,涉及脾、肾等多脏腑,多因肝胆气

在学术会议上交流

机升降失调致病,病机属于本虚标实,虚实错杂。本虚多为气血不足,髓海亏虚引起"上气不足","髓海不足"而致眩晕;标实多为风、痰、火、瘀,乘肝阳上扰清窍。

2. 从肝论治与选方用药特色

谢道俊认为,眩晕多从肝论治。肝喜条达,体阴而用阳,补肝与疏肝并行,从而调畅全身气机,达到治疗眩晕的目的。在选方用药上,他亦有自己独到见解。豁痰定眩方和调肝止眩汤是其多年实践提出的自拟方,临床应用30余年,疗效显著,且无明显不良反应。

豁痰定眩方是谢道俊根据清代程钟龄半夏白术天麻汤加减而来,具有化痰息风、健脾祛湿之功,组成为半夏、天麻、白术、茯苓、陈皮、甘草、生姜、大枣、柴胡、预知子、枳壳。半夏与天麻相须为君,化痰息风而止眩晕;白术、茯苓均能健脾除湿,脾为生痰之源,健脾则能治生痰之本,二者合用为臣;佐以陈皮理气化痰,气顺痰自消;大枣、生姜可调和脾胃,甘草调和诸药;柴胡、枳壳、预知子疏肝解郁。

调肝止眩汤组成为柴胡、白芍、当归、黄芩、枳壳、郁金、远志、石菖蒲、紫苏梗、玫瑰花、甘草。柴胡配白芍,体现了谢道俊紧抓肝体阴而用阳特性的思路。柴胡轻清辛散,主疏泄主动、开郁散结、宣畅气机,郁通则气血行、脏腑和,是治疗邪入少阳半表半里的要药;白芍酸寒收敛,功擅平抑肝阳,养血柔肝。二药配伍使用,互制其短而展其长。加用当归,味甘性温,补血养肝、和血调经,以佐白芍养肝体。柴胡配黄芩,表里双解,升降共济,外透邪,内泄热。远志性微温,能益智安神、祛痰开窍;郁金味辛,能行气、解郁、泄血、破瘀、凉心热、散肝郁。其中远志、石菖蒲为药对,化痰通窍,宁心益智安神,二药皆味辛性温,有开通心气以达开窍,温化痰邪以醒神的功效。另配枳壳、紫苏梗、玫瑰花以理气、和血、行血,甘草以调和诸药。

谢道俊运用小柴胡汤、温胆汤等经典方治疗眩晕也颇有心得。他认为眩晕伴有头痛昏重、急躁易怒、潮热、口苦口干不欲饮、心烦不寐、纳食不香,临床证型多以肝郁气滞、痰瘀互结为主,治疗当以疏利肝胆气机为本,辅以扶正祛邪之品,方以小柴胡汤加减。《成方便读》云"夫肝藏魂,有相火内寄,烦由心生,心火动则相火随之",痰热内舍于心,扰动心神,相火妄动,故见心烦易怒;《丹溪心法·头眩》曰"头眩,痰挟气虚并火,治痰为主",方用温胆汤理气化痰、清胆和胃,气顺则痰自消,痰除则胆气和。

(四)焦虑抑郁治验

1. 病机分析

谢道俊在长期临床诊病中,总结出郁证多因七情内伤,使气机不畅,出现痰、热、湿、瘀等病理产物,进而损伤肝、脾、心、肾,致使脏腑功能失调,加之机体脏气易郁,最终发为本病。愤恨恼怒,郁怒不畅,使肝失条达,气机不畅,以致肝气郁结而成气郁。气为血帅,气行则血行,气滞则血行不畅,故气郁日久可成血郁;气郁日久也易化火,而成火郁;气郁亦使津行不畅,停于脏腑经络,聚而成痰,与气相结,而成痰郁。忧愁思虑则伤脾,以致脾气郁结;或肝气郁结,横逆乘土,使脾失健运,则食积不消而成食郁,水湿内停而成湿郁;水湿内停又易聚而为痰,则成痰郁。脾伤日久,则气血生化乏源,而形成心脾两虚之证。情志过极伤于心,致心之气血不足,或郁火伤阴,肾阴亏耗,心失所养,则出现心肾阴虚之证。

2. 分型论治

谢道俊遵循辨证论治与整体观念相结合的原则,根据临床证候与舌苔脉象,将本病分为五种主要证型,即肝气郁结证、气郁化火证、痰气郁结证、心脾两虚证、心肾阴虚证。郁证病位主要在肝,可涉及心、脾、肾等脏。初起多以肝郁为主,症见情志不舒、精神抑郁、善太息、胸闷胁胀;或咽中如有异物梗阻、吞之不下、咯之不出感,此时病位可涉及脾,因脾失健运,聚湿生痰而成。郁证初起多以气滞为主,进而引起化火血瘀、痰结、食滞、湿停等病机变化,此时多为实证;日久伤及心、脾、肾等脏,致使脏腑功能失调,出现心脾两虚、心肾阴虚诸症,此时则由实证转化为虚证。

3. 遣方用药

谢道俊在遣方用药上,根据病变脏腑及伴随症状灵活加减,一人一方,效果显著。

对于肝气郁结证,处方多用柴胡疏肝散加减。方中以柴胡功擅疏肝解郁;香附理气疏肝而止痛,川芎活血行气以止痛,二药相合,助柴胡以解肝经之郁滞,并增行气活血止痛之效;陈皮、枳壳理气行滞;芍药、甘草养血柔肝,缓急止痛。兼脘闷不舒者,可加旋覆花、半夏;兼腹胀、腹痛、腹泻者,可加苍术、茯苓等;兼有瘀血者,可加当归、丹参、郁金等。

对于气郁化火证,处方多以丹栀逍遥散加减。方中以柴胡功擅疏肝解郁;香附理气疏肝而止痛,川芎活血行气以止痛,二药相合,助柴胡以解肝经之郁滞,并增行气活血止痛之效;陈皮、枳壳理气行滞;芍药、甘草养血柔肝,缓急止痛。若患者失眠日久,加入加煅龙骨、煅磁石用以平肝潜阳、重镇安神；兼有口苦、便秘者，可加龙胆草、生大黄；兼有目赤、头痛者，可加菊花、钩藤。

对于痰气郁结证，处方多以半夏厚朴汤加减。方中半夏化痰散结、降逆和胃，厚朴下气除满，二药相合，化痰结、降逆气，痰气并治；茯苓健脾渗湿，湿去则痰无由生；生姜辛温散结、和胃止呕，且制半夏之毒；苏叶芳香行气、理肺疏肝，助厚朴以行气宽胸、宣通郁结之气。若出现痰郁化热而见烦躁、口苦、舌红苔黄腻者，去生姜，加竹茹、黄连。

对于心脾两虚证，处方多以归脾汤加减，方中黄芪补脾益气；龙眼肉既补脾气，又养心血；人参、白术皆为补脾益气之要药，与黄芪相伍，补脾益气之功益著；当归补血养心，酸枣仁宁心安神，二药与龙眼肉相伍，补心血、安神志之力更强；茯神养心安神，远志宁神益智；木香理气醒脾。兼头晕头痛者，可加川芎、天麻。

对于心肾阴虚证，处方多以天王补心丹合六味地黄丸。方中生地黄能滋阴养血，壮水以制虚火；天冬、麦冬滋阴清热，酸枣仁、柏子仁养心安神，当归补血润燥；玄参滋阴降火；茯苓、远志养心安神；人参补气以生血，并能安神益智；五味子之酸以敛心气、安心神；丹参清心活血；朱砂镇心安神；六味地黄丸三补三泻，肝、脾、肾三阴并补，补肾阴，渗湿浊，清虚热。兼烦渴者，加天花粉、知母；兼心烦失眠者，可合交泰丸。

汪
瀚

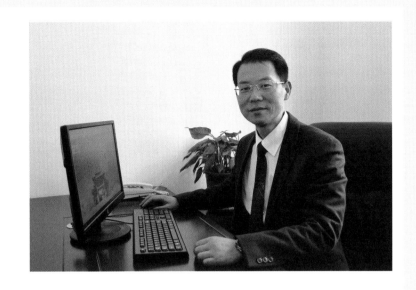

一 名医小传

汪瀚,男,安徽宣城人,主任中医师,博士研究生导师,安徽中医药大学第一附属医院副院长。第四届江淮名医,全国老中医药专家学术经验继承工作继承人,全国老中医药专家传承工作室项目负责人,安徽中医药大学重点学科——中西医结合临床学科带头人后备人选。

兼任中华中医药学会脑病专业委员会副主任委员,中国中西医结合学会脑心同治专业委员会常务委员、神经科专业委员会委员,安徽省中医药学会脑病专业委员会、脑心同治专业委员会副主任委员,安徽省医学会神经病学分会常务委员,《中医药临床杂志》《安徽医药》编委,《安徽中医药大学学报》《中西医结合心脑血管病杂志》审稿专家。

一直从事神经科临床、教学及科研工作,尤其擅长中医、中西医结合治疗肝豆状核变性、帕金森病、癫痫、睡眠障碍及精神心理疾患等常见疾病。主持安徽省自然科学基金、安徽省教育厅、安徽省卫生健康委课题各1项,参与国家重点研发计划、国家科技部创新药物专项、国家自然科学基金项目3项。获中国中西医结合学会科学技术奖一等奖1项,教育部科学技术进步奖二等奖1项,中华中医药学会科技进步奖三等奖2项,安徽省科技进步奖一等奖1项、二等奖2项,安徽省中医药科学技术奖一等奖2项。发表学术论文80余篇,参编专著5部,副主编《中国疾病信号通路与靶向治疗学》《中国分子神经病学》。

二 学术特色

(一)从"痰、瘀、毒"论治肝豆状核变性

肝豆状核变性是由铜大量蓄积导致全身多系统损害的疾病,主要症状为肝损害、以锥体外系症状为主的中枢神经损害、肾脏损害、角膜K-F环等。中医学无肝豆状核变性病名的记载,根据该病临床表现,可归于"肝风""痉证""黄疸""鼓胀""积聚"等范畴。

1. 铜毒内生为本,痰瘀互结为标

本病基本病机为先天禀赋不足,肝肾亏虚,铜毒内聚而发病。铜毒内聚,肝胆湿热内蕴,风、火、痰、瘀郁毒内生。根据近年来中医"毒邪"理论结合长期肝豆状核变性的诊疗经验,认为铜毒内聚贯穿于肝豆状核变性的整个病变过程,是肝豆状核变性病情发展演变的决定因素。中医毒邪的含义较广,它是一种致病因素,包括对机体产生毒害(或毒性)作用的各种致病物质。传统毒邪是指六淫之甚及六淫之外的一些特殊致病物质,如"风气相搏,变成热毒"及疫疠之毒、蛇毒。在李时珍《本草纲目》中设有"百病主治药"两卷,其中设有"诸毒"一节,是专门论述各种中毒现象及如何运用药物治疗的。

铜毒致病具有病位广、症状杂的特点。铜毒致病的慢性期可兼夹痰浊、瘀血、积滞、水湿等病理产物和其他病邪,侵犯不同的脏腑、经络,导致多种症状。铜毒蓄积于肝胆,导致肝胆失于疏泄,郁久则化火生风,风火上犯于脑或走窜经络,而见震颤、情志失常、烦躁等临床症状。饮食不节,铜毒内蕴,益损脾胃,脾虚则健运失常,不能生津布散而是聚湿生痰,痰浊心窍或内扰心神,致神志异常;病后瘀阻湿滞,湿自内生,湿邪壅阻中焦,脾胃失健,肝气郁滞,疏泄不利,致胆汁输泄失常,胆液不循常道,外溢肌肤,下注膀胱,而发为"黄疸"病证。痰阻气机,血行不畅,痰浊与瘀血相结,则成"积聚"。癥积不愈,气滞血结,脉络壅塞,正气耗伤,痰瘀留著,水湿不化而成鼓胀。铜毒循肝经上攻于目,则眼角膜出现K-F环。脾胃运化功能失调,气血亏虚则不能濡养筋脉而发为"痉证""颤证"。由此可见,痰、瘀、毒三邪相互影响,交互为患,贯穿肝豆状核变性发病的始终,构成了肝豆状核变性发病的重要病因病机,成为其发病关键。

2. 清热利湿、解毒化瘀、化痰通络

根据铜毒易与湿热、痰瘀相兼夹,且以肝、脾、肾等脏器受累为主的特点,针对不同的证候,综合运用清热利湿、解毒化瘀、化痰通络等治疗方法。运用化痰通络治疗"痰浊型"肝豆状核变性时,强调配伍健脾、补肾之剂,溯本求源,祛除痰邪及引起痰邪的根本病因。瘀血与痰浊同属疾病过程中形成的病理产物,并常常相兼致病,因此在治疗上联合活血化瘀药物的运用。

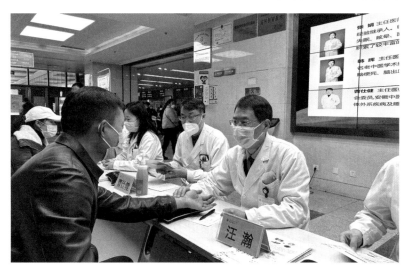

参加义诊

(二)从痰瘀论治帕金森病

帕金森病是老年人常见的神经系统退行性疾病,其特征表现是静止性震颤、肌强直、运动迟缓和姿势步态障碍。西医应用左旋多巴、多巴胺受体激动剂等治疗已取得明显进展,但久治效果不易巩固,不易控制其自然发展,中医治疗帕金森病有其独特的优势。

1. 脏腑失调为本,肝风内动为标

本病突出的症状是震颤,此为肝风内动之征。《素问》曰:"诸风掉眩,皆属于肝。"肝风之起,乃肝肾亏虚,水不涵木,虚阳化风所致。从发病年龄看,本病多发于老年人,40岁以下发病者少见。《证治准绳》曰"此病壮年鲜有,中年以后乃有之,老年尤多,夫年老阴血不足,少水不能制肾火,极为难治",原因有二:①生理性虚衰。《素问》谓"年四十而阴气自半也",人过中年,肝肾阴气自然衰减,形体衰败,若摄养不慎,极易造成肝肾亏虚;②病理性肝肾虚损。因年高多病重叠,或久病及肾,致使肝肾交亏。肝藏血而主筋,肾藏精而主脑髓,肾虚则髓减,脑髓失养则神失所荣,身失主持而失灵。故本病阴虚者多见,但久病阴虚,阴损及阳,故又可兼见阴阳两虚。

此外,因气虚失运,血不养筋,血虚生风,故气血两虚也不少见。而五志化火,食积化火,外邪内袭等,往往都是引动肝风的重要因素。同时本病除震颤外,并见麻痹与强直。麻痹者,中医早有"风麻痹湿木"之说,诚如《张氏医通》曰:"麻则属痰属虚,木则全属湿痰死血。"强直者,《黄帝内经》中已阐明,"诸暴强直,皆属于风",而强直之因,《医学原理》谓"有因痰火塞窒经隧""有气血不能引导",致使血与津液无以荣养筋脉。《素问》说"诸痉项强,皆属于湿",痰湿内阻,经气不畅,以致筋脉失养而僵硬强直,手不持物,动

105

作迟缓。痰与风相挟,风痰阻络,使诸症更重。瘀乃气滞或气虚所致。肝肾阴虚,木失所养,疏泄失权,气机不畅致瘀;或因气虚失运,血少而涩,血行迟缓而瘀阻脉道。瘀血阻滞,脉道不通,血行不畅,筋脉失濡而手足颤动,屈伸不利,此即"血瘀生风"。在肝肾亏虚的基础上,痰瘀内生,阻滞脑络,加剧了内风暗动,在本病与他病重叠时痰瘀交阻尤为突出。

因此,帕金森病多为本虚标实之证,肝风内动为病之标,脏腑气血功能失调为病之本。肝肾阴虚,气血不足为病之虚;风、痰、瘀为病之实。本虚标实,虚实错杂。辨证首当明辨虚实、标本之主次。临床所见肝肾阴虚者居多,约半数以上。标本之间密切联系,风、痰、瘀可因虚而生,诸邪又进一步影响阴血对筋脉的濡养。风、痰、瘀之间也相互联系,可互相转化,临床虚实并见。

2. 治实勿忘补其虚,补虚尚应祛其邪

在临床上治疗帕金森病,临证用药秉承虚实兼顾的原则。补虚以滋补肝肾,益气养血,滋阴扶阳为要,攻邪以化痰除湿,活血化瘀为主,祛邪宜十去其六即可,以免太过伤正。并可于原治法中加入熄风止痉之品增强疗效,所谓颤振属风,熄风为先,不论何种证型,均应在治本的基础上运用平肝熄风之法。震颤日久,则可加入虫类药以加强其搜风剔络、熄风止痉之效。年高病久,治宜缓图。因老年体虚加之震颤日久,脏腑气血失调,病理变化复杂,欲速反招致诸多变证,故只宜缓图,循序渐进。临证用药不宜过于滋腻,否则易致本病胶着难解。知常达变,最宜变通。依据其病情的增减进退而及时调整治法方药,使治法灵活准确。

帕金森病患者无论何种证候,大多兼有瘀血阻络之象。瘀血既是一种病理产物,又是震颤加重的重要因素,明代李中梓所著《医宗必读卷十·痹》中曾指出"治风先治血,血行风自灭",《丹溪心法·中风》中指出"治风之法,初得病即当顺气,及日久即当活血,此万古不易之理"。治疗内风可以通过活血化瘀之法。由于血瘀风动是促使病情发展变化的中心环节,因此,活血熄风应为贯穿本病治疗始末的基本大法。瘀血可以生风,血行风自灭,脉通血行则筋得濡养,筋得濡养则柔,筋柔则颤止风熄,因此治疗帕金森病应重视活血熄风法的应用。

(三)从情志论治失眠

失眠症属于睡眠障碍的一种,中医学称之为"不寐",其临床表现复杂多样,或难以入睡,或寐而易寤,或寤后不能再寐,或彻夜难以入睡,或多梦,或噩梦纷纭。情志活动以五脏的精气为物质基础,情志之伤如过怒、过喜、过悲、过思、过恐,可影响五脏,使人产生不寐之症。

1. 脏腑失调,情志内伤

怒是发病之源。《素问·举痛论》云:"百病生于气也,怒则气上,喜则气缓,悲则气消,

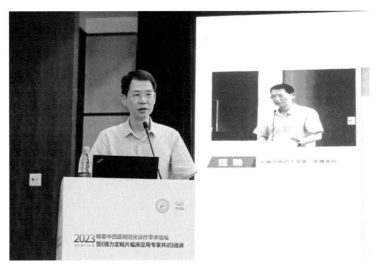

参加眩晕中西医规范化诊疗学术论坛

恐则气下,惊则气乱,思则气结。"情志变化过极,必然导致脏腑功能失调,脏腑功能异常,易扰动心神,脑神被扰而发生不得眠。《灵枢·邪气藏府病形》说:"有所大怒,气上而不下,积于肋下,则伤肝。"《不居集》谓"忿怒不寐",系"忿怒太过,肝气上逆,内邪蕴滞,烦扰不寐"。肝喜条达,为"将军之官",主全身气机的疏泄,失眠的病机以肝郁为首,肝主疏泄失调,其形成的病理产物可扰乱神明,故发不寐。除精神压力外,导致肝气郁结的原因还有心理的紧张烦躁、焦虑、抑郁。肝藏血,肝主疏泄,血藏魂,气血调和,阴阳平衡,人卧而血归于肝,魂归其宅,则睡眠得矣。

喜是发病之所。《问斋医案·不寐》曰:"忧思抑郁,最伤心脾。心主藏神,脾司智意,意无所主,神无所归,故为神摇意乱,不知何由,无故多思,通宵不寐。"《不居集》谓"心事烦扰不寐",系"心为事扰,神动不安,精气耗散而不寐"。喜为心志,大喜最易伤心,暴喜过度,难以自制,最开始喜笑不休,夜卧不宁;继则耗伤心气心阳,心气涣散,神不守舍,致使心悸失眠,惊悸不安。

思是发病之因。思为脾志,即人的思虑之情志活动主要通过脾来表达。《素问·举痛论》云:"思则心有所存,神有所归,正气留而不行,故气结矣。"思伤脾,思虑过度,导致脾的正常生理功能受损,脾无法运化水谷,脾胃为气运行之枢纽,气机不畅,脾营耗伤,营血不足,正如《类证治裁》云"由思虑伤脾,脾血亏虚,经年不寐"。

悲是发病之由。肺在志为悲,悲伤是一种情志活动,正常调节下,对机体健康会有一定的好处,可以使人的情绪得以释放,若超过机体承受的负荷,便成为致病因素。过度的悲伤,则影响肺的正常生理功能,肺为气之主,气的升降出入功能受损,可影响卫气的生成,正如《灵枢·大惑论》说"夫卫气者,昼日常行于阳,夜行于阴,故阳气尽则卧,阴气尽则寤",《素问·举痛论》曰"悲则气消",气的生成不足可致精血亏虚,阴不敛阳,阴阳不交则致不寐。

恐是发病之责。肾在志为恐，正如《黄帝内经》说"恐伤肾"。肾为气之根，惊恐过度会影响气机之升降出入，使五脏相互制约的关系得以打破，气血津液的运输代谢失常。恐则气下，胸中空虚，心无所主，心慌心悸，畏惧不安，惊慌失措，可致不寐。

2. 疏肝行气，养心安神

人的情志因素最易影响肝，肝郁气滞是引起失眠的基本病机，故治疗以疏肝行气法最为普遍。情志波动，肝气郁结往往可产生多种其他病症。情志致病，首先伤肝，肝病及心导致的失眠应以调肝为主。临床治疗失眠以调畅情志之法，选用丹栀逍遥散加减疗效显著。情志不寐患者肝气郁结证当以急则治其标，予辛散药为主。若长期气郁无法缓解，郁而化火，火灼阴液，耗伤精血，气血阴阳失和，则可致不寐迁延难愈。《症因脉治·内伤不得卧》曰："肝火不得卧之因，或恼怒伤肝，肝气拂郁，或尽力谋虑，肝血所伤，肝主藏血，阴火扰动血室则夜卧不宁矣。"朱丹溪认为"气有余便是火"，故火扰心神，耗伤气血，治疗时应予以补虚，但急则治其标，当先以疏肝行气、泻火安神，直接改善睡眠障碍，防止气郁日久化火，火郁耗阴。《普济本事方》曰："平人肝不受邪，故卧则魂归于肝，神静而得寐。今肝有邪，魂不得归，是以卧则魂扬若离体也。"

其次，益气养心、镇静安神。神不安其舍，多由于心血不足，心血不足，多由于肾之虚损，不能上下交通而致水火失济，则形成惊而不寐。不寐之病机，不止于"心"，不离于"心"，情志失调皆可影响心神。因此治疗时兼以养心安神相当重要。心为事扰，神动不安，精气涣散而不寐，正如《不居集》论"怔忡惊悸健忘善怒善恐不眠"。气血同源，乙癸同源，益气同时兼益补血，补益心血之时兼以重镇安神。刘完素对于治疗有云"怯则气浮，欲其镇也"，开后世重镇安神、医治惊悸之诀要。《济生方》曰："惊忧思虑，气结生痰，留蓄心包，怔忡惊惕，痰逆恶心，睡卧不安。"因气结生痰，痰多导致病症变化莫测，易致变症，养血健脾，使脾运化水液功能正常运行，预防痰的生成，重镇安神兼以健脾祛痰化湿，使夜寐安。

班
文
明

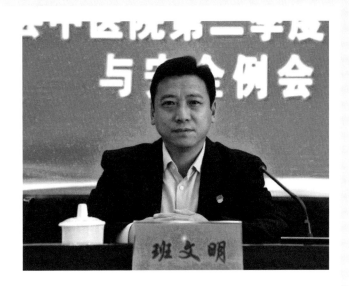

一 名医小传

班文明,男,安徽舒城人,中共党员,主任中医师,安徽中医药大学教授,硕士研究生导师,现任太和县中医院党委副书记、院长。安徽省跨世纪中医学术和技术带头人,第四届江淮名医,阜阳市"颍淮名中医",阜阳市"拔尖人才",阜阳市高层次创新创业"领军人才",阜阳市"科技创新突出贡献人才",享受阜阳市政府特殊津贴。

兼任安徽省中医药学会常务理事,安徽省中医药学会老年病专业委员会、脑病专业委员会副主任委员,安徽省中西医结合学会眩晕病专业委员会副主任委员,安徽省睡眠研究会中医睡眠医学专业委员会副主任委员,安徽省老年医学会内分泌代谢专业委员会副主任委员,阜阳市中医药学会脑病专业委员会名誉主任委员,阜阳市中医药学会老年病专业委员会主任委员,阜阳市医学会全科医学专业委员会副主任委员。

参加工作以来,先后在安徽医科大学第一附属医院、中日友好医院、中国人民解放军总医院进修学习,擅长神经科疾病的临床诊治。已培养硕士研究生6名,发表学术论文41篇,主编专著2部,获省、市、县级科研成果12项,安徽省中医药科技进步奖三等奖3项,阜阳市科技进步奖二等奖3项、三等奖6项。

二 学术特色

班文明坚持"立足整体观念,坚持辨证施治"的诊疗思路。他认为人体是一个有机整体,从生理层面阐述,五脏六腑为一体,形体精神为一体;从病理层面阐述,局部病变可引起整体变化,整体变化又涵盖局部病变;从诊治层面阐述,局部的外在病理变化是内在脏腑变化的表现,因此治疗时要治病求本,局部与整体相结合,不可缘木求鱼。他在临床诊治时,擅长透过疾病的某些外在表现,望闻问切、四诊合参,从而抓住病变的本质,并善于对某一局部病变进行辨证论治。如治疗眩晕,不仅仅局限于治脑,而是将其与肝、肾、脾、心结合起来,寻其脏腑根源分别进行辨证施治,效果显著;在治疗失眠时,从营卫气血观出发,调和营卫,补气养血以助眠。他不仅采用局部对症治疗,还进行整体辨证,从脏腑失调、气血失和方面找病因,因时因地因人来制定治疗原则。在治疗中,具体问题具体分析,通过望闻问切,将舌苔、脉象与症状、体征相结合,辨明疾病的发生原因、发生部位、发生性质及发展趋势,采用正治或反治、治标或治本、扶正与祛邪相结合,临床获益颇丰。

(一)眩晕的诊疗:定眩先化痰,化痰先理脾

班文明认为,眩晕的病变过程中,各个证候之间可相互转化或兼杂,如脾胃虚弱,气血亏虚而生眩晕,脾虚可生痰,因此在补益气血的同时,班文明常常加用健脾化痰的薏苡仁、泽泻等中药;若痰湿中阻,郁久则化热,痰火夹杂而伤阴,故治疗时应在化痰的同时加入滋阴降火之药,如知母、牡丹皮、地骨皮等;脾胃为后天之本,气血生化之源,饮食失当与眩晕病有密切关系。脾胃损伤,中湿不化,湿聚生痰,痰壅肝郁,可致肝风夹痰上扰而发病,故班文明认为,治疗本病调理脾胃十分重要。脾胃健运则升降有序,枢机得平,风痰自消。

班文明认为,"一条腿能走,两条腿跑得更快",故其临证时充分发挥中西医结合优势,将传统方法与现代方法有机结合,更有利于明确诊断,审因论治,处方遣药,不断提高疗效。如治疗眩晕疾病,他积极引进新技术,率先在皖北地区开展SCSY-I前庭治疗仪治疗前庭系统相关疾病,将此诊疗技术与自己多年治疗眩晕的经验方相结合,患者反馈良好。

(二)老年病的诊疗:重在补气健脾

班文明擅于治疗老年病,他认为,人至老年,身体日渐衰弱,五脏虚损,气血亏耗,易于生病,因此补脾气、健脾胃为治疗之关键。常用的补气药主要有党参、太子参、黄芪、白术、山药、黄精等,主要是补脾、肺之气。在应用补气健脾药物时,班文明尤其重视组方配伍应用,善用药对提高辨证疗效,促进老年疾病的好转和痊愈。结合"老年多瘀"、气血衰少而多郁,班文明临床治疗老年病多配以调理气血、解除瘀滞之品,常用逍遥散、柴胡疏肝散等方以调理气机,气机通达调畅则气血畅通。另外,班文明认为天人合一,调

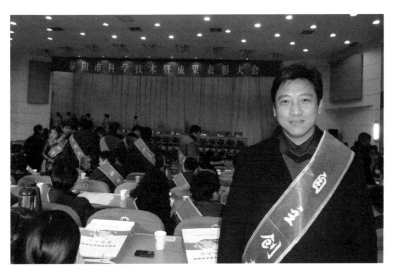

荣获阜阳市科技进步奖表彰

养应与时令节气及环境相结合。春夏养阳,常用香砂六君子汤、八珍汤等养脾胃之阳,用金匮肾气丸、右归丸等以温肾阳。秋冬养阴,常用养胃汤、麦门冬汤等以养脾胃之阴,用六味地黄汤、左归丸等以养肝肾之阴。

(三)不寐的诊疗:调和营卫气血,疏肝解郁理脾

班文明认为营卫气血调和、经脉通畅,人们才能够有良好的睡眠,而营卫气血失和,就会常发生失眠。他自拟助眠汤为基本方临证加减,方中包含党参、白芍、炒白术、当归、茯神、炒枣仁、桂枝、炙甘草等药,调和营卫、益气养血。伴胸闷胁胀、善太息者,加香附、郁金;伴心血不足较甚者,加熟地黄、阿胶;伴脘闷纳呆、苔腻者,重用白术,加苍术、茯苓;伴心悸甚惊惕不安者,加生龙牡、朱砂重镇安神。

此外,班文明认为,情志不佳是诱发现代人失眠的重要因素。长期的生活和工作压力,以及生活节奏的加快,极易诱发焦虑、抑郁等不良情绪,从而导致失眠,并互为因果。他自创愉悦情志法及心理疏导法,帮助患者树立积极健康的心态,正确认识失眠,合理调节自己的情绪,培养自己的兴趣,通过适当运动来转移注意力,并辅用调畅情志之药,如柴胡、合欢皮、郁金等。

(四)卒中的诊疗

1. 急性脑缺血的救治

对于卒中(脑缺血)偏瘫患者,班文明强调早期康复。他在安徽省内率先引进Lokohelp康复机器人步态康复技术,创新开展"针灸联合Lokohelp机器人康复治疗急性缺血性脑卒中偏瘫的疗效评价"课题研究,患者病情平稳时可进行针刺治疗,针灸有疏通经络、调和气血之功效。卒中偏瘫患者临证取穴时,多体现"风取三阳""治痿独取阳明"。

111

以脏腑经络学说为指导,循经取穴,根据不同证候选取不同腧穴。因此,取穴原则主要包括近部取穴、远部取穴和随证取穴,在临床上除可单独应用外,还常相互配合应用。常用的配穴方法有本经配穴法、表里经配穴法、上下配穴法、左右配穴法、前后配穴法等。

治疗卒中偏瘫患者时应根据临床症状的不同,相应配以调整脏腑功能的穴位,班文明主张初病只取患侧,但若为久病,则可取双侧刺灸。主穴包括:足三里、阳陵泉、昆仑、绝骨、风市、腰阳关、太溪。随证配穴取穴:伴上肢肢体活动不利者,加肩髃、尺泽、臂臑、手三里、曲池、外关;伴下肢肢体活动不利者,加环跳、上巨虚、阴陵泉、委中、丰隆、申脉;伴口眼歪斜者,加颊车、地仓、口禾髎、攒竹、承浆;伴吞咽困难者,加风池、人迎、完骨、天柱、合谷;伴手指握固者,加合谷、曲泽、内关、外关;伴言语謇涩不利者,加上廉泉、大迎、金津、玉液;伴足内翻者,加丘墟、犊鼻、照海、委中。所选穴位,足三里健脾和胃、疏经活络、祛痰镇静、消痈止痛、强壮保健,为足阳明腧穴,配伍阳陵泉治下肢痹痛,阳陵泉为足少阳腧穴,具有疏肝利胆、通络止痛、息风止痉的作用,昆仑为足太阳腧穴,可疏风通窍、活血通络、通调大肠;绝骨又名悬钟,为足少阳腧穴,是八会穴之髓会,可通络止痛、疏肝利胆、活血祛风;风市是为祛风要穴之一,为足少阳腧穴,具有疏经活络、祛风止痒的作用,善祛下肢外风,配伍阳陵泉、悬钟治疗下肢痿痹;腰阳关为督脉之穴,为一身之阳所在,可调血固精、壮腰健膝;太溪为足少阴腧穴,能补肾益气、滋阴利窍、益肾纳气、通调二便、温阳散寒。

Lokohelp机器人康复技术旨在重建患者的运动模式。两者联合应用,相得益彰,疗效呈叠加效应,能够显著改善患者神经功能缺损程度,明显降低神经功能缺损评分,协同提高患者步行能力、平衡功能、运动功能及日常生活活动能力。该科研成果获得2020年安徽省中医药科学技术奖三等奖,技术已在多家医院推广运用。

2. 急性脑出血的救治

班文明深入开展中医辨证结合西医分期治疗高血压脑出血临床研究。超急性期应用杏林Ⅰ号方熄风醒脑、通腑化痰,药用瓜蒌20 g、胆南星8 g、明天麻10 g、钩藤(后下)15 g、菊花12 g、石菖蒲15 g、生大黄(后下)10 g、枳实12 g;急性期应用杏林Ⅱ号方活血化瘀、化痰通络,药用半夏10 g、白术10 g、明天麻10 g、桃仁15 g、丹参20 g、当归尾15 g、茯苓15 g、三七冲4 g、苏木10 g;恢复期应用杏林Ⅲ号方益气活血、滋养肝肾,药用生黄芪30 g、党参12 g、白术10 g、桃仁15 g、赤芍10 g、全当归10 g、川芎15 g、广地龙15 g、鸡血藤15 g、桑寄生12 g、炒杜仲10 g、怀牛膝15 g,能有效改善因脑出血引起的脑组织损害,以及脑水肿引起的缺血、缺氧症状,有利于肢体功能恢复,极大地减轻了患者、家庭及社会的负担。

(五)血管性痴呆的诊疗

班文明创新思维,深入临床研究,突破传统单一药物治疗慢性病的模式,使用补肾

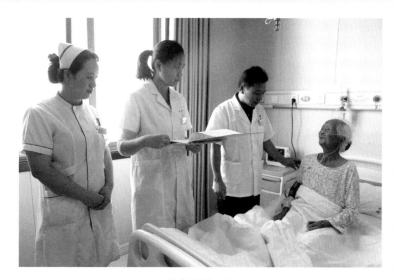

临床教学查房

开窍法之参乌益智胶囊(人参10 g、制何首乌15 g、石菖蒲15 g、银杏叶9 g、远志12 g、川芎9 g、胆南星6 g、葛根15 g、郁金12 g)治疗卒中后认知障碍患者。班文明认为,痴呆的发病过程大致可分为早、中、晚三个阶段:疾病早期,实多虚少,以痰瘀阻窍为主,治以化痰逐瘀,开窍醒神;疾病中期,虚实并见,阴虚阳亢,痰瘀阻窍并重,治以平肝潜阳,化痰逐瘀;疾病后期,虚多实少,以肝肾阴亏为多见,治以滋补肝肾。班文明通过多年的临床经验积累,认为卒中后认知障碍病机为脑府痰浊阻滞、髓海失充。

班文明强调肾藏先天之精,肾精充足,精血可濡养脏腑,机体功能正常则精生髓,骨髓荣养于脑,肾精不足则神机失用,补肾则脑髓得充,元神得养;祛痰则清窍得开,痰祛络通,以复脑窍清明。此外,班文明常强调本病继发于卒中之后,卒中后产生的痰浊、瘀血等病理产物,既是卒中后痴呆发病的直接病因,也是致病因素,故治疗还应化瘀通络,使肾精充足、瘀化痰消,从而改善痴呆症状,临床强调早期识别,治疗关口前移。参乌益智胶囊选取人参、首乌为君药,益气补肾,滋养脑髓,健脑益智;石菖蒲、银杏叶、远志为臣药,芳香开窍,宁神益智;川芎、葛根、胆南星活血祛痰,通降浊邪,为佐药;郁金为使药,活血通络,化痰开窍。以上组方,益气活血,化瘀通络,填精益脑,醒神开窍,使肾精充足,瘀化痰消,脑窍清明,从而改善早、中期痴呆症状。

此外,班文明在临床运用上采取药物联合非药物治疗血管性痴呆,如参乌益智胶囊联合高压氧治疗。其主要机制为:①高压氧联合参乌益智胶囊可以减少脑梗死的体积和减轻海马神经细胞凋亡;②高压氧可以提高血脑屏障的通透性,可提高药物的有效利用率,达到疗效相加或协同作用;③可以促进侧支循环形成及神经细胞突触间的传递,有利于"半暗带区"神经功能的恢复;④高压氧可通过增加氧的弥散提高氧分压,降低血液黏稠度,改善微循环。相关项目获得2017年度安徽省中医药科学技术奖三等奖,专利技术已在多家医院推广运用,疗效确切,获得良好社会效益和经济效益。

脾胃专家

王
国
仁

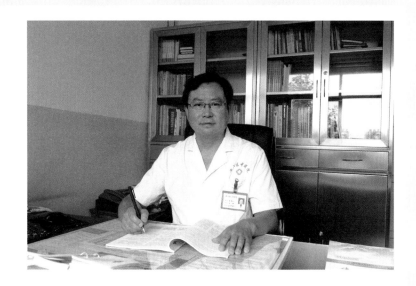

一 名医小传

王国仁,男,安徽歙县人,主任中医师。曾任黄山市黄山区中医医院院长。安徽省跨世纪中医学术和技术带头人,首届安徽省名中医、第二届江淮名医、黄山名医、黄山市优秀医生、黄山市特色人才、黄山区专业技术拔尖人才。获"安徽省科协系统先进个人""黄山市先进工作者""黄山市优秀共产党员"等荣誉称号。

兼任安徽省中医药学会理事、脾胃病专业委员会副主任委员。建有"王国仁全国基层名老中医药专家传承工作室""王国仁安徽省名中医工作室""黄山市王国仁劳模创新工作室"。作为学科带头人,主持安徽省中医药管理局"十五""十一五""十二五"重点中医专科脾胃病科建设工作。

1984年毕业于安徽中医学院中医专业,从事中西医结合临床诊疗工作40年,曾师从安徽省国医名师马骏主任和上海市名中医彭培初教授,在诊治萎缩性胃炎、功能性消化不良、慢性腹泻、肝胆胰等消化性疾病和泌尿、生殖等系统内科杂病方面,积累了丰富的临床经验,提出脾胃之病,湿滞为因,形成治胃贵于通、健脾贵在运、辛开苦降除痞满的治疗特色。

承担安徽省卫生厅中医药科研项目1项。发表学术论文20余篇;荣获全国医药卫生优秀学术成果一等奖1项,安徽省自然科学优秀学术成果三等奖7项,黄山市科技进步奖三等奖1项,黄山区科技进步奖二等奖4项、三等奖1项。

二 学术特色

(一)脾胃病的论治观点

脾胃同居中州,属土,为后天之本,主受纳水谷,化生气血,营养五脏,并通降浊物,为气机升降之枢纽。生理上密切相关,病理上相互影响。脾属五脏,为阴土,能藏精气,满而不实,体阴而用阳,脾主升清,升发清阳之气,宜升则健。脾主运化胃中水谷,为胃行其津液,不但使入胃之水谷化生精气,并能升腾传输水谷精微,归肺达五脏九窍,营养周身,因此脾脏喜温喜燥而恶湿,温燥则脾气轻而得升,气湿气浊则降,譬如阳光明媚则天清气朗,阴雨雾气则天混气浊。正如叶天士所云:"太阴阴土,得阳始运。"胃属六腑,为阴土,传化水谷,实而不满,体阳用阴,腐熟水谷,通降胃府气机,疏导糟迫下泄,胃宜降为和。胃主通降,使水谷化生后的糟粕和五脏代谢后的废物下降排出体外,因此胃喜润而恶燥,以通为用,以降为顺,润则六腑通畅,浊物顺流而下,燥则六腑干涸,浊物积滞难下。正如叶天士所云:"阳明阳土,得阴自安。"

脾的升清与胃的降浊,脾的运化与胃的纳食,脾的喜燥与胃的喜润相辅相成、相互协调,既是脾胃消化功能表现形式,又是胃肠动力的表现形式。胃腑不降,湿浊弥漫,必使脾阳受损,难以升清,无力为胃行其津液,加重水湿内停。脾脏不升清,阴火乘中,必损胃阴(津),胃中干涸,难以降浊,无容纳谷,脾气更伤。因此明代医家周慎斋说:"胃气为中土之阳,脾气为中土之阴,脾不得胃气之阳则多下陷;胃不得脾气之阴则无转运。"脾胃的纳与运、升与降、燥与湿失调则导致脾胃病的发生。病位有在胃在脾,病态有实与虚,病性有寒与热,病势有逆与滞。胃病多实,实在浊气,虚在胃阴。脾病多虚,虚在阳气,实在痰湿。治疗中焦脾胃以求其平,贵在用药得当,有调整阴阳、脾胃并治、气血并调、虚实兼顾、寒热并用、升降相因、通补兼施、燥湿相济等方法,用药不及不能纠其偏,用药太过反伤其正。

(二)脾胃病的诊治特色

1. 治胃贵于通

王国仁认为,胃主受纳,腐熟水谷,喜润通而恶燥滞,一旦壅滞,枢机不制,升降失常,则纳运无能,水反为湿,谷反为滞,湿阻、食积、痰结、气滞、血瘀、火郁亦相因而生。胃失通降,不仅可以影响食欲,而且因浊气在上而发生口臭、脘腹胀闷或疼痛,以及大便秘结等症状,如《素问·阴阳应象大论》说:"浊气在上,则生䐜胀。"若胃气不仅失于通降,进而形成胃气上逆,则可出现胃脘痞满、疼痛、胀气、纳呆、嗳气酸腐、恶心、呕吐、呃逆等症,常见于慢性胃炎、胆汁反流性胃炎、胃食管反流等疾病。治疗当通降胃府,调畅气

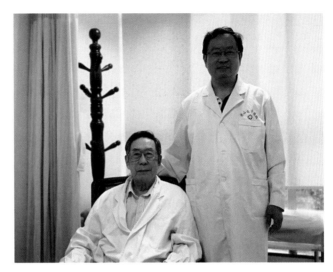

与恩师合照

血，疏其壅塞，引导食浊瘀滞下降。病位单纯在胃，则重点治胃，复其通降，若胃病及脾，升降反作，则降胃理脾，二者兼顾。病性属实，则通降为主，当祛邪，不可误补；虚实夹杂，则通补并用，补虚行滞，标本兼顾。对于既有胃府郁滞，失于通降，又见脾失健运，中气虚损者，王国仁既反对误补壅补，又不乱用过用通降之法，胃虚兼以益胃，脾虚兼以补脾，达到通降不伤正，补益不壅滞，最终胃之顺畅通降的目的。正如《医学真传》所说："通之之法，各有不同，调气以和血，调血以和气，通也；上逆者使之下行，中结者使之旁达，亦通也；虚者助之使命，寒者温之使通，无非通之之法。"当脾胃升降失常，气机阻滞于中，以胃脘痞满为主要表现时，临床常见于慢性萎缩性胃炎、浅表性胃炎等胃病，多以辛开苦降之品，开结除痞。若胃失和降，临床表现为嗳气、呃逆、呕吐、反胃，常发生在慢性胃炎、胆汁反流性胃炎、胃食管反流等胃病中，方以旋覆代赭汤、橘皮竹茹汤加减，以和降胃气。如脾湿滞胃，胃失和降，以脘胀、恶心呕吐、纳呆、苔腻为主，当除湿和胃，用平胃散加藿香、枳实、苏梗、砂仁等。如肝胃郁热，胃失和降，以口干口苦、胃中嘈杂、吞酸、便秘为主，当泄热和胃，用左金丸合橘皮竹茹汤加减。如胃阴受损、润降失常，临床以口干思饮、嗳气欲呕、胃部隐痛为主，当养阴和胃，用一贯煎加白芍、佛手、竹茹、绿萼梅之品。

2. 健脾贵在运

王国仁崇尚"脾以运为健，以运为补"的观点。"脾得运则健"，"运"即运化、传输之义。脾主运化即将人体吸收的物质，或食用的食物，化为水谷，分为精微、糟粕两部分，精微吸收入体内，糟粕排出体外。将水谷精微化生气血津液，以养五脏六腑、四肢百骸。脾运化水液，将吸收的水分进行输布，上输于肺，经过呼吸与排汗排出体外；下输到肾、膀胱，通过尿液排出体外。如果脾胃运化失健，升降失常，则可导致体内湿气积聚、气血化生障碍,诸证丛生,正如李东垣所言"内伤脾胃,百病由生"。欲使脾健不在补而贵在运,运脾的作用在于解除脾困,舒展脾气,达到脾升胃降、脾健胃纳,生化正常的目的。

脾的生理功能,主要通过脾气来实现。脾气是脏腑之气,也是脾运化、升清、统血功能的动力。脾气健旺,则脾胃功能正常;脾气虚弱,则脾胃功能减退。从治疗角度"虚者补之",当用补法,古人有"实则阳明,虚则太阴"之论,提出了太阴脾经发病以虚为主,故论治脾病,不离一个"补"字。而在临床实践中,王国仁发现,脾虚不运虽为虚证,但常可见"实"象,如脾虚不运出现的痰饮、湿阻、食积、气滞等。因此,治疗上单纯考虑"补",则会补而使之滞,犯"实实之戒",而应该以运行脾气、调整气机升降为要。

王国仁根据"脾以运为健,以运为补"的学术思想,确立了健脾促运、调畅气机的治疗原则,提出健脾先运脾、运脾必调气,突出了理气调气药在运脾法中的运用。由于脾胃为人体气机升降枢纽,气机的正常与否,不但影响着脾胃生理功能,也影响着人体正常生命活动。通过健脾促运、调畅气机使脾的生理功能得以实现,使脾胃健旺、气血生化有源,避免单用滋补药而导致壅滞。因此运脾不在于直接补益助运,而在于通过调气而助运,这是运脾的关键所在,健脾之法不在补而贵在健运。

脾病多表现为本虚标实,治疗时如单用补法恐有"实实之弊",若用去实之法,又恐损伤脾气。因此,王国仁临证多采用运脾之法,使脾运正常,气血生化充足,气机调畅则诸病自愈。创立经验方调气运脾汤(太子参30 g,苍术15 g,白术15 g,茯苓20 g,山药15 g,扁豆20 g,陈皮12 g,枳壳15 g,石菖蒲12 g,白豆蔻10 g,炒麦芽15 g,仙鹤草30 g),以治疗脾虚不运引起的各种临床病症,疗效显著。该方以太子参、白术、山药、扁豆益气健脾以助运。苍术药味微苦,芳香悦胃,开郁除湿,醒脾助运。苍术偏于燥湿健脾,白术偏于健脾燥湿;白术善补,苍术善行,两者配合,补运相兼。仙鹤草健脾补肾、调补气血,且补而不腻;白豆蔻、茯苓健脾行气祛湿;佛手气清香,入脾、胃经,性温和而不燥烈,既能燥湿化痰,又能行气宽胸;枳壳善行中焦之气,与陈皮合用可增强运脾功效;炒麦芽既能消食化积,又能疏肝解郁;石菖蒲入心、脾经,芳香化湿、醒脾除浊。全方巧妙配伍,标本兼顾,健脾而不壅滞,燥湿而不伤阴,共奏益气健脾、行气助运、调和中焦气机升降之功。

3. 脾胃之病,湿滞为因

湿邪所致之脾胃病与多种因素相关。外湿所致与季节、地域、环境有关,多由气候潮湿,或涉水淋雨,或伤于雾露,或水中作业、久居湿地等,使湿邪侵袭人体而引起。内湿所致则因素体肥胖、痰湿过盛、饮食不节、恣食生冷、过食肥甘、劳欲体虚、情志失调等内伤脾胃,运化失司而生内湿。内湿既是病理产物,又是致病因素。内湿与外湿虽有不同,但在发病过程中又常相互影响,外湿易致脾失运化,湿从内生,而脾失健运,又容易招致外湿侵袭。湿邪内停最易侵犯脾胃,因脾胃同居中焦,共同承担着水谷的受纳腐

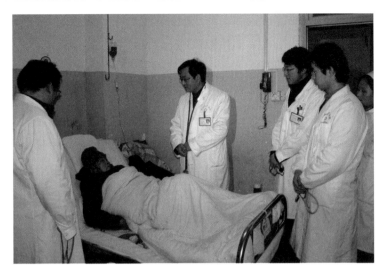

查房带教

熟、吸收转输,以及水液的运化功能。脾胃功能强健,水谷水液得以正常的输布和排泄;脾胃功能低下,水谷水液不能正常运化,则水反为湿,谷反为滞,聚而为患。王国仁认为,脾胃在生理病理上与水湿有不可分割的内在联系,无论外湿困阻脾胃,还是脾胃功能失调内生湿邪,湿滞是脾胃病发生发展中的重要因素。

王国仁强调湿滞为因的指导思想,较之李东垣所处金元之战乱年代,饥饱劳倦导致脾胃失调、元气虚损有不同的差别,现今多因饮食不节,营养过剩,情志不遂,致运化失司。前者以脾胃亏虚、中气下陷为主;后者以脾失健运、湿浊内蕴、气机失调为主。两者虚实有别,病机各异,治法亦殊。

脾胃为气机升降的枢纽,气行则水行,气滞则水停,脾胃升降有序,则水湿自消。王国仁认为,湿滞为脾胃病病机之要,脾病必生湿,湿邪必伤脾,脾胃里实证以运脾化湿为主,脾胃里虚证以补脾为主,两者皆须配以理气药。故在治疗脾胃病时,宜祛湿调气为要,或温,或清,或补,或泻,总以行其滞、利其湿、复其升降为其总旨。强调"治湿先调气,气行湿自消",湿为阴邪,非温不化,健脾运湿宜行而不滞。

脾胃虚弱,运化失司,湿邪内生,为脾虚湿困,症见脘痞腹胀,或胃痛隐隐、食后加重,面色萎黄,神疲乏力,口腻不渴,纳呆便溏,舌质胖大伴齿痕、苔白厚腻,脉象沉细缓。治宜健脾益气,行气化湿。方选参苓白术散合四君子汤加减,药用太子参、山药、茯苓、白术、薏苡仁、桔梗、砂仁、桂枝、陈皮、大枣、甘草等,以达到健脾而不壅滞、祛湿而不伤正的目的。食滞纳呆者,加鸡内金、麦芽、神曲消食导滞;脾虚便溏者,加莲子肉、扁豆、葛根健脾止泻;呕吐清水、脘闷不食、胃中有振水音者,加苓桂术甘汤温化痰饮。

湿邪困脾,脾失健运,气化遏阻,为湿困脾土,症见脘腹痞塞不舒,胸膈满闷,头晕目眩,身重困倦,呕恶纳呆,口淡而黏,舌淡苔白厚腻,脉沉滑。治当运脾祛湿,调气通降。方选二陈汤合平胃散加减,常用半夏、白术、苍术、茯苓、薏苡仁、厚朴、藿香、苏梗、木香、白豆蔻等药物,意在通过苦燥、淡渗、芳化等法化浊醒脾,和畅气机。如湿邪久蕴兼有热象者,则燥湿、淡渗与苦寒清化并用,可适当配以黄连、黄芩、蒲公英、生薏苡仁、青蒿等清化之品;肝气犯胃、气滞湿郁之脘腹痞闷,胸胁胀痛,口苦呃逆,烧心泛酸,纳差便溏者,加柴胡疏肝散或四逆散化裁。大便秘结者,加生白术、木瓜;泛酸者,加煅瓦楞子、海螵蛸中和胃酸;气逆不降、嗳气不止者,加旋覆花、代赭石、枳实、沉香顺气降逆。

4. 辛开苦降除痞满

王国仁注重"理气重在调升降"的观点,临床常用柴胡与枳壳、枳实与桔梗、枳壳与白术、半夏与桔梗、谷芽与麦芽相伍,一升一降,调理中焦气机、助运祛湿。

若寒邪直中,或湿困脾阳,则脾气不升而生寒;辛辣厚味,燥伤胃阴,则胃气不降而生热。寒热互结,则升降运化障碍,致水为湿,谷为滞,气血生化不足而虚损。临床可见寒热互结、虚实夹杂、清浊混淆之诸多征象,如心下痞满,脘腹胀痛,呕恶泄泻,口苦口臭,胸中烦热,吞酸嘈杂,舌红苔腻,脉弦滑等。王国仁主张除其寒热,补其脾胃,复其升降,方用半夏泻心汤加减治之,临床疗效明显。常用黄连、黄芩之苦寒降泄除湿热;半夏、干姜之辛温燥湿开其结散其寒;党参、甘草、大枣之甘温益气补其虚,共奏寒热并用、辛开苦降、补泻兼施、消痞散结、补气和中之功,使邪去正复,气得升降,诸证悉平。临床加减应用:慢性胃炎伴有泛酸、呕恶者,半夏泻心汤加吴茱萸(或肉桂),黄连与吴茱萸(或肉桂)的用量比例为2:1;胃食管反流引起的刺激性干咳,伴胃灼热、泛酸及胸痛、恶心等症,加百部、黄芩;脾胃不和,伴反复性口腔溃疡,舌苔黄腻或白腻者,用半夏泻心汤加封髓丹(砂仁、黄柏、甘草)、肉桂、干姜、川牛膝;慢性胃炎伴头痛、失眠者,加夏枯草、珍珠母;慢性胃肠炎,湿热中阻,寒湿下注,上见痞满,下见泄泻,腹部隐隐作痛,舌苔白腻而滑,加四神丸;慢性结肠炎致便秘者,加生白术、杏仁、火麻仁;消化性溃疡之烧心、吞酸、胃脘隐痛,或口中泛泛流涎者,加乌贝散。

5. 调五脏以安脾胃

脾胃为气血生化之源,后天之本,五脏皆禀受脾生化的气血而发挥正常的生理功能,而脾与五脏之间又相互制约协调,保证脾胃的功能发挥。李东垣提出"百病以脾胃为本","内伤脾胃,百病由生"。脾胃有病可及五脏,五脏有病必祸脾胃。王国仁十分推崇张景岳"安五脏即所以治脾胃"的观点,认为脾胃居中州,资生气血,血以养心,而心火肾阳又资助脾阳,胃阴以肾阴为本,脾胃升清需要肝气条达,胃府润降得肺气清肃等。王国仁以五行学说指导调理心、肝、肺、肾,在临床中提出了脾胃病从心论治、从肺论治、从肝论治、从肾论治,以促进脾胃功能的恢复,开辟了治疗脾胃病的新途径。

脾胃病从心论治:脾胃为气血生化之源,但心主血脉,心血养脾以维持其运化机能。心为脾之母,心阳温煦脾土,助脾运化。母病及子,心脏功能失常,亦生脾胃疾病。若心火亢盛,犯胃灼络,治宜清心导热,以泄心火及活血化瘀;若心阳不足,不能温煦脾胃之阳,饮邪留于肠胃,则宜温补心阳,宁心化饮。思虑过度,暗耗心血,伤脾滞运,则宜通过益气调心来治疗脾胃病,体现了"欲治其子,先安其母"的原则。

脾胃病从肺论治:肺主宣降和通调水道,有助于脾运化水液,防止内湿生成;而脾的转输津液,散精于肺,为肺的生理活动提供了必要的营养。脾为肺之母,土生金,如虚土不生金,母病及子,肺虚治节无权,令脾胃升降失调,胃气不和,治宜健脾益气、和胃助运。药物中伍以桔梗、杏仁、瓜蒌宣利肺气,肺气清肃,治节复常,脾胃乃能受补。如胃阴(津、血)不足,润降不行,胃脘胀满,大便不畅,可以沙参、麦冬、杏仁、桑白皮润肺降胃。而脾胃不升清,乏力、头晕,可以荆芥、防风、升麻、桔梗等宣肺升脾阳。正如陈士铎在《石室秘录·正医法》中所说:"治肺之法,正治甚难,当转以治脾,脾气有养,则土自生金。"

脾胃病从肝论治:脾主运化属土,肝主疏泄属木,脾与肝为木土相克之关系。肝主疏泄,调畅气机,协调脾胃升降,并疏利胆汁于肠道以促进脾胃运化。脾主运化,气血生化有源,肝得以濡养使肝气冲和条达,肝木条达以泄脾土之壅滞;脾土得肝之疏泄,则运化旺盛,如肝失疏泄,脾土壅滞,胃脘胀满疼痛,为肝郁脾虚,治疗上应疏肝解郁,健脾理气,方用逍遥散加减;如肝木过盛,克伤脾土,即木旺乘土,则脾土不能运化水谷精微,而生泄泻,治疗上应补脾抑肝,方用痛泻要方加减。如脾运失司,气机壅塞,可致肝气郁结,导致"土壅木郁"证,方用柴平汤加减。

脾胃病从肾论治:脾为后天之本,肾为先天之本;脾主运化水谷精微又必须借助肾阳的温煦,始能健旺,而肾中所藏精气有赖于脾胃所化生的水谷精微的充养,方能旺盛,两者相互资助,相互依存。如脾土虚衰不能制约肾水出现全身水肿,证属脾阳虚衰,水湿内阻,治宜温肾以振脾阳,方用实脾饮加减。如肾阳虚弱,寒湿素盛,不能温煦于脾,脾阳也随之不足,治宜温补脾肾,方用附子理中汤加减;其他如以参枣、桂枝、炙甘草温心暖脾,以酸枣仁、远志、小麦、大枣安心神和胃,以当归、麦冬、生地黄养心血滋胃阴,以大黄、黄连泻心降胃,以柴胡疏肝汤、四逆散疏肝和胃,以龙胆草、山栀子清肝和胃。方用一贯煎、芍药甘草汤柔肝以和胃,金匮肾气丸温肾以助脾阳,六味地黄汤滋肾阴以补胃阴等。

刘苏

一 名医小传

刘苏,女,安徽安庆人,主任中医师,国家重点中医专科——肿瘤专科带头人。首届安徽省名中医,第六批全国老中医药专家学术经验继承工作指导老师。兼任安徽省中医药学会肿瘤专业委员会副主任委员,安徽省中西医结合学会肿瘤专业委员会委员,安庆市中医药学会内科专业委员会主任委员。

自安徽中医学院中医学专业毕业后一直在安庆市中医院工作,曾赴北京中医药大学附属东直门医院和上海中医药大学附属龙华医院内科进修学习。师从安徽省名老中医殷子正和吴养初,从事中医内科临床40余年,对内科常见病和疑难杂症的治疗经验丰富,尤其擅长肿瘤、消化、肝胆、心脑血管疾病的诊治。近年来随着医学模式从重治疗向重预防方向转化,以"治未病"思想为指导,五诊合参,辨证、辨体、辨病诊治慢性病,从"治未病"角度论治癌前状态、晚期肿瘤的转移复发和老年病、慢性病,对慢性萎缩性胃炎、肝硬化腹水、胃癌、肺结节的中医药防治和个体化调理有独特效果,创立了"康胃抑变汤""消脂疏肝汤""软肝消鼓汤"等十余个院内制剂和常用协定方。

建有"刘苏全国老中医药专家学术经验传承工作室",先后承担安徽省中医药科研项目、安庆市科技计划项目和高等专科学校科研项目5项,共发表学术论文15篇,获得安庆市科学技术论文一等奖、三等奖4次,获安庆市科技进步奖三等奖1项。

二 学术特色

(一)从"治未病"角度论治慢性病

刘苏经过40余年的临床诊疗,精研经典,从中医"治未病"的思维出发,在诊治一些常见的慢性病中,形成了"望闻问切查"五诊,辨证、辨体、辨病相结合的方法,治疗中特别强调系统、动态地观察认识疾病,掌握疾病的传变规律,以中医药调整机体,使之阴阳平衡,气血通畅,从而有效防治疾病的发生和发展,充分体现了中医的特色和优势。

刘苏认为,中医"治未病"的思想是中医的核心理论之一。治未病可包含四个层面的意义。一是未病先防,二是防微杜渐,三是既病防变,四是病瘥防复。比如目前较为公认的胃癌发病模式是慢性炎症→萎缩→肠上皮化生→上皮内瘤变→胃癌的形成;再比如肝癌的发病模式多是乙肝病毒携带者→慢性肝炎→肝硬化→肝癌的形成等。针对这些慢性病起病隐匿、病因复杂、病程长且病情迁延不愈甚至产生恶变的特点,刘苏以"治未病"思想为指导,五诊合参,辨证、辨体、辨病诊治此类慢性病,临床上形成了系列方药:如康胃抑变汤、乙肝复元汤、软肝化纤汤、胃癌基本方、肺结节方等,有效地阻断疾病的发展和传变,充分体现了其对中医"治未病"学术思想的深刻理解和临床实践运用的成效。

刘苏在临床诊疗中,既注重传统中医的望闻问切四诊,也注重现代医学先进的检查手段,充分发挥中西医结合诊治疾病的优势,注重探索临床诊治新规律。比如对体检发现肺结节而并无显著的临床症状者,根据其体质状况和检查结果,以辨病辨体相结合总结出"肺结节方"进行加减治疗,获得良好的临床效果。

(二)常见慢性疾病的诊治特色

1. 慢性萎缩性胃炎治验

慢性萎缩性胃炎中医学多归属于"胃痛""痞满"等范畴。目前国内外缺乏有效的治疗方法,而中医在治疗慢性萎缩性胃炎的过程中,辨证分型过多,从而导致治疗方法纷繁复杂,没有相对核心的治疗方法和方药,在一定程度上束缚了中医的发展。刘苏结合多年临诊实践对慢性萎缩性胃炎治疗以辨病结合辨证,更适合临床应用而体现中医优势和特色。她认为:其主要病机为肝郁脾虚,病位在中焦脾胃,但亦与其他脏腑关系密切,并且夹热、夹痰、夹瘀。在"脾胃相关""痰瘀互阻"学术思想的基础上,强调对于慢性萎缩性胃炎的防治必须既重视辨病与辨证相结合,又重视辨证与遣药相吻合。慢性萎缩性胃炎由慢性炎症→萎缩→肠上皮化生→上皮内瘤变→胃癌形成的病机演变特点和发展情况,强调防患于未然,治疗须标本兼顾,寓通于补,消补兼施,多法灵活应用,并经

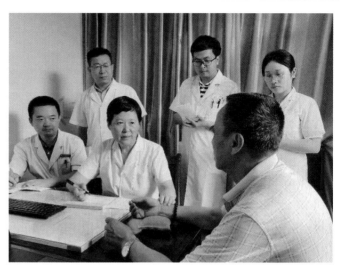

门诊带教

长期临床实践形成经验方"康胃抑变汤",临床辨证加减治疗慢性萎缩性胃炎取得了很好的疗效。

康胃抑变汤药物组成:柴胡10 g,黄芩10 g,党参10 g,茯苓10 g,白术10 g,白芍10 g,炙甘草6 g,黄芪30 g,醋莪术10 g,白英30 g,白花蛇舌草30 g,半枝莲15 g,浙贝母15 g,法半夏10 g,薏苡仁30 g。若阴虚明显去党参、黄芪,加太子参15 g,百合15 g,北沙参10 g;肾虚明显加熟地黄15 g,山药15 g;瘀血明显者,加三棱10 g,鸡内金10 g,刘寄奴10 g;痰湿重者加陈皮10 g,白豆蔻10 g,砂仁3 g;食积者加大腹皮10 g,枳壳10 g,莱菔子15 g,焦三仙15 g。方中柴胡、黄芩、白芍疏肝行气;党参、白术、茯苓、甘草为四君子汤,主健脾益气,补土抑木;浙贝母、半夏清热化痰散结,清金制木;白英、白花蛇舌草、半枝莲清热解毒、化瘀散结,经现代研究证明,此组药均具有防治消化系统肿瘤的作用;黄芪配莪术为对药,黄芪益气补虚,得莪术而补不壅中,莪术行气、破瘀、消积,遇黄芪而攻不伤正,两药合用益气化瘀、扶正消积,有改善慢性萎缩性胃炎病理变化的作用。

刘苏认为,慢性萎缩性胃炎病程迁延日久,症状复杂繁多,既有脾胃生理功能紊乱,又有胃腑形质的病变,临诊既要关注胃腑局部病变,又要顾及全身整体变化。因为脾胃为后天之本,主运化,乃气血生化之源,脾胃功能失常在人体各种病理变化中均具有重要的影响作用,如金代医家李杲所云"内伤脾胃,百病由生"。肾为先天之本,阴阳水火之宅。肾阴肾阳是人体阴阳的根本,对维持人体阴阳相对平衡起着主要作用。既然脾为后天之本,肾为先天之本,二者在生理上主要表现为后天与先天相互资生、相互促进的关系,诚如《医宗必读·虚劳》所言"肾安则脾愈安,脾安则肾愈安"。刘苏认为,脾胃病久,易生虚劳,故而在疏肝健脾的同时也要注重补益脾肾,临诊须注意观察患者肾气不足的症状,加入补肾之品如北沙参、熟地黄、山药、黄精等,而先安未受邪之地。这也是"治未病"思想的体现和应用。

此外,在慢性萎缩性胃炎治疗中,刘苏根据"百病多由痰作祟","久病必瘀",认为顽疾怪病多由"痰"作祟,百病兼痰且多与瘀相兼为患,特别重视"痰""瘀"病理产物对机体的影响,慢性萎缩性胃炎发生发展过程中,每可见到痰、瘀同病的病理变化,二者互为因果,从而形成恶性循环,致使本病迁延,反复难愈,甚至恶变,所谓"胃病生痰瘀,痰瘀助胃病"。所以在治疗慢性萎缩性胃炎时,刘苏认为主要应抓住"痰""瘀"两端,以涤痰化瘀作为重要治则之一。她还认为,慢性萎缩性胃炎伴不典型增生更应"从瘀辨治",可以更好地阻断癌前病变的发生发展。临床诊疗过程中观察瘀血的表现,除可见胃脘刺痛、钝痛、痛有定处及唇甲青紫外,还可从舌质紫黯、舌下脉络迂曲,脉弦或涩方面来把握;同时结合现代化的检查手段,将本病在胃镜检查中见到的胃腺体萎缩、黏膜变薄、肠上皮化生以及颗粒样增生,甚至出现异型增生等病理改变时,皆归属于"瘀血"范畴,临证善用三七、红花、赤芍、刘寄奴、三棱、莪术、藤梨根,甚至水蛭、全蝎、土鳖虫等虫类活血通络之品,治疗慢性萎缩性胃炎及其变证。

2. 肝硬化腹水治验

肝硬化腹水中医属"鼓胀"范畴。历代医家均十分重视对本病的防治,把它列为风、痨、鼓、膈四大顽症之一,也是内科临床的疑难杂症之一。刘苏经长期临床实践认为:肝硬化腹水的基本病因病机是人体肝、脾、肾多个脏腑功能失调,肝郁不疏,脾失运化,肾气不能蒸腾气化,三焦通畅不得,气、血、水运行失常,从而致使气滞、血瘀、水停,气、血、水互结积于腹中而成鼓胀。本病以肝、脾、肾三脏功能失调为本,气滞、血瘀、水停为标,证属本虚标实、虚实错杂。故治疗应标本兼顾,攻补兼施。据此刘苏拟"软肝消鼓汤"专方,既有疏肝健脾益肾的作用,又有行气活血利水的效果。

软肝消鼓汤药物组成:柴胡10 g,黄芩10 g,郁金15 g,鳖甲30 g,黄芪30 g,葶苈子15 g,炒白术30 g,茯苓15 g,防己15 g,茵陈15 g,半边莲15 g,白茅根15 g,凌霄花10 g,赤芍15 g。加减:湿热偏盛去黄芪,加垂盆草15 g,栀子10 g,白花蛇舌草30 g,大黄6 g;偏肝肾阴虚加沙参15 g,枸杞子10 g,女贞子10 g;偏血瘀加茜草15 g,当归10 g,益母草30 g;偏气滞加佛手10 g,绿萼梅6 g;腹胀加厚朴10 g,大腹皮15 g,生麦芽30 g;胁痛加徐长卿15 g,延胡索10 g;有出血倾向加仙鹤草30 g,三七粉6 g,白及15 g,蒲黄10 g;腹水严重加车前子15 g,猪苓15 g。方中柴胡、郁金疏肝行气;鳖甲滋补肝肾,软坚散结,升高白蛋白;白术、黄芪健脾益气,亦能升高白蛋白和白细胞;凌霄花、赤芍活血化瘀;茵陈、茯苓、泽泻、防己、半边莲、白茅根利水消肿退黄。诸药合用,共达攻补兼施之目的。此方中的柴胡配黄芩,小柴胡汤(和解少阳的代表方)之意;鳖甲配凌霄花、葶苈子,鳖甲煎丸(活血化瘀,软坚散结,用于胁下癥块)之意;防己配黄芪、白术,防己黄芪汤(益气祛风,健脾利水)之意。综合全方,着眼于肝血郁滞、瘀凝脉络、水湿内停的主要病机,着手于扶正祛邪、消补兼施的治疗原则,促使肝脾病变的改善和恢复,显著延缓了病情的进展,同时体现了"见肝之病,知肝传脾,当先实脾"的"治未病"精神。

125

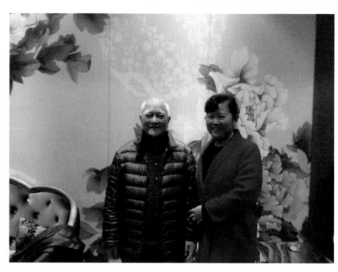

与国医大师李济仁合影

3. 胃癌治验

胃癌属中医学"胃脘痛""胃痞""便血"等范畴。中医认为肿瘤不是局部性疾病,而是一种全身性疾病。其致病因素比较复杂,使机体阴阳失调,脏腑经络气血功能障碍,引起气滞、血瘀、痰凝、湿聚等互相交结,以致造成肿瘤的发生。刘苏认为,胃癌患者平素脾胃虚弱,又因饮食不节,或感受外邪、损伤脾胃,或情志不畅、肝胃不和等,导致气滞血瘀、痰凝湿聚而发病。其基本病机为本虚标实,脾胃虚弱为本,瘀毒(气滞、血瘀、痰湿、郁热)为标。由于胃癌的病机是正虚、邪实共同存在,早期多以标实为主,而后期则以本虚为主,病程中往往虚实错杂,故治疗时当攻补兼施,气血双调,寒热并用。临诊当以健脾调胃、益气养阴、清热解毒、活血通络等法,而扶正祛邪同兼顾。据此刘苏以辨病加辨证相结合拟"胃癌基本方"专方,运用于临床,取得了良好的临床效果。

胃癌基本方药物组成:柴胡15 g,黄芩10 g,乌药10 g,郁金15 g,党参15 g,炒白术10 g,甘草6 g,薏苡仁30 g,白花蛇舌草30 g,半枝莲30 g,野葡萄根30 g,白英30 g,煅瓦楞30 g,浙贝母15 g,醋商陆10 g。加减:呕吐嗳气加旋覆花10 g,代赭石15 g,苏梗10 g;疼痛明显者加徐长卿15 g,三棱10 g,莪术12 g,全蝎4 g;腹胀便秘加厚朴10 g,火麻仁15 g,大黄3 g;腹泻加石榴皮15 g,诃子10 g,呕血及便血加仙鹤草90 g,白及20 g,龙葵30 g。方中柴胡、黄芩、乌药、郁金疏肝行气活血,党参、白术、薏苡仁、甘草益气健脾利湿,以扶土抑木;煅瓦楞、浙贝母、醋商陆化痰散结;白花蛇舌草、半枝莲、野葡萄根、石见穿、龙葵清热解毒,抗肿瘤。古人云"痞坚之下必有伏阳",热毒内蕴是恶性肿瘤的主要病因病机之一,清热解毒是抗肿瘤的重要治疗方法。现代研究也已经证实,这组清热解毒药对消化系统肿瘤具有很好的治疗作用。同时辨病选择抗癌中药,针对作用强,与辨证结合,高效快捷。诸药合用,疏肝行气,健脾除湿,清热解毒,化痰散结,攻补兼施,既能扶正调整机体免疫力,又可以抗肿瘤阻断疾病的发展。临床实践表明,上方很好地改善了患者的症状,延长了患者的生存期。

4. 肺结节治验

随着国家提出疾病防治重心前移,近年来体检工作全面开展,肺结节已成为临床上常见的一种病症,给很多人带来了一定的困扰。肺部结节常无明显的临床症状,多在体检中发现,其病因复杂。肺结节在中医可归属于"肺积、咳嗽、癥瘕、积聚"等。古人云:"积之成也,正气不足而后邪气踞之。"多由脏腑气血紊乱,导致体内痰、湿、瘀聚集而形成结节。

刘苏认为,肺结节的发生,主要是由肺气不宣、脾气虚弱,甚至肾气不足逐渐发展而来。肺、脾、肾三脏功能紊乱,导致体内气滞、血瘀、痰凝,形成结节。故治疗上应宣肺、健脾、补肾,兼以软坚散结、活血化瘀、行气化痰。根据这些治疗原则,刘苏拟"肺结节"专方运用于临床,对控制甚至消除结节病症具有良好的疗效。

肺结节方药物组成:黄芪30 g,仙鹤草30 g,杏仁10 g,炒白术15 g,甘草6 g,牡蛎30 g,海藻30 g,浙贝母15 g,法半夏15 g,茯苓15 g,陈皮10 g,水蛭3 g,皂角刺15 g。加减:若阴虚去黄芪、仙鹤草,加鳖甲30 g,玄参15 g;瘀血重者皂角刺改30 g,水蛭改6 g,另可加三棱10 g、莪术10 g;疼痛者加徐长卿15 g,蒲黄10 g;大便秘结加大黄6 g,桃仁10 g。方中黄芪、仙鹤草、杏仁益气宣肺;白术、山药、甘草健脾补肾,以除生痰之源;法半夏、茯苓、陈皮行气化痰除湿;牡蛎、海藻、浙贝母软坚散结;皂角刺、水蛭活血化瘀。

临床上往往一些肺结节病症者无显著症状。这时可以辨病辨体相结合,针对其偏颇体质,采用肺结节方加减调整体内环境,使之阴平阳秘,从而达到"医欲起之病"的效果。

127

唐喜玉

一 名医小传

唐喜玉,女,安徽芜湖人,中共党员,主任中医师。首届安徽省名中医,全国老中医药专家学术经验继承工作指导老师,首批安徽省名中医学术经验继承工作指导老师,芜湖市中医医院脾胃病科创始人及学科带头人。先后获得安徽省"最美中医"、安徽中医药大学"实践教学优秀教师"、芜湖市"巾帼标兵"荣誉称号。

兼任中华中医药学会脾胃病专业委员会委员,中华消化心身联盟安徽省委员会首届顾问,吴阶平医学基金会炎症性肠病联盟中医药专业委员会常务委员,安徽省中医药学会脾胃病专业委员会副主任委员,安徽省中医药现代化研究会内科分会副会长。

出生于中医世家,其外祖父为江南名医徐润芳,其父系芜湖市联合诊所(芜湖市中医医院前身)创始人之一唐建南先生。从小耳濡目染,1977年考入安徽中医学院中医专业,毕业后入芜湖市中医医院工作至今。博采众长,对各种疑难病证尤其对消化系统急危重症形成了一套独特的理论见解和辨治技巧,学术思想深受叶天士等新安医家影响。勤于总结,善于创新,研制出"复方石乌止血散""复方双金清胆胶囊""复方参术健胃胶囊""参术益肠丸""通幽丸""柔肝养阴化积胶囊""清凉止血灌肠方""滋阴补肾润肠膏""滋养平衡膏"等10余种院内制剂。编写专著3部,发表学术论文10余篇,获国家发明专利1项、安徽省及芜湖市科技进步奖5项。

二 学术特色

(一)急危重症,急以"补虚泻实"

唐喜玉教授对于急危重症强调分清虚实,"虚则补之","实则泻之",选方用药均以速达为目的。

1. 消化道大出血治分急缓

急性上消化道出血是消化科常见的急危重症,西医以"紧急评估、分层救治"原则,强调"3次评估,2次治疗"(紧急评估及紧急处置、二次评估及药物+内镜治疗、治疗后再评估),缩短了临床思考时间,规范了救治流程,提高了救治成功率。上消化道出血中医属于"血证-呕血、便血"范畴。唐喜玉认为,无论出血原因为何,在急性大出血期,多表现出心慌、冒冷汗、头晕、脉细数等症状,属于中医气随血耗、血随气脱之象,急则治标,宜以益气固摄为先,给予静滴"参脉注射液"益气摄血、固护阴阳,迅速起效,以求速达,不必拘泥于辨证,延误救治。同时给予口服自制"复方石乌止血散"以止血。出血停止后,则根据病因,再结合中医辨证论治,缓则治本。鉴于出血后均呈现乏力、纳差等气血亏虚、脾运不健之候,故缓解期仍应以健脾助运为基础大法,补益后天气血生化之源;同时兼顾审证求因,自拟"健胃方"辨证加减。此方案很好地阐释了中医辨证与西医辨病相结合的原则。

2. 急性胰腺炎分阶段论治

中医认为本病为胰瘅,涉及肝、胆、脾、胃、大小肠等脏腑。初起多实,迁延失治则多虚实夹杂。本病初期多症见腹痛、腹胀、大便不通、发热、苔黄厚、脉滑等阳明腑实证候;因此急当通腑泻下。唐喜玉认为,有效的通里攻下可明显缓解腹胀,能防治脏器衰竭,改善心肺功能,且对肠源性内毒素有直接清除作用,对肠道的机械屏障、免疫屏障和生物屏障亦有保护作用,从而有效地抑制细菌的内毒素移位。

古代医家认为,下法宜以"急下"为要,所谓"急下存阴""下不厌早",主张以急攻为贵。如迁延失治,当下未下,致热毒炽盛,气营、气血同病,出现高热,肿痛,狂妄,四肢厥逆,腰如被杖,吐衄,发斑,项强口噤,舌绛,干黑无苔,或焦黑起刺等重症,相当于全身感染期及MODS表现,则预后欠佳。《伤寒论》所载"大承气汤"为此法代表方剂,主治阳明腑实证、热结旁流证及里热实证之热厥、痉病或发狂等。然急性胰腺炎又常见往来寒热、胸胁苦满、呕吐不止、郁郁而烦等少阳证候,因此唐喜玉取"大柴胡汤"之兼顾少阳与阳明,化裁为经验方"柴芍承气汤"治疗。治以清热利湿,通腑泄浊,禁食不禁药,给予通腑泄浊方药服用,阻断全身炎症反应发展,效果显著。恢复期腹痛消失,大便通畅,腑中积滞已去,呈现邪去正虚之象。脾胃失健运,肝胆不和,若治疗和饮食不当,可引起病情

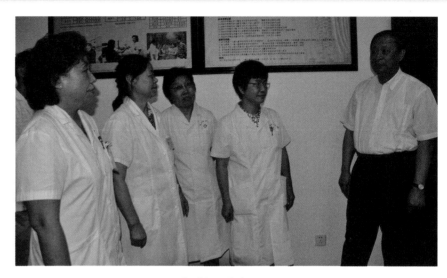

接受领导考察指导

反复,或遗留消化功能减弱症状,治疗应健脾助运、调和气血,以协定方"归芍六君子汤"为主方治疗,从而更好地促进消化道功能的恢复。

3. 不完全性肠梗阻攻补有度

肠梗阻以腹痛、腹胀、呕吐、停止排便为主要表现,中医认为病机为大肠传导失司,气机不畅,糟粕内停,不通则痛,多为热结肠腑,"大承气汤"是治疗的首选方。唐喜玉则认为,特殊类型肠梗阻不宜峻下攻伐,如胃肠肿瘤术后肠梗阻,常反复发作,痛势不甚,以腹胀为主,呕吐或不能食,平素消瘦、乏力、食少,此非实热燥结,乃为瘤毒耗伤正气,加之手术损伤,耗伤气血,肠道不荣,大肠传导失常;或为胃肠损伤,脾失健运,中焦气机阻滞,清阳不升,浊气不降,加之久病入络,气血瘀阻,不通则痛。故治疗应攻补兼施,健脾养血、行气逐瘀以通畅胃肠。常用方药为厚朴、炒枳壳、陈皮、当归、炒白芍、莪术、炒白术、茯苓等,虚实兼顾,泻下通腑。

(二)疑难慢病,缓以"调理脾胃"

1. 益气健脾治疗慢性萎缩性胃炎

慢性萎缩性胃炎是胃癌癌前期病变,目前尚无确切有效阻断其向胃癌发展的手段。唐喜玉认为,本病以脾虚为本,夹浊夹瘀。脾主升清与运化,胃主降浊、受纳与腐熟,脾胃乃人体气机升降之枢纽,后天之本,气血生化之源。感受外邪、饮食不节、劳倦过度、情志不畅皆可损伤脾胃。脾胃受损,一方面运化失司,清阳不升,浊阴不降,则脘腹痞满,恶心呕吐,纳呆食少,脾失健运,湿浊内生,或酿湿蕴热,阻碍中焦气机;另一方面,脾胃虚弱,则气血生化乏源。气血亏虚,脾阳不足,脾胃失于温煦濡养,日久形体不充,则形体瘦弱,面色萎黄。脾气、脾阳亏虚,阴血无以化生,波及脾阴、胃阴,则导致脾阴亏虚,胃阴不足。因此治疗上应以益气健脾为基础,佐以和胃化浊祛瘀。自拟"健胃方"及"复方参术健胃胶囊"治疗本病,经病理组织学验证能部分逆转其病理改变。

2. 健脾化湿治疗慢性久泻

慢性久泻病因多样,常缠绵反复。然无论如何,总不离"湿盛则泄"。唐喜玉认为,脾胃病多虚寒,治当健脾温中为法。中土充实,则运化有健,湿邪无生,自制"参术益肠丸""健脾止泻散"等。同时注重健脾渗湿与芳香化湿二法,前者用药常选党参、白术、茯苓、薏苡仁、山药等清轻平和之品,后者喜用茯苓、薏苡仁、莲子、藿香等。根据"脾主升清"的生理特点,喜用煨葛根以升阳止泻,以上方药均药性平和,剂型方便,适于长期调理脾胃。

(三)血证重视活血止血

中医理论认为,血证多与血热妄行、气虚不摄有关。在火热之中,又有实火及虚火之分,病程中往往会出现由实向虚转化的情况。如火盛气逆,迫血妄行,反复出血,则阴血亏损,虚火内生;或因出血过多,血去气伤,以致气虚阳衰,不能摄血,从而进一步导致出血。此外,出血之后,离经之血蓄结为瘀,瘀血又会妨碍新血的生长及气血的正常运行,从而加重出血。因此阴虚火旺、气虚不摄以及离经之血,既是出血所导致的结果,又是引起出血的病理因素,治疗中不能一味见血止血,应结合辨证给予凉血、活血及益气摄血等。参考清代唐容川《血证论》"止血、消瘀、宁血、补虚"之法,唐喜玉在临床治疗中,高度重视"离经之血",自制"复方石乌止血散",侧重血热妄行和瘀血阻滞,主要药物以煅石膏、煅乌贼骨、醋大黄等以清热凉血、祛瘀止血。此方对肝硬化出血患者颇为重要。肝硬化出血多为肝火犯胃或阴虚火旺所致。一则反复出血,瘀血阻络,新血不生。二则肝风夹痰夹瘀上扰,蒙蔽心神,易变生肝厥。心乃君主之官,神之处也,脏腑和合,则君和合。故宜急下通腑,泻火逐瘀。用"复方石乌止血散",得下则安,祛瘀生新,一举两得。

(四)炎症性肠病中药内外并用,多途径给药

炎症性肠病西医有溃疡性结肠炎与克罗恩病的不同,两者临床和病理特征既有重叠又有区别,病情复杂,临床处理差异较大,需长期联合使用多种药物以控制病情。唐喜玉在炎症性肠病治疗中重视以中医辨证为主,结合西医疾病严重程度、活动度评估等,制订个体化的治疗方案。在辨证论治的基础上,充分发挥"异病同治""同病异治""标本兼治"等原则,给予中药内外并用多途径给药。溃疡性结肠炎与克罗恩病虽在发病特点上有所区别,但临床症状多有重叠,如慢性腹泻、腹痛、便血等,同属中医"久泄""肠澼""腹痛""便血"等范畴。

唐喜玉认为,无论何种类型,其共同病机是脾虚为本,湿盛为标,关乎气血;治疗上

131

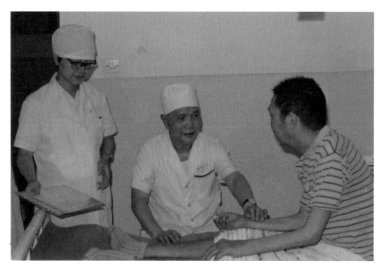

跟随父亲唐建南学习

均予健脾化湿、调气和血为法,内服汤剂治疗。活动期或下痢脓血急迫,或肛门坠痛流脓,唐喜玉认为系湿热所致,局部属实,治当泄实,予清热燥湿为法。但考虑其清热燥湿之品多属苦寒,易伤胃气,故以局部给药治疗,以顾护脾胃。同时,亦可使药物直达病所,迅速取效。此法特别适用于炎症性肠病远端病变。但根据病变部位不同,又有直肠内给药与坐浴之不同。克罗恩病多发肛周脓肿、肛瘘,系由热毒炽盛、气血壅滞、肉腐成脓所致。故治疗上溃疡性结肠炎以清热燥湿、凉血止血生肌之品灌肠,克罗恩病则重在泻火解毒、消痈排脓,以坐浴更佳。

(五)功能性疾病心身同治

随着社会发展,工作、生活压力增大,胃肠功能性疾病发病率逐年增高。如功能性消化不良、肠易激综合征、臆球症等,焦虑、抑郁、失眠等精神症状表现尤为突出,患者常反复辗转多家医院诊治,花费巨大精力财力而疗效不佳。唐喜玉认为,此类患者虽病在脾胃,但与肝气郁滞密切相关,或心脾(胃)同病,属"郁证"范畴,治疗上重视疏肝解郁,调理心神,配合心理测评及精神药物,以心身同治,每每见效。如肠易激综合征,根据主要症状,本病属于中医学之"泄泻""腹痛"等范畴。由于本病腹痛与腹泻为必备症状,并有泻后痛减的特点,符合"痛泻要方"之肝脾不和之证。现代医家也多认为,本病病位在肠,与肝、脾相关,脾虚湿盛是基本病机,肝失疏泄是发病关键。因此,治疗过程中总不忘疏肝理气、健脾利湿,以痛泻要方加减。

在功能性消化不良、消化性溃疡治疗中,唐喜玉注重安神和胃,心脾(胃)同调,自制一系列心胃同调方剂。如以胃脘痞满为主症,伴有精神症状之脾虚气滞、心胃同病者,自制"和胃安神方",该方由党参、焦白术、陈皮、厚朴、郁金、枳壳、苏梗、夜交藤、何首乌、神曲、炒谷芽等药组成,以健脾理气,宁心安神。以失眠、焦虑为主症,宗氏测评显示为焦虑症或抑郁症的心神不安者,则以合欢皮、郁金、香附、牡丹皮、百合、佛手、陈皮、白芍、枳壳、竹茹、炙甘草、神曲为主组方,疏肝健脾,宁心安神。对于心脾气血两虚,倦怠乏力、头晕心悸、失眠健忘、纳呆者,则取"归脾汤"加减组成"归脾汤加味方",以当归、党参、炙黄芪、焦白术、炙甘草、茯神、炙远志、酸枣仁、木香、干姜、夜交藤、何首乌组方,健脾益气,养心安神。以上均体现了心脾(胃)同调的学术思想。

(六)通补阳明,用药轻灵,反对滥用贵重补剂

唐喜玉临证组方深受叶天士影响,阳明胃腑以通为用,亦以通为补。对于消化系统疾病主张"通补"。胃病干呕、腹胀、胃痛诸症,多用半夏,取其辛能开泄坚满,苦能降达逆气。配伍干姜温通辛散,厚朴苦降胃气。考虑到消化系统久病多有脾胃虚弱或虚寒表现,唐喜玉主张以温补脾胃之法。但不宜呆补蛮补,反对滥用红参、附子等,主张用药轻灵,喜用党参、桂枝等补阳化气,佐以茯苓淡渗利湿,使其补而不滞,中焦阳气流转。此外,炒白术也是健脾益气常用药,特别对于妊娠期并发症,如呕吐、咳嗽、腹泻、带状疱疹等,中医学认为与肝脾肾相关,受孕之后,阴血聚于冲任以养胎元,致使母体一则脾气虚运化不及,二则阴血不足,阳气偏亢,肝火上扰动,治疗上多用炒白术健脾益气,结合黄芩、竹茹清火降逆,同时兼顾安胎,皆获良效。对于胃肠肝胆急性疾病,唐喜玉擅用大黄。如在上消化道出血的制剂"复方石乌止血散"中,用大黄清热泻火,凉血祛瘀,配合煅石膏、海螵蛸等止血护胃;在胆囊炎、胆石症方面,制剂"复方双金清胆胶囊"中用大黄泻热通腑,配合金钱草、黄芩等利胆排石。

李学军

一 名医小传

李学军,男,安徽太湖人,主任医师,教授,博士研究生导师,安徽中医药大学第二附属医院脾胃病科主任,消化内镜中心主任。国家中医药管理局、安徽省中医药管理局"十二五"重点专科脾胃科学科带头人,安徽省卫健委"十三五"重点专科、"十四五"中医优势特色专科脾胃科学科带头人。全国老中医药专家学术经验继承工作优秀继承人,全国中医临床优秀人才,第二届江淮名医,第二届安徽省名中医。

兼任世界中医药学会联合会消化病专业委员会常务委员,中华中医药学会脾胃病专业委员会常务委员,中国中西医结合学会消化病专业委员会常务委员,安徽省中医药学会消化内镜专业委员会主任委员、脾胃病专业委员会副主任委员等。

1984年进入安徽中医学院中医专业开始学习中医,践行"读经典,拜名师,勤临床,悟妙道",以"勤于临床,术业专攻"为箴言,做到"西医不落后,中医有特色"。擅长中医药治疗各种内科杂证,尤其消化系统疾病及在消化内镜下应用高频电切、氩气刀电凝、支架扩张、营养管放置等先进治疗技术。建有"李学军安徽省名中医工作室",主持、参加国家级及省级科研课题30余项,发表论文100余篇,其中SCI收录5篇,主编及参编著作9部,先后获安徽省科学技术奖、安徽省自然科学优秀学术论文奖、安徽省中医药科学技术奖、安徽省中医药学术著作奖等多项奖项。

二 学术特色

(一)脾胃病论治经验

1. "脾胃培源法"治疗脾胃病

《黄帝内经》提出"胃者,五脏之本也""人受气于谷,谷入于胃,以传于肺,五脏六腑皆以受气",揭示胃气乃奉养生身的大源,此也是后世"脾胃乃后天之本"及"脾胃为气血生化之源"的理论渊源。

李学军认为,脾胃病发病多与饮食不节、劳倦太过、先天禀赋不足等因素有关,指出脾胃病病机多为脾胃虚弱,或劳倦内伤,中伤脾胃;或饮食自倍,肠胃乃伤;或久病不愈,延及脾胃,终致脾胃虚弱、阳气不足、胃纳呆钝、脾运失健、发而为病。李学军又根据《黄帝内经》"劳者温之,损者益之"、李东垣"以辛甘温之剂,补其中而升其阳"及其畅言的"内伤脾胃,百病由生"等理论,在汪机"调补气血、固本培元"的基础上,提出治疗当以"健脾益气、固土培源",即以"脾胃培源"为法则,用于指导临床慢性胃炎、功能性消化不良、溃疡性结肠炎、肠易激综合征等多种脾胃病的治疗,并据此创制了脾胃培源散、脾胃培源方、脾胃培源丸、脾胃培源灌肠方4张经验方,均被制成院内制剂,内外治法相结合,广泛运用于临床,疗效显著。脾胃培源丸更是作为院内治疗萎缩性胃炎的经典制剂得到院方大力推广。目前"脾胃培源法"正在临床进行体内及体外试验以进一步探讨其作用机制,这将为中医药治疗脾胃病提供更加切实可靠的依据。

2. "调平归源法"治疗脾胃病

调平归源法是李学军针对脾胃病的核心病机特点,根据《黄帝内经》中"饮入于胃,游溢精气,上输于脾,脾气散精,上归于肺,通调水道,下输膀胱,水精四布,五经并行,合于四时五脏阴阳,揆度以为常也""脾者土也……脾脏者,常著胃土之精也,土者,生万物而法天地,故上下至头足,不得主时也""脾为之使,胃为之市",《脾胃论》中"万物之中,人一也。呼吸升降,效象天地,准绳阴阳","脾气不升……胃气下溜",《临证指南医案》中"纳食主胃,运化主脾,脾宜升则健,胃宜降则和"等学术观点,结合自身30年的临床经验提出的治疗脾胃病之大法。旨在通过"调阴阳,调脏腑,调气血,调虚实,调寒热,调升降",达到"以平为期",最终取得"后天之本得固,气血生化有源"之功效。此法已广泛应用于临床,疗效彰显。

"平"即"阴平阳秘""以平为期"。《黄帝内经》中云:"阴平阳秘,精神乃治,阴阳离决,精气乃绝。""阴平阳秘"是指阴阳之间相互制约、相互排斥,从而达到阴阳相对平衡的一种状态。"阴平阳秘"中"平""秘"两者均有平衡的意思。《素问·至真要大论》中云:"谨察阴阳所在而调之,以平为期。""以平为期"这一观点与儒家"致中和"的理论关系密切。

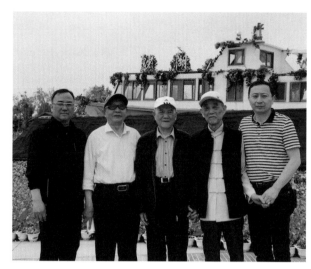

与国医大师徐经世(中)、李业甫(右二)和全国名中医马骏(左二)等合影

《黄帝内经》中将"以平为期"与中医理论相结合,不同的治疗方法,无论是哪种治则,均与"执其两端"相关,其最终目标只有一个,就是"用中""致中和",也就是所说的"以平为期"。李学军在这种理论基础指导下,根据脾胃生理病理的特点,提出以"调平归源法"治疗脾胃病,且针对不同类型之脾胃病,创立了调中散痞方、健脾消痞方、清胃降逆方、暖中固元方、愈溃宁血方等经验方,旨在通过调整机体阴阳、气血、脏腑、虚实、寒热、升降之平衡,以平为期。临证中,李学军运用调平归源法治疗呃逆、胃痛、胃痞、吐酸、泄泻等病证,收效颇丰。

3. 宏观辨证与微观辨证相结合治疗脾胃病

传统意义上的中医辨证论治,包括八纲辨证、病因辨证、六经辨证、卫气营血辨证、三焦辨证、脏腑辨证、经络辨证、气血津液辨证。李学军认为,传统辨证为宏观辨证,而临床内镜下的表现为微观辨证,脾胃病辨证论治应包括宏观辨证和微观辨证,微观辨证作为中医宏观辨证的延伸,可以弥补宏观辨证之不足。临证中以宏观辨证为主,微观辨证为辅,先根据患者症状及体征的不同分为不同证型,再结合内镜下的表现辨证分型、加减用药。李学军总结认为,若宏观辨证与微观辨证一致,则在辨证论治基础上灵活化裁;若宏观辨证与微观辨证不一致,甚至相反、矛盾,则以宏观辨证为主,微观辨证为辅。若一味以微观辨证为主,可能会导致辨证不全,用药不当。因此,临床辨证施治应注意分清主次,辨别虚实。

(二)脾胃病治验举隅

1. 胆汁反流性胃炎治验

胆汁反流性胃炎(bile reflux gastritis,BRG)是消化系统的常见病,临床表现主要有中上腹部烧灼样疼痛、嗳气、反酸、呕吐等。中医学中无"胆汁反流性胃炎"的病名,根据本病的主要临床症状将其归属为"呕胆""胆瘅""嘈杂""痞满""胃脘痛"等范畴。胆汁反流性胃炎虽可见嘈杂、痞满及胃痛的临床表现,但总结各经典记载,呕胆与胆瘅更能阐述此病的病位及发病机制,此二者与"胆汁反流性胃炎"的病名更加符合。呕胆,最早见于《黄帝内经》,《灵枢》中曰:"善呕,呕有苦,长太息,心中憺憺……邪在胆,逆在胃,胆液泄则口苦,胃气逆则呕苦,故曰呕胆。"

李学军认为BRG病初在气,临床表现以胃脘胀满不适为主。气机失调是BRG病初的基本病机,故调畅气机升降是病初的主要治疗大法。常用调气的中药如青皮、陈皮、枳壳等,用以恢复气机升降。脾胃同属中焦,但脾气宜升,胃气宜降,治疗时若一味使用苦降之调气药,虽益胃,却不利于脾气升。李学军兼顾脾气之升发,临证时常加用柴胡、升麻、枳壳等。《临证指南医案》中曰:"初病在经,久病入络。"李学军根据多年的临床经验总结认为,BRG迁延不愈,脾胃气虚,气血推动无力,则血滞于胃而成瘀,日久渐入血分,故临证常加活血化瘀药。现代研究显示,活血化瘀药能有效改善胃黏膜状况,促进BRG恢复的同时还能降低胃毛细血管通透性,使炎症物质被吸收而减少。BRG病久多虚证,然活血化瘀药多燥烈,易伤胃气。李学军喜用当归治疗BRG久病者,因当归既能补血又能活血,效缓而不烈,临床用之效果甚佳。与此同时,由于现代人的生活方式与古人不同,BRG的病因病机和临床表现也与古代不同。李学军临诊时常告诫学生要做到全面统筹,兼顾各方,用药必须不偏不倚,断不可大补大泻、大热大寒,始终要以固护脾胃为第一要义。

李学军认为治疗此病应以辨证为主,病证结合。临证时须将辨证辨病有效结合,方能做到游刃有余,药到病除。BRG的病因病机错综复杂,李学军临证时常将BRG分为四种,分别为饮食停滞证、肝胃郁热证、脾胃虚寒证和气阴不足证。若饮食无节制,暴饮暴食,过食生冷,则饮食停滞,症见脘腹胀满、呕吐酸腐、嘈杂反酸、大便秘结或溏泄、舌苔厚腻、脉滑有力,治疗上予消食化滞、和胃降逆法,以保和丸加减;若肝气郁滞、郁久化热、横逆犯胃,则肝胃郁热、胃气上逆,症见反酸嘈杂、心烦易怒、善太息、纳差、口干苦、大便干、舌红苔黄、脉弦数,治疗上予疏肝泄热、和胃降逆法,以自拟方清胃降逆方加减;若病程日久,中阳不振,寒从内生,症见胃脘隐痛、喜温喜按、面色㿠白、嘈杂反酸、纳差、大便溏、舌淡苔白、脉细弱,治疗上予温中健脾、和胃降逆法,以黄芪建中汤加减;病程日久,阴液耗伤、脾气虚弱、胃阴亏耗,则气阴不足、胃失和降,症见胃脘部隐痛、饥而不欲食、口干而不欲饮、反酸、嘈杂、口干、纳差、倦怠乏力、舌红少津、少苔、脉细数,治疗上予益气养阴、降逆和胃法,以益胃汤合补中益气汤加减。

李学军时常告诫学生临床上BRG单纯的某一证型很少,常夹杂兼证,临证时须抓主要证型,注重兼证,方可奏效。他认为本病以脾虚气滞为本,肝胃郁热为标,故以健脾益气为本,疏肝清热、降逆和胃为要,同时根据兼证予行气止痛、通络活血等治法,临床效果甚佳。

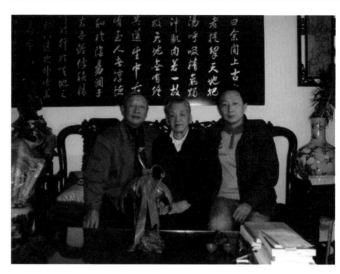

陪同马骏老师(左)拜望国医大师路志正(中)

2. 腹泻型肠易激综合征治验

肠易激综合征(irritable bowel syndrome, IBS)是一种以腹痛或腹部不适伴排便习惯改变和(或)大便性状异常的功能性肠病,该病缺乏可解释症状的形态学改变和生化异常。根据罗马Ⅲ标准可将IBS分为腹泻型、便秘型、混合型及不定型四型,临床上以腹泻型肠易激综合征(irritable bowel syndrome with diarrhea, IBS-D)最为常见。中医学中并无与腹泻型肠易激综合征完全对应的病名,但根据该病的症状和体征,可将其归属为"腹痛""泄泻"等范畴。关于腹痛的病名,最早见于《黄帝内经》,如《素问·举痛论》中曰:"热气留于小肠,肠中痛,瘅热焦渴,则坚干不得出,故痛而闭不通矣。""泄"始见于《黄帝内经》,如"濡泄""洞泄"等。汉唐之前,诸多医家将泄与痢混称,如《难经》根据脏腑把泄分为5种,其中胃泄、脾泄、大肠泄属泄泻,小肠泄、大瘕泄属痢疾。直到隋代医家巢元方在《诸病源候论》中第一次提出将泄与痢分开论治,至宋代以后统称为"泄泻"。

李学军认为IBS-D病位在肠,与脾、肝、肾关系密切,其中肾尤为重要。一方面,肾阳之温煦,能推动和激发各脏腑的生理功能,若肾阳不足,失于温煦,则火不暖土,脾失健运,水谷不化;土郁木壅,肝失疏泄,气机不畅,脾胃升降失常。另一方面,肾为胃之关,开窍于二阴,主司二便,若肾气不足,关门不利,则大便下泄。此外,肾主水,肾虚则水液不行,水液偏走于肠间,发为泄泻。这正与前贤论证的泄泻病机理论相符:一为脾虚不能制水,一为肾虚不能行水,一为命门火衰不能生土,一为少阳气虚无以发陈。李学军认为,治疗IBS-D宜脾、肝、肾兼顾,重在顾肾。

李学军自拟暖中固元方以健脾化湿、柔肝升阳、温肾固涩,方药组成:党参、炒白术、茯神、怀山药、薏苡仁、莲子肉、芡实、桂枝、炒白芍、炒防风、陈皮、炮姜、补骨脂、肉豆蔻、吴茱萸、炙甘草。该方以参苓白术散、痛泻要方及四神丸为基础加减而成。其中,源于

《太平惠民和剂局方》的参苓白术散主要是从脾论治,平补脾胃之气,使脾得健运,湿得以化;源于《丹溪心法》的痛泻要方主要是从肝论治,泻肝木、调气机而止痛泻;源于《内科摘要》的四神丸主要是从肾论治,补益命门之火,固涩止泻。另加芡实以补脾、肾而兼祛湿,加炮姜温中散寒而止痛泻。如此,脾、肝、肾兼顾,全面施治,疗效彰显。

3. 慢性萎缩性胃炎治验

慢性萎缩性胃炎(chronic atrophic gastritis,CAG)是消化内科的常见病和多发病,以胃黏膜萎缩或伴肠化、不典型增生为病理特点。中国古代医学著作中并未发现对于慢性萎缩性胃炎病名的记载,中医对于CAG的认识主要从临床症状入手,多称其为"胃痞""胃脘痛""吐酸"等。至金元时期,著名医家李杲在其著作《兰室秘藏》中,正式对胃脘痛与心痛的区别作了解释。医圣张仲景在《伤寒论》中对于胃痞作了形象的解释,"痞"表现为"但满而不痛",从临床出发,根据虚实寒热的不同,创制了多首泻心汤用以治疗各种痞病,如半夏泻心汤、生姜泻心汤、甘草泻心汤、附子泻心汤等。同时,张仲景以辛开苦降大法治疗痞满,将其与结胸证进行了鉴别,应用至今,影响广泛。明代医家张景岳更进一步地阐述了痞满,他将痞满分为实痞和虚痞,至今仍有较高的临床应用价值。

李学军认为,治疗此病应将宏观辨证和微观辨证相结合,以宏观辨证为主,微观辨证为辅,先根据患者症状及体征的差异分为不同证型,再结合内镜下的表现辨证分型加减用药。例如,若胃镜下黏膜充血水肿苍白、灰白或红白相间,以白为主,黏膜变薄,黏膜下血管显露,丝状血管可见,呈树枝状或结节状改变,胃内分泌物减少,辨证为阳虚寒凝血瘀证,酌加黄芪、白芍、桂枝、干姜等以温阳散寒;若胃镜下黏膜红白相间,以红为主,或胃黏膜灰白,黏膜呈龟裂样改变,黏膜皱襞细或消失,血管清晰可见,或血管呈结节状改变,胃黏膜分泌黏液量减少,蠕动缓慢,辨证为气阴两虚血瘀证,酌加生地黄、太子参、玉竹、石斛等以益气养阴;若胃镜下黏膜红白相间,以红为主,或有红斑、蓝色血管网,或见充血、水肿、浸润、新鲜出血,平坦、凹陷性糜烂,隆起型糜烂活动期,辨证为热盛血瘀证,酌加蒲公英、丹参、三七、地龙等以清热解毒、活血通络;若胃镜下黏膜表面有颗粒样或结节状隆起,呈息肉样改变,或见糜烂性胃炎静止期,或伴肠化、不典型增生,辨证为痰瘀互结证,酌加白花蛇舌草、夏枯草、莪术、王不留行、石见穿、山慈菇等以化痰散结、清热破瘀。

李学军总结认为,若宏观辨证与微观辨证一致,则在辨证论治的基础上灵活化裁;若宏观辨证与微观辨证不一致,甚至相反、矛盾,则以宏观辨证为主,微观辨证为辅。若一味地以微观辨证为主对症治疗,可能会导致辨证不全,用药不当。

查安生

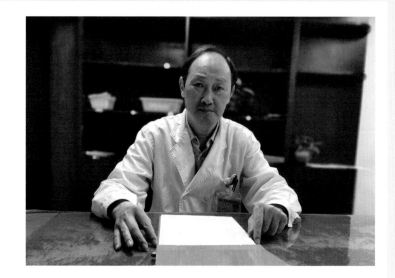

一 名医小传

查安生,男,安徽枞阳人,主任中医师,博士研究生导师。安徽中医药大学第一附属医院脾胃病科主任、内镜中心主任。第七批全国老中医药专家学术经验继承工作指导老师,全国中医临床优秀人才,安徽省重点专科脾胃病专科学科带头人,第二届安徽省名中医,第三届江淮名医,安徽省中医药领军人才。

兼任中华中医药学会脾胃病分会常务委员,世界中医药学会联合会消化病专业委员会常务委员,中国中西医结合学会消化专业委员会委员,中国研究型医院学会中西医整合脾胃消化病专业委员会常务委员,中国中药协会黏膜修复药物研究专业委员会副主任委员;安徽省中西医结合学会消化病专业委员会主任委员,安徽省中医药学会脾胃病专业委员会副主任委员,安徽省医学会消化病分会常务委员,安徽省医师协会中西医结合医师分会、消化内镜医师分会副主任委员,《中国中西医结合消化杂志》《安徽中医药大学学报》编委。

出身中医世家,为查氏医学第五代传人,少时在祖父耳濡目染下逐渐热爱中医,本科毕业后又于1994年赴南京中医药大学攻读中医内科学硕士学位,学术功底深厚,临床遣方用药精妙,对脾胃系疾病有独特见解,培育门下子弟近百人。主持省部级课题6项,参编著作7部,发表学术论文96篇,参与14个疾病的全国中医指南和共识的制定,获安徽省科技进步奖二等奖1项。

二 学术特色

查安生继承先辈脾胃学说,在长期实践中根据变化多端的临床病症,结合多年科研成果,不断总结凝练,在内伤脾胃领域有创新性发挥,形成了以"肠病治肝"理论、"益气解毒化瘀法"、"平""和"用药为核心的诊疗特色,其创立的逍遥煎剂、地马煎剂、益气解毒化瘀方等应用广泛,效果显著。

(一)提出"肠病治肝"理论

查安生依据《素问·至真要大论》"厥阴之胜……少腹痛、肠鸣飧泄"和明代李梴《医学入门》"肝病宜疏通大肠,大肠病宜平肝经"的论述,指出足厥阴肝经之胜可致肠道症状,而大肠与肝治疗上可相互联系,为肠病从肝论治提供了直接的理论基础,由此形成了"肠病治肝"理论。

1. 肝肠功用相系

查安生认为,"肠病治肝"源于"大肠病宜平肝经"理论,而情志与肝相关可见于《黄帝内经》,《素问·灵兰秘典论》曰"肝者,将军之官,谋虑出焉""久风入中,则为肠风飧泄",表明肝具调节情志的功能,若肝气犯脾,则发飧泄。故肝为起病之源,脾为传病之所,肝病患者常易表现腹泻的症状。

《景岳全书》曰:"大便下血,多由胃肠之火,盖大肠小肠皆属于胃也。"可见诸如便血等症,病位在肠,归属胃范畴,大肠传导功能亦属胃降浊功能的延伸。脾胃为后天之本,气血生化之源,肝与脾胃在功能相互影响,脾胃居于中焦,脾主升,胃主降,肝主疏泄,共同维持机体气血津液的正常化生和输布。

《素问·气交变大论》曰:"岁木太过,风气流行,脾土受邪,民病飧泄","志有余则腹胀飧泄";清代《血证论》云:"食气入胃,肝木疏泄,水谷乃化,肝之清阳不升,则水谷滞留,濡泻中满之证现矣。"明代张介宾《景岳全书》曰:"凡遇怒气便作泄泻者……盖以肝木克土,脾气受伤而致。"由此可见,若肝失疏泄,情志不调,气机不畅,致脾胃升降功能失常,发为肠病。

2. 肝肠治法相干

《医学入门》记载:"肝病宜疏通大肠,大肠病宜平肝经。"指出大肠与肝在治疗上可相互联系。《素问·气交变大论》曰:"脾胃大小肠三焦膀胱者……此至阴之类,通于土气。"查安生分析,肠五行属金和土,具有双重属性:一方面,木克土,金克木,木升金降,在制约木气时亦受木气制约。土赖木疏而运行,以金通降,魄门启,致肝之浊气和肠中糟粕排出体外。另一方面,金敛木,魄门闭,防木疏泄太过而伤肝气,此为肠助肝行降浊之功。唐容川曰:"肝内膈膜……后连大肠,厥阴肝木,外绕肝门,大肠传导,全赖肝木疏

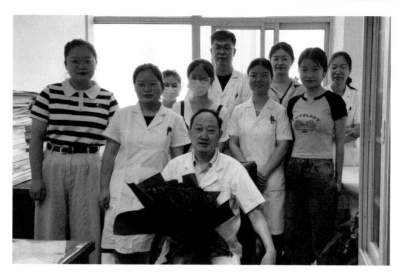

教师节与学生合影

泄,以理论则为金木交合,以形论为血能润肠,肠能导滞。"故肝病治肠,意在助散肝郁,肠病治肝则助肠降浊,相互为用。

3. 创逍遥煎剂巧治诸多肠病

明代吴鹤皋云:"泻责之脾,痛责之肝。"肠病多腹泻、腹痛等症状,肝郁脾虚是发病的基本环节。依据"肠病治肝"理论,从调和肝脾入手,查安生自创逍遥煎剂,方药组成:薏苡仁15 g,炒白术、炒白芍、茯苓、神曲、柴胡、小茴香各10 g,陈皮9 g,艾叶、薄荷各6 g。方中柴胡、薄荷疏肝解郁,白术、白芍调和肝脾、柔肝缓急,陈皮、茯苓理气健脾、渗湿止泻,薏苡仁、神曲健脾化湿、消食化滞,佐以小茴香、艾叶暖肾散寒止痛,甘草调和诸药。全方抑肝扶脾、缓急止痛、渗湿止泻,复肝之条达、脾之健运。

本方在肠易激综合征中应用尤为广泛。查安生认为,该病是以脾虚为本,肝郁为发病之标,湿邪为重要的发病因素。治疗分病程而论治,病初治以疏肝运脾为主,后期着重寒热平调,消补并施,亦兼顾宁心安神,重视心理疏导。

另外,查安生治疗末端回肠炎独辟蹊径,认为其发病之本为脾虚,过程总不离湿,重要因素为肝郁,病久必夹有瘀,故强调健脾化湿为主,肝肠同调,心身同治,兼以涩肠化瘀,从多角度选方用药,临证加减,胃肠肝脾共同作用,局部和全身起效,优于单纯西药治疗。

查安生基于辨证论治,灵活运用清肝、疏肝、暖肝之肠治疗溃疡性结肠炎,效果显著,是对"肠病治肝"理论的进一步发挥。

(二)益气解毒化瘀法治疗脾胃病

查安生遵从李东垣"内伤脾胃,百病由生"之说,在脾胃病临证中提出以"培补后天之本"为指导原则。脾主升清,胃主和降,脾胃虚弱,中焦失养,不荣则痛;脾失于运化,水谷精微杂合而下,水湿不化,酿成湿热;胃失和降,气机不畅,气滞则血瘀,故胃病日久,气滞血瘀胃络。故认为脾胃病多脾虚,当以脾胃为本,而湿毒瘀血阻络作为病理因素贯穿脾胃病全过程,由此提出益气解毒化瘀的治法。

1. 脾胃为本、瘀毒为发病因素

脾胃为后天之本,气血生化之源。查安生指出,一是脾喜燥而恶湿,主运化水谷之气,通过脾中阳气的温煦作用,将饮食转化为精微物质,吸收、转输到全身濡润五脏六腑及四肢百骸,促进机体生长。二是胃居于腹腔中,上连食管,下通小肠,与脾相邻,喜润而恶燥;胃主受纳腐熟水谷,通过胃中阳气的蒸化和阴液的濡润,接受和容纳饮食水谷,方能将饮食物消化形成食糜。三是肝主疏泄,通过肝气疏通全身气机,进而调畅精、血、津液的运行与输布,脾胃气机的升与降以及相关情志活动;肝主藏血,有贮存血液、调控血量和预防出血的作用。

在《临证指南医案》中也提到了肝、脾、胃三者之间的联系。查安生分析,一是脾胃互为表里,脾主升清,胃主降浊,相辅相成,共同维持水饮、食谷的不断受纳、消化、转化、吸纳与转运。若脾失健运,水湿停聚,湿邪内生,可致食欲不振;或胃失和降,也可致脾运失司,均可出现纳少脘痞、腹胀泄泻等纳运失调之症。故脾病多涉胃,胃病亦可及脾。二是肝脾两脏相互协作,肝可调畅气机,协调脾胃升降,促进脾胃运化;脾运精微,肝得濡养可使肝气条达,有助于气机疏泄。若肝气疏泄不及,土失木疏,气机壅塞而滞行,导致脾气难以上升、胃气难以下降;或肝气疏泄太过,横逆犯胃,肝胃不和,胃气随之上升而致肝气上逆,肝失疏泄必将影响脾胃升降功能。三是肝与胃,土木相克,若忧思恼怒,肝气横逆克脾犯胃,致气机壅滞不行,胃气不降可出现胃痛;或肝郁日久,久郁化火伤阴,又可致血瘀内结。故胃之病始生在于气,气滞则血停,以致血瘀于胃之络。

胃络的生理结构及功能受损,即胃络温煦濡养、控制调节、抵抗外邪以及脉络供血供气、渗灌濡养、营养代谢的功能出现不同程度的损伤。查安生强调,若胃络进一步受损,"行血气而营阴阳"的生理功能将受影响,长期则血瘀逐渐形成。胃络如长期处于非正常病理状态和过程,自稳态功能失常,血瘀与各种代谢产物相互交结而形成瘀毒。尤其在胃病中慢性萎缩性胃炎或肠病中溃疡性结肠炎的发病过程,如治疗及时大多数情况下可有效控制或逆转,但久病则多兼瘀血、瘀毒,即"胃病久发,必有聚瘀",并可向癌毒转化,符合叶天士"久病入络"的疾病传变规律。

2. 益气解毒化瘀法用治慢性萎缩性胃炎

查安生认为,慢性萎缩性胃炎及癌前期病变多脾虚,每以气虚为主,强调脾虚是发病的重要环节。他善用益气养阴、益气健脾、益气化瘀等方法治疗,这对胃癌前病变有较好疗效。他认为,慢性萎缩性胃炎病性总属本虚标实,虚实夹杂证,其病因包括素体脾虚、外邪犯胃、情志不畅、饮食不节等,病机不外乎虚、瘀、毒三方面。其中"虚"为发病

做学术报告

之本,贯穿整个疾病的始终,"瘀""毒"交结为致病之标,三者常互为因果,交叉出现,影响疾病的进展及转归。治疗上查安生结合临床症状,因势利导,标本兼顾,提出以"益气化瘀解毒"为基本治法,指出该法不仅可改善临床症状,还能逆转部分萎缩及肠上皮化生,临床疗效显著。

3. 益气解毒化瘀法分段治疗溃疡性结肠炎

溃疡性结肠炎特点的描述,最早见于《伤寒论》:"下利已差,至其年、月、日、时复发者,以病不尽故也,当下之。"进而《诸病源候论·痢疾候》对休息痢发作与缓解交替的特点做了描述:"故为痢也……其痢乍发乍止,谓之休息痢也。"而严用和在《济生方·痢疾》提出休息痢脾虚为本的病机:"脾胃不充,大肠虚弱,而风冷暑湿之邪,得以成间而入,故为痢疾也。"查安生指出,历代治疗本病,如白头翁汤、香连丸、黄芩汤、驻车丸、芍药汤等,基本以调气活血、清热解毒为法。

(1)针对发作期创立地马煎剂:查安生认为,现代溃疡性结肠炎的病机,既存在瘀毒内蕴的邪实,亦存在脾虚甚至湿困的虚损状态;除活血、解毒外,固本培元同样重要,健脾化湿、活血解毒成为溃疡性结肠炎活动期现代治疗的主要原则。为此他提出了在发作期以湿热为标的观点,创立了地马煎剂。该方乃参考《素问·病机气宜保命集》中芍药汤结合临床化裁而得,拟方:马齿苋30 g,生黄芪30 g,黄连6 g,黄柏10 g,地锦草30 g,槟榔10 g,炒白术10 g,木香10 g,赤芍10 g。临床广泛应用,疗效确切。

动物实验证明,地马煎剂可增加溃疡性结肠炎活动期大鼠肠上皮的BNIP3表达,这可能是其促进线粒体自噬对抗溃疡性结肠炎炎症的机制之一;同时其通过激活HIF-1α/BNIP3/Beclin-1通路相关蛋白的表达,提高溃疡性结肠炎模型大鼠结肠上皮的线粒体自噬水平。

(2)针对慢性复发期创立益气活血解毒方:查安生认为,脾胃虚弱是发病之本,湿热内蕴贯穿病程始终,气血瘀滞是反复发作的关键,溃疡性结肠炎应分段治疗。慢性复发期病机在于脾虚热毒瘀阻,而血瘀贯穿于病理过程的始终,结合溃疡性结肠炎"脾虚失健,湿热蕴结肠道,局部呈现血瘀"的特点,他创立益气解毒化瘀法、拟定方药,主要以益气健脾化瘀及清热化湿解毒立法,注重顾护后天之本,可以有效缓解复发。

益气解毒化瘀方中,他善用平补之党参、白术、谷芽等顾护脾胃,并佐以调气之木香,使中焦气机健运;运用马齿苋、地锦草、黄连、黄柏等清热化湿、凉血止痢;并注重活血化瘀,多采用白及、三七、赤芍、白芍等;并善用风药,常选防风、荆芥、葛根等调畅气机,止痛止泄。动物实验证明,该方可能通过上调溃疡性结肠炎模型大鼠SOCS1、SOCS3水平,抑制JAK2/STAT3信号通路,下调炎症因子产生,而减轻溃疡性结肠炎免疫炎症反应;通过调节肠道菌群,进而降低UC模型大鼠肠黏膜中NOD1、NOD2水平,抑制NF-κB信号通路,减少炎症因子产生,发挥免疫调节作用,从而从分子机制阐明其作用原理。

(三)脾胃病用药平和轻灵

查安生治疗脾胃病,主张一要遣方简约、选药精当,以轻灵为准,处方一般不超15味药,减弱药味过多而互相牵制的作用,所谓"轻可去实";二是治法不可过于偏执,如寒凉可伤阳、燥热可伤阴等。他尤其强调过犹不及,避免增加脾胃负担,其用药以"平""和"为核心。

1. 以"和"为法

查安生深谙"和"法之道,强调诊治疾病必须精研用药的配伍,遣方用药应刚柔并济,以"和"为法。学生跟师查房,查安生常诙谐幽默解说,将好的医生比喻好的厨师,一盘美味佳肴应色香味俱全,而开方更要善于搭配用药;又如军师点兵点将,所谓"和"法即为和胃之法。调和胃气,保持胃的和降,气血生化有源。若外邪、饮食、情志等致胃气不和,则胃脘痞胀,出现纳差、嗳气等症。故和胃之法显得尤为重要。

查安生指出,临床病证多种多样,又应不拘泥于和胃,在和胃的基础上消食导滞、清热化湿、活血等,辨治得当,方能获效。如对功能性消化不良,辨病属痞满,当首辨虚实,他认为属本虚标实或虚实夹杂,基本病机为中焦气机不利,脾胃升降失司,治疗总以调理脾胃升降、行气消痞为则。健脾阳,养胃阴,恢复脾胃生理功能,是脾胃升降正常的关键所在。痞满兼郁者,以疏肝养心实脾之法解情志郁结;久痞虚实夹杂、寒热错杂者,以"和"法调虚实寒热;针对久痞经治难愈者,匠心独运,以甘淡平补脾阴以除中满。同时注重心理疏导及饮食指导,故每获良效。

2. 以"平"为期

正如华岫云概括叶桂治疗"木乘土"疾患经验时所说:"至于平治之法,则刚柔寒热兼用"，查安生领悟其精髓，治疗脾胃病用药多以"平"为期，最喜用燥湿运脾、行气和胃之平胃散为底方加减应用。《脾胃论》导读中曰："胃病则湿盛，怠惰嗜卧，四肢不收，或大便泄泻，治从平胃散。"方中以辛香苦温之苍术为君，燥湿运脾，使湿去而脾运有权，脾健则湿邪得化；辛温而散之厚朴，长于行气除满，与苍术相须为用，为臣药；陈皮为佐，协苍术、厚朴燥湿行气；甘草性甘平而入脾经，既可益气补中而实脾，令"脾强则有制湿之能"，又可调和诸药，为佐使药。药仅四味，但遣方严谨，君臣佐使俱全，这大概是查安生喜用之原因，正如其临证用药精简而准确一样。

查安生遣方用药，遵循"中焦如衡，非平不安"之旨，选药多为平和之品，少用刚劲重浊之品，主张用药轻灵平正。如其治疗胆汁反流性胃炎，认为药不在多而贵在精，药量宜轻不宜重，以尽量减少脾胃的负担。临证应随症加减，用药需病证结合。肝郁气滞证，治疗宜疏肝理气、和胃降逆，多用柴胡、香附、苏梗等疏肝理气之药；同时注意"忌刚用柔"，肝气郁滞证病程较长者，久用辛香理气之药易耗伤气阴，治宜益胃养阴，多选用绿萼梅、佛手、砂仁等辛平之品，以疏肝理气，药性平和而不耗伤阴液；又同时联用甘凉清润之品以滋养胃阴，如沙参、麦冬、石斛等。治疗目的在于减少胆汁反流，而和胃通降药可以促进胃肠蠕动，故其临床常用枳壳、莱菔子等，因该类药物作用温和，不会有损伤胃气之虞。肝胃郁热者，其治以疏肝泄热和胃，常用蒲公英、白花蛇舌草、炒山栀，少选大苦大寒之品，以免损伤胃气；脾胃湿热者常重用茯苓、薏苡仁、苍术等；胃络瘀阻而致胃脘痛者，多选赤芍、丹参、延胡索等；若兼有大便不畅，常选用决明子、火麻仁、柏子仁等通便，尽量少用苦寒之大黄。

查安生临床用药灵活多变，见解独到。如老年性胃食管反流病，大多医家治以理气健脾、疏肝和胃等法，而他认为该病多以肝阴不足、失于疏泄、胃失和降为病机特点，应养阴柔肝以治本，疏肝和胃以治标，顺其体用，和其阴阳，以养阴柔肝补肝阴，柔肝体以复肝用，遣方时多以一贯煎化裁，疗效显著，可谓匠心独出。现代医家危北海说："如能掌握调理脾胃的真髓，方可称为临床治疗各种疾病的高手。"查安生正可谓这样的高手。

肝胆专家

王化猛

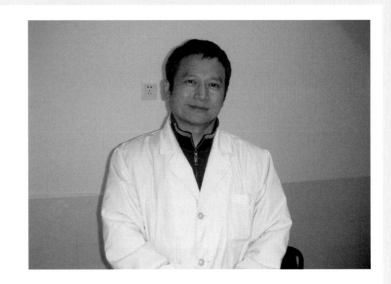

一 名医小传

王化猛,男,安徽涡阳人,涡阳县人民医院中医内科主任医师,国医大师徐经世亲传弟子。全国基层名老中医药专家传承工作室指导老师,全国基层优秀名中医。安徽省跨世纪中医学术和技术带头人,安徽省卫生系统有突出贡献的中青年专家,首届安徽省名中医,首届江淮名医,首届亳州市名中医,亳州市优秀人才,亳州市专业技术拔尖人才,亳州市有突出贡献人才。全国中医药科学普及金话筒奖获得者,安徽省作家协会会员,第二、三、四、五届亳州市政协委员。

担任中华中医药学会肝胆病分会委员、科普分会常务委员,中联全国肝健康促进专家委员会委员,安徽省中医药学会常务理事、中医肝胆病专业委员会副主任委员,安徽省康复医学会感染病与肝病分会常务委员,亳州市中医药学会副理事长,亳州市医学会肝病与感染病分会副主任委员,《中西医结合肝病杂志》编辑专家委员会委员。

1986年毕业于安徽中医学院中医专业,发表学术论文100余篇,主编或参编《杏林拾穗》《徐经世内科临证精华》《中医本草之韵》《走近亳州名医》《中国道家医学文化研究》等多部专著;主持和参与"十一五""十二五"国家科技支撑计划,安徽省科技厅、安徽省卫健委(卫生厅)和亳州市科研计划课题10余项;获2015年度中国影响力图书奖1项、安徽省科学技术奖三等奖2项、市级科学技术奖二等奖和三等奖8项;获国家发明专利5项。获中华中医药学会科技之星荣誉称号。

二 学术特色

(一)融道家医学思想,拓展未病范畴,提出"有无辨证"新思路

王化猛将道家思想融入临床辨证,认为中医传统诊断方法在治未病方面存在缺陷,无法完全满足中医临床需求,进而提出"有无辨证"体系。该体系是以道家经典著作《老子》中的有无辩证观和《黄帝内经》中的治未病思想以及有无说为理论基础,将中医宏观诊断和现代微观检查技术相结合,在八纲辨证辨已病的同时,强调辨识人体的未病状态。阴阳、表里、寒热、虚实皆属已病之"有证"范畴;而健康、亚健康、潜病、前病、传变均归属于未病之"无证";提出有无、阴阳、表里、寒热、虚实十纲应当共为中医辨证的纲领,有无则为十纲辨证的总纲。

(二)创慢性肝炎无证可辨型新概念

慢性肝炎无证可辨型,一部分是指有慢性肝炎而确实无"证",即用现代检测手段确诊有病,但以中医传统的四诊手段没有发现形之于外的临床表现(包括症状和体征),无从辨证;一部分是虽明确有慢性肝炎,但证候不太明显(如乏力、纳差、头晕等),未能构成独立的所谓"证"。这种类型可见于无临床表现但已存有潜在病理信息的慢性肝炎早期或轻症患者及尚有病理信息的慢性肝炎的未完全恢复健康者。

曾见统计报道的无症状体征的不同类型HBV标志物阳性者和单项转氨酶升高患者,近半数肝穿刺可见慢性肝炎病理。这类患者的客观存在成为慢性肝炎无证可辨型确立的重要依据。临床验证也发现,对无证可辨型慢性肝炎采取防治措施后,可以使大部分患者病情稳定,趋向健康发展;若放弃对其进行干扰,不予截断治疗(或称强化治疗),半年内近半数患者会出现病情反复而趋向深重或恶化。

经总结,慢性肝炎中医证型多达46种,大致与湿热、脾虚、阴虚、肝郁、血瘀有关。如1984年,全国病毒性肝炎会议将慢性肝炎分为湿热未尽、气滞血瘀、肝郁脾虚、肝肾阴虚、脾肾阳虚、气阴两虚6种证型。1990年第六次全国病毒性肝炎会议将慢性肝炎证型修订为肝胆湿热、肝肾阴虚、肝郁脾虚、脾肾阳虚、瘀血阻络5种。中华全国中医药学会内科肝病专业委员会制订的病毒性肝炎中医辨证标准中,将慢性肝炎分成湿热中阻、肝郁脾虚、肝肾阴虚、瘀血阻络、脾肾阳虚证型。无证可辨型尚未见纳入慢性肝炎中医辨证标准。

王化猛认为,慢性肝炎无证可辨型诊断标准的拟定可考虑以下几个方面。①病理学诊断:无明显临床表现但经肝穿刺活检诊断为慢性肝炎病理者。②临床学诊断:既往确诊慢性肝炎,治疗后病情稳定或静止,无明显临床表现者。③血清学诊断:健康检查血清学提示有肝组织细胞外基质(ECM)过度沉积(肝纤维化),但患者无明显临床表现

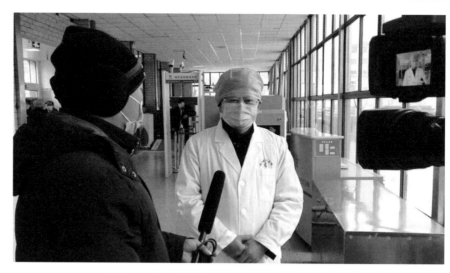

使用中医药诊疗亳州市第一例新冠肺炎,接受采访

者。慢性肝病均有不同程度的肝脏纤维化和胶原纤维增生,其诊断完全通过肝活检是不现实的,所以,简易、无创性的肝纤维化血清学检查,如羟脯氨酸(HYP)、层粘连蛋白(LM)、透明质酸酶(HA)、血清Ⅲ型前胶原肽(PⅢP)等的测定均可提示肝纤维化的可能。

关于慢性肝炎无证可辨型的治疗思路、治疗药物和方剂的选择,王化猛认为,调理阴阳是治疗大法,三因制宜是中医治疗的特色,辨病论治是治疗关键,心理、饮食调摄是康复的保障。中医界对慢性肝炎病因病机比较一致的认识是:湿热毒邪侵袭机体,正气虚弱,气血失调。在此基础上,发展为毒邪学说、正虚学说、瘀血学说和痰郁学说。所以,慢性肝炎的治疗过程应贯穿解毒、化痰、消瘀、扶正补虚的治疗大法,他提出复木七八九方通用方剂。

1. 慢性肝炎无证可辨型研究中应当区别的几个概念

现代医学中所谓"无自觉症状乙肝病毒感染者"非慢性肝炎已成共识。而无证可辨型是在慢性肝炎大前提下所设立,是其所界定的慢性肝炎无证可辨型中符合临床学诊断的一个类型,即通过既往史曾确诊为慢性肝炎而选作观察病例时,无任何临床表现或不明显的处于静止、稳定或恢复期的一类患者。因而,慢性肝炎无证可辨型不同于西医"无自觉症状乙肝病毒感染者"。现代医学所谓病毒性肝炎的第三状态属于无证可辨型,但后者远比前者涵盖广、复杂得多。三者均不可混淆。

慢性乙型肝炎隐证型的说法乃由慢性肝炎无证可辨型脱胎而来的子体,但已经不全是母体指定范畴的内容,必须加以区别。其最大的不同在于:①子体肝功能必须异常,与母体不同,母体可以完全正常;②不宜将既往具有慢性肝炎病史,而目前病情稳定或静止者纳入慢性肝炎隐证型,但既往具有慢性肝炎病史,而目前病情稳定或静止者就必须纳入慢性肝炎无证可辨型中,因为患者已有慢性肝炎的诊断;③慢性乙型肝炎隐证型的内涵界定仅在慢性乙型肝炎发病的部分(尽管证候缺如或轻微,临床难以发现),远小于母体涵盖的实质上的发病和未发病范围。

2. 慢性肝炎无证可辨型的研究逐步在中医体系渗透开展

中医隐证概念认为,中医四诊检查无明显临床表现而现代科学技术检测发现有明显病理生理变化的疾病应属中医隐证范畴。此乃将慢性肝炎无证可辨型的概念扩展到整体中去,丰富中医辨证内容,提高中医对疾病诊断的预见性。隐证是相对外候而言,不是传统凭借外部证候的主观推断,因此更具科学性。通过隐证与外候结合进行辨证,较之传统的四诊辨证,更能反映疾病的客观和本质,既往所称的"局部与整体的结合""辨病与辨证的结合"等认识,均未能准确反映和归纳隐证所反映出的临床意义,也不符合中医理论的习惯。

3. 慢性肝炎无证可辨型从分子证候辨证的希望

以中医正邪进退说和现代分子生物学的理论为指导,将人体本身的基因背景与感染病毒的基因突变影响结合起来进行研究,反映慢性肝炎随病程进展中正邪斗争的分子网络相互作用机制,建立基因表型多态性与证候易感性和转归性的联系,发现证候形成与转换的基因背景。该创新性的研究方法为开展分子证候辨证研究提供了先进、科学和可行的技术路线。

(三)挖掘道家老子的治未病思想

1. 摄生以内防

(1)道法自然。"天乃道,道乃久,没身不殆""人法地,地法天,天法道,道法自然"。老子要求人顺乎自然,生活起居有常,"载营魄抱一",神与形俱,颐养天年。

(2)气功调养。老子"绵绵若存,用之不勤"已是当今气功的名言。老子守静的论述也成为后世静气功的理论依据,"虎无所措其爪,兵无所容其刃",其形为无为,神守虚无,已被学者们论证为老子所处的固若金汤的气功状态。

(3)精神调摄。老子可谓调摄精神的先导。①淡泊名利:老子云"以恬淡为上""见素抱朴,少私寡欲",要达到"涤除玄览"的虚无状态。《黄帝内经》据此提出"恬淡虚无,真气从之,精神内守,病安从来"的论述。老子不为名利所累,且从不贪求妄想,认为"祸莫大于不知足,咎莫大于欲得","知足不辱,知止不殆,可以长久"。老子提倡随遇而安,"甘其食,美其服,安其居,乐其俗"。②清静养神:未病必先养生,养生必先养神,神为心主,故调节神志,心乃第一要义。老子"致虚极,守静笃","清静为天下正","心善渊","夫唯不争,故无尤",主张守静、入虚、不争,心主神明,心静才能调摄内在物质,方可使外在形体得养,始得形神合一。③宠辱不惊:老子不患得患失,曰"何谓宠辱若惊? 宠为下,得之若惊,失之若惊,是谓宠辱若惊",号召养成理智与冷静的德行,不以物喜,不为

接受媒体记者采访

荣宠所动。④心胸豁达：老子甚至在生活中达到忘我的境界，他说："吾所以有大患者，为吾有身；及吾无身，吾有何患?!"老子凡事宽容，"善者我善之，不善者吾亦善之"，"信者吾信之，不信者吾亦信之"，虚怀若谷。

2. 避邪以外御

老子曰"五色令人目盲，五音令人耳聋，五味令人口爽"，指明了外界因素所导致的病理异常。老子又称"虽有荣观，燕处超然""益生曰祥""出生入死……人之生，动之于死地，亦十有三。夫何故？以其生生之厚"，故而要求"圣人去甚，去奢，去泰"，以避免外邪袭身。老子所曰"善摄生者，陆行不遇兕虎，入军不被甲兵"，则是对外伤和虫兽伤的防范总结。

3. 既病而防变

老子对既病而防变有精辟的见解："图难于其易，为大于其细""其安易持，其未兆易谋。其脆易泮，其微易散。为之于未有，治之于未乱。"如此疗疾于萌发之际，救伤于未变之时，恰是《黄帝内经》中"不治已病治未病，不治已乱治未乱"的模板。

(四)以痰凝为核心论治高脂血症和脂肪肝临证经验

1. 高脂血症

(1)理论依据：痰因脾生成，随气机升降流行，内而脏腑，外至筋骨皮肉，形成多种病症。盖由于饮食及生活不节，长期过食肥甘厚味，酿湿成痰，或脾失健运，无以升清降浊，敷布失职，痰湿内生，流注血脉而成；或素体阳盛，肝阳偏亢，疏泄太过，灼津炼液为痰，或虚火内炽，蒸熬津液，津从浊化，生痰成浊。由上所述，痰凝是高脂血症的病理基础,以痰凝为核心论治,合乎中医基础理论。

(2)临床证型:共分痰浊凝滞、痰凝湿热、痰凝血瘀、痰凝阳亢、痰凝阴亏、痰凝脾虚6型。

(3)分型治疗和选方用药:痰浊凝滞型,宜化痰降浊、行气消脂,方用导痰汤加白芥子(加味导痰汤);痰凝湿热型,宜化痰除秽、清热利湿,方用加味导痰汤加炒黄连、姜竹茹;痰凝血瘀型,宜化痰降浊、活血祛瘀,方用加味导痰汤加丹参、蒲黄;痰凝阳亢型,宜化痰泄浊、平肝潜阳,方用加味导痰汤加草决明、石决明、夏枯草;痰凝阴亏型,宜化痰降浊、养阴柔肝,方用加味导痰汤加熟地黄、枸杞子;痰凝脾虚型,宜化痰祛湿、健运脾胃,方用加味导痰汤加白术、绞股蓝。

2. 以痰凝为核心论治脂肪肝

(1)理论依据:脂肪肝大多由于饮食膏粱厚味或长期嗜酒无度,而导致脾胃受损,运化失职,痰湿凝聚,阻塞气机,脉络壅塞,痰湿与气血相搏结而成血中"伏痰",日久郁聚于肝脏,肝失条达,致肝内脂类聚积终成脂肪肝。其病位在肝脾,在病机上强调痰湿内阻,气滞血瘀,痰瘀互结既形成痰浊而为病邪,又增加血液黏稠度而致血瘀,故痰瘀乃脂肪肝的主要病理因素。痰瘀可贯穿于脂肪肝的全过程,痰凝、血瘀乃脂肪肝的主要病机。因此,应用化痰祛瘀法治疗脂肪肝具有客观的理论依据。

(2)临床诊治:中医临证时,常以痰凝血瘀证为总纲,删繁就简,方药选择可参考"高脂血症"节,辨证或伴有脾虚,或伴有湿热,或伴有肝郁,或伴有阳虚,或伴有阴虚,确乎纲举目张,临床顺心应手。

张桂华

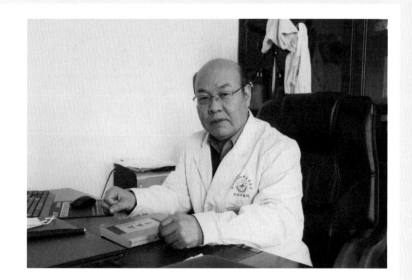

一 名医小传

张桂华,男,安徽太和人,中共党员,主任中医师,历任太和县中医院内科副主任、心脑血管科主任、副院长,界首市中医院院长。国家中医药管理局重点专科肝病科学术带头人,全国基层名老中医药专家学术经验继承工作指导老师。第一届安徽省基层名中医、第二届安徽省名中医,阜阳市卫健委中医临床领军人才。太和县第五届政协委员、界首市科协常务委员。

兼任中华中医药学会方剂专业委员会委员,中国中医药研究促进会专科专病建设工作委员会委员,安徽省中医药学会学术委员会委员,安徽省中医药学会肝病专业委员会、医院感染管理专业委员会和治未病专业委员会副主任委员,阜阳市中医药学会副理事长,阜阳市中医药学会肝病专业委员会名誉主任委员,《世界中西医结合》编委。

1987年于安徽中医学院中医专业毕业后分配至太和县中医院,先后从事内科、急诊科、肿瘤科、心脑血管科、肝病科临床工作,曾跟随中日友好医院胡振祥主任学习,先后在沈阳市第六人民医院、湖南中医学院第一附属医院肝病中心、首都医科大学附属北京佑安医院学习腹腔积液回输、穴位注射、中药外敷、离子光照射等治疗方法,运用中西医结合方法治疗了大量重症肝病患者,开展人工肝、射频消融等技术应用,研发"扶正愈肝丸""肝复康丸"等医院制剂,先后参与手足口病、"苦参素联合抗病毒治疗慢性乙肝"临床研究。获市级科技进步奖三等奖2项,发表学术论文8篇。培养继承人7人。

二 学术特色

(一)慢性肝病

慢性肝病包括现代医学的各种慢性肝炎、肝硬化、肝癌等,属于中医的胁痛、黄疸、积聚、血症、鼓胀、肝癌等范畴,病因多属湿、热、毒、瘀、气等,张桂华将病机概括为湿热毒邪壅塞,肝郁血瘀。外感湿热疫毒,或内生湿热,阻遏气机,气机失调,气郁血瘀,引发诸证。肝主藏血、主疏泄。肝主疏泄一是疏通气血津液,二是调畅气机情志,疏通调畅全身气机,促使其畅达、宣泄。《素问·五常证大论》云:"土疏泄,苍气达,阳和布化,阴气乃随,生气淳化,万物以荣。"失于疏通,气机不畅,气机郁结,临床会出现胸胁、两乳、少腹部胀满疼痛,气不行血,血行不畅,气滞血瘀就会出现癥瘕包块。气机瘀滞,影响三焦通利,水液代谢障碍会有水肿、鼓胀等病症。肝的疏泄功能失常还会影响胆汁的正常分泌排泄,出现口苦、黄疸、厌食、腹胀等,横犯脾胃,致脾的升清和胃的降浊功能失常,表现出嗳气、呕逆等,临床上肝脾或肝肾同病比较常见。

1. 治疗四法

(1)健脾助运:肝病日久,阴阳气血亏虚,尤以脾胃虚弱为著。肝失疏泄,脾失健运,补脾为当务之急,即肝脾健中法。疏肝理脾,调理中气,"中央健,四旁如"。脾气健运,水湿得以气化。脾气健运,纳食正常,五谷运化成精微,脏腑气血充盈,功能才能正常,肝病恢复就会达到满意的效果。常用的方剂以柴芍六君子汤为代表方。方中柴胡、白芍疏肝柔肝,党参、白术、茯苓、陈皮、砂仁健脾和中,肝脾同治,脾健运化生气血精微,肝得疏泄气机调达,病情自然稳定。

(2)化瘀软坚消癥:肝郁血瘀在慢性肝病比较常见,只是在不同阶段的轻重有所区别,有报道慢性肝病肝功能的损害程度与血瘀程度呈正相关。在健脾疏肝养肝的基础上,活血化瘀、软坚消癥是重要的治疗手段。肝病气机失调,气血运行不畅,或者湿热邪毒壅塞,耗阴伤正,经脉失养,瘀滞成结。但单纯活血治疗可能效果不佳,多结合辨证给予凉血活血、清热活血、理气活血、益气活血、温阳活血、利水活血等治疗措施。临床在辨证的基础上加鳖甲、牡蛎、赤芍、丹参、莪术、土鳖虫、桃仁等,尤以鳖甲、莪术、土鳖虫为先。部分活血药也有很好的降酶退黄作用,如三七、丹参、大黄、赤芍等。

(3)清利湿热邪毒:慢性肝病的病因多为感染乙肝或丙肝病毒,中医统称为湿热邪毒,湿热之邪既是外邪,又是一种病理产物,多与肝功能的损害程度、病毒复制的活跃程度、免疫功能紊乱程度呈正相关。病毒复制活跃,发病期多表现出湿热之象,临床表现如口苦、口黏、腹胀、纳差、大便干结或者泄泻、尿黄、呕恶感、厌油,舌苔厚腻甚至发黄,脉象濡数或滑。结合肝功能检查,谷丙转氨酶水平越高,湿热越重,基本上是共性表

在乡镇卫生院坐诊

现。湿毒为先,早期或急性发作期多因过食辛辣烟酒、外感风热等,湿从热化,湿热明显。后期由于肝脾肾俱损,阳气不足,湿从寒化,多寒湿之象。辨证为湿热证,偏热重者首选茵陈蒿汤,但是要避免过度使用寒凉之品伤及脾胃,偏湿象者选茵陈五苓散。结合生化检查,病毒复制活跃者加白花蛇舌草、半枝莲、贯众等,转氨酶水平高者加垂盆草、连翘、五味子等,胆红素水平升高者加赤芍、大黄,在选用清热利湿方药时一定注意苦寒败胃、化湿伤阴之流弊。

(4)注重滋阴养肝:肝脏体阴而用阳,慢性肝病湿热毒邪日久或治疗中过度使用利水药或辛燥之物,导致肝阴不足,肝络瘀阻,出现肝肾亏虚,临床表现为口干欲饮、肝部隐痛、乏力懒言、舌红苔少、脉细无力等,治疗以一贯煎为主方,可加鳖甲、生白芍、刺猬皮等。尤其在慢性肝病的后期,或者毒热炽盛耗阴动风昏迷之时,更要予以滋阴熄风、解毒开窍等治疗。

2. 治疗特点

(1)重视心理疏导和中药疏肝理气治疗:肝主疏泄,疏泄气机和情志,气机失调,情志不遂,出现胸胁胀痛、脘痞不舒、急躁易怒、呕恶纳差、失眠多梦等,甚至气郁化火,肝火上炎或肝阴不足,表现为目红赤、口苦、大便干结、口干喜饮、肝区绵绵隐痛等。慢性肝病缠绵难愈,或者病情反复发作,有些患者迁延日久并发腹腔积液、出血甚至癌变,耗尽钱财;有些会担心病毒复制传染家人,影响家庭和睦;有些受到社会层面的冷落或远离,会出现忧虑过度、极度恐惧或自暴自弃的情志变化,导致脾失健运,甚至肝肾亏虚、脾肾阳气衰微渐成难治之变证。因此治疗上不能单纯地药物为之,必须采取心理疏导,认真倾听患者所述的病情和治疗经过,告知其疾病的传染方式,平和心态,使气机调畅,方能事半功倍,疗效满意。患者更不能轻信祖传包治等宣传,随意接受治疗或更换药物,否则无法保证病情稳定。药物治疗应在中医辨证的基础上使用香橼、佛手、生麦芽、绿萼梅等理气又不伤正的平和之品。有忧虑倾向者加玫瑰花、合欢花,多思善虑、惊恐不定者加牡蛎、五味子、首乌藤等,有明显肝郁化火者加赤芍、菊花、大黄等。

(2)重视肝病的阻断性治疗:中医自有"见肝之病,知肝传脾,当先实脾"之说,慢性肝炎的病因多属湿、热、瘀、郁、毒。湿毒为先,导致疾病缠绵难愈,遇气滞、外感风寒风热或过食辛辣酒窜之品,诱发湿毒壅盛,甚至湿郁热化,就会反复发作,病久必瘀,内生积聚癥瘕,部分患者病久致脏腑功能虚弱,脾虚失统,或血热妄行出现血证表现,如皮下瘀斑、呕血、便血等。现代医学研究表明,慢性肝炎患者会有相当一部分发展为肝硬化,部分继续演变成肝癌。因此在肝病患者的复诊中既要注重临床表现,又要特别注重一些检查,如肝胆超声、乙肝病毒定量分析、肝纤维化指标、甲胎蛋白、肝功能等,如发现肝脏炎症持续或反复,要给予中西医结合方法有效控制炎症。对病毒复制活跃者,要采取有效抗病毒治疗,规范应用干扰素或核苷类似物。有肝纤维化、脾脏增厚、门静脉增宽趋势者,及早予以软肝活血的治疗措施,如可选用大黄䗪虫丸、安络化纤丸等,在辨证基础上加鳖甲、桃仁、莪术、土鳖虫等。如果甲胎蛋白增高明显,无论肝脏超声检查有无明显肿块,都可加用莪术、生薏苡仁、蜂房、石见穿等中药,有抑制肿瘤作用。

(3)重视家族性肝病的治疗:母婴垂直性传播是20世纪六七十年代肝病传播的主要方式,导致家族聚集性感染。临床发现有些家族转化程度低,但有些家族恶化程度非常高,有一个成员出现肝硬化或癌变,其他家族成员也陆续出现类似变化。这可能与家族基因类似、生活方式相同、性情喜好相似有关。临床中多询问病史,提醒乙肝患者尽量告知家庭其他成员做相关检查,尽早发现是否感染。家族聚集性感染成员中如果有人发展到肝硬化、肝癌,其他成员一定要接受规范的治疗,如坚持长时间的抗病毒治疗,努力抑制病毒的复制,定期复查有关病情监测数据,如肝功能、肝胆彩超、病毒DNA、甲胎蛋白、肝纤维化指标等。服用中药或中成药,尽早予以抗肝纤维化、抗癌等阻断治疗。

(4)重视慢性肝病的饮食生活调养:肝病的调养主要有春季养生、调摄精神、劳逸适度、节欲保精、食养等。《素问·四气调神大论》说:"逆春气,则少阳不生,肝气内变。"临床发现,春季是肝病容易复发的时节,应保证睡眠规律,早睡早起,有充足的休息时间。《素问·五脏生成》指出"故人卧,血归于肝,肝受血而能视",特别要注意适时养护,防风御寒,均可避免感冒,精神和畅,适度进行轻柔舒缓的户外运动项目,如散步、太极拳、八段锦等,促使气血流畅。情志调畅前面已经述及,喜则气和志达。节制房事,保气血充盈,防肝肾亏虚,阴津内耗,筋脉失养。慢性肝病患者的饮食调养尤为重要,有医家主张"三多一少",即多维生素、多蛋白质、多糖类和低脂之观点,现也有"随心所欲,少食多餐"之说。我们总结为每天"五个一",即一个苹果、一斤蔬菜、一杯豆浆、一个鸡蛋、一两瘦肉。限于经济和条件的限制,大部分患者很难做到这点。但一定要鼓励其尽量多食用一些甜品,《素问·藏气法时论》云:"肝苦急,急食甘以缓之。"蛋白质类食品如鸡蛋、豆腐等也要经常补充,可以促进蛋白合成,从而促使肝细胞修复。有条件者可以多食猪肝、

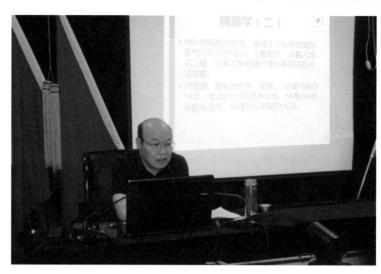

为界首市中医院医共体"临床技能提升班"授课

乌鸡汤、甲鱼汤,甚至养肝食疗方。

(二)壳脂汤治疗脂肪肝的经验

脂肪肝是由肝脏本身或肝外因素导致的一种代谢性疾病,多因肥胖或持续大量饮酒而发生。目前发病率逐年增加,可能由于经济发展,人民的物质水平提高,生活中的肥胖患者明显增多;工作和生活节奏的变化使大部分人的活动量或锻炼减少,相当一部分人热衷于浏览手机和看电视等静态的生活方式;糖与脂质代谢紊乱,糖尿病患者增加;时尚性饮酒或社交性饮酒人群增加,致酒精性脂肪肝患者明显增多。虽然大部分患者的症状很轻,只是肝区不适或隐痛、腹胀饭后更甚,乏力,口苦口黏等,但严重的脂肪肝患者会出现肝脏的持续炎症,医学检查发现肝功能异常、甘油三酯水平高、尿酸水平高、血糖水平偏高等,个别甚至发展为慢性肝炎、肝硬化。

脂肪肝中医诊断为"肝著"或"胁痛",多因素体肥胖,痰湿之体,或过食酒甘酿生痰湿而致,痰阻气郁为本病病机所在。张桂华总结多年的临床经验,运用自拟壳脂汤(柴胡、白芍、枳壳、茵陈、郁金、甘松、茯苓、莪术、决明子、荷叶、山楂、黄精、生薏苡仁、白芥子、泽泻、甘草)治疗脂肪肝收效明显,方中柴胡、白芍、枳壳疏肝柔肝理气,甘松、莪术、郁金活血散瘀止痛,生薏苡仁、白芥子、茵陈利湿祛痰,决明子、荷叶、山楂、泽泻祛湿降浊,甘松、茯苓健脾醒脾、利水湿,合白芍止疼痛。治疗过程中也要辅以适当功能锻炼、戒酒、改善饮食结构等,可有效改善肝功能和脂质代谢,缓解肝区不适或疼痛。对部分患者,为省去煎煮中药的不便,可按比例将此方制成水蜜丸连服。

(三)百合乌药散合香砂六君子汤治疗胃病经验

张桂华在临床工作中接诊了大量的胃病患者,巧妙应用百合乌药散加香砂六君子汤,疗效显著,颇受患者的欢迎。胃病属中医"胃脘痛""胃痞病""嘈杂"范畴,临床辨证分为饮食不节、肝胃不和、脾胃虚弱、寒邪客胃、胃热炽盛、瘀血停胃等,但病机多属气郁夹寒、热、虚、瘀等。百合乌药散源自清代陈修园《医学三字经》,"百合汤:治心口痛诸药不效,亦属气痛。百合(一两),乌药(三钱)水两杯,煎八分服"。百合、乌药二味药一阴一阳,相得益彰,百合健脾益气养胃,乌药擅长理气止痛,《本草求真》云:"凡一切病属于气逆,而见胸腹不快者,皆可用此。"香砂六君子汤出自《古今名医方论》,由木香、砂仁、陈皮、半夏、人参、白术、茯苓、甘草组成,有益气健脾、行气化湿止痛之功效,健中有消,行中有补,是治疗胃病常用的方剂。此二方合用,且百合、乌药按照30∶9的量使用,每每收到奇效。

在此基础上可以进行适当增减,因饮食不节、过食油腻表现为腹胀疼痛、恶心呕吐等,上方加莱菔子、山楂、神曲等;情志不遂导致呃逆纳差,加枳实、旋覆花、甘松等;湿热明显表现为口苦口臭、吞酸嗳气、大便黏腻或干结、舌苔黄厚腻,加黄连、蒲公英、瓜蒌仁等;过食寒凉或感受风寒表现为胃脘疼痛、遇温而减、泄泻,加高良姜、香附、干姜等;胃病疼痛日久、夜间明显、怕冷甚有黑便,加檀香、蒲黄、仙鹤草等。

施卫兵

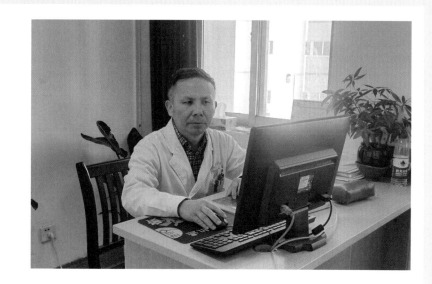

一 名医小传

施卫兵,男,安徽太湖人,主任中医师,教授,博士研究生导师,安徽中医药大学第一附属医院感染科主任,第四批全国中医临床优秀人才,第二届安徽省名中医。

兼任中国民族医药学会肝病分会副会长,中国中医药研究促进会中医肝胆病分会副会长,中华中医药学会肝胆病分会常务委员,中国中西医结合学会传染病专业委员会委员,安徽省中医药学会肝胆病(感染)专业委员会副主任委员,安徽省预防医学会感染性疾病防控专业委员会副主任委员,安徽省康复医学会感染性疾病专业委员会副主任委员,安徽省健康服务业协会肝病健康分会副会长,安徽省中西医结合学会消化病专业委员会常务委员,安徽省医学会感染病分会、肝病分会常务委员,安徽省医师协会中西医结合医师分会、感染病分会常务委员,安徽省性病艾滋病防治协会艾滋病临床诊疗专委会常务委员,安徽省抗癌协会肝癌专业委员会常务委员等。

擅长运用中医药和中西医结合的方法治疗各种肝病,如病毒性肝炎、脂肪肝、自身免疫性肝病、肝硬化、肝癌等,对各种细菌、真菌等感染性疾病以及不明原因发热等疑难疾病诊疗经验丰富。先后参与承担国家级课题4项,主持省厅级课题3项,参编教材、论著5部,参与起草制定全国中医肝病指南共识5部,发表学术论文50余篇。

二 学术特色

(一)慢性乙肝诊疗经验

1. 病因病机——强调内虚与外邪合而为病

慢性乙肝是乙肝病毒持续感染人体导致的一种传染性疾病,这一致病特征与中医疫毒感病有相似之处,但是其发展流行、致病特点却又与疫疠之气有所不同。《黄帝内经》云"邪之所凑,其气必虚",施卫兵认为乙肝病毒感染人体是慢性乙肝最直接的外部因素,同时需要注意情志不畅、饮食失节、过劳疲倦、嗜食酒酿等是慢性乙肝感染者发病的重要诱因。发病与否则取决于体内正气的强弱。幼儿感染乙肝病毒后毒邪潜伏,伺机而发,这与幼儿形体稚弱、肾气未充、正气不足有关。成人乙肝毒邪入体,有感时即发之人,亦有隐而不发者,对此,施卫兵指出,感时即发之人,乃因患者或素体强盛,或后天健运,虽毒邪入侵,然正气尚未虚极,正邪交争,故而即时发病;然又有毒邪入体,隐而不发者,此因先天已亏,后天失养,正气不足以抗邪,故邪伏体内。待人体正气渐充,或适逢四时不当之气转换,或情志、饮食等因素诱导,从而伏邪复起,正邪交争而再发病。施卫兵指出乙肝病毒多具有湿热之性,湿热毒蕴厥阴肝木,木郁克土,脾土健运失常,而症见胁肋不适、乏力、纳差、厌油,甚或水肿等肝郁脾虚之症。

2. 诊疗特色——固本培元、补虚泻实、分治肝脾

慢性乙肝内在病因是正气不足,正气不足主要责之于两个方面,一是肾气不足,二是脾气虚弱,因此施卫兵治疗乙肝十分重视培补正气以驱邪外出,治法多宗新安医学固本培元之旨。施卫兵认为,乙肝患者多以脾肾不足为内因之本,湿热疫毒久伏肝体为标,治疗上应先固本培元,补益正气。肾阳虚者,多用淫羊藿、菟丝子、仙茅等药;肾阴虚者,喜用女贞子、地黄、枸杞等药;肾气不足者,擅用山药、黄芪、黄精等药。在培元固本的同时,兼以祛邪之药,以达标本同治、补虚泻实之效。

施卫兵指出,慢性乙肝以湿热疫毒侵袭为外因,治疗当以清热祛湿解毒,湿性重着黏腻,易收敛邪气,故治疗又以祛湿为首要,湿祛则热自除、毒自消,临证常选用茯苓、白术、泽兰等健脾利湿之品。慢性乙肝以肝郁脾虚为核心病机,治疗上疏肝健脾是必然,但慢性乙肝的施治虽以肝脾同调,但应分清主次,若因肝郁致脾虚者,此为"因实致虚",治疗当以疏肝为主,辅以健脾;若因素体脾虚不运,致肝失疏泄者,此为"因虚致实",治疗当以健脾为主,佐以疏肝,切不可犯虚虚实实之戒。盖张景岳所云:"病之先受者为本,病之后变者为标。"这体现了中医治病求本的治疗原则,从而在临证中灵活选取参苓白术散或逍遥散化裁,此举体现了施卫兵分治肝脾的学术思想。

161

跟诊国医大师徐经世(中)

(二)肝硬化诊疗经验

1. 病因病机

肝硬化多因情志、饮食、湿热疫毒等因素致肝脾受损,疏泄失常,脏腑失和,经脉不通,气血瘀滞而成。关于其病因病机,古今医家探讨颇多。施卫兵根据多年临床经验,认为肝硬化的病因病机可从以下四个方面入手。第一,气滞:肝主疏泄,可调畅全身气机及情志。《灵枢·本神》云:"肝气虚则恐,实则怒。"说明精神、情志均与肝有关。肝气郁结为该病的早期阶段。第二,血瘀:施卫兵认为血瘀是肝硬化发展的重要致病因素,贯穿该病始终。气为血之帅,血为气之母,气机郁滞形成气滞血瘀之证,瘀血既是病理产物,又为致病因素。瘀血阻滞于肝,致肝气血运行不畅,经脉瘀滞,可见胁痛、肿块。第三,湿热:肝主疏泄,可调节气机和水液代谢、促进胆汁分泌,协助脾胃运化。若肝失疏泄,则脾胃运化失常,水液代谢失调酿生水湿;若饮食不节,嗜食肥甘厚味,则可致湿热内生、困阻中焦,阻碍运化功能,形成恶性循环,肝病之人多怒、多火,郁久化热,湿与热合,故湿热是肝硬化病情持续进展的一个重要原因。第四,本虚:正气不足是肝硬化病因之本,外感疫毒、气血瘀阻肝络为肝硬化之标,施卫兵认为正虚邪恋、本虚标实是肝硬化的基本病机,气滞血瘀、湿热瘀阻为其基本证候。

2. 诊疗特色——养阴化瘀同用,疏肝和胃并举

总体治疗原则为扶正化瘀、通络,或化瘀通络、清利湿热,或化浊解毒、软坚散结,辅以健脾养血、养阴益气、补益肝肾等。施卫兵在传承经方及总结各家治疗肝硬化经验的基础上,结合其理解与临床经验,自拟临床治疗肝硬化的常用方"肝乐化积方",药物包括太子参、女贞子、鳖甲、丹参、桃仁、茵陈、郁金、香附、浙贝母、海螵蛸、泽兰、土鳖虫、仙

鹤草、甘草。方中太子参补脾益气,女贞子养阴,两者合用,共奏益气、养阴之功。鳖甲软坚散结,丹参、桃仁活血祛瘀,临床多用治各种瘀血阻滞之症。茵陈清热利湿、利胆退黄,《本草经疏》云:"茵陈,其主风湿寒热,邪气热结,黄疸,通身发黄……除湿散热结之要药也。"郁金行气解郁、凉血破瘀,与茵陈合用,共奏清热凉血、利湿退黄之功。香附理气解郁止痛,具有抗抑郁、镇痛等作用。肝硬化患者大多具有情志抑郁、胁肋胀痛等肝郁气滞症状,因此益气活血化瘀的同时应适当配伍疏肝理气之品。浙贝母善清热化痰、解毒散结消痈,《本草正》记载其"善开郁结,止疼痛,消胀满,清肝火……解热毒,杀诸虫及疗喉痹,瘰疬,乳痈发背,一切痈疡肿毒,湿热恶疮"。现代药理学研究表明,浙贝母具有抗炎、抑制恶性细胞增殖的作用。海螵蛸主治收敛止血、制酸止痛,现代研究证实,其主要含有碳酸钙,可中和盐酸,抑制胃酸分泌过多。肝硬化患者多见肝胃不和,故临证可予海螵蛸中和胃酸,保护胃黏膜。泽兰活血调经、利水消肿、祛瘀散结,现代研究表明,其可抑制血小板聚集、防治肝硬化。仙鹤草功善收敛止血、截疟止痢、解毒补虚。甘草补脾益气,缓急止痛,调和诸药。土鳖虫属血肉有情之品,可破瘀血、续筋骨,土鳖虫水解后产物土鳖虫多肽具有提高机体免疫力的作用。临证选方时若患者脾虚较甚,乏力、便溏明显,可加薏苡仁、黄芪、党参健脾益气;若食欲不振、胃脘胀闷,可配鸡内金、麦芽、川楝子、莱菔子等健胃理气行气;若胁肋胀痛甚,则加枳壳、青皮、佛手增强行气疏肝之功;若有皮下出血,则予侧柏叶、墨旱莲等养阴止血;若患者急躁易怒、口干苦,可酌情加栀子、黄芩等清肝泻火。

(三)肝硬化腹水诊疗经验

1. 病因病机

臌胀的临床表现和病因病机与现代医学的肝硬化腹水相应,施卫兵结合中医学的认识和现代医学的研究,认为臌胀的病因主要包括毒(肝炎病毒、虫毒、药物毒、工业化学毒物等)、情志刺激、过量饮酒、饮食不节、先天禀赋等,病机初期为肝失疏泄,肝络瘀滞,病情发展导致木郁克土,脾失健运,胃失受纳,升降失序,水湿停聚,病程日久进一步进展则影响肺失宣肃与肾之温煦,最终水液代谢紊乱,水停腹中,致腹大如鼓。施卫兵指出,臌胀病位主要责之肝脾,肺、肾、胃亦可受累,总体治则以"疏肝、健脾、和胃、宣肺、温肾"十字为法。

2. 诊疗特色

(1)调肝治本,三期分治:施卫兵指出,臌胀发病伊始责之于肝,肝之病变逐渐进展,影响到肺、脾、肾功能,因此臌胀病其源在肝。结合臌胀特点和分期不同,提出臌胀应分三期辨证论治。强调肝硬化早期,患者肝郁较甚,正虚不显,以祛邪为主,宜疏肝行气合清热解毒之法,畅肝之气血,祛肝之毒邪;疾病中期,腹水渐生,正虚初显,此时肝内气血瘀滞较甚,中焦脾胃受损,水湿停聚,宜扶正祛邪,以疏肝理气、活血化瘀兼顾护脾胃为

与全国名中医胡国俊(左二)一起为新冠患者处方开药

法；臌胀后期，腹胀明显，腹大如鼓，纳差乏力，虚象明显，以补虚为主，兼以祛邪，当补益肝肾、温固中州，通利三焦，加利水渗湿以消其胀。施卫兵的用药经验是：行气而不破气，活血不可破血，利水不可攻伐；肝体阴而用阳，疏柔并用，药宜平和，柔肝体和肝用；行气多用香附、郁金、佛手、香橼皮、绿梅花、大腹皮；活血多用泽兰、丹参、桃仁；利水多用玉米须、赤小豆、汉防己、陈葫芦等。

（2）健脾制水，温补培元：施卫兵认为中焦脾阳亏虚、水湿内停是臌胀发病的重要病机，是臌胀由轻到重进展的主要原因，且贯穿疾病始终。臌胀病，病起在肝，但疾病进展和治疗的关键环节却在于脾。新安医家历来重视顾护脾胃，以汪机、孙一奎、徐春甫等为代表的新安温补培元派医家最主要的思想之一就是补气培元。《医学原理·肿胀门》中说："四肢俱肿，谓之肿，唯腹胀满谓之胀……方书虽有曰寒曰热之不同，曰虚曰实之不一，原其大要，未有不由中气亏败，运动失常，以致水湿之气不得四布所致。"由此可见，脾胃在臌胀发病过程中的重要作用。臌胀的治疗关键在于利水，脾胃是水液代谢的中间枢纽，是水湿生化之源，治水要先治其本，脾虚为本，因此施卫兵治疗臌胀尤其重视健脾益气以化湿利水，常用药物有白术、黄芪、山药、薏苡仁、茯苓、生麦芽等。

（3）和胃养阴，顾护津液：臌胀后期之人，临床常见纳差、恶心、呕吐，或食入腹胀，甚至食入即吐，此乃肝胃不和，胃气亏虚之象，且臌胀之人浊水蓄积，阴血亏少，又有利水攻伐之药加重津液气阴的耗伤。因此施卫兵指出：医家治臌胀，多从脾论治，而少从胃论治，要知脾胃共主中宫，脾为太阴湿土，胃为阳明燥土，脾恶湿，胃恶燥，脾主运化，胃主受纳，脾胃互为表里不可分割，因此调和中州必须健脾、和胃，两者缺一不可。施卫兵指出：臌胀后期，气阴虚者多，阳明实者少，降胃气较少选用黄连、黄芩、代赭石、柿蒂等寒凉药物，常用木香、厚朴、枳壳、金沸草、陈皮、吴茱萸、半夏等偏温药物，同时考虑胃喜润恶燥之性，在降胃气的同时，喜欢配伍滋养胃阴之品。

(4)宣肺畅气,通利三焦:施卫兵提出:治水湿之证,不可不治肺。现代新安医家胡国俊曾结合吴鞠通"盖肺主一身之气,气化则湿化也"之理,有创见地提出"治湿不离肺,治肺不离气,其法当宣;治湿当固本,脾肾同调,其法宜温"的治湿法则。施卫兵遵先贤之旨,认为治臌胀必先治水,治水者,必先治气,治气必求于肺。肺气宜畅,升降有序即为畅,宣肺利水即"提壶揭盖"之意,常用紫菀、桔梗宣发肺气,有咳喘气逆者,配伍杏仁、葶苈子、金沸草等肃降肺气,升降有序,气机得畅,上下通调,则水湿有路可出。施卫兵同时强调,临证治肺,不可不辨虚实寒热,肺为娇脏,用药尤须谨慎。臌胀早期以实证者多,后期以虚证者多。实证者再辨寒热之不同,热者在活血利水基础上,加清热理肺之品,寒者,则加温肺理气之药;虚证者再辨阴阳之异,阳虚者,加干姜、附片、桂枝、黄芪之类,阴虚者,加天冬、南沙参等,如此可使肺体得养,肺气通畅,治节有权,水液输布调达,臌胀自消。

(5)补肾滋养,温煦下元:臌胀的发生发展与肾密不可分。脾为先天之本,肾为后天之本,臌胀之初,肝脾受损,脾病日久,精微难以疏布,后天失养,先天不能得充,肾气虚惫,蒸化失司,开阖不利而致水湿更盛。施卫兵十分重视补肾在臌胀治疗中的作用,尤其倡导新安医学温补培元派"固本培元"学说。温补培元派代表人物孙一奎倡导"火衰致病论",认为"鼓胀起于下元虚寒",提出"治胀满者,先宜温补下元"的治疗原则,施卫兵指出:臌胀以小便不利、谷食不消为特点与肝硬化腹水消化不良、腹胀、小便量少的临床表现相吻合,此二者皆缘于下元火气不足。施卫兵温阳喜用人参、黄芪、干姜、肉桂、淫羊藿、菟丝子等,新安陈延彝言"参、芪之补,补营中之气也,补营之气即补营也,营者,阴血也"。因此,参、芪补营,不仅可以补脾气,也能滋阴血,因参、芪性味甘、温,非辛热温阳之品,甘能生血,不会有耗气伤阴的弊端,用参、芪养后天以资先天。干姜同入肺、脾、肾三经,不仅可以健运脾阳,还可以温肺化饮,暖肾消肿。肉桂能通膀胱之气,而肾火通于膀胱,与同样能温补肾阳的附子相比,附子之性走而不守,而肉桂的引经作用能助茯苓、车前子等淡渗之药利水效果更佳。

郭 伟

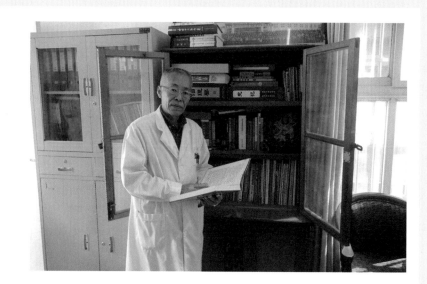

一 名医小传

郭伟,男,安徽涡阳人,农工民主党党员,副主任中医师,宿州市中医院肝病科主任。安徽省跨世纪中医学术和技术带头人,宿州市中医院中医学术带头人重点培养对象。第二届安徽省名中医,第二届江淮名医。安徽省卫生系统先进个人,宿州市第三、四、五届政协委员。

兼任中华中医药学会肝病专业委员会委员,中国中西医结合学会肝病专业委员会委员,中国民族医药学会传染病分会常务理事,安徽省中医药学会肝胆病专业委员会副主任委员,安徽省康复医学会常务委员,宿州市医学会感染病专业委员会副主任委员。

1993年毕业于安徽中医学院中医专业,同年分配到宿州市中医院肝病科从事临床工作至今。创办中医肝病专科,多次赴首都医科大学附属北京佑安医院、中国人民解放军第302医院进修学习。多年来接诊了大量的肝病患者,结合前人经验,不断思考总结,据叶天士"肝体阴而用阳"之学说,自拟"慢肝方",配伍精当,药效平缓,对于慢性肝病迁延日久变生他证,调治作用明确。在中医专科专病建设的同时还承担了教学、科研及人才培养工作,举办和承办国家及省级医学继续教育10余次,发表学术论文10余篇。

二 学术特色

1. 从脾论治肝病

《金匮要略》云："夫治未病者,见肝之病,知肝传脾,当先实脾。"又云："实脾则肝自愈,此治肝补脾之要妙也。"故在肝病治疗中,古今医家非常重视固护脾胃之气,"实脾"是肝病诊治中的一个重要原则。郭伟在慢性肝病,尤其是肝炎、肝硬化、肝癌的诊疗中更为重视调理脾胃为先的治则。如肝癌,以扶正为主,祛邪为辅,而不宜以破血消癥之品以及苦寒伤胃之剂,应首辨邪正虚实,治病求本;对于肝炎引起的肝硬化,认为"气虚血滞"为本,"湿热毒邪稽留为标",治疗上应以益气健脾、养血化滞为关键。

2. 从肺论治肝病

"从肺治肝",遍览文献,鲜有完整论述。郭伟认为,肺为五脏之长,位居华盖,有御统五脏之职——即肺的功能影响其他四脏功能发挥,这一点从"肺主一身之气""肺主宣发与肃降""肺朝百脉而主治节""肺通调水道"等论述可以理解,"从肺论治肝病"有提壶揭盖之效。另外,从五行生克关系上讲,肺属金,肝为木,脾为土,金克木,土生金——即临床上,肺的功能与后天之本脾胃运化水谷、荣养五脏功能相关,即培土生金;肺的宣发与肃降与肝主疏泄功能相通,都有协调全身气机的作用,正常情况下,肺金可以平抑肝木之性,即金克木,宣肺可以抑肝用,但临床上经常出现木亢侮金的现象,那是因为肝为刚脏,将军之官,其气剽悍之故。

肝与脾、肺关系密切,正如叶天士在《临证指南医案·肝风》中指出:"肝为风木之脏,因有相火内寄,体阴用阳,其性刚,主动,主升。全赖肾水以涵之,血液以濡之,肺金清肃下降之令以平之,中宫敦阜之土以培之,则刚劲之质,得为柔和之体,遂其条达畅茂之性,何病之有?"因此"从脾治肝"及"从肺治肝"有着深厚的理论基础和较好的临床疗效。

3. 肝病诊治中多参叶天士之法

郭伟认为,现代说的肝病,主要是指病毒性肝炎,含甲、乙、丙等型,其发病可表现为急性发病期与慢性迁延期,无论甲肝、乙肝或丙肝,其急性发病期颇似温热病的早期临床表现,其治可参温热病治则,"温邪上受,首先犯肺",治宜从卫分、气分辨证入手,用药当选宣卫、益气、行气之剂,如杏仁、桔梗、黄芩、桑叶、款冬、黄芪、甘草之属。在慢性迁延期,邪已留滞,当从营分、血分入手,要既病防变,注重养肝柔肝,滋养肝体,防止传变。叶氏首创"肝体阴而用阳"理论,在慢性肝病迁延期治疗方面有重大指导意义。正常情况下,体用协调,肝脏无病;若肝体不及,则"阳挟内风上引""相火肝风上窜",变证峰起,治宜柔之、养之、补之、益之,用药当选枸杞子、生地黄、白芍、山茱萸、五味子之属;若肝用太过,宜平之、清之、潜之、抑之,用药当选荜茇、高良姜、半夏、龟板、阿胶之品。

167

查房带教

临证中，须根据具体情况，辨体用之别，或治体为主，或治用为主，或体用同治。

4. 肝病诊治不避西医，衷中参西，中西结合

郭伟认为，中医不能守旧，要开放，要师古而不泥古，要传承与创新并举。在肝病的临床诊治中，对病毒性肝炎，除按急性发病期及慢性迁延期进行中医辨证论治，当分乙肝或丙肝，结合西医抗病毒方法治疗，以快速抑制病毒复制，缓解肝脏炎症，防止肝硬化、肝癌的发生。这种中西医结合治疗，大大阻止了肝癌、肝硬化的出现，有效干预了病毒性肝炎的预后，起到了治病求本、标本兼治的作用。

5. 自拟"慢肝方"，广泛应用于各类肝病的诊治

郭伟在30余年的临床实践中，理论上宗《黄帝内经》《金匮要略》"肝、脾、肺同治"之法，用药上参叶天士"肝体阴而用阳"之说，自拟"慢肝方"，广泛应用于各类慢性肝病的治疗，获得了较好的临床疗效。慢肝方药物组成：当归、白芍、白术、茯苓、山药、白扁豆、杏仁、桔梗、甘草。方解如下：当归、白芍为养血柔肝之要药，互为药对使用；白术、茯苓为健脾渗湿之品，也为药对，四药同用共奏肝脾同治之法；山药与白扁豆，亦属益气补脾渗湿之品，协同白术、茯苓，补脾益气；杏仁、桔梗辛开苦降，入肺经，有调畅气机、宣通肺肝的作用，效同提壶揭盖；甘草甘缓养肝并调和诸药。全方配伍精当，药效平缓，对于慢性肝病迁延日久变生他证，确有明确的调治作用。临证应用时，要根据患者具体情况及轻重缓急，辨证化裁使用。

6. 病案举隅

陈某，男，32岁，既往肝炎病史不详，10余年前发现乙肝感染后就医诊治。初诊时间2005年2月16日，时下春节刚过，春寒料峭，观其面色晦暗，素体偏瘦，双手捂腹，主

诉腹痛、腹泻、口苦、两胁不适、恶心欲吐伴偏头痛。相关检查如下：乙肝两对半：大三阳，乙肝病毒定量：7.6×10^7cps/ml，肝功能：ALT58，AST45，A/G：1.2，血常规 WBC：3.6×10^9/L，BPC：86×10^{12}/L，B 超示：门静脉 13 mm，脾厚 40 mm。舌质暗，舌体偏胖，舌苔黄腻，脉缓不利。西医诊断：肝炎肝硬化（早期），中医辨证为湿热蕴结，病机为脾虚湿胜，肝郁化热，湿热互结，蕴结胆胃，属本虚标实之证。因时下仍属冬季，恐苦寒之清热利湿之剂更伤脾胃，故在立法时应变通使用，以和胃利胆兼清湿热法治疗，方选温胆汤化裁使用，处方温胆汤加茵陈、生姜，7 剂，水煎服。

1 周以后，二诊再来，自诉腹痛、腹泻止，口苦、胁痛稍改善，已不吐，舌质暗，苔腻不黄，前用温胆汤化裁已解决了胆胃不和问题，须进一步解决脾胃虚弱兼湿邪问题，以自拟"慢肝方"加木瓜、陈皮，10 剂。

三诊再来，患者诉诸症解除，食欲恢复，观舌质仍暗，舌苔已化，脉沉缓，标证已除，应缓图本虚之证，予以"慢肝方"巩固之。同时，可加用西药（拉米夫定）抗病毒治疗，以解决肝炎病毒复制问题。

1 个月后，四诊再来，患者自诉体重增加了约 2.5 千克，食欲、睡眠安好，二便如常，因经济原因，须外出务工，嘱其按时服用抗病毒西药，中药因煎服不便，按"慢肝方"处方改以散剂灌胶囊长期服用。

半年后，患者来复诊，自诉近半年一切均好，体重已增加 10 千克，复查肝功能正常，病毒定量阴性，B 超相关指标未有进一步发展。

该患者目前仍在门诊治疗及随访中，期间因拉米夫定耐药，现换用阿德福韦酯，中药中成药间断服用。2018 年 6 月 20 日复诊，检查提示：肝功能正常，病毒定量阴性，两对半小三阳，B 超：门静脉 10 mm，脾厚 35 mm，提示患者已出现肝脏组织学改善。

【按语】 该病案是一个诊断明确的乙肝引起的肝硬化病例，中医辨病为积聚，属肝脾不调之证，病机为毒邪迁延日久，传及他脏，损伤脾胃，复加后天失养，五脏功能虚弱所致，是本虚标实之证。郭伟辨证准确，按不同阶段分别处之，但最终落实到治病求本及柔肝理脾，以改善体质，提高患者自身免疫力，同时合理使用西药抑制病毒复制，共奏疗效。

肾系专家

王亿平

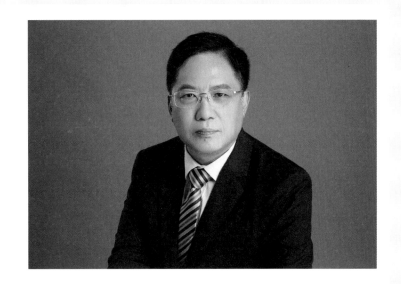

一 名医小传

171

　　王亿平，男，浙江兰溪人，中共党员，一级主任医师，教授，博士研究生导师，安徽中医药大学第一附属医院肾内科主任、内科学教研室主任。第七批全国老中医药专家学术经验继承工作指导老师，国家中医药管理局重点学科肾病学科带头人，第二届江淮名医，首届安徽省名中医，安徽省中医药领军人才。

　　兼任中华中医药学会肾病分会常务委员，中国中西医结合学会肾脏病分会委员，安徽省中医药学会和安徽省中西医结合学会肾脏病专业委员会主任委员，安徽省医学会肾脏病学分会、安徽省医师协会肾脏病医师分会和安徽省医院协会血液净化专业委员会副主任委员。

　　从事中医药防治肾脏病的临床、教学、科研工作38年，建有"王亿平安徽省名中医工作室"，已培养博士、硕士研究生50余名，为基层医院培养了30余名学术继承人，主编《肾脏病中医临床精要》《肾病中医保健》等肾病著作，擅长运用中医药治疗肾内科多发病和疑难病，特别是在通过非透析综合疗法延缓慢性肾脏病进展，推迟开始透析时间方面有独到之处。研发"清肾颗粒""参地颗粒"等院内制剂。

　　先后主持国家自然科学基金、安徽省自然科学基金和安徽省教育厅重点项目等省部级科研项目多项。发表学术论文200余篇，其中SCI论文10余篇。获安徽省科技进步奖二等奖1项、中华中医药学会科技进步奖三等奖2项。

二　学术特色

(一)慢性肾衰竭诊治特色

1. 慢性肾衰竭病因病机——脾肾亏虚为本、湿热内蕴为标

(1)脾肾亏虚为本:《素问·逆调论》称"肾者水脏,主津液",故肾气对于维持机体的生理功能有着重要作用。《素问·通评虚实论》云:"邪气盛则实,精气夺则虚。"肾气虚封藏失司,肾气不固则导致精微下泄,可出现蛋白尿;肾主水,肾气虚不能主水,以致水湿泛滥而水肿。脾为后天之本,运化水谷精微,升清降浊、统血。《素问·厥论》曰:"脾主为胃行其津液者也。"清代沈目南《金匮要略注》说:"五脏六腑之血,全赖脾气统摄。"《素问·至真要大论》云:"诸湿肿满,皆属于脾。"王亿平认为,慢性肾衰竭的发病是以脾肾亏虚为基础,无论标实之邪的夹杂与否,治疗都应注意固本之法,即健脾益肾为根本。

(2)湿热内蕴为标:慢性肾衰竭患者尤其是急性加重阶段,临床表现多以湿热证为主。王亿平基于《素问·生气通天论》中"病久则传化"的理论,并结合多年临床经验,分析慢性肾衰竭患者湿热证,认为是由于邪气入里,患者素体本虚,正不胜邪,久病入里,化湿化热。薛生白《湿热病》曰:"太阴内伤,湿饮停聚,客邪再至,内外相引,故病湿热。"即在脾肾亏虚的基础上,水湿内停,再感受外邪,内外相引而致湿热内生。临床上患者以头身困重、胸痞、腹胀、纳差、恶心呕吐、小便短少或无尿、口中秽臭或有尿味、舌红、苔黄厚腻等湿热证表现为主。《湿热病》曰"阳明太阴湿热内郁,郁甚则少火皆成壮火,表里上下充斥肆逆",而见恶心呕吐、小便短少或无尿、口中秽臭。"湿蔽清阳则胸痞,湿热交蒸则舌黄",故王亿平认为,在脾肾亏虚的基础上,病邪蕴结于内,化湿化热是慢性肾衰竭急性加重的主要病理因素,若湿热蕴久不祛亦将成为慢性肾衰竭的加重因素。对于急性加重期患者当以祛邪为主,尽早祛除肾衰加重因素。

2. 慢性肾衰竭湿热证分型辨治

(1)湿重于热:症见肢体水肿,按之凹陷,脘腹痞闷,口腻纳呆,口淡不渴,便溏,头身困重,小便短少,舌质淡胖,苔白腻或白滑,脉沉缓或濡细。因素体虚弱,湿浊内生,困阻中阳所致,治宜运脾行气、利湿化浊,以胃苓汤加减。

(2)湿热参半:症见眼睑或全身水肿,退而复发;脘腹痞闷,纳呆恶心,大便溏泻不爽,肢体困重,渴不多饮,身热不扬,汗出不解,口苦,舌尖红,舌质白,舌苔微黄腻。因久病体虚,正不胜邪,邪气入里化热,湿热内蕴脾胃所致,治宜清热化湿,以黄连温胆汤加减。

(3)热重于湿:症见神昏谵语,烦躁不安,小便短少黄赤或无尿、恶心呕吐,大便闭结或口有尿臭,面赤身热,鼻衄、牙宣、紫斑、呕血、便血等,舌质红、苔黄腻或燥,脉滑细

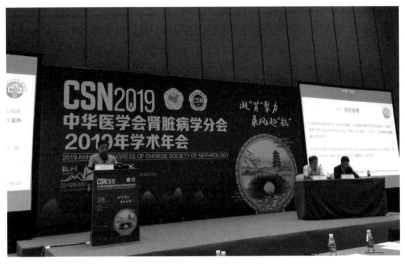

在中华医学会肾脏病分会学术年会上做报告

数。湿浊内生,郁久化热,上逆蒙蔽心窍,热入血分,迫血妄行;热结胃肠,传导失司,治宜清心开窍、利湿通腑,以清营汤加减方。

3. 慢性肾衰竭湿热证辨治体会

(1)攻补兼施,寓攻于补:慢性肾衰竭患者以脾肾亏虚为本,湿热内蕴为标。患者素体本虚,若一味清利攻伐,易耗伤正气。王亿平基于李东垣"脾胃为血气阴阳之根蒂"观点,认为元气虽然禀受于先天,由先天之肾精所化生且潜藏于肾,但必须依赖后天脾胃精气的不断滋养。在组方施治中,于清热利湿、化瘀行气之品中,常配以薏苡仁、白术、扁豆、茯苓等益气健脾之药。调理脾胃,以后天滋先天,既可培土固本又可扶正祛邪,共达攻补兼施之效。王亿平强调,慢性肾衰竭患者之补益,外可攻邪内可扶正,并能增加攻伐之效,寓攻于补。但其补益非一日之功,投药切勿峻猛性烈而致伤阴耗血。应徐而图之,宜用生黄芪、太子参、枸杞子、生地黄等性平清淡之品。

(2)清热利湿勿忘宣肺护阴:慢性肾衰竭患者以湿热为标,素体本虚,大量苦寒、苦燥之品极易伤阴伐胃,故清热利湿之中常佐以知母、生地黄、当归等甘寒养阴补血之品,使其清热而不伐胃,利湿而不伤阴,滋阴而不碍湿。如《素问·至真要大论》言:"热淫于内,治以咸寒,佐以甘苦。"肺为水之上源,气化则湿化,肺宣则水道畅,正如清代薛生白治湿四法中的"宣湿"之法。故常配以升麻、桔梗等升散之品。一是与清热利湿方中苦寒沉降之药相配,一升一降,调畅气机,行气化湿;二是取其清宣透热之性,有"透热转气"及"火郁发之"之意,可促使湿热之邪外达气分而解,内清外宣,祛邪而不恋邪,表里同治;三是湿热内蕴,津不上承,且肺失滋润,升散之品可载液上行,既可解渴又可润肺,防止湿热化燥伤肺,有"培土生金"之意。

(3)化瘀通腑贯穿始终:慢性肾衰竭患者随着肾功能的减退,尿量逐渐减少,肾脏排泄能力下降,使其利小便而泄热之力下降,需从肠道增加毒素排泄。同时久病则瘀滞,气虚则血停,故化瘀通腑应始终贯穿于治疗始终。一则取"以泻代清"之意,二则取"以通为用"之法,一为通畅气机,二为通畅血脉。王亿平常以大黄配桃仁、红花、益母草,其中大黄泻下攻积、清热泻火、化瘀通络,益母草活经调血、利水消肿,二药相配使湿热从下焦而去;红花辛、温,增加活血化瘀之功,以制大黄苦寒之性,防止大寒伤阴;桃仁甘、平,破血行滞而润燥,且能降肺气,与方中宣散之品相伍调畅气机。

4. 经典方剂治疗慢性肾衰竭举隅

(1)补中益气汤:出自李杲《脾胃论》。王亿平常将君药黄芪药量用至30 g,旨在加大该方补益升提之功,黄芪归脾、肺经,亦能增强利水消肿之功效。此外,多选用党参代替人参为臣药,二者性味、归经均相同,然党参的补益之功稍弱于人参,皆因慢性肾衰竭患者多病程日久,脏腑虚损较重,常虚不受补,此时选用党参效果更佳,同时党参产量较人参为多,价亦较廉,使用范围更广,减轻患者诊疗负担。若气阴耗伤较重者,症见口干、乏力、心悸、自汗等,亦可选用太子参以补气养胃。若症见蛋白尿、倦怠乏力、腰膝酸软、夜尿增多者,多加山药、熟地黄、山萸肉、芡实、金樱子等补肾涩精之品,升阳举陷,固摄精微,则脾气得健,肾气得固。

(2)三仁汤:出自清代吴瑭《温病条辨》。王亿平认为,湿热之邪蕴结于体内是慢性肾衰竭重要的致病因素,临床多见胸闷、纳差、肢体倦怠、小便黄赤、舌苔黄等症状,可选用此方。因患者根本病机为脾肾亏虚,且患者多饮食不节,喜食肥甘厚腻之品,故以中、下焦湿热之证多见,治疗上常选用栀子清三焦火热,茯苓、白扁豆健脾祛湿,知母、黄柏、泽泻入肾经,既能清实火,亦能清虚火,每逢长夏季节,多加用藿香、佩兰,芳香化湿、醒脾开胃。上述药物,随证加减,使三焦湿热得去,气机畅通,诸症自消。

(3)黄连温胆汤:出自清代陆廷珍《六因条辨》。慢性肾衰竭属湿热内盛,壅滞三焦,症见呕吐、腹胀、眩晕、夜寐不安、舌苔黄腻者,王亿平多用此方与三仁汤联合使用,清化痰热。此方使用中应注意,黄连苦寒,易伤脾胃,用量不宜过多,王亿平惯用黄连3 g;治疗过程中多观测患者舌苔、脉象之变化,中病即止,不可多服,故加砂仁、苍术等温性燥湿药物化湿行气,时时顾护脾胃。

(4)血府逐瘀汤:出自清代王清任《医林改错》。慢性肾衰竭患者后期常有面色晦暗、肌肤甲错、指甲苍白、唇舌紫暗甚至夹有瘀斑等表现,王亿平治疗此类患者常选用此方,并多加益母草、泽兰、丹参之品。益母草味辛、苦,性凉,活血祛瘀同时兼具利水消肿之功。丹参味苦、性微寒,入肾经,既能活血亦能止痛,又能养血安神,尤适用于病程后期贫血貌、指甲苍白患者;泽兰辛散温通,亦能活血散瘀,利水消肿,常与益母草、丹参搭配使用,温凉相配,防止过于苦寒而伤及阳气。慢性肾衰竭病程多迁延数年,患者思想负担过重,常忧思过度,加之实邪阻遏气机,多有气机不畅之患,故常加用郁金、川楝子,疏肝解郁,行气活血,气为血之帅,气行则血行,瘀血得化。

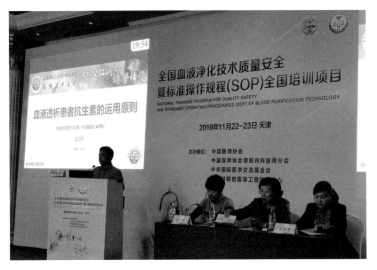

在中国医师协会肾脏内科医师分会全国年会上做培训

(二)慢性肾炎诊治特色

1. 慢性肾炎病因病机——以肺、脾、肾亏虚为本，湿、热、瘀为标

慢性肾炎病位在肾，但与脾、肺密切相关。肺、脾、肾三脏病理上相互影响。肺、脾、肾三脏亏虚，水液不能运行，输布失常，水湿内生，久湿不化，酿生湿热；或复感外邪，外邪入里化热，与体内水湿之邪相结合生湿热。湿热之邪阻碍气机，气血运行不畅，而致瘀。慢性肾炎患者病程冗长，久病必瘀。故瘀也贯穿于慢性肾炎的病程始末。湿、热、瘀是本病病程中主要的标实之证，既是病理产物，又是导致病情加重或恶化的重要因素，使得病程迁延难愈。

2. 慢性肾炎辨治经验

(1)注重补肺健脾益肾，并佐以条畅气机之品：王亿平认为，慢性肾炎中医病机以肺、脾、肾亏虚为本，肺、脾、肾亏虚易生湿浊，湿浊易阻碍气机，导致气滞，又因病程迁延反复，故患者大多兼有肝郁气滞表现，如胁肋胀痛、嗳气稍舒，情绪不稳。故王亿平指出，慢性肾炎中医治疗需注重补益肺、脾、肾三脏以扶正，增强机体免疫力，尤其是老年慢性肾炎患者。其善用山药、黄芪、白术、白扁豆、黄精、熟地黄等。山药归脾、肺、肾经，具有益气养阴、补脾益肺、固肾涩精之功效。黄芪归脾、肺经，具有补中益气、升阳固表、利水消肿之功效；白术主入脾经，能和中益气、健运脾胃，为治脾虚证之要药；白扁豆归脾经，具有补脾和中、化湿之功效；黄精归脾、肺、肾经，功用补气养阴、健脾、润肺、益肾；熟地黄主归肝、肾经，功用滋补肝肾。症见水肿时，善用黄芪、白术及白扁豆，补益的同时可化湿利水消肿。症见腰酸者，选杜仲、狗脊、续断三者合用以益肾强腰。症见尿中泡沫增多或尿浊者，常选用芡实、金樱子，两者均属固精缩尿止带药，芡实味甘，偏于补益肝肾,而金樱子味酸,偏于收敛、固涩,两者相须为用,既可固护肾虚之本,又可用以固摄精微,消减尿蛋白。处方中常佐以白豆蔻、陈皮化湿行气,既可疏理气机,又可使诸药补而不滞。症见精神紧张、焦虑、胁肋胀痛、得嗳气则舒者,常加用柴胡、郁金以疏肝解郁。王亿平根据多年临床诊治经验,结合慢性肾炎脾肾亏虚为本的病机特点,自拟健脾益肾、固摄精微之方药,制成中成药参地颗粒(由人参、茯苓、熟地黄、五味子、桑螵蛸、川芎等组成),用于慢性肾炎脾肾亏虚者。大量临床及动物实验证实,参地颗粒有明确的消减尿蛋白及改善患者临床症状的作用。

(2)清热祛湿化瘀以治标:慢性肾炎总的病机为本虚标实,其中标实以湿、热、瘀为主,故临证多选用清热、化湿、化瘀之品。由于老年及儿童患者脾胃功能虚弱,大剂量使用清热化湿之品易损伤脾胃,故用药不宜过于苦寒,而应选用淡渗利湿、芳香化湿之品,如茯苓、薏苡仁、猪苓、泽泻。其中茯苓、薏苡仁利水渗湿的同时兼有健脾功效,使脾运则湿化;泽泻利水渗湿的同时兼泻下焦之热,适用于湿热证。临证见舌苔黄者,多加用车前草、黄柏、白茅根、栀子等以清热。蛋白尿属湿浊不化者,王亿平多选用萆薢、石菖蒲,萆薢善利湿而分清浊,石菖蒲辛香苦温,善化脾胃湿浊,两者常相配,用于利湿分清化浊,如《杨氏家藏方》萆薢分清散及《医学心悟》萆薢分清饮。慢性肾炎病情反复、迁延难愈,久病必瘀,故常配以活血化瘀之品,王亿平喜用兼有利水之功的益母草、泽兰。若无水肿,常选用丹参、桃仁、红花。

张
业
松

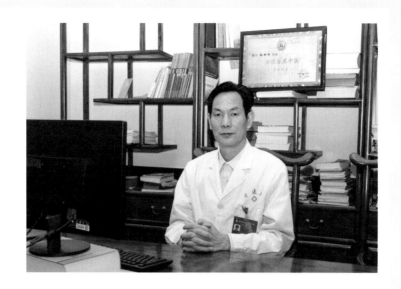

一 名医小传

张业松,男,安徽南陵人,中共党员,副主任中医师,安徽中医药高等专科学校兼职副教授。先后担任南陵县中医院内科主任、副院长、院长、党委书记。国家基层医疗机构中医特色优势重点建设专科、安徽省"十二五"中医重点建设专病、芜湖市"十四五"医学重点专科——肾病科(尿结石)学科带头人。全国基层名老中医药专家传承工作室指导老师,首届安徽省名中医,安徽省名中医工作室指导老师。兼任安徽省中医药学会理事、肾病专业委员会常务委员,芜湖市中医药学会副会长、络病专业委员会副主任委员。

1988年7月毕业于安徽中医学院中医专业,一直从事临床诊疗和医院管理工作,工作勤勉,学风严谨,曾随芜湖市名医杭琏侍诊,深受其临证"长于精准辨证、用药精于经方"的影响,在诊治患者时特别注重辨证的准确性、用药的灵活性、治护的整体性;在肾病诊疗方面,秉承安徽省名中医曹恩泽教授学术思想,临床长于运用其治疗慢性肾炎的"清补相合"法,把活血化瘀法贯穿于肾脏病治疗始终,对慢性肾炎蛋白尿治疗以"健脾益肾、通络活血"为基础,痛风性肾病治疗紧抓健脾益肾活血、慢性肾脏病治疗在益气活血化瘀基础上突出化湿泄浊,常取得满意疗效。主持完成省级科研课题2项,发表学术论文10余篇。

二 学术特色

(一)诊断力求明确精准、治护注重整体观念

张业松临证诊疗中推崇"诊断力求明确精准、治护注重整体观念",重视"四诊合参、全面调治"。在对疾病做诊断前,他尽可能全面掌握病史、症状、体征、理化检查等各方面信息,全面分析判断,力求诊断明确精准;为患者制订处置方案时,追求合理用药、规范护理,力求整体上谋划治疗与护理方案,以期达到最佳效果。

张业松认为,中医问诊是最为基础、也最为重要的诊断手段,对《十问歌》特别推崇。日常接待就诊者,必详询病史,包括发病情况、既往检查治疗情况、刻下感觉主要症状和伴随症状、个人工作生活习惯与环境等。接诊女性,必详问经带胎产、情绪、睡眠等情况;接诊小儿,必详问计划免疫预防接种、是否母乳喂养、饮食偏嗜等情况;对疼痛必问部位、性质、程度、持续时间、影响因素等情况;对出汗必问部位、时间、性质、伴随症状等情况。张业松重视问诊的同时,特别主张"四诊合参",临证诊病必全面应用望诊、闻诊、切诊。望诊,注重望全身神色形态与局部望诊相结合,尤其注意望舌、望唇、望手。望唇色:唇色发白,一般见于贫血、失血等血虚证;唇色青紫,多见于血瘀或缺氧,比如血管栓塞、中风等,在哮喘即将发作、出现心力衰竭等情况下,嘴唇也会出现青紫颜色;唇色深红,见于高热或阴虚火旺证。望唇质:嘴唇干裂,提示津液耗伤;唇口生疮糜烂,多是脾胃热盛或阴虚火旺的征象。手掌颜色苍白或萎黄、失去荣华色泽大多见于贫血;手掌呈青紫色提示呼吸、循环系统可能患病,可见于呼吸困难、缺氧、中毒、瘀血等症;手掌色红为多血质体质,可能见于高血压,过红则可能性格暴躁、有患中风的风险。张业松还十分注重观察分析现代医学检验检查结果,高度重视其在疾病诊断中的价值,以期全面掌握患者病情,达到准确诊断、精准辨证、辨病与辨证相结合的目的。

张业松为患者制订处置方案时十分注重整体观念,坚持治疗与护理密切配合,从整体上调理阴阳气血状态,其主张的"三分治疗七分护理",在很多病例的治疗康复中显示出了十分重要的现实意义。如诊治高尿酸肾病,在运用中西医结合手段辨病与辨证相结合准确诊断的基础上,除治疗上辨证论治、中西药并用外,特别注重嘱咐患者坚持戒烟限酒、低嘌呤饮食、多饮水、适量运动和控制体重等整体性调护措施必须同步进行。对高血压、糖尿病等慢性病患者的治疗,他更是强调以调整生活习惯、合理膳食、适当运动等护理为基础,以中西药物合理组合应用为核心,力求做到合理治疗与规范护理的整体上统一。

(二)肾病辨治以健脾益肾活血为本

张业松深受安徽省中医院曹恩泽教授学术思想影响,长期研习曹老著述,应用其诊

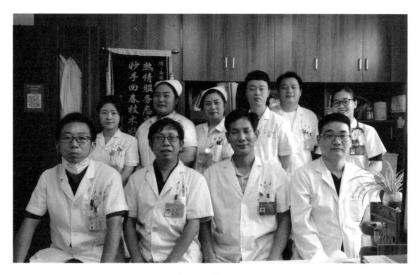

名中医工作室团队

疗经验于临床,感悟颇深,对曹老治疗慢性肾炎的"清补相合"之大法、"活血化瘀法贯穿肾脏病治疗始终"等经验的理解和运用尤为深刻,每每于临床取得理想之疗效。

1. 慢性肾炎蛋白尿治疗以"健脾益肾、通络活血"为基础

慢性肾炎蛋白尿,是慢性肾炎临床突出的表现之一,而慢性肾炎是一种多种病因引起的具有进行性倾向的慢性肾脏炎症,中医归属"水肿""腰痛""虚劳"等范畴,多因肺、脾、肾三脏虚损而为病,其中尤以脾、肾两脏的虚损最为关键。脾主运化,脾虚则不能运化水谷精微布散全身,反与湿浊混杂随小便而泄;肾主藏精,肾气不固则气化蒸腾欠力,以致精气下泄随小便而出,此为慢性肾炎蛋白尿形成的基本原因。临床上本病一般病程较长,久病入络。现代医学也认为,血液高凝状态和肾微小静脉血栓形成,是影响肾小球疾病慢性化和病情进展的重要因素。

基于以上认识,张业松认为,慢性肾炎蛋白尿的产生机理虽然复杂,但其基本病机在于脾肾亏虚、血络瘀滞,故治疗全程中应该以"健脾益肾、通络活血"法为基础,结合患者病情一般将其归类为三种证型(早期多表现为脾虚不运证,中后期多表现为脾肾阳虚证、病程久远或久服激素者多表现为肝肾阴虚证),以自拟芪术丹萸汤为基本方进行辨证加减治疗,对减少或消除蛋白尿常常取得较好临床疗效。自拟芪术丹萸汤组成:黄芪30 g,白术15 g,芡实20 g,玉米须30 g,茯苓15 g,益母草30 g,丹参20 g,山萸肉10 g。方中黄芪、白术益气健脾、升阳助运,现代药理研究证实,二者均能增强机体免疫功能;芡实补脾祛湿、益肾固精,《本草纲目》言其"止渴益肾,治小便不禁、遗精、白浊、带下",山萸肉酸温质润,既补肝肾益精血又温肾助阳,固肾气涩阴精,二者共用,功可协同,益肾固精之力更甚;益母草、丹参活血行瘀、利尿消肿,现代药理研究证实,二者均能抗血凝、扩张毛细血管、改善肾脏微循环,增加肾单位血流灌注量,进而改善肾功能;玉米须泄浊

利尿、茯苓健脾利湿,二者于补益中佐通下,以收补而不滞、涩中有通之效。

2. 痛风性肾病治疗紧抓健脾益肾活血

痛风性肾病,又称高尿酸肾病,根据临床症状特点可归于中医"历节风""痹证""腰痛""石淋""水肿"等病范畴。张业松认为,其发病内因主要是先天禀赋不足、肾气亏虚,外因是嗜食肥甘厚腻,或七情失调、劳倦伤风,导致外邪侵袭、瘀浊凝滞、气血运行不畅、筋骨失养,不荣而痛;日久肾虚脾弱,水液运化失常,而致水肿;痹阻经络关节,日久不愈,可反复发作,以致肺、肝、脾、肾各脏虚损;湿浊瘀阻化热,可致痰浊郁热,痹阻关节或煎熬阴液,日久成砂;若入脏则"穷及必肾",导致肾气不足,肾络痹阻。临床可以分为急性发作期和稳定期。急性发作期以湿热、寒湿、瘀血为主;也有病久正气亏虚,复感于邪而发病,以关节疼痛明显,或伴有全身症状为主者。稳定期表现为正虚邪恋,以肝肾阴虚、气阴两虚以及脾肾气虚为主。可见,痛风性肾病最基本的病机还是脾虚肾亏血瘀,治疗当以中医辨证施治为主,紧紧抓住健脾益肾活血这一基础治法,再结合病情,或加以清热利湿,或加以温寒化湿,或加以补益肝肾,再配合西药抑制血尿酸产生、促进血尿酸排泄治疗,并辅以饮食调理,每每取得较好效果。张业松临证按以下五型辨证施治。

(1)湿热痹阻经络:本型为外邪初犯,经络痹阻,临床除血尿酸升高,还见关节肿痛(第一跖趾关节最易首发)等症状。治以清热利湿通络。方选二妙散合薏苡仁汤加减。药用苍术、黄柏、牛膝、生薏苡仁、羌活、独活、桂枝、川芎、赤芍、生地黄、生姜、桃仁、红花。方中苍术、黄柏、生薏苡仁、生地黄、赤芍清热化湿凉血,羌活、独活、桂枝、川芎通络止痛,桃仁、红花活血通络。关节肿痛红肿者加海风藤、青风藤、络石藤、忍冬藤等通络止痛;血尿者加白茅根、小蓟凉血止血。

(2)瘀血痹阻经络:本型多为邪气痹阻不除,血行受阻留而为瘀,瘀阻经络气机不通,而见关节痛、舌有瘀斑等症。治以活血化瘀、通络止痛。方选桃红四物汤合二妙散加减。药用桃仁、红花、白芍、熟地黄、川芎、苍术、黄柏、地龙、牛膝、没药、姜黄、生甘草、海风藤。运用一派活血通络止痛之品,兼祛湿止痛以标本兼治。若疼痛剧烈,入夜尤甚,得温则舒,加川乌头(先煎2小时)、乳香祛寒活血止痛;若见蛋白尿,可加生黄芪、党参益气助摄。

(3)脾肾亏虚水湿不化:本型为病程日久,邪气入里,伤及脾肾,气化失常,水湿不运而见水肿、夜尿频多等症。治以健脾益肾、化气行水。方选济生肾气丸合参苓白术散加减。药用制附片、桂枝、淮山药、山茱萸、土茯苓、车前子、制大黄、萆薢、泽泻、陈皮、川牛膝、生薏苡仁、白术、茯苓、生黄芪、太子参。全方脾肾双补,清化湿浊。若伴关节疼痛加桃仁、红花。

(4)湿热下注损伤肾络:本型为湿热壅滞下焦,阻于尿路,伤及肾络则尿血,煎熬津液成石,则尿中时有砂石等症。治以清热利湿、通淋排石。方选八正散合石韦散加减。药用萹蓄、瞿麦、车前子、金钱草、海金沙、石韦、生大黄、山栀子、川牛膝、黄柏、苍术。全

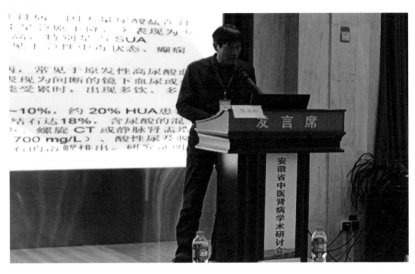

在安徽省中医肾病年会上做报告

方以萹蓄、瞿麦、车前子、金钱草、海金沙、石韦利尿通淋为主,辅以牛膝、黄柏、苍术除湿清热而除关节痛。若伴发热加金银花、蒲公英清热解毒;若血尿量多,加小蓟、白茅根等凉血止血;若正气已伤,面色萎黄,舌质转淡,可去大黄,加黄芪、当归调补气血。

(5)脾肾虚衰湿浊滞留:本型为病程后期,邪气久留,正不胜邪,脾肾两亏,气化失常,湿浊内留,壅滞三焦所致。治以补益脾肾、温阳化浊。方选真武汤合温脾汤加减。药用制附片(先煎)、党参、白术、茯苓、生大黄(后下)、姜半夏、川厚朴、苏叶、白芍、陈皮。

临床上五种证型常多型并见,必须兼顾。

3. 慢性肾脏病治疗在益气活血化瘀基础上突出化湿泄浊

慢性肾脏病(ChronicKindeyDisease,CKD),是指原发性或多种继发性肾脏病导致的肾功能慢性损伤[肾小球滤过率<60mL/(min·1.73m²)]且病程超过3个月的疾病。本病的临床表现不具备特异性,主要表现为水肿、乏力、厌食、腰痛、血尿、泡沫尿、呕吐、高血压及贫血等相关症状。CKD进入终末期肾衰竭后需要透析或肾脏移植,已成为不可忽视的公共卫生问题,因此尽早防治对延缓肾衰竭进展尤为重要。中医虽无"慢性肾脏病"病名记载,但根据其临床症状、体征可归属"虚劳""腰痛""尿浊""尿血""水肿"等范畴,病因包括先天禀赋不足、外感六淫、劳倦过度、七情内伤、久病失治等,导致人体脏腑功能失调,阴阳失衡,直接或间接牵累脾肾。

张业松认为:①慢性肾脏病以脾肾亏虚为本,补益脾肾是基本治法。②"瘀血阻络"的病机贯穿始终,"活血化瘀通络"法当贯穿治疗始终。③临证需根据病情之标本虚实辨证论治。④曹恩泽教授创立的"清降补益通络法",作为治疗慢性肾衰竭的基本治疗法则,经大量临床实践证实确有良好疗效。"清降"之法,系针对"肾虚失其开阖之功,致溺毒内留;脾虚不能运化湿浊溺毒,致湿浊蕴结三焦"而设,降浊而不伤正。张业松经长期临床观察,发现南陵县及周边地区的CKD3-4期患者,大多有湿浊表现,临床常见水肿、纳差、恶心呕吐、肢体困重、脘腹胀满等症状。因此他认为,此病除脾肾亏虚、瘀血阻络的基础外,湿浊蕴结在发病机理中占有特别重要地位,这与本地区自然环境中湿气相对较重也有一定关系。

基于以上认识,张业松对CKD3-4期患者在治疗中特别注重祛湿化浊,在益气活血化瘀基础上突出化湿泄浊,临证使用多年来总结的经验方"芪黄益气活血泄浊方",在许多病例治疗上取得了满意疗效。本方组成:制大黄10~15 g,桃仁10~15 g,黄芪30~60 g,当归10~20 g,积雪草15~30 g,姜竹茹10~15 g,枳壳10~15 g。本方功效:益气养血,化瘀泄浊。本方主治:CKD3-4期表现为气虚夹瘀、湿浊蕴结证者。

组方释义:本方遵从消补兼施、痰瘀同治的总原则,全方共奏益气养血、化瘀泄浊之功。方中专注于消的,有大黄、桃仁,取《金匮要略》下瘀血汤之意,行瘀消癥作用明确;专注于补的,有黄芪、当归,即李东垣《内外伤辨惑论》中的当归补血汤之义,不仅益气养血,更能助气机开阖,以利升降出入,从根本上消除痰瘀互济。加用积雪草、姜竹茹、枳壳,能泄浊利气,共成益气养血、化瘀泄浊之功,具有正本清源的作用。其中,大黄苦寒沉降,系降浊泄毒要药,生用泻下之力更强,但我们沿江一带百姓体质相对偏弱,CKD3-4期患者体质也多偏虚,大黄制用可缓其峻猛之性,是为君药。黄芪味甘微温,益气利水,生用无生热伤络之虞,通过扶正以助君药排毒之功,是为臣药。桃仁、当归活血养血,可化瘀通络,改善肾脏微循环,延缓肾衰竭进程;当归与黄芪同用则有补气补血之效以改善慢性肾脏病患者之贫血,亦为臣药。积雪草清热利湿、解毒消肿,姜竹茹清热化痰、除烦止呕,枳壳理气宽中、行滞消胀,三者同用可达泄浊利气之效果,共为佐药。临床使用本方可以明显缓解水肿、纳差、恶心呕吐、肢体困重、脘腹胀满等临床症状,改善肾功能监测指标,延缓肾衰竭进展。

临证注意:应用"芪黄益气活血泄浊方",必须准确辨证,还要根据兼夹证合并证的不同、本虚标实之主次状态,适当加减。或为增强健脾益肾、化瘀泄浊之力,常加党参、白术、山药、地龙、蝉蜕、厚朴、瓜蒌皮、煅龙骨、煅牡蛎等。临床治疗CKD3-4期患者,应当注意在以下基础上使用本方:①积极治疗原发病,减轻工作强度,避免过劳,防止感冒,预防感染,不使用损害肾脏的药物。②饮食疗法:低蛋白饮食,并补充足够能量及维生素,有水肿者应限制盐和水的摄入。③配合西药维持水、电解质平衡,纠正酸中毒。④合并感染时,及时选用抗生素,注意避免使用对肾脏毒性大的药物,主要从肾脏排泄的抗生素要减少剂量。⑤配合西医降压、止呕、输血或使用促红细胞生成素纠正贫血等对症治疗。

戴
宁

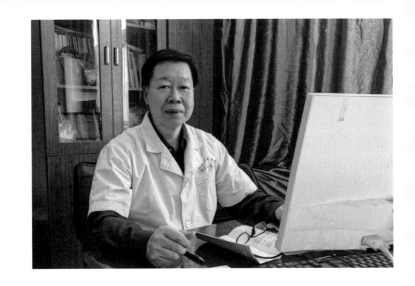

一 名医小传

戴宁,男,安徽宁国人,主任中医师,教授,安徽中医药大学第一附属医院男科主任。首届江淮名医,首届安徽省名中医。

兼任世界中医药学会联合会男科专业委员会副主任委员,国际中医男科学会副主席,中国中药协会男科药物研究专业委员会副主任委员,中华中医药学会男科专业委员会常务委员,中华中医药学会生殖医学专业委员会常务委员,中国医师协会男科专家委员会常务委员,中国医师协会生殖专业委员会中西医结合学组常务委员,安徽省中医药学会男科专业委员会主任委员,安徽省医学会生殖分会常务委员,《安徽中医药大学学报》编委。

从事中医男科临床30余年来对男科疑难杂症进行了深入研究,特别是对男性不育、性功能障碍、前列腺疾病等积累了丰富的临床经验,提出了男性不育的精液辨证说和调肾清精治则、男性性功能障碍的补肾理精治则及前列腺炎治疗的五结合原则等。

带教指导硕士研究生20余名、进修生30余名,主编、参编《男科疾病的中西医诊疗》《男科药物与食疗》《徐福松中医男科学》《中医男科学》等著作10余部。主持或参与国家、省级科研项目10余项,获得多个科研成果与奖励。

二 学术特色

(一)精液辨证治疗男性不育症

在临床实践中,有相当一部分男性不育患者无明显的临床症状以及舌苔、脉象改变,仅仅表现为精液的异常,给辨证论治带来了一定的困难,戴宁教授对传统的四诊诊法进行了深入细化,也就是通过观察精液的量、颜色、气味、液化程度、黏稠度,精子的密度、活率、活力、形态,精液中白细胞、红细胞、生精细胞的有无及数量来辨证论治。一般来说,精液清稀量多,色白多为寒;颜色偏黄,黏稠量少,精液腥臭多属湿热。精液中见到红细胞、白细胞多属瘀血湿热。畸形精子过多,精液黏稠不化,多属阴虚火旺,湿热下注。精子密度低,精液量少,精色白多属肾精亏虚。精子活力低下多属肾阳不足。辨精论治,既从理论上进行了创新,又符合临床的需要,是中医辨证论治的延伸,属于微观辨证,为治疗男性不育开辟了新的视野和途径。根据阳化气、阴成型的理论,精液量与精子总数的多少,取决于肾阴是否亏虚;精子活力的强弱,取决于肾阳的胜衰。治疗精液量不足或精子数量少,主要以滋补肾阴为主;治疗精子活率低,活动力差则以补肾助阳为主。在治疗过程中,需注意阴阳之间的互根互用、制约转化的关系,正如张景岳所言:"善补阳者必于阴中求阳,则阳得阴助而生化无穷,善补阴者必于阳中求阴,则阴得阳生而泉源不竭。"

(二)调肾清精法治疗男性不育

戴宁通过大量临床观察,发现现代男性与古时男性的不育症,在病因病机上有明显的不同之处。古时男性不育症,由于当时的天气因素、饮食习惯、生活水平等,以肾阳亏虚者居多;现代男性不育症,由于天气普遍转暖、饮食水平改变等因素,以肾虚伴有精浊为主。戴宁提出治疗现代不育症,应以调肾清精为大法,在此基础上,又分出温肾清精、滋肾清精、益肾清精等治疗法则。

1. 滋肾清精法

主要针对肾阴亏虚伴湿热血瘀精浊的患者,临床表现为早泄,阳痿,性欲亢奋,尿频,尿急,尿不尽,尿道灼热,尿黄短少,阴囊潮湿,精液黏稠,不液化,少精,弱精,畸形精子过多,或精液中白细胞增多,甚至有脓细胞出现,或者抗精子抗体阳性,或者精液中培养出支原体、衣原体等病原体,或者精子碎片率(DFI)过高。治宜滋补肾阴,清热利湿,排毒化瘀。方用戴宁滋肾清精汤。药用知母10 g,黄柏10 g,生地黄15 g,山茱萸9 g,山药15 g,丹皮15 g,茯苓15 g,泽泻15 g,莲子10 g,白术12 g,薏苡仁15 g,萆薢10 g,赤芍10 g,丝瓜络6 g,太子参15 g。该方以知柏地黄丸为底方滋阴降火,配太子参、白术、茯

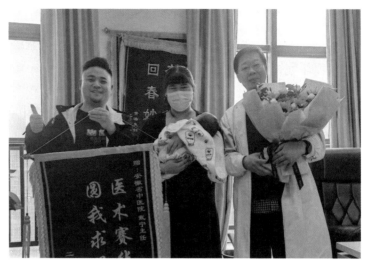

又一个新生命的诞生

苓、莲子健脾祛湿,萆薢、薏苡仁、茯苓、泽泻利湿浊,丝瓜络清热通络,丹皮、赤芍活血化瘀。诸药合用起到补肾阴、降虚火、健脾胃、利湿浊、通络化瘀等作用,从而提高精子数量与质量,增强生育力。

2. 温肾清精法

主要针对肾阳虚伴血瘀精浊的患者,临床表现为阳痿早泄,阴囊睾丸或者龟头发凉,性欲低下,精神萎靡不振,手脚凉怕冷,腰膝酸软,舌淡苔白,脉沉细迟。精液清稀,精子密度与活力低下,死精子过多。宜温肾清精,自拟温肾清精汤。药用鹿角胶10 g,淫羊藿10 g,沙苑子10 g,山药10 g,菟丝子10 g,附片10 g,黄芪20 g,肉苁蓉10 g,金钱草20 g,覆盆子10 g,枸杞子10 g,五味子6 g,车前子10 g,党参15 g,白术10 g,茯苓10 g。方中鹿角胶乃血肉有情之品,大补精血,配合淫羊藿、肉苁蓉、附片、菟丝子加强温肾作用,配沙苑子有聚精之义。五子衍宗丸乃阴阳双补,阴中求阳。党参、白术、茯苓健脾利湿,使精中湿、瘀从二便排出。诸药配合阳可复,精得充,湿得利,瘀得化,精子密度及活力提高,生育力得到恢复。此外本方还能使低水平性激素得到恢复,说明本方对下丘脑-垂体-性腺轴有调节作用,通过促进垂体分泌促性腺激素,提高睾丸生精功能。

3. 益肾清精法

适用于肾精不足的男性不育患者,多数患者无临床症状,或者精力不济,性功能欠佳,腰酸,舌淡红,苔薄白,脉细弱。精子密度、活力、活率下降,精液中白细胞增多,精液黏稠不液化,抗精子抗体阳性,精索静脉曲张。治疗当益肾清精,活血利湿。自拟益肾清精汤。药用菟丝子15 g,枸杞子15 g,覆盆子10 g,车前子10 g,五味子9 g,炒当归6 g,赤芍10 g,白芍10 g,萆薢10 g,龙胆草6 g,苍术9 g,茯苓15 g,川芎10 g。本方以五子衍宗丸补肾益精,配以萆薢、龙胆草、茯苓清利湿浊,苍术、茯苓健脾利湿,当归、白芍养血活血,精血互生。川芎、当归配合活血化瘀,改善血液循环。全方补泻同施,益肾强精,提高精子数量与质量,改善生育力。

(三)调肾理精法治疗男性性功能障碍

由于病因复杂,目前男性性功能障碍治疗方法众多,但疗效尚不稳定,戴宁通过多年的临床观察研究发现,虽然五脏之虚、六淫之实皆可导致性功能障碍,但从实质来看,皆因肾虚精运失常所致,或阳虚精运失常,或阴虚精关失固,故治疗当温肾阳通精窍,或滋肾阴固精关。

1. 温阳通精法

适用于肾阳亏虚,精运失常的性功能障碍患者。常见症状有阳事不兴,阴茎举而不坚,性欲淡漠,行房不射精或者排精和排尿无力,面色苍白,腰膝酸软,形寒肢冷或阴冷,精液清稀,舌色淡,苔白,脉细弱。治疗当温补肾阳,通络运精。方用壮阳通络饮:鹿茸3 g,菟丝子15 g,生黄芪20 g,淫羊藿15 g,枸杞子15 g,车前子10 g,仙茅10 g,桂枝10 g,五味子6 g,覆盆子10 g,当归9 g,蜈蚣2条。

2. 滋阴固精法

适用于肾阴亏虚,精关不固的性功能障碍患者。症见早泄,遗精,性欲亢奋,失眠多梦,腰膝酸软,口干口苦,舌红,少苔,脉细数。治疗当滋补肾阴,固摄精关。方用滋阴固精汤:知母10 g,黄柏10 g,熟地黄15 g,龟甲10 g,鳖甲10 g,山茱萸9 g,山药13 g,丹皮15 g,茯神15 g,泽泻9 g,甘草6 g,砂仁6 g,沙苑子9 g,龙骨30 g,牡蛎30 g。

(四)五结合治疗前列腺炎

慢性前列腺炎是男科常见与难治性疾病,以症状复杂、病程迁延、并发症多、易反复发作为特点,属中医"淋证""清浊"等范畴。戴宁以五结合疗法治疗该病,疗效理想。

1. 内外结合治疗

前列腺位于盆腔深处,腺体血管不丰富,所吸收的药物无论血药浓度有多高,进入前列腺体局部的量依然不足,难以达到有效治疗量。所以在治疗慢性前列腺炎的时候,除中西药物内服(内服中药以辨证论治为主,或者服用专方)外,经常配合中药灌肠,疗效大增。戴宁灌肠方:大黄10 g,野菊花10 g,黄柏10 g,败酱草10 g,透骨草10 g,丹参10 g,鱼腥草10 g,苦参10 g,白芷10 g。煎水100 mL,以药温42℃左右保留灌肠,每周2~3次。中药灌肠可以使药物直达病所,另外热效应本身对前列腺炎有良好的治疗作用,而且对胃、肝等损害极小,深受患者欢迎。

2. 针灸与药物配合

"药之不及,针之所宜",针灸是纯绿色疗法,没有副作用,可以疏通经络,调理脏腑

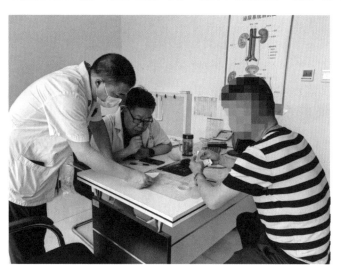

精心选方配药

功能,平衡人体阴阳,对男女生殖系统以及性功能有良好的调节作用,可以治疗前列腺炎、盆腔炎等泌尿生殖系统炎症。针灸疗法是戴宁中医男科特色疗法,特点是进针轻快,常常采用戴宁飞针进针法,用穴少而精,疗效好,深受患者好评。针灸每周2次,10次为一疗程。腹部与背部交替针灸。常用的穴位有中极、关元、大赫、秩边、肾俞、命门、三阴交、会阴等。

3. 中西医结合

戴宁认为,慢性前列腺炎病因病机的关键是感染湿热邪毒,病邪循经络下注,伏毒留于前列腺内,损害腺体组织,破坏腺体的内在环境,导致腺体内的瘀浊排泄不畅,故而治疗关键在于利湿化浊,清热解毒,活血化瘀,使湿热清、邪毒祛、瘀浊化,这样前列腺的炎症方能得以消除,使内外环境得到恢复。

中医治疗采用戴宁男炎消方:土牛膝30 g,土茯苓20 g,虎杖20 g,蒲公英15 g,萆薢15 g,忍冬藤15 g,赤芍15 g,黄柏10 g,益母草10 g,大黄5 g,柴胡5 g,甘草5 g。方中土牛膝活血化瘀、清热解毒、祛湿利尿,重用为主药。土茯苓解毒除湿,配合益母草、萆薢以助土牛膝利湿解毒。赤芍、益母草、虎杖、柴胡疏肝通淋,活血化瘀。忍冬藤、蒲公英、甘草、黄柏清热解毒泻火,大黄通腑泄浊,使湿毒从二便排出。

西医对于慢性细菌性前列腺炎,可以根据细菌培养结果,采用敏感抗生素足量、足疗程治疗。对于慢性非细菌性前列腺炎选择α受体阻滞剂如坦索罗辛治疗。

中西医联合治疗前列腺炎能够提高疗效,缩短疗程。

4. 结合心理情志疗法

戴宁认为慢性前列腺炎患者的心理有以下特点:由于症状繁多,变化多端,缠绵难愈,时轻时重,反复发作,而且往往症状发生在生殖器等敏感部位,因此患者对局部症状印象深刻,容易引起抑郁、焦虑等心理问题。这些心理问题往往影响了前列腺炎的正常恢复。戴宁在临床上对于前列腺炎的患者一般都给予高度关心,让患者树立信心,而且五结合治疗一般取效较快,让患者不良心理终止在萌芽中。对于心理问题较重的患者,适当建议请心理医生帮助治疗,或者采取中医情志疗法,根据情绪的五行生克规律,采用恰当的情志治疗。

5. 配合饮食治疗

①生南瓜籽30 g,去壳后嚼服。南瓜籽性味甘平,含南瓜籽氨酸、蛋白质、脂肪油、尿素分解酶、维生素等,有杀虫解毒功效。②蜂花粉:装入胶囊,每次3 g,每天3次,温开水送服。花粉含蛋白质、氨基酸、酶与辅酶、糖类、脂类、维生素、微量元素及激素等物质,既是营养丰富的滋补食品,又可促进人体的新陈代谢,协调机体的内在环境和功能恢复平衡。③生甘草末:每日用量20~40 g,开水冲泡代茶饮,10天为一疗程,一般可服用3个疗程。甘草性味甘平,含甘草甜素、甘草苷、葡萄糖、尿素酶、蔗糖等,有清热解毒、抗炎、抗过敏作用,用于治疗慢性前列腺炎,效果较好。微量元素锌参与前列腺的防御机制,患慢性前列腺炎时,由于前列腺组织不能有效地吸收与利用锌,导致前列腺液中锌的含量下降,甘草中所含的锌可以起到补充前列腺组织中锌的作用。

注意事项:慢性前列腺炎患者在治疗期间及症状改善后半年内,忌酒类、辣椒、咖啡、可可等刺激性食物,以免助火生热引起前列腺充血,使病情加重或反复。

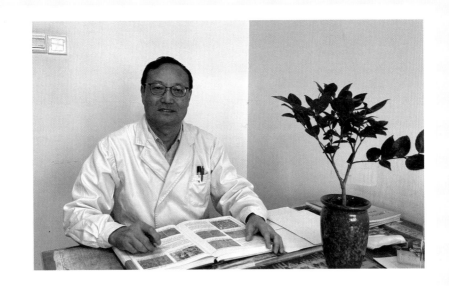

胡顺金

一 名医小传

胡顺金,男,安徽巢湖人,中共党员,二级主任中医师,硕士研究生导师,安徽中医药大学第一附属医院肾病科原副主任。第三批全国老中医药专家学术经验继承人,第二届安徽省名中医,第四届江淮名医。获"全国首届中医药传承高徒奖"。安徽省健康素养巡讲专家。

兼任中华中医药学会肾病分会常务委员,安徽省中医药学会肾病专业委员会副主任委员,安徽省中西医结合学会肾脏病学专业委员会副主任委员,安徽省医学会肾脏病学分会常务委员,安徽省中医肾病专科联盟副主任委员,安徽省医师协会肾脏病分会委员,《中医药临床杂志》编委,《南方医科大学学报》《中华中医药杂志》优秀审稿专家。入选《中华中医药杂志》卓越人才库。

1988年毕业于安徽中医学院中医专业并留校从事医、教、研工作,先后师从全国名中医曹恩泽教授、著名肾脏病学家谌贻璞教授、著名肾脏病理学家邹万忠教授,致力于肾脏疾病的中医药防治,治法独到。建有"胡顺金安徽省名中医工作室",研制出院内制剂"蓉黄颗粒"应用于临床。主持省部级科研课题4项,以第一作者或通信作者发表学术论文60余篇,获中华中医药学会科技进步奖三等奖2项、安徽省科技进步奖二等奖1项、安徽省中医药科学技术奖3项。

二 学术特色

(一)慢性肾小球肾炎治验

慢性肾小球肾炎简称慢性肾炎,在古籍中并无记载,胡顺金依据临床表现将其归属"水肿""尿浊""尿血"等范畴。《素问·水热穴论》曰:"勇而劳甚则肾汗出,肾汗出逢于风……客于玄府,行于皮里,传为胕肿。"明确提出水肿的病位在肾与肺。而《素问·至真要大论》曰:"诸湿肿满,皆属于脾。"指出治水之脏为脾。胡顺金认为其基本病机以脾肺肾不同程度亏损为基础。以脾肺肾功能失调为本,可见水湿、湿热、血瘀之标实。本虚和标实常交互掺杂出现,致使病情冗长难愈。

胡顺金治疗慢性肾炎强调标本兼顾,以补治本,兼顾祛邪。本虚者,以脾为先,脾气亏虚,生化乏源,则致气血亏虚;脾主运化,脾虚无以制水,则水液停滞;脾主统摄,脾虚统摄无力,而精微下泄,血不循经。故治疗上以补脾为先,常用党参、白术、黄芪、山药等。脾虚日久,迁延不愈,先天肾精无以化生,而致肾元亏损,则致肾虚。肾为水脏而主水,肾气虚则开阖失司,水液代谢异常,而致水湿潴留;肾藏精,肾气亏虚,封藏失司,下元不固,则致精微下泄。故治疗上善用补肾之品,常用山茱萸、熟地黄、枸杞子、益智仁等。脾虚则精微不得上行充养肺气,则见肺气亏虚。肺气不足,卫气生化、运行失常,不得布散于肌肤皮毛,而致卫外不固,加之肺脏娇嫩,易受邪侵,而诱发本病;肺为水之上源,主宣发与肃降,影响水液之输布,则致水液泛溢肌肤。故治疗上强调补肺固表,常用黄芪、白术、防风、蝉蜕等。

肺脾肾三脏亏虚,肺失宣肃,脾失健运,肾失开阖,气化不利,津液输布失常,导致水湿潴留,泛滥肌肤。治疗上强调利水消肿,常用茯苓、薏苡仁、泽泻、车前草等。湿郁日久化热,可耗气伤阴,津液亏损,阴虚生内热,则见湿热之邪郁滞。湿热下注,扰动肾络,致使精微随小便而去,而见尿浊。湿热交结不化,流于下焦,损伤脉络,则见尿血。治疗上常用黄柏、小蓟、六月雪、茜草、茯苓、泽泻、淡竹叶等以清热利湿。本病病程冗长,绵延难愈,"久病必瘀""久病入络",胡顺金认为虚实皆可致瘀,脾肾亏虚日久气血耗损,致脉络空涩、血行无力;湿热内蕴,津液耗伤,血液黏滞,壅制气机,气血不行,均致血瘀。瘀血既是慢性肾炎病程中逐渐形成的病理产物,又成为本病重要致病因素之一,常贯穿其疾病始终。故治疗上强调活血化瘀,常用莪术、鬼箭羽、地龙、僵蚕、丹参、桃仁等。

综上所述,胡顺金认为慢性肾炎发生发展不离虚、湿、瘀三者,虚以肺脾肾气虚为主,且以脾气虚为先;湿含湿热、水湿之邪,既可加重气虚之证,又可引起血瘀之象;湿浊、瘀血贯穿疾病始终。三者相互纠结,使病情迁延难愈,耗伤正气,最终发展为终末期肾病。

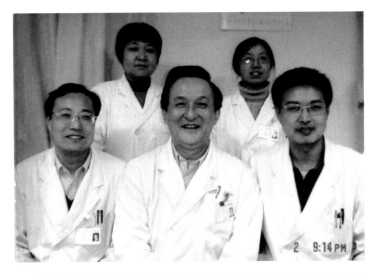

与中华医学会肾病分会主任委员、著名肾脏病学家谌贻璞教授（中）等专家合影

（二）慢性肾脏病3-5期及慢性肾脏病矿物质和骨代谢异常治验

慢性肾脏病（CKD）3-5期即属慢性肾衰竭阶段，慢性肾脏病矿物质和骨代谢异常（CKD-MBD）为其常见并发症，严重危害人们的健康。

中医学未见CKD病名，对肾功能损害之CKD即3-5期CKD，胡顺金根据其常见症状将其归属中医"水肿""虚劳"等范畴，认为该病以脾肾亏损为主，牵涉肝、肺、三焦等脏腑，多由先天禀赋异常，后天因饮食不调、劳倦久病或因病失治误治等诸多因素致使脏腑虚损。本病早期以脾肾亏虚为主，《景岳全书》中言"脾虚则土不制水反克，肾虚则水无所主而妄行"，随着病情进展，脾肾日益衰竭，脾失健运，肾失气化，水运不能，湿浊积聚；湿浊潴留，阻遏气机，影响脏腑功能。肝司疏泄，气机阻遏最常见于肝气郁滞，中焦气机失畅；湿浊蕴脾，脾困失健，兼之久病暗耗，阴精不足，阴亏内热；湿浊蕴积，浊蕴成毒，浊毒弥漫，郁久化热。水停、气虚、气滞、阴虚均可导致血脉瘀阻，故瘀血贯穿其病程始终。肾藏精，精生髓，髓养骨，维持骨骼正常生长、发育、代谢，《素问·痿论》曰："肾气弱，则腰脊不举，骨枯而髓减，发为骨痿。"骨失所养，湿浊、瘀血内蕴，损伤筋骨，而至骨骼空虚，可成"骨痿""骨痹"，即现其最常见并发症——CKD-MBD。

胡顺金总结本病病机特点为"脾肾亏虚为本，湿浊、瘀血内蕴为标"，对其非透析者临证遵循"治病必求于本"原则，提出匡扶正气、益肾健脾的治疗大法。临证中，针对脾肾气虚者，多用黄芪、白术、山药、党参、益智仁等；阴虚者，可选枸杞子、熟地黄、山茱萸等补肾养阴之品；脾肾阳虚者，多用菟丝子、肉苁蓉、巴戟天等平补肾阳之品，而非大温大热之肉桂、附子。胡顺金认为，"湿浊""瘀血"贯穿其疾病的始终，临证时，根据浊毒侵犯上、中、下三焦之侧重不同，而施以不同治法，强调祛湿化瘀泄浊法的应用。邪犯上焦肺卫者，宜宣肺化痰泄浊，常用炙麻黄、炒杏仁、桂枝、炒白芍、清半夏、浙贝母、生大黄等,寒痰者加干姜、细辛等以助温化之功,痰热者加炒黄芩、生石膏等以增清化之力。浊阴犯胃困脾者,宜健脾燥湿、和胃降浊法,常用党参、炒白术、茯苓、炒薏苡仁、砂仁、姜半夏、姜竹茹、生大黄等,纳差者加炒麦芽、炒神曲等以助消导,恶心欲呕者加旋覆花、代赭石等。湿热蕴结中焦,大便不爽,身热不扬者,则予清热化湿、和胃降浊法,常用黄连、竹茹、枳壳、陈皮、姜半夏、茯苓、炒薏苡仁、生大黄等,阴虚者加生地黄、玄参等以清热养阴。邪犯肝肾者,治以滋阴潜阳、镇肝熄风法,常用代赭石、生龙骨、牛膝、白芍、玄参、川楝子、天冬、枸杞子、生大黄等,阴虚火旺者加玉竹、北沙参、鳖甲等以滋阴降火。临证治疗中,化瘀法常贯穿于始末,常用药物如丹参、莪术、川芎、桃仁、红花、白僵蚕、地龙等。

胡顺金辨证治疗3-5期CKD及CKD-MBD,对肾虚湿热证者,治以益肾清热利湿法,其经验方制成院内制剂——蓉黄颗粒,配合中药制剂保留灌肠,对改善CKD-MBD获效满意,显著延缓了CKD进展的速度。

(三)糖尿病肾脏疾病治验

糖尿病肾脏疾病(DKD)是糖尿病患者的常见并发症之一,目前已成为终末期肾病的主要病因。当DKD患者出现大量蛋白尿时,大多数病情进展迅速,无法逆转,最终进展至终末期肾病。

对DKD病因病机的认识现代医家略有不同,胡顺金认为DKD的发生发展虽不离开虚、瘀、湿、浊四者,但此四者在本病的发病过程中,作用有别,侧重各异。此四者中,虚作为DKD发病之因素,亦为病机之根本;而瘀则作为DKD的病理基础,亦为此病之主要致病因素,并且贯穿于DKD的整个发生、发展过程中;湿、浊既是本病的病理产物,又是其重要的致病因素,促进了本病的进一步发展。

临床辨治上,胡顺金主张辨证与分期相结合的论治方法,遂将DKD分为早中晚三期来辨治。早期多为虚中夹实,多见气阴两虚夹瘀证,治当益气养阴、活血化瘀。常用药物:黄芪、白术、生地黄、山药、山茱萸、芡实、丹参、地龙等;常用加减:若口渴明显者可加北沙参、天花粉、麦冬、石斛等;疲乏无力者加太子参等。中期多为虚实夹杂,多见脾肾亏虚兼湿夹瘀证,治当健脾益肾、化瘀利水。常用药物:黄芪、党参、白术、山茱萸、益智仁、茯苓、川芎、莪术、泽泻、桑螵蛸、鬼箭羽等;常用加减:阳虚明显者可选用肉苁蓉、菟丝子等。晚期虽为虚实夹杂,但以标实为重,多见脾胃虚弱、浊毒内蕴证,治当健运脾胃、解毒泄浊。常用药物:党参、白术、姜竹茹、姜半夏、枳壳、川厚朴、生大黄、六月雪、莪术、煅龙骨、煅牡蛎等,治疗上可重用生大黄解毒泄浊,排毒于体外;常用加减:浊毒明显者,多用法半夏、胆南星、陈皮等祛湿解毒;浊毒上犯者,常加旋覆花、代赭石、砂仁等降逆和胃;热毒显著者,常用蒲公英、白花蛇舌草、黄连、黄柏等清热解毒。

(四)老年人夜尿增多症治验

老年人夜尿增多症多由良性小动脉肾硬化所致尿浓缩功能减退而引起。良性小动

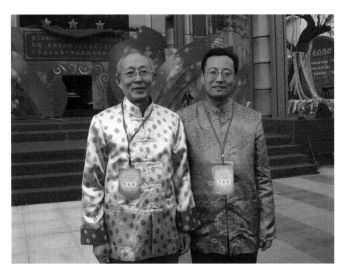

与传承导师全国名中医曹恩泽教授合影

脉肾硬化又多由高血压引起,亦即高血压肾损害为多见。

"欲疗病……先候病机"。胡顺金基于中医学整体观念和辨证论治的理论,结合自身临床实践,对老年人高血压肾损害所致夜尿增多症的病因病机有了更为深刻的认识。他指出,肾乃高血压肾损害发生发展的病位之所在;肾气亏虚,封藏失司,肾失摄纳,下元不固,小便清长,可见夜尿增多的表现。肾气亏虚,温煦不足,推动无力,则血行不畅而成瘀。由此可见高血压肾损害引起的夜尿增多症乃肾之虚损,以肾为要;其病理因素与瘀血相关联,乃血瘀为要。因此,本病的发病机制与"肾虚血瘀论"相符合,以虚、瘀为其基本病机。①虚:原发性高血压病是中老年人多发性疾病,而发展至肾损害时,病程已迁延数年乃至数十年,年老病久,肾火不温,常常导致肾虚证的出现,而肾虚又常致脾虚、肝虚。此归属为"久病"合并"体虚",故而"多虚"。因此高血压肾损害患者多见虚证。"五脏之虚,穷必及肾",且高血压肾损害之病位必然在肾,故肾虚不可避免。②瘀:病程迁延日久,必然引起机体气血运行失畅,"病久入深,荣卫之行艰涩,经络难通,故涩而不通",此即《素问》所云"久病必瘀"也,此亦为"瘀"之病机。为此,胡顺金提出"肾虚血瘀"为高血压肾损害所致夜尿增多症的病机所在。

根据"肾虚血瘀"之病机,胡顺金在高血压肾损害所致夜尿增多症治疗上,强调以补肾化瘀为基本治法。基于上述理论,胡顺金在临证时常常采用益肾固摄、活血化瘀法,拟用固肾缩泉方,药含益智仁、炙黄芪、白术、桑螵蛸、乌药、桃仁、莪术、酸枣仁、川牛膝、升麻等。同时临证常用加减,其中气虚明显者可加党参或太子参等补气之品;兼有气滞者可用香附、小茴香等行气之药;夜寐欠安者可加远志、茯神等宁心安神之品;大便秘结者可加柏子仁、火麻仁等以达润肠通便之效;夜尿次数显著增多、小便清长者常加覆盆子、芡实等以补肾固摄;情绪亢奋、易怒者常加用柴胡、白芍、夏枯草、黄柏等清肝泻火;肢体水肿者常选用茯苓、泽泻、车前草等利水消肿。

(五)老年女性反复尿路感染治验

老年女性反复尿路感染是指老年女性以反复出现尿频、尿急、尿痛为主症的细菌性尿路炎症的一类病症,好发于绝经数年后的女性,病程每多迁延,病情常易反复。

古代医籍对该病病名没有明确的记载,但从其临床表现来看,归属中医"淋证""腰痛"等范畴。该病的发生与女性绝经后雌激素降低为主要因素,导致尿道黏膜细胞形态发生改变,进而引起尿道黏膜上皮抵抗力下降有着密切的关系。《素问·灵兰秘典论》曰:"肾者,作强之官,伎巧出焉","膀胱者,州都之官,津液藏焉,气化则能出矣。"该病的病位主要在肾与膀胱。肾为水脏,生成尿液;膀胱为水腑,贮存尿液,排泄小便。肾气充足,司净府开合以控制尿液的排泄,膀胱贮尿排尿有度,借助肾蒸腾气化,共行主水道、司决渎之功。

胡顺金认为,该病急性发作时,多由于年老体虚,或久病体弱,复感湿热之邪,下注膀胱,气化失利,常现小便不利,淋沥涩痛等症,同时"久病必瘀",因而此阶段虽有正气亏虚的本虚证存在,但多以湿热下注夹瘀之标实证为突出。随着病程的推移,湿热留恋难去,久之耗伤肾之气阴,或使用抗生素、苦寒类药物损伤肾之气阴,肾气亏虚,温煦不足,气化无力,则血行失畅,余邪难除,致使病情迁延反复。《诸病源候论·诸淋病候》有云:"诸淋者,由肾虚而膀胱热故也。"因而该阶段主要表现为肾虚血瘀或余邪未尽,湿热留恋。因此,概括来说本病急性发作期多属本虚标实,以湿热下注夹瘀证为主;缓解期多属由实转虚、虚实夹杂,以肾虚血瘀证或余邪未尽、湿热留恋证为主。

治疗上,胡顺金根据"实则清利,虚则补益"的治淋基本原则,针对病程之缓急,采取相应的治法。对于急性发作期,湿热下注夹瘀证的患者,治以清热利湿、化瘀通淋法。常用药物有炒黄柏、川木通、淡竹叶、萹蓄、茯苓、车前草、丹参、川牛膝、地龙等。对于缓解期,肾虚血瘀证,治以益肾化瘀、佐以清利法。常用药物有生地黄、山茱萸、淮山药、益智仁、乌药、丹参、桃仁、淡竹叶、白茅根、地龙等;余邪未尽,湿热留恋证,治以清利余邪,佐以扶正化瘀法。常用药物有炒黄柏、淡竹叶、瞿麦、车前草、生黄芪、白术、淮山药、莪术、川牛膝等。临证常用加减,其中尿道及阴部刺痒者可加萆薢、苦参、滑石等;湿重热轻、苔厚腻者加藿香、薏苡仁、泽泻等;气虚明显者加党参、太子参等;胸闷胁胀加佛手、枳壳、柴胡等;心烦寐差者加黄连、远志、茯神等;腹胀便秘者可加枳壳、木香、火麻仁、生大黄等;纳谷不香者加炒谷芽、炒麦芽、炒建曲等;恶心欲呕者加姜竹茹、旋覆花等。

气血津液专家

方朝晖

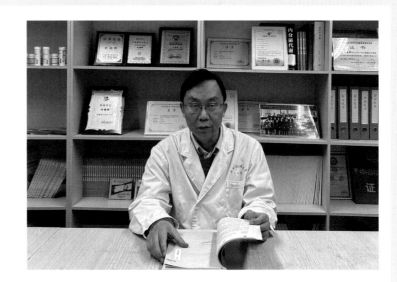

一 名医小传

方朝晖,男,安徽宁国人,中共党员,医学博士,一级主任医师,教授,博士研究生导师,安徽中医药大学第一附属医院内分泌科主任、安徽省中医药科学院中医药防治糖尿病研究所所长。国家中医临床研究基地重点研究病种——糖尿病学术带头人,国家中医药管理局重点学科中医内分泌学科带头人。第七批全国老中医药专家学术经验继承工作指导老师,首届江淮名医,首届安徽省名中医,安徽省中医药领军人才,安徽省特殊支持计划人才,安徽省学术和技术带头人,安徽省青年科技奖获得者,享受国务院及安徽省政府津贴。

兼任国家中医药防治糖尿病联盟副主任委员,中国医师协会中西医结合内分泌专业委员会副主任委员,中华中医药学会糖尿病分会副主任委员,安徽省全科医师协会理事长,安徽省中医药学会内分泌糖尿病专业委员会主任委员,安徽省糖尿病中医药健康管理联盟委员会秘书长。

出生于中医世家,精习临床,致力于中医药防治内分泌代谢疾病事业34载,建有"方朝晖安徽省名中医工作室",研制出"丹蛭降糖胶囊""芪归糖痛宁颗粒""黄地安消胶囊""骨疏灵""痛风宁"等院内制剂。主持国家自然科学基金项目4项、其他国家级课题10项,发表学术论文236篇、SCI期刊论文24篇,获国家发明专利15项,获首届安徽省中医药科技进步奖特等奖1项、安徽省科技进步奖6项、中华中医药学会科技进步奖8项。

二 学术特色

(一)糖尿病从脾(胰)论治

国家中医临床研究基地建设以来,以糖尿病研究为核心,以新安医学为亮点,形成了"从脾(胰)论治,兼顾五脏"的病证辨治方法,减少糖尿病临床血管病变患者颈动脉内膜中层厚度达到0.02 cm,使42.15%糖尿病前期人群血糖恢复正常水平。在中医"治未病"理论指导下,建立中医药防治糖尿病"三早"防治体系,即预防糖尿病前期发展为糖尿病(早预防);干预糖尿病患者群,防止进展为糖尿病并发症(早干预);治疗糖尿病并发症患者,提高生存质量,改善临床结局(早防变),发挥中医药综合治疗、全身调理、温和降糖、血管保护的优势,预期降低糖尿病亚临床及临床终点事件的发生。

方朝晖认为,现代医学中的"糖",在中医学中属"水谷精微"的范畴,人体的胰岛素对于葡萄糖而言,属脾的运化水谷、转输和散精,亦如《素问·经脉别论》之论述:"饮入于胃,游溢精气,上输于脾,脾气散精,上归于肺,通调水道,下输膀胱,水精四布,五经并行。"从中不难看出,脾虚不能升清,则血中之"糖"(水谷精微)就不能输于内脏,营养四肢,滞留的"高血糖"只好"下输膀胱",也就会发生"脾瘅""消渴"及其多种并发症。《素问·奇病论》曰:"脾瘅,此肥美之所发也,此人必数食甘美而多肥也,肥者令人内热,甘者令人中满,故其气上溢,转为消渴。"可惜后世论消渴诸家,多持"内热"作解,而对"中满"不释。殊不知"中满"者,恰恰是脾为肥甘化热所滞,失其健运之明证,为进展至消渴发病期一大关键。且《素问·奇病论》指出"此五气之溢也,名曰脾瘅。夫五味入口,藏于胃,脾为之行其精气,津液在脾",首次明确了消渴病形成与脾运水谷精微有关。

糖尿病是由于胰岛素分泌和(或)利用缺陷所引起的慢性高血糖为特征的代谢性疾病,与胰腺β细胞功能受损密切相关。《难经·四十二难》指出:"脾重二斤三两,扁广三寸,长五寸,有散膏半斤。"从解剖学来看,胰尾接触脾门,共同靠近胃部,所以"散膏"即胰腺组织,附属于中医之"脾",可见胰腺功能归属中医学"脾"的范畴。生理上现代医学的"胰"调节糖代谢,与中医"脾主运化""游溢精气"的生理相吻合。方朝晖揭示了脾(胰)功能异常是消渴发病不容忽视的关键环节,治疗糖尿病从脾(胰)着手。

(二)内分泌疾病的诊治特色

1. 糖尿病治验

古代医籍无糖尿病前期、糖尿病病名的记载,但从其病因病机、临床表现来看,糖尿病前期属中医"脾瘅"范畴,糖尿病属中医"消渴"范畴,方朝晖结合现代生活方式的改变,认为日常生活中,无论是素食主义还是嗜食膏粱厚味者,或由于晚餐进食量多,人们

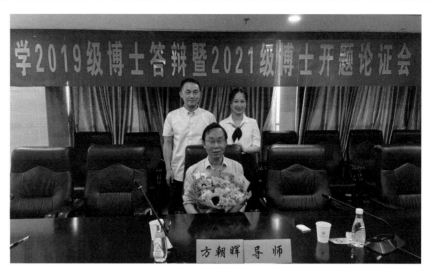

博士开题论证会

摄入的能量远远超出人体代谢所需的能量,加之运动量的减少,生活压力的增加,多余的能量不能被消耗,蓄积于体内,导致胰岛素抵抗,使糖代谢紊乱。此外,体型偏瘦的人,也要注意是否存在隐形肥胖。

方朝晖认为,能量近似于人体的气血阴阳,能量过甚,人体之气血运行郁积不畅,久之无力运化,导致气血紊乱、阴阳失衡。脾为后天之本,脾气虚无力输布精微于全身,表现为倦怠乏力,脾虚生湿生痰,表现为肢体沉重、腹部肥厚、大便或黏或溏、脉滑。脾不能输津达肺,故口干多饮;脾不能为胃行其津液则纳差,日久胃阴亏虚,内热自生,表现为食欲亢盛;脾虚不能充养肾精,精不化气,气虚不能固摄,表现为小便多。故方朝晖认为,糖尿病患者以脾虚为核心病机,脾虚不运,升清降浊失司,导致水谷精微留滞不化,引起血糖升高而成糖尿病。

脾在五行属土,脾土居中央,以灌四旁,脾脏功能正常,则如阳光普照,阴霾(高血糖)尽散。"脾"病分初、中、末三期。"初为热中,末为寒中"。"热中"的病因为气虚致"阴火",这种"阴火"是在脾气虚的基础上,由外感热邪、饮食不节、肝火上炎、心火亢盛等多种混杂因素产生。对于糖尿病前期的治疗,方朝晖选用党参、太子参、白术、茯苓、山药等益气健脾、甘淡之品,从脾论治,不仅补脾阳,同时兼顾脾阴,强健后天之本。脾旺则正常输布水谷精微物质,参与机体代谢,使人体内环境达到平衡,高血糖状态趋于正常水平,临床观察疗效显著。对于新诊断的2型糖尿病,其治疗多以健脾为主,清胃为辅,同时注意兼症的发生与防治。诸如太子参、佩兰、黄芪、茯苓、白术、党参、山药、薏苡仁等常多应用。另选黄连、黄芩配玄参、葛根、石斛、山茱萸等,于清热之中又鼓舞脾胃清阳之气上升,而有生津止渴之功。饭后饥饿感明显者多因阴虚内热所致,加生地黄、天花粉,既能清肺胃二经之实热,又能生津止渴。

消渴发展进程中,血瘀、痰湿为其主要病理产物,也是导致消渴各种慢性并发症的关键所在。脾运化之水谷精微化生为营血和津液,二者相合而成血液。脾气虚弱,血液化生不足或气机升降失调、血液运行无力均可导致血瘀。脾失运化,水湿内停,湿浊内生,加之阴虚火旺,炼液成痰而为痰湿。痰湿、瘀血互搏,阻滞脉络,成为消渴血管并发症的直接因素,治疗中善用"对药""角药""虫药"。若痰瘀阻于目络,则精血不能上乘于目,而见视物模糊,加凉血活血之牡丹皮、丹参等,或滋养肝肾、益精明目之女贞子、山茱萸。若痰闭清窍、阻于肾络,可见尿浊、水肿、腰痛、遗精、阳痿等症,加肉苁蓉、当归、泽泻、淫羊藿、芡实、水蛭、地龙、全蝎等温阳通络。若痰瘀阻于四肢、肌肉、脉络,则出现肢体麻木、疼痛无力,甚则发为肢端坏疽,加黄芪、当归、生地黄、延胡索、鸡血藤、威灵仙、水蛭、土鳖虫等益气养阴、活血通络。

2. 甲状腺功能减退症治验

方朝晖认为,甲状腺的发育与功能活动有赖于肾阳,且甲状腺功能减退症的临床症状与肾阳虚证的部分症状极其相似。甲状腺功能减退症根据其临床演变过程,可以分为早、中、晚三个阶段。疾病早期起病隐匿,可无特异症状,甲状腺功能检查可能仅促甲状腺激素略有增高。疾病中期肾阳不足显现,可出现畏寒肢冷、疲乏无力、嗜睡懒言、面色淡白、记忆力略减退、眼睑水肿、体重增加、月经量少、少汗、便秘等典型症状,舌质淡、苔薄白、脉弦细或缓,甲状腺功能检查可发现TSH明显增高,游离甲状腺素、总甲状腺素减低。疾病发展至后期肾阳虚衰,上述临床表现逐渐加重。症见畏寒肢冷、周身水肿、关节疼痛、神疲气短、心悸胸痛、面色苍白、记忆力明显减退、反应迟钝、男子阳痿、女子闭经或不孕、脱发明显、皮肤干燥、唇厚舌大、甲状腺肿大、无汗、小便清长、大便或溏或秘等一系列表现,舌淡胖,可伴齿痕、脉细弱、沉迟。甲状腺功能检查促甲状腺激素显著增高,游离甲状腺素、总甲状腺素、总三碘甲腺原氨酸、游离三碘甲腺原氨酸减低。

基于甲状腺功能减退症的中医病机、病位,结合经络所过、主治所及,方朝晖认为甲状腺疾病可从肾论治,甲状腺功能减退症的治疗原则为温补肾阳,常选金匮肾气丸治疗肾阳不足、气不化水所致甲状腺功能减退症。畏寒肢冷明显者加防风、桑枝、桂枝、杜仲、菟丝子等;气虚明显者加黄芪、太子参、白术、黄精、石斛等;情绪低落明显者加合欢花、合欢皮、郁金、白蒺藜、白芍等;记忆力减退者加远志、酸枣仁、石菖蒲、益智仁、茯神等;关节疼痛不适者加威灵仙、木瓜、延胡索、细辛、羌活、独活等;大便秘结者加大黄、瓜蒌、柏子仁、厚朴等;月经量少或闭经者加桃仁、红花、泽兰、鸡血藤、当归、茜草等;颈前有压迫感者加三棱、莪术、半夏、山慈菇、桔梗、升麻、夏枯草等;夜尿次数增多、小便清长者加覆盆子、芡实等;不思饮食、胃胀、腹胀者加枳壳、藿香、陈皮、佛手、神曲、山药等;水肿明显者加防己、玉米须、车前草、赤芍、猪苓等;心悸胸闷者加炙甘草;面色苍白者加党参、川芎等;腰酸不适者加杜仲、桑寄生、牛膝、淫羊藿等;反应迟钝者加生地黄、黄精、石菖蒲、枸杞子、赤芍等;皮肤干燥者加地骨皮、丝瓜络、枸杞子、仙鹤草、生地黄等;毛发稀疏者加桑葚、女贞子、肉苁蓉、何首乌、黄精、川芎等。

参加安徽卫视"健康大问诊"节目

3. 甲状腺功能亢进症治验

甲亢属中医瘿病的"瘿气"范畴,方朝晖在长期的临床实践中,认识到瘿气的形成与素体禀赋有密切关系,临床观察发现瘿气有普遍家族性倾向,兼与外部因素相关,如饮食习惯、地域环境、工作性质等。若素体肝火旺盛,致情志失调,则肝气郁滞,肝气化火,火旺浊痰,气滞痰热,交于颈前表现为瘿肿;火盛日久可耗损津液,日久则致心肝阴虚,临床多见心慌气短、性情急躁、夜寐不安、手心发热等阴虚证候。瘿气迁延不愈,常耗气伤阴,多见气虚乏力、手足心热、口干多饮,舌淡红、少苔,脉细数等气阴两虚证候。本病的病理基础"实"在肝火炽盛、气滞痰瘀,"虚"多在心肝阴虚、气阴两虚。

方朝晖认为,本病病位在肝,涉及心、脾、肾。遵循辨证论治与个体诊治相结合,根据患者临床症候与舌苔脉象,将本病分为4型,即肝郁化火型、气滞痰瘀型、心肝阴虚型、气阴两虚型。肝郁化火型患者多因长期忧郁思虑,易致肝气郁结失于条达,郁久化热,灼伤津液,津液输布不畅,交结于颈前,可见颈部轻度肿大。此证型患者情绪激动,性情急躁,多饮烦渴,消谷善饥,眼突眼胀,目赤手抖,大便次数增多、便质恶臭,舌质红、苔黄,脉弦数。《素问·六元正纪大论》提出"火郁发之",因此方朝晖在临床中常配伍宣发、宣泄类中药,用以疏肝泄热,理气解郁。常选龙胆泻肝汤、栀子清肝汤等方药加减,药用龙胆草、栀子、黄芩、柴胡、车前草、生地黄、当归等。若眼突明显者,常加用青葙子、密蒙花、杭菊花、谷精草养肝明目;情绪亢奋、易怒患者常选用黄芩、黄柏、木香等清肝泻火之品;若颈前瘿肿明显者,选用夏枯草、桃仁、郁金等散结活血之品;若多食易饥者,加用黄连、知母清泻胃火。气滞痰瘀型患者多见颈部瘿肿轻中度肿大,伴有眼突症状,自感咽中有痰、咳痰不爽等颈部不适表现,舌淡红,苔白腻或厚,脉滑数。

临床上甲亢患者常有不同程度的颈前肿大,多为弥漫性或结节性。方朝晖认为,治疗应理气解郁、化痰散结。方取消瘰丸加减,常用夏枯草、枳壳、川贝母、瓜蒌之品。伴心烦易躁者,选用木香、陈皮、香附、枳壳等疏肝理气药物;瘿肿难消者,加用川芎、红花、桃仁之品以消结散瘀;伴腹泻、肝脾失调者,加用白术、白芍、薏苡仁、防风等补脾柔肝之品。方朝晖认为瘿气乃本虚标实疾病,病情迁延日久,热灼心阴,心阴耗损,引动君火则进展为心肝阴虚型,临床表现为心烦失眠,或胁肋部疼痛,手足心热,眼睛肿胀干涩,四诊见舌红,苔薄黄或少苔,脉细数。治以滋阴养血、宁心柔肝。方取天王补心丹化裁,选用生地黄、麦冬、五味子、远志、酸枣仁之品滋阴安神。夜间虚烦不得眠者,加用柏子仁、炒栀子、地骨皮、百合之品清热养心;面目潮红,手部颤抖者,可选用白芍、珍珠母、钩藤等药以平肝息风。气阴两虚型患者素体虚弱或邪实日久,肝郁化火,火旺灼津液,日久耗气伤阴,证见气阴两虚、阴虚火旺。患者常乏力气短,心悸,消瘦,多汗,眼涩手颤,女性月经量较少,舌暗红,少苔,脉弦数。治以益气养阴、宁心养肝。

方朝晖指出,此证临床多见,患者病初西药服用过甚或肝脏疏泄太过,未能敛阴扶正,致气阴两伤,故其偏爱用生脉汤、当归六黄汤配伍加减,常用麦冬、五味子、生地黄、白芍、当归、黄芩、黄连、熟地黄、黄芪等。常用生脉散配伍加减,能养心肺之阴,使气血得以荣养一身。胁痛者,加用枸杞子、炒白芍以养肝疏肝;气虚明显者,多选用益气之品如黄芪、白术、太子参等配伍;女性月经量少或经闭者,加用菟丝子、山茱萸、墨旱莲等滋养精血。

4. 甲状腺结节治验

甲状腺结节属"瘿病""瘿瘤"范畴。方朝晖治疗甲状腺结节从肝、脾、心三脏论治,疏肝、健脾、养心,颇有疗效。方朝晖认为,甲状腺结节与肝密切相关,肝具有疏通、畅达全身气机、调畅情志等生理功能,肝气具有升发、主升主动的生理特性。甲状腺结节是与情志因素息息相关的疾病,肝气郁结,情志不舒,极易罹患此病。可伴有胸胁、乳房或少腹部胀痛不舒等症状。治以理气舒郁、清肝泻火。多选柴胡、香附、陈皮、青皮、木香、炒枳壳、莲子心、黄芩、栀子、牡丹皮、当归、白芍等理气药。

甲状腺结节的发病可有木郁横逆中土之特点,方朝晖认为,治疗时顾护脾土、补益脾气应贯穿于病程始终,只有气血化生有源,正气盛,才有抗邪之力。针对临床上甲状腺结节伴纳差、倦怠乏力、面色苍白或者萎黄、舌淡有齿痕、脉虚等症状者,选用黄芪、白术、茯苓、党参、黄精等。对于脾虚运化不及而生湿酿痰,临床常见胸闷、脘腹痞胀、便溏、舌淡苔腻、脉滑者,在补益脾气的同时兼以化痰除湿,常选用半夏、贝母、瓜蒌、海藻、昆布等化痰除湿、软坚散结之品。血瘀是甲状腺结节的一个病理因素,精神情绪症状亦是甲状腺结节常见症状,这二者都与心密切相关。再者,甲状腺结节日久不愈,易伤及心阴,出现心阴亏虚之心悸不宁、心烦少寐、易汗出等症状。方朝晖治以滋养心阴降虚火,常选用生地黄、麦冬、柏子仁、远志、碧桃干、五味子、赤芍、丹参、当归等兼养心阴。

张育清

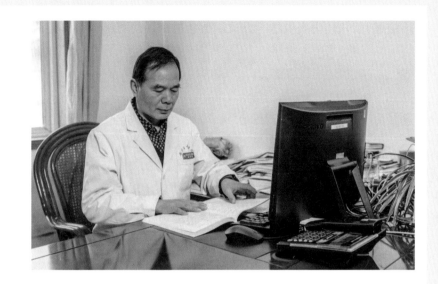

一 名医小传

张育清,男,安徽潜山人,农工民主党党员,主任中医师。曾任安庆市第四人民医院医师,安庆市中医院大内科主任、院长助理、业务副院长。安徽省中医药管理局和安庆市卫健委重点中医专病——糖尿病专病学术带头人,安徽省跨世纪中医学术和技术带头人,安徽省吴震宇老中医药专家工作室学术继承人,首届安徽省名中医,首批安徽省名中医学术经验继承工作指导老师。安庆市干部医疗保健会诊专家,安庆市医疗事故鉴定专家库成员,国家执业医师考试中医类兼任实践技能考官。安庆市首届"十佳医生"。

兼任安徽省中医药学会内分泌糖尿病专业委员会、肾病专业委员会委员,安庆市中医药学会副理事长,安庆市医师协会副会长。

1985年毕业于上海中医学院中医专业,长期坚持在临床一线从事中医内科诊疗工作,具有扎实的中西医理论知识和专业技术能力,治学严谨,勤于思考,善于总结,重实践,精辨证,对内科疾病的中医诊疗有独到的见解,擅长运用中医及中西医方法治疗内科常见病及各种疑难杂症,尤其对糖尿病及并发症、甲状腺疾病、慢性肾脏病及老年心脑血管疾病等积累了较丰富的临床经验,逐渐形成了独特的诊疗特色。建有"安徽省张育清名中医工作室",主持完成科研课题2项,发表相关学术论文20余篇,获安庆市科技进步奖1项。

二 学术特色

(一)糖尿病从脾论治经验

1. 脾虚是糖尿病的主要病机

糖尿病属中医"消渴"范畴,中医对糖尿病的辨证论治,病机上多以阴虚燥热立论,按脏腑分肺燥、胃热、肾虚,遵循上消治肺、中消治胃、下消治肾的三消分治原则,以滋阴清热为主要治法。然而张育清认为,根据现代医学的观点,糖尿病是以糖代谢紊乱为主要特征,伴有蛋白质和脂肪代谢异常的内分泌代谢性疾病,生理上这些物质代谢过程与中医所谓的水谷精微物质的生成、输布与排泄是一致的,虽然中医理论认为水谷精微物质的生成、输布与排泄是由多个脏腑共同完成的,但是脾作为后天之本、气血生化之源,其所具有的运化与升清功能在此过程中起着主导作用。《素问·经脉别论》曰"饮入于胃,游溢精气,上输于脾,脾气散精,上归于肺,通调水道,下输膀胱,水精四布,五经并行",就是强调脾的这种生理作用。若先天不足,或后天饮食失节、劳逸过度、情志失调等因素,导致脾虚不能运化水谷精微,失去"游溢"与"散精"的功能,一方面津液不能上输,机体缺乏津液的滋润,必引水自救,则口渴多饮,津液输布失常,大量水液下趋膀胱,则小便频多;另一方面食入水谷不能运化,郁而化热,胃中有热,则消谷善饥。脾虚失于升清,水谷精微不能上输心肺头目,膏汁下流,注入膀胱,从小便而出,则尿液混浊而味甜。正如《灵枢·口问》所言:"中气不足,溲便为之变。"由于脾主身之肌肉,脾失健运,生化不足,四肢肌肉得不到精微物质的滋养,虽然多食但不能利用,则见肌肉消瘦、倦怠乏力、四肢酸软。由此可见,糖尿病的"三多一少"症状,实由脾气虚弱,失于健运,散精与升清功能障碍以及生化不足所致。正如《灵枢·本脏篇》所言:"脾脆,则善病消瘅易伤。"

2. 健脾是治疗糖尿病的重要方法

既然脾虚是糖尿病的主要病机,治疗当从健脾入手,张育清根据病情所处不同阶段及证候表现的差异,分别施以健脾清胃祛湿、健脾养阴生津、健脾活血通络、健脾补肾助阳等治法,取得了较好疗效。

(1)健脾清胃祛湿法:临床表现为形体肥胖,体倦肢困,脘胁痞胀,知饥能食,口干欲饮,舌苔黄腻,脉弦滑等,属脾弱胃强、湿热内蕴的证候。常用药物为黄芪、党参、茯苓、淮山药、葛根、苍术、厚朴、佩兰、陈皮、知母、黄连、黄芩等。

(2)健脾养阴生津法:临床表现为烦渴多饮,咽干舌燥,肢体酸软,神疲乏力,形体消瘦,大便干结,舌质红苔白而干燥少津,脉细数或无力。常用药物为黄芪、太子参、白术、淮山药、玄参、麦冬、生地黄、地骨皮、天花粉、山茱萸等。

(3)健脾活血通络法:临床表现为病程较长,"三多"症状不明显,身体某部位固定疼

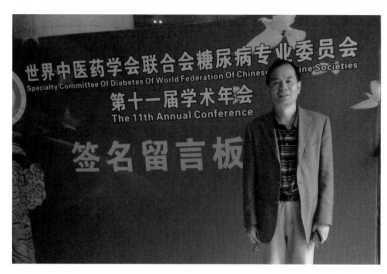

参加世界中医药学会联合会糖尿病学术年会

痛,或麻木不仁,胸闷痛,或半身不遂,面部黧黑,舌质瘀黯或见瘀斑,舌下络脉青紫,脉滑或涩等。常用药物为黄芪、党参、白术、茯苓、淮山药、葛根、川芎、丹参、红花、鸡血藤、鬼箭羽、水蛭等。

(4)健脾补肾助阳法:临床表现为病程绵长,面色㿠白,形寒肢冷,小便频数,腰膝酸软,少气乏力,阳痿早泄,舌淡胖,苔白滑,脉细无力等。常用药物为黄芪、党参、白术、茯苓、山药、枸杞子、菟丝子、淫羊藿、附子、肉桂等。

(二)痛风治疗经验

痛风是嘌呤代谢紊乱所致血尿酸增高引起的一组疾病,主要表现为高尿酸血症,反复发作的特征性急性关节炎,痛风石沉积,受累关节变形,泌尿系结石及痛风性肾病。随着人们膳食结构和生活方式的改变,该病患病率逐年升高,患者常伴发高脂血症、肥胖、糖尿病、高血压病、冠心病等病,严重影响生活质量。因其发病以关节红肿热痛为主要表现,中医归属于"痹证"范畴。

张育清认为,本病多为先天禀赋不足、后天生活调摄失宜所致。脾主运化,脾虚不能运化水湿,肾主水液,主气化,肾气不足,气化失常,二者皆致水湿停滞,湿浊内蕴,凝聚成痰,复因恣食膏粱厚味,酒食无节,日久湿从热化,酿生湿热,湿浊痰邪停滞,致使气血运行不畅,瘀血内生,湿热痰浊瘀血留滞经络,痹阻关节而发病。其病机本虚标实,脾肾亏虚为本,湿热痰浊瘀血留滞为标。本病因其疼痛剧烈,发病急骤如风而名之,然"证似风而本非风",其与外感风寒湿热之邪所致痹证的病机是有所不同的。

张育清认为,痛风的辨治应立足健脾助运、补肾泄浊、清热利湿、活血化瘀,以达到扶正祛邪、标本兼治之目的。根据痛风发病的证候及特点,将其分为急性发作期、慢性缓解期,再针对不同阶段的发作特点,分别予以不同治疗方案。急性发作期主要表现为四肢关节红肿热痛,以足趾关节或膝踝关节多见,痛如虎啮难以忍受,常在夜间急性发作,可伴头痛发热,烦渴喜冷饮,小便黄赤,大便干结,舌质红,苔黄腻,脉滑数,实验室检查血尿酸明显升高,血白细胞计数增多、C-反应蛋白等炎症指标升高。证属湿热痰瘀痹阻关节,不通则痛,治当清热利湿泄浊、化瘀活血止痛。药用虎杖、萆薢、土茯苓、黄柏、苍术、防己、蚕沙、威灵仙、牡丹皮、赤芍、当归、丹参、忍冬藤、川牛膝。大便秘结者加大黄泄热祛瘀通便,疼痛剧烈者加白芍、延胡索、姜黄、徐长卿缓急止痛。此外,对于痛风急性发作期患者,可辅以外治法内外合治,临证常采用院内制剂虎杖膏外敷于关节局部红肿热痛处,具有快速清热散瘀、消肿止痛之功。慢性缓解期主要表现为关节红肿热痛明显缓解,或皮色紫黯,或伴关节僵硬变形,屈伸不利,活动障碍,或有痛风石形成,或伴有神疲乏力,纳差便溏,腰膝酸痛,畏寒喜温,部分患者可无症状而仅有高尿酸血症,舌质黯淡有瘀斑,舌体偏胖,苔薄白,脉沉弦或沉细无力。证属脾肾亏虚、痰瘀湿浊内停,治当健脾补肾、祛湿化浊、活血通络。药用黄芪、白术、茯苓、山茱萸、杜仲、续断、淫羊藿、当归、红花、萆薢、薏苡仁、土茯苓、川牛膝、威灵仙。便溏纳差者重用黄芪加党参、淮山药、陈皮健脾助运;腰膝酸痛、畏寒喜温者加桂枝、补骨脂、仙茅、巴戟天温肾助阳;关节僵硬变形明显者酌加土鳖虫、穿山甲、全蝎、蜈蚣搜剔通络;有痛风石者,加皂刺、制胆南星、白芥子软坚散结;有尿路结石者加金钱草、海金沙、鸡内金、王不留行排石通淋。

痛风病机本虚标实,证候表现纷繁复杂,临床往往虚实互见,治疗上不可囿于分期论治,应本着辨证论治、标本缓急的原则,灵活运用。急性发作期以实证为主,但亦可见乏力、纳呆等虚证表现,在清热利湿化瘀的同时,当不忘健脾助运、顾护胃气,慢性缓解期以脾肾亏虚为本,但湿浊痰瘀留滞未去,在健脾补肾的同时,祛湿泄浊、活血化瘀当贯穿始终。只有这样才能达到扶正祛邪,控制症状、降低血尿酸,减少复发的目的。

在药物治疗的同时,张育清还十分强调生活起居调摄的重要性,建议患者限制高嘌呤食物的摄入,多吃绿叶蔬菜、水果,严格戒酒,多饮水,使每天尿量保持在2 000 mL以上,以促进尿酸排泄,尽量避免使用抑制尿酸排泄类药物,适当运动,保持生活规律。

(三)甲状腺结节治疗经验

甲状腺结节是临床常见疾病,随着年龄增长,尤其近年来常规体检的广泛开展,甲状腺结节的发现和诊断率明显增加。本病属于中医"瘿病""瘿瘤"范畴。张育清认为,甲状腺结节的基本病机是气滞、痰凝、血瘀壅结颈前。初期多为气机郁滞、津凝痰结、痰气搏结颈前所致,久则引起血脉瘀阻,气、痰、瘀三者合而为患。病变脏腑主要在肝脾,与心有关。肝为将军之官,体阴而用阳,性喜条达而恶抑郁,情志不畅,肝郁则气滞,气滞则津停,肝木乘脾,脾失健运,运化失司,津液输布失常,酿生痰湿,与气搏结,痰气交阻,气为血之帅,气行则血行,气滞则血瘀,痰凝亦可阻碍血运,致痰瘀互结,如此气滞、血瘀,痰凝壅结于颈前,日久化火损伤肝脾之阴,同时也会累及心阴。

张育清认为,中医对本病的治疗具有一定优势,在脏腑辨证的基础上,应仔细辨别

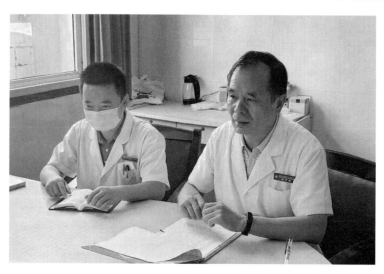

主持病例讨论

邪正阴阳盛衰、气血津液之失常,治疗以疏肝健脾、理气活血、化痰散结为主。自拟基本方:柴胡、白芍、枳壳、党参、白术、茯苓、丹参、郁金、姜黄、白芥子、夏枯草、猫爪草、煅牡蛎、甘草。本方以四逆散合四君子汤疏肝理气健脾,其中丹参、郁金、姜黄具活血化瘀通络作用,郁金还可疏肝理气、解郁清心,姜黄既入血分,又入气分,活血行气,通经止痛;白芥子、夏枯草、猫爪草、煅牡蛎化痰软坚散结。组方严谨,用药精当,共奏疏肝健脾、活血化痰之功,使气血畅通,阴阳调和。随证加减:以气滞为主者,症见甲状腺肿大,弥漫对称,自觉颈前胀满不适,可触及结节,质地较软,无压痛,时大时小,伴胸闷胁胀、善太息,病情变化常与情志波动有关,舌质淡苔薄白,脉弦,可加香附、青皮、陈皮、木香等。以痰凝为主者,症见颈前结节按之质韧或稍硬,多无疼痛,活动度良好,苔白腻,脉弦滑或涩,可加法半夏、胆南星、皂角刺、浙贝母、昆布、海藻等。以血瘀为主者,症见颈前结节按之质硬,压之有痛感,活动度较差,颈部有压迫感,或有乳房作胀,女性月经不调,舌质紫黯或有瘀点瘀斑,脉沉或涩,可加三棱、莪术、桃仁、川芎、牡丹皮等。

临床实践证明,运用此方治疗该病疗效确切,能有效改善患者的症状,抑制结节的生长速度,部分患者的结节可逐渐缩小乃至消失。但由于本病进展缓慢,治疗亦需较长时间,一般3~6个月为1个疗程,对以痰凝或血瘀为主的患者,疗程更长,治疗时应守法守方,不宜操之过急,而应徐徐图之。

张育清认为,本病在药物治疗的同时要注重情志调摄。甲状腺结节的发病、加重及病情反复与情志因素密切相关,肝主疏泄,调畅情志,心主神明,人的精神意识、思维活动与心密切相关。因此治疗上除疏肝理气外,还需注意养心安神。对情志不畅、睡眠欠安者,可加酸枣仁、制远志、合欢皮等养心益肝,安神定志;对失眠多梦、性情焦躁者,可加珍珠母、生龙骨、灵磁石等镇静安神、平肝潜阳;对年老体弱及久病心神不宁,虚烦不得眠属气阴两虚者,可加太子参、生地黄、玄参、五味子等益气养阴、宁心安神。

(四)慢性肾小球肾炎治疗经验

慢性肾小球肾炎,是多种原因所致的表现为多种病理类型、原发于肾小球的疾病,以缓慢进展的肾功能减退,伴蛋白尿、血尿、高血压和贫血为特征。根据其临床表现可分别归属于中医"水肿""腰痛""眩晕""虚劳"等范畴。张育清认为,本病多因禀赋不足,劳倦伤肾,阴精亏于内,阳气卫外而不固,入侵之邪不能驱起以拒之而致,属本虚标实之证。本虚是指肺、脾、肾三脏之虚,尤其以脾肾亏虚为主,肺气不足,藩篱不密,外邪容易入侵,脾气虚弱,健运失司,则湿浊内停,肾为水脏,主津液,肾虚不足,则水津气化失常。正如《景岳全书·肿胀》所述:"凡水肿等证,乃肺脾肾三脏相干之病。盖水为至阴,故其本在肾;水化于气,故其标在肺;水惟畏土,故其制在脾。"标实主要包括外感、水湿、湿热和瘀血等。风寒或风热之邪入侵,或疮毒内陷,水湿浸渍,饮食不节等,均可导致气血运行失常,三焦水道失畅,水液不循常道,湿浊水毒内蕴,精微物质不固,形成水湿、湿热、血瘀等标实证,日久可使肺、脾、肾等脏腑功能进一步虚损,病情虚实夹杂并见,缠绵难愈,并逐渐加重,甚至出现癃闭、关格、水气凌心射肺等危重证候。

张育清临证时将该病分为本虚证和标实证两大类证候。本虚证以肺气虚为主者,症见神疲乏力,少气懒言,自汗,易感冒,或晨起眼睑轻度水肿,苔薄,脉细弱,治拟玉屏风散加减,重用黄芪。以脾气虚为主者,症见疲倦乏力,纳谷不馨,或有腹胀便溏,夜尿频多,或下肢轻度水肿,舌淡红,苔薄白、边有齿痕,脉细,治拟参苓白术汤加减。以肾阴虚为主者,症见头晕耳鸣,五心烦热,或手足心热,或口干咽燥,腰膝酸痛,舌红少苔,脉弦细或细数,治拟杞菊地黄丸加减。以脾肾阳虚为主者,症见全身水肿,面色㿠白,畏寒肢冷,腰脊冷痛,纳少便溏,舌嫩淡胖有齿痕,脉沉细或沉迟无力,治拟实脾饮加减。

标实证属风热上扰者,症见发热,咽喉肿痛,口干,尿赤,或伴咳嗽,蛋白尿增加,或镜下血尿,苔薄黄,脉浮数,治拟银翘散加减。属湿浊中阻者,症见纳呆泛恶,伴脘痞腹胀,口中黏腻,大便溏薄而不爽,苔白腻舌边有齿痕,脉濡滑,治拟胃苓汤加减。属湿热内蕴者,症见胸脘痞闷,口干口苦,渴而不欲多饮,或有发热身重,面及下肢水肿,苔灰黄腻,脉濡滑,治拟黄芩滑石汤加减。属瘀血阻络者,症见面色晦暗,腰痛固定,或痛如针刺,肌肤甲错,舌黯或有瘀点瘀斑,脉象细涩,治拟桃红四物汤加减。

张育清认为,慢性肾小球肾炎属于中医"阴水"范畴。其病机为本虚标实,治宜补虚泻实,遣方用药虽有侧重,但扶正固本、补益肺脾肾是治疗本病的基础,组方中常选用黄芪、太子参、白术、茯苓、山药、女贞子、旱莲草、菟丝子、生地黄、淫羊藿等。由于其病程较长、缠绵难愈,中医有"久病入络""久病必瘀""血不利则为水"之说,现代研究也证实,慢性肾小球肾炎患者普遍存在凝血机制紊乱的情况,血液往往处于高凝状态,有明显的血液流变性异常,故治疗上,活血化瘀通络当贯穿始终,组方中常选用丹参、丹皮、桃仁、红花、川芎、泽兰、益母草、川牛膝等。另外虫类药如地龙、全蝎、僵蚕、蝉蜕等,善于搜剔驱邪,能直达病所,亦可酌情选用。

刘怀珍

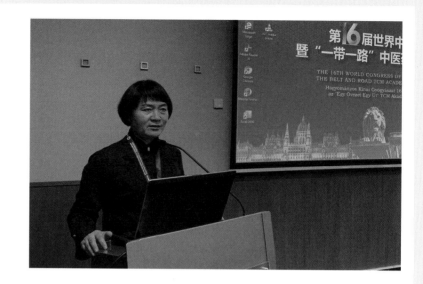

一 名医小传

刘怀珍,女,安徽淮南人,主任中医师,博士研究生导师,安徽中医药大学第一附属医院老年内分泌科主任,国医大师徐经世第四代传人,第三批全国中医临床优秀人才,国家中医临床研究基地——糖尿病基地负责人之一,安徽省重点专病糖尿病专病负责人。第二届安徽省名中医,安徽省中医领军人才。

兼任中国民族医药学会健康科普分会常务理事,中华中医药学会养生康复分会委员会常务委员,安徽省老年医学会内分泌代谢专业委员会主任委员,安徽省老年医学会甲状腺诊治联盟副主任委员,安徽省中医药学会内分泌糖尿病专业委员会、老年病专业委员会常务委员,安徽省康复医学会糖尿病专业委员会常务委员。

1987年自安徽中医学院中医专业毕业后,一直从事中医内科的临床、教学、科研工作,1991—1992年在上海第二医学院附属第九人民医院进修内分泌专业,2003—2005年参加安徽中医学院中医内科研究生班教程学习。从事内分泌科临床工作以来,擅长中西医结合诊治内分泌代谢疾病、老年性疾病,自拟"柴芍二至散"治疗甲状腺功能亢进症及其并发症,创立"健脾消脂方"治疗糖尿病及脂代谢紊乱、"葛根芩连泄浊方"治疗糖尿病合并脂肪肝,对糖尿病周围神经病变提出"血虚血瘀并存、气虚阴虚互伤"的理论,以"黄芪桂枝五物汤"为基础创立"芪桂活血汤",临床治疗效果明显。参与主持多项国家级和省厅级项目和课题,先后发表学术论文100余篇。

二 学术特色

(一)糖尿病及其并发症治验

2型糖尿病(T2DM)属中医学"消渴"范畴,阴虚燥热是消渴的基本病机,肺、胃、肾为其主要病变脏腑,先天禀赋不足、饮食不节、情志不遂、劳欲过度为其主要病因。非酒精性脂肪肝(NAFLD)归属中医学"肝癖"范畴,是T2DM常见的并发症,与胰岛素抵抗、糖尿病导致的血脂异常有密切的关系,刘怀珍临床工作30余年,治疗T2DM及T2DM合并NAFLD有着丰富的经验,主张疏肝健脾调运精微以止消渴,化痰祛瘀理肝调脂以消肝癖。

1. 疏肝健脾调运精微

刘怀珍提出"脾(气)虚肝(阴)亏"致消的理论思想,认为在糖尿病发病过程中,脾虚失运为重要基础,肝失疏泄、肝阴亏虚为重要诱因。不论何种原因引起的肝失疏泄或脾失健运,均会导致气血津液及水谷精微的运化、输布、代谢异常,产生痰湿、瘀血等病理产物。脾主运化,"散精"于全身,若脾气亏虚,中者津液不生,胃中阴亏,胃热亢盛,上者津液无以上承于肺,下者土不制水,水湿泛滥,脾失统摄,而成"脾虚致消,因病而郁";肝主疏泄,调畅气机,肝气郁结,郁而化火,上刑肺金,中损胃津,下耗肾液,而成"肝郁致消,因病而郁"。临床上"肝郁致消,因病而郁"与"脾虚致消,因病而郁"相互影响,产生诸多变证。因此,健脾和疏肝应为治疗糖尿病的两大核心。

刘怀珍在临床上治疗脾虚肝郁型糖尿病患者,以"健脾疏肝,化痰安神"为基本治则,采用逍遥散合温胆汤加减。方中常用药为柴胡、白芍、当归、茯苓、白术、炙甘草、荷叶、半夏、陈皮、枳实、竹茹。其中柴胡疏肝解郁,为君药。当归、白芍养血柔肝,半夏燥湿化痰、和降胃气,竹茹清热化痰除烦,茯苓利水渗湿、健脾安神,白术健脾利湿,共为臣药。治痰当理气,故佐以枳实、陈皮,陈皮行气滞、燥湿痰,既助枳实行气之力,又增半夏化痰之功。炙甘草益中气、缓肝急,荷叶升清阳、振脾气,助白术健脾,共为使药。诸药相伍,脾健肝疏,痰热得除,肝脾同治。若肝郁气滞重者,加合欢皮、郁金、香附、枳壳以疏肝解郁;口干、口渴较甚者,加天花粉养阴生津止渴;消谷善饥者,加生石膏清胃热;伴肢体麻木疼痛者,加木瓜、地龙等舒筋通络止痛;乏力较甚者,加太子参、黄芪益气健脾;夜尿多者,加益智仁固精缩尿;合并视物模糊者,加菊花、密蒙花、决明子等清肝养肝明目;伴腰膝酸软者,加枸杞子、牛膝等补肝肾强腰膝。

2. 化痰祛瘀理肝调脂

刘怀珍在临床发现,T2DM合并NAFLD患者证属肝瘀脾虚痰浊者居多,认为痰瘀两种病理因素贯穿于T2DM合并NAFLD整个疾病过程中,T2DM合并NAFLD的主要发病

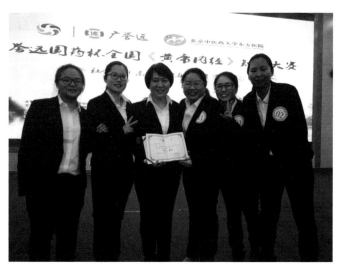

参加广誉远国药杯全国《黄帝内经》知识大赛获得团队一等奖

机制是脾阴不足、脾气亏虚、肝有瘀热、痰瘀交阻。患者多因先天禀赋不足或饮食不节损伤脾胃，致胃之收纳、脾之运化功能缺陷，水谷运化、气血津液生成不足，痰湿内生。脾胃互为表里，一脏一腑，脾弱胃强加重脾阴不足、脾气亏虚。肝为刚脏，体阴而用阳，气血津液生成不足致肝阴亏虚，则肝体阴用阳功能受挫，加之佛郁，肝主疏泄，肝木疏泄无权，调畅三焦气机不及，乘侮脾土，清气不升，浊气不降，使水液代谢障碍，气血运行不畅，阻滞水液精微运化，痰湿交阻郁久化热，湿热内滞，日久成瘀，痰瘀互阻发为本病。

　　刘怀珍治疗此病常从肝脾出发，从痰瘀论治，自拟复方葛根芩连汤（葛根、太子参、黄芩、黄连、半夏、白术、陈皮、竹茹、红花、地龙、川芎、白芍），在临床上辨证论治，效如桴鼓。此方是在张仲景葛根芩连汤基础上加健脾行气、祛痰化瘀之品化裁而成，具有健脾疏肝、化痰祛瘀之功效。方中葛根，其性味辛，甘凉，既可升发清阳，鼓舞脾胃清阳之气上升，又可解肌退热、生津止渴，《神农本草经》载葛根"主消渴，身大热，呕吐，诸痹，起阴气，解诸毒"，《名医别录》载葛根能"治消渴、胁风痛"；太子参，性甘，微苦，入脾、肺经，主补气健脾、养阴生津，二者共为君药，共奏健运脾胃、益气养阴之功。黄连性味苦寒，可燥湿泄热，能清脾胃、肝胆、大肠诸经之湿热，黄芩长于清中上焦湿热，共为臣药。另佐半夏、橘皮、川芎以健脾化湿、行气、化浊。红花、地龙、竹茹三药为使，其中红花，性味辛温，归心、肝经，《本草汇言》载有"红花，破血，行血，和血，调血之药也"，化浊祛瘀之力较强；地龙尤善通经络，除瘀热；《本草汇言》论及"竹茹，清热化痰，下气止呃之药也。此药甘寒而降，善除阳明一切火热痰气为疾，用之立安"。三药活血行气，祛瘀化浊，使痰浊得化，瘀血得出。瘀血祛有助于痰浊消，痰浊消则瘀血自祛。全方共奏健脾益气养阴、清热燥湿、活血行气化浊之效。综观全方，以祛邪为主，邪正兼顾。另在临床上，根据不同症状随证治之，灵活辨证用药。

(二)甲状腺功能亢进症治验

甲状腺功能亢进症(简称"甲亢"),是由于甲状腺组织产生过量的甲状腺激素,作用于全身引起的一系列高代谢综合征,临床主要表现为甲状腺肿大、食欲亢进、怕热、多汗、消瘦、手颤、眼裂增宽、心悸等。根据其颈前喉结肿大的特殊表现,甲亢一般归属中医"瘿病""瘿瘤""瘿气"范畴。其病因多与饮食失宜、情志失调、先天禀赋不足有关。如《诸病源候论·瘿候》记录:"诸山水黑土中……常食令人作瘿病,动气增患。"说明情志内伤及水土因素在甲亢发病中的重要性。刘怀珍总结多年临床经验,从肝论治甲亢,兼顾心、脾、肾,注重调气机,滋肝阴,标本兼治,攻补兼施。

刘怀珍提出,瘿病的发病基础是肝虚气滞,气失调达,郁久化火,损及肝阴,阴不敛阳,故肝阳上动心火,中克脾土,下耗肾水;肝脾肾失调,津液代谢失司,病理产物痰饮瘀血内生,循经络结于颈前,故成瘿瘤。治疗应遵循疏肝养阴的基本原则,兼顾清热、化痰、活血之法,自拟柴芍二至散(墨旱莲、女贞子、柴胡、白芍、生白术、夏枯草、炙甘草),随证加减,灵活变通,广泛应用于临床,取得良好的疗效。本方以二至丸联合逍遥散化裁而来。二至丸出自《医方集解》,墨旱莲夏至采、女贞子冬至收,和为药丸,故称二至丸,意在用禀天地至阴之气的女贞子,联合夏至日枝叶繁茂的旱莲草滋补肝肾之阴。逍遥散出自《太平惠民和剂局方》,原方意在消散气郁,摇散血郁,抑木扶土,有疏肝解郁、健脾养血之功。本方以柴胡为君药,疏肝调气机,配伍白芍、生白术柔肝培中,二至丸滋补肝肾之阴,夏枯草软坚散结,炙甘草调和诸药。全方性平,攻补兼施,标本兼治,重在补肝肾、调气机。

甲亢初期出现郁热表现,可加用黄芩、升麻等清宣郁热;热扰心神,心烦、失眠,常用栀子、淡竹叶清心利小便;还可加入牡蛎、龙骨重镇安神;柏子仁、灵芝、夜交藤安神定志;多食易饥,热在中焦,加用左金丸、蒲公英清肝泻火;阴不敛阳,肝阴化风,手抖目涩,治当清肝泻火、滋阴潜阳,常选用龙胆草、茺蔚子、决明子等,配伍玄参、白芍、地骨皮、鳖甲及珍珠母等。

(三)内外合治消痤疮

痤疮是由多因素引起的毛囊皮脂腺慢性炎症性疾病,中医一般将痤疮归属于"酒刺""肺风粉刺""痤痱"等范畴。刘怀珍认为,痤疮之为病,病位在面、颈、胸背部,病机以肺热、脾湿、肝郁为要,结合多年临证经验将痤疮分为内外合邪、肺经风热,肝气不舒、木郁化火,脾失健运、胃热亢盛三种类型。

若素体偏虚或肺脏功能失司者,外感风、寒、热、湿邪气,失治、误治或病后迁延,浊气久留肺中难以排出,津液肃降失常,水湿不化,日久则蕴结成痰湿、血热、血瘀,发为痤疮;有的人起居无节,以妄为常,影响肝之疏泄,气机难以条畅,肝气郁结,日久化火,火性炎上,熏于面部,日久痤疮发之;辛辣肥甘食物易致脾运化失司,水湿不得运化内生痰

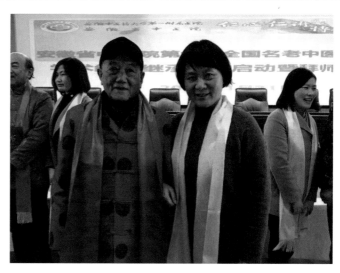

与国医大师徐经世合影

湿,痰湿内蕴,日久化热又转化为痰热夹杂,足阳明胃经作为多气多血之经,经气循行不畅则气郁化火,胃热则盛,火热熏蒸面部而成痤疮。

刘怀珍注重脾胃作为人体后天之本的重要地位,结合本地地理位置、气候环境、饮食喜好,在治疗痤疮时把握整体,针对用药,调理全身之气机升降,重用燥湿健脾、清热化痰之药,自拟消痤方治疗痤疮。方中基本药物为柴胡、黄芩、荆芥、防风、茯苓、生白术、薏苡仁、川芎、赤芍、当归、甘草。本方以柴胡、黄芩共为君药,疏散少阳风热;生白术、茯苓益气健脾渗湿,杜绝湿邪之源并使湿有出路,同时配伍薏苡仁助白术、茯苓健脾渗湿,为臣药;佐以川芎、赤芍、当归养血活血;辅以荆芥、防风助柴胡向外透散风热之力,甘草健脾和中兼调和诸药,共为使药。综观全方,外散风热,内渗湿浊,养血活血,集"散""利""活"于一体,共奏疏肝散热、健脾渗湿、清热活血之功效,攻补兼施,标本兼治,则痤疮自除。

属肺经风热者,多予以枇杷叶、野菊花、紫花地丁等清热解毒之品;属肝气不舒、木郁化火者,多加疏肝理气、清肝火、泄肝热之品,如香附、郁金、川芎,见肝之病,知肝传脾,予以顾护脾胃之品;脾失健运者,予以煨鸡内金、炒谷芽、炒麦芽、炒当归、山楂等;胃热亢盛型者,则予以知母、石膏清阳明实热,避免苦寒过用,伤及阳气;肺热脾湿者,以制大黄清肺健脾。

同时,刘怀珍推崇内外并用,合治痤疮。针对性选用芙蓉膏及四味黄连洗剂,标本兼治,对于痤疮前、中期,面部油脂量多,丘疹量少、形小、疹上带有白头或黑头粉刺、色淡、未化脓溃破者常予以四味黄连洗剂(黄连、黄柏、黄芩、大黄)摇匀后外敷于患处,四味中药共用,共奏清热泻火、解毒活血、燥湿止痒之功效;对于丘疹直径偏大,色紫红、暗红,皮下结节或结节明显凸出皮面,质硬难消一类皮损较重的痤疮患者选用芙蓉膏厚敷。

（四）和五脏以去黄退斑

黄褐斑是一种常见皮肤病，中医称之为"黧黑斑""面尘"等。临床症状为颜面部黄褐色或深褐色色素沉着斑，深浅形态不一，边界清楚或弥漫，多呈对称分布。中医素有"有诸内必形诸外，有诸外必形诸内"的思想，刘怀珍认为黄褐斑的"斑"是标，"脏腑功能失调"是本，且本病大多数病程较长，是多瘀性疾病，故治疗时针对"五脏""血瘀"立法，治以疏肝理气、调和心脾、宣肺调气、滋补肝肾，佐以活血化瘀。

针对其病因，刘怀珍认为，脏腑功能失调导致气血不能上荣于面，面部失养，日久则气滞血瘀、阻滞经络，发为此病。女子以肝为本，较男性有别，冲任本于肝肾，隶属阳明，面部为阳明经所经之道，任主胞宫，冲主血海，病在表，根在冲任肝肾。刘怀珍认为本病标在上而本在下，肝肾居下焦，治下焦如权，非重不沉，即治下焦多使用重镇平抑、厚味滋潜之品，使之直达下焦，如熟地黄、女贞子等。脾胃为斡旋轴枢，主肝升肺降的循环，且为后天之本，阳明之气直接上注于面，治中焦如衡，非平不安，强调顾护脾胃的重要性；同时应适当佐以活血化瘀之品，常用桃仁、红花、川芎、赤芍、延胡索等，配伍少量行气药，使瘀血得祛，新血得生，气机得畅。中医认为头面部为"诸阳之会"，故使用上行、走阳经的药物如升麻、白附子，可治头面诸疾，组方中适当加入引经药物，可以增强疗效。另外，选药时刘怀珍也常基于脏腑、五行关系以"白"治"黑"，即白色药物入肺，肺金生水，以除肾水本色之病，常选用白芷、白僵蚕、茯苓、白蔹、白及、白附子、白术、白芍等药物治疗本病。临床上常配合心理疏导，采取"以情胜情"法配合治疗。

综上，刘怀珍治疗本病以五脏为根本，综合分析，分清主次，抓虚实所在、脏腑所及，治以疏肝理气，调和心脾，宣肺调气，滋补肝肾，兼以活血化瘀，同时联合心理疏导，遵循整体观念，调整脏腑气血阴阳，使得肾水有源，血荣于面，气机通畅，则肌肤细嫩有光泽。

李中南

一 名医小传

李中南,女,河北辛集人,主任中医师,硕士研究生导师。第二届安徽省名中医。兼任华东地区老年医学联盟常务委员、安徽省老年医务工作者协会常务秘书长,安徽省老年医学会常务委员,安徽省中医药学会内分泌专业委员会常务委员、安徽省健康管理学会常务委员,安徽省康复医学会心血管专业委员会常务委员,《中华医学实践杂志》《中国临床保健杂志》编委。

从事临床研究工作40年,擅长中西医结合诊治内分泌代谢病,尤其对糖尿病、甲状腺疾病、痛风、更年期综合征、黄褐斑、肥胖症等有深入的研究。临证时杂病重于治痰、痛证化瘀活血、诊疗中西互参、善于古方今用。

建有"李中南安徽省名中医工作室",先后培养研究生、规培生27人,主编《王正雨内科临证精华》《历代名医论治糖尿病》《中医治疗甲状腺疾病》《李中南内科临证经验辑要》等著作5部,副主编《心理健康与素质教育》,参编《现代中医神经病学》《中西医结合老年病学》《实用保健医学》《中西医结合内分泌代谢疾病诊治学》等著作6部。发表学术论文123篇(其中核心期刊论文92篇)。主持国家中医临床研究基地业务建设科研专项课题及省厅级课题6项,参与国家级课题3项。获安徽省科技进步奖三等奖3项、安徽省中医药科学技术奖二等奖1项、安徽省科协自然科学优秀学术论文三等奖1项。

二 学术特色

(一)学术思想

1. 杂病重于治痰

治疗疑难杂病李中南推崇"百病皆由痰作祟"之说,认为痰之为病,随气升降,无处不到。痰蒙清阳则眩晕,痰阻心窍则神昏;痰滞于脑则头晕眠差,痰水凌心则心悸;痰聚肺部则哮喘,痰浊滞胸则胸痹;痰凝乳房则核起。诸如此类,不胜枚举,故主张疑难病治痰。如以半夏白术天麻汤治眩晕,加味瓜蒌薤白半夏汤治胸痹,温胆汤治失眠、肥胖症,加味二陈汤治喘证、咳嗽等,每获良效。

2. 痛证化瘀活血

一些久治不愈或诊断不明的疼痛之症,大多有瘀血征象,经活血化瘀治疗,往往可以取得较好疗效。久病必有瘀,疼痛必有瘀血,瘀则不通,不通则痛。李中南十分重视活血化瘀法的应用。对产后少腹坚痛,伴有恶露不尽、烦躁发热,常用生化汤加减;急性胃炎疼痛如刺,固定不移,喜用失笑散合丹参饮加减;外伤头痛伴有头晕、恶心呕吐,多用自制通络活血汤;胸痹疼痛,善用血府逐瘀汤;甲状腺结节善用自制消结化瘀散,方中必加用化瘀止痛药;痛风常在四妙散的基础上加用活血止痛药。

3. 诊疗中西互参

中西医各有所长,亦各有所短,应有机配合,扬长避短,相互补充。中医诊断疾病有其长处,但有时仅靠传统四诊方法恐难以确诊,必须借助现代医学的各种仪器来明确诊断。学习西医的诊断技术,掌握现代化的检查方法,可以弥补中医学的不足。李中南认为"西为中用""古为今用",对于西医诊断明确的疾病,可辨病辨证相结合予以施治;对于西医诊断不明的疾病,则可利用中医优势,或辨证用药,或寻求古方、验方、单方治疗,以提高治愈率。

4. 善于古方今用

科学的发展必须以继承为基础,熟读经典,其义自见;熟背经方,辨证有法。李中南平素熟背经典条文及上百首古今方歌,许多古方化裁后用于多种疾病的治疗,常有出奇制胜的效果。如用血府逐瘀汤治疗闭经、糖尿病血管病变、失眠、郁证;用柴胡疏肝散加减治疗慢性胃炎、痛经、甲状腺结节;用温胆汤加减治疗肥胖症、多囊卵巢综合征、失眠、眩晕;用五味消毒饮加减治疗痤疮、亚急性甲状腺炎、急性乳腺炎;用加味四妙散治疗痛风、湿疹、尿路感染。

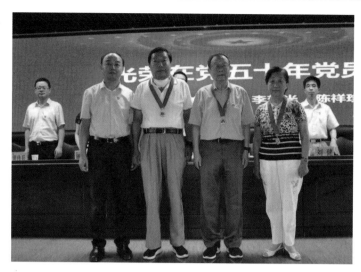

入党50周年纪念

(二)临证精粹

1. 验方尿路清

李中南认为,慢性或反复发作的尿路感染属中医"劳淋"范畴。此病单纯湿热型少见,而阴虚湿热型多见,兼有瘀血证。该病的临床表现既有腰痛乏力、遇劳再发的特点,又有尿频、尿急、尿痛等症状,虚实夹杂是慢性期的基本病机。古人云:"至虚之处,便是容邪之所。"故临证须注意虚实兼顾。尿路清正是以解毒利尿通淋、益气养阴活血为治则的组方,它将提高机体免疫力、恢复正气与抗菌消炎、清热利尿有机结合,是对中医病因病机的新认识,在组方用药上有了新突破。尿路清用于治疗慢性反复发作性尿路感染、肾盂肾炎、慢性前列腺炎。

药物组成及用法:黄芪、白芍、栀子、土茯苓、当归、生地黄、滑石、黄柏、泽泻、杜仲等。水煎,每日1剂,分两次服。

方解:方中黄芪、白芍能扶助正气,提高机体免疫力,临床观察,一般服用4~6周后免疫水平较治疗前有一定提高;栀子、土茯苓、滑石、泽泻、黄柏为清热解毒、利湿通淋之要药;当归、白芍养血活血,可与黄芪相伍补益正气,提高机体免疫力;生地黄味甘性寒,滋阴清热,与白芍合用以防利湿过重,耗伤肾阴;活血药与清热解毒药并用,不仅有抗炎抑菌的作用,还可以疏通血脉、促进代谢、加快病变组织细胞的恢复。

服法特点:建议饭后1小时服用,以免影响进食。本方疗效确切,一般1~2周起效,对尿常规异常,如白细胞、红细胞、脓细胞增加及管型尿疗效尤为突出。建议连续服药4~6周。

尿路清的特点是组方立意新颖,已知慢性尿路感染的病理特点是正虚邪实、虚中夹实、肾阴亏虚,湿热邪毒乘虚而入,与虚火相结而变生疾病。治则上既要清热解毒、利湿祛邪,又要注意益气补肾、养阴固本,以求标本兼治。本方的另一个特点是将清利湿热、益气养阴、活血解毒药并用,在清热利湿药中加入活血药。久病多有瘀血存在,加用活血化瘀药,可促进代谢,改善局部血液循环,使炎症得以尽快控制。

尿路清有扶助正气,提高机体免疫力的作用,在抗感染的同时加用黄芪、白芍,对免疫系统有良好的调节作用,能够恢复机体抗病能力,对应用抗生素治疗无效或产生耐药性的病例常获良效,符合中医学"正气存内,邪不可干"的思想。

专家组对本方相关研究进行了科技成果鉴定,一致认为尿路清是名老中医的验方,有传承创新的特点,其临床疗效肯定,作用机制明确,为中医药现代化做出了贡献;该方在抗感染的同时能够提高机体免疫力,且能标本兼顾,值得临床进一步推广应用;本方在机制研究上有一定的创新性;本方的临床与实验研究设计合理,观察指标多,数据处理科学,有较高的临床实用价值。未见明显的不良反应。

尿路清的相关研究具有延续性。本方于1997年进行了临床验证,已作为安徽省中医院的院内制剂。

2. 萆苓祛痛方

痛风是嘌呤代谢紊乱和尿酸排泄障碍所致的疾病,血尿酸为痛风的重要生化指标,临床容易出现反复发作的急性痛风性关节炎、痛风石沉积、痛风性慢性关节炎和关节畸形,常导致肾脏病或尿酸性肾结石。痛风属中医"痹证""历节病"等范畴。由于西药秋水仙碱治疗痛风虽有良好的疗效,但不良反应明显,因此研制疗效突出、不良反应小的中成药十分必要。萆苓祛痛方选用祖传老中医的验方,对痛风性关节炎急性期、间歇期、慢性期均有效。该方出自名老中医验方,已有近百年历史,临床基础扎实。经初步的药理病理研究,证实该方有明显的抗炎镇痛、降低血尿酸、利尿消肿作用。

痛风的病机特点:湿毒互结是本病发病的诱因,脾气虚弱是本病发病的基础,瘀血阻络是本病发病的关键。治疗上以清热泻浊,活血解毒立法,研制萆苓祛痛方。

萆苓祛痛方的功效:清热泻浊,活血解毒。主治痛风急性期、间歇期及类风湿关节炎急性期。

本方由土鳖虫、虎杖、威灵仙、土茯苓、川萆薢、苍术、黄柏、泽泻、怀牛膝、当归组成。方中土鳖虫搜刮钻透、通络解结,促进浊浊清化,溶解癥结,推陈致新,为主药;川萆薢、土茯苓、泽泻解毒除湿、滑利关节,共为辅药;威灵仙祛风除湿、通络止痛;当归、虎杖活血通络、解毒利湿,为佐药;苍术、黄柏健脾燥湿解毒。诸药共奏清热解毒、利湿消肿、活血通络之功。

萆苓祛痛方已被制成稳定的院内制剂。

痛风以疼痛如掣、脚肿如脱、不可屈伸、昼静夜剧为主要表现,属痹证之热痹,与西医痛风性关节炎急性期症状类似,故可根据西医诊断结果进行治疗。

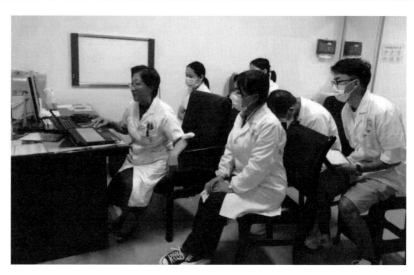

临床带教

　　本方特色：病机认识上有新突破，认识到湿毒互结是痛风发病的诱因。巢元方在《诸病源候论》中指出："热毒气从脏腑出，攻于手足，手足则焮热赤肿疼痛也。"毒邪为患，气血阴阳失调，脏腑功能及肢体损害，毒邪不解，并生痰饮、瘀血、湿毒、热毒。西医学认为血液中尿酸水平长期升高是痛风发病的关键因素，脾气虚弱是痛风发病的基础。脾主肌肉，若脾气不足，脾失健运，水谷精微不能被运化吸收，易见形体虚胖、乏力；脾虚，水湿失运化，湿邪内生，阻碍气机。瘀血阻络是本病发病的关键，朱丹溪在《格致余论·痛风》中云："肢节肿痛，脉涩数者，此是瘀血。"明确指出瘀血为痛风的基础病机。李中南强调，瘀血阻络易加重痛风，治疗上应加强化瘀通络，瘀消则痛自止。

　　药物组成特点：本方有清热解毒、利湿化浊、化瘀通络等功效。本方一是在解毒化浊基础上加用虫类药，取土鳖虫搜刮钻透、通络解结之力，促进湿浊清化，推陈致新，以增强疗效。二是加用威灵仙祛风湿、通经络、止痹痛，该药以走窜消克为特点，对积湿停痰、血凝气滞、诸实证皆有效；加用土茯苓、川萆薢、黄柏利湿化浊解毒，配苍术、薏苡仁强健脾气；当归、怀牛膝、虎杖可加强活血止痛之功。

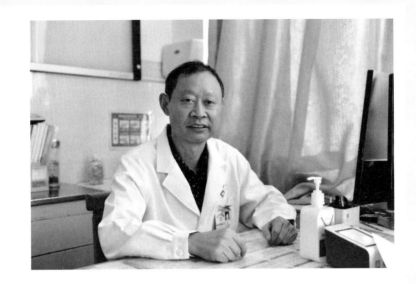

肖昌庆

一　名医小传

肖昌庆，男，安徽天长人，天长市中医院副主任中医师。安徽省跨世纪中医学术和技术带头人，第二届安徽省名中医。兼任安徽省中医药学会内分泌专业委员会常务委员，滁州市中医药学会内分泌专业委员会副主任委员。

1982年毕业于安徽中医学院，工作后跟随名老中医何石泉先生抄方，1995年在南京鼓楼医院进修神经内科、内分泌科，后拜国医大师吕仁和为师，推崇"八法"中的"和法"，"诸病不愈，必寻脾胃"，运用调和肝脾、调和脾胃、调和胃肠等治法，解决许多疑难杂症。以中焦脾胃为中心思路创制四个"三黄"（黄芪、生地黄、黄连）系列院内制剂——三黄疏肝丸、三黄健脾丸、三黄益肾丸和三黄通络丸，以健运中焦脾胃为核心，益气配合养阴，滋阴不忘清热，活血结合化痰，可谓标本兼治、虚实兼顾，用于临床疗效良好。

根据长期临床经验，提出"和法"防治糖尿病。糖尿病患者肝胃不和、脾虚失运证占绝大多数，中焦脾胃是糖尿病治疗的着眼点，益气、养阴、和降、调肝、祛湿、化浊、活络是治疗糖尿病的常用治法。脾胃调和，则湿、浊、瘀等邪不内生，气机升降出入正常，糖尿病方能得以控制。肖昌庆临床以和法为主线，辨病与辨证结合，宏观把握，脏腑同调，辨治内科疑难病，临床经验丰富。共发表学术论文10余篇。

二 学术特色

糖尿病作为一种临床常见病,发病率逐年升高,已成为危害人们健康的最常见的慢性病之一。它病程迁延,并发症多,是多种慢性病起病的温床。现代医学不断发展,糖尿病的诊断和治疗也在不断进步,但仍然不够完善。部分患者血糖控制不佳,临床对各类并发症也缺乏有效的干预手段。中医凭借整体观念、辨证论治等特色,在疾病防控方面有着得天独厚的优势,古今医家的经验也是数不胜数。肖昌庆临证30余年,潜心研究糖尿病,并跟随着名中医糖尿病专家、国医大师吕仁和学习,尽得其传,逐渐总结出一套中医辨证治疗糖尿病的理论和方法。现简述如下。

(一)紧扣"气阴两虚",兼顾痰瘀热毒

长期以来糖尿病被称为"消渴"。"消渴"一词,《古代疾病名候疏义》解释为:"消渴,渴也……津液消渴故欲得水也。"这里的"消渴"是对症状的描述,应指"口渴多饮",范围宽泛。而"消渴病"一词,最早见于《古今录验》:"消渴病有三:一渴而饮水多,小便数,无脂似麸片甜者,皆是消渴病也。"这段论述,形象地描述了消渴病"小便数、甜"的特点,与现代医学糖尿病高血糖状态的基本临床特征相吻合,形象地反映出该病热伤气阴、慢性消耗的特征。古人将消渴分为"上消、中消、下消",而近人以阴虚燥热、气阴两虚立论,亦从辨证分型论治。肖昌庆认为该病主要病变部位在肺、胃、肾,涉及上、中、下三焦,基本病机为阴津亏耗、燥热偏盛。消渴病日久,病情进展,则阴损及阳而致气阴两伤,甚至阴阳俱虚。热灼阴血,气不行血,血脉瘀阻,经脉失养致胸痹、肢体麻痛、目盲。气血逆乱,脏腑阴阳失调造成眩晕、肾衰水肿、中风昏迷。热郁化毒引起疖、痈等。正气受损,兼证蜂起。但由于本病早期症状不明显,病情容易延误,所以就诊时患者大多已经本虚标实,正气不足多表现为气阴两虚,邪气炽盛多见痰瘀热毒等。

(二)主张分期论治,区分邪正主次

吕仁和根据《黄帝内经》理论,将消渴病分为"脾瘅""消渴""消瘅"3期,各期又分为不同证型,创立了分期分型辨治消渴病的学术思想。肖昌庆借鉴了吕仁和的学术经验,结合自己的临床实践,认为消渴发病离不开禀赋体质、气血阴阳,后天过食膏腴、七情房劳,是以中焦脾胃功能失调,气血津液输布失常为基础,以湿、浊、瘀为病理产物而滋生的综合病证。

(1)脾瘅期(糖尿病前期):《素问·奇病论》中云"帝曰:有病口甘者……岐伯曰:此五气之溢也,名为脾瘅。夫五味入口……津液在脾,故令人口甘也;此肥美之所发也,此人必数食甘美而多肥也"。脾瘅即脾热,由于"津液在脾",因而"五气之溢",出现"口甘"。脾运受损、脾气散精的功能受损,津液停滞于脾,郁而化热,脾热运化虚亢,使胃纳增加,

门诊诊治患者

食欲亢盛,导致体重增加。肥胖反之又加重脾虚,形成恶性循环。这种现象,类似现代高胰岛素血症出现肥胖,肥胖又加重高胰岛素血症的状态,即糖尿病前期的特征。因此,此期以实证为主,治以清脾泄热为主。

(2)消渴期(糖尿病期):《素问·阴阳别论》中云"二阳结谓之消"。"二阳"指足阳明胃、手阳明大肠,"二阳结"指二阳有结滞,结则化热,胃热则消谷善饥,大肠热则大便干。阳热燔灼往往出现消谷善饥,阴液耗伤则口干、大便秘结,病情日久,阴损及阳、气阴两伤导致形体消瘦、小便频数等,此期以虚证为主,治以气阴双补为主。

(3)消瘅期(糖尿病并发症期):消瘅的病因有二,一是先天禀赋不足,五脏柔弱,易进入消瘅期;二是在消渴期气阴两伤的基础上,复加痰浊、湿热、邪风、瘀血而成,此时病及血脉,全身皮、肌、筋、脉、骨、五脏六腑、诸窍均可被涉及而受到不同程度损害。此期为消渴病的并发症期,正虚邪恋,多种邪气蜂拥而至,正气难以支撑。此期要以补益正气、祛除邪气并重。

脾瘅为"肥美之所发",进一步转为"消渴",消瘅则为"肥贵人高粱之疾",可见消瘅与脾瘅、消渴一脉相承,脾瘅、消渴渐进发展,最终导致消瘅。

(三)从中焦论治,以脾胃为核心

《素问·奇病论》中载:"夫五味入口藏于胃,脾为之行其精气,津液在脾,故令人口甘也;此肥美之所发也,此人必数食甘美而多肥也。肥者令人内热,甘者令人中满,故其气上溢,转为消渴。"指出过食肥甘厚味,损伤脾胃,脾不能为胃行其津液,内热致消的发病机制。李杲在《脾胃论·脾胃盛衰论》中也提出"百病皆由脾胃衰而生也"。在实际临床中,肖昌庆认为不论是早期的肺胃热盛、中期的气阴两虚,还是后期的脾肾两虚,皆不离中焦脾胃失调。病机演变则从胃热津伤到脾气亏虚、胃阴耗伤,再到脾阳虚衰、水湿泛滥。消渴病的"三多一少"也与脾胃密切相关,胃热嘈扰,则消谷善饥;胃火伤津,致口渴多饮;脾升不足,精微下泄,故小便清长;脾主肌肉四肢,脾阴耗伤,则形销骨立。因此,在消渴病的各个阶段,健脾益气,养阴和胃均不可或缺。再则,养阴之品久用滋腻碍胃,需加强健脾和胃,才能促进药物吸收。常用药对黄芪配生地黄、苍术配玄参、山药配天花粉、黄连配肉桂无不体现养阴清热不忘健运脾胃的观点。

(四)久病必瘀,化瘀通络贯穿始终

肖昌庆认为消渴病日久必然元气大伤,气虚则运血乏力,气虚致瘀;阴虚火旺,虚火煎熬血液,阴虚致瘀;肝气不疏,气郁妨碍血行,气滞致瘀。因此,消渴病的多种致病因素均会形成血瘀,消渴病的并发症也与血瘀在糖尿病中普遍存在有关。临床上经常出现患者使用大量胰岛素,血糖控制仍不理想,现代研究认为此种情况多与胰岛素抵抗相关联,西药对此尚无理想的干预手段,而在辨证的基础上配用大剂量活血化瘀药可增强机体对胰岛素的敏感性,降低胰岛素用量。不少消渴病患者在血糖升高时会出现血液高凝、血流滞缓及血管粥样硬化等改变,此属中医"血瘀"范畴;消渴病病程长,多种并发症蜂起,主要与血瘀在糖尿病中普遍存在有关。因此血瘀贯穿糖尿病的始终,既是常见的病理产物,又是重要的致病因素。

临床上如何抓住血瘀证的蛛丝马迹尤为重要,部分患者有着典型的证候特点,如舌质紫黯、有瘀点瘀斑、舌下筋脉瘀紫,脉涩,面色黧黑,肌肤甲错,痛有定处等,然而临床上的大部分病例很难发现典型的血瘀证候,这就需要借鉴现代医学的相关经验及辅助检查手段,如发现患者有血脂升高、血管粥样硬化;伴周围神经病变,四肢有麻木、疼痛、电击感;出现眼底病变、视力下降;出现糖尿病肾病,化验发现尿蛋白、尿隐血等,以上均应归于血瘀范畴。基于以上因素,肖昌庆主张活血化瘀法贯穿治疗该病的始终,然消渴病多病久缠绵,瘀血入络,一般活血药如当归、赤芍等恐病重药轻,需用破血通经之品,如桃仁、红花、鬼箭羽等,同时配用血肉有情之品可提高疗效,常用药有僵蚕、地龙、土鳖虫、水蛭等。对于伴有并发症的患者,瘀血入络日久形成"微型癥瘕",应加用软坚散结之品方能取效,一般多用牡蛎、鳖甲、夏枯草、浙贝母、皂角刺等。

(五)病久缠绵、痰浊水湿作祟

消渴病常伴有肥胖、脂质代谢障碍、高血压病、高尿酸血症等,这类患者多属于痰湿型体质。肖昌庆发现这类体质是滋生消渴的温床,同时也发现通过改善痰湿体质,可以很好地调整消渴病的症状、改善血糖水平。《素问·奇病论》中曰:"此肥美之所发也,此人必数食甘美而多肥也,肥者令人内热,甘者令人中满,故其气上溢,转为消渴。"此即说明过食肥甘,损伤脾胃,滋生痰湿与邪热,痰热内阻而发为消渴。《金匮要略》中关于因痰湿致消渴的描述有很多,如"夫水患者,目下有卧蚕……其人消渴",《消渴小便不利淋病篇》有"脉浮小便不利,微热消渴者,宜利小便发汗,五苓散主之""渴欲引水,水入则吐者

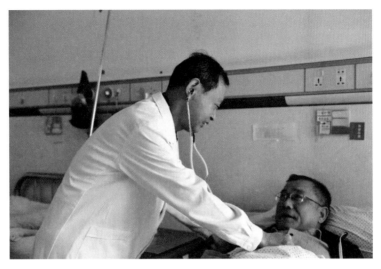

精心诊治

名曰水逆，五苓散主之"，直接指明了消渴兼夹水湿的具体病证和治疗之法。《景岳全书·杂症谟·三焦干渴》中曰："消渴病……皆膏粱肥甘之变，酒色劳伤之过，皆富贵人病之而贫贱人少有也。"张景岳从流行病学角度发现过食肥甘油腻与消渴病的发病关系密切。清代费伯雄在《医醇滕义·三消》中描述"上消者……当于大队清润中，佐以渗湿化湿之品"，更进一步提出甘寒滋阴配合甘淡利湿的治法，是对单纯滋阴清热治疗方法的改进和发展。

肖昌庆认为，消渴病患者病程中极易出现痰湿之邪，反之痰湿又是导致消渴病的重要发病基础，为消渴病众多并发症的主要致病因素之一。尤其在消渴病的中后期，脏腑功能均明显下降，更加重痰湿的形成，使病变日渐加剧，造成恶性循环。痰湿留于体内，随气升降，无处不至。然脾为生痰之源，所以临床上多从中焦脾胃论治。脾虚湿困多用胃苓汤加减，痰湿中阻多以半夏白术天麻汤加减，阴虚夹湿常以猪苓汤加减，痰热内扰可用黄连温胆汤加减，阳虚水泛则用济生肾气丸加减。

（六）专病专方，精准针对主证

根据上述理论基础，肖昌庆执简驭繁，创制了4个"三黄"系列经验方，分别为三黄疏肝丸、三黄健脾丸、三黄益肾丸、三黄通络丸，均是基于益气养阴、邪正兼治的治疗思想而设。以健运中焦脾胃为核心，益气配合养阴，滋阴不忘清热，活血结合化痰，可谓标本兼治，虚实兼顾。"三黄"是指黄芪、生地黄、黄连。其中黄芪益气健脾，生地黄养阴护胃，黄连清热燥湿化浊，攻补兼施，标本兼治，为主药，贯穿消渴病用药始终，甘苦同用，寒温同施，使中焦脾胃气机得以调和。

三黄疏肝丸主要为消渴病伴血脂异常所致形体肥胖、口苦咽干、胸闷太息、身困乏力等主症而设，具有疏肝活血、化湿泻浊、养阴清热的功效。在"三黄"基础上加春柴胡、炒赤芍、酒白芍、麸炒枳壳,乃取经方"四逆散"之意,疏肝解郁、活血化浊、养阴清热,而契合本证郁热与浊瘀胶结、气阴耗伤的主要病机。丹参功同四物,活血养血,通络泻火,麸炒苍术健脾燥湿,玄参滋阴降火,二药一润一燥,相互制约,起到养阴活血、动静结合的作用。以上对药为名医施今墨治疗消渴所习用。另外用酒黄芩、炒决明子清泻肝热,兼化湿浊,又加入生山楂化滞活血,更可促进诸药消化吸收。本方可调节血糖,降低血脂,减少并发症发生。

三黄健脾丸主要为消渴病口渴多饮、消谷易饥、尿多、形体渐瘦、倦怠乏力等主症而设,具有健脾养阴、和血化浊的功效。方以"三黄"为主药,健脾养阴、清热化浊,加上党参、黄精、山药益气养阴,玄参、天花粉养阴清热,丹参、鬼箭羽、葛根和血通络,苍术、薏苡仁健脾化浊,佩兰醒脾、枳壳调气、桑枝活络。本方能稳定血糖,增强患者体质,调节体质量。

三黄益肾丸主要为消渴病口渴多饮、倦怠乏力、尿频混浊如膏,或黄赤、五心烦热、视物模糊、腰膝酸软等主症而设,具有滋补肝肾、益气养阴、活血化浊的功效。方中生地黄、酒山茱萸、山药取六味地黄丸三补之意,滋补肝肾气阴兼顾;制何首乌、酒黄精助君药滋肾填精,精血同补,生黄芪健脾益气,使气血津液化生有源;消渴日久多夹瘀热、痰浊,选酒女贞子、墨旱莲,益肾滋阴清热,丹参、炒赤芍、牛膝活血化瘀,酒黄连、麸炒苍术燥湿醒脾、清热化浊;麸炒枳壳调气而不伤阴,气顺则津液得布,瘀血得行,痰浊得化。以上诸药合用,气阴双补,气血兼顾,则诸症自除。本方能调节血糖,改善肾脏、眼底等并发症。

三黄通络丸主要为消渴病周围神经病变而设,以肢体麻木疼痛、发凉或灼热、舌黯有瘀斑,脉细涩为其辨证要点,具有补益肝肾、益气养血、活血通络的功效。方中黄芪、生地黄气血双补、肝肾兼顾,使卫阳得固、营阴充实、营卫调和;桑寄生、怀牛膝、狗脊、川续断补益肝肾、强壮筋骨;丹参、川芎、当归、白芍取四物汤之意补血行血兼顾,血充瘀祛也;久病入络,蜈蚣、水蛭性善走窜,既可活血通络,又能引诸药入络;黄连清热燥湿以坚阴,木瓜酸温入肝,舒筋活络、祛风止痛。以上诸药合用,气血流通,经络得养,则麻痛寒热自除。本方能调控血糖,改善周围神经病变和血管病变。

消渴病早期多有肝气不舒、肝胃不和、湿浊内阻,多选用三黄疏肝丸以调和肝胃、疏利气机、湿浊得化。消渴病中期以脾胃气阴两虚同显,常选三黄健脾丸健脾益气养阴、湿浊得化、精气得升。消渴病晚期以脾肾两虚为主者,多用三黄益肾丸健脾益肾、和血化浊;而以肝肾亏虚、瘀血阻络者,配用三黄通络丸,以补益肝肾、活血通络。

肖昌庆善以和法为主线,辨病与辨证结合,宏观把握,脏腑同调,辨治内科疑难病,临床经验丰富。他选方思路清晰,用药轻灵平正、不偏不倚,疗效明显。

陈晓雯

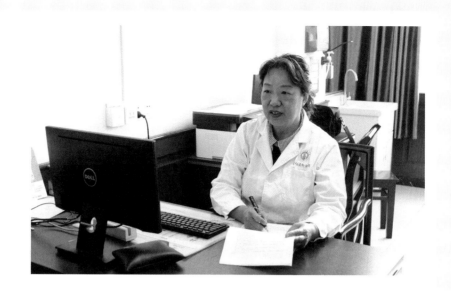

一 名医小传

225

陈晓雯,女,安徽歙县人,主任中医师,教授,硕士研究生导师。先后担任安徽中医药大学第一附属医院普通内科、风湿科、内分泌科主任。国家中医药管理局中医药重点学科中医内分泌学科学术带头人,安徽省"十二五"省级重点中医专科内分泌重点专科学术骨干,首批安徽省跨世纪中医学术和技术带头人,第二届安徽省名中医、第三届江淮名医,安徽省委保健委员会保健专家。

兼任中华中医药学会糖尿病专业委员会常务委员,安徽省中医药养生学会副理事长,安徽省老年学学会医学分会副会长,安徽省中医药学会内分泌专业委员会副主任委员,安徽省康复医学会糖尿病专业委员会副主任委员等。

1982年毕业于安徽中医学院中医专业,留校后一直从事临床、教学、科研工作,擅长中西医结合诊治内分泌代谢疾病及内科疑难杂病,尤其在糖尿病及其并发症、甲状腺疾病、风湿病、肥胖症、痛风及骨质疏松症等诊治方面积累了丰富的临床经验,取得了较好的临床疗效。主持和参与省厅级中医药科研项目20余项,获安徽省科技进步奖三等奖1项;研制出院内制剂"复方健胰胶囊"(八味芪丹囊);培养研究生33名,发表学术论文76篇,出版学术专著6部。

二 学术特色

(一)从肝之五行生克制化论治甲状腺功能亢进

甲状腺功能亢进临床表现为甲状腺肿大、突眼、胫前黏液性水肿、易激动烦躁、乏力、心悸、多食多汗、形体消瘦、女性月经稀少等,属中医"瘿病"范畴。陈晓雯认为,其发病主要责之于肝,故治疗总体原则为疏肝泻火养阴,依五行生克制化学说,用夏栀调瘿合剂(夏枯草、白芍、栀子、赤芍、浙贝母、麦冬)加减论治。

1. 木乘土

肝木亢盛克己所胜,造成脾土不足,肝失疏泄,脾失运化,导致水液停滞不化,易生痰饮水湿,蕴结颈前形成瘿肿;水谷精微输布功能减退,机体消化吸收功能障碍,无以濡养周身,易见胫前水肿、腹胀、便溏、乏力、消瘦等证;或肝火亢盛,横逆犯胃,胃热炽盛,见多食易饥、吞酸嘈杂、大便秘结。舌红、边有齿痕、苔黄腻,脉弦(滑)数。木乘土多见于甲亢早期,由于消化道症状明显,易误诊为胃肠疾病。治以疏肝泻火,益气健脾之法,常用夏栀调瘿合剂加柴胡、丹皮、茯苓、白术、炙甘草,使肝火得以疏解,水湿得以运化,木土相安,病以得除。

2. 木侮金

肝为刚脏,其性刚烈;肺为娇脏,为清虚之体且为百脉所朝。肝病极易累及于肺。肝火亢盛,常循经上行犯肺,肺失宣发,卫外功能降低,司汗孔开合作用下降,津液不能及时布散,肺内异物不得肃清,则见口干、咽燥、咽痛、咳嗽、多汗、皮疹等症,舌红苔薄黄,脉弦数。木侮金可见于甲亢各期。治以清肝益肺之法,常用夏栀调瘿合剂加黄芩、蝉蜕、瓜蒌皮、桔梗、黄芪、南沙参等。肺气盛能克己所胜,使肝火不至于过旺。

3. 母病及子

肝为母,心为子,肝火炽盛势必及心,心火炽盛,扰乱心神,或肝火煎灼心阴,心失濡养,心动失常;或火热炼液为痰,痰热扰心,见心悸、心慌、心烦、失眠多梦、尿赤、口舌生疮。母病及子可见于甲亢各期。临床辨证当分清虚实,治以泻肝清心,或清火养心,或清热化痰之法。心火旺者,遵从"实则泻其子",常用夏栀调瘿合剂加黄连、芦根、丹皮、淡竹叶、莲子心泻火清心,以达心肝同治之效;心阴虚者,加太子参、酸枣仁、百合、合欢皮、夜交藤以养心安神;痰热盛者,加瓜蒌皮、竹茹、法半夏以清热化痰。

4. 子病犯母

肝火久盛伤及本脏肝阴,肝为子,肾为母,肝阴不足,累及肾阴,引起肾阴不足,导致肝肾阴虚,肝阳偏亢,临床可见头晕目眩、眼突干涩、耳鸣、腰膝酸软、月经不调、闭经、遗

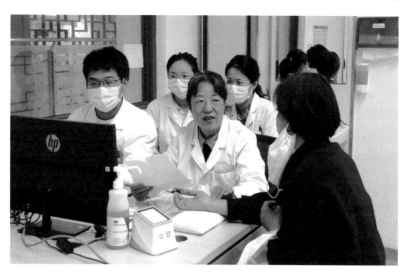

门诊带教

精、肢体震颤,舌红少苔,脉细数。子病犯母多见于甲亢中晚期。治疗在清肝的同时注重滋补肝肾,常用夏栀调瘿合剂加当归、黄精、女贞子、益母草、桑葚、熟地黄、玄参。

(二)健脾为本、分期论治桥本甲状腺炎

桥本甲状腺炎主要特征为甲状腺肿大和血清中存在高滴度的抗甲状腺过氧化物酶抗体和抗甲状腺球蛋白抗体,属于中医学"瘿病""瘿瘤"等范畴。本病病机乃虚实夹杂,主要以脾气亏虚为本,气滞、痰凝、血瘀为标。治以健脾益气为根本,针对病邪深入情况的不同,可将本病分为早期、甲亢期和甲减期三个时期,分期论治。

1. 早期——气郁痰阻、痰瘀互结,标本兼治

早期多为情志内伤,津液输布失常形成气机郁滞,津凝痰聚,痰气搏结于颈前所致。该期病邪入侵,正气尚存,正强邪弱,一般无明显的临床表现,或仅表现为甲状腺弥漫性肿大或情志不舒。临床可分为气郁痰阻和痰瘀互结两型。气郁痰阻型主要表现为颈前轻至中度肿大,质软,按之不痛,胸胁满闷,善太息,病情变化常与情绪波动有关,舌淡、苔薄白腻,脉弦或弦滑,治以疏肝解郁、化痰散结,方药可选用海藻舒郁丸加减。若病邪深入,脾气渐虚,水液不布进而积聚成痰,痰凝日久,经脉凝滞而见痰瘀互结。可见颈前肿大,质硬拒按,刺痛,按之不移,胸胁满闷,纳差,舌淡、苔薄白或白腻,脉弦或涩,治以活血化瘀、化痰散结,临床选用经验方芪夏消瘿合剂(主要药物:黄芪、白芍、夏枯草、玄参、桔梗、甘草)加减。

2. 甲亢期——肝火旺盛、阴虚火旺,重在治标

该期多因气郁日久而化火,致使火热内盛,热盛津伤,痰气交阻于颈前,病症多属肝火旺盛或阴虚火旺之热象。肝火旺盛者属实热,临床多表现为颈前喉结两旁轻至中度

227

肿大、柔软光滑、烦热、易出汗、性情急躁易怒、面部烘热、口苦、舌质红、苔黄、脉弦数，治以清肝泻火、消肿散结。阴虚火旺者属虚热，多表现为颈前结块，质软，起病较缓，心悸不宁、心烦、失眠、手指颤动，倦怠乏力，舌质红、少苔，脉弦细，治以滋阴降火、宁心柔肝。两者治疗方药均可用经验方复方调瘿合剂(主要药物：夏枯草、炒栀子、太子参、炒白芍、玄参、浙贝母、丹皮)加减。偏于肝火旺盛者，加赤芍、蒲公英、白茅根清热泻火；偏于阴虚火旺者，加生地黄、麦冬、旱莲草养阴除烦；兼有脾虚而见乏力、大便稀溏、食少纳差者，加黄芪、甘草、薏苡仁；颈前瘿瘤肿大明显者，加半夏、山慈菇。

3. 甲减期——脾肾两虚，治本为主

甲减期是桥本甲状腺炎患者临床中最常见的一种类型，多因病变日久，机体耗伤过度，邪盛正衰所致，主要以脾肾亏虚为主，临床多表现为颈前肿大，质软，起病较缓，气短懒言，倦怠乏力，下肢水肿，面色㿠白，食欲不振，心烦，手足汗出，男子阳痿精少，女子月经量少，带下清冷，舌质淡胖、苔白腻，脉细弱。治以补气健脾益肾，化痰消瘿散结，采用经验方芪芍消瘿合剂(主要药物：黄芪、白芍、党参、肉苁蓉、灵芝、麦冬、茯苓、白术、山慈菇)加减。腰膝酸软者，加枸杞子、淫羊藿以补肾填精；眼干目涩者，加山药、女贞子以养阴柔肝；情志忧郁者加佛手、郁金以疏肝解郁。

(三)开玄通络、解毒透邪治疗非酒精性脂肪肝

非酒精性脂肪肝是一种肝脏代谢应激性损伤疾病，以肝细胞脂肪过量蓄积、代谢平衡失调为主要特征，属中医"肝癖"等范畴，多因饮食失节、情志过极或劳逸失度而伤正气，致使脏腑功能失调，气机升降出入失常，化生痰瘀之毒，聚而胶结，壅塞玄府，损伤肝络则发为本病。非酒精性脂肪肝初期病情较轻，多见胁肋胀满，口苦纳呆，随情绪波动而加重等肝脾不和表现，或以身体困重，大便不爽等痰湿表现为主。伏毒日久化热，灼津伤血，则病情加重，此时患者多出现肝区刺痛不适、结块，腹部络脉显露，舌质暗、有瘀斑等血瘀之象，亦有神疲乏力，纳呆倦卧等虚损之象。临床治疗以开玄通络、解毒透邪为治则。

1. 祛瘀泄浊，开玄通络使毒有出路

非酒精性脂肪肝发病过程中，痰瘀毒邪贯穿始终。痰浊血瘀闭塞玄府，玄府开阖失司，伏毒伺机待发为始发环节，而肝络为痰瘀毒邪阻滞是病情加重的关键。因此治疗上当以祛瘀泄浊为要。结合刘河间"以辛散结"理论，辛可行气，气行则血行。辛味药走窜之性尤佳，有周身上下无处不至之性。故开玄通络之法首选辛味药，既可借辛味宣通行气之用，祛散瘀血、痰浊、湿邪之伏毒，又能以辛香走窜之功，引领诸药直达肝络。从而使痰瘀之毒得解，玄府开阖正常，肝络运行通畅。选药如川芎、莪术、葛根、橘络等辛散之品。川芎偏行于内，通达一身上下之气血，善行络中瘀血痰浊。莪术有破血行气之功，偏于破气中之血，而推陈出新。葛根既可行气血，又能助行津液，以此药解痰湿闭塞

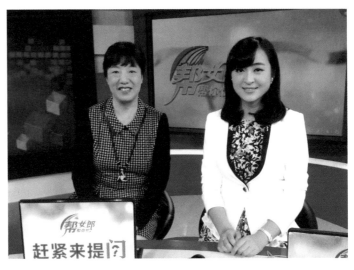

在电视台做"秋季养生"节目

玄府之状。而伏毒闭玄客络,当以络通络,故临床多用橘络、丝瓜络等。

2. 益气养阴,荣玄和络使虚损得复

在非酒精性脂肪肝病程发展中,伏毒外闭玄府,内滞肝络,久则耗气伤血,使玄府失充,肝络失养,气血津液运行无力,毒伏不出,从而损害肝脏。肝体阴而用阳,非柔润而不调和。治疗上以培补正气,滋水涵木之法,开玄荣府,濡养肝络。正气充盈则有助于祛邪外出,以解毒滞。由于久病多气阴两虚,临床选药多用山药、山茱萸、苦丁茶、黄芪、薏苡仁等。山药、山茱萸善滋肾水而涵养肝木,使肝络不虚则能抵邪于外。苦丁茶养阴益气生津以补虚。黄芪扶正气宣气机而解毒郁,薏苡仁调畅津液而化湿浊,两者合用益气而开玄府。同时肝藏血,若肝络损伤,气血亏损,则应补养气血,用当归、川芎、白术等,以补气生血,通补兼施,开玄荣府,通补虚络。

(四)通络泄浊论治高尿酸血症

高尿酸血症为痛风的病前状态,是指由嘌呤代谢障碍引起的一种代谢综合征,属中医"尿浊""热痹""痛风"等范畴。其本虚标实,脾肾亏虚、湿热瘀阻络脉为其发病的基础,若络脉日久闭塞不通,则易发为痹证。

1. 通络泄浊为基本治则

高尿酸血症的治疗,在通络泄浊的同时,结合患者的标本虚实,辅以清热、健脾、益肾、化瘀之法。高尿酸血症早期通常无明显症状,或仅有神疲乏力等不适,多为体检时发现尿酸值异常升高。此时以湿热蕴结证为主。治疗用药当从湿邪入手,清热祛湿、通络泄浊,临床以玉米须、白茅根、虎杖、冬瓜子等清利之品,佐以益气健脾之品,如白术、黄芪、茯苓、薏苡仁等,使祛邪而不伤正。若患者长期未予重视,湿热、痰浊闭阻气机耗

229

伤正气,脾弱肾虚,络脉血气亏虚,推动无力,邪气缠绵日久不去。此时病理基础为脾肾两虚、浊毒瘀滞,极易发展成为痹证。治疗当以通补之法,固本培元,升清降浊,使络脉通畅。临床从其根本入手,以健脾之品如白术、黄芪、太子参益气扶正,升发脾胃清气,先天不足者以女贞子、生地黄、仙茅益肾填精,并辅以川芎、丹参、益母草等活血通络。

2. 苓玉清络饮为基础方剂

苓玉清络饮由土茯苓、玉米须、炒白术、白茅根、萆薢、薏苡仁、丹参7味药组成。方中土茯苓利水渗湿,清化湿热,玉米须甘淡性平,祛湿泄浊,两者相须为君,清络泄浊以畅气机;白茅根、萆薢引湿热之邪从小便而去,使邪有出路,薏苡仁健脾渗湿,炒白术益气升清,四药合用为臣,升清降浊,通调上下;丹参化瘀通络,推陈出新,为佐药。全方攻补兼施,升清降浊,通达络脉。兼肢体困重、口中黏腻、体型肥胖者,加荷叶、虎杖、竹茹祛湿化痰;兼肢体关节不利、时有刺痛者,加川芎、鸡血藤活血祛瘀;兼腰膝酸软、畏寒肢冷者,加杜仲、牛膝温补肾阳。

(五)益气养阴、化痰通络论治早期糖尿病肾病

糖尿病肾病是糖尿病最常见的慢性微血管并发症之一,也是引起终末期肾病的主要原因,一旦形成则很难逆转,严重影响糖尿病患者的生活水平。因此,对糖尿病肾病进行早期有效的干预治疗具有重要的临床意义。

气阴两虚是糖尿病肾病的基本病机,气虚则无力推动津液的循行而致痰湿生成,无力运血而致血瘀。因此"气阴两虚夹痰瘀"是糖尿病肾病的发病基础,治疗宜益气养阴、化痰通络,方用自拟经验方——二黄参苓合剂(八味芪丹胶囊化裁而来)。二黄参苓合剂由黄芪、制黄精、山药、山萸肉、茯苓、丹参、苍术、白茅根、绞股蓝组成。方中黄芪补气健脾、益卫固表、利尿消肿,为补中益气之要药;黄精为气阴双补之品,补益肺脾肾。两药结合,共奏益气养阴之效,合而为君。山药益气养阴,山萸肉补肾益精,共为臣药。丹参活血祛瘀。绞股蓝既补益脾气之虚,又清解内郁之热毒。茯苓、苍术益气健脾、燥湿化痰。佐以白茅根清热兼利尿,使湿热从小便而去。

(六)从肾论治男性更年期综合征

男性更年期综合征临床表现为潮热多汗,焦躁易怒,心悸不寐,腰酸神疲,食欲不振,性欲减退等症,属中医"虚劳""不寐""郁证""脏躁"等多种病证范畴。本病与女子围绝经期综合征相似,但女子多责之于肝,而男子则要重视肾。肾气不足,精血日少,脏腑失调,或致肝失条达,或致心神失养,或致脾失健运,故治疗当治病求本,从肾论治。

1. 治病求本,滋养先天

治疗男性更年期综合征重点着眼于其肾虚的病机,"精不足者,补之以味",用女贞子、旱墨莲、杜仲、熟地黄、肉苁蓉、淫羊藿等药物以滋先天之精。立足根本,重视先天。

2. 审证求因，不忘兼证

对于兼有痰湿阻滞者,祛湿化痰时遵循"治痰先治气,气顺则痰消"的原则,以二陈汤、温胆汤之类加减;兼有气滞血瘀者,活血化瘀时重用丹参、川芎、没药等之类,使气血条达,脉道通畅。

3. 三因制宜，重视情志

治疗中嘱患者在生活中切忌忧恚思怒,喜用百合、茯神、佛手、合欢皮、月季花等药物。同时在辨治中既强调顺应四时,遵循"春养生"而舒肝气、"夏养长"而滋心阴、"秋养收"而补肺气、"冬养藏"而温肾阳,四季勿忘顾护脾胃的原则;又配合情志疏导,以和悦心神,使五脏安,气血条达。

4. 遣方配伍，善用对药

在辨治男性更年期综合征中,遣方用药多选用对药,如女贞子配墨旱莲,济水火滋肝肾;酸枣仁配浮小麦,益气养血敛营阴;茯神配麦冬,养阴除烦安心神等。

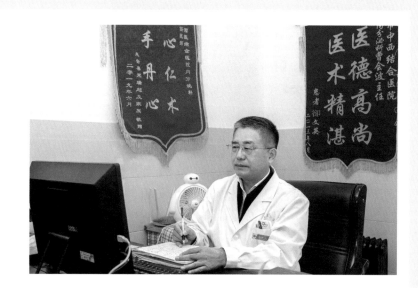

曹会波

一　名医小传

曹会波,男,安徽定远人,中共党员,二级主任医师,安徽中医药大学教授,滁州城市职业学院兼职教授,安徽中医药大学硕士研究生导师。滁州市中西医结合医院内分泌风湿免疫科主任。第二届安徽省名中医,第二批安徽省名中医学术经验继承工作指导老师。

兼任中华中医药学会量效专业委员会委员,中国中医药研究促进会内分泌分会常务委员,中国中药协会内分泌药物研究专业委员会常务委员,安徽省中医药学会内分泌(糖尿病)专业委员会常务委员,安徽省全科医学会风湿免疫与骨关节病专业委员会常务委员,安徽省药学会膏方专业委员会副主任委员,安徽省医学会糖尿病学分会微血管并发症学组成员,滁州市中医药学会内分泌(糖尿病)专业委员会、膏方专业委员会主任委员,滁州市医学会代谢内分泌专业委员会副主任委员。

自参加工作以来一直在临床、教学、科研一线,先后在安徽省立医院及安徽省中医院进修学习,对糖尿病、甲状腺疾病、类风湿关节炎等代谢内分泌及风湿免疫疾病诊治经验独到,建有"曹会波安徽省名中医工作室",承担省级中医药传承创新科研项目1项。以第一作者或通信作者发表学术论文50余篇,作为副主编参编专著及教材7本,获安徽省中医药科学技术奖特等奖1项。

二 学术特色

(一)注重中医临床思维,不为西医理论所困

曹会波临证首重中医临床思维之培养。望、闻、问、切四诊合参,详细询问病史,用通俗易懂的语言与患者充分交流,尊重患者,把患者当作朋友,真正了解患者就诊需要解决何种病痛或不适。结合望、闻、切诊,综合考量,再参考现代医学必要的实验室及影像学检查资料,尽量明确西医病名诊断,然后以中医的思维方法,确立中医病名及证型诊断。如西医诊断急性支气管炎、慢性阻塞性肺疾病(慢阻肺)、变异性哮喘、社区活动性肺炎等,中医均可归属"咳嗽"范畴,但证型各有不同,如风寒外袭、痰热郁肺、外寒内饮、外寒内热(寒包火)等。

如曹会波曾诊治1例中年女性患者,咳嗽3个月余,喉痒,咳少许清稀痰,受凉后加重,曾做肺部CT,实验室检查诊断为支气管感染,经抗炎止咳化痰等中西药治疗后未见好转,患者非常痛苦。后经朋友介绍,患者来我科就诊。刻诊,通过望、闻、问、切,辨证为外感风寒、内停水饮之外感咳嗽,方选小青龙汤加杏仁,1剂见效。时观前医治疗情况,西医每予抗感染、抗病毒、抗过敏治疗,多寒凉碍胃;中药或散寒解表或清热化痰,亦未抓住本病核心病机外寒内饮之精髓,故咳嗽迁延不愈。罔效思变,调整方案,予小青龙汤,方证对应,效如桴鼓。故临证要以中医理论为指导,精于中医辨证,审机论治,方能提高疗效。

再举1例男性患者,糖尿病病程10年,平素使用胰岛素加口服降糖药控制血糖。中秋节因饮食不慎致腹痛、肠鸣、腹泻,1月余未愈。外院诊断为糖尿病、感染性腹泻,予抗感染、止泻对症治疗无效。先前中医投葛根芩连汤、白头翁汤亦未见效。刻症:肠鸣、腹痛、腹泻,大便每日10~20次,泻下为黄稀水样便,无臭味,泻后稍安,心情郁闷,时自太息。辨证为肝郁脾虚,非湿热下注,投痛泻要方稍予加味,3剂即愈。故不能将肠炎均看作细菌性炎症,一概投清热、利湿、解毒之品,理当辨证分型,审证求机,事半功倍。

(二)辨病与辨证相结合,而当以辨证为主

所谓辨病,即西医通过病史询问及视、触、叩、听体检,再结合必要的辅助检查而得出相应的诊断,如2型糖尿病、类风湿关节炎、甲状腺功能亢进症、痛风性关节炎、骨质疏松症等;而中医病名多以主症确立,如眩晕、消渴、咳嗽、臌胀、水肿等。临床诊断,尤其是确诊为某病确实很重要,可以整体把控患者情况及预后等,但即使如此还远远不够,比如西医诊断为慢性支气管炎(咳嗽),中医可据症状体征、舌苔脉象,分型为内伤咳嗽、外感咳嗽,外感咳嗽须再辨证为风寒袭表、外寒内热(寒包火)、外寒内饮之不同,方能立法处方用药,做到有的放矢,否则病虽同证却异,遣方用药自然截然不同。故同病

233

病房查房

异治,缘于证异;异病同治,势必证同。中医治病,最终一定要落实到具体的"证"上。所谓"辨证论治,治病求本"。

(三)经方可治大病,临床不可小觑

经方组方严谨,药简力宏,药物配伍精当,君臣佐使明确,剂量配比严格,应用时不要随意改动药物剂量配比关系,否则药物组成虽然相同,但方名方义已异。且经方的加减也不宜过大,别看就那么几味药,只要辨证准确,在原方或其基础上稍作加减,往往可获立竿见影之效。另外,用经方辨证,不必生搬硬套,所谓"但见一证,不必悉是"即可,只要方证对应,每获佳效。临证中,用金匮肾气丸治疗一例顽固性尿潴留患者,西医建议行膀胱造瘘术,以此方结合针灸等,2周后小便通畅自如,免受手术之苦。另有一女性患者,50岁,乳腺癌术后10年,右上肢水肿发硬,缘"总因水停肢体肿"一症,用真武汤加活血化瘀药物,调治8周,右上肢水肿基本消退。故曰:经方可治大病,临床不应小觑,关键是要辨证准确,方能得心应手。李某,男,52岁,2型糖尿病病史6年余。半年前因腹胀、腹痛、呕吐、便秘被诊断为"2型糖尿病,不完全性肠梗阻"。经胃肠减压、补液等对症保守治疗后肠梗阻解除。出院后便秘1年余,不服"肠清茶"多则5~6天不排便。分析舌、脉、症并结合病史,辨为便秘(胃肠燥热证)。治选清胃泻热、润肠通便,予以麻子仁丸加味,中药颗粒剂调治8周,大便排泄通畅自如,神清气爽,饮食、睡眠均正常,饮酒抽烟,也未复发。

(四)中医四季膏方,慢病调理,防治并重

传统意义上的膏方,每年在冬至到立春之时,开膏进补,正所谓"冬令进补,来春打虎"。膏方以进补调养为主要目的,辅助治疗夹杂病证,有较明确的时间性。曹会波认

为四季膏方应不受时令限制,以治疗调整慢性疾病为主要目的,防治结合,以治疗为主,理虚调养治未病为辅,四季皆可随病证处方。膏方一般由40味左右中药饮片加上食品辅料等组成,能兼顾主要病证及次要病痛,发挥大复方、多靶点、整体化、全面调治之功用,具有祛病理虚、祛邪扶正、增强体质、慢病缓图等多重功效。临床服用口感甜美,携带方便,患者依从性高,深受广大患者欢迎。膏方在治疗慢性支气管炎、慢阻肺、顽固性失眠、顽固性便秘、甲状腺结节、糖尿病慢性血管神经并发症等疾病中,其疗效每多优于汤剂普方,值得大力推广。四季膏方的处方原则:①辨证施膏,整体调治;②治疗为主,理虚为辅;③健脾开胃,动静结合,重视护胃;④四季皆可因人因病及时施膏。但膏方治病也不是万能的,要注意少见的不良反应:如病情出现波动或反复;出现食欲不振、胸闷、腹胀、腹泻等消化系统症状;出现上火现象如失眠、多梦、兴奋、多汗;过敏反应;小儿性早熟等,皆应及时做相应处理。服膏时,最好不要同时喝咖啡、饮浓茶、吃萝卜等。如遇咳嗽外感、女性经期、发热等,宜暂时停服。

(五)糖尿病慢性血管神经并发症的治疗体会

1. 脾、肝、肾的功能变化及对策

脾主运化,主升清、统血,主四肢与肌肉,开窍于口。脾与胃相表里,常表现为脾胃同病如脾胃不和、脾胃虚寒、胃强脾弱等。临床中糖尿病并发胃轻瘫可见脘腹胀满、嗳气,纳呆或胃脘胀痛,大便不调;胃强脾弱之脾约麻子仁丸证,可见口臭口干、大便秘结、小便频数等。曹会波针对胃轻瘫常以四君子汤加炒枳实、白及、木香、砂仁等,健脾和胃,增强胃动力,收效颇佳。使用麻子仁丸加玉竹、白扁豆、焦六神曲,以润肠通腑,抑胃扶脾,使便通腑净、脾胃合和,故能长期缓解便秘症状,提高患者生活质量。

肝主疏泄、藏血、藏魂,主谋虑、主筋,其华在爪、开窍于目。"肝为五脏之贼",分型多有肝郁脾虚、肝肾亏虚、肝血失藏、血不养筋、冲任失调等。诸如糖尿病并发胃肠功能紊乱之腹泻,糖尿病并发视网膜病变之视物模糊,糖尿病并发周围神经病变之手足麻木刺痛感觉减退等,糖尿病并发女性月经失调之月经量少、痛经、经闭,糖尿病并发男性勃起功能障碍症等,总之症状纷繁,为病最杂而治法最广,故调达肝之体用,为常用治法。曹会波近10年来,以健脾疏肝治疗糖尿病并发顽固性腹泻;以养肝益肾、活血明目治疗糖尿病视网膜病变,控制病情发展或延迟眼科手术时间;用补肝濡筋法治疗糖尿病并发周围神经病变;用调养冲任法治疗糖尿病并发月经失调、量少,不孕等;以疏肝解郁、濡润宗筋法调治男性糖尿病并发勃起功能障碍、早泄,均获得较为满意的疗效。常用方剂如痛泻药方(白术芍药散)、杞菊地黄丸、补肝汤、温经汤及逍遥散合五子衍宗丸等。常用药物有白术、熟地黄、枸杞子、丹皮、当归、川芎、吴茱萸、柴胡等。遣方用药注意药物剂量及配伍关系,加以饮食、运动、心理疏导,多能明显提高临床疗效,改善患者生活质量。

235

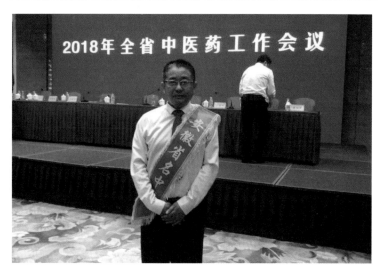

参加安徽省名中医授牌仪式

肾藏精、主水,主骨生髓充脑,主纳气,开窍于耳及前后二阴,职司二便。肾病本质多为虚证,故固肾煦精为治疗肾病之根本大法。糖尿病后期并发肾功能不全,或并发神经源性膀胱病变表现为少尿、尿潴留、便秘,或并发循环障碍表现为下肢、面部甚至全身水肿等。肾虚又可分为肾阴虚、肾阳虚、肾阴阳两虚,治当滋阴固肾、温阳助肾、平补肾之阴阳。常用方剂为六味地黄丸、左归丸、右归丸、金匮肾气丸等。常用药物有熟地黄、山茱萸、山药、茯苓、泽泻、牡丹皮、枸杞子、杜仲、桂枝、附子等。曹会波在临床中以金匮肾气丸加味治疗糖尿病肾病,可以减少尿蛋白排泄,减轻水肿、腰痛症状,延缓发展为终末期肾病的进程,改善肾功能,使血肌酐水平长期保持稳定状态,带病延年。

2. 瘀血之对策

瘀血既是病理产物,又是致病因素,瘀血阻络、痰瘀互结、瘀热蕴结、瘀久夹虚、瘀阻水停均是中医学常见病机。瘀血贯穿糖尿病慢性血管神经并发症之始终。诸如糖尿病并发冠心病、糖尿病并发下肢动脉硬化症、糖尿病视网膜病变、糖尿病足、糖尿病肾病、糖尿病周围神经病变等,无不与瘀血有密切关系。故活血化瘀,也是临床上常用的治法之一,具体有活血行气、化瘀通络、祛瘀补虚、祛瘀泻热、祛瘀化痰、化瘀行水等。常用方剂包括血府逐瘀汤、补阳还五汤、桃红四物汤、桃核承气汤、桂枝茯苓丸等。常用药物包括当归、川芎、枳实、柴胡、桃仁、红花、三七、地龙、黄芪、白芍等。兼气虚者加党参、炙甘草;瘀久化热者加丹参、赤芍、酒大黄;痰瘀互结者加半夏、三棱、莪术;瘀阻水停者加葶苈子、泽兰、益母草,随证化裁,以达祛瘀不伤正,扶正不留瘀,标本兼顾,预防病情复发的目的。

总之,对糖尿病慢性血管神经并发症,定要四诊合参,辨病分型,或健脾和胃,或调肝畅机,或固肾煦精,甚至肝脾同治、肝脾肾综治,随病而宜。同时注意瘀血兼夹情况,适量调整用药,化繁为简,既便于学习领会,又利于临床实际操作。

肢体经络专家

李艳

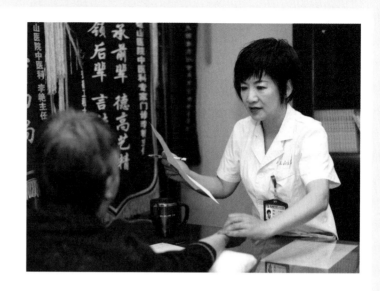

一 名医小传

李艳，女，安徽歙县人，主任中医师、教授，博士生导师。首批国医大师李济仁学术经验继承人，国家级非物质文化遗产"张一帖内科"第十五代传人，第六、七批全国老中医药专家学术经验继承工作指导老师，国家中医药管理局重点学科中医痹病学、安徽省"十二五"中医重点专科中医痹病学科带头人，国医大师李济仁工作室、全国老中医药专家李艳传承工作室主任。安徽省跨世纪中医学术和技术带头人，首届安徽省名中医，皖南医学院中西医结合基础硕士点负责人、中医学教研室主任，发起成立皖南医学院新安医学研究中心并担任主任。

1987年开始跟随其父李济仁在皖南医学院弋矶山医院工作学习，一直致力于传承发展新安医学，深耕于临床，首创痹病寒热三期疗法，对喘证治疗颇有心得，研发"固本定喘汤"加减治疗虚喘，独创治脾胃六法。先后培养硕士研究生27人、学术传承人5人。先后主持或参与国家级重点项目2项、高校重点研究项目3项和其他厅局级课题3项，获省级科技进步奖3项（其中2018年主持的"国医大师李济仁治痹思想的传承与创新"项目荣获安徽省科技进步奖二等奖）、市级科技进步奖二等奖1项、省级教学成果奖1项。获国家发明专利2项、美国发明专利1项，出版相关学术著作20余部，主编规划教材2部，发表相关学术论文50余篇，其中SCI论文8篇。

二 学术特色

(一)痹病寒热三期疗法

新安医家对于痹证的辨证论治有不同见解。"络病"学说由清代新安医家叶天士首先提出,并总结出了较完整的络病辨治理论,拓展了《黄帝内经》中"络"的病理含义。叶天士指出"初为气结在经,久则血伤入络","百日久恙,血络必伤",从而提出了"久病入络"理论,强调医者在临床治疗痹病中要讲究"络病治法"。叶天士认为,痹的病位在经络,风湿之邪导致痹病,其所侵犯的病位是经络,据此他提出"邪入经隧,虽汗不解,贵乎宣通"的治疗大法。对于病位的深浅,叶天士又认识到"初病湿热在经,久则瘀热入络",提出痹病的病位有在经、在络分别,络病以疼痛为主。

络病的发生机制不同,因此在络病的基础上,痹证病机亦有不同,既有外邪直中络脉而致痹,又有病邪久留正虚而入络致痹。清代新安医家吴谦提出,痹病当依寒热、虚实辨证用药,"鼹痹冷痹身寒厥,附归耆草桂羌防,肌热如火名热痹,羚犀升阳散火汤","痹虚加减小续命,痹实增味五痹汤,麻桂红花芷葛附,虎羊耆草二防羌",其常用方"三痹汤""独活寄生汤"因疗效显著,一直沿用至今。

清代医家吴瑭作为温病学派代表医家之一,在总结叶天士、吴谦的医籍后,进一步完善了痹证的相关理论体系。吴瑭认为,痹证可分为湿热痹及寒湿痹两大类,以热痹最多,其在《温病条辨》中说,痹"大抵不越寒热两条、虚实异治",强调在痹证中,热痹尤多,提出治以寄开于泄、寓通于降的苦辛通法和辛凉解热、辛淡渗湿的辛凉淡法,依治则创立薏苡竹叶散、宣痹汤及加减木防己汤。

首届国医大师李济仁总结新安医学痹病辨证治疗特点后指出,热邪的产生多因先天禀赋不足,风寒湿邪侵入人体,久病郁而化热,也可因感受风湿热邪,湿热蕴蒸,发为热痹。李艳在总结国医大师李济仁治痹经验基础上,认为寒、热、湿、风是发病原因,更强调寒、热的重要性,寒、热同时可合并痰、瘀之邪;病机上,首先因脏气亏虚,寒、热、湿、风等外邪反复侵犯肢体关节,袭入络脉,络脉稳态环境失衡,从而正邪交争,引发气滞、血瘀和痰凝致络脉痹阻,故发为本病。治疗上应以某方为主,大法基本不变,辅药随证加减,以体现变中不变、不变中有变的规律。守法守方相当重要,切不可主方、大法变动不休。针对痹证的每一证型,均确定了大法、主方。治疗上除针对寒热分治外,多兼祛瘀、化痰、通络、扶正。寒、热的状态可持续于痹证病变的始终,随病程的演进以及病理的复杂程度变化,也可有脏腑、气血等其他辨证方法。其独创的"寒热三期疗法",明显提高了治疗效率。

"寒热三期疗法"为痹病的发病机制、进展规律研究和防治提供了新的思路和靶点,其核心思想是针对早期、活动期痹病以寒性疗法为主,针对早期、缓解期痹病以热性疗

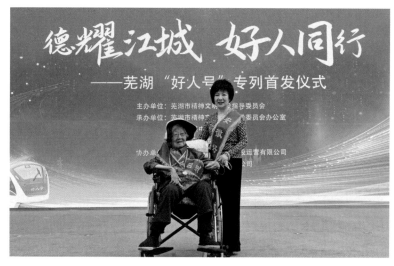

与母亲张舜华（全国道德模范获得者）参加活动

法为主,顽痹阶段寒热错杂,应因时因证采用寒热并治疗法。①寒痹主症:关节肌肤触之冰冷,疼痛部位较深,喜按打叩击,关节活动障碍,畏寒明显,关节疼痛得热则舒,纳少便溏,舌淡苔薄,脉沉弦缓。以祛寒通络之法,创制"温络饮",药选制附片、桂枝、白术、卷柏等。②热痹主症:关节肌肉红肿热痛,其痛及皮、及骨,轻按重按均不可耐,运动障碍,关节疼痛得冷则舒,舌质红,苔黄厚而干,脉数。以清热通络之法,创制"清络饮",药选苦参、青风藤、黄柏、萆薢等。③顽痹主症:痹证屡发不愈,肢体关节变形,难以屈伸,步履艰难,甚则卧床不起,肌肉瘦削,身体羸弱。其病机主要为病久痰瘀胶着于络脉,络脉不和,则病久难已。治疗以补脾肾、化痰瘀之法,创制"益肾清络活血方",药选淫羊藿、菟丝子、炙黄芪、炒当归、活血藤、鸡血藤、蒲公英、萆薢、青风藤、法半夏、苦参、黄柏等。

为进一步加强"清络饮"的临床针对性,提升临床疗效,李艳与清华大学李梢教授团队合作,利用"网络靶标"技术方法和网络靶标分析专利技术 UNIQ 系统,获得机制较为清晰、疗效大为提高的优化处方"加味清络饮",获国家发明专利一项,并转让给康源药业,实现了成果转化。其研究成果"国医大师李济仁治痹思想的传承与创新"获安徽省科技进步奖二等奖。

(二)治虚喘之"固本定喘汤"

喘证病程时间若长,迁延不愈,治疗难度大,病久肺病累及肾,且痰饮内伏,宿根难除,治疗颇为棘手。喘证,其病在肺,宣肺、化痰、降逆最易平息。虚喘、久喘,本虚标实,虚则肺肾俱虚,实则夹痰伏饮,因而缠绵难已。西医常用激素之类平喘,初则效如桴鼓,久则失效,且依赖激素而难以停药。另激素久用,莫不伤肾,患者常有背寒畏冷、颜面虚浮等症状,给治疗带来一定困难,因此治虚证哮喘必须标本兼顾、肺肾同治。

虚喘有肺、脾、肾等虚损之异,有阴虚、气虚之别,且多兼夹,而见虚中有实之象,临床须分轻重缓急,辨证论治。《医林绳墨·喘》曰:"有脾之虚,先补其脾;肺之虚,先理其肺。使土实可以生金,不为助其喘。金愈虚而气愈急,则促又加矣。气虚气促,何治之有。"临床常见年高病久者,肾阳已衰,症见身寒肢冷,水肿溏泄,小腹胀满,气逆喘息,动则更喘,气不接续,如至气虚不纳,逆而上脱,两足厥冷,甚至额汗如珠,则是垂危之喘,脉沉迟而虚,舌润或胖。乃因喘促日久,脾失健运,水谷不化精微,不能充养肾气;或因劳精耗神,色欲过度,耗伤肾气,气虚不能摄纳,以致短气生喘。治宜补肾纳气。方用肾气丸、黑锡丹、脾肾丸、右归饮。《类证治裁·喘症》曰:"肾阳虚而气脱,孤阳浮越,面赤烦躁,火不归元,七味地黄丸加人参、麦冬;肾不纳气,身动即喘,阴阳枢纽失交,急须镇摄,肾气汤加沉香,从阴引阳,都气丸入青铅,从阳引阴……阳虚宜温养,参、芪、归、术、茯神、莲子、山药、炙草。"可参酌而选。

李艳常年深耕于临床,对喘证治疗颇有心得,常用"固本定喘汤"加减治疗虚喘。药用党参15~20 g,白术15~20 g,五味子6~10 g,葶苈子12~15 g,怀山药15~20 g,杏仁10~12 g,白芥子6~10 g,生龙骨20~25 g,生牡蛎20~25 g。有寒饮者加细辛、干姜;有痰热者加鱼腥草、桑白皮;有痰多者加半夏、海蛤粉,每获佳效。本方以党参、白术、五味子益肾健脾定喘;怀山药补益肺脾;葶苈子、白芥子、杏仁等清肺化痰,降逆平喘;生龙骨、生牡蛎重镇降逆,逐痰平喘。龙骨,《神农本草经》谓其"主咳逆";《名医别录》用其治"伏气在心下不得喘息";《本草读经》云其"逐痰降逆",并说"痰,水也,随火而生,龙骨能引逆上之火、泛滥之水而归其宅,若与牡蛎同用,为治痰之神品"。诸药合参,补益肺肾以固其本,丝丝入扣,循循于规矩之中而成方圆,喘咳悉平,其对激素依赖者取效亦显。

(三)独创治脾胃六法

李艳临床诊治脾胃肠系疾病,主张以"和、降、温、清、养、消"六法为纲。

(1)和胃降气法:治疗的主证为胃气壅滞证,病机为饮食不节,导致胃失和降、胃气壅滞,胃气郁久可化热,可阻碍脾之运化水湿,因而病理因素上主要兼郁热、湿热,但湿热尚浅未胶着为病。辨证要点:饮食不节,喜肥甘厚味,症见嗳气、脘胀痛、口中异味、大便欠畅,可兼呃逆、嗳气,舌红,苔薄黄腻,脉弦滑。治以和胃降气。主方以慢性胃炎方(广木香、炒白术、云苓、佛手柑、台乌药、制香附、蒲公英、煅瓦楞子)加味。胃脘痛者,加延胡索、炒川楝子;舌红苔黄腻者,加黄连、炒川朴;腑气不通者,加虎杖。邪热蕴久则可成毒,胃黏膜早期充血水肿,久则糜烂渗血,甚至成溃疡,此时可选用连翘、蒲公英、贝母等清热解毒之品。

(2)温养护胃法:治疗的主证为脾胃虚寒证,病机为素体阳虚,或脾病日久伤阳,或过服寒凉伤中,或肾阳不足,失于温煦,均可致脾阳虚,中焦虚寒,脾失健运,而成腹痛、呕吐等病证。辨证要点:脘腹隐痛或不适,喜温喜按,腹胀肠鸣,食少,泛吐清水,大便溏薄,面色㿠白,肢冷畏寒,神倦乏力,舌质淡,苔薄白,脉细弱。主方以慢性胃炎方为基

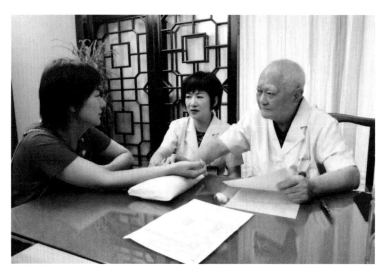

与父亲李济仁(首届国医大师)同台坐诊

础,酌加干姜、附子以温阳。

(3)清养护胃法:治疗的主证为胃阴不足证,病机为素体阴虚,或年老津亏,或热病日久,损伤津液,或久泻久痢,或吐下太过,伤及阴津,或过食辛辣,或过服辛香燥热之药品,损伤胃阴,以致胃阴不足,胃失濡润,受纳与和降失司,而成胃痛、呕吐、噎嗝等病证。辨证要点:胃脘不舒或隐痛,饥不欲食,口干唇燥,干呕呃逆,大便干燥,舌红少苔、脉细数。从证候特征来分析,具有舌红少苔、脉细数等一般阴虚的临床表现及饥不欲食、干呕便干等胃纳减少、胃失和降的证候。主方以慢性胃炎方为底,加麦冬、山药、石斛、玉竹、天花粉、天冬、百合等滋胃阴。

(4)消法:对于痞满较甚者,加"焦三仙"(焦麦芽、炒鸡内金、炒莱菔子)等以消食导滞。

(四)理实相促,蛋白转阴

中医认为,脾气散精,灌注一身。脾虚则不能运化水谷精微,上输于肺而布运全身,水谷精微更与湿浊混杂,从小便而泄;肾主藏精,肾气不固,气化蒸腾作用因而减弱,致精气下泄,出于小便而为蛋白尿。取此二端,可见脾肾不足是产生慢性肾炎蛋白尿的关键因素。为此,李艳在传承首届国医大师李济仁学术思想的基础上,结合临床实践,拟定了"蛋白转阴方",方中药共十二味:黄芪、潞党参、石韦、白茅根、炒白术、续断、金樱子、诃子肉、覆盆子、乌梅炭、萆薢、旱莲草。方中重用黄芪、党参、白术健脾益气为主药,治其本;辅以续断、金樱子、诃子肉、覆盆子、乌梅炭补肾壮腰,收敛固涩,以防尿蛋白的大量流失;萆薢、石韦利湿清热,分清泌浊;白茅根、旱莲草凉血止血,治其标。综合全方,共奏健脾补肾、收敛固涩之功。临床应用时再结合具体病情,化裁治之。应用此方为主辨证加减,治疗百余例慢性肾炎尿蛋白增多者,屡获良效。

慢性肾炎蛋白尿的临床辨治极具难度,李艳不仅对此进行了探幽索隐之理论研究,还通过数十载大样本临证案例的验证,最终得出可从以下方面进行治疗的观点:一是从气阴两虚着手,方用清心莲子饮加味(黄芪、党参、地骨皮、麦冬、茯苓、柴胡、黄芩、车前子、石莲子、甘草、白花蛇舌草、益母草),达益气养阴、兼清湿热之目的;二是从肾气不固着手,方用参芪地黄汤加味(熟地黄、山茱萸、山药、茯苓、牡丹皮、泽泻、肉桂、附子、黄芪、党参、菟丝子、金樱子),收补肾摄精之功效;三是从脾胃虚弱着手,活用升阳益胃汤(黄芪、党参、白术、黄连、半夏、陈皮、茯苓、泽泻、防风、羌活、独活、白芍、生姜、大枣、甘草),求补益脾胃、升阳除湿之结果;四是久治不愈者,多为湿毒内蕴,方用自拟利湿解毒饮(土茯苓、萆薢、白花蛇舌草、萹蓄、竹叶、山药、薏苡仁、滑石、通草、白茅根、益母草、金樱子),获清热利湿解毒之效。对于持续蛋白尿、经他法治疗乏效者,用此方后蛋白尿往往可以较快消失。

刘健

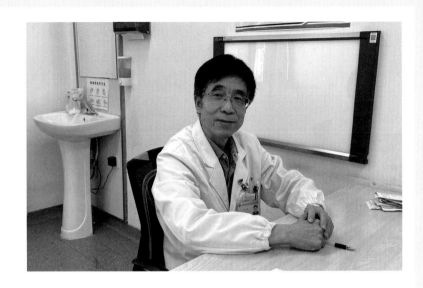

一 名医小传

刘健,男,安徽界首人,中共党员,医学博士,一级主任医师,教授,博士研究生导师,安徽省中医药科学院中医药防治风湿病研究所所长。国家临床重点专科、国家中医药管理局重点学(专)科中医痹病学科(风湿病专科)学科带头人,安徽省重点学科中医内科学科带头人。第七批全国老中医药专家学术经验继承工作指导老师,第二届安徽省名中医,第三届江淮名医,安徽省中医药领军人才,安徽省学术和技术带头人,安徽省特殊支持计划人才,享受国务院及安徽省政府津贴。

兼任世界中医药学会联合会风湿病专业委员会常务委员,中华中医药学会风湿病分会副主任委员,中国民族医药学会风湿病分会副主任委员,中国中西医结合学会循证医学专业委员会副主任委员,安徽省中医药学会风湿病专业委员会主任委员。

建有"刘健安徽省名中医工作室",在新安医学理论指导下,开创性提出"脾虚致痹""从脾治痹"学术观点,提出类风湿关节炎"脾胃虚弱,湿浊内生;气血不足,营卫失调;痰瘀互结,脉络阻滞"的中医病机。创新性研制了新安健脾通痹系列方(新风胶囊、黄芩清热除痹胶囊、五味温通除痹胶囊),均获发明专利。先后主持国家中医药现代化重大科技专项、国家科技支撑计划课题、国家自然科学基金项目及省部级以上课题20余项,获省级科技成果15项,获安徽省科技进步奖二等奖等省级科技奖励7项,发表学术论文300余篇,主编专著17部,并获中华中医药学会学术著作奖二等奖。

二 学术特色

(一)风湿病"从脾论治"

在新安医学"固本培元"理论指导下,刘健创新性提出"脾虚致痹""从脾治痹"的观点,提出风湿病的病机是"脾胃虚弱,湿浊内生;气血不足,营卫失调;痰瘀互结,脉络阻滞"。由此形成具有临床实际指导意义的"顾护脾胃,调补后天;扶助正气,益气养血;祛痰化湿,通络止痛"治疗原则,并创制了特色制剂"新风胶囊",疗效显著。此后,在原有的新风胶囊基础上,针对风湿病在不同阶段表现出的寒、热证候,刘健又分别研制了"五味温通除痹胶囊""黄芩清热除痹胶囊",进一步体现出中医辨证论治的精髓。同时,提出痹病内治与外治结合、扶正与祛邪结合、整体调节与局部治疗结合的综合疗法,使得风湿病"从脾论治"形成完整的辨治体系,不仅具有显著临床疗效,而且在改善患者的生活质量,降低不良反应方面表现出显著的特色优势。

刘健认为现代风湿病学病种多样,病机复杂,迁延难愈,总体属于中医学"痹证"范畴。通过长期临床观察研究发现,痹证多由"内外合邪"发病。内因即素体亏虚,而以脾胃虚弱为主,外因责之于风、寒、湿、热等外邪。尤其在新安地区,脾虚为先。脾虚可生湿,湿聚则成痰,痰凝气滞,气滞则血瘀;脾虚卫外不固,又易致风、寒、湿、热等外邪侵袭,痹阻筋脉骨节,不通则痛,外邪留滞,影响气血津液运行而复致痰瘀生成;脾为生痰之源,脾虚致痰湿内生,阻滞经络关节肌肉,致血流不畅而为瘀,痰浊瘀血又可作为病理因素进一步影响疾病进程。因此痹证的总体病机可概括为"脾虚湿盛、痰瘀互结",临床上大多呈现"虚实夹杂"的特征。

同时,刘健开拓性提出在风湿病的慢性病程中,还存在"阴虚燥热"之证。主要与患者的先天禀赋不足、年老体虚久病以及糖皮质激素等药物的不规范应用等因素有关,因此临床除关节疼痛外,可见心烦失眠、颧红盗汗、五心烦热、口燥咽干、舌红少津、脉细数等症状。如《素问·痹论》曰:"其热者,阳气多,阴气少,病气胜,阳遭阴,故为痹热。"其中"阳气多,阴气少"之说,蕴含"阴虚"之意。《素问·逆调论》云"阴气少而阳气盛,故热而烦满也",《素问·疟论》曰"阴虚则阳盛,阳盛则热矣",都说明了阴虚会产生热象的证候表现。因此,在临床治疗时,不仅要缓解关节肿痛症状,还要兼顾缓解患者的"关节外表现"。

(二)风湿病诊治特色举隅

1. 类风湿关节炎治验

类风湿关节炎是以对称性多关节炎为主要临床表现的一种慢性全身性免疫疾病,

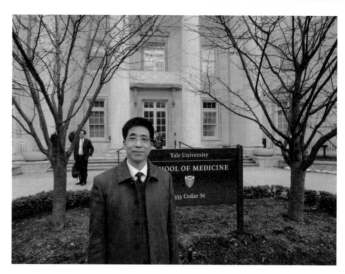

在美国耶鲁大学考察学习

基本病理表现为滑膜炎、血管翳形成,并逐渐出现关节软骨和骨破坏,最终导致关节畸形和功能丧失,严重影响生活质量,对患者本人、家庭和社会都有极大影响。中医因其典型的关节病变归属"痹证""尪痹"范畴。根据疾病不同症状特点,历代又有"历节病""白虎病""鹤膝风"等别名。

刘健认为,尪痹在疾病活动期,患者大多有关节红、肿、热、痛的症状,尤其是许多早期未积极进行正规诊治的患者,前来就诊时多表现为全身多关节受累,红、肿、热、痛明显,故多以"实证""热证"为主。病程长者多可见手足多关节畸形、肿胀、僵硬,关节功能下降,关节腔积液,合并伸肌腱腱鞘炎时还可在手背出现囊性肿块和水疱,故多见"虚证""寒证"。并且,临床实际就诊的大部分患者可能早在就诊前就长期不正规服用糖皮质激素或非甾体抗炎药等,故常见潮热、烦躁、盗汗、低热、消瘦、纳差、胃脘隐痛等"阴虚阳亢"之证;加之疾病本身的皮肤与血管改变,可见手足雷诺现象,肌肤甲错、瘀斑等"痰瘀互结"之象。此外,如肺脏、心脏等重要脏器受累者临床均屡见不鲜,故必须顾及全面,综合治疗。

刘健立足经典,秉承新安,辨证论治,在类风湿关节炎的治疗上,遵从《黄帝内经》的学术思想,提出"从脾论治"的思想及"健脾化湿通络"的治则,且结合各家学派的观点,综合患者异质性、疾病进程及地域、气候差异等特点,兼顾患者素体阴虚、年老体虚、邪郁化热、久痹伤阴及滥用激素类药物等因素影响,辨证论治,圆机活法。

刘健提出在急性活动期,应急则治其标,即"祛邪为主,扶正为辅"。类风湿关节炎急性期主要表现为关节的红肿热痛,屈伸不利,晨僵,潮热盗汗,夜寐难,大便干,舌质红,苔黄腻,脉滑数。患者素体脾虚,精微难化,则生痰湿,日久郁而化热,精微不足,气血不足,加之风湿热外邪侵犯人体,闭阻经脉筋骨,血脉不通,酿久成瘀,痰湿、瘀血互结,造成上述症状。在治疗时,要以清热解毒、通络止痛为主,辅以健脾化湿之药。常用药物有石膏、知母、大黄、黄芩、生地黄等清热药,独活、细辛、威灵仙、路路通等通络止痛药。另外,还需配伍薏苡仁、半夏、泽泻、茯苓、陈皮等健脾化湿药。若类风湿关节炎急性期患者已存在正虚于内的情况,单纯使用祛邪药物可能导致邪去而复来,应祛邪与扶正并举,方能增强祛邪药物的功效。

而在疾病相对缓解期,应缓则治其本,即"益气健脾"为主。类风湿关节炎缓解期主要以脾虚为主,主要症状有关节肿胀变形,或有皮下结节,活动受限,四肢乏力,纳少,便溏,口唇青紫,舌暗红,有瘀斑,苔薄白,脉涩。素体脾虚,正气不足,精微难化,气血津液亏虚,脏腑功能失调,痰浊、瘀血互生。正气不足,外邪易侵入机体,留于筋骨、经脉,气血阻滞,脉络瘀阻。在治疗上,刘健认为"四季脾旺不受邪",主要以益气健脾为主,辅以活血祛瘀、通络止痛之法。常用药物有黄芪、山药、厚朴、熟地黄等益气健脾药,桃仁、红花、鸡血藤、丹参等活血化瘀药,威灵仙、路路通、赤芍等通络止痛药。而在组方用药时,要善于运用药对。陈皮归脾、肺经,功擅理气健脾;半夏行水湿,降逆气,开胃健脾。两者合用,顺气道、除痰饮。正如丹溪所言:"气顺则一身之津液亦随气而行。"

2. 骨关节炎治验

骨关节炎是以关节软骨破坏、软骨下骨坏死和关节间隙变窄为特征的一种非特异性关节炎症,是最常见的慢性退行性关节炎。本病虽预后良好,但极易反复发作,且大部分患者有慢性关节疼痛和功能受限,或继发神经系统受累,甚至小部分患者病情进一步发展,出现肌无力和平衡性差等症状,以及纤维肌痛等共存疾病,因此仍属于临床难治病。

本病在中医属于"痹证""骨痹""膝痹"等范畴,脊柱的骨关节炎则符合中医"腰痛""肾着"等范畴。临床多表现为肢体关节的疼痛、肿胀、麻木甚至畸形。本病的病因为素体禀赋不足或后天失养、内伤七情等导致正气虚弱,逢风、寒、暑、湿、火等淫邪入侵,痰、瘀、毒内生,蕴积搏结于骨而发为骨关节炎。其基本病理表现为气血运行不利,或与瘀血、痰湿等病理产物互结,阻滞经络。

刘健分析骨痹血瘀证的发病与脾胃密切相关,可因脾胃虚弱,化生气血不足,血行艰涩而致瘀成痹;亦可由脾胃虚弱,湿浊内生阻塞脉络而成瘀发为痹证;又可因脾气虚衰,推血摄血无力而成瘀,日久为痹。治疗当补脾、健脾、实脾,脾旺则气血充足,鼓舞气血运行有力;脾健则痰浊水饮可得运化;脾实则摄血有权,血不妄行。

由此,刘健临床治疗本病证时,多以健脾活血化瘀之法贯穿始终。常用活血补血化瘀药物如川芎、桃仁、红花、丹参、牛膝、当归、延胡索、姜黄等。现代药理研究表明,川芎的主要有效成分川芎嗪,可改善机体微循环,对脑、心、肾等起保护作用;丹参有改善循环、护肝、抗肿瘤作用;鸡血藤有改善机体造血,调节机体免疫、抗氧化作用。刘健治疗骨痹,非常重视顾护正气,防因祛邪而损伤人体正气,其扶正首先顾护后天之本,多以补脾、健脾、实脾之法,常使用的健脾益气药物有茯苓、薏苡仁、山药、黄芪、太子参等。现

参加中国-芬兰高技术领域对接会暨长三角中芬创新合作交流会

代药理研究表明,健脾益气药物多有调节人体免疫、抗氧化等作用,其提取物被制成多种制剂广泛应用于临床各科。血瘀证常兼有寒热、痰浊水饮等邪,临床常配伍使用祛风散寒、舒筋通络药物如威灵仙、路路通;常用清热药物如蒲公英、知母、黄柏、白花蛇舌草、青蒿、地骨皮。刘健通过精当配伍,兼顾多方,临床常获得满意疗效。

3. 干燥综合征治验

干燥综合征是主要累及泪腺和唾液腺,同时全身多器官、关节受累的结缔组织病,可出现多种器官受累的临床表现。其中以口眼干燥为最多见,但关节疼痛或腮腺肿大、口腔溃疡往往是患者就诊的首要症状。由于本病症状缺乏特异性,常易导致诊断的延迟甚至误诊。中医药在缓解患者症状、改善患者感受方面具有独特优势。

据其主症本病当属中医"痹证""燥痹"范畴,因其常累及周身,也可分属于"周痹"范畴。本病虚实夹杂,尤以阴虚为本,燥热为标。初期燥、毒、瘀互结不甚,仅表现为一派阴液不足之象,如口眼干燥、口鼻皲揭、皮毛焦枯等;久则邪毒蕴伏于五脏六腑,耗伤阴津,而致脉道不充,血行涩滞,瘀血内生,发为瘀斑、瘀点、红疹、瘰疬、结节、痰核、瘿瘤等;痹阻关节导致关节肿胀疼痛、活动受限;阴虚燥热,久则燥瘀搏结,继而燥胜成毒,燥、瘀、毒互结为患,阻于经络关节,则关节肿痛,甚或变形、僵硬。

刘健认为,燥痹多与禀赋不足,阴液亏虚密切相关。脾为中土,为后天气血生化之本。若脾胃虚弱,不能为精、血、津液提供充足的原料,则精血、津液生化无源,致津液生成不足,不能濡养皮毛筋肉及头面诸窍,故出现皮肤干燥、口眼干涩等症。全身水液运化均由脾主,故脾有水液调节之功。若脾气亏虚,输布无力,则津液不能经脾气上输及肺气布散至肌肤、孔窍,表现为皮肤及口眼干燥。

由此,刘健治疗本病证时,着重益气健脾,恢复脾之健运。"脾性属湿,其虚则燥",故脾虚为干燥综合征之根本,治疗宜益气健脾。脾气健旺则运化、输布水液的功能正常,口眼干燥的症状从根本上得以解决。刘健常用薏苡仁、太子参、茯苓、山药、炒麦芽、炒谷芽、焦山楂、白术等。现在药理研究表明,薏苡仁可恢复小肠聚集白细胞的能力,从而达到"健脾"之作用。兼顾清热养阴,濡养清窍。脾虚湿蕴不化,湿郁化热,热伤阴津,则燥热内生。燥热壅盛,津液耗伤,头面清窍失于濡养,则口眼干燥必为其外在表现,故治疗"燥痹"宜清热养阴,濡养头面诸窍,以达润燥之效,缓解干燥之症。芦根、蒲公英、薏苡仁等为刘健临床常用药。《本草图经》记载,芦根可"清热泻火、生津止渴"。研究表明,蒲公英等清热解毒药能够保护干燥综合征小鼠的颌下腺以及提高其功能。薏苡仁既可利湿又可清补,体现出祛邪与扶正共施之特点。最终,活血化瘀,血运燥愈。古有"瘀血致燥、燥为干涩不通之疾"之说,瘀血为本病发病之关键,存在本病始末,故治宜活血化瘀,使瘀化血运通畅,头面诸窍得以濡养,则燥邪自愈。刘健谨遵古代医家观点,辨证论治,常用活血化瘀药如鸡血藤、延胡索、桃仁、红花等。研究表明,鸡血藤既可改善血液循环,又可增加血细胞及血红蛋白,桃仁可改善血流动力及增加血流量,使瘀通、津液复生,以达祛燥之目的。红花有疏通血脉、改善机体抵抗力之功,配伍鸡血藤、桃仁等药共奏润燥之效。

4. 强直性脊柱炎治验

强直性脊柱炎是一种主要侵犯骶髂关节、脊柱和外周关节的慢性进行性疾病。患者标志性的临床特征是炎症性背痛,可表现为严重疼痛和脊柱僵硬,最终可导致脊柱融合甚至致残,致残水平与类风湿关节炎相当。该病中医名为"肾痹""大偻"等,统属中医学"痹证"范畴。《素问·生气通天论》曰:"阳气者,精则养神,柔则养筋。开阖不得,寒气从之,乃生大偻。"《灵枢·阴阳二十五人》曰:"血气皆少……感于寒湿,则善痹骨痛。"《医宗金鉴·痹症总括》曰:"脾虚,谓气虚之人病诸痹也。"

刘健坚持中医诊疗思路,以四诊合参、八纲辨证为其临床处方用药的核心依据,他在临证中首辨标本虚实,再辨寒热之属性。认为本病的病因多为先天脾肾亏虚,而致痰瘀痹阻,加之后天受风、寒、湿、热之邪或由外伤及劳累过度而诱发。基本病机为先天脾肾亏虚为本,后天感受外邪为标。强直性脊柱炎湿热证主要病机为脾虚湿盛、湿热蕴结、痰瘀痹阻,脾气亏虚为本,湿热瘀痹阻为标。

强直性脊柱炎病变在脾肾,故治病必求于本。《医学心悟》曰:"大抵腰痛,悉属肾虚,既挟邪气,必须祛邪,如无外邪,则惟补肾而已。"对于非急性期患者,当治本,以补肾健脾为治则,因久病伤气,加之脾肾不足而致痰浊凝滞。刘健常用狗脊、怀牛膝、杜仲、桑寄生、当归、黄精、山药、茯苓、陈皮等滋补脾肾、温阳壮督,同时不忘使用丹参、白芍、桃仁、红花等活血化瘀,从而使补而不滞。

强直性脊柱炎处于活动期时,辨证为湿热蕴结,主要表现为腰骶部的剧烈疼痛,夜间痛甚,或伴有晨僵和下肢关节肿痛,或伴有发热,口干咽痛,舌红苔黄腻,脉滑数。《症因脉治》曰:"内热烦热,自汗口渴,二便赤涩,酸痛沉重,此湿热腰痛之症或湿火之年,湿热行令,人病腰痛,长幼皆发,此因岁气而成病者。或形役阳亢,外冒湿热之邪,此人自感冒而成病者。"治则为急则治其标,以清热祛湿、健脾除痹为法。常用方剂为四妙散加减。湿热盛者加蒲公英、白花蛇舌草、金银花、连翘、紫花地丁等清热解毒之品,同时配以赤芍、牡丹皮、地骨皮等凉血活血之药;外周关节红肿热痛甚者,加泽泻、薏苡仁、茯苓等清热利湿药物,以增强利湿之效;关节屈伸不利者,加用鸡血藤、威灵仙、伸筋草、路路通等药物,以舒筋活络。

同时,刘健善用活血化瘀药物如当归、赤芍、川芎、丹参、桃仁、红花等。当归、赤芍能活血化瘀止痛,当归又能调补气血;川芎为血中之气药,能上行头目,下调经水,中开郁结,具有活血止痛的功效。久病痰瘀互结、经络不通者,可用虫类药物搜剔窜透,常加用全蝎、蜈蚣等,以使经络畅通、气通血和。

沈宏光

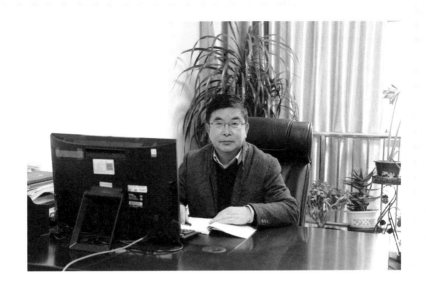

一 名医小传

沈宏光,男,安徽怀远人,中共党员,副主任中医师,阜阳市第五人民医院副院长。安徽省特色专科、阜阳市中医重点专科——风湿科学科带头人,安徽省跨世纪中医学术和技术带头人,第二届安徽省名中医,首届阜阳市优秀青年中医、阜阳市颍淮名中医。

兼任中华中医药学会风湿病专业委员会委员,安徽省中医药学会内科分会常务委员、风湿病专业委员会副主任委员,阜阳市中医药学会副理事长,阜阳市医学会风湿病学分会副主任委员、肝病学分会常务委员。

1987年7月毕业于安徽中医学院中医专业后一直在医院从事中医临床工作。作为学科带头人,刻苦钻研岐黄之术,读经典、做临床,精通六经辨证体系,善用经方治疗内科疑难杂症,在风湿痹病、颈椎病、肝病方面,创制"舒颈汤""乙肝解毒汤",疗效显著。

建有"沈宏光安徽省名中医工作室",培养学术继承人6名。主持和参与省级科研课题4项、市级课题6项,主编著作2部,参编著作10余部。发表学术论文20余篇。获市级科技进步奖3项。因学科建设成效突出,医院被卫生部、国家中医药管理局授予"全国综合医院中医药工作示范单位"荣誉称号。

二 学术特色

(一)治病六经八纲辨,不外表里阴阳间

沈宏光在长期的医疗实践和学习中发现,脏腑辨证多而繁杂,辨证烦琐;通过不断学习和探索,发现伤寒大家胡希恕先生的"六经辨证体系"科学严谨,容易学习和掌握,应用于临床能更快更好地提高临床疗效。

六经辨证体系出自《伤寒杂病论》,虽为外感所著,但应用不可拘泥于外感疾病。正如柯琴《伤寒论翼》所说:"仲景六经……所赅者广。凡风寒湿热,内伤外感……无所不包。"故而沈宏光在临床中广泛应用六经辨证体系诊治各类疾病,疗效显著。需要指出的是,六经辨证体系不同于传统的脏腑辨证体系,其六经来自八纲,不同于经络,六经的实质是表、里、半表半里三个病位上的三阴三阳,明确了六经,即太阳病为表阳证、少阴病为表阴证、阳明病为里阳证、太阴病为里阴证、少阳病为半表半里阳证、厥阴病为半表半里阴证;也就是三个病位两个病性,构成了所有疾病的总纲——六经。每一经都有相应的类方证。如太阳病表阳证,病在表,法当以汗解之。凡自汗出的中风型,须用桂枝汤类方;无汗出的伤寒型,须用麻黄类方。少阴病、阳明病、太阴病、少阳病、厥阴病以此类推。临床先辨六经,继辨方证。辨方证是辨证论治的前端。沈宏光在长期的实践中指出,《伤寒杂病论》六经辨证体系至道不繁,可操作性强,应用八纲辨六经,分清表里阴阳,有是证用是方,临床使用可迅速提高疗效。

(二)痛风发作湿热痹,缓期调理在固本

痛风性关节炎的特点是急性关节炎的反复发作。急性期关节红肿热痛,中医辨证多属湿热痹证,治法多采用清热通络,祛风除湿,六经辨证方选白虎加桂枝汤加味,临床疗效显著,使用该方根据内热情况,石膏用量可适当加大,根据肿胀情况可合四妙散,还可酌加金银花藤、连翘等清热解毒药,海桐皮、威灵仙、防己、桑枝等祛风除湿通络之剂,也可加丹皮、赤芍、生地黄等清热凉血之剂。如痛风性关节炎处于慢性期,症见关节疼痛、屈伸不利,多表现为气血肝肾不足,临床多选用桂枝芍药知母汤化裁治之。

需要指出的是,痛风性关节炎治疗的关键是缓解期的治本,控制痛风的急性发作,延缓痛风进展为慢性期。其中治本的关键是控制饮食、减少高热量、高嘌呤食物的摄入,必须限制饮酒,最好是戒酒。另外要调整起居、避免过劳、适当运动、控制"四高",常选用健脾利湿降浊之剂,多选用六君子汤或归脾汤合四妙散化裁治之。缓治多选用中成药,以六君子丸或归脾丸与四妙丸同用,服用3~6个月,以期巩固。

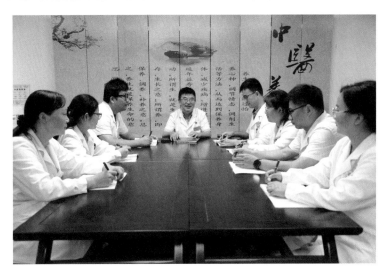

分享临床经验

（三）胃脘病证痛与痞，活用经方易调理

慢性胃炎，胃十二指肠溃疡等胃脘部病患常表现为胃脘痛或脘痞。沈宏光指出应用六经辨证，症以胃脘痛为主，临床常选用柴胡桂枝汤；症以痞满为主，临床选用半夏泻心汤的机会较多。

柴胡桂枝汤在《伤寒杂病论》中是治疗太阳少阳合病之方，《金匮要略》载其为"治心腹卒中痛者"。临床通过调整桂枝和白芍的用量，广泛用于胃脘痛，疗效确切。根据胃脘疼痛的程度，白芍用量可在20~50 g，此调整含有芍药甘草汤之意，又有小建中汤之意，内热偏重，可减少桂枝用量。

半夏泻心汤是治厥阴病之方，本方寒热平调、散结除痞，用于上下气机不通，上热下寒之证。胃脘痞满临床多见上热下寒，可见口干口渴，大便稀溏，呕而肠鸣，心下痞满等症。方证相应，临床用半夏泻心汤治疗中气虚弱，寒热互结、升降失常之痞证，通过适当加减，疗效显著。

应用上方治疗胃病的同时还可随证加减，如反酸加瓦楞子、乌贼骨；严重者加左金丸（黄连、吴茱萸）；胀满者加陈皮、枳壳、厚朴；呃逆者加旋覆花、代赭石；咽部异物感者加半夏厚朴汤；纳差者可加焦三仙。

（四）痹病辨证六经从，固护脾胃贯始终

沈宏光应用六经体系辨治痹证，从另一个角度去认识痹证，丰富了痹证的辨证思路，指导临床多有效验。

其指出《伤寒杂病论》及《金匮要略》中有关痹证的论述和证治很多，有关痹证的病因提出了"风湿相搏""汗出当风""久伤取冷""汗出入水中""饮酒汗出当风"等多种成

因;同时从病位上指出,痹证多先见于表。从六经辨证,痹证多属太阳病、少阴病或太阳少阳合病、太阳阳明合病,进而辨清方证,遣方用药。

以下为其临床常用治痹经方。

(1)麻黄加术汤:用于太阳病合并寒湿痹,多见关节病痹痛初期,湿痹烦痛者。本方由麻黄汤加白术而成。何以加白术?《神农本草经》谓:"白术苦温,主风寒湿痹。"

(2)麻杏薏甘汤:用于太阳阳明病合并湿热痹,表现为周身关节痛、发热、身重或肿者。《神农本草经》谓:"薏苡仁,味甘,微寒,主筋急拘挛,久风湿痹。"本方与麻黄加术汤治痹的区别是,麻黄加术汤偏于治寒,故加温性的白术;而本方偏于治热,故用凉性的薏苡仁,并且去桂枝。

(3)白虎加桂枝汤:也用于太阳阳明合病,表现为身热、不恶寒、骨节烦痛者。本方用于湿热痹而热重的病证,而麻杏薏甘汤用于湿热痹而湿偏重的病证。临床上治湿热痹比较重者,常用白虎加桂枝汤与麻杏薏甘汤合方使用。

(4)柴胡桂枝汤:用于太阳少阳合病,临床症见肢节烦痛、发热、微恶寒,胸胁苦满、心烦喜呕等。本方就是小柴胡汤和桂枝汤的合方。该方临床应用特别广泛,对痹证的治疗,常用于急性发作期,也可用于感冒后的关节痛;遇有形气不足、全身肢节烦痛者,多以此方为基础方,兼可合用他法。

(5)黄芪桂枝五物汤:用于太阳病合并血痹,临床症见身体麻木不仁,长期关节疼痛、四肢关节冷、汗出恶风等。本方由桂枝汤加黄芪、去甘草、增生姜而成,生姜辛温,增加用量以加强散寒作用。从本方所主血痹来看,均属肌肤间病,其补虚是补表气的不足,对于表虚水湿邪气不去而形成的痹痛、麻木不仁,用之甚佳。同时指出麻木不仁乃神经麻痹,故凡有麻木不仁之症均可全方使用,不仅限于痹证。

(6)葛根汤:用于太阳病,症见项背强几几。临床用于急慢性关节炎,尤其是发热无汗而恶寒甚剧、身重的急性关节炎;其他如腰肌劳损、骨质增生、强直性脊柱炎等慢性关节炎,表证不显,用之也验。临床各种关节肌肉疼痛应用葛根汤的机会非常多。用之得当,效如桴鼓。本方由桂枝汤加葛根、麻黄而成。《神农本草经》谓:"葛根治诸痹。"痹证的重要治疗原则是微微发汗。用葛根汤则清凉解肌发汗,汗出则湿痹祛。临床常同时加入苍术,使湿从小便而走,两者合用,风湿俱去。

(7)桂枝芍药知母汤:用于少阴、太阴、阳明合病的痹证,症见周身关节肿痛,四肢或膝关节肿、僵硬,或肢、指、趾关节变形,头眩气短等症。本方由桂枝汤去大枣,增加桂枝、生姜用量,并加入麻黄、防风而成,旨在发汗解表并治呕逆。加入白术、附子功在利湿祛寒除痹,佐以知母消肢体肿。何以用知母?《神农本草经》谓:"知母,味苦、寒,主消渴热中,除邪气、肢体浮肿。下水,补不足、益气。"本方多用于慢性关节炎,尤其是关节肿大变形而见气冲呕逆者,疗效确切。本方中有桂枝、麻黄、附子,临床使用宜从小剂量递增,适量为度。

(8)柴胡桂枝干姜汤合当归芍药散:用于厥阴病合并血虚水犯之痹证,症见腰髋项

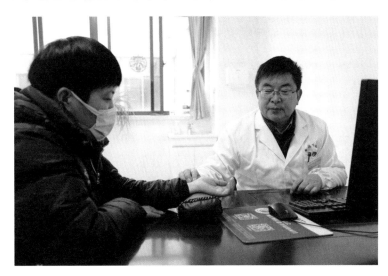

门诊临诊

背酸痛,膝软无力,心悸、心下满,自汗盗汗或下肢水肿等症状者。多见于腰椎、颈椎骨质疏松,类风湿关节炎,强直性脊柱炎等病症见腰背酸痛为主的患者。本方以柴胡桂枝干姜汤解厥阴寒热,当归芍药散养血利水,两方合用借鉴了伤寒大师胡希恕先生的经验。该方对长期慢性痹证,尤其是老年人出现上热下寒,血虚水盛证,适证应用,疗效突出。

沈宏光还指出,临床上还有许多治疗痹证的经方,也可辨证使用,如防己黄芪汤、越婢加术汤、葛根加术汤、当归四逆汤、桂枝加附子汤、甘草附子汤、附子汤、麻黄附子甘草汤等。治疗经方的临床使用,由于疾病症状复杂多变,方证合并交叉,临床很少单独使用,多是合方应用,加味使用。临床在辨证的基础上根据风、寒、湿、热的偏重不同,选加不同的药物,如祛风散寒止痛可加羌活、独活、威灵仙、秦艽、细辛,清热消肿止痛可加金银花、连翘、黄柏、丹皮、薏苡仁,活血化瘀止痛可加丹参、红花、三七、川芎、三棱,补虚止痛可加当归、熟地黄、丹参、白芍、鸡血藤,搜风止痛可加全蝎、蜈蚣、地龙、水蛭、乌梢蛇。同时根据气血阴阳的虚实可酌情加用益气温阳、活血化瘀、滋补阴血等药,还可根据痹痛部位不同加入相应的引经药等,以提高临床疗效。如痹在下肢加用独活、牛膝、木瓜,痹在颈部加用葛根、桂枝、伸筋草、羌活,痹在腰脊加用桑寄生、杜仲、巴戟天、淫羊藿,痹在膝骨加用土茯苓、车前子、薏苡仁,痹在四肢小关节加用露蜂房、威灵仙。需要注意的是,雷公藤、附子、马钱子之类毒性较大药物,一般需要炮制,多先煎减毒,用量宜从小剂量递增,适量为度,不可久服。

《素问·至真要大论》曰:"土湿受邪,脾病生焉。"尤其是风湿痹证患者,体内素有湿邪,再加久病长期服用中西药而伤脾胃,特别是西药更易伤脾胃,而致脾虚湿困,脾胃衰弱,生化乏源,气血不足。临床上在中药处方用药时常加健脾和胃之剂,也可另加中成药六君子丸或香砂养胃丸等健脾益胃之品,固护脾胃,不仅有利于后天之本气血充旺,也有利于湿邪的祛除,更有利于长期诊疗方案的实施。

(五)结节病症易多发、多属痰凝血瘀滞

随着现代健康体检的普及,超声、CT检查的广泛运用,被查出身体结节样病变的患者越来越多。沈宏光指出肺结节可归属咳嗽、痰证的范畴;乳腺结节属乳癖、乳岩范畴;甲状腺结节属瘿病范畴。结节样疾病的病因病机可理解为脾肺气虚聚湿成痰凝,肝郁而气滞,气滞血瘀痰凝成块而成结节,治疗上宜健脾益肺、疏肝理气、消痰化瘀、软坚散结。临床中常选用六君子汤、柴胡疏肝散、消瘰丸合方加减。气虚明显可加黄芪;血瘀明显可加三棱、莪术;解毒散结可加全蝎、蜈蚣;软坚散结可加炙鳖甲、橘核;化痰散结可加白僵蚕、白芥子、猫爪草、瓦楞子、浙贝母;疏肝散结可加夏枯草;消肿散结可加山慈菇、白花蛇舌草、连翘;通络散结可加王不留行。

长期服药也可选用逍遥丸或六君子丸,偏内热合用内消瘰疬片,偏内寒合用小金丸(片),偏瘀者合用血府逐瘀丸或桂枝茯苓丸。根据此辨证思路,胆囊息肉、肠道息肉、子宫肌瘤等病都可参照辨治。

(六)新冠表证发汗解,后遗病证中医调

新冠疫情来势迅猛,感染人群范围较广,老年人群症状偏重,患者"阳康"以后,后遗症状较多。

沈宏光指出,感染新冠病毒,应尽早使用中医药治疗,不仅可减轻发病症状,还可减少阳康后的后遗症。新冠病毒感染要早治疗,而早治疗又是中医的优势。绝对不能等到体温超过38.5℃,才用退热药。新冠早期症状以表证为主,多为全身酸懒、乏力、低热、咽干痛、咳嗽等症。六经辨证属于太阳阳明证者,予以大青龙汤加减;属于外寒里饮者,予小青龙汤加减或葛根汤加减。同时指出,解表就要发汗,服药后必须见汗,否则加辅汗法。

本病发汗后症状多可缓解,但老年人及体质较弱的患者多易反复,症状反复需及时守方,多在3~5天,个别在5~7天后即可完全缓解。只要坚持中医药治疗,症状一般不会加重,且病程中症状较轻,很少有后遗症状。2022年底新冠疫情暴发期间,多位平素感冒后咳嗽迁延难愈的患者,感染新冠后据证外寒里饮予小青龙汤治疗,新冠症状较轻,愈后无咳嗽之后遗症状。

针对新冠后遗症状如见虚弱乏力、动则心慌气短者,多辨为余邪未尽,气阴两虚,可予柴胡桂枝汤合黄芪生脉饮治之。如汗出多者,多为发病期间发汗过多,此证多为营卫不和伴有内热未尽,多选桂枝汤加石膏。如以咳嗽为主者,多以半夏厚朴汤合止嗽散加减取效。如失眠重者,多以桂枝加龙骨牡蛎汤或柴胡加龙骨牡蛎汤调理。

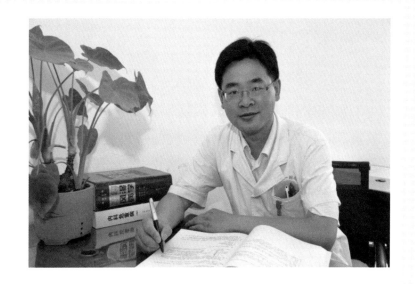

黄传兵

一 名医小传

黄传兵,男,安徽六安人,医学博士,主任中医师,博士研究生导师,安徽中医药大学第一附属医院副院长。第四届江淮名医,国家临床重点学科和重点专科中医风湿病学科后备学术带头人,第四批全国老中医药专家学术经验继承工作继承人,安徽省临床优势学科风湿病学科带头人,安徽省中医药科学院风湿病研究所副所长,安徽省115产业创新团队——"风湿病的基础及应用研究产业创新团队"学术骨干。

兼任世界中医药学会联合会风湿免疫专业委员会常务委员,中国中医药信息学会免疫分会副会长,中华中医药学会免疫学专业委员会常务委员、风湿病专业委员会常务委员,中国中西医结合学会风湿病专业委员会常务委员,安徽省老年医学学会副会长、风湿病分会候任主任委员,安徽省中医药学会风湿病专业委员会副主任委员,安徽省医师协会风湿免疫专业委员会副主任委员,《安徽医药》《环球中医药》《中医药临床杂志》等杂志编委。

从事内科临床、教学和科研工作,擅长运用中西医结合方法治疗风湿免疫性疾病。培养博士和硕士研究生30余人。主持及参与国家级、省级科研课题19项。以第一作者或通信作者发表学术论文50余篇;主编及参编专著6部;获国家级、省部级科技成果8项;获国家发明及实用新型专利10余项。

二 学术特色

(一)治疗痹证经验

黄传兵从事中医内科风湿免疫专业20余年,数十年来一直致力于中医、中西医结合治疗风湿免疫疾病的研究工作,在实践中形成了自己独特的理、法、方、药体系。擅长诊治内科疑难杂病,形成了以"固本培元"法治疗风湿病的学术思想,方法独具特色,旨在脾肾同治、滋补气血、培补元气、平调阴阳,使机体先天得充,后天得养,达到阴平阳秘、体用和谐的最佳状态。该法强调在风湿病防治中注重脾肾功能状态的调整,使脾气健运、肾元充盛,以先天资后天,后天养先天,体现了调摄脾肾对临床防治风湿病的特色作用,不仅推动了新安医学的发展,也为整个中医药理论体系注入无限生机。

黄传兵提出应用"间者并行,甚者独行"理论与风湿疾病特点及诊治规律相结合,以更好地指导临证治疗。以病理因素为核心,探求疾病病机本质;将受损脏器、病位、病性与脏腑病机、气血病机相结合;并在长期治疗过程中把握病机的转化和动态演变,及时调整治疗策略。他的"健脾滋肾、标本同治"治疗理念和常用的"辨证求因、审因论治"方法为许多风湿疑难病症的治疗提供了新的、重要的思路,以此而创制的许多方药也反复被临床证明了其有效性、安全性,如芪黄健脾滋肾颗粒、重骨颗粒等院内制剂。风湿病虽然病情复杂,临床表现多样,但黄传兵始终做到"三因制宜",辨证论治,在整体观指导下,采取个体化治疗措施,根据临床表现及实验室检查及时调整治疗方案;增强患者依从性,按时服药,长期随诊;重视情志调摄和疏解,关注患者心理健康;在西医治标之下,发挥中医治本优势。

黄传兵对痹病的病因病机、诊疗思维有独到见解。痹证是指由于风、寒、湿、热之邪,闭阻经络,气血运行不畅,引起以肢体关节、肌肉疼痛、肿胀、酸楚、重着、麻木甚或活动不利为主要症状的病证。素体虚弱、脏腑亏虚、正气不足是本病的主要内因,其中又以肝、脾、肾亏虚为主。肝肾亏虚,脾失健运,气血生化乏源,气血不足则营卫失调,腠理不固,卫外不密,风湿寒热之邪乘虚而入,发为痹病。临床上具有渐进性或反复发作的特点。痹证相当于西医的类风湿关节炎、骨关节炎、风湿性关节炎、强直性脊柱炎、痛风、神经痛、皮肌炎、系统性红斑狼疮、雷诺征、结缔组织病等,病情反复发作,病程缠绵难愈,现代医学多用非甾体类消炎镇痛药、改善病情药、激素类药物对症治疗,但疗效不满意,因不良反应明显而限制使用。黄传兵强调正气亏虚是痹证发病的主要内因,内因为本,内因是决定发病与否的关键因素,体质阴阳偏盛影响疾病的转归,外因通过内因而起作用,内外因相互作用,致使痹病的发生、发展。

黄传兵将中医传统理论与多年临床实践相结合,提出从脾肾两脏出发,养先天,补后天,灵活运用四君子汤和六味地黄汤加减,研制出院内制剂——芪黄健脾滋肾颗粒

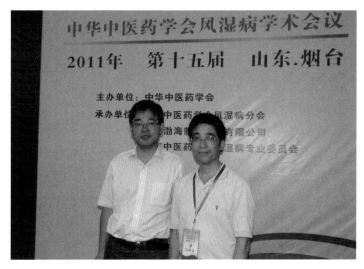

参加第十五届中华中医药学会风湿病学术会议

（皖药制备号Z20220041000）。其对于脾肾亏虚证风湿病（如干燥综合征、系统性红斑狼疮、类风湿关节炎、结缔组织病）均有效。芪黄健脾滋肾颗粒由黄芪、盐菟丝子、熟地黄、山药、麸炒白术、茯苓、覆盆子、金樱子8味药物组成。方中黄芪益气固表,健脾通络,熟地黄性温,补肾益精生髓,共为君药;白术、山药补脾养胃益肾,菟丝子辛甘平,助熟地黄滋补肾精,温经通络,共为臣药;佐以茯苓健脾利湿养胃,金樱子、覆盆子益肾固精以助君药;诸药相配,滋补脾肾、益气养阴为大法,扶正兼以驱邪,补益寓以清利,标本兼顾。现代药理研究显示,黄芪含有多种苷类、多糖、氨基酸等成分,能提高免疫力和抗肾损伤,熟地黄含有地黄苷、地黄素等成分,具有促进骨髓造血、调节免疫功能、抗骨质疏松等功能,菟丝子对机体骨髓造血、骨基质形成有促进作用。临床应用结果表明,芪黄健脾滋肾颗粒在控制疾病进展当中取得了良好效果,能有效缓解症状,改善患者生活质量,此颗粒药的使用有利于减轻西药的不良反应,相比于单纯西药治疗疗效更好。

（二）治疗系统性红斑狼疮经验

黄传兵应用中医药治疗系统性红斑狼疮经验丰富,认为系统性红斑狼疮以先天不足、脾肾亏虚为本,邪毒蕴结为标,证属本虚标实,各种原因所致体内阴阳失衡、寒热失调、气血失和而发病。结合系统性红斑狼疮的发病特点,发展至后期累及多个系统脏器,可知肾虚在发病中的重要影响。肾阴不足则五脏六腑无所养,肾阳不足则无所化,肾精不足则无所润。脾为后天之本,仓廪之官,为气血生化之源,脾胃运化之水谷精气供于肾脏,以充先天。因此,若脾虚不能运化水谷精微,肾虚不能藏精气、化血液,则人体功能失调,脏腑失于濡养,肢体经络不畅,气血运行受阻而致病生。脾肾亏虚、正气不足则邪气易犯人体,六淫邪气常相兼为患,造成局部气血凝滞,循环障碍,出现身痛、肢体活动不利等症。情志过极也可耗伤阴血,阴虚则火旺,加之六淫暑热燥火邪气,久郁

259

成毒,邪毒为患,外则燔灼肌肤、筋骨,而见关节不舒、五心烦热,甚则疼痛难忍;内则伤及五脏六腑,化痰生湿,伤及心肺,而见心悸、喘咳之症。黄传兵认为,系统性红斑狼疮进展过程大致分为初期、中期和后期,对应热毒炽盛证、气阴两虚证、脾肾亏虚证3个证型。疾病初期邪气盛,毒热稽于体内,灼伤皮肤、经络、脏腑,临床表现以一派热象为主;中期邪热不甚,高热渐退,此时正气已伤,热邪久居人体,耗气伤津致气阴两虚之证;病至后期正气虚,邪气衰,疾病日久,累及肾脏,并且长期服用激素、抗菌药等,损伤脾胃,终致脾肾亏虚证。临床分型当灵活变通,根据兼证加减。

黄传兵治疗系统性红斑狼疮时注重因人因时制宜,灵活施治。中医虽强调整体思想,但在疾病某些阶段,重视局部也意义重大。女性患者长期应用激素及免疫抑制剂而出现月经紊乱者,予全当归、益母草、芍药、泽兰等;蛋白尿患者给予黄芪、玉米须、接骨木、金樱子等;血小板降低者常予花生衣水冲内服;红细胞及血红蛋白降低者,予滋阴养血药阿胶、黄芪、当归、枸杞子等;临床检验有明显感染征象时予蒲公英、连翘、玄参等抗炎杀菌;口腔易发溃疡者,予淡竹叶、生甘草、莲子心等;尿常规中出现红细胞者,予小蓟、白茅根、夏枯草、琥珀等;脱发明显者,据其病因予以滋补肝肾、清肝利胆、健脾和胃、清热燥湿之法,药用制何首乌、龙胆草、香附、桑葚、白术、苍术、砂仁等;口干咽燥者,予麦冬、百合、枸杞子、沙参代茶饮;服用激素后出现血脂高者,予荷叶、决明子、泽泻、山楂等。

黄传兵在系统性红斑狼疮的临床诊治当中,尤其重视引导患者自我调节。因系统性红斑狼疮患者主要为女性,且以中青年为多,病程长、需长期服药的患者,社会压力较大,容易发生焦虑抑郁。因此早期对患者加强心理疏导,中后期积极调摄患者情志,配合西医精神类药品,能达到事半功倍的效果。热毒炽盛证患者多高热汗出,易出现电解质紊乱,蛋白丢失,应嘱其及时饮用温水,进行皮肤清洁,更换衣物,进食易消化营养物质,并注意监测其体温。气阴两虚证处疾病中期,患者多感燥热,阴津不足,正气亏损,应当进食清补之品,如百合、银耳、玉竹、麦冬,并注意预防感冒,适当锻炼以增强体质。后期脾肾亏虚,多伤及肾脏,不宜摄入过多盐分及水分,以免加重肾脏负担。若兼有高血压、水肿、高血脂,监测24小时尿量,并嘱低盐、低脂饮食。告知患者调整生活方式,避风寒,忌辛辣刺激、海鲜发物等。

(三)治疗干燥综合征经验

黄传兵在治疗干燥综合征中强调突出中医个体化特色,审证求因,准确辨证,标本同治,合理用药,注重中西医结合,诊断治疗各取其长,充分体现了中西医结合的优势互补。干燥综合征是一种以侵犯泪腺、唾液腺等外分泌腺体为主的慢性自身免疫性疾病。临床主要以口、眼干燥及关节痛等为基本表现,当属中医"燥痹"范畴,一般多称其为"燥证""顽痹""燥毒证"等。黄传兵认为,干燥综合征以气阴亏虚为本、燥盛为标,病在四脏,重在脾胃。其基本病理为以肺、肝、脾、肾四脏的阴虚为见。其中尤以脾胃阴虚

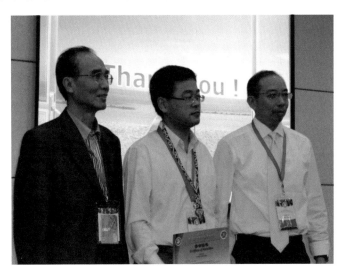

参加第九届世界中医药大会

为主,脾胃阴虚也会出现兼夹证,如脾阴、脾阳亏损并存,脾虚夹湿,使脾失健运而水液泛滥,水湿又反困脾土,脾阳逐渐衰弱。因此,补脾阴必兼补脾气,以健脾运。因此临床上有"脾喜燥而恶湿"之理论。脾恶湿浊,甘能补之,淡能渗之,甘淡相合,寓补于泻,阴中潜化,滋而不腻,补而不燥,生津化液,守中化阴,既无育阴助湿碍脾之忧,又无温补助火劫津之弊。治疗上当以健脾化湿为主。脾有"得阳始运"的特点,在补脾阴药中,宜少佐温补药,既可减少大量滋阴药的滋腻,又有利于湿邪的祛除。脾气以升为顺,降则为逆,补阴药具有沉降之性,须少佐升药,可调节脾胃的气机升降,有利于滋阴药的运化。切不可过用滋腻之品,要滋润中寓运通,使其补而不滞。宜清灵健运,质地濡润,中正醇和,平补为贵,勿过寒凉,不碍升运。

干燥综合征早期发现、及早治疗,使用中药效果普遍满意,大多能阻止病情进一步发展,临床常分为脾胃阴虚型、肝肾阴虚型、气阴两虚型3种证型。在辨证同时,还要考虑到辨病的实际需要,辨证和辨病的结合,调整气血津液脏腑功能和调节机体免疫状况相结合,有利于干燥综合征患者疗效的提高。本病虽是先天禀赋不足致病,然后天之滋养亦可补先天之不足,故调理后天脾胃尤为关键。先期患病在肺,子病可盗母气,予以健脾,如培土生金之法,既能防病深入,又可治疗肺阴不足;病至中期主在肝,内燥入肝,肝阴不足,阴虚阳亢,木旺伐脾,故治当实脾,以使气血生化有源,肝阴得养;病至晚期主要在肾,但冀健脾养血以生精,可使病情转归。另外,干燥综合征是一种慢性病变过程,病情缠绵,治疗上难以一蹴而就,治疗过程中必须准确把握基本病机,及时调整治疗方案,加强饮食调护,可图事半功倍之效。

(四)使用多种中医适宜技术治疗痹证

黄传兵熟练掌握多种适宜技术,认为风湿性疾病表现因人而异,治疗方法也因当因人制宜。多种适宜技术有热奄包、中药外洗、中药外敷、中药保留灌肠、中药熏蒸、红外线照射、穴位注射等,这些适宜技术大多数为外治疗法。《理瀹骈文》中对外治法概括道:"外治之理,即内治之理;外治之药,即内治之药,所异者法耳。"黄传兵认为风湿病的外治疗法有其独到之处,如热奄包对于类风湿关节炎患者疼痛症状有明显的缓解作用,热奄包中使用的药物依据患者的表现辨证用药,但主要是具有温经散寒、行气活血通络作用的芳香走窜、气味浓烈之品,并以海盐为介质。其主要作用机制与药物的活血化瘀、行气止痛等功效及热力作用有关。中药外洗可使药力借助热力作用透达皮肤肌肉,直接作用于局部,对类风湿关节炎等患者的晨僵、肿胀有较好的疗效。痛风患者若跖趾关节红肿疼痛,可院内制剂芙蓉膏与消瘀接骨散同用,外敷局部以消肿止痛。中药保留灌肠也有利于痛风患者尿酸水平的下降。黄传兵临证时常嘱患者使用中药渣泡手以内外同治,若症状明显,常另开外用方,并告知患者具体的使用方法。

(五)重视对风湿病患者进行"治未病"宣教

黄传兵同时重视风湿病患者的养生调护,以"治未病"。《素问·上古天真论》论及"虚邪贼风,避之有时",《素问·四气调神大论》论及"圣人不治已病,治未病""夫四时阴阳者,万物之根本也。所以圣人春夏养阳,秋冬养阴,以从其根……阴阳四时者,万物之终始也;生死之本也"。黄传兵深谙《黄帝内经》之旨,并受其养生预防思想的影响,尤其重视养生调护以"治未病"。基于风湿免疫疾病属慢性疾病、病情反复、病情变化迅速多样的特点,黄传兵认为"治未病"思想在风湿病中更重要的是已病防变、愈后防复。风湿患者往往是身体出现疼痛不适等症状才会前来就诊,这时应注重"已病防变",防止疾病的进一步传变;"愈后防复"是指在疾病向好或治愈的时候,应注意养生调护,防止疾病的复发。

黄传兵认为"治未病"应做到"避风寒、节饮食、惜精神、应四时"。"避风寒",感受风寒等邪气往往是疾病发生的重要外在原因,痹证即是如此,著名的新安医家程钟龄认为寒伤营,风伤卫,风寒两伤营卫,因此,人当避风寒。"节饮食",不仅要节制饮食,还要饮食适宜。饮食水谷为人体气血生化的源泉,但须有节,而现在有些人饮食结构复杂,生活作息欠规律,辛辣调味无处不在,暴饮暴食或饥饱无常,从而损伤脾胃,导致脾胃内伤或痰浊内生;切勿吸烟酗酒,以免烟酒之毒伤及人体,蓄积化火,攻人五脏;体质虚弱或年老之人应少食膏粱厚味,以清淡饮食为宜。"惜精神",俗话说"人生三宝,精、气、神",精与神对人而言,尤为重要,《黄帝内经》中提出人要"积精全神",要做到恬淡虚无,不追名逐利,不过喜过悲,则"精神内守,病安从来"。黄传兵经常对情绪低落的患者进行安慰,避免情绪因素对疾病的治疗产生负面影响。"应四时",人与天地相应,机体气血运行也应时而变,春夏气血浮现于表,秋冬气血收藏于里,人应当顺应四时气候而增减衣物,顺应四时而食用应季的蔬菜瓜果等,如夏季炎热,冬季寒冷,可以使用空调等避开极端天气,但不可过度使用空调,避免与自然相背。

肿瘤专家

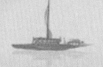

周兰

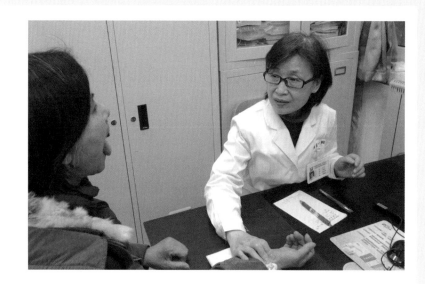

一 名医小传

周兰,女,上海市人,中共党员,二级主任中医师,蚌埠医学院第一附属医院中医科主任。第二批全国老中医药专家学术经验继承工作继承人,第六批全国老中医药专家学术经验继承工作指导老师,安徽省"十二五""十三五"中医肿瘤重点专科带头人,首届安徽省名中医,安徽省中医药领军人才。

兼任安徽省中医药学会常务理事、中医肿瘤专业委员会副主任委员,安徽省医学会医史分会副主任委员,北京肿瘤防治研究会中医分委会常务委员,蚌埠市中医药学会副理事长,《蚌埠医学院学报》《中华全科医学》编委。

1980年立志岐黄,求学于安徽中医学院中医专业,1985年毕业分配至蚌埠医学院附属医院工作至今,师承安徽省国医名师尹莲芳教授,长期从事中医临床、教学和科研工作,扎根皖北,悬壶济世,根据临床需求和患者需要,充分发挥中医优势,制定适宜的中医诊疗方案,提供具有中医特色的康复和健康指导等服务。擅长肿瘤、呼吸、脾胃科疾病的诊治,精心救治疑难杂症患者,受到患者的广泛好评。

建有"周兰全国名中医工作室""周兰安徽省名中医工作室",研制出"复方黄藤合剂""慈芦消肿饮""止痛散""消斑散"等院内制剂应用于临床。参与及主持国家级、省级及教育厅重点研究项目多项,发表核心期刊论文数10篇,主编、参编《尹莲芳临床治验》《肿瘤内科治疗学·肿瘤中医诊治》等著作,获安徽省中医药科技进步奖三等奖1项。

二 学术特色

(一)"癌毒正虚"学说的认识和运用

《金匮要略》曰:"阳毒之为病,面赤斑斑如锦纹,咽喉痛,唾脓血。五日可治,七日不可治,升麻鳖甲汤主之。阴毒之为病,面目青,身痛如被杖,咽喉痛。五日可治,七日不可治。升麻鳖甲汤去雄黄、蜀椒主之。"此毒指的是致病力、侵袭力强的病邪。记载"癌"字的最早文献,是宋代东轩居士所著的《卫济宝书》。最早论及癌毒的是宋代《仁斋直指方》,其曰:"癌者上高下深,岩穴之状……毒根深藏,穿孔透里。"国医大师周仲瑛20世纪90年代率先提出"癌毒"学说,对癌毒学说形成产生了极深远的影响。综合古今学者对癌毒的认识,周兰认为,癌的发生是正气不足,而后癌毒侵袭所致,癌毒为癌症发病的重要条件,正气亏虚是癌症发生的病理基础。癌毒既作为一种致病因素,又是人体整体失调后产生的病理产物,其形成与阴阳失调、气血失和有关。"阴者,藏精而起亟也;阳者,卫外而为固也。""阴平阳秘,精神乃治,阴阳离决,精气乃绝。"人之阴阳各司其职,则生命活动正常,反之则会导致疾病。气血郁滞或情志抑郁都会影响人体阳气功能,阳气失于温煦,则机体局部容易寒气凝结,聚而成为痰浊、瘀血,痰浊、瘀血搏结成毒,积久而发癌。从现代医学角度来看,阴阳的失调可引起机体细胞自噬功能、有氧糖酵解及微环境炎症因子失调,进而导致肿瘤的生成和进展。

《黄帝内经》曰:"气血失和,百病乃变化而生,气血充盈,百病不生。"正虚是肿瘤滋生的土壤,正气充沛则肿瘤失去了赖以生存的根本。恶性肿瘤的致病因子癌毒在某些正常人体内也存在,但并非都发展为癌症,原因就在于正气强盛,抗邪有力,能及时消除或抑制癌毒,因而阻止了癌症的发生。现代研究也证明,人体器官结构大体正常,免疫功能、脏器功能、菌群处于平衡状态时,一般不会发生癌症,即"正气存内,邪不可干"。一般癌症多发于中老年人,说明年高之人元气衰败,尤其脾肾亏损,是癌症发生的重要因素,故脏腑阴阳气血亏损是形成癌症的病理基础。

在癌症发生发展的过程中,邪正不断交争,周兰认为"癌毒""正虚"起主要作用。应根据癌毒的顽固性、流窜性、阻滞性、消耗性等特点,运用"癌毒正虚"学说指导癌症的中医药预防和治疗,发挥中医药全程参与及个性化论治的优势,以"攻毒为主兼以扶正""攻毒扶正兼重""扶正为主兼以攻毒"为基本法则,"攻毒"贯穿治疗的始终,从而达到防治癌前病变,防止病变组织进一步恶化,减少术后并发症,放化疗期间减毒增效,术后及放化疗后防止复发转移,提高肿瘤晚期患者生活质量的目的。

1. 分期治疗

早期:癌毒初起,肿瘤尚小,机体正气尚盛,属正盛邪轻之候,治以祛邪为主,兼以扶

指导医护人员

正,或先攻后补。中期:癌毒亢盛,正气受损,但尚能与邪抗争,正邪居半,治以攻补兼施。晚期:正气虚衰,癌毒稽留,正虚邪盛,以扶正为主,兼顾祛邪,或先补后攻。

2. 分阶段治疗

(1)癌前阶段:以健脾益气为主,辅以清热活血祛湿。选用太子参、炒白术、法半夏、茯苓、薏苡仁等。夹有湿热者,选用炒苍术、厚朴、黄芩等;肝胃不和者,选用柴胡、白芍等;胃阴不足者,选用南沙参、玉竹、麦冬等;有痰浊、血瘀、食积、寐差、疼痛等兼症者,则在治疗主方中予以兼顾。

(2)术后阶段:常出现气短汗出,神疲乏力,面色苍白,头晕健忘,失眠纳呆,舌淡苔白,脉细或芤等,为元气亏虚、脾胃虚弱,治以培补元气、调理脾胃。选用十全大补汤、香砂养胃丸、生脉饮等。如肠癌术后出现大便规律改变,为脾胃受损,气机失调,以参苓白术散加减;术后胃瘫,为痰饮内阻中焦,以二陈汤合枳术丸加减;腹部肿瘤术后肠粘连,以厚朴三物汤合桃红四物汤加减行气活血;术后转移复发,为正气不足,遗邪内伏,治以扶正抗癌。

(3)放化疗、免疫靶向等治疗阶段:此阶段以"虚"为根本,同步使用中医药治疗以扶正培本,减毒增效。如放射线作为热毒邪,可导致气阴两虚或血瘀,出现口燥咽干、潮热盗汗等,治疗应养阴生津、活血解毒,多选生脉饮、沙参麦冬汤、五味消毒饮等加减。化疗药物作为药毒,即痰瘀毒之邪,伤及脾肾,治以健脾补肾益气血、活血化瘀解毒。常选归脾汤、消癌汤加减。畏寒肢冷,脘腹冷痛,腰膝酸软,大便溏薄,舌淡苔白,脉细无力者,应以温肾助阳法为主,常选右归饮、桂附理中汤加减;骨髓抑制者,宜当归补血汤;恶心、呕吐者,用橘皮竹茹汤;出现外周神经毒性诸如手足麻木、发凉、疼痛等,多采用当归四逆汤、黄芪桂枝五物汤疏通经络,调和气血;放射性肠炎,可选复方黄藤合剂、芍药汤加减;放射性皮炎或手足综合征可选活血通络生肌汤合润肤膏外用;维持治疗,可以长期服用膏方。

(4)治疗间歇期或肿瘤晚期阶段:以中药治疗为主,辨病与辨证相结合,治疗间歇期抗癌扶正防止复发转移;肿瘤晚期通过改善患者症状、体征,提高机体免疫力而达到改善生活质量、延长生存期的目的。常用清热解毒抗癌中药有白花蛇舌草、半枝莲、肿节风、石上柏、山慈菇、猫爪草、龙葵、重楼、土茯苓、蛇莓、冬凌草、天葵子、漏芦、蛇六谷、藤梨根、野菊花、苦参、山豆根、蜂房、鱼腥草、白英、金荞麦、蟾皮、斑蝥、蜈蚣、全蝎、土鳖虫等,软坚散结药有夏枯草、浙贝母、生牡蛎、海藻、昆布、瓜蒌皮、生南星、生半夏、黄药子等。

(二)经方在肺癌治疗中的运用

读经典,习仲景,师古义,精辨病机,活用经方治疗肿瘤,拓宽经方运用范围。

《肺痿肺痈咳嗽上气病脉证治》是《金匮要略》中辨病理论体系最完善的一篇,其中方剂都成后世名方而为医者所常用。周兰认为,肿瘤多为疑难杂病,大多具有脾胃不和、寒热错杂、升降失常之证。肺痿之多唾涎沫,肺痈之咳嗽、胸痛、吐腥臭脓痰,咳嗽上气表现为咳嗽气喘,不能平卧,或喉中有痰鸣音等,与肺癌的各期临床表现相似,故肺癌当从肺痿肺痈咳嗽上气病论治。

"咳而上气,喉中水鸡声,射干麻黄汤主之"。只要喉中有痰声,就可以射干麻黄汤宣肺止咳、降逆化痰,效若桴鼓。射干开痰结,麻黄宣肺,生姜、细辛散寒行水,款冬花、紫菀、半夏降气化痰,五味子收敛肺气,与麻、辛、姜、夏诸辛散之品同用,散中有收,不致耗散正气,更助以大枣安中,调和诸药,使邪去而正不伤。此可作为肺癌治疗基本方。

"咳而脉浮者,厚朴麻黄汤主之""脉沉者,泽漆汤主之"。仲景之意,盖以咳皆肺之受邪,而脉浮者气多居表,病近于表而又邪盛于上,咳嗽喘逆,胸满烦躁,咽喉不利,痰声漉漉,倚息不能平卧,辨证当属肺癌早期,故驱之使从外出,用厚朴麻黄汤散饮降逆、止咳平喘。方中厚朴、麻黄、杏仁宣肺利气降逆;细辛、干姜、半夏化痰止咳;石膏清热除烦;小麦养正安中;五味子收敛肺气。尚应注意寒痰以麻黄、细辛、干姜为主;痰热宜黄芩、桑白皮、天竺黄、全瓜蒌。或加入党参或太子参、黄芪、灵芝健脾益气;石上柏、白英、白花蛇舌草、肿节风等清热解毒;夏枯草、鳖甲、生牡蛎、蜂房等软坚散结以抗癌。脉沉者气多居里,咳而脉沉,沉为在里,亦为有水之征,亦概括水饮内停、喘咳身肿的病机,辨证当属肺癌中晚期,故驱之使从下出,故用泽漆汤止咳平喘、逐水通阳。方中应重用泽漆消痰逐水,紫参利大小便以逐水,生姜、半夏散水降逆,白前平喘止咳,并用人参、甘草扶正培脾,标本兼治。更因水饮久留,夹有郁热,故用黄芩之苦寒以泄热,可加鱼腥草、白花蛇舌草、白英、半枝莲、半边莲、肿节风、桑白皮清热解毒、止咳消饮。

"火逆上气,咽喉不利,止逆下气,麦门冬汤主之"。肺癌晚期虽见证于肺,而其源实本于胃,胃阴不足,则肺津不继,兼之病程日久,尤其是放化疗后,咳而咯痰不爽,咽喉干

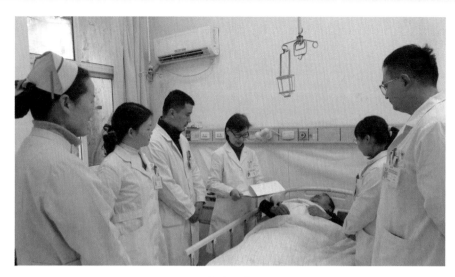

教学查房

燥不利,既有气阴两虚,又有痰浊上泛,养阴不利于消痰,化痰又不利于养阴,针对燥湿相混,选用麦门冬汤治之。可重用麦冬达60 g,润肺养胃,清虚火;半夏下气化痰;党参、甘草、大枣、粳米养胃益气,使胃得养而气能生津,津液充沛,则虚火自敛,咳逆上气等症亦可随之消失。火逆甚者加金荞麦、玉竹、鳖甲、北沙参、天冬等滋阴清热、润肺散结;野菊花、白花蛇舌草、石上柏、石见穿清热解毒抗肿瘤;紫菀、浙贝母、桔梗、款冬花清肺化痰止咳;夏枯草、八月札疏肝理气散结;鸡内金、谷芽和胃助运;咳血加白茅根、藕节、白及、仙鹤草凉血止血;低热则加青蒿、地骨皮清虚热。

"肺痈,喘不得卧,葶苈大枣泻肺汤主之""肺痈胸满胀,一身面目浮肿,鼻塞清涕出,不闻香臭酸辛,咳逆上气,喘鸣迫塞,葶苈大枣泻肺汤主之"。葶苈大枣泻肺汤合泽漆汤,二方合用,临床可用于胸腔积液、邪实气闭的实证。方中葶苈子苦寒,能开泄肺气,具有泄水逐痰之功,治实证有捷效;泽漆味辛苦寒,逐水效捷,退肿祛痰,兼消瘰疬。临证可加大腹皮、半边莲、桑白皮、生黄芪、桔梗、薏苡仁、白术、法半夏、紫菀消痰降气,逐水安正。

(三)放射性肠炎从伏邪论治

放射性肠炎是指盆腔恶性肿瘤经过放射性治疗后,患者出现不同程度的黏液脓血便、里急后重、腹痛下坠、大便次数增多、持续性腹泻等症状。急性放射性肠炎多发生在放疗结束后数周内,若迁延3个月不愈,或放疗结束后数年发病,甚者达20年之久而发病,称之为慢性放射性肠炎。

"邪"泛指各种致病因素和病理产物,既包括外感六淫、瘟疫之气、邪毒、痰、瘀、寄生虫和各种留而不去的异常排出物等中医传统病因,也包括各种放射线、工业污染、肿瘤、结石、囊肿、结节、病原微生物等现代致病因素。伏邪,《中医大辞典》言:"藏伏于体内而不立即发病的病邪。"泛指一切伏而不即发的邪气,包括瘀血、痰浊、水饮、内毒、外感六淫、七情内伤、饮食失宜以及先天性遗传等藏匿于体内的邪气。

放射线具有烧灼性、伤津性、动血性、渐进性等"火毒"特点,伏邪致病具有表现不一、症状多变,病情复杂、缠绵难愈,部位不定、发作有时,外感引动、匿藏待发,正虚邪深等特点。周兰认为,可视放射线为"外感燥邪",初期急性放射性损伤多属新感,正气不虚,邪气较盛,正邪交争,以实证为主;若燥热邪气不能及时清透,或继续放疗,正虚不能抵邪,使新感燥热邪气引动潜伏在内的温燥之邪,日久耗伤正气,病程迁延难愈,表现为慢性反复发作,终致"燥、湿、瘀、食积、虚"等虚实夹杂之证。

放射性肠炎患者均有接受放射线"燥邪"的病史,燥热邪气为病,大肠传导失司,正气不足导致"燥邪"内伏,其病理机制符合伏邪致病;放射线作为燥邪、阳毒之邪,直接损伤直肠黏膜及周围组织,组织坏死引起功能改变,肛门失约、失禁而腹泻,日久伤及脾胃,运化失司,加之湿、瘀、虚等因素掺杂,迁延日久,腹泻难愈。放射性肠炎的临床表现缠绵难愈,发病时以里证为主,符合伏邪致病,故放射性肠炎应从伏邪论治。正虚是伏邪致病的必要条件,治疗当以扶正祛邪、消积化瘀、气血双补、脾肾兼顾为原则。

以复方黄藤合剂为基本方,药选大黄、黄柏、黄连、红藤、白头翁、延胡索、木香、赤石脂、茯苓、白术等。方中大黄通腑泄热,凉血解毒,可泻放射性肠炎之火毒;红藤清热解毒消痈,尤擅长清盆腔部位热毒;白头翁凉血止痢,为治疗热痢的要药;黄连、黄柏清热燥湿,泻火解毒存阴;茯苓、白术补脾益气、化湿止泻;延胡索、木香行气止痛;赤石脂收敛固脱、涩肠止泻,可以在病变肠黏膜表面形成一层保护膜,促进伤口愈合,延长其他药物的作用时间。全方寓补于泻,攻补兼施,切中放射性肠炎"火、毒、湿、虚、瘀"的基本病机。出血较多加侧柏炭、地榆炭、槐花炭;腹泻次数多加扁豆、诃子、石榴皮;腹痛较重加白芍、荜澄茄。或配合中药(药用黄连、红藤、苦参、皂角刺、赤石脂、白芷、白及、白芍等)保留灌肠,中药(药用五倍子、肉桂、丁香、冰片)贴敷清热解毒,固护脾胃。灌肠及外敷局部用药,直接作用于肠道,保护受损黏膜,有利于创面恢复,立足病机,直指病所。

(四)活血利水治疗乳腺癌术后淋巴水肿

乳腺癌术后淋巴水肿为乳腺癌最常见的并发症之一,表现为患侧肢体肿胀明显、感觉异常。多与手术、放化疗、淋巴管炎、伤口愈合不良、肥胖、年龄、患肢功能锻炼不及时、肿瘤进展等因素有关,手术造成患侧肢体的淋巴管破坏,淋巴液回流减少,聚集形成水肿。慢性淋巴水肿往往病程缠绵,日久难愈。虽经功能锻炼、按摩、理疗等物理治疗及药物治疗,可增强静脉张力,促进炎症、渗出物等消散,有利于淋巴和静脉血液的回流,从而缓解症状,但治疗效果一般,病情容易反复。

周兰认为,乳腺癌为正气不足、邪毒积聚所致,术后患侧上肢淋巴水肿是手术损伤经脉,血瘀气滞、痰结凝聚于乳络,血不利则为水,血瘀日久,导致津液疏布障碍,停留发为水肿,证属中医学"水肿""溢饮""脉痹证"范畴,瘀血阻络、湿毒浸淫是其重要病机特

269

点。肝经循行过乳房,肝气不舒进一步加重血瘀症状,肝郁日久横逆犯脾,导致脾热内生,湿热蕴蒸,毒热进一步炽盛。结合"癌毒正虚"理论,从基本病机入手,辨证论治,标本兼治,以活血利水为主,着重从肝入手,兼以脾、肾治之。疏肝、健脾、补肾,同时加大活血通络化瘀的治疗力度。以慈芦消肿饮为基本方,药选山慈菇、漏芦、夏枯草、皂角刺、王不留行、桂枝、水蛭、猪苓、刘寄奴、黄芪、八月札、半枝莲等。上肢红肿热痛者,去桂枝,加金银花、蒲公英;气虚明显者,可重用黄芪、太子参;水肿日久,按之硬韧者,加白芥子、鹿角;气滞明显者,加绿萼梅、郁金、香附;脾虚湿蕴者,加苍术、桑枝、泽泻;湿热壅盛者,加忍冬藤、黄柏、虎杖;瘀血甚者,加姜黄、莪术、泽兰、白花蛇舌草。或加威灵仙、牡蛎、红花、桑枝、艾叶、苏木、伸筋草等煎水熏蒸,疏经通络,利水消肿。诸法合用,使血无所凝滞,气可宣通,热毒得解,经络通畅,溢饮自消。

李
永
安

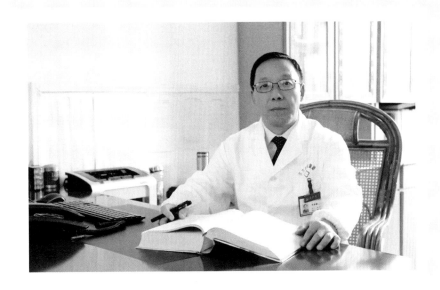

一 名医小传

271

李永安,男,安徽六安人,中共党员,主任中医师,淮南东方医院集团中医治疗中心院长。曾任淮南新华医院(原淮南第二矿工医院)肿瘤科主任,淮南东方医院集团肿瘤医院副院长、常务副院长、党委书记、院长。第二届安徽省名中医。

兼任中国抗癌协会肿瘤传统医学专业委员会常务委员,安徽省中医药学会肿瘤专业委员会副主任委员,安徽省中西医结合学会肿瘤专业委员会副主任委员,安徽省抗癌协会常务委员,淮南市抗癌协会常务副理事长,淮南市医学会肿瘤分会主任委员。

1986年毕业于安徽中医学院,勤求古训,博采众长,师从名中医刘时尹教授,并在中日友好医院中西医结合肿瘤内科进修,师从我国中西医结合治疗肿瘤学术领域的开拓者张代钊教授和首都国医名师李佩文教授。在医院创建以中西医结合为特色的肿瘤专科,是中西医结合肿瘤学科带头人。建有"李永安安徽省名中医工作室",擅长肺癌、乳腺癌、恶性淋巴瘤及消化系统肿瘤等中晚期癌症的综合治疗、心理干预及临终关怀。主持省级科研项目5项,在核心期刊发表学术论文20余篇,获安徽省科技进步奖1项、淮南市科技进步奖2项。

二 学术特色

(一)恶性肿瘤诊疗的思路和策略

1. 辨病与辨证、宏观与微观相结合

李永安在中西医结合治疗肿瘤方面,在重视中医整体观念、辨证论治的基础上,提出中医治疗肿瘤应该采用辨病与辨证相结合,微观与宏观相结合的诊断与辨证新模式。辨病和微观就是西医的检查和诊断方法,因为中医不可能通过望、闻、问、切把肿瘤明确地诊断出来,尤其是肿瘤细胞的形态、分化程度等,而通过西医实验室检查可以明确诊断。所谓的辨证和宏观就是通过中医传统的望、闻、问、切四诊合参,进行中医辨证分型。西医的诊断与中医的辨证分型也是中西医重要的切入点和结合点。如果我们不懂得西医的基本知识,也不明白肿瘤的诊断、分期、分型、免疫组化及基因诊断等,就无法判断肿瘤的恶性程度,肿瘤是否可以通过手术切除,术后转移和复发的可能性,肿瘤细胞对放疗、化疗的敏感性,也无法对晚期肿瘤患者的生存时间进行预测分析。有些低分化肿瘤细胞,恶性程度高,浸润性、转移性强,中药往往很难控制,譬如小细胞肺癌,隐匿性强,恶性程度高,很容易远处转移,甚至在短期内就出现上腔静脉压迫综合征等肿瘤危象,对于这种情况,不能按常规来用中药抗肿瘤,因为小细胞肺癌的肿瘤细胞对化疗和放疗特别敏感,所以应首选放疗以直达病所快速缩小肿块,缓解症状,在患者可以耐受的前提下,全身化疗6个周期,减少肿瘤负荷,再结合中医疗法和中药尽量减轻放疗和化疗的不良反应,提高化疗周期的完成率,待患者病情稳定,再给予扶正祛邪的中药以巩固疗效,从而使患者可以长期带瘤生存,甚至最终治愈。

2. 扶正宜平补、解毒不伤正

李永安对肿瘤的治疗模式和方法有深刻的思考,他认为恶性肿瘤和心脑血管病一样,也是常见病和慢性病。正虚邪实是肿瘤的基本病机,扶正解毒为治疗各类肿瘤的基本大法。肿瘤治疗,首选西医手术切除、微创介入及射频消融等侵袭性治疗方法,对不能手术的中、晚期肿瘤患者,可选择局部放疗、全身化疗等其他治疗方法。肿瘤手术治疗、放疗、化疗后的恢复和调理,是中医的优势。正虚自然要扶正,但如果采用传统的黄芪、人参、阿胶等,一方面会虚不受补,进一步损伤"胃气"而影响食欲,加重营养不良;另一方面胡乱补益有促进肿瘤细胞生长的可能,故宜平补、忌大补。解毒为辅也非中医传统意义上的以毒攻毒用药方式,因为这些药物本身有一定的毒性,会加重放疗和化疗治疗的毒性,也会损伤"胃气",对肝肾和血细胞造成损害,所以治疗原则是以调和为重点,扶正以健脾和胃、疏肝理气、养血安神。解毒是以毒解毒,用毒性药的目的是解毒,即毒药有偏性,用中药的偏性纠正疾病的偏性,因为肿瘤有生、长、化、收、藏,毒药可以破坏

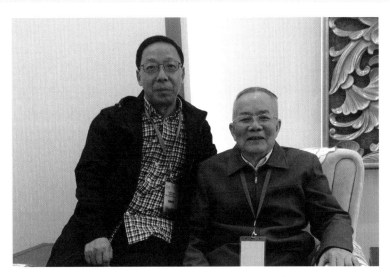

与中西医结合肿瘤学专家张代钊教授合影

其生长,热毒以清热解毒,寒毒以温化寒毒,如通利二便、排痰散结等。传统意义上的扶正解毒,显然不适合这类肿瘤患者,在合适的时间给予合适的中药,即使是晚期肿瘤患者也可以长期带瘤生存。

3. 晚期肿瘤活得好就会活得长

治疗恶性肿瘤最理想的办法是既能杀灭肿瘤细胞,又能保护机体免疫功能。在接受放疗、化疗及其他以杀灭肿瘤细胞为目标的西医治疗方法后,患者的免疫功能会受到影响,致使机体免疫功能低下,这也是肿瘤进展、复发和转移的根源之一。中医治疗肿瘤与西医的本质区别在于,中医更注重患者自身治疗过程中的感受和体会,如食欲、睡眠、二便情况及是否有疼痛等,西医的关注点更集中在影像学及肿瘤标志物的改变,以肝肾功能和血常规去判断是否可以放疗、化疗、靶向和免疫治疗,往往忽视了患者的个体差异。由于患者对放疗和化疗引起毒副作用的反应不同,以及患者自身基础性疾病对放疗、化疗耐受程度的影响不同,经常出现恶性肿瘤的肿块缩小了,肿瘤标志物下降了,但人不见了(死亡)的悲剧。

由《黄帝内经》中的"大毒治病,十去其六,常毒治病,十去其七",以及基本原则"大积大聚,衰其大半而止,过则死"可知,肿瘤的治疗顺序应该是先治其标,后治其本,标就是症状,本就是瘤灶,先治症状,然后消除肿块及肿瘤标志物等。由过去西医传统的治疗肿瘤模式和疗效评价标准即以"杀灭"肿瘤细胞为目的,重视实体肿瘤的缩小,肿瘤标志物的下降,追求"治愈",到强调中西医结合,重视对肿瘤的姑息治疗,对患者的心理疏导和医疗照顾,尽可能减少手术、化疗、放疗、靶向和免疫治疗副作用,对于晚期癌症患者,以长期带瘤生存为最终目标。

肿瘤从发生发展,经过手术、化疗、放疗、靶向和免疫治疗等多个环节和过程,阴阳、

273

寒热、虚实错综复杂，所以治疗肿瘤，特别是晚期肿瘤，应化繁为简，以改善症状为抓手。李永安提出了中医诊断以"辨症为主""对症治疗"的观念和处方用药原则，认为所有肿瘤，都应从改善食欲、增加睡眠、保持二便通畅和使肿瘤不痛四个方面入手，尽可能提高患者的生活质量。李永安还提出了"活得好就自然活得长"这种朴素的治疗肿瘤的学术思想和理念。

（二）恶性肿瘤治疗的临床经验

1. 中药联合化疗有减毒、增效作用

中药已成为恶性肿瘤综合治疗的重要手段。以往多以软坚散结、活血化瘀、清热解毒为主，但近年来，李永安发现软坚散结、化瘀解毒法对于提高恶性肿瘤，尤其是中晚期肿瘤患者的生活质量，延长其生存期，疗效并不理想，还会出现与化疗相似的不良反应，化疗期间应用这些中药，会明显加重化疗的毒性。李永安针对患者化疗后所表现的毒性反应，如免疫力下降、骨髓抑制、胃肠道不适等，采用扶正培本治法为组方原则，自拟扶正抗癌减毒方联合化疗治疗中、晚期恶性肿瘤获得显著疗效。

扶正抗癌减毒方由生黄芪、太子参、半枝莲、白花蛇舌草、蚤休、薏苡仁、白术、茯苓、枸杞子、女贞子、谷芽、麦芽、神曲、枳壳、佛手、制大黄、鸡内金、甘草等组成。观察组采用扶正抗癌减毒方联合化疗，对照组单纯化疗，治疗2个周期以上，按WHO标准评价疗效及不良反应，以卡氏评分标准评价患者生活质量。结果显示，观察组总缓解率为66.7%，对照组总缓解率为51.7%，两组无显著差异，但观察组生活质量明显提高，不良反应明显减轻。扶正培本中药既可以减轻化疗不良反应，促进骨髓造血功能恢复，又可以提高机体免疫力，拮抗化疗的免疫抑制作用，清除自由基，抑制肿瘤细胞生长，对化疗有增效作用。研究表明，中药联合化疗方案对化疗引起的恶心、呕吐、腹胀、腹泻、脱发等症状有明显的改善作用，中药能稳定血液中的白细胞数量，防止化疗引起白细胞和血小板减少症的发生，减少感染，保护肝肾功能，为化疗的完成打下良好基础。

2. 中药联合放疗有增敏、增效作用

放疗作为恶性肿瘤治疗手段之一，70%以上的肿瘤在不同阶段均需要放疗，尤其对食管癌、肺癌、直肠癌、宫颈癌、鼻咽癌等恶性肿瘤，放疗有很好的疗效。放射线的生物学毒性使其在杀死肿瘤细胞的同时，不可避免地使部分正常组织受到了射线的辐射。这种辐射会使正常组织受到损伤，并发生异常的炎性反应。如放射性肺炎表现为肺间质和肺泡充血、水肿及大量炎性细胞浸润。

中医认为，放射线是一种热毒性杀伤因素，属热毒之邪；放射性治疗为热毒伤阴，正不胜邪，属本虚标实。气虚、阴伤、热毒、血瘀是放射性炎性反应的基本病机，故治疗时应以益气、滋阴、解毒、化瘀为法。采用扶正解毒方(生黄芪、白花蛇舌草、丹参、太子参、炒白术、茯苓、北沙参、生地黄、麦冬、浙贝母、土茯苓、生甘草等)辨证加减。方中生黄

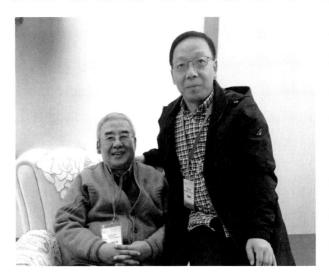

与中日友好医院李佩文教授合影

芪、太子参、炒白术、茯苓补脾益肺,培土生金;生地黄、北沙参、麦冬润肺养阴生津;白花蛇舌草清热泻火解毒;浙贝母、土茯苓清热散结;丹参通经活血;生甘草调和诸药。研究结果显示,中药扶正解毒方联合放疗有明显的增敏、增效作用,可明显减少放疗的不良反应,使放疗的安全性更高,体现出中西医结合治疗的优势。

3. 中医治疗晚期肿瘤,人瘤共存

晚期恶性肿瘤患者治疗的目的就是追求人瘤和平共处,带瘤生存。当抗癌治疗可能不再获益时,应以控制症状为主,治疗目的主要是缓解症状、减轻痛苦,改善患者生活质量。此时应明确治疗目标,由辨证为主变成辨症为主,可以执简驭繁,易于掌握和实施,通过改善食欲、睡眠,调理二便,减轻疼痛等症状,提高患者生活质量。治疗原则应以顾护胃气为要。能食者,说明仍有"胃气",保留一分胃气就有一分生机,重在健脾和胃,注意用药平淡,理气切勿刚燥,尽量选择健脾和胃之药。顾护胃气的同时,"怡情"也很重要,情畅怡心,不仅有利于患者的情绪缓解和疏导,也有利于医患沟通,再配合养心安神之品,改善睡眠,更利于患者的治疗和预后。便秘、腹泻、尿潴留也是晚期肿瘤患者的常见症状,其主要病机是肺失肃降,脾失健运,气化不利,以肺、脾、肾虚为本,大肠、三焦、膀胱气化失司为标,治疗应标本兼顾。癌性疼痛是晚期肿瘤患者的常见并发症,此时应注重标本缓急,可适当配合三阶梯止痛以缓病之急,重用缓急理气的止痛药物。

晚期肿瘤患者的处方用药,既有协定处方,也要根据不同病种,随病、随证加减。常用药物有柴胡、炒白芍、太子参、白术、茯苓、薏苡仁、仙鹤草、鸡内金、炒谷芽、炒麦芽、六神曲、牛膝、蒲公英、八月札、石见穿、浙贝母、土茯苓、佛手、香橼、甘草等。对不同病种的患者如肺癌患者,再加桔梗、桑白皮、杏仁等化痰止咳类药物;肝胆胰腺类肿瘤患者加茵陈、金钱草、虎杖等利胆退黄类药物;对容易引起骨转移的肿瘤患者如三阴乳腺癌或有骨转移的肿瘤患者,加骨碎补、桑寄生、续断等抗骨转移类药物;对便秘者,可加大黄、火麻仁、肉苁蓉等润肠通便类药物;小便不利水肿者,加猪苓、车前子等利尿类药物;有疼痛者重用炒白芍、生白芍、木香、延胡索等缓急理气止痛类药物。除此之外,也要注意对肿瘤患者的心理调节,如失眠、焦虑、胸闷、心悸、多汗等,常选择酸枣仁、合欢皮、远志、何首乌藤、浮小麦等药物。

夏黎明

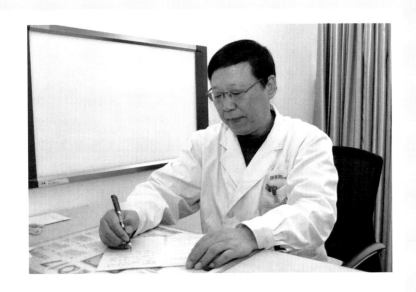

一 名医小传

夏黎明,男,安徽庐江人,中共党员,主任中医师,硕士研究生导师。曾任安徽中医药大学第一附属医院肿瘤科主任、肿瘤学教研室主任。首批全国中医临床优秀人才培养对象,国家中医药管理局肺病重点学科肺癌组组长。第二届安徽省名中医,第三届江淮名医。

兼任中华中医药学会肿瘤分会常务委员,中国抗癌协会临床肿瘤学协作专业委员会委员,安徽省抗癌协会副主任委员,安徽省医学会肿瘤内科学分会副主任委员,安徽省医师协会肿瘤专业委员会、临床精准医疗专业委员会副主任委员,安徽省中西医结合学会肿瘤专业委员会副主任委员。

出生于中医世家,幼承庭训,精习临床,一直坚持中医药防治恶性肿瘤事业,深入探索中医经典理论,同时注重学习现代医学知识。擅长用中西医结合手段治疗肺癌、肝癌、大肠癌、胃癌、乳腺癌、卵巢癌、宫颈癌等恶性肿瘤,在肿瘤康复、癌症疼痛等方面也有深入的研究。尤其擅长运用中药配合放、化疗以提高放、化疗疗效,减低毒性和不良反应,运用中药预防肿瘤复发与转移。并研制出"复方守宫散"应用于临床。曾主编《中医抗癌300问》,参与编写《黄帝内经养生经》《四库全书伤寒类医著集成》,参与多项省级、市级及校级科研课题,发表学术论文多篇。

二 学术特色

(一)肿瘤治疗心悟

夏黎明临证30余载,以数年精力旁搜远绍、探幽索隐,擅长使用中医药配合放化疗等治疗各种恶性肿瘤,发挥中医药对放化疗的增效减毒作用,在中西医结合防治恶性肿瘤方面见解独到。

1. 对肿瘤病因病机的认识

肿瘤一病,自古有之。对于肿瘤的病理、病机特点,古籍中也多有论述,夏黎明总结,肿瘤的病因病机十分复杂,从中医层面探寻其病理机制可归纳为:机体在内外因共同作用下导致气血阴阳失衡,从而产生痰、瘀、湿、毒等病理产物积聚机体某一部位,进而引发肿块及相应临床症状的一种疾病。简而言之,肿瘤的发病机制总为正气亏损,邪气留滞。邪气之属,或痰,或瘀,或湿,或毒,但总以扶正祛邪为基本纲要。临床辨证须以患者的临床症状、体征、脉象等为基础分析总结证候特点,既有实证又有虚证,还有虚实夹杂的,其中虚多实少还是实多虚少,其病位是在三焦中的上焦、中焦还是下焦,各有不同,归根结底须谨守病机。目前教科书中对于肿瘤病因病机的归纳过于简单化,但实际上三焦、气血阴阳相互纠缠,不能一言以蔽之,就需要将其抽丝剥茧、层层分离来辨析,从而能正确地辨别出患者的真实病机。

2. 对肿瘤治法纲要的总结

夏黎明结合多年临床实践经验,总结出一套治疗体系:扶正为本,调节平衡;慎用攻邪,性和为要;重视心理,调畅情志;养治结合,辨证用膳。夏黎明主张对于肿瘤治疗需要抓住其主要矛盾,一种肿瘤就可能出现十数个病理环节,抓住主要的病理环节猛攻猛打,许多问题便能迎刃而解,此即纲举目张。再者,需明确患者的治疗目标,结合患者的经济状况,具体问题具体分析,制订合适的治疗方案,不可一概而论。对于治疗目标的选定,是能够达到治愈效果,抑或带瘤生存,是延缓生存期,还是改善生存质量,需要根据不同的实际情况来选择治疗方案的。

癌症患者体内肿瘤细胞发生的根本病因在于"机体失衡",在诊疗思路上,夏黎明分别以扶正、祛邪、扶正与祛邪并举为主要思想,辨证论治,临证加减,使"失衡"转变为"平衡",达到治疗效果。扶正是基础,祛邪包括癌症的分期、恶性程度、患者的体质等,根据患者自身状态,选择祛邪方式及用药程度,维持机体自身平衡,使人与肿瘤和谐相处,达到"人瘤共存"。夏黎明强调,癌症初期患者体力状况较好,邪气尚浅,正气未伤,多属实证,以攻为主,扶正为辅,应侧重祛邪,即"祛邪所以扶正"。中药与化学治疗药物同时使用,效果最好。而晚期癌症患者若是整体阴阳平衡失调突出者,不从整体调治,只着眼

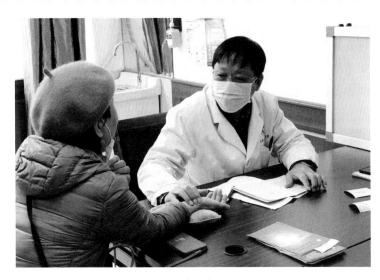

诊察患者

于局部治疗,往往无效,应从整体调治入手,改善患者全身反应状态,从而对局部瘤体病变产生良好影响。即扶正为基础,祛邪为辅助,随症加减。从整体观念出发,三因制宜,既调脏腑经络,又调气血阴阳,扶正、抗肿瘤兼施,临床疗效显著,达到晚期癌症患者治疗的最终目标,即延长患者生存期,提高生活质量。

3. 治疗肿瘤的用药思路

夏黎明总结,对于用药思路的把握有以下几方面:首先,需要真正做到对中药功效的熟练掌握,例如同样是清热解毒药物,因其药力所达部位不同效果也不尽相同。临床组方用药时针对病机要点,不同脏腑、气血阴阳以及三焦营卫之间药物的选择皆有侧重。其次,组方时药物的配伍用量也需仔细考量。肿瘤患者用药常常组方较大,一方常有20余味药物,那么其中药物的性味归经如何配伍,归不同经的药物与患者病机要点有何内在联系,不同作用的药物在药方中的用量如何、占比多少,如何配比才能避免药物的毒副作用从而达到最佳疗效,都是考量的重要方面。肿瘤患者病情复杂,不能指望一副药方解决所有的问题,但在权衡之下能解决患者的主要矛盾便是医者的用药目标。再者,就是目前中药质量下滑,药材可析出的有效成分明显减少,不同于之前道地药材有效成分较多,这就需要医者使用多味药材配比来达到与之前道地药材相仿或相同的功效。因此对于中药的种植、采集以及炮制过程的实地考察就显得尤为重要。夏黎明行医数十载,曾多次前往道地药材的生产种植基地参观学习,对各类药物的性味归经以及功效成分等了然于胸,因此才能在实际运用中做到挥洒自如。

4. 强调防治结合治肿瘤

夏黎明治疗癌症患者从整体观念出发,讲究三因制宜,防治结合。他认为,患者是一个整体,不能只见疾病,不见患者。临床治疗,既要辨证施药,又要重视患者心理、调

279

畅患者情志,食疗药治同步,增强患者体质,防治结合,达到治疗疾病、防止癌症恶化的效果。恰如《格致余论》所言:"忧怒抑郁,朝夕积累……肝气积滞,遂成隐核。"这说明长期的情志不畅会导致正气亏损、脏腑功能失调,而大量临床实践证明,患恶性肿瘤这一事实对患者而言是一种极强的心理应激,这种应激反应对于临床治疗有着极大的反作用。因此夏黎明特别重视心理治疗,首先通过心理干预如谈话、建议患者改善生活方式等给予患者战胜肿瘤的信心,预防患者产生抑郁、自我评价过低、易激惹等负面情绪。其次建议患者多出门常锻炼、呼吸新鲜空气,强健体魄的同时抒发胸臆,内外兼治。

另外,夏黎明主张食养与药养相结合。唐代名医孙思邈云:"为医者,当须洞晓病源,知其所犯,以食治之,食疗不愈,然后命药。"肿瘤患者在治疗中应注意养治结合,强调均衡营养,注重扶正补虚,五谷为养,五果为助,五畜为益,五菜为充,因病而异,因人而异,切勿千篇一律,亦不能失之偏颇,否则有害无益。

(二)临床经验举隅

"谨守病机,各司其属"乃夏黎明的一个重要思想。病机乃中医认识和诊治疾病之根本,在疾病的发生、发展及演变过程中扮演着重要角色。《内经评文灵枢》中曰:"病机者,病源与病舍、病证之交际也。"《类经》中亦有云:"机者,要也,变也,病变所由出也。"此皆可表明"谨守病机"之必要。夏黎明认为临床中唯辨病识机、治病求本,方能准确论治、疗有所效。夏黎明指出,肿瘤之病因、病机可谓复杂多变,若要概括,则可为正虚为本,邪实为标,虚实夹杂。即在肿瘤的发生发展中,内因、外因相合,共同作用于机体,以致一身脏腑之正气耗损,此为病之根本。在此基础上阴阳气血均受其影响,表现为阴阳失衡、气血失调,久之则气滞、血瘀、痰凝、毒结等病理产物滋生,相互作用,日久则积滞而成有形肿块,此为标实。而肿瘤内生后,邪盛正衰,会进一步耗伤人体正气,致气血阴阳亏损日益为甚。故临床中万不可对肿瘤之病机简而以言。

夏黎明常言,临床中肿瘤之发展必为五脏六腑、气血阴阳反复纠缠,故诊疗时需逐层、逐断、逐部位分析。不仅需考虑肿瘤之病因病机,还需考虑疾病的发展、演化程度。在诊治过程中,其一应辨病为何期,其二应辨虚实比重。治当早期攻邪,中期攻补,晚期补虚,过程中需时时注意虚实变化,做到扶正不留邪,祛邪不伤正。

夏黎明对肿瘤导致正气虚衰具有独到见解。其认为,临床中正虚需先辨脏腑,再辨气血阴阳。肿瘤患者主要病机常有以下3个方面:

一是脾气不足,运化无力,痰湿内蕴。脾乃后天之本、气血生化之源,《脾胃论》云:"元气之充足,皆由脾胃之气无所伤,而后能滋养元气;若胃气之本弱,则脾胃之气既伤,而元气亦不能充,诸病之所由生也。"夏黎明亦认为肿瘤之化生与脾胃息息相关。其认为脾为孤脏,居中央而灌四傍,主运化、统血。脾主一身之运化,则若脾气不足,可见运化无权、气化失司,津液输布障碍,以致水湿痰饮等病理产物滋生,日久成癌。另水湿中阻,一方面可从寒化,以伤脾阳致湿盛阳微,另一方面,可从热化而成湿热。故夏黎明在

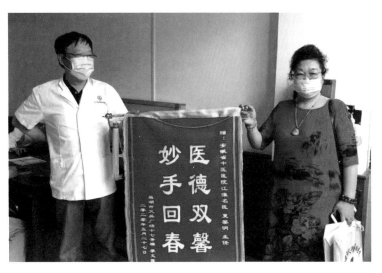

收到患者的感谢锦旗

临证遣方用药中,皆以顾护脾胃正气为要旨,此思想可谓贯穿疾病始终。肿瘤早期,补中益气健脾,有助于顾护正气,以抗外邪。肿瘤中晚期,虚证日甚,此时更需扶脾之正气以壮机体,增加抗癌之力。如在临床诊治中,夏黎明常选用太子参、黄芪、甘草、炒山药、炒白术、白扁豆等益气健脾、甘平之品,从脾论治,以养正气,达到"养正积自消"的目的。

二是癌毒内聚,毒盛火热,阴虚津亏。其一,中晚期肿瘤患者癌毒已成气候,其毒盛火热,不仅极易耗伤体内阴精,亦会灼烁气血津液,形成阴虚之象,进一步耗伤人体一身正气。其二,阴虚火旺,久之则进一步引动内火,热灼津液,致津亏不足,难以载血,以致瘀血内生。其三,阴虚内火滋生,灼津为痰。临床上阴虚一般可见于肝、肺胃、肾等,治当滋肝阴、补肺阴、益胃阴、滋肾阴。夏黎明常用百合养阴润肺、石斛益胃生津、女贞子补肝肾阴。

三是阳虚不化,痰凝瘀阻。夏黎明认为,受各种内外因的影响,癌症患者不仅可见阴虚,亦可见阳虚症状。一方面阳气虚不化阴,致阴成形,主要表现为津液不化,郁久为痰;另一方面,阳虚则机体易失温煦,易致气滞血瘀。且当癌症晚期发展到一定阶段后,会出现气血阴阳俱损之象,其病位也会进一步涉及三焦脏腑。遇到此类患者,治疗上可酌加肉桂、肉苁蓉等温阳之品。

典型案例:患者戴某,女,48岁,2019年12月16日初诊。主诉:确诊右肺腺癌2年余,右侧胸闷伴咳嗽、咳痰3个月余。现病史:患者2017年9月因无意中发现左颈部包块就诊于外院,肿块活检病理示:淋巴结转移性微乳头状腺癌,结合免疫标记考虑肺来源。2017年9月16日胸部CT平扫显示:①两肺弥漫性小结节影,右肺上叶前段胸膜下结节软组织密度影;②纵隔及双侧腋窝多发淋巴结影。评估临床分期ⅣA期(cT1bN3M1a)。后于外院接受特瑞普利单抗联合培美曲塞+卡铂治疗共5个疗程,再行单药培美曲塞化疗共32个疗程。2019年11月7日胸腹部增强CT提示肺部病灶增大,且肝内出现转移,伴有多发骨转移,2019年11月18日血液样本分子病理检测提示KTR5B-RET融合突变,遂开始口服靶向治疗药普拉替尼400 mg,每日1次。12月门诊求治,症见:神清,精神可,咳嗽痰多,纳呆,倦怠乏力,胸闷不适,盗汗,心烦不寐,大便干结,舌淡红,苔薄黄,脉濡滑。

中医辨证分型:毒热互结,气阴两虚。

治则:清热解毒,益气滋阴。

药用:太子参10 g,鸡内金10 g,白花蛇舌草10 g,炒薏苡仁10 g,胆南星10 g,炒山药15 g,土茯苓15 g,旋覆花10 g,生地黄10 g,熟地黄10 g,鱼腥草15 g,焦山楂10 g,神曲15 g,蛇莓10 g,女贞子15 g,猪苓10 g,黄连5 g,车前子10 g,生白术15 g,甘草6 g,黄芪10 g。每日1剂,水煎服,早晚餐后分服,30剂。配合回生口服液口服。

按:气虚可见纳呆、倦怠乏力等。故用太子参、炒山药、生白术、甘草、黄芪、胆南星益气健脾化痰,车前子、猪苓利湿。毒热互结,方用白花蛇舌草、炒薏苡仁、土茯苓、鱼腥草、蛇莓、黄连清热解毒。兼见盗汗、心烦寐差、大便干结等阴虚之证,方用生地黄、熟地黄、女贞子滋阴。并以旋覆花降气消痰、调畅气机。另佐以焦山楂、神曲、鸡内金顾护脾胃。

2020年1月27日二诊:盗汗、心烦不寐症状好转,咳嗽减轻,现胸闷不舒,咳嗽痰多,肢体困重乏力,食少纳差,舌质淡胖,苔薄腻,脉濡滑。上方去女贞子、生地黄,加用厚朴10 g、白豆蔻10 g化湿行气,瓜蒌皮20 g宽胸散结,垂盆草15 g、凤尾草15 g、田基黄10 g以增强清热解毒利湿之效,服法同前,30剂。配合回生口服液口服。

2020年2月18日三诊:患者胸闷明显改善,咳嗽、咳痰减少,疲乏症状好转,食欲稍差,睡眠不佳,舌质红,苔黄,脉细数。上方去旋覆花、厚朴、白豆蔻,加用酸枣仁15 g、合欢皮10 g、茯苓10 g、远志10 g以养心安神。服法同前,30剂。配合回生口服液口服,随访3年,患者生活质量良好,定期复查CT,病灶稳定。

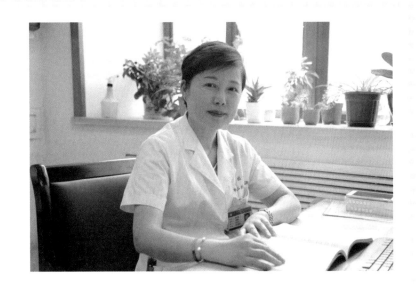

曾永蕾

一　名医小传

曾永蕾,女,安徽六安人,主任医师,博士研究生导师,安徽中医药大学第二附属医院肿瘤科主任。国家中医药管理局"十三五"重点学科肿瘤科学科带头人,安徽省中医药管理局第二批省级中医优势(特色)专科肿瘤科专科带头人。安徽省跨世纪中医学术和技术带头人,安徽省名中医学术经验继承人指导老师,第二届安徽省名中医,第四届江淮名医。

兼任安徽省中医药学会肿瘤专业委员会副主任委员,安徽省中西医结合学会肿瘤专业委员会副主任委员,安徽省抗癌协会常务理事,安徽省医学会肿瘤内科学分会常务理事,安徽省临床肿瘤学会常务理事、肺癌专业委员会副主任委员,合肥市抗癌协会常务理事。

1986年毕业于安徽中医学院中医专业,精习临床,致力于中医药防治恶性肿瘤37载,重视辨证论治、整体观念,针药结合,提出从阳虚来认识肿瘤;擅长运用中医、中西医结合理论,综合应用中药、针灸等特色疗法来治疗内科疑难杂症和肿瘤,在肿瘤放、化疗及靶向治疗所致副反应,如化疗所致骨髓抑制、神经毒性,靶向治疗所致皮疹及腹泻,放疗所致放射性口腔黏膜炎、放射性肺炎(肠炎)等的防治以及中晚期肿瘤的综合治疗方面经验丰富。长期从事中医临床、教学和科研工作,主持省级科研课题4项,参与国家及省级科研课题6项,在核心期刊发表学术论文15篇。

二 学术特色

(一)中医治癌理念

1. 辨证论治为先,辨病与辨证相结合

辨证论治是中医精髓,辨证就是运用中医理论通过四诊八纲,详尽搜集患者的临床症状和体征,通过去伪存真,由表及里,由此及彼的细心分析,归纳、推理、总结而得出来的包括病因、病机、病理性质及正邪斗争情况的综合概念,它反映疾病的本质和症结所在。论治就是根据辨证的结果,采取相应的治疗大法,立方遣药,祛邪防变,调整人体阴阳失调后脏腑功能的紊乱状态,而达到阴平阳秘。临床实践中可以发现辨证论治由于受历史条件的限制也存在着不足,不同的病可以表现为相似的证,同一种病也可以表现为不同的证,所以在临床实践中应重视运用现代医学手段明确疾病的诊断,辨证与辨病相结合,以求给予患者最恰当的治疗,使临床疗效得到提高。

2. 重视整体观念,扶正与祛邪相结合

在肿瘤的治疗过程中,既注意扶正,也注意祛邪。扶正既包括运用中医药的手段补益正气,也包括西医支持治疗和改善免疫功能的生物治疗等;而祛邪不仅指中医的发表、攻下、清解、消导等治法,快速有效地杀死肿瘤组织的手术、放疗、化疗等措施也可以理解为祛邪,但其治疗的不良反应对机体功能有一定的影响。因此,临床上将扶正与祛邪有机结合,在手术治疗、放疗、化疗的同时,运用中药和生物治疗方法来调整机体整体功能状态提高免疫力,从而达到治疗肿瘤的目的。

3. 从阳虚认识肿瘤的发生、发展

中医学认为"阳气"是运动的、温热的、无形的。《素问·生气通天论》曰:"阳气者,若天与日,失其所则折寿而不彰。"可见"阳气"在推动和激发人体所有脏腑经络进行正常的生理活动过程中起着极其重要的作用。若阳气不振,机体的生长发育、气血津液的新陈代谢、五脏六腑的正常运转等一系列正常生命活动都将无法维持,最终导致机体脏腑功能的衰败、疾病的产生。

现代医学认为,恶性肿瘤系基因损伤致基因突变,表现为细胞的生长失控、缺乏分化而异常增生。肿瘤是从量变到质变的过程,其发生是通过多阶段逐步演变来实现的,肿瘤细胞通过一系列进行性改变而逐渐变成恶性的。细胞的分化与增殖分别为中医学"阳化气"与"阴成形"作用所致。阳化气不足,则阴成形不节,表现为细胞分化能力低下,不能成熟,畸形生长且旺盛,最终导致肿瘤细胞的积聚及无限增殖,符合现代医学对恶性肿瘤生物学特性的认识理解。阳虚无以化,不仅贯穿整个恶性肿瘤疾病发生、发展及转归过程,且为根本致病因素。肿瘤的形成则可理解成是阳虚导致阴盛的病理产物、

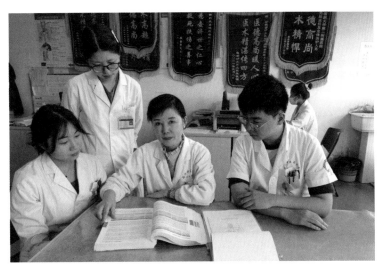

带教学生

外在表现。由此认为,恶性肿瘤的本质是阳气虚损、阴毒积聚。

4. 提倡针药并用,内治与外治相结合

中医针药并用的"药"是指药物,以内服为其特征;"针"是指以针刺为代表的各种通过体表刺激产生治疗作用的方法,包括艾灸、拔罐、刺血等,以外治为其特点。中医针药并用是指在中医理论指导下,同时使用中药和针灸两种治疗措施以达到防病治病目的的治疗形式。

临床实践中常常同时使用药物、针灸对某种疾病的病因或证候从同一个方面进行治疗,通过针药并用,使两方面的效应叠加而提高疗效,同时可减少药物的用量或降低针灸治疗的刺激量。如治疗脾气虚弱、中气下陷的胃下垂时针刺中脘、足三里,配合服用补中益气汤治疗,可以取得满意效果。以益气活血、化瘀通络的中药合并针刺具有养血活血、行气化瘀作用的穴位治疗各种痛证可以取得较好疗效。而对于某些虚损病证,针灸虽能调整和激发机体功能,但因只是一种外在刺激,所以收效缓慢或疗效难以持久,无法保证疗效的稳定性。在这种情况下,在给予针灸治疗的同时,给予血肉有情、益肾填精之品,以助针灸疗效的发挥。在肿瘤的治疗实践中亦常介入针灸手段,如运用穴位注射的方法防治化疗所致胃肠道反应,灸疗神阙穴防治伊立替康所致腹泻及针灸辅助治疗癌痛,神阙穴温阳灸治疗恶性腹腔积液等,均取得较满意疗效。

(二)肿瘤并发症的诊治特色

1. 癌性疼痛治验

联合应用中医药镇痛治疗是我国癌性疼痛治疗的一大特色。如何科学、合理地联合中医药进行镇痛治疗是目前的重要课题之一。中医典籍中并无关于癌症疼痛的明确

记载,但是关于疼痛的描述较多。如《素问·玉机真脏论》载"大骨枯槁,大肉陷下,胸中气满,喘息不便,内痛引肩颈,期一月死",类似晚期肺癌疼痛;《千金要方》中"食噎者,食无多少,惟胸中苦塞,常痛,不得喘息",是对食管癌疼痛的描述。癌性疼痛的病机特点为虚实夹杂,"虚"责之气血亏虚,正气不足;"实"责之痰浊凝结,寒凝血瘀,热毒结聚。故应以补益正气、调理气机、活血祛瘀、散结止痛等为治疗要务。

曾永蕾临床擅用针灸联合中药膏剂治疗癌性疼痛,临床取得较好疗效。温针灸即针刺和艾灸,针刺能畅通筋脉、活血化瘀,艾灸可温经通络、鼓舞气血,因而温针灸能行气行血,通调脉道,起到"通"的作用,通则不痛。关于温针灸穴位的选择,以足三里、合谷、内关较多,同时根据原发病变和疼痛部位配合相应的配穴或背俞穴。内关为"血脉之连络",刺之可理气止痛、宁心安神;合谷可调畅气血,刺之可促进筋脉畅通;针灸孔最擅治血病,活血行气,以保血气畅通;列缺乃任脉的延伸,可沿袭其作用,刺之可补肺益肾、养气活血;针灸中府主肃降肺气、理气顺气;针灸足三里可补中益气、通经活络。上述穴位合用,可舒筋活络、行气活血、滋养筋脉,符合"通则不痛"的治疗原则。安徽中医药大学第二附属医院自制龙星止痛膏,以血竭活血化瘀、散瘀止痛、生肌敛疮,地龙通络止痛、清热镇惊,二者同用,清热解毒、活血化瘀、止痛镇惊,为君药。以僵蚕化痰散结;五灵脂疏通血脉,散瘀止痛;马钱子通络止痛,散结消肿;生半夏消肿止痛;木鳖子散结消肿、攻毒;生胆南星消痰镇惊;冰片清热解毒止痛,为臣药。诸药合用,清热解毒、活血通络、消肿止痛。

2. 癌因性疲乏治验

癌因性疲乏与中医学"虚劳""神劳"表现相近。恶性肿瘤为消耗性疾病,患者一般都有脏腑虚损的表现,主要体现在脾胃亏虚、肝肾不足,从而导致患者出现体虚乏力、纳寐不佳、神志迟缓等表现。曾永蕾认为,虚劳的病因主要可概括为先天不足、后天失养及病后失调,其病机主要责之五脏亏虚,尤以肺脾肾亏虚为要,也可因气血阴阳虚损引起。治疗上多从补益着手,配合理气、活血、祛痰等治疗原则。选用经典方补中益气汤、归脾汤辨证加减(黄芪、太子参、白术、茯苓、甘草、薏苡仁、陈皮、当归),气血虚则入党参、鹿茸,脏腑虚则配伍熟地黄、枸杞子等补脏腑之要药,痰多则入法半夏、厚朴等。此外灸法通过温通经络、调补气血,多用于虚劳、虚寒类疾病。安徽中医药大学第二附属医院肿瘤科采用培土固本灸治疗癌因性疲乏,取穴以任脉气海、关元为主,配以足太阳膀胱经肾俞及胃经下合穴足三里。其中气海、关元为补气要穴,艾灸此二穴可补气以助精血化生,达到气血双补之目的;肾俞属足太阳膀胱经,为肾气所注之处,艾灸肾俞可培本固肾,通过对先天之脏的温补,发挥调补五脏气血、补心脾、益肝肾等作用;足三里属于土经土穴,可以"益后天而养先天,调脾胃而运中州,强身而延年益寿",艾灸此穴能调补后天。故对气海、关元、肾俞、足三里进行艾灸治疗,可有益气补血、温通经脉、调补脏腑的功效,增强机体免疫力,进而改善癌因性疲乏。

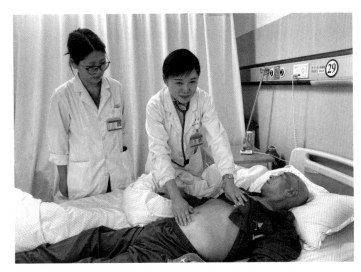

教学查房

3. 肿瘤高凝状态治验

高凝状态属"血瘀证"范畴,属本虚标实证,正气不足为本,正气不足是肿瘤发病机制的基础,也贯穿于整个肿瘤的发生、发展和治疗过程。外感六淫、气机失调、饮食不节、外伤、年迈久病等为标,两方面共同导致血行不畅、血瘀内停,发为血瘀证。因此,曾永蕾在治则中体现扶正固本、活血化瘀的思想,在治疗肿瘤血瘀证患者时,该治则占有重要地位。《灵枢·九针十二原》记载:"凡用针者,虚则实之,满则泄之,宛陈则除之。"以理气活血、祛瘀生新为治疗原则,选取手、足阳明经配合太阴经等腧穴。主穴:曲池、天枢、足三里、膈俞、委中、地机、三阴交;配穴加减,如气虚者加气海、血海,气滞者加合谷、太冲、行间,血虚者加脾俞、胃俞、太白,阴寒内盛者加关元、肾俞。针刺以上穴位可以疏通经络气血,从而调血、理血、行血,起到活血化瘀之功,并提高人体正气,以达理气活血、祛瘀生新的目的。

4. 化疗药物外周神经毒性治验

化疗药物所致外周神经毒性归属于中医学"血痹"范畴,其病机为气血两虚、气滞血瘀、营卫失调,而致筋脉失养、络脉痹阻,属本虚标实之证。同时肿瘤患者素体虚弱,又接受手术治疗及化疗等,更致气血亏虚,脾胃运化失调,从而导致正气不足、脉络空虚。曾永蕾临证取穴主要以手、足阳明经的腧穴为主,阳明经为多气多血之经,络属脾胃;脾胃为五脏六腑之海,主润泽与调养宗筋,宗筋主约束骨骼,有利关节运动。主穴主要包括曲池、内关、合谷、血海、足三里、三阴交等,诸穴共奏疏经通络、活血化瘀、补益肝肾、养血柔筋之效,对患者的肢体麻木或疼痛具有很好的改善作用,并能提高化疗患者机体免疫力,减轻化疗的不良反应,从而改善患者整体状况。

杂病专家

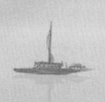

王文章

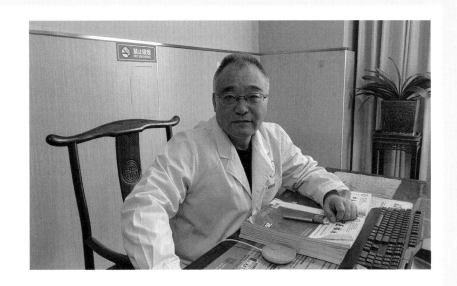

一 名医小传

王文章,男,安徽泗县人,主任中医师。安徽省跨世纪中医学术和技术带头人,安徽省名中医学术经验继承工作指导老师,首届安徽省名中医,享受宿州市政府特殊津贴。

兼任中国中西医结合学会呼吸病专业委员会委员,安徽省中医药学会肺系病专业委员会、肾病专业委员会、治未病专业委员会常务委员。

1988年自安徽中医学院毕业于后在泗县中医院工作至今,2017年成立"王文章安徽省名中医工作室",2018年成立"王文章全国基层名老中医药专家传承工作室",先后培养13名学术继承人,其中本院医师7人,对口帮扶乡镇卫生院、村卫生室中医师3人,先后整理形成临床诊疗方案2套,经验协定方及中医适宜技术方案27个。

从事临床工作30余年,擅长运用中医药手段治疗痹证、脾胃病、眩晕病、顽固性失眠、难治性咳嗽等疑难杂症。在辨证调护上提倡"三通",即"心通":心胸豁达、情志舒畅;"胃通":进食有序、健运有司;"便通":二便通调、排泄有常。强调医患沟通和医患之间的全方位配合。在新冠病毒肺炎肆虐期间,主持制订中医药治疗新冠病毒肺炎基础方及增强免疫预防方,并在全县推广使用,反响良好。

二 学术特色

王文章主张临证病因多由"虚、郁、湿、瘀"引起,认为人之生命,首重"精、气、神",气生于精,精化为气,精气重盛,神自活跃,反之,神不充旺,定然精气不足。所以治则上遵循首护肝脾、再固阳气、后通利诸邪的基本原则。肝为先天之本,肝藏血、主疏泄,《读医随笔》云:"医者善于调肝,乃善治百病。"护肝则气机条达、气血畅通;脾为后天之本,气血生化之源,护脾则健运有司,五脏六腑、经络气血旺盛;《黄帝内经》云"阳气者,若天与日,失其所,则折寿而不彰",所以养护阳气是治病之根本,阳固则营卫调和,推动有力,有助于散寒除湿、活血化瘀、驱邪外达;通利诸邪以通利大便为重。

王文章临床处方用药有四个基本原则:①以中医辨证论治为基础,不要拘泥于"病"的异同,而是注重于"证"的区别;②与西医辨病相结合,借鉴西医对疾病的病理研究,提高中医药治疗的靶向性;③注重个人用药经验,比如治疗心系疾病常辅以养心安神定志类药物,治疗虚劳类疾病在补气养血的基础上常辅以厚朴三物汤开胃行气;④结合现代药理研究结果。在辨证调护上王文章尤其注重"三通",即"心通":心胸豁达、情志舒畅;"胃通":进食有序、健运有司;"便通":二便通调、排泄有常。另外要加强全过程、全方位的医患沟通,医患配合是中医药取得临床疗效的一大重要因素。

(一)泄泻病诊治经验

泄泻是以排便次数增多,粪质稀溏或完谷不化,甚至泻出如水样为主症的病症。泄泻的基本病机为脾胃受损,湿困脾土,肠道功能失司,病位在肠,脾失健运是关键,与肝、肾、大小肠密切相关,大小肠司泌浊、传导;肝主疏泄,调节脾运;肾主命门之火,暖脾助运,腐熟水谷。若脾运失职,小肠无以分清泌浊,大肠无法传化,水反为湿,谷反为滞,合污而下,则发生泄泻。《素问·举痛论》曰:"寒气客于小肠,小肠不得成聚,故后泄腹痛矣。"《素问·至真要大论》曰:"暴注下迫,皆属于热。"《素问·阴阳应象大论》有"湿盛则濡泄""春伤于风,夏生飧泄",指出风寒湿热皆可致泻,并有长夏多发的特点。感受外邪、饮食所伤、情志不调、禀赋不足及久病脏腑虚弱均可致脾病湿盛,脾胃运化功能失调,肠道分清泌浊、传导功能失调而致泄泻。而健脾运脾化湿,行气导滞是基本治疗法则。

王文章根据多年临床经验,自拟"健运止泻方",以葛根、黄芩、黄连、赤芍、白芍、甘草、柴胡、半夏、枳实、厚朴、白及、茯苓、白术、大黄、莱菔子、鸡内金、砂仁、蔻仁、藿香、佩兰等药物加减。方中葛根解肌清热,煨用能升清止泻;黄芩、黄连苦寒清热燥湿;赤芍、白芍、甘草除湿缓急,止痛止泻;柴胡理气疏肝;枳实、白及、半夏、厚朴行气消食导滞;茯苓、白术健脾化湿;大黄泻下攻积,清热泻火;莱菔子、鸡内金行气健胃消食;砂仁、蔻仁健脾化浊除湿;藿香、佩兰芳香化湿止泻。诸药配伍起到健脾运脾化湿、行气导滞止泻的作用。

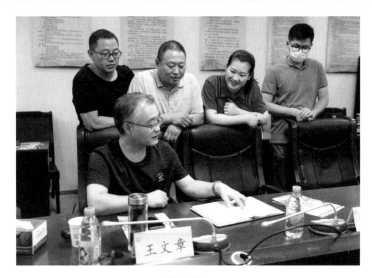

指导学生

注:治疗泄泻伴红白黏冻要用生葛根,无红白黏冻用煨葛根;枳实配伍白及是治疗消化性溃疡效果很好的药对;赤、白芍配伍甘草的比例为4:4:1,有除湿缓急、止痛止泻的作用;方中大黄用量在3g以下,后下,既能泻下解毒,又可防其苦寒伤胃,若大黄用量大于10g,应配伍炒白术30g以上,这样既无苦寒伤胃之弊,又能通下解毒;莱菔子配伍鸡内金,有健胃消食导滞作用;藿香、佩兰配伍芳香化湿,可以改善口苦、口干症状。若大便溏泄,加炒山药、炒芡实、炒薏苡仁、炒扁豆;若患者会阴潮湿瘙痒伴有舌体中后部苔厚腻加用苍术、黄柏治疗。全方健脾运脾化湿,行气导滞止泻,临床疗效良好。除应用药物治疗泄泻外,还要注意情志调畅、起居有常、饮食有节,慎防风寒湿邪侵袭,宜进食清淡、富营养、易消化食物,避免食用生冷不洁、油腻碍胃之品。也可以用中药足浴、足底穴位按摩,适当休息,适当参加体育锻炼等方法预防泄泻。

(二)心系病诊治经验

心居胸中,心包围护其外,心主血脉,为生命活动的中心;又主神明,为五脏六腑之大主。心在体合脉,其华在面,开窍于舌,在液为汗,在志为喜,通于夏气。心不受邪,外邪入侵,多为心包所受。心之本脏病多起于内伤,如禀赋不足、脏气虚弱、病后失调以及思虑过度伤及心脾,均可导致心阴虚或心阳虚。若思虑太过,气机郁结,津液凝聚,生痰化火,痰火上扰,或气滞脉中,瘀血阻络,或饮邪阻遏心阳,可出现心之热证和实证。临床常见血脉运行障碍和情志思维活动异常表现。由于心为“君主之官”“五脏六腑之大主”,故心系病证常可引起其他脏腑功能失调;同时,其他脏腑的病变,也可影响心的功能,临床多伴心悸气短、喘促、汗出、胸闷胸痛、痞闷胀满、心烦懊憹、夜寐不安、纳差等症状。心系病的辨证,临床多见气阴两虚,甚则阳虚水泛,兼见夹痰、夹湿、夹瘀、夹郁。心系病的治疗,实证宜损其有余,兼用重镇安神。虚证当补其不足,兼以养心安神。同时注意阴中求阳,阳中求阴;攻补兼施,脏腑兼顾。

王文章根据多年临床经验,自拟"益气宽胸宁心汤",方选黄芪、当归、川芎、太子参、麦冬、五味子、桂枝、白芍、甘草、远志、酸枣仁、柴胡、黄芩、半夏、茯苓、生白术、炒白术、砂仁等药。全方以益气养阴、温阳活血、健脾化饮、重镇安神为主,临证用此方加减,颇有疗效。方中重用黄芪60 g以上,用意有二:一是滋阴补血固里不及,阳气外亡,故重用黄芪补气而专固肌表;二是有形之血生于无形之气,有形之血不能速生,无形之气应当急固,故重用黄芪大补脾肺之气,以资化源,使气旺血生。配以少量当归养血和营,则浮阳秘敛,阳生阴长,气旺血生。太子参、麦冬、五味子三药合用,一补一润一敛,益气养阴,生津止渴,敛阴止汗,使气复津生,汗止阴存,气充脉复。麦冬酒炒,既能祛其寒凉之性,又能使其直通心脉。桂枝与黄芪配伍,桂枝得黄芪,益气而振奋卫阳;黄芪得桂枝,固表而不致留邪。芍药养血和营而通血痹,与桂枝合用,调营卫而和表里。固表而不留邪,散邪而不伤正,邪正兼顾。茯苓健脾利水,渗湿化饮,既能消除已聚之痰饮,又善平饮邪之上逆,与桂枝合用,为温阳化气、利水平冲之常用组合;与白术合用,为健脾祛湿的常用组合。在此体现了治生痰之源以治本之意。久病易入血分,川芎为血中之气药,善于行气疏肝、活血通脉。柴胡、黄芩、半夏取小柴胡汤之义,心系病多日久,情志不遂,气机郁结,易化火,易夹湿夹痰,以柴胡疏肝理气,黄芩清少阳郁热。半夏与砂仁降逆和胃,温中化湿。心系病久多见心烦懊憹,夜寐不安,加用远志、酸枣仁平心安神,祛痰开窍,有利于心气的运转,"神定则心安"。若心衰严重者,可用薤白加附子,回阳救逆。此外,心系病对生活质量影响较大,还须重视与患者的沟通,增强信心,避免焦虑,舒畅情志,有助于临床取得更显著的疗效。

(三)从肝论治失眠症

睡眠过程为气血运行畅达、脏腑阴阳调和的结果,而失眠患者多存在思虑过度、精神紧张、生活饮食习惯不良等问题,与心、肝、脾、肾等具有密切关系。其中,肝主疏泄与睡眠关系最为密切。肝主疏泄,可调节情志,协调气血运行,失眠症病机大多为肝失条达,导致疏泄失常,致心肝血虚、心肝火旺以及肝肾亏虚。《素问·刺热》曰:"肝热病者……胁满痛,手足躁,不得安卧。"肝藏魂,其魂随寐而出入游返于内外,如肝被邪热所扰,气机不发,则魂不入肝,反张于外,神不安居而致不寐。《黄帝内经》曰:"肝者,将军之官,谋虑出焉。"肝藏魂,主情志,喜条达,恶抑郁。若数谋不决或情志不畅则肝气郁结,气枢不转,欲伸则内扰神魂而致不寐。肝失条达,久郁则化热,热久必生火,火热上扰心神致心火亢盛,则夜不安寐,因而"肝郁化火"是贯穿失眠症始终的重要病因病机。当肝气保持舒畅条达时,肝火方可无以为生。

因而王文章根据该证型,自拟"清肝安神汤",药用柴胡、黄芩、白芍、枳实、厚朴、磁石、龙骨、牡蛎、栀子、淡豆豉、茯神、半夏、茯苓、白术、五味子、远志、酸枣仁等。全方以疏肝养心、镇静安神为主,在临床获得良好效果。柴胡疏肝解郁,白芍敛阴养血柔肝,与

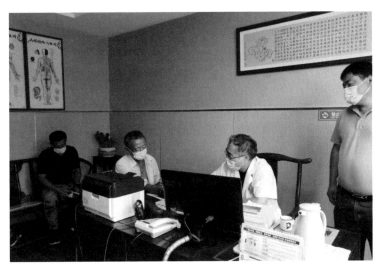

门诊诊疗

柴胡合用以补养肝血、条达肝气;黄芩善清肝胆气分之热,与柴胡合用,使枢机得以和畅,具有较好的疏散肝胆郁热的作用;半夏、茯苓、白术健脾宁心安神,配远志、茯神养血补心安神,助心气而宁心安神;枳实、酸枣仁合用行气安神;磁石、龙骨、牡蛎镇静安神;甘草补脾、清热,调和诸药。心胸烦热懊恼,起卧不安,是无形郁热扰于胸膈所致,合栀子豉汤,用苦寒之栀子清心胸烦热,辛、甘、微苦寒之豆豉升散郁热。二药相须伍用,散胸中之邪气,宣泄无形之郁热;虚烦失眠,心悸不安,口干眼干,眠差易头痛,头目眩晕,是肝血不足、虚热扰神所致,肝藏魂,内寄相火,肝血虚则魂不安,虚火扰心则神不宁,加用五味子、炒枣仁等,五味子入肺、心、肾经,收涩固敛,益气生津,补肾宁心,酸枣仁入心、肝经,养血补肝、宁心安神,二药相配伍,共奏舒养肝宁心安神之效;合并齿衄者,加用栀子、丹皮,栀子泻三焦之火兼除烦、清热凉血,丹皮清热凉血活血,凉血而不留瘀,二者为伍,清肝热、凉血分,以求衄止;大便不通者,加用大黄及枳实、厚朴,三者合用通腑、行气、排便,注意大黄小剂量(2~5 g)使用,通利大便而不伤脾胃。

失眠症患者的主要病位在心和肝,而方中药物选择大多归于心、肝两经,归心经药物有宁心安神镇静效果,从而使火热上扰以及心神不安的症状消除;归肝经的药物大多为苦寒之品,可以疏肝解郁、清热泻火,从而使肝胆郁热等症状消除。在现代药理学研究中也发现,入心经与肝经的药物,多具有镇静以及调节免疫的功效,从而改善睡眠质量。诸药合用,使肝气得疏,全身气机畅达,解少阳表郁。郁得散则热得清、肝胃调和;心神无扰则神魂相安、营卫调和,得以安然入眠。除药物治疗之外,还注重患者的精神调摄,劝其解除烦恼,消除思想顾虑,避免情绪激动,睡前不吸烟、不饮酒、不饮浓茶,并采用热水泡脚、揉按足心等养生方法,适当参加体育运动,更有助于改善失眠。

293

(四)妇科病诊治经验

王文章在妇科疾病的治疗中,秉承"女子以肝为先天"理念,强调肝在女子生理、病理中的重要作用。早在《黄帝内经》中就已注意到肝在妇科中的作用,如《灵枢·五音五味》曰:"妇人之生,有余于气,不足于血,以其数脱血也。"所谓有余于气,主要指女子最易为情志所伤,而致肝气郁滞。所谓不足于血,指女子在经、带、胎、产中最易耗血失血,盖女子以血为体,以血为用,经、带、胎、产为其具体表现形式。月经易耗伤阴血,妊娠经停更需阴血滋养胎儿,分娩时又易动血失血,娩后亦需阴血上行化为乳汁哺乳婴儿。故谓女子"以血为体,以血为用",而常表现为"不足于血"。肝为藏血之脏,故女子经、带、胎、产之种种疾病,无不直接累及肝脏。女子以血为本,若素性抑郁或七情内伤,或他脏病变伤及肝木,则肝的功能失常,影响冲任,导致妇科疾病。可见,女子病理特点,一为情志病,二为血病,而此二病与肝的关系,较之他脏更为密切,更为直接。

由于女子的月经与肝密切相关,所以王文章临床治疗女子月经病也多从治肝着手,临床上自拟"疏肝通利调经汤",药用熟地黄、当归、川芎、赤芍、白芍、丹参、黄芪、水蛭、茯苓、炒白术、生白术、山药、山萸肉、柴胡、黄芩、半夏、枳实、厚朴、甘草、薄荷(小剂量)。本方以逍遥散、小柴胡汤合黄芪四物汤为基础方加减,通调气血,取自在逍遥之意。柴胡疏肝解郁,薄荷助柴胡疏肝,当归、白芍养血调经,白术、茯苓、甘草健脾和胃,煨姜温胃行气。

若伴经行腹痛、瘀阻明显,加三棱、莪术、延胡索理气行滞止痛,配伍黄芪益气,气为血之帅,气行则血行;瘀阻经少者必用水蛭,《神农本草经》记载:"水蛭最善食人之血,而性又迟缓善入,迟缓则生血不伤,善入则坚积易破,借其力以攻积久之滞,自有利而无害也。"张锡纯说:"凡破血之药多伤气分,唯水蛭味咸,专入血分,于气分丝毫无损,且服后腹不觉疼,并不觉开破,而瘀血默消于无形,真良药也。"现代药理学研究证明:水蛭含有一种抗凝血物质的水蛭素,其具有抗凝血和扩张血管、促进血液循环等作用,取其破血逐瘀、通经消癥功效。少腹冷痛伴恶心呕吐者加吴茱萸、黄连、法半夏、陈皮和胃降逆,取左金丸疏肝、和胃、止痛之意;月经过多者予丹皮、白及、仙鹤草、茜草凉血止血;热盛者加黄柏、黄芩、黄连等清热泻火,配小剂量大黄泻下,牛膝引血下行,使邪有出路;若经行不畅,予桃仁、红花活血祛瘀止痛;若经来点滴即止加枸杞、山萸肉、丹参、香附以滋养肝肾,填精益血,活血调经。

王家琳

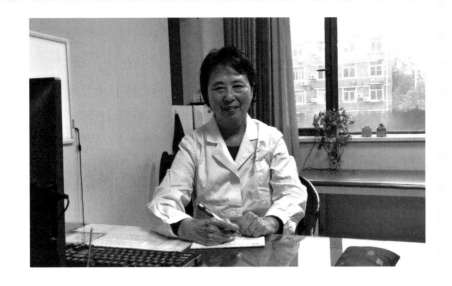

一 名医小传

王家琳,女,安徽合肥人,主任中医师,教授,硕士研究生导师。安徽省跨世纪中医学术和技术带头人,第五批全国老中医药专家学术经验继承工作指导老师,首届安徽省名中医。获中国中西医结合贡献奖、安徽省"巾帼发明家"十佳奖。

曾任中国医师协会中西医结合医师分会内分泌与代谢病学专家委员会委员、中华中医药学会糖尿病专业委员会委员,安徽省中西医结合学会活血化瘀专业委员会副主任委员,安徽省中医药学会内分泌代谢病专业委员会副主任委员、肾病专业委员会常务委员,合肥市中医学会副理事长,《中医药临床杂志》编委等。

自安徽中医学院中医专业毕业后分配至合肥市第三人民医院,得名医黄养田主任的指点,成为科室医疗骨干。后调入合肥市第一人民医院中医科工作。作为合肥市第一人民医院、合肥市滨湖医院中医科主任,带领医院两个院区重建中医科病房,为两个医院"三甲"复审做出了重要贡献,医院获批"全国综合性医院中医工作示范单位",中医科先后成为"十三五"合肥市中医重点学科、安徽省重点专科糖尿病专科等。建有"王家琳安徽省名中医工作室",培养多名中医人才。先后发表学术论文30多篇,承担省市级科研项目5项,获国家发明专利1项、安徽省及合肥市科学技术进步奖2项。

二　学术特色

王家琳从事中医内科临床工作近50年,擅长内分泌代谢病及其并发症、甲状腺疾病、咳喘病、肾病、脾胃病、心脑血管病的诊治。对复杂性头痛、皮炎、湿疹、乳糜尿、带下病、关节痛、癥瘕包块、肿瘤术前术后等的调治有特效。门诊量大,责任心强,运用中医药治愈了很多西医诊断清楚但缺乏有效治疗手段的疾病。对内科疑难病的研究有一定的创见,并在临床治疗中取得一定的效果,得到广大患者的认可。

(一)承上启下治心脑病

心悸、眩晕是心脑病的常见症状。临床上经常是眩晕的同时伴有心慌,而胸闷心慌的同时见有眩晕欲仆,"心脑同病",相互牵连。《黄帝内经》有"无痰不作眩""无虚不作眩""无风不作眩""无瘀不作眩"之载。《素问》有"心藏神""心者,君主之官也,神明出焉"之论。正常情况下,心的气血旺盛,则精神充沛,大脑思维敏捷;若心有病变时,则可致精神神志异常,出现眩晕、心悸、失眠、健忘、昏迷、癫狂等症状。由此可见,心脑为人体生命活动的中心。心主血脉受阻,脑缺血供,则眩晕心悸。心居胸中,为"君主之官",心和脑位于上,共同主宰人的精神意识和思维活动,故心脑疾病应"承上",承上即"清脑养心"。

《素问》曰:"心主舌。"《灵枢》曰:"手少阴之别,系舌本。"心脑疾病常可通过舌体和舌的功能异常来反映。如舌色淡白无华,为心气虚脑供血不足而致眩晕、心慌;舌红绛少津则为心阴亏损、阴虚火旺上扰脑窍而致眩晕、心慌;舌色紫黯或舌体强硬为心脉瘀阻、瘀阻清窍等,均可致气机紊乱,而致眩晕、心慌等症。临证时应根据脏腑间的相互关系,从气机着手,重视相关脏腑间的变化,如肺主气,脾运气,肾生气为气之源,肝肾同源。调理各脏腑运化功能正常,则心脑无病,此为"启下"。调理气机,健运相关脏腑,消除病因,"承上"(清脑养心)"启下"(健运化浊)是治疗心脑疾病的关键。

心悸、眩晕的病变过程中,诸多因素彼此影响,证候间相互转化或兼夹。如因心气虚气运无力,津液失于流转,聚湿生痰,而痰湿又可阻碍脾胃,后天生化乏源,加重气血亏虚;痰湿中阻,郁久化热,或有肝郁气滞,气郁化火,而致痰火为患,甚则火盛伤阴、阴液暗耗,或肾阴素亏、水不涵木,致肝肾阴虚于下、阳亢于上,气机逆乱,发为眩晕、心悸。再如肾精不足,精不化气,阴阳两虚或肾阳不足而作眩。久病入络,久病成瘀,病情迁延难愈,以致反复发作。故气血水三者,病常相因。气机滞则痰、浊、瘀血留而为害,气机顺则四肢百骸濡润条达。根据"气机病则眩晕生"的病机变化,临床采用清养化浊法,消除痰、浊、瘀之病理产物。根据心脑同病患者病形、脉证、所夹之邪,抓住主要矛盾,治疗应有所侧重,随其表里、上下、虚实分而施治。宗"益气通络、顺气分导"之基,分别辅以清肝降火、祛痰化浊、补肾健脾、活血养血等多种治疗之法,灵活变通,"风火相

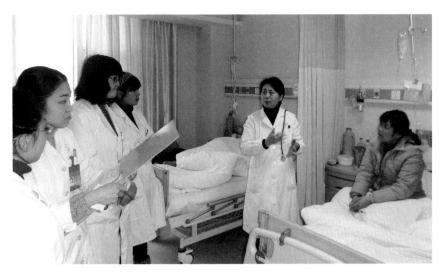

教学查房

息、痰瘀祛除、津血流行、水火共济、整体平衡",以达心脑同治的目的。因此,对于心悸、眩晕的临床治疗,应"心脑同治"。心、脑同为上,治应"承上"即"清养"顺其气机,以防气逆。上病下治,治理气机使其出入平衡,调理相关脏腑功能正常,即为"启下"。"承上启下"治心脑,使其眩晕、心悸的临床证候消失,心脑得宁。

1. 理气滋阴,平抑肝火之逆乱

肝为风木之脏,内有相火寄存,体阴用阳,其性刚,主升主动,赖水滋养。或由肝郁化火、肝阳上亢;或由精液有亏、阴虚血燥,以致热而风阳上升,脉络阻塞,头目不清,眩晕、心慌欲扑。治疗当理气降火、滋阴清热。可用天麻、钩藤清肝热,栀子、黄芩降肝火,白芍、川芎柔肝体,柴胡、郁金理肝气。对于肝肾阴虚所致肝阳偏亢、虚火上炎而致眩晕、心悸者,以龙骨、牡蛎、龟板、麦冬、生地黄等平肝滋阴潜阳,或以复脉汤、地黄饮子加减主治。正如《临证指南医案》中指出:"是介以潜之,酸以收之,浓味以填之,用清上实下之法。"理气滋阴,平抑肝火之逆乱,承上启下以治眩晕、心悸。

2. 益气醒脾,复健中州之升降

脾胃为后天之本,气血生化之源,胃气不伤则化源不竭。现今之人,因生活条件改善、肥甘厚味不忌、滋补甚多,导致脾运不利、湿浊偏盛,加之七情内伤,气机郁结,导致健运失常,困顿中州,若予益气养血填精之方,从脾胃虚弱、精血衰少而治,则实者更实,无效者多。因而治疗当调畅气机,辛香化浊,使脾胃复苏,升降有司,生化有源,则心悸、眩晕治愈有望。遣方用药宜味多量轻,如佛手、紫苏、木香、厚朴、香附。多择二陈健脾燥湿化痰;白术、茯苓健脾淡渗;兼脾胃虚弱者,可入人参、厚朴益气健脾。脾阳虚加附子、干姜,行气补虚,灌滋其苗之根本。脾升胃降,从而使心气足,气血旺,心宁脑清,眩晕、心悸证消。

3. 运气行水，解化痰浊之滞碍

痰之为害，成因不一，心悸眩晕，自非一端。治疗上，必辨其起源而后治之，方能直中要害，药到病除。就肺而论，肺失宣降，水失通调输布，津液留聚而生痰致晕致悸。就肾而论，肾阳气虚，无法化气行水，水泛而为痰可致眩晕、心悸。明代医学家王纶云："痰之本水也，原于肾；痰之动湿也，主于脾。"祛痰溯源，肺、脾、肝、肾缺一不可。健运脾气、滋固肾水，以求其本，再根据痰、饮、水、湿的不同，疏肝气、提肺气，分别选用相应的运化之法，如五苓散、温胆汤、清眩化痰汤、半夏白术天麻汤加减，临床上均可用于心脑疾病的治疗选方。天南星、白芥子温阳化饮；茯苓、泽泻淡渗逐痰，石菖蒲、远志化痰开窍。如有痰湿中阻，郁久化热，形成痰火为患，甚则痰火盛而伤阴，形成阴亏于下、痰火上犯的虚实夹杂之眩晕心悸者，则加黄连、竹茹清热化痰。后可缓缓投之六君子汤、补中益气汤等方调补脾胃。

王家琳总结说，心悸、眩晕病位在心脑，其重心在清养调理气机运化之能，复利气血之流转，随证治之。并佐以清、补、吐、消、和、下之法，通畅经络，恢复相关脏腑功能，承上启下综合治疗心脑之疾，心悸、眩晕之证即可消除。

（二）行气、清热、滋阴、化瘀法治疗糖尿病

糖尿病属中医消渴病范畴。中医学对消渴病的认识源远流长，早在《黄帝内经》中就有"消瘅""消渴"等病名，并指出正虚与嗜食膏粱厚味是其病因。王家琳治疗糖尿病首从病因病机出发，结合临床症状加以辨证论治。根据多年临床经验及消渴病的病因病机特点，在前人的基础上总结出行气、清热、滋阴、化瘀治消渴的方法，结合临床体征，辨证论治，每每取效。

1. 对病因病机的认识

一为痰、浊、瘀互结生毒。消渴病的病因比较复杂，禀赋不足、饮食失节、情志失调、劳欲过度等均可导致消渴。消渴病变的脏腑主要在肺、脾胃、肾，病机始则主要在于肺阴津亏损，燥热偏胜，阴虚为本，燥热为标，两者互为因果。阴越虚则燥热越盛，燥热越盛则阴越虚。脏腑之中，虽有所偏重，但往往又互相影响。肺、脾胃、肾之中，肺为娇脏，主气，肺热阴虚，以致气化失调，脾运受阻，胃强脾弱而见中消之消谷善饥、乏力肢软等。累及肾，肝肾同源，肝肾亏损，痰湿内生，因气虚和痰湿阻络生瘀，痰、浊、瘀滞留而在体内蕴结生毒，肝肾的气化失调，而致消渴多尿、尿甜等症。故而其病机根本在肺、脾、肾和五脏六腑的失调，导致体内痰、浊、瘀互结化热生毒，气阴亏虚，脉络受损，而致诸症俱生。所以临床治疗应因人而异，辨证论治，行气、清热、滋阴、化瘀灵活施治，方可取效。

二为湿热。饮食不节，恣食肥甘厚腻，形体日益肥胖，湿郁化热。再者脾虚湿蕴，脾失健运，湿浊内盛，郁久化热。治当芳香醒脾、清热化湿。药以黄连、天花粉、苍术、藿

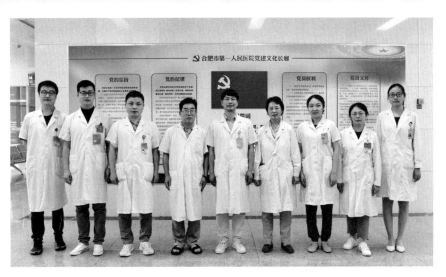

与工作室部分人员合影

香、法半夏、陈皮、厚朴、砂仁、佩兰、玉米须等清中化湿,芳香悦脾。

三为燥热化火。素禀亏虚,或因情志失调,肝郁化火,内火燔灼,或房事过度,阴精耗伤,水亏火旺,"下焦生热,热则肾燥,肾燥则渴",灼热内生,阴虚热淫。治宜清热润燥,佐以养阴,药用石膏、知母、天花粉、芦根、北沙参、地骨皮、石斛等。

四为热结血黏。湿热、燥热郁结日久,煎熬津血,血液黏滞,运行不畅;瘀郁日久化热,治当清热凉血化瘀,药用制大黄、桃仁、赤芍、丹皮、丹参等。消渴日久,气阴两虚,气虚则津液转输失常,津液滞留,化为痰浊;阴虚生内热,煎熬津液,亦炼津为痰。气虚失于摄血,血不行则血溢脉外,形成瘀血;虚火灼津熬血,血溢脉外或血行不利,则瘀血阻络,导致糖尿病血管神经病变等多种并发症。

2. 辨证立法精细准确

辨证立法精细准确是治疗的关键。消渴病有肺燥、胃热、肾虚致消之别;肝藏血,体阴用阳;肝主疏泄条达,肝气疏畅,气运血行,阴阳平衡,身体健康。肝失疏泄,肝阴亏损,肝肾同源,肾阴亦虚,肝肾阴虚,阴虚血稠,气运不畅,瘀血阻络而生他病。正如《血证论》谓"瘀血在里,则口渴,所以血与气本不相离,内有瘀血,故气不得通,不能载水津上升,是以发渴,名曰血渴,瘀血去则不渴矣"。因此,痰瘀贯穿消渴整个病程,到后期阴损及阳,阳虚寒凝,血运无力,瘀血痰浊阻滞,使病情更加复杂,因此行气、清热、滋阴、化瘀治法,适合糖尿病的治疗全过程。

3. 辨证论治

随消渴病的动态发展变化,消渴病分肝郁脾虚、脾虚胃热、热盛津伤、气阴两虚、气阴两虚兼瘀、阴阳两虚等证型。根据多年临床经验及消渴病的病因病机特点,王家琳总结了行气、清热、滋阴、化瘀的总治则。在临床上消渴以阴虚燥热为本,但莫拘泥于此。

阴虚燥热,耗伤津血,津亏液少,不能载血循经;燥热内灼,煎熬营血,必致血瘀。瘀血又可化热伤阴,形成恶性循环。而脾胃耗伤,脾气亏虚,运化不行,湿浊内生,郁而化热。因此,治疗消渴,应抓住气阴两虚之本,痰、湿、瘀、燥热之标,标本同治。辨证论治要注重邪实,即湿热、燥热、瘀热、痰浊;每多互为因果,兼见共存,治应兼顾,针对主次配药方可取效。

4. 病案举例

徐某,男,69岁。2013年5月13日初诊。有糖尿病史10年。近日自觉双目干涩,双下肢水肿,以右下肢为甚。足底和足趾麻木疼痛,手指灵活性差,时感麻酸。平素以口服二甲双胍、格列齐特等降糖药治疗为主,空腹血糖16 mmol/L,尿糖(+++),尿蛋白(++)。初诊时症见神疲乏力,纳呆,目干涩,视物不清,口干舌燥,大便干结,尿黄浊,腰酸,下肢水肿,四肢有走窜麻木感。舌质红,苔薄黄,脉弦细滑。诊断:(中医)消渴病;(西医)2型糖尿病,糖尿病肾病。脾肾两虚,痰瘀阻络而致。治予清养化浊、健脾益肾、化瘀通络。

处方:薏苡仁、山药各30 g,石斛、黄芪各20 g,玉米须15 g,山茱萸、生地黄、牡丹皮、六月雪、黄柏、茯苓、知母、生白术、僵蚕、连翘各12 g,泽兰、泽泻、鬼箭羽、佩兰各10 g,灵芝6 g,水蛭、全蝎各3 g,芦荟0.5 g。7剂,水煎内服,每天1剂,分两次口服。

二诊:服药7剂后,目干涩感消失,下肢水肿减轻,仍感觉手指麻木,大便通畅,夜尿1次,查空腹血糖9 mmol/L,尿常规示蛋白(+),尿糖(+)。予上方加三七10 g,继服14剂。

三诊:患者双下肢水肿消失,足底麻木感减轻,查空腹血糖5.6 mmol/L,尿常规(-)。舌质稍紫,苔微白,脉细。加木瓜12 g。继续口服2周,足底麻木感消失,肢体不适感消失。嘱其适时锻炼,控制饮食。随访2年,该患者病情稳定,未见反复而愈。

[按]上方中山茱萸、生地黄、黄精滋养肝肾,加清肝泻浊之品黄柏、连翘、知母、佩兰等清养泄浊;黄芪、灵芝益气健运,合山茱萸酸甘益气养阴,消除疲劳,配以化浊的泽泻、芦荟等药物合用,补中有清,清中有补,补中有化,有效地纠正了消渴病脾肾两虚的证候。消渴日久,出现肢体麻木不仁、视物不清等症状,乃痰瘀阻络所致,故于方中加入鬼箭羽、泽兰、水蛭、全蝎等养血活血、祛风通络之品,以改善脉道阻涩;加大石斛用量以益气养阴、清肝明目,缓解患者目干涩、视物模糊。诸药合用,清养化浊,健脾益肾,化瘀通络。患者服药后诸症俱除而愈。

叶脉延

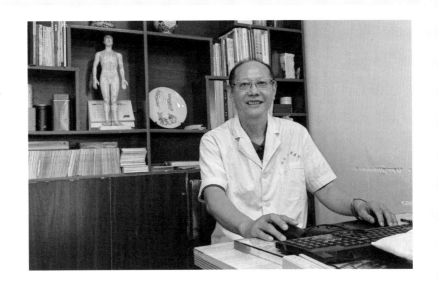

一 名医小传

　　叶脉延,男,安徽安庆人,副主任中医师。曾任安庆市中医院妇科主任、安庆市不孕不育研究所所长。首届安徽省名中医。获得安庆市科协系统先进个人、安庆市社区科普优秀分子和安徽省卫生和计划生育委员会、省中医药管理局"为培养中医药人才做出贡献"荣誉证书。安徽省健康素养巡讲团专家。

　　兼任中华中医药学会妇科分会委员、男科分会常务委员,中国民族医药学会男科专业委员会常务理事,世界中医药学会联合会妇科专业委员会、男科专业委员会、舌象研究专业委员会理事,安徽省医学保健养生研究会专家委员会专家,安徽省中医药学会第五届理事会理事、第六届监事会监事,安徽省中医药学会中医妇科专业委员会副主任委员、中医男科专业委员会副主任委员,安庆市中医药学会副理事长兼秘书长。

　　出生于医学世家,秉承世家为医之道,仁心仁术,在中医药工作岗位上已历37载,先后从事中医内科、中医妇科、中医男科疾病的诊疗和预防,理论遵古,思想尚易,方法寻便,疗效求实,同时积极普及中医药文化,时刻不忘身为中医药从业人员的职责和使命。建有"叶脉延安徽省名中医工作室",先后主持省、市(高校)科研课题6项,发表学术论文18篇,主编、参编专著6部,获国家发明专利1项,安庆市自然科学优秀学术论文一等奖1次、二等奖2次。

二 学术特色

(一)遵奉《黄帝内经》,识病回归本体

叶脉延认为《黄帝内经》前三篇尤为重要,是中医理论基础的纲维,《上古天真论第一》《四气调神大论第二》《生气通天论第三》,给出了中医认识健康的标准、生活的方式、疾病产生的根由以及固护阳气、协调阴阳的治病大法。健康的标准为"恬淡虚无,精神内守,形与神俱",只要规避虚邪贼风,就不会发生疾病。其生活方式是"法于阴阳,和于术数,饮食有节,起居有常,不妄作劳";在饮食与心理方面"是以志闲而少欲,心安而不惧,形劳而不倦。气从以顺,各从其欲,皆得所愿。故美其食,任其服,乐其俗,高下不相慕,其民故曰朴。是以嗜欲不能劳其目,淫邪不能惑其心。愚智贤不肖,不惧于物,故合于道。所以能年皆度百岁而动作不衰者,以其德全不危也"。疾病的发生是"逆于天道,疾病丛生"。《素问·四气调神大论》曰:"逆春气,则少阳不生,肝气内变。逆夏气,则太阳不长,心气内洞。逆秋气,则太阴不收,肺气焦满。逆冬气,则少阴不藏,肾气独沉……所以圣人春夏养阳,秋冬养阴,以从其根……逆之则灾害生,从之则苛疾不起,是谓得道。"

《素问·生气通天论》中根据天人相应的观点揭示了"逆天气而伤阳"的真机,要"服天气而通神明",教人懂得固阳、护阳、培阳和补阳之重要性,这样才不会受六淫之侵害,尤其是寒邪之侵袭。正因于此,医圣张仲景写出了千古名著《伤寒杂病论》而成为后世临证圭臬、用药宝典。与此同时,《素问·生气通天论》中还指出饮食五味能致使五脏得病。有鉴于此,他提出治疗疾病需"道术并用,双管齐下",即形而上"祝由引之",形而下"辨证论治"的形神兼顾法,此法才是真正意义上的"治病必求于本"之法。

(二)以道御术,治病必求于本

中医的传承与运用有四个层次——道、法、术、器。《素问·阴阳应象大论》说"治病必求于本"中的"本"是落在道(形而上)的层面,而辨证论治的"本"是落在形而下的层面。

治病必求于本,是指治疗疾病时需寻找发病根本基础与根本原因,从而在根子上进行祛除。无论是内伤还是外感病,虽然辨证论治把疾病治好(这里指无症状和体征),但仍然存在发病的基础(逆道、失道),真正的危险因素并没有解除,故要懂得以道御术追究疾病的根本原因,探究阴阳的偏差与盛衰等,从源头上、从形而上的层面"祝由之"(指出疾病的根本所由,逆于四时气候,过于饮食五味,累于七情妄念等),从形而下的层面"辨证之",体、相、用三位一体,治病于无形。所以无论是为医者也好,养生者也好,防疾者也好,都应效法《素问·上古天真论》所说的做真人、至人、圣人、贤人的标准,成为真正意义上的健康无病之人。

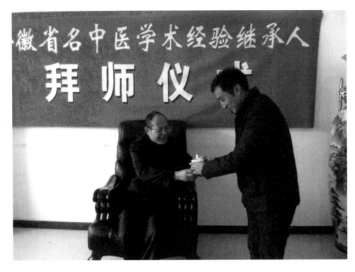

带教收徒

形而上失道必导致形而下欲病、偏差和疾病,故有未病、欲病(病之萌芽)、已病之区别,为医之道,当求上工,次通中工,下精技工。叶脉延在长期的临床实践中认识到,当今疾病大多数的形成与患者的体质因素、饮食习惯(嗜欲偏好)、生活规律、情志欲妄、所处环境、工作性质等有着直接的关联,所以处方用药无不究其根由。并总结出了用药五不效验之经验,即不忌口、偏嗜好影响疗效;少饮水、多厚味干扰疗效;心执重、不运动药效打折;逆天道、损阴阳药效不现;行不归、阴德伤药石无果。叶脉延还认为,为医者诊疾时应不皎不昧,无欲无求,方可精思不偏,以道御术。

(三)疑难杂证诊治方法策略

1. 重视脾胃是重要方法策略

针对同一种疾病,哪怕同一个人,不同的老中医用药,其结果都是有效,尤其是各种疑难杂症,何以故?是因为中医理论的自恰性,这种自恰性就表现在你无论是从阴阳入手还是从五行入手,都能使机体的阴阳平衡,趋于健康。东南主升为木(肝)、为火(心)为阳,西北为金(肺)、为水(肾)为阴,唯脾胃中央含摄四方,即含摄木火金水之关联性,概万物土中生,故治疗时,固护脾胃这一后天之本(中央戊己土),是调治、调理、调补、调摄、化生之关键,摄木以疏柔,摄火以宣养,摄金以清敛,摄水以润藏,顺性用药,气味兼顾,临床上只要在阴阳辨证方向上正确,用药子丑寅卯即无大碍。

2. 八法参用是重要方法

中医讲"三证":表证、里证、半表半里证,实则是讲一个相对的概念,它是疾病存在的一个相对状态,比如内里外表、脏里腑表,处于中间状态就是半表半里等。为了便于说明,借黑白太极图一喻,白为阳为表,黑为阴为里,中间则是半表半里,故治疗疾病,尤其是在遇到疑难杂症或无证可辨时,都可以从中间的半表半里入手,借助调节枢机,往往能起到意想不到的效果。所以历史上众多的"柴胡先生"就是抓住了这一契机,且疗效甚好。叶脉延不限于此,他察"三证",持"八法",参用之。

《素问·至真要大论》曰:"从内之外者,调其内;从外之内者,治其外;从内之外而盛于外者,先调其内而后治其外;从外之内而盛于内者,先治其外而后调其内;中外不相及,则治主病。"这是《黄帝内经》提出从源(因)论治疾病的次第,但往往临证时很多疾病是无法知所先后的,故叶脉延将中医治病八法汗、吐、下、和、温、清、消、补归为三法,即表法、里法与和法,也即解表法(汗、吐、下)、半表半里之法(和)、里法(温、清、消、补)。面对各种各样的疑难杂症时,只要辨有是证,即可用一法,或用二法,或三法同用,择其八法中的具体几法合用之,往往能起到十分明显的效果。

(四)诊治疾病的经验特色

1. 女性免疫性不孕治疗经验

在不孕夫妇中,免疫性不孕占5%~7%。西医治疗时间长,有副作用,依从性差。叶脉延根据《黄帝内经》中"正气存内,邪不可干""邪之所凑,其气必虚"的病因学理论,定性本病为"本虚标实",本虚即肾虚,是发病基础;标实是诱因,多有经期、产后失于调摄,或房室不洁,湿热内侵,与气血相搏,滞留冲任胞宫。因此,免疫性不孕的病因病机是肾虚血瘀或兼湿热毒。基于以上认识,他以补肾为主,用续断、桑寄生、菟丝子、枸杞子、山萸肉生精补肾,调补冲任,用丹参、赤芍、王不留行活血化瘀,行气散结,用金银花、野菊花、白花蛇舌草清热利湿解毒,用黄芪、当归益气养血,从而扶正祛邪,重建机体免疫平衡,明显改善和提高生殖功能。

2. 女性盆腔炎与输卵管阻塞性不孕治验

女性输卵管阻塞性不孕以及女性盆腔炎日益高发,多与现代人久坐不运动、嗜好辛辣、生活无规律、熬夜有着极大的关系;多因经期、产后或反复流产,手术损伤脉络,或七情内伤,气血不畅,导致胞门未闭,摄生不慎,风寒湿热内侵,留滞作祟,故而因虚致瘀,因瘀致湿,因湿生热,因滞而阻,使冲任气血运行不畅,阻碍精卵在生殖道的运行和摄纳,引起输卵管阻塞性不孕和盆腔炎。主要病机是本虚标实,虚实夹杂。故他认为治疗该类疾病,应从肝脏、从厥阴风木肝经和少阳胆经切入,在扶正的同时,注重湿、热、瘀、毒的祛除。

其理论依据:其一,女子以肝为先天,以血为本、为用,凡妇科疾病多与肝、血有关。《血证论》曰:"瘀血在身,不能加于好血,反而阻新血之化机。故凡血症,总以去瘀为要。"其二,肝属木,主生发之机,肝之气机条达,百病难生。其三,输卵管以及盆腔炎症的发生部位是在少腹两侧,为足厥阴肝经所属。故临床上叶脉延常以四逆散、大柴胡汤、小柴胡汤为主方,加上清热解毒的红藤、败酱草、络石藤、忍冬藤、蒲公英;活血行气

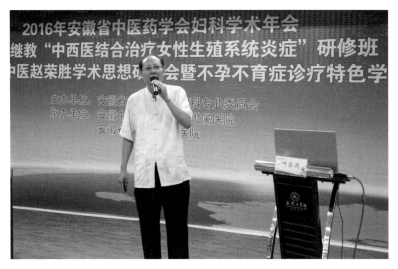

在安徽省中医药学会妇科学术年会上交流

的丹参、桃仁、红花、赤芍;祛湿的茯苓、泽泻、车前草;益气温阳的黄芪、党参、白术、桂枝、干姜、小茴香等,使气机调达,气通血畅。根据病之轻重不同,体质强弱不同,在活血化瘀方面,按照养血活血、活血化瘀和破瘀散结三个层次用药,每获良效。

3. 男性少、弱精子症经验

叶脉延在治疗男性少、弱精子症方面有两大特色。第一,在治疗次第上提出了先清后补之法,或调补并用、清补结合之法,杜绝一切唯补之法或单一补肾之法;第二,提出了从辨别体质的角度来治疗少、弱精子症。

近几十年来,男性的生育力在逐渐走下坡路,究其根本原因是外在的环境污染和内在的精神污染,同时加上现代人不注重饮食寒热,偏好膏粱厚味,久坐不动,生活无规律,性生活不节制以及七情偏执,欲妄重重。总之就是"逆道与失道",从而导致脾土损伤,肾气亏虚,五脏六腑皆摇,湿、热、瘀、毒丛生,生育力明显下降。《金匮要略》曰:"男子脉浮弱而涩,为无子,精气清冷。"隋代巢元方《诸病源候论》曰:"丈夫无子者,其精清如水,冷如冰铁,皆为无子之候。"此论已不是现代男性不育证的单一病机,而是"本虚标实"。本虚多责于肾阴阳偏虚,肾精不足,肾气亏损或者兼有脾肾两虚之现象。标实当责于湿、热、瘀、毒、滞等,故治疗上要一改过去只知滋补,不知清补、不知调补的惯性思维,避免一味地滋补,而导致滋邪留寇,出现越补越差之现象。鉴于此,叶脉延提出了先清后补,或调体再补,或清补结合的治疗男性少、弱精子症之法。

所谓"清",即清除体内的湿、热、瘀、毒、滞等,调整不正常机体状况和体质状态;所谓"调",即辨识患者体质状况以及当下的机体状态,给予中药干预调理;所谓"补",即对机体气血阴阳、五脏六腑的虚弱、亏损、不足给予填补与化生。

在清的方面,针对热与毒,常用清热解毒的金银花、连翘、蒲公英、红藤、败酱草;针

305

对湿,按上、中、下三焦之不同,分别予以宣肺化湿的杏仁、紫菀;健脾燥湿的茯苓、苍术、白术;利水渗湿的泽泻、薏苡仁、车前子(草)。针对瘀,常用活血凉血的丹参、赤芍、当归、川芎、丹皮;针对堵与不通,常用通经活络的路路通、王不留行子等;针对脾肾虚弱,常用四君子汤、玉屏风散、五子衍宗丸、六味地黄丸等,以及血肉有情之品的紫河车、鹿角霜等加减灵活运用。

在调体方面,他将患者主要分为四种体质类型。一是气阳皆虚质。体质特征:形体偏虚胖,乏力,倦怠少气,面色微黄或白,冬天畏寒怕冷,精神不振,大便多溏,小便清长,舌质淡或胖淡,苔薄白润,脉细弱或沉细。调体法则:益气温阳,健脾补肾。常用补中益气丸合金匮肾气丸加减。二是痰湿质。体质特征:形体肥胖,面色淡黄而暗,多脂、口黏、痰多,身重,苔多滑腻,脉滑大或滑中带弦。调体法则:益气健脾,化痰利湿。常用平胃散合二陈汤加减。三是湿热质。体质特征:面垢油光,易生痤疮,口苦、口臭,性情多急躁易怒,舌红苔薄黄或黄腻,脉滑数而弦。调体法则:清热解毒,活血利湿。常用三仁汤合茵陈五苓散加减。四是瘀血质。体质特征:瘦者居多,性格偏执,面色常暗,心烦健忘,失眠多梦,舌质多黯或有瘀点,脉涩或细弦。调体法则:活血化瘀,行气通络。常用桃红四物汤合四逆散或血府逐瘀汤加减。

总之在用药方面,清、调、化、补四法同用;如果重点进补,则必须有脾肾明显虚弱之象,临床上常见面白瘦弱,纳差少气,餐后易胀,精力不足,稍劳即累,或时感腰膝酸软,背痛怕冷,同房后疲劳乏力,音声低怯,舌淡苔薄白,脉沉弱或细弱无力症状,皆可从脾肾直接入手治疗。

吕美农

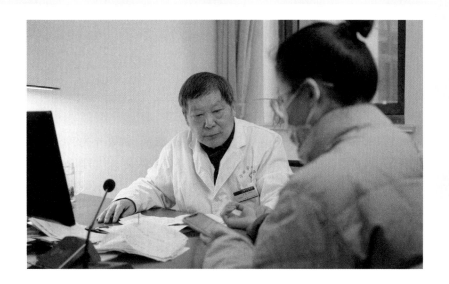

一 名医小传

吕美农,男,安徽旌德人,宁国市中医院主任中医师,宁国市中医院首任院长兼党支部书记。第五批全国老中医药专家学术经验继承工作指导老师,第一批安徽省中医药管理局跨世纪学术和技术带头人指导老师,首届安徽省名中医,安徽省名中医学术经验继承工作指导老师。先后获得"全国基层优秀名中医",全国及省、地、市卫生系统"先进工作者","安徽省最美中医","优秀共产党员"荣誉称号。

先后担任宁国市中医药学会会长,宣城市中医药学会副会长,安徽省中医药学会中医脾胃病专业委员会委员、名誉副主任委员。

1962年1月师承宁国市名老中医李宏奎先生,学徒期满正式行医,先后在云梯、虹龙、上门公社卫生院从事中医临床工作。1979年在全国中医药人员选拔考试中,以全县第一名成绩被录用并转为全民编制,承认大专学历,定职为中医师。刻苦钻研经典理论,善于总结临床经验,精通内、外、妇、儿各科,在治疗脾胃病和妇科病方面颇有特色,尤其对胃痞的辨治,抓住痞、满、痛三个主证,把握胃、脾、肝三个关联脏腑,追溯脾虚、肝郁、胃滞三个主因,运用好疏肝、健脾、行气和胃三个大法,是守正求源的典范。建有"吕美农全国基层名老中医药专家传承工作室",先后发表学术论文30余篇,编写出版《吕美农学术传承集》。

二 学术特色

(一)胃痞辨治主张四个"三"和"四不宜"

胃痞,又称痞满,是指胃脘部位的痞闷、胀满、钝痛不舒的一组自觉症状,临证时触之无形、按之不坚、压之不痛或隐隐作痛。有人认为,胃痞即慢性萎缩性胃炎,吕美农说似欠妥当,从其症状来看,它包括西医的慢性胃炎,特别是萎缩性胃炎、胃神经症、胃下垂、功能性消化不良等病。早在《黄帝内经》中就有"心痛痞满"的记载,《伤寒论》云"但满而不痛者,此为痞",《景岳全书》提出了虚痞和实痞不同的辨治方药。吕美农认为,由于现代人生活节奏快,工作压力增大,胃痞已经不单是受环境、气候、饮食失节的影响,有相当大的部分与心理、情志因素有关,即肝主疏泄功能受到影响,从而导致胃痞的发生,因为在脾主运化、胃主受纳,一升一降,腐熟水谷、运化精微的过程中,又必赖肝之疏泄功能,它们之间互为影响,又互为制约。

对病因病机的认识切不可呆板,要做到灵活综览,既是慢性,就不能归结于某一个致病因素,往往是多种因素作用的结果。无论证分几类,总不外乎胃、脾、肝,病变之初,是饮食劳倦伤及脾胃,湿热阻滞,气机不畅,脾失健运,胃失和降,日久则脾胃气阴受伐,气不行血,血不荣络,就会导致胃络血瘀,从气到血,从虚到瘀,痞满痛胀,程度不一,但临床上还是以气病为多见。

吕美农对胃痞的辨治,总结出了四个"三":三个主证是痞、满、痛;三个关联脏腑是胃、脾、肝;三个发病主因是脾虚、肝郁、胃滞;三个治疗大法是:疏肝、健脾、行气和胃。在具体应用上,虚痞当补,但补虚不可滋腻碍胃;实痞当泻、当行气导滞,但又不可过于温燥攻伐,针对虚多实少、虚实夹杂之候,要标本兼治,扶正祛邪并用。临床上经常是缓解症状不难,但要治愈不复发就不易了。这里既有幽门螺旋杆菌的根除问题、胃肠动力的障碍、胆汁反流等缘由,同时环境因素、饮食习惯、精神情绪等又往往难以改变。

中医调理有着较好的疗效,虽然方法很多,但总以疏肝行气和胃为要,无论是虚实夹杂之痛,还是寒热错杂之痞,无论是通补兼施,还是温清并用,重要的是要让气得通畅,肝得条达,胃得调和,而在遣方用药方面,吕美农强调"四不宜"原则,即药物不宜杂,药量不宜重,药性不宜过寒过热,药味不宜大辛大苦。他比喻治胃之法,当与人相交和为贵,要时刻不忘为脾胃减负(包括食物和药物),处处顾护脾胃之气。

(二)萎缩性胃炎的理法方药

中医无萎缩性胃炎之谓,它是西医所说的慢性胃炎的一种,属于"胃痞""胃痛"范畴。由于胃镜和病理检查的普及,临床诊断已经不难,难的是如何保持长期治疗效果,以及如何使胃黏膜病变、肠上皮化生逆转,即胃镜下得到改变的总有效率。

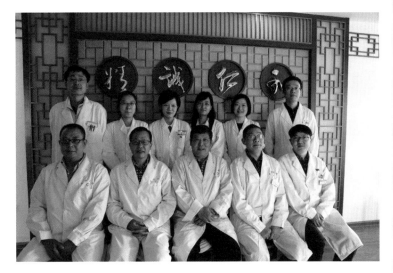

工作室成员合影

1. 痞满痛胀，主要症状无殊

西医的慢性胃炎，是指多种原因引起的胃黏膜慢性炎症，大体分为浅表性（又称非萎缩性）、萎缩性、特殊类型3类。慢性萎缩性胃炎是指胃黏膜已经发生了萎缩性改变的慢性胃炎，常伴有肠上皮化生，它是一种慢性进行性病变，由浅表炎症转变而来。也可这样认为，萎缩性胃炎是多种因素引起胃黏膜病变的最后阶段。本病的发展是一个逐步演化加重的过程，即由虚而热，由热而瘀，久瘀成毒，以致成为癌变前期乃至癌变期。而在临床所见，浅表性胃炎和萎缩性胃炎是一个疾病的两个阶段，故临床症状也基本相似，痞满痛胀是其共同特点，主要表现为上腹钝痛、饱胀、嗳气、吞酸、恶心呕吐、食欲不振、腹泻、乏力、消瘦等，两者无特异性，而胃镜和病理检查是金标准，可以明确诊断。在实践中，有症状较重而病变程度轻者，亦有仅感胀闷不舒而病理则是重度的了。应该说，四诊固然重要，但萎缩性胃炎的确诊必须借助于胃镜检查和病理。

2. 证型相同，治法基本相同

慢性萎缩性胃炎属胃痞范畴，它的基本病机在于中焦气机不利，脾胃升降失调，临床表现同慢性浅表性胃炎差别不大，故辨证分型上基本相似，治法也大致相同。虽然病之后期属胃阴不足、胃络瘀阻者不少，但总的辨证以脾胃虚弱、肝胃不和、脾胃湿热型为多，吕美农始终遵循"脾以守为补，胃以通为补，肝以散为补"的治疗原则，补字当先，用药灵活，在甘温调中基础上，结合不同证型，给予不同用药，气郁者宜疏肝行气，痰湿者宜燥宜运，夹瘀者和营通络，夹滞者消补兼施，热者清之，寒者温之，胃阴不足甘平调养，胃阳亏虚辛温通阳，络伤出血益气摄血，夹瘀者化瘀止血，这是常规之法。吕美农说，确诊为萎缩性胃炎的患者，大多已是体虚病久，实属先天不足、后天失养，故健脾补虚应贯彻始终。

3. 据证遣方,注重灵活用药

对于萎缩性胃炎的治疗,吕美农大体按照5个证型分而治之。其中脾胃虚弱者,用香砂君子汤合黄芪建中汤加减,以健脾益气养胃,药用炙黄芪、党参(或太子参)、白术、白芍、茯苓、姜半夏、桂枝、山药、木香、砂仁、佛手、炙甘草等;肝胃不和者,用柴胡疏肝散加减,以疏肝行气和胃,药选柴胡、白芍、醋香附、炒枳壳、青皮、陈皮、八月札、绿梅花、砂仁、炒川楝子、炙甘草等;胃阴不足者,用一贯煎合益胃汤化裁,以养阴益胃荣络,药用北沙参、麦冬、石斛、玉竹、乌梅、生谷芽、生麦芽、百合、太子参、白芍、鸡内金等;脾胃湿热者,用三仁汤合连朴饮化裁,以清热化湿和中,药用黄连、黄芩、藿香、茯苓、法半夏、川厚朴、石菖蒲、薏苡仁、炒扁豆、白豆蔻、砂仁等;胃络瘀阻者,用失笑散合金铃子散加味主之,以活血化瘀止痛,药选蒲黄、炒五灵脂、广三七、醋延胡索、炒川楝子、制乳香、制没药等。另外,对寒热错杂者,宜温清并用,辛开苦降,泻心汤加减;凡兼有疼痛者,选用醋延胡索、炒川楝子、白芍、徐长卿;脘腹胀满者,选用枳实(或枳壳)、川厚朴、大腹皮;反酸者选用乌贼骨、煅瓦楞子、煅牡蛎;呃逆嗳气者,用旋覆花、丁香、柿蒂、刀豆子;有胃热者,常用蒲公英,既清热,又健胃;对肠上皮化生与非典型增生者,常加入半枝莲、白花蛇舌草、皂角刺、莪术、蒲公英、乌药。

(三)心衰患者住院期间的遣方用药

心衰,即西医的心功能不全,是由不同病因引起的心脉气力衰竭,心肌受损,心动无力,血流不畅,逐渐引起脏腑功能失调,以心悸、喘息、尿少、水肿为主要临床表现的危重病证。临床有急、慢性之分,其急者,表现为怔忡、气急、不能平卧、端坐位、面色苍白、汗出如雨、口唇青紫、阵咳、咳出粉色泡沫样痰,脉疾数,即急性左心衰;慢性表现者为心悸、短气不足以息,夜间尤甚,不能平卧或梦中惊醒,胸中如塞,口唇爪甲青紫、烦躁、腹胀、右胁下瘀块、下肢水肿,即慢性右心衰或全心衰。其病位在心,为心之体用俱病,与肺、脾、肝、肾均相关,属本虚标实,本虚为气虚、阳损阴伤,或气阴两虚,或阴阳俱损,病初多为气虚,病久为阳虚,亦有见血虚阴虚的。中医原来没有心衰一病,分散于心悸、怔忡、喘证、水肿范畴,直到近些年才称之为"心衰病",对其治法基本上是按照慢性稳定期和急性加重期来分而治之。

总的来说,心衰病虚是第一位的。心气心阳虚衰,不能运血;肺气虚衰,不能通调水道;脾虚失运,水湿内停;肾阳虚衰,膀胱气化不利,病情反复发作,症状时轻时重,在病变过程中不断形成病理产物,为饮、为痰、为瘀、为浊,阻滞气机,以致气滞、血瘀、水结之标实之候,即"虚(气虚阳虚、心肺脾肾皆虚)、瘀(血瘀)、水(水停)"。基于此,益气、温阳、化瘀、行水就成为心衰病的根本大法,如心肺气虚者,多以保元汤主之;气阴两虚者,多选生脉散、炙甘草汤加减;阳虚水泛者,多以五苓散、真武汤、苓桂术甘汤加减;气虚血瘀者,多选补阳还五汤加减;水饮犯心肺者,多选葶苈大枣汤加减,方药因症而异,所谓

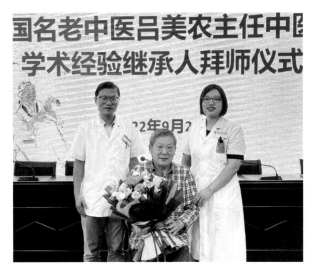

传承团队再添新人

有是症即用是方,病千变药亦千变。

吕美农指出,病房里的心衰患者,多处在急性发作期或急性加重期,表现为胸闷气急、喘促不安,或咳嗽痰多、心慌气短,或额汗如油、四肢厥冷重症危候。当此之时,无论是综合医院还是中医医院,都会立即采取一系列的纠正心衰措施,包括供氧,强心利尿,中成药针剂如生脉注射液、参附注射液、银杏叶注射液、丹红注射液、灯盏花素注射液等,都广泛应用于临床。查房或会诊时,要首先了解已在使用的西药、中成药情况,以便处方用药时考虑这些因素,调整用药方法和剂量,例如阳虚水泛证或阳虚喘脱证,静脉正滴注参附注射液,在选用真武汤或参附龙牡汤时,就可以不再用附子、干姜,或据情减少用量。阳虚症状缓解后的心率偏快,心气不足或气阴两虚的,可考虑用加味生脉散;同样,已静脉滴注生脉注射液的,就可以不用人参、麦冬、五味子或减量应用。凡心衰者,一定会用利尿剂,会诊处方时也同样不用或少用利水消肿之品,如猪苓、茯苓、泽泻、葶苈子、车前子之类,以避免同类性质药物的重复使用。

吕美农在查房时,对已用利尿剂的患者,多用健脾扶正之品,如黄芪、党参、白术、山药、薏苡仁、陈皮、玉米须;对痰浊蕴肺导致的咳喘痰多、胸闷气短,正在用强心、抗感染药的,就用二陈汤、瓜蒌衣、桑皮、杏仁、炒苏子、桔梗、丝瓜络来化痰通络。吕美农说,理论上要做到中西医融会贯通,实践中要做到中西医相结合,临床上要做到中西医相配合,处方用药时要做到中西药相融合,这样才能提高诊断率和治愈率。

(四)解郁安神治不寐

不寐,即失眠,临床上常以不能入眠来就诊者很多,其实它是很多疾病过程中的一个症状。中医对此病认识的时间很早,三千多年前的殷墟甲骨文中就有关于寐、寝、梦的记载。《黄帝内经》称之为"目不瞑""不得卧""不得眠",在《难经》四十六难中就阐述了老人不寐的病机为"血气衰、肌肉不滑、荣卫之道涩，故昼日不能精，夜不能寐也"。张仲景的《伤寒论》《金匮要略》记载有黄连阿胶汤和酸枣仁汤治疗失眠，现仍指导和应用于临床。应该说，中医治疗不寐一病，有其独特疗效和优势。

1. 病机上崇尚神不安则不寐

吕美农认为，当下患不寐的重要原因在于情志所伤。现代人生活节奏快、思想压力大、精神负担重，易致睡眠障碍。或因情志不遂，肝气郁结，气郁化火，郁火扰动心神，神不得安，故而不寐；或由五志过极，心火内炽，心神扰动而不寐；或因思虑太过，损伤心脾，心血暗耗，神不守舍，脾虚生化乏源，营血亏虚，不能奉养心神而不寐；还有心肾不交，因心阴不足难以牵制心火，或肾水不足不能上济心阴共制心火，则心火不能下温而独亢于上，形成水火不济、亢而无制的状态，亢则害就会出现心烦、失眠的症状，此类心肾不交的失眠尤多见于更年期妇女。

不寐病位在心，其发病与肝郁胆怯、脾肾亏虚、胃失和降等相关，但无论何因，最终都必然导致心神失养或心神不安而不能寐。所以吕美农在分型论治不寐时，往往都会选加几味养心安神之品，他说，要使寐安，必须神宁，也只有心神安定，其他诸症方可迎刃而解。在诊治过程中，尤其做到认真细心，不厌其烦，耐心听取患者的倾诉，注意患者对失眠情况的描述，反复询问患者患病新久、持续时间，是入睡难，还是中途醒后再寐难，抑或易醒、早醒。连续多日不寐、反复缠绵，甚则彻夜辗转不安，这是真不寐，常伴有心烦易躁、焦虑不安、头晕、健忘、纳呆等焦虑、抑郁症状，而易醒、早醒或再入寐难者，为继发性睡眠障碍，相比之下，症情轻一些，中药调理起来效果会更快更好，有时稍加心理疏导语言暗示，可起到药半功倍之效。

2. 治疗上力倡解郁安神为主

吕美农十分认同不寐一病实证者少，虚证者多，虚实夹杂者尤多的论断，证分肝气郁结、痰火内扰、心肾不交、心脾两虚、心胆气虚、血瘀内阻等多型，但具体到患者个体往往多型互见，所以在治疗上常合法并用，其中疏肝解郁、养心安神尤为重要，吕美农常常在应证方药中，选加合欢花、合欢皮、酸枣仁、柏子仁、夜交藤、茯神、淮小麦、白芍、五味子、百合等品。从药物性味功能来看，合欢花、皮甘平，功能解郁安神，一皮一花，相得益彰；酸枣仁味甘酸性平，具有养心阴、补肝血、宁心安神、敛汗生津之功，是治疗因心神失养所致的心烦不眠、惊悸多梦的要药；柏子仁味甘质润，性平和，养心阴而安神，应用于阴血不足、虚烦失眠、心悸怔忡等症；夜交藤味甘，补虚益阴，滋肝肾以安神，尤能协调阴阳，以上5味药物均属养心安神药，都具有甘润滋养之性。茯神是茯苓中间抱有松根的白色部分，称之为"抱茯神"，味甘淡，功能宁心安神，对心神不安、惊悸失眠效果好；淮小麦味甘，功能养心除烦，是治疗心神不宁、烦躁不眠的主要药物，尤适宜于妇人脏躁症；白芍为补血药，能养血柔肝，酸收敛阴，平抑阴阳，酸入肝，偏于益肝之阴血，又有敛阴止汗的作用；丹参活血，养心肝之血，又清心凉血，除烦安神；五味子味酸、甘温，有益气滋阴、补肾宁心之功,对心神失养或心肾不交之虚烦不眠的效果很好。

　　吕美农在临证时,还善于像对待朋友那样与患者进行深入交流,耐心启发,加以安慰,帮助患者解开心结,引导患者用平常心去对待生活中的烦琐事。对那些缺乏信心的患者,敢于肯定用药效果,以鼓舞患者树立勇气和信心,坚定患者的意志,同时叮嘱患者平时保持良好的生活习惯,戒烟忌酒,少喝浓茶,消除顾虑,适当锻炼和参加力所能及的体力劳动,鼓励患者常与亲友沟通和交流,保持乐观向上的积极情绪,做到精神愉悦,这些都有利于不寐的治疗和健康的恢复。

孙明辉

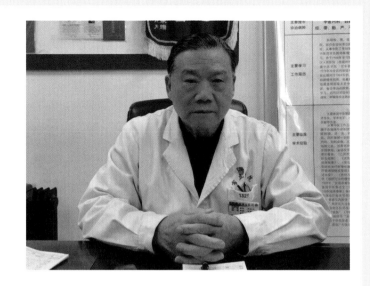

一 名医小传

孙明辉，男，安徽宿州人，中共党员，宿州市立医院主任中医师。首届安徽省名中医，安徽省名中医学术经验继承工作指导老师，宿州地区科技拔尖人才。因工作出色个人事迹曾被党报《拂晓报》专题报道。

1964年毕业于安徽中医学院中医专业，从事中医药临床工作已60多年，1984—1985年在上海中医药大学附属曙光医院师从国家级名老中医张羹梅、张伯臾、张鸿祥、万希文、陆昌圣等，擅长中医内科肝、脾、肾疾病及妇科经带胎产、不孕不育等疑难病症的诊治。

在长期的临床工作中，博览医籍，发奋为医，始终坚持"尊古而不泥古""古方今病则不相能"的理念，坚持疗效是检验医生理论和实践结合是否正确的标准，不断突破，推陈出新，古今中西无不搜求，善于在临床中详体细察，融会贯通。

长期思考中医"不传之密在于量"之说，特别重视"对药"的应用，辨证精确，善于组方，精于配伍，寒热并用，表里并用，处方用药多由古今数个方剂化裁而成，药味虽多然而不乱，主次分明，配合巧妙，结构严谨。建有"孙明辉安徽省名中医工作室"，编辑出版《孙明辉医疗经验集》，撰写学术论文30余篇，并有论文在中日东西医学研讨会上交流。

二 学术特色

孙明辉在长期的中医工作中认识到:疗效是检验医生理论和实践结合是否正确的标准,学习继承中医学理论,必须要与临床实践相结合,"尊古而不泥古""古方今病则不相能",要善于突破,推陈出新。

(一)基于临床的学术心得

1. 提出十一纲辨证

辨证施治是中医特长,孙明辉在长期临床实践中感到八纲辨证并不完善。气血是人体的物质基础,十分重要。此外还有痰,"百病皆由痰作祟""怪病多责之于痰""痰乃生百病",有些疾病疗效差,如加用治痰及重用治痰药和量,则可收到很好的效果,因此应补充到八纲之中,为"十一纲辨证",即以"阴阳为总纲,表、里、寒、热、虚、实、气、血、痰为九纲"。

2. 明确理、法、方、药关系

对于理、法、方、药的关系,孙明辉在临床中体会到"临证如布阵,用药如用兵,布阵用兵,必明辨证候,详慎组方,灵活用药,方可效佳",不知医理,即难辨证,辨证不明,无以立法,而想有效果,实属难也。

3. 主张双向问诊

孙明辉在临证时重视望、闻、问、切,尤其注重问诊,不厌其烦地询问患者的工作、生活起居、饮食、精神等情况。医生治疗的是生活在社会环境中的人,因此一定要重视社会环境中的各种因素对患者的影响。他主张"双向问诊",即医生向患者询问疾病的有关情况,同时患者向医生询问有关病情的一些疑问,医生用通俗的言语把病情向患者讲清楚,绝不能以"吃了就好""你的病我知道""心诚则灵"等不负责任的话敷衍患者。

4. 强调中西医融合

孙明辉在临证中还认识到中医、西医同为两大医疗体系,各有所长,应相互尊重,取长补短,实行中西结合来服务于广大人民群众,他常说"不论中医、西医、中西结合医,只要把患者的病治好,就是好医"。他主张中西医病名应该统一,要冲破千百年来旧的传统习惯,把西医对疾病的命名引入中医学范畴之中,重视西医对疾病的认识,临床中把西医的诊断和病理融合到中医的辨证施治之中。孙明辉在临床中还强调"有是证,用是药",不应以医家个人喜好和习惯分成"温补派""寒凉派""攻下派"……疾病变化万千,不应以主观意识决定客观实际,在治病时要根据病情,该寒就寒,该热就热,兼采中西医理和各家之长,如遇到疑难杂症,必须参合中西医理,穷原竟委,重创新法、新方,才能收到很好的效果。

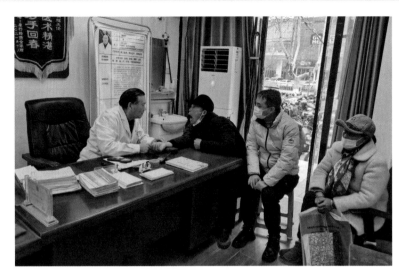

门诊诊疗

5. 三位一体求病本

孙明辉还认为,处方用药是根据理、法而来的,也就是从辨证施治而来,所以从理、法、方、药来说就是"说理""立法""选方""议药"。从辨证施治来说就是"辨证求因""审因论治""以法选方""据方议药"。因此在临床中,要尽量考虑到对药与证是否符合,药与药的配合是否密切,药量的轻重是否妥当,药物次序的排列是否合适等,这在疾病治疗的整体过程中都是至关重要的。处方是为了治疗疾病,就必须从疾病的病因、病机着手。因而总结起来处方组成包括"病因""病位""症状"三个方面。

"病因"是形成疾病的根源,"病位"是疾病的所在位置,均为用药的目的,这是首先要明确的。"症状"是病情的具体体现,"症状"经过恰当的治疗随病因的消失而消失。所以临床上根据"症状"来辨证施治,而在处方上又不受辨证的拘束,要"专病、专药、专用"。但是既然有症状的存在,而且患者的痛苦和精神状态常随症状的轻重和多少而转移,这时候就应该针对这些变化进行恰当的"专药、专用"。

《黄帝内经》曰"寒者热之,热者寒之",这便是指"病因"。又说"其高者因而越之,其下者引而竭之,中满者泻之于内",这便是指"病位"。又说"散者收之,惊者平之,急者缓之",这便是指"症状"。重点在于治疗疾病产生的"症状"不能离开"病因"和"病位",因为"病因"和"病位"是"本",而"症状"是标。归根到底就是"治病必求于本"。《素问·阴阳应象大论》云:"阴阳者,天地之道也,万物之纲纪,变化之父母,生杀之本始,神明之府也。治病必求与本。"真可谓千古名言。

疾病的产生,必有其根本原因;病机的变化,必有其关键所在。疾病、症状虽繁杂,也有主次、真假可辨。例如:患者恶寒,咽痒,咳嗽,痰多稀白,脉象浮滑,舌苔白腻,诊断为风寒咳嗽,肺气宣化失职。处方用药就需要疏风散寒,宣肺化痰,止咳嗽,这即是针对本病形成的"病因""病位""症状"。可用杏苏散。紫苏叶、前胡辛散风寒,均走肺经,前胡兼能降气化痰,杏仁、桔梗、枳壳、甘草同用,能宣肺而调胸中之气。半夏、陈皮、茯苓、有化痰、顺气、止咳作用。也就是针对"病因"用紫苏叶、前胡,针对"病位"用杏仁、桔梗、枳壳、甘草,针对"症状"用陈皮、茯苓、半夏。再根据附加症状加减用药,以提高治愈效果。如胸不满闷可减枳壳,痰浊不多可减半夏、茯苓。又可加入炒牛蒡子、贝母宣肺化痰,加入玄参清咽利膈。如不用杏苏散,可以改用三拗汤。虽然药味较为简单,但麻黄入肺散寒,杏仁宣肺顺气止咳,均切合"病因"和"病位",并能兼顾"症状",所以三拗汤也为治疗外感咳嗽的有效方剂。反之,如用治疗外感风寒的银翘散,虽能宣化上焦,但是与主因不符合,这就不够妥当了。治病求本,是从根本上考虑,标本结合,不同于一般的对症治疗。如治疗外感咳嗽目的在于疏邪,就尽量不用镇咳药,以使外邪能解,肺气宣开,则咳嗽消失,效果更好。

(二)临床用药经验

孙明辉在临床中还注意到:掌握基本治法有助于处方用药,而要使处方成熟,应当多掌握些治法。这些治法虽然书本上都有,但是还需要下一番功夫研究,才能胸有成竹,随机应变。比如遇见虚证时,大家都知道要补,知道脾虚补脾、肾虚补肾,而且知道"补脾不若补肾,补肾不若补脾""土旺则生金,勿拘泥于保肺。水旺则火熄,勿汲汲于清心""补脾须不碍肺,滋肾须不妨脾"等,但治疗时,由于证候的复杂,往往没有适当的药方可用。

孙明辉认为:正确使用补剂,就要了解造成虚证的原因、虚证的证候、虚证在五脏的形成机制、方剂中补药的性质和药物的配合、禁忌等。以气阴两虚的治疗来举例说明。气阴两虚多见于肺气、肺阴不足,多因湿邪久恋,五志火燔,耗散气分,消烁津液而成。由于气阴两虚,肺肃无权,多见气短,干咳,或者少量黏痰,咯血,口干。并因肺主皮毛,卫气不固,出现多汗、畏风等症。这样一来,治疗时除补气、补阴外,还需要使用止咳、化痰、止汗、止血等药物。再因肺与心、肝、脾、肾有相互关系,还能伴见心烦、心悸、睡眠不安、烦躁易怒、潮热、大便不实等。这就需要使用与其他脏腑有关的药物。

再以滋养气阴法为例,至少应了解以下药物:补肺气的黄芪、人参、西洋参;补肺阴的百合、山萸肉、沙参、麦冬、天花粉;止咳的杏仁、紫菀、款冬花、枇杷叶;化痰的贝母、远志、陈皮、茯苓;止渴的天花粉、石斛、玄参;止汗的麻黄根、煅牡蛎、浮小麦、五味子;清肺的夏枯草、黄芩、山栀子;滋肾的生地黄、枸杞子、天冬;扶脾的山药、白术、扁豆、甘草;止血的生地炭、棕榈炭、仙鹤草、茜草、丹皮、旱莲草。在方剂方面,既要熟知张景岳《新方八阵》及《古方八阵》里的《补阵》,又要了解《和阵》及《寒阵》中有关肺虚的方剂。了解"四阴煎""麦门冬饮子""阿胶散""天门冬丸",还要了解"绿云散""人参清肺汤""人参平肺散""紫菀散"和"玉泉丸"组方的共同点和差异性。

孙明辉认为运用方剂必须分析主治、主药,同时也必须根据具体病情进行加减。比

门诊诊疗

如归芍地黄汤,治肝肾阴虚证候,即六味地黄汤加当归、白芍,其中归、芍为补肝血的主药,熟地、山萸肉为补肾阴的主药。处方时这四味药作为基本药,枸杞、女贞子、何首乌、阿胶等协助滋补肝肾阴血,这样搭配,原方的主治不变且可使力量更加雄厚。

方剂应用中还要多方吸取前人用药经验,例如《丹溪心法》指出"口燥咽干有痰者,不用半夏、南星、用瓜蒌、贝母",又"杏仁泻肺气,气虚咳嗽者一二付既止",又"知母止嗽清肺,滋阴降火",又"治嗽者多用粟壳,但要先去病根,此乃收后药也"。选用方剂大多以主证为主,但也要看"病因"和"病位"是否符合,如果主证相同而"病因"或"病位"不等,不能认为就是对症处方用药。反之,如果"病因"和"病位"相等,即便主证不尽相合,也是值得考虑的。孙明辉常用黄芪建中汤治疗虚寒性胃疾,同时又用桂枝汤加黄芪、当归治疗体弱易感冒及关节疼痛的患者,收到良好的效果。

总之,既要知常法,也要知变化,这样不仅在处方用药时可以减少差错,且能收到良好的效果。

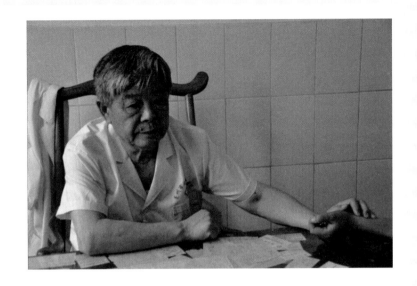

杨
从
鑫

一　名医小传

杨从鑫,男,安徽太和人,中共党员,主任中医师。首届安徽省名中医,第三批安徽省老中医药专家学术经验继承工作指导老师、第五批全国老中医药专家学术经验继承工作指导老师,被亳州市政府授予"专业技术拔尖人才""亳州市名老中医"称号,享受市政府津贴,建有国家级名老中医传承工作室、安徽省名中医工作室。曾任安徽省中医药学会理事,亳州市中医药学会副理事长,亳州市华佗医学研究会理事,亳州市华佗研究所顾问。

1939年出生,1958—1963年在安徽阜阳华佗中医学校学习5年,1982—1983年在安徽中医学院进修班学习,1963到亳州市华佗中医院工作,1965年调入亳县人民医院并拜师于名医寇瑞庭门下,1985年回亳州市华佗中医院任副院长,2000年退休后仍返聘临床一线,为来自国内外的患者服务。

一生致力于岐黄事业,潜心研修,名播杏林,擅长肝病、胃病、风湿病、心脑血管病等疾病的治疗,20世纪五六十年代起即投身中西医结合事业,利用中医药特色解决乙型脑炎疗效不佳和急腹症需手术等问题;80年代后专心于风湿病的临床研究,提出了"虫类药物治顽疾"的学术思想;在肝炎和肝硬化腹水治疗方面形成了自己独到的经验。悉心扶掖后辈,培养指导学生20多人,深得弟子的爱戴和敬仰。指导编纂临床经验文集6部,发表学术论文20余篇,自主研制的"补肾固金膏"制剂获省级科技成果奖。

二 学术特色

(一)中医治疗乙型脑炎

二十世纪六七十年代,我国每年都会出现乙型脑炎流行,西医治疗重症乙型脑炎的死亡率为20%~30%,即便治愈,很多患者还会留下不同程度的后遗症。杨从鑫根据中医瘟病理论,提出乙脑属中医"暑温、暑风、暑厥"范畴,在治疗上,轻型乙脑以银翘散去荆芥、豆豉,加大青叶为主,重型乙脑则以清瘟败毒饮为主进行治疗。

清瘟败毒饮是清代著名温病学家余师愚所创制的名方,载于其所著的《疫疹一得》一书中。清瘟败毒饮主治,因疫毒邪气内侵脏腑,外窜肌表,气血两燔、表里俱盛的火热实证。临床表现为高热汗出,大渴饮冷,口干咽痛,头痛如劈,干呕狂躁,神昏谵语,或吐衄,或发斑,四肢或抽搐或厥逆,脉沉细数,或沉数,或浮大而数,舌绛。所谓"气血两燔"的"燔",是焚烧之意,形容火热之盛。在热性疾病中,气分的热邪未解,而血分的热邪又盛,便称为气血两燔。在上述的种种症状中,高热、汗出、大渴、脉浮大而数等是热毒在气分而损伤津的表现,称之为"四大"症;吐血、衄血、发斑、发热等则是热毒盛于血分,迫血妄行。其他如咽痛唇焦、头痛如劈等,是毒热上攻,清窍不利所致;干呕狂躁、神昏谵语等是毒热扰动心、胃之故;四肢抽搐是热毒灼肝,筋脉挛急;四肢厥逆(手足发凉)是热毒内闭,阳逆不能外达四肢。尽管症状纷纭繁杂,病理机制则多是温疫热毒,两燔气血。

清瘟败毒饮,顾名思义是具有清气凉血、泻火解毒之效,本方的药物组成:生石膏(先煎)30~60 g,细生地黄10~30 g,乌犀角(磨服)6~12 g,真川连5~12 g,知母、玄参各12 g,栀子、桔梗、黄芩、赤芍、连翘、丹皮各9 g,鲜竹叶、甘草各6 g。先煎石膏,煮沸10分钟后,再入其他药同煎。犀角磨汁和服或先煎兑入,分2次服。以上各药的剂量系据临床用量酌定,不同于原方。特别是生石膏一味,原方用量甚大,最多达240 g,以致医家不敢用,病家不敢服,药店也不敢卖。但《疫疹一得》书中认为:"遇有其证辄投之,无不得心应手,数十年来,颇堪自信。"这说明,投药是否恰当,关键在于辨证是否准确。清代医家王士雄说"先议病,后议药",中病即是良药。

杨从鑫对重症乙型脑炎患者舌象的认识及灵活运用,极大地丰富了中医的临床经验,明显降低了患者的死亡率,拯救了许多乙型脑炎患者,让无数家庭走出痛苦的深渊。

(二)治疗胃溃疡和胃穿孔

当时由于生活条件的限制,胃溃疡和胃穿孔为常见病、多发病。对于重症患者,西医主张禁食,实施手术治疗。中医治疗本病以清热解毒为主,然而效果却不理想;杨从鑫根据张仲景《伤寒论》关于阳明腑实证的认识,提出清热解毒法与攻下法合用,以大承气汤为主,生大黄可用50~100 g,合用黄连、黄芩、连翘等清热解毒,加用白及以促进穿

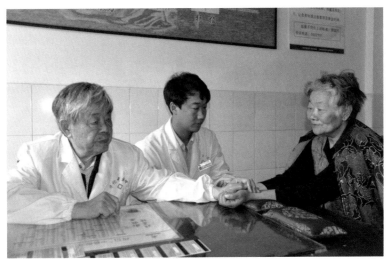

带领学生诊治患者

孔愈合,在临床上取得了良好的疗效。杨从鑫在1972年运用中西医结合治疗胃穿孔期间,无一例需要手术,患者一般治疗7~10天就可出院,打破了西医治疗大多施行手术的做法。这种突破在中医学界引起巨大反响,杨从鑫声名鹊起,知名度也因此得到迅速提高。

(三)治痰经验

古人有"百病皆生于痰""怪病多痰"之说。《医宗必读》曰:"脾土虚弱,清者难升,浊者难降,留中滞膈,淤而成痰。"杨从鑫重视从痰论治,他认为水液不归正化,停积为痰,痰之为患,流动不测,随气升降,痰浊阻络,可至血行不畅,形成瘀血,血瘀日久亦可化为痰水,痰瘀互结,胶固不化,致人体脏腑功能进一步失调而成顽症、重症、怪症,常法治疗无效时,从痰论治常可收到好的疗效。

(四)治疗病毒性胆汁淤积性肝炎

湿、毒、痰、瘀、虚为本病基本病机。现代医学认为,病毒性胆汁淤积性肝炎系指病毒使细胞分泌胆汁发生障碍,毛细胆管、细胞骨架和高尔基体等细胞器功能异常,胆汁分泌减少,导致正常数量的胆汁不能下达十二指肠,并使胆汁成分如结合胆红素、胆汁酸、胆固醇和碱性磷酸酶等反流至血液,而引起的一系列器质性损害、代谢失调和功能紊乱的肝胆系统疾病。病理改变主要为肝小叶重度淤胆,汇管区有小胆管增生并充满胆汁,有炎性细胞浸润。本病病程较长,可达半年以上。目前西医对此尚缺乏特效的治疗方法。杨从鑫提出的治疗病毒性胆汁淤积性肝炎的方案,使病程缩短,症状明显改善,疗效颇佳。

杨从鑫认为,病毒性胆汁淤积性肝炎应属于中医"黄疸"范畴,黄疸是指因肝失疏泄,胆汁外溢,或血败不华于色,引发以身黄、目黄、小便黄为主要临床表现的病症。本病病因有外感、内伤两种,外感源于疫毒侵袭或饮食不节,内伤为脾胃虚弱或宿疾引发。外因重在湿、热、毒,内因重在虚、痰、瘀。湿热蕴结,疫毒外侵,积聚内阻,引发胆汁不循常道,或化源不充,血败不华于色,以致身目而黄。本病病位在脾胃肝胆,脾胃为后天之本,正气虚弱或酒食伤中,不能抗邪外出,故发病。脾主运化水湿,胃主受纳,脾胃功能虚弱,不能运化水湿,水湿内停,困阻脾胃,故出现纳呆、呕吐、脘痞、腹胀、大便溏泄、身倦乏力等邪困脾胃之黄疸早期症状;邪困脾胃不解,进而郁蒸肝胆,出现胁痛、口苦、尿黄等肝胆郁滞之候。本病的基本病机为湿、热、痰、瘀、虚。疫毒湿浊充斥三焦,胆液迅速外泄而暴发疫毒黄疸,湿热相蒸,困阻中州,脾运失调,清者难升,浊者难降,留中滞膈,淤而成痰。痰浊阻络,可致血行不畅,形成瘀血,血瘀日久亦可化为痰水,痰瘀互结,胶固不化致人体脏腑功能失调。久病必虚,可致毒损阴血,气血衰败。

杨从鑫注重解毒化瘀、清热利湿兼以健脾柔肝之治法。据多年临床经验他将该病总结为湿热毒盛、血瘀肝郁、痰瘀互结、气血亏虚证型。本病初期以实证为主,病理因素以湿热毒瘀为主,治疗上可攻逐邪气,以清热解毒利湿,凉血化瘀为治法。中后期应以健脾疏肝、补气活血、化痰祛瘀为治则。《金匮要略》认为黄家所得,从湿得之。湿邪在黄疸形成中占有重要地位,利湿是治疗黄疸的基本方法,而通利二便是驱逐体内邪气的主要途径。根据患者的体质、感邪情况及湿邪的兼挟情况而辨证论治。湿热者当清热解毒,佐以凉血活血,方用茵陈蒿汤、茵陈五苓散、甘露消毒丹加减;疫毒壅盛者以清热解毒、凉血开窍为主,方用清热地黄汤、安宫牛黄丸等;寒湿者当合温化寒湿,健脾活血,方用茵陈术附汤、茵陈理中汤、胃苓汤等加减;瘀血肝郁黄疸以疏肝解郁、活血化瘀、软坚散结为主,佐以健脾养肝,方用复元活血汤、鳖甲煎丸等加减;痰瘀互结黄疸以行气活血、健脾化痰为主,方用二陈汤、血府逐瘀汤加减;气血亏虚黄疸,当合益气养血,方用小建中汤、圣愈汤等加减。

(五)治疗肺痈(肺脓肿)经验

杨从鑫认为,肺痈病位在肺。外因有风寒犯肺,未得及时表散,郁而化热,邪热熏灼于肺,肺失清肃,热壅血瘀而成痈,吸入性肺脓肿多属此类因素;或者饮食不节,平素嗜酒,恣食辛辣煎炸炙煿厚味,酿湿蒸痰化热,熏灼于肺,而成肺痈;或者他脏痰浊瘀热蕴结日久,上干于肺而成肺痈,继发性、血源性肺脓肿多属此类病因。内因主要有劳累过度,正气虚弱,卫外不固,外邪乘虚侵袭,内外合邪而成肺痈。肺痈病理性质属实、属热。病机为热壅血瘀,蕴酿成痈,血败肉腐化脓。

本病随着病情的发展,邪正的消长,表现为初期、成脓期、溃脓期、恢复期等不同阶段。①初期(表证期)为风热(风寒)之邪犯肺,表卫失和,肺失宣降,出现恶寒、发热、咳嗽,相当于西医炎症期,病灶部位发生炎性浸润,充血肿胀。②成痈期为热壅血瘀酝酿成痈,即邪热壅肺,蒸液成痰,气分热毒浸淫及血,热伤血脉,血为之凝滞,热壅血瘀,酝被医院授予"爱岗奉献奖"

酿成痈出现高热、振寒、咳嗽、气急、胸痛,相当于西医肺组织坏死形成脓肿阶段。③溃脓期是血败肉腐成脓,即痰热与瘀血壅阻肺络,血败肉腐,化为痈脓,继则肺损络伤,脓疡内溃外泄,排除大量腥臭脓痰或脓血痰,相当于西医坏死组织液化,脓腔破溃,脓液通过气管排出。④恢复期为邪去正虚、阴伤气耗,即脓疡溃后,邪毒渐尽,病情趋向好转,但因肺体损伤,故见邪去正虚,阴伤气耗,相当于西医坏死组织逐渐排净,脓腔消失,健全肺组织膨胀填补缺损。溃脓期是病情顺逆的转折点:顺证——溃后声音清朗,脓血稀而渐少,腥臭味转淡,饮食知味,胸胁稍痛,身体不热,坐卧如常,脉象缓滑;逆证——溃后音哑无力,脓血如败卤,腥臭异常,气喘、鼻煽,胸痛,坐卧不安,饮食少进,身热不退,颧红,爪甲青紫带弯,脉短涩或弦急为肺叶腐败之恶候。

杨从鑫认为,本病治疗以祛邪为原则,主要治法为清热解毒、散结消痈、化瘀排脓。热毒为本病之因,整个病程都应重视清热解毒。散结消痈,要力争在未成脓之前,予大剂量清肺散结消痈之品,以求消散。化瘀排脓,脓已酿成则为热毒盘踞之根,脓净则毒去,在溃脓期须遵循"有脓必排"的原则,着重排脓以祛邪毒。同时要审病程,分阶段论治。①初期,风热侵犯肺卫,治以清肺散邪;②成痈期,热壅血瘀治以清热解毒,化瘀消痈;③溃脓期,血败肉腐治以排脓祛毒;④恢复期,阴伤气耗,治以益气养阴,邪恋正虚则要扶正祛邪。

在中医辨治本病中,杨从鑫根据多年经验提出要注意几个方面:①不可早用补敛,以免留邪,延长病程,即使见有虚象,亦当分清主次,酌情兼顾;②本病不可滥用温肺保肺药,尤忌发汗损伤肺气,还应注意保持大便通畅;③痈脓流入胸腔者重:持续高热,咳嗽困难,气促胸痛,面色苍白,脉细数,预后较差,当予大剂量清热解毒排脓药,正虚者酌配扶正药物。必要时可行胸腔穿刺引流;如病情迁延转为慢性,病程在3个月以上,经内科治疗肺部脓腔仍然存在,有手术指征者,可转外科处理。

323

范绍荣

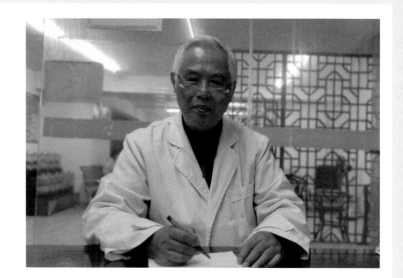

一 名医小传

范绍荣,男,江苏邗江人,主任中医师,安徽中医药高等专科学校教授。1978年入职马鞍山市中医院,先后担任内科主任、副院长等职务,2015年退休后被医院返聘至今。全国老中医药专家学术经验继承工作继承人,第五、六、七批全国老中医药专家学术经验继承工作指导老师,首届安徽省杰出青年中医,第一届、第二届江淮名医,首届安徽省名中医。获全国中医药科普"金话筒"奖以及"全国中医医院业务管理优秀工作者""马鞍山市优秀专家"称号。

兼任中华中医药学会内科分会理事,安徽省中医药学会理事,安徽省中医药学会肾病和心血管病专业委员会副主任委员、养生保健和治未病专业委员会常务委员,安徽省中西医结合学会肾脏病专业委员会顾问,安徽省药膳研究会副会长,马鞍山市中医药学会常务理事,马鞍山市全民终身教育专家指导团成员。

潜心读典、精心临床,在临床上主张"西医断病、中医治病、中西医结合"的诊疗理念,坚持广读经典,接纳现代理论,探求病机根本,注重脏腑辨证,审视阴阳变化,重视脾肾调治,维护机体正气;擅长内科及妇儿科疑难杂症及时令病的诊疗。编撰《妇科疾病古今效方》《基层中医临证手册》《范绍荣名老中医临证精要》。研制"醒脾汤""咳平冲剂""结节散"等应用于临床。获市、局级科技成果5项,发表学术论文20余篇。

二 学术特色

(一)脾胃病治疗经验

1. 脾胃病从脾胃论治

"脾主升清、胃主降浊",范绍荣认为,升清失司则水谷失化而聚生湿浊,降浊失司必致污物传导失利,阻碍气机,水湿内停则纳差、腹胀、大便不成形等。治当以芳香化湿、利水渗湿、健脾除湿、温化水湿等法,湿去滞自清,邪去正自安,脾胃调和,气机顺畅。常选健脾化湿之白术、砂仁、茯苓、白豆蔻;理气之柴胡、厚朴、陈皮、佛手;清热用黄连、黄芩;消食加鸡内金、炒谷芽、炒麦芽。亦偶用槟榔、大黄以行气导滞,消积滞而推陈出新。

2. 脾胃病从肾论治

范绍荣常言,胃为水谷之海,阴液化源之腑,肾为贮藏水谷精气之处。亦如《素问·水热六论》曰:"肾者,胃之关也,关门不利,故聚水而从其类也。"而肾精不足,胃阴无以为养,病久必虚,穷必归肾。

3. 脾胃病从肝论治

范绍荣认为,肝失疏泄,气机郁滞,横逆犯胃,胃失和降,则出现胃脘胀满、痛连两胁、叹息、心烦、嘈杂吐酸等症。亦如叶天士所言"肝为起病之源,胃为传病之所",肝脾胃同属中焦,脾胃乃后天之本,化生水谷精微,有赖于肝的疏泄条达。故常用柴胡配芍药刚柔相济,芍药配甘草缓急而止痛。对胸骨后有烧灼感等反流症状,可用白及、黄连、煅瓦楞等药,亦常加用炙枇杷叶以降上逆之胃气。

4. 慢性萎缩性胃炎临证举要

(1)提出醒脾论:脾胃病是指因外感邪气,情志不遂,内伤饮食,导致肝、胆、脾、胰、胃、食管或肠道出现病变的一类症状。中医辨证以虚证为多见。脾主运化升清,喜燥而恶湿,湿邪是脾脏的主要病理因素。范绍荣认为,治疗上祛除病理因素是关键,或健脾、运脾与祛除病理因素同使。祛除病理因素令脾气得舒;健脾、运脾也有利于祛除病理因素,可杜绝病理因素再生之源。由此,他逐渐形成了临床指导意义强的醒脾理论,独创"醒脾汤",在慢性萎缩性胃炎治疗上获得了新突破,为专科疾病的辨治开辟了更好的思路和方药。

(2)独创醒脾汤:范绍荣提出的醒脾理论注重运脾疏肝,认为脾适肝则舒,肝舒脾则健。正如《灵枢》曰:"有胃气则生,无胃气则死,五脏六腑皆温气于胃",张仲景曰"四季脾旺不受邪",叶天士指出"治脾胃必先治肝",李东垣创造性提出"内伤脾胃,百病内生"的理论,范绍荣创制的醒脾汤,注重应用砂仁、薏苡仁等醒脾化湿药,重用党参、白术补

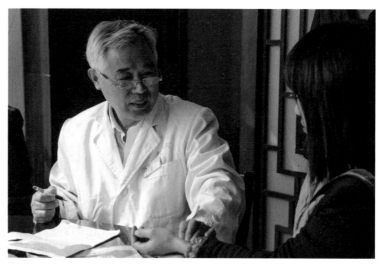

门诊诊疗

益脾胃之气。党参顾护胃气,使胃气得升,浊气能降;白术甘温苦燥,既助党参增强健脾益气之力,又可除湿运脾以助中焦;白芍酸甘益阴疏肝理脾,缓急止痛,桂枝辛甘温阳而祛寒,二味共为臣药,一温一凉,一苦一收,以调和阴阳,化气生血;姜半夏燥湿化痰,降逆和胃;薏苡仁、砂仁、茯苓醒脾利湿,配合陈皮理气和胃;焦山楂消食化积;佛手理气而行血;另加一味补骨脂助益肾气,顾护阳气。诸药合用,共奏醒脾促胃之功。

范绍荣遵循辨证论治与个体诊治相结合原则,根据患者临床症候与舌苔脉象,将本病分为三型,即肝胃不和型、饮食停滞型、脾胃虚寒型。肝胃不和型,症见脘肋胀闷,疼痛或不痛,嗳气,嘈杂吞酸,急躁易怒,舌淡、苔薄白,脉细弦,治以醒脾汤加煅牡蛎、玫瑰花等。饮食停滞型,症见胃脘部胀满不舒,嗳气泛酸,口苦,呕恶,或嗳气后减轻,大便黏腻不爽,舌质薄腻,脉滑,治以醒脾汤加炒二芽、鸡内金等。脾胃虚寒型,症见胃痛隐隐、绵绵不休,冷痛不适,喜温喜按,空腹痛甚,得食则缓,劳累或着凉疼痛加重,泛吐清水,食少,神疲乏力,手足不温,大便溏薄,舌淡苔白、脉沉弱,治以醒脾汤加炙黄芪、吴茱萸等。

此外,范绍荣还认为,在脾胃病治疗中,还应从季节、时令、年龄、环境、情志、形体、气色、精神、舌脉、主病、主症等方面入手,综合运用情志调理,饮食调治,配合运动,达到阴阳调和,脾醒胃健。

(二)慢性咳嗽

1. 慢性咳嗽从脾肾论治

慢性咳嗽是指持续时间超过8周以上的咳嗽,在人群中的发生率达12%,低龄儿童发病率达20%,西医目前对此尚缺乏特效药物,疗效一般,易反复发作,缠绵不愈。慢性咳嗽属于中医学"久咳""久嗽"范畴,《诸病源候论·久咳嗽候》言:"肺感于寒,微者即成咳嗽,久咳嗽,是连滞岁月,经久不瘥者也。"范绍荣结合现代医学始终强调,本病与多脏有关,五脏六腑皆令人咳,久病必有虚,久病必有瘀,对其辨治当重视整体观,并非见咳止咳,见咳治肺,从益肾健脾宣肺论治,通畅经络,调畅六腑气机,化痰祛瘀。《素问·咳论》所述"五脏六腑皆令人咳,非独肺也",《黄帝内经》所述"五脏咳、六腑咳"皆为此理。

2. 慢性咳嗽临证举要

临床常见肺脾两虚型咳嗽,范绍荣主张以病机为切入点,自拟经验方"咳平冲剂",有健脾燥湿、滋阴润肺之功,颇有疗效。方中重用煅牡蛎,以收敛固涩、重镇安神,既可收敛肺气,又可使患者安神镇心,有利于康复;同时煅牡蛎与白术配伍,可以固涩止汗、疏风解表。南沙参清热养阴、润肺止咳,同时又可以补气化痰。陈皮理气健脾,配姜半夏、茯苓以燥湿化痰,黄芩清热化痰,白芍补血柔肝、敛阴收汗,滋补肺脾阴液,甘草可以治疗五脏六腑之邪气,泻火热,补脾润肺,又可调和诸药。丝瓜络解毒通络,清肺热,炒枳壳理气宽中。方中妙用细辛,既能驱外风,又能息内风,止咳效佳。诸药合用,内外风得驱,寒热皆能得到调节,补中有攻,攻中兼补,土金调和,咳可平,嗽可止。

(三)肺结节

1. 肺结节从气血论治

古代医籍并没有肺结节诊疗的相关记载,原因在于传统中医以辨病和辨证为论治疾病的主要途径,认为疾病"有诸内必形诸外",一般采用望、闻、问、切四种途径进行辨病辨证,尚不能直接观察到体内的肺结节,但借助现代诊疗技术,人们可以发现肺内以毫米为单位的结节,可以说是望诊的延伸。范绍荣认为,根据肺结节为有形之邪,病位在肺的特性,其类属于"肺积""痰核"等范畴。

在长期的临床实践中,范绍荣认识到肺结节与气血关系密切,他认为气虚痰瘀阻络、气滞血瘀痰凝是肺结节形成的主要病机,即肺气虚为肺结节产生的根本原因。情志不遂,肝气郁结,饮食所伤,脾失健运,劳逸失调,耗伤气血,先天不足或房劳过度,肾精失养,均能导致肺的脏腑功能失调,气血津液输布失常,形成痰瘀等病理产物,导致肺结节形成。可见肺结节的形成,除与肺本身外,还与肝、脾、肾三脏关系密切。《素问·玉机真藏论》记载:"五脏受气于其所生,传之于其所胜,气舍于其所生,死于其所不胜,肾受气于肝,传之于心,气舍于肺,至脾而肺受气于肾,传之于肝,气舍于脾,至心而死。肾受气于肝,传之于心,气舍于肺,至脾而死。"

范绍荣还认为,外感六淫、雾霾、吸烟等是肺结节发病的直接原因。亦如"肺者,五脏六腑之盖也",肺位最高,肺在体合皮,其华在毛,皮毛是外邪接触人体的第一道防线,风寒燥湿、雾霾等外来致病因素侵袭皮毛内合于肺,或经口鼻直接入肺,均可耗伤肺气导致气血失调,气血津液不能正常输布而成肺结节。

参加义诊

2. 肺结节临证举要

范绍荣认为,中医气血理论与肺结节关系密切,气血失调、肺气不足对肺结节的发生起到关键作用,在气血理论指导下对其辨证论治,还需要坚持"未病先防,已病防变"中医理念,针对肺结节始动因素进行全过程有效干预。

在"未病先防"阶段,首先要祛除发病诱因,他强调天人合一、心身合一等整体调理,防止肺气亏虚,从而达到未病先防的目的。在"已病防变"阶段,即临床上大部分肺结节是患者在体检过程中发现的,且症状不典型或无症状,对于中医来说可能会面临"无证可辨"的处境。

范绍荣结合现代医学理念,认为肿瘤的发生、发展与肿瘤微环境关系密切,强调中医纠正偏颇体质的过程即调整人体内环境的过程,从而改变肺结节生长的微环境,达到已病防变的目的。若为中低危肺结节,则结者散之。肺结节有形之邪已经形成,邪气聚集成形,即使祛除致病因素,正气也难以使有形之邪消散。正如《素问·至真要大论》所说"结者散之",需要用"行气、化痰、散结、通络"的方法来治疗,借助药物力量扶助正气,同时直接作用于肺结节以祛邪。具体到中药治疗上来,则治法以补益气血、化痰散结通络为主。若为高危肺结节,则客者除之。目前多采用手术切除方式。术后可采用中药来补益气血,恢复正气,补气可选用生黄芪、党参、灵芝、茯苓等相配伍,能够平补肺脾之气,气足脏实,本立基筑,虚损得填。

范绍荣始终强调,在肺结节的发生发展过程中,"环境"始终是肺结节形成的关键因素,环境包括人体接触的外环境和人体自身的环境,外环境主要指自然环境和生活环境,这是外来致病因素的来源;人体自身环境的异常是肺结节萌芽的土壤,具体表现为气血失调、正气不足等引起的相关症候。未病先防,已病防变,因此补益气血、顾护正气要贯穿肺结节防治的始终。

范绍荣在长期临床实践中,取四君子汤、桂枝茯苓丸之意,加制鳖甲、煅牡蛎软坚散结和桃仁、川牛膝活血化瘀,佐以黄芩入肺经上下通透,终取益气通络、软坚散结之功,取方名为化结散,颇有疗效。且此方亦可应用于甲状腺结节、肺结节、乳腺结节、前列腺炎、前列腺钙化增生和前列腺增生,且临证时常不需分型治疗,必要时适当加减,颇见疗效。此方常被西学中医师和基层全科医师所借鉴。

(四)高尿酸血症

1. 高尿酸血症从脾肾论治

高尿酸血症在中医学中尚无完全对应的病名,多数医家根据其临床表现,将其归属于"痛风""痹证""白虎历节"等。现代医学中高尿酸血症(HUA)是指在正常嘌呤饮食状态下,非同日两次空腹血尿酸水平男性高于 420 μmol/L,女性高于 360 μmol/L,即称为高尿酸血症。未发作过痛风的高尿酸血症称为无症状高尿酸血症。范绍荣认为,其病在脾肾,湿浊和瘀滞为病机。本病为本虚标实、虚实夹杂之证。本虚为主者,以脾肾两虚最为多见,同时与肺、肝等脏腑亦密切相关;标实为主者,以痰浊、水湿、湿毒、瘀血等为多。痰浊、瘀血贯穿整个病程的始终,同时正邪之间可相互转化。其特点,初期以邪实为主,因内生痰湿瘀血或感受外邪,流注于经络关节,邪气缠绵日久不去,气血不行、不通则痛,而致痹证;日久肾虚脾弱,水液运化失常,则出现水肿;湿浊瘀阻,郁而化热,煎灼阴液,而成砂石;后期则伤及肾络,病情迁延,耗伤正气,肾气亏损,封藏失职,甚则脾肾两亏,湿浊之邪日盛,出现明显的肾损害,可表现为蛋白尿、血尿,甚则肾功能不全。亦如《素问·痹论》所言"风寒湿三气杂至合而为痹""膏粱厚味,足生大疔"。《金匮要略·中风历节病脉证并治》曰:"盛人脉涩小,短气,自汗出,历节疼不可屈伸,此皆饮酒汗出当风所致。"朱丹溪《格致余论·痛风论》曰:"痛风者,大率因血受热已自沸腾,其后或涉冷水或立湿地……寒凉外搏,热血得寒,污浊凝涩,所以作痛;夜则痛甚,行于阴也。"

2. 高尿酸血症肾病临证举要

高尿酸血症是慢性肾脏病的一个独立危险因素。范绍荣认为,应当纠正过去轻度血尿酸水平增高不具有致病作用的错误观点,强调在临床中须提高对本病的认识,做到早发现、早干预,以延缓肾脏损害的进展。

(1)治病求本,重视脾肾:脾肾不足是尿酸性肾病的病变之本。其一,生成过多,主要责之于脾。脾病则水反为痰为湿为浊。其二,排泄减少,责之于脾、肾。亦如《素问·逆调论》曰"肾者水脏,主津液",若肾气不足,气不化水,水泛为痰;或肾阴亏耗,虚火灼液生痰;或肾阳不足,脾失温煦,津凝为痰,导致尿酸产生过多或排泄减少,使过多的尿酸停于体内。因此,治疗上应当从脾肾论治,补肾能使肾藏精、主水功能正常,精微物质得以保留,湿浊之邪得以排泄;健脾则脾之运化升清功能正常,水谷得以化生,湿浊之邪难以生成。精气充足,则机体抵御外邪的能力增强,即所谓"正气存内,邪不可干"。常用方药有参苓白术散、济生肾气丸、左归丸、右归丸等,随证治之。

(2)利湿活血,贯穿始终:痰湿瘀血是尿酸性肾病的基本病理因素,为病发之标。高尿酸血症患者久病多瘀,痰血内生,形成痰湿瘀血互阻。痰湿瘀血既是本病的病理产物,又是致病因素,贯穿于疾病的不同时期,只是在某个阶段有所侧重而已。痰湿瘀血互为因果、互生互化。一方面,痰湿可致瘀血。痰凝于血脉,阻碍气机,气血运行不畅而瘀滞;另一方面,血瘀导致痰湿。瘀血停留于脉络,阻滞气机,气不化津,津凝而产生痰湿。脉道阻滞不通,气血运行不畅,津液输布失常,脏腑失养,则脾肾益衰。因此,治疗中利湿活血应贯穿始终,在扶正同时不致留邪。常用方剂如桃红四物汤、五苓散、四妙散等。

窦
金
发

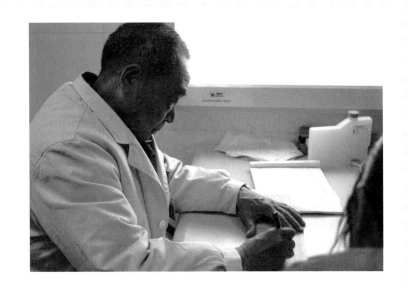

一 名医小传

窦金发,男,安徽青阳人,中共党员,主任中医师,安庆市立医院原中医科主任。第三批和第五批全国老中医药专家学术经验继承工作指导老师,安徽省跨世纪中医学术和技术带头人指导老师,首届安徽省名中医。曾任安庆市中医药学会副理事长、副秘书长,中医内科专业委员会主任委员,针灸专业委员会主任委员。

曾师从名老中医江健甫、杨慧麟学习,出师后一直在安庆市立医院工作,并于1964年9月至1965年9月在安徽中医学院进修班学习一年,2004年7月退休后一直返聘在岗。

从事中医临床工作60年来,治学严谨,博览群书,遵古而不泥古,既对经旨有所继承,临床时又灵活运用加以发挥,强调辨证论治是中医学的精髓,逐渐形成了独到的临床经验和学术思想,积累了许多经方、验方。擅长中西医结合诊治肝、肾、心血管、消化及呼吸系统疾病,对妇科常见病、多发病及不孕不育、前列腺疾病等的辨治亦甚具心得。

建有"窦金发安徽省名中医工作室",研制"倍降汤""新生饮"治疗消化道出血和肝炎疗效可靠;对于各类癌肿术后的康复保健,突出扶正固本,深得患者及其家属的嘉评。先后带教学徒6人,发表学术论文40余篇;获省科协优秀学术论文和市政府科技进步奖各1项。

二 学术特色

(一)学术特点

1. 重视经典、勇于创新

窦金发在诊治疾病过程中,既遵古训,又不泥于古训。在用法和方药上,也是先立法,后选方,而不是以方治病。诊疗时,必先定下治疗大法,而后选方。选方必有出处,从不以药相加。窦金发认为中医临诊离开辨证寸步难行,但若能在辨病的基础上辨证论治则更好。明确具体的病后,心中有数,预后、发展、转归了然于心,向患者说明情况,取得患者的理解和支持,使患者主动配合治疗,对获效大有裨益。如在肝硬化腹水的治疗上,并不是腹水消退就完事,还要从长计议。一面看肝功能的恢复情况,一面要嘱咐患者戒酒、谨防感冒等,维持和巩固疗效,切勿因生活小事的不慎而诱发宿疾。

在古方的使用上,窦金发一向反对墨守成规,经过加减,大大扩展了施治范围。比如槐花散,此方出自《本事方》,主治肠风脏毒下血。但窦金发却将其化裁后治疗妇人阴道不规则出血,疗效甚佳。又如《傅青主女科》中的利火汤,原是治疗黑带的,窦金发经过加味后,不仅用于治疗带下,还主治男科的前列腺炎等。窦金发临证时运用金匮肾气丸治疗脱肛、慢性泄泻等症,亦获良效。针对久治不愈的疑难杂症或患者虚实寒热错杂的情况,窦金发常常采用复方多法的治疗方案。所谓"复方多法",出自程门雪老先生,窦金发在临床上运用颇多,譬如治疗脘痞时,常用四逆散合小陷胸汤;治疗复发性口疮时,常用泻黄散合清胃散;治疗咳喘时,常用射干麻黄汤合玉屏风散;治疗肾虚多尿时,常用缩泉丸合五子衍宗丸;治疗心悸时,常用炙甘草汤合生脉饮等。

创新不能靠凭空想象,很好地继承才能更好地创新。窦金发在杨慧麟老先生的影响下,共同或单独创制了很多经验方,如治疗各种出血证尤其是消化系统出血证的倍降汤,治疗肝硬化腹水及各种不明原因水肿的复方葵子茯苓汤,治疗癃闭、淋证等的加味利火汤,治疗各类黄疸的新生饮,治疗慢性腹泻的运化分利汤,治疗面部痤疮的驻颜汤等。这些验方目前在临床上仍然发挥着很大的作用。

2. 培补元气,择时攻邪

元气是一身之本。中医认为,元气是生命之本,是生命之源,禀于先天,藏于肾中。元气是人体各项生命活动的原动力,是维持人体生命活动的最基本物质,其主要功能是推动人体的生长、发育,温煦、激发每个脏腑、每条经络等组织器官的生理活动。所以在治病过程中,一定要考虑培补元气。所谓"正气存内,邪不可干"。窦金发在癌肿患者术后的治疗用药中可见一斑,初诊时,患者多术后不久,气血虚弱,立法为培补元气,扶正祛邪,方以大补元煎加减。待病情有所起色,可针对病情的不同,有所侧重地开始攻

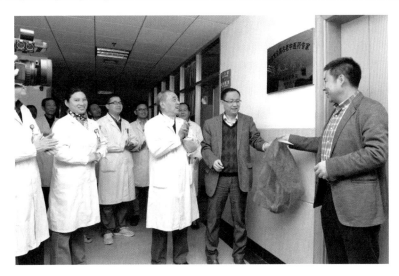
工作室揭牌

邪。最后，患者的病情稳定下来，可以间歇服药，仍以大补元煎为基本方加减来用。

3. 重视脾胃，健运中州

窦金发在继承前贤的基础上，兼收并蓄。他认为人身禀受先天之肾气而生长发育，依赖后天脾胃化生水谷为气血，因此，脾胃功能的盛衰，与身体强弱、疾病转归有着十分密切的关系。窦金发调治各种危重病、慢性病，非常强调顾护胃气。根本得顾，诸脏得养，病安从来？治脾胃还须宗《黄帝内经》中"疏其气机，令其调达"，所以窦金发在调治脾胃时多加理气药以帮助运化，缓急止痛，通畅气机。脾胃升降功能正常，便可取得事半功倍之效。在临证时窦金发还强调祛邪切勿攻伐太甚伤脾胃，滋补不宜过腻，疾病恢复期则应调补脾胃为先，久病大病都要注意调理脾胃，启运中焦，养正达邪。调理脾胃乃医之王道也，具体到用药方面，疾病初期，邪盛为主，正气未伤，此时虽有食欲不振，脘腹胀满，但多属脾胃呆滞所致，常用藿香、佩兰、草果、砂仁等芳香醒脾，鼓动中气；疾病中期，正邪留恋，应健脾益胃，所以在辨证基础上加味陈皮、谷芽、麦芽、佛手、鸡内金等健脾理气，使脾胃升降功能正常，取得事半功倍的效果；疾病后期，正气亏虚，培补中气乃当务之急，多用黄芪、党参、茯苓、白术、甘草等。

4. 用药谨慎，灵活多变

窦金发特别钦佩清代名医徐大椿的"用药如用兵论"，只有缜密辨证，随症索方，方出有源，才能取得良效。他对动辄几十味中药类似开"中药铺"的医生深恶痛绝。在治疗所用的药量上，太轻或太重均可影响疗效。这个量的恰到好处是与医生的学识经验分不开的。一般来说，小儿宜轻，安胎保元宜轻，体质虚弱者宜轻；体质壮实者宜重，攻逐实邪积滞宜重，化瘀通络宜重。如常用方保产无忧散，又名胎产十三保，能够安胎保元，药用荆芥穗3 g，枳壳3 g，川芎3 g，当归5 g，艾叶3 g，厚朴3 g，羌活3 g，甘草3 g，黄芪

3 g,菟丝子3 g,大贝母3 g,黄芩3 g,白芍3 g,治疗先兆流产、习惯性流产临床疗效显著。按古方投药,用量基本不超过一钱五分(约5 g),临床取效甚佳。根据多年临床经验,窦金发又总结了治便秘验方(生大黄3 g,玄明粉3 g,紫菀10 g,甘草3 g)泡水服,对各种便秘起效快,且简便经济。治疗头痛,川芎可以用到30 g以上,而细辛运用时虽不遵"细辛不过钱"之说,但也不会超过10 g;用葛根治疗颈椎病量在30~50 g,羌活则是15~20 g;用臭梧桐、豨莶草治疗风湿性关节炎、类风湿关节炎量为30~50 g效果才显著;老年人小腿转筋拘挛而痛,以木瓜、山楂30~50 g煎服,每取良效;用半边莲治疗胸腹水用量在50 g以上。

窦金发处方用药时,灵活多变。如治疗伏痰停滞中脘造成的上臂疼痛,常用指迷茯苓丸加减,并用土茯苓代替茯苓,取其利关节、清热解毒之效;治疗妇科病时,常用桂枝茯苓丸加减,窦金发亦喜用土茯苓替代茯苓,因其清热解毒之功甚强。桂枝汤就更被用得出神入化,桂枝、肉桂斟酌使用,需要解表时用桂枝,需要温里通阳时则用肉桂;需要养血滋阴时用白芍,需要活血凉血时用赤芍;需要解表时用生姜,需要温里时用干姜,需要温经甚至兼治血证时则用炮姜。总之,视病情视辨证结果灵活用药,最大限度发挥至极致。

窦金发临床用药配伍精巧,颇具匠心,重视相须、相使、相反、相杀等原则,宗七情和合之旨,使用了很多对药或组队药,疗效十分显著,成为其用药的特点。临床中同性药配对,协同增效,力胜一筹。如佩兰和藿香配对,佩兰气味芳香,味辛、性平,既散表邪又能宣化湿浊而定痛;藿香芳香温煦,味辛,性微温,而不燥热,既能解表邪又能化里湿。二者配伍使用,芳香化浊,醒脾和胃之力彰显,多用于胸痹兼有湿邪阻滞,症见胸脘满闷、纳呆倦怠、口中黏腻、舌苔腻者。石膏、知母配对,石膏辛甘大寒,能清肺胃实热,知母苦甘寒,既能清肺胃实热,又能治阴虚火旺,健脾燥湿,可明显增强清热泻火的治疗效果。苍术、白术配对,苍术辛苦温,能健脾燥湿,祛风湿,白术辛甘温,不仅能健脾燥湿,还是一味补气要药,二者配伍使用,健脾燥湿之力更甚,其他功能还可互相补充。此外,窦金发常用药对还有乳香和没药、生地黄与熟地黄、升麻与天麻、猪苓与茯苓、天冬与麦冬、茯苓与茯神、桑皮与桑叶、羌活与独活、防风与防己、桑枝与桂枝、丹皮与丹参等。在癌症患者的治疗中,窦金发经常使用黄芪、薏苡仁、炒扁豆三味组队来健脾、培补元气;消化不良的患者常用谷芽、麦芽、山楂、神曲组队来和中消食。总之,对药或组队药的配伍具有一定的独立性,在复杂的病情变化中,不仅使疗效倍增,弥补了功能上的不足,还拓宽了治疗范围。

(二)临证举要

1. 脘痞

脘痞是以胃脘部痞满不舒甚至出现疼痛为主症的一种病证。目前临床上多见,且易反复。脾胃同属中焦,脾主运化,胃主受纳,共司饮食水谷的消化、吸收与输布。脾主

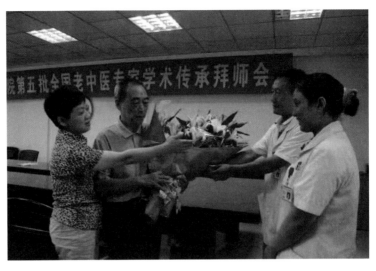

收徒仪式

升清,胃主降浊,清升浊降则气机条畅。若运化失职,清气不升,浊气不降,中焦升降失常,不能流通,遂成胃痞。肝主疏泄,调节气机,若肝失条达,则中焦气机不利,脾胃功能失调则失职不运,故而发生痞满。脘痞的病位在胃,与肝、脾关系密切。

窦金发强调脘痞有虚实之分,病情迁延后可虚实夹杂。所以在治疗前应该先辨明虚实,实则泻之,虚则补之,虚实夹杂者消补并用。治则以行气消痞为主,用方上有自己独到的见解。实痞临床表现为脘腹部胀满不适,病程较短,患者体质强壮,舌苔多厚腻或薄白,脉沉有力。若患者饮食自伤,嗳腐吞酸,多用保和丸加减;夹有暑湿,可用六和汤加减;气机不利,痰热互结中焦者多用四逆散合小陷胸汤加减;寒湿阻滞引起中焦气机不利者则用厚朴温中汤加减。虚痞者脘腹满胀不舒,时间较长,患者体质虚弱,脉细弱无力。若伴有面色萎黄,人疲乏力,喜好热饮,舌质淡,苔薄白,多用六君子汤加减;若口干、咽干,大便秘结,喜好冷饮,舌质红,少苔甚至无苔,多用益胃汤加减。

临床上患者多见虚实寒热夹杂,所以用药不可偏颇,应注意辛开苦降,寒热平调,阴阳平衡。例如胃阴虚的治疗中用益胃汤滋阴养胃的同时可加干姜、大枣以振脾阳防滋腻太过。窦金发认为,脾气健运,则中焦气机正常,痞气自消,且可配伍香附、青陈皮等疏肝理气之品,肝主疏泄,肝气条达,则脾胃气机顺畅。

2. 腹泻

腹泻是以排便次数增多或便溏或完谷不化甚至泻出如水样为主症的一种病证。脾病湿盛是腹泻的主要病机。腹泻分暴泻与久泻,但实际中医临床前来求诊的大多为久泻患者。暴泻多数是因为饮食不节或者感受风寒湿热造成,患者因其急性发作都会就诊于西医,且容易康复。所以来窦金发处求诊的皆为久泻患者。临床常见脾虚湿盛证、脾肾阳虚证、肝木乘土证等不同证型。久泻病势缠绵,迁延难愈,给患者身心造成极大的痛苦。窦金发在治疗慢性腹泻时强调不轻易用固涩收敛药,谨防"闭门留寇"。主张补其不足,攻其邪气,这样才能从根本上治疗,所谓"治病求本"。窦金发临床常用温脐化湿汤,此方来自《傅青主女科》,本来用于治疗妇女下焦寒湿,窦金发活用治疗脾肾阳虚之腹泻,乃比类取义也。方药固定组成为猪苓 10 g,茯苓 10 g,苍术 10 g,白术 10 g,藿香 10 g,泽泻 10 g,车前子 10 g,厚朴 10 g,木香 10 g,陈皮 10 g,荷叶 10 g。在实际的临床运用中可随症加减,如患者脾虚更甚,则适当加大苍术和白术的用量,可至 30 g;若湿象更甚,则适当增加猪苓、茯苓至 30 g,车前子和泽泻至 15 g。病程长者,加乌梅炭 10 g,石榴皮 10 g;纳差者,加神曲 10 g,焦山楂 10 g;形寒肢冷者,加附片 10 g,补骨脂 10 g;兼有外感者,加防风 15 g,荆芥 15 g。

3. 便秘

便秘是指大便秘结,排便周期或时间延长,或者虽有便意,但排便困难的一类病证。本病病位在肠,但与脾胃、肺、肝、肾等脏腑的功能失调密切相关。外感寒热之邪,内伤饮食情志,阴阳气血不足均可使肠腑壅塞,大肠传导不利而产生便秘。窦金发认为便秘不外乎两种情况。其一为阳明腑热,大肠湿热之气蕴结,表现为大便排出困难,大便干结如羊粪,且有热象,如口臭、小便短赤等。仿大承气汤加减主之。其二大便虽排出困难,但不甚干结,又或者患者年高体虚,此乃血虚风燥所致,多用活血润燥汤加减。另外,窦金发的验方甘草 3 g、生大黄 3 g、芒硝 3 g、紫菀 10 g 泡服,治大便急切不下,能收立竿见影之功,比番泻叶泡服更能解决问题,且无腹痛等不良反应。窦金发指出中医治疗便秘,不能一泻了之,而应该标本同治,这样才能解决根本问题,达到彻底治愈的目的。在治疗过程中,要攻伐有度,结合患者的具体情况,如年龄、体质等,进行必要的加减,做到攻邪而不伤正。

4. 痛风

痛风是临床常见疾病,是人体内嘌呤代谢紊乱和/或尿酸产生增加而排泄减少所引起的一类病症。目前尚缺确切可靠疗法,难以根治。病变常侵犯关节,易累及肾脏和心血管系统。痛风属中医"痹证"范畴,急性发作时表现的红肿热痛,亦不外乎古人所描述的热痹、痛痹。以其发无征兆,突然袭至,走窜指、趾、腕、踝等不同关节的灵动特性,也可视为行痹。

窦金发诊治本病都从"痹"着眼。痹者,闭也,痹闭不通则痛。结合红、肿、热象,拟清热泄毒、活血祛瘀、疏风和络、渗湿蠲浊等综合为之,冀其热毒清,瘀结散,浊去络通而痛已。考虑到血尿酸的危害,尿酸主要由小便中排出,与肾关系密切,益肾坚阴必当关注;筋骨为病离不开肝肾,是又应养肝舒筋而缓拘挛僵持。嘌呤代谢的终末产物尿酸三分之二经小便排出,还有三分之一须从汗液及消化液中排出,故在治疗措施中疏畅玄府、通便利肠也不可忘怀。湿浊在本病的发生中占重要地位,治理湿浊关键在厚脾土而助运化,这一点贯穿始终,即要时时顾护脾胃。窦金发拟方遣药时尽量考虑周全,获效多能如愿。基本方：土茯苓、薏苡仁、萆薢、大青叶各30 g，苍术、川柏、怀牛膝、防己、木瓜、车前子、泽泻、商陆、虎杖、威灵仙、淡豆豉、杜仲各15 g，生大黄10 g。每日一剂，水煎分2~3次服完。5天为一疗程。适用于痛风性关节炎急性发作而引起的足趾及全身其他关节红肿热痛者。平日血尿酸过高者亦可仿此服用。若年岁较大体质虚弱或胃口浅薄者，宜酌情减轻药量。热甚加生石膏50 g，知母15 g；痛甚加赤芍30 g，防己加至30 g；舌苔厚腻者加蚕沙15 g，草果15 g；大便秘结商陆再加15 g，生大黄可后下入煎；肿痛缓解后即减轻诸药用量，同时加黄精30 g安调五脏，补虚填精。伴有多处关节或筋脉疼痛不利的，酌加秦艽、地龙、羌活、独活、白附子祛风散结，通痹止痛。

5. 小儿抽动综合征

小儿抽动综合征又称为小儿抽动-秽语综合征。该病为儿童时期一种常见的行为异常性疾病，以难以自我控制的动作过多为特点，如挤眉弄眼，龇牙咧嘴，摇头晃脑甚至躯体扭动、背项强直等，久而久之，妨碍思维，注意力难集中，中医谓之疼病，乃气津不利，血脉失和。窦金发认为此病与心、肝、脾、肾不足有关，乃阴阳失调所致，所以治疗上应强调和阴阳，滋肝肾，补心脾，方用葛根汤加减。窦金发分析指出，葛根汤出自《伤寒论》，原文第31条曰："太阳病，项背强几几，无汗恶风者，葛根汤主之。"乃邪客于太阳经输的证治。"项背强"谓项背强直不舒柔，"几几"是形容经脉拘急之状。观察小儿抽动症的病机，与此颇多近似之处。通过窦金发对这类病的治疗方法，可以看出抓主症、细辨证的思想始终贯穿其中，从抽动联想到疼，再联想到项背强，再梳理到葛根汤。

王宁

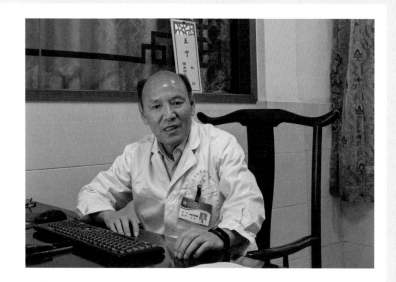

一 名医小传

　　王宁,男,安徽潜山人,中共党员,安徽中医药高等专科学校教授,皖南康复医院特聘中医专家,皖南医学院第二附属医院国医馆中医专家。第二届安徽省名中医,安徽省教学名师,第六、第七届中国药学会药学史专业委员会委员,全国高校《中药鉴定学》教学研究会第三届理事、第四届常务理事。

　　从事中医药教学和临床工作50余年,潜心于中医药古代文献和中药现代化学、药理及临床的研究,建有"王宁安徽省名中医工作室",将传统中医药理论和现代研究成果有机结合并应用于临床。通过古代本草文献研究,进行中药的本草考证,对一些中药古今药用品种进行了正本清源,尤其是对一些动物药的本草考证,为《药用动物本草学研究》的出版打下了基础,得到了皖南医学院尚志钧教授、中国中医科学院谢宗万研究员、中国科学院南京植物研究所周太炎和陈重明研究员等老一辈本草学家的高度赞赏。

　　获中华全国总工会、教育部、科技部、人事部、劳动和社会保障部五部委联合表彰,多次受邀参加电视台及广播电台的名医大讲堂、健康之路等有关医疗科普节目制作。主持和参加国家、省、市、校级教、科研项目10项;公开发表学术论文62篇;主编、副主编或参编教材和专著15部,获省级教学成果二等奖、三等奖各1次。

二 学术特色

王宁在治疗各种疾病时,注重调摄脾胃,认为保护胃气为治病之本,胃气直接关系人体正气的强弱,决定病变的转归,所以在治病的过程中始终处处顾及胃气。选方时,既善用经方,又善用近现代名医的有关方剂,如张锡纯《医学衷中参西录》中的方剂等,用药上既继承《神农本草经》《本草纲目》等古代本草记载的传统功效,又重视《中药大辞典》《中华本草》及各种专业杂志上的现代研究成果及西医的药理学作用,选药精良,疗效突出。

在治疗方法上主张内外兼治,如治疗颈肩腰腿痛既用内服的方法,又采用针灸、拔罐、中药外敷、水针穴位注射等外治方法;治疗妇科湿热下注的盆腔炎、外阴瘙痒等症在内服中药的同时,外用中药煎汤熏洗、灌肠等,都收到非常好的疗效;对于因情志所致的疾病,用药治疗的同时注重进行情志疏导。对心脑血管疾病的治疗,结合西医对心脑血管疾病的现代研究,在发掘古代医药文献中有关治疗心脑血管疾病古方的基础上,根据不同患者的不同病情,辨证施治,收到了非常好的疗效。

王宁运用现代生物学、古代医药学及古代汉语知识,对连翘、天花粉、茯苓等几十种中药的品种、功效、古方进行本草考证,尤其是运用现代的动物形态学、动物分类学对有关动物药进行了本草学研究,发表数篇动物药的本草考证论文,对狸、阿胶、鼺鼠、鼢鼠、鼹鼠、鸳鸯、鸂鶒、蜂卵以及《本草纲目》中雁形目类动物进行了详细的考证,认为它们分属于现代动物分类学中9目12科18属29种动物,为现代合理利用这些药用动物提供了本草学依据,填补了国内外对中国古代药用动物本草学研究领域的空白。

王宁认为,中医药在几千年的历史沿革中,不少中药虽然古今名称一样,但所用的动植物品种并不相同,药物品种不同,所含化学成分不同,实际功效并不一样,如果不研究中药品种的历史沿革,单纯的按照古代中医药文献记载的功效或古方用于现代临床,往往难以收到预期的临床疗效,甚至会产生严重的不良后果,如古代所用木通是木通科的木通,而清代开始至20世纪90年代所用木通是马兜铃科的关木通,在临床上出现严重的肾毒性后,国家药典才规定停用关木通,恢复使用木通科的木通。所以中药品种的本草考证至关重要,下面列举两例中药的本草考证结果。

(一)对阿胶的原料进行了考证

阿胶是滋阴润燥、补血止血的常用药物,是血肉有情之品,疗效确切。目前《中国药典》规定制作阿胶以驴皮为原料,原料有限而用阿胶者众,故供求矛盾突出,价格高昂。而用牛皮制作的黄明胶现在很少在临床应用。但王宁进行本草考证后认为阿胶的原料,唐代以前是牛皮,宋、明代是牛、驴皮并用,清代以后只用驴皮。古方中的阿胶,完全可以用价格低廉的牛皮为原料制作的黄明胶。

野外带教

　　《神农本草经》(简称《本经》)云:"阿胶—名傅致胶,味甘平,出东阿。"梁代陶弘景在《本草经集注》中曰:"出东阿,故名阿胶也。"说明很早以前,山东东阿县的阿胶就已驰名全国。《本经》记载了阿胶的产地和功用,但未说明阿胶的原料是什么。唐代《新修本草》载:"阿胶……煮牛皮作之,出东阿。"说明唐以前的阿胶制作原料是牛皮。宋代苏颂著的《本草图经》载"今时方家用黄明胶多是牛皮,《本经》阿胶亦用牛皮",说明宋代牛皮胶又名"黄明胶",并肯定了《本经》所载阿胶的原料是牛皮。宋代唐慎微的《证类本草》云:"生东平郡,煮牛皮作之,出东阿。"这都说明宋代的阿胶原料是牛皮。但《本草图经》又云:"以阿县城北之井水作煮为真,造之,阿井水煎乌驴皮如常煎胶法。其井官禁,真胶极难得,都下货者甚多,恐非真。"说明宋代已经开始用驴皮为原料制作阿胶。明代《本草纲目》云:"用黄牛、水牛、驴皮者为上,猪、马、骡、驼者次之,其旧皮鞋履等物者为下……大抵古方所用多是牛皮,后世乃类驴皮。当以黄透如琥珀色或光黑如瑿漆者为真,真者不作皮臭,夏日亦不湿软。"上述记载说明:宋、明两代驴皮和牛皮都可作为阿胶的原料,李时珍指出的"黄透如琥珀色"的阿胶和现在的牛皮胶(黄明胶)的药材外形相符合;"光黑如瑿漆"的阿胶与现代的驴皮胶药材外形相符合,二者均为阿胶正品。

　　另外李时珍在"黄明胶正误"项下载:"案本经……阿胶,煮牛皮作之,其说甚明。黄明胶即今水胶,乃牛皮所作。其色黄明……但非阿井水所作耳。"说明明代的黄明胶和阿胶的区别不是制作原料不同。而是黄明胶"非阿井水所作"。其功用李时珍指出:"与阿胶仿佛,苟阿胶难得,则真牛皮胶亦可权用。"上述两种本草著作都说当时已有伪品阿胶出现,但所指的伪品含义不同。宋代的阿胶是以阿井水熬的为真品,而阿井水主要用来为统治阶级熬胶,为官所禁,派兵把守,百姓很难得到该井水,所以虽然市场上卖胶的很多,但真品(以阿井水熬制的)很难得到,这也就是说,宋代的伪品阿胶不是原料有假,而是"阿井水"有假;明代的阿胶伪品,一是非阿井水所熬,二是出现了以马皮、旧革、鞍靴等原料的伪品胶，"其气浊臭，不堪入药"。

清代的《本草求真》《本草述钩元》《神农本草经读》《增订伪药条辨》等本草都载：阿胶应以乌驴皮和阿井水制成，而把牛皮胶当作伪品。《增订伪药条辨》指出：伪品阿胶，"用寻常之水煮牛皮成胶，并杂它药伪造，色呈明亮，气臭质浊，不堪入药"。用东阿城的狼溪水浸黑驴皮，取阿井水用桑柴火煎炼四昼夜所得的胶才算真阿胶；而当时"阿井水甚不易取，而煎法又失其真，故真阿胶最难得也"。说明清代的真阿胶必需原料、浸洗驴皮的水，熬胶的水以及制作的柴火、方法都符合标准，否则都不能算真品。为何清代推崇用驴皮作为制作阿胶的原料呢？清代医家陈修圆在《神农本草经读》阿胶项下说："必用黑驴皮者……黑色属于肾……所以妙者，驴亦马类，属火而动风，肝为风脏而藏血，今借驴皮动风之药，引入肝经。"这种解释，在现代看来有些牵强。

总之，制作阿胶的原料唐代以前主要是牛皮。开始用驴皮作原料制阿胶是在宋代，宋、明两代虽用驴皮制阿胶，但也充分肯定牛皮胶的作用。清代以后才完全用驴皮取代牛皮作为制阿胶的原料。驴皮和牛皮所含的成分相似，主要是明胶蛋白，水解可产生多种氨基酸。鉴于当前阿胶的供求矛盾日益增加，而黄明胶价格低廉，且是明代以前本草记载的阿胶正品，所以王宁在临床上常用黄明胶代替阿胶使用，效果显著。

（二）对秋石来源进行了梳理

古代秋石以人尿为原料制成，是宋至清代医家极为推崇的保健品。当代秋石已很少应用，原因是制秋石的原料改用食盐，功效迥异。

明代李时珍在《本草纲目》秋石释名项下载："淮南子丹成，号曰秋石，言其色白质坚也。"《淮南子》是汉代淮南王刘安所著，说明汉代就有了秋石之名，最早记载秋石制法的是宋代，宋代沈括著有"秋石论"，制法有阴阳二练之法，载于《苏沈良方》中；南宋刘梦得在《水云录》中也载有秋石的制法；《证类本草》在"溺白垽"条下有"秋石还原丹"。梁代《名医别录》载有人尿和溺白垽，溺白垽又名人中白，是尿桶中的沉淀物。李时珍曰"古人惟取人中白、人尿治病……王公贵人恶其不洁，方士遂以人中白设法锻炼，治为秋石"，说明了秋石产生的原因。

1. 制秋石的原料

秋石制作的原料有人尿、人中白、食盐三种。

人尿是制秋石的主要原料，但各文献对人尿的要求不同：宋代沈括只云用人尿，说明所用人尿是不分男女老幼的，并云"夏月虽腐败亦堪用"；《经验方》要求以男子小便为原料；明代《本草蒙筌》《医学入门》、清代《本草新编》《本经逢原》均用童便为原料，不分男女，"十五岁以下者俱可用"；《本草纲目》引《刘氏保寿堂经验方》和《本草乘雅半偈》载"既济玄黓秘法"所用则是先将童男童女之便分别收集制成粗制品，然后将两种粗制品按比例混合升炼而成。而童男女则要选"洁净无体气、疾病者，沐浴更衣，各聚一石。用

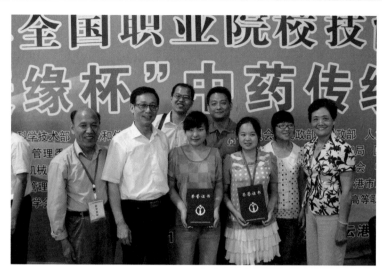

指导的学生参加全国技能大赛并获奖

洁净饮食及盐汤与之,忌葱、蒜、韭、姜、辛辣膻腥之物"。

对于人中白,李时珍曰:"近人以人中白炼成白质,亦名秋石……精致者谓之秋冰。"清代张秉成《本草便读》载:"即溺中白垢,或火炼,或水澄,皆以洁白为度。""既济玄黍秘法"则是取人尿制品和"溺器白垩"(即人中白)混合升炼而成。

对于食盐,李时珍曰:"方士亦以盐入炉火煅成伪者,宜辨之。"说明用盐制秋石至迟在明代就已出现,但这只是一种以营利为目的的伪品,故时珍告诫人们"宜辨之"。盐制秋石方法简单,原料价廉易得,逐步取代了人尿制品而用于临床。20世纪30年代和50年代都有人鉴定了当时北京市售的秋石,从成分可知均是食盐制品。

2. 秋石的制法

记载秋石制法的本草众多,经验非常丰富,概括起来可分为阴制法和阳练法两大类:

阴制法一般不经火炼。其方法又分为沉淀法和结晶法:

沉淀法的工艺流程是:小便→搅拌或加辅料搅拌→清液弃去,沉淀加水搅拌(反复多次)→清液弃去,沉淀晒干。具体方法是将尿3~5担装于缸中用桑枝或竹枝搅。并加入不同的辅料:沈括用皂角汁,《本草蒙筌》用石膏,然后取沉淀物。

结晶法是在尿中放入某种物体,使尿中的成分在物体上形成结晶,然后取出物体,干后刷下结晶即为秋石。放置的物体不同:《本草新编》用净布;《得配本草》用砖;《本经逢原》则是放铅球或草鞋。

阳练法用锅将尿蒸干,得到全尿蒸干物再用阳城罐装好,用铁盏或瓷盏盖定,盐泥封固,罐周火煅使之升华。升华于铁盏或瓷盏上的称秋冰,其白如雪,不升华者称秋石。但全尿蒸干法"煎炼时须大作炉鼎,煎炼数日,臭达四邻"。因此,后多改为先按上述阴炼法制取粗秋石,然后将此粗秋石再入罐中如法升炼。为使其纯净,可将粗品秋石用水煮化后绵纸过滤,滤液蒸干,再煮化过滤,反复数次。最后再入罐升炼,即可得到较纯的结晶物。

较高级的秋石是《本草纲目》所引《刘氏保寿堂经验方》和《本草乘雅半偈》中的"既济玄枲秘法"。所载之法是先以童男童女小便为原料分别制取并升炼成秋石,然后"以男女者称匀,和作一处,研开以河水化开,隔纸一层滤过,仍熬为秋石,其色雪白。"而明代卢之颐在《本草乘雅半偈》中则是先分别以童男女小便为原料制取秋石,然后"各取上乘秋石,各取溺器白垩,晒焙令干,先置女垩于银釜之底,次置男秋石于女垩之上,次置女秋石于男秋石之上。次置男秋石于女秋石之上,次第安置,上余二寸,六一泥封固,三方火温养七日。则粒粒丹红交结釜顶,此更属无上乘"。

现代主要是用食盐制成的咸秋石和少数用人中白为原料制成的淡秋石。

咸秋石:以安徽桐城市产者为佳。方法是用桐城县西门外山溪泉水,加食盐于锅中煮成盐水,细布过滤,滤液蒸干得白色粉霜,称"秋石霜"。将秋石霜置两只相复的瓷碗中煅至透红,秋石霜熔成碗状,冷后即成秋石,这是目前市场主流商品。

淡秋石:以人中白浸漂月余。经常换水,取出晒干为末,再以白及浆水拌和用模型印成小方块,晒干备用,这种商品目前市场上基本失传。

3. 秋石的成分和功效

人中白制的秋石含有尿酸钙、磷酸钙等无机盐,但这些无机盐均不是秋石的主要有效成分。其有效成分似与其中所含的尿激酶、性激素等成分或现代未知的成分有关。这些成分除促进人的性器官发育和第二性征的形成外,对人的正常生长发育也起着极为重要的作用。这些作用和古代认为秋石能"滋肾水、养丹田、返本还元、归根复命……延年益寿""久服脐下常如火暖,诸般冷疾皆除,久年冷劳虚惫甚者服之亦壮盛""壮阳起痿"的记载相同,所以古代本草记载的秋石功效和制作方法应该引起现代健康养生保健研究者的高度重视。

中医药几千年历久不衰,是因为中医药有着确切的疗效,而有些药在历史长河中被淘汰,原因很多,其中很重要的原因之一,就是古今用药品种不同,不同品种的药难以见到古代文献所记载的疗效,时间长了就会逐渐被临床淘汰,就像现在的食盐制的秋石纯含氯化钠等无机盐,并不含古代秋石所含的激素类等成分,因此绝不会有古代文献所载秋石的疗效出现,而医家和病者只求盐制秋石价廉而不知药异,用之无效,还以为古书对其功效记载有误,逐渐对秋石的疗效失去信任而不再使用,这是当代秋石被冷落的主要原因,说明对药物的本草学研究是非常重要的。在临床上如果辨证准确、用药精当但难见预期的效果,应当研究或查看所用药的品种是否准确。

王
勇

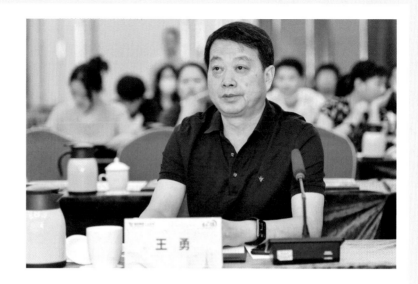

一 名医小传

王勇,男,安徽肥东人,中共党员,主任中医师,肥东县中医医院副院长。全国基层名老中医药专家学术经验继承工作指导老师,第七批全国老中医药专家学术经验继承工作指导老师,第二届安徽省名中医,安徽省基层名中医,第九批合肥市拔尖人才,第二、第三批肥东县拔尖人才。

兼任中国民族医药学会风湿病专业委员会委员,安徽省中医药学会脑病专业委员会、心血管专业委员会、内分泌糖尿病专业委员会常务委员,安徽省全科医学会糖尿病专业委员会常务委员,合肥市中医学会副会长。获合肥市"金牌职工"荣誉称号。

早年跟随全国名老中医周夕林教授学习,并得到国医大师韩明向教授、国医名师周宜轩教授的指导,深受各位老师的医术和仁心感染。深研岐黄之术,通过《黄帝内经》《伤寒论》等中医经典的学习,遵循"勤求古训,博采众方"之要义,获得了新的临证思路,对以"虚、瘀"为病机的慢性病、疑难病的诊治尤有心得。

建有"王勇全国基层名老中医药专家传承工作室",为院内外培养了多名中医临床人才。主持并参与了多项省、市级科研项目,获得合肥市职工技术创新成果奖2项,发表学术论文10篇,获得安徽省自然科学优秀论文奖2项。

二　学术特色

(一)"虚""瘀""痰"致慢性缺血性疾病的认识

"虚""瘀"主要指"气虚""血瘀",气和血是人体生命活动的基本物质,正如《医宗必读·古今元气不同论》所谓"气血乃人之所赖以生者",气血调和,则腠理密固,气血不和,百病丛生。痰饮之邪,在东汉张仲景《金匮要略·痰饮咳嗽病脉证并治》中被首次提及,其将痰饮归为"痰饮""悬饮""溢饮""支饮"四大类,并提出"病痰饮者,当以温药和之"的治法。明代李时珍曾于《濒湖脉学》中提出"痰生百病食生灾"的观点,故而有"诸病多因痰而生""怪病多痰""百病多由痰作祟"等说法。故疑难怪病多以治痰为先。王勇结合40余年临床诊疗经验对于慢性缺血性疾病提出"首辨气血,虚实结合"的诊疗思路,并广泛运用于临床中。

古今医家都对"气虚""血瘀""痰"提出自己的观点,中医对于气虚血瘀从来都不是孤立、割裂的,而是将它看作一个整体,其既不等同于纯粹的血瘀,又异于单纯的气虚,更不可理解为二者的叠加,而是一种互为因果的关系,是一种复杂的病理理论。气的功能异常与血瘀存在必然联系,其主要以心系、脑系、脾胃、妇科疾病为主,气虚血瘀证在不同疾病的症状不同,既具有大多数疾病症状的共性,又具有其独有的特征性症状,涉及疾病谱广泛多样,多为现代医学中认为的慢性缺血性疾病,故如何快速精准辨证及用药对及时治疗、缩短相关疾病的病程及提高临床效率、改善疾病预后、降低死亡率等具有重要的意义。

王勇认为,对于此类气虚血瘀所致的慢性缺血性疾病,应当"通补兼施",或者"虚实并举",临床中多用益气活血的方法。不是单纯理解为补气中药及活血中药二者并用,而当"审证求因,审因论治",根据致病先后顺序、正邪盛衰的不同而治之,并重视疾病发生发展中的动态变化,如气虚血瘀日久进一步发展成为阴虚、阳虚、血虚等证,应在益气活血基础上适当给予滋阴、助阳、补血药物,在重视本源的同时,注意观察证候变化可能的兼证。

(二)慢性缺血性疾病诊治

1. 缺血性脑卒中

中医学中"中风"与现代医学中脑梗死相对应。《黄帝内经》对于中风有详细的论述,感受外邪、烦劳暴怒是诱发本病的重要病因,同时体质、饮食也与之密切相关,在《素问·通评虚实论》中明确记载:"仆击,偏枯……肥贵人则膏粱之疾也。"症状表现和发病不同阶段对应不同的名称,例如风痱、偏风、偏枯、身偏不用。中风所引起的半身不遂、偏身

345

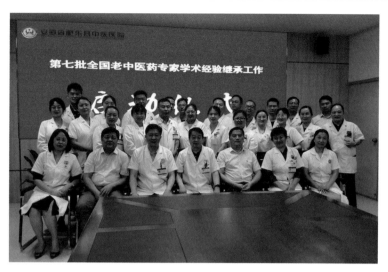

和传承弟子等工作室成员合影

麻木等后遗症状,主要是气虚血瘀阻络所致。

老年人多见中风,《素问·阴阳应象大论》云:"年六十,阴痿,气大衰,九窍不利,下虚上实。"脏腑阴阳的衰退与年龄增长相关,此乃生命之常态,沈氏在《杂病源流犀烛·中风源流》中亦指出:"人至五六十岁,气血就衰,乃有中风之病,少壮无是也,然肥盛之人,或兼平日嗜欲太过,耗其精血,虽甚少壮,无奈形盛气衰,往往亦成中风。"王勇认为,年龄的老化引起脏腑功能减退是中风发生的重要因素,年龄老化致缺乏肾精,精难化气,元气匮乏,必致气虚行血无力而致血瘀,且肾精乏源、精难化血则气血俱虚,血脉不得养,故而血行缓迟致瘀。另中风的发病原因多为饮食不节、损害脾胃、积损伤正,进而致痰浊瘀血阻滞脉道,气血逆乱而上冲犯脑,中风患者在发病之前多已有脏腑功能失司、正气衰退的内在因素。因而本虚标实多是本病的病理特点。

王勇观察了加味补阳还五汤对120例气虚血瘀型中风患者的疗效,将患者随机分为对照组(予常规治疗)60例、治疗组(常规治疗上辅助加味补阳还五汤)60例,后得出治疗组患者在神经功能、运动能力、日常生活能力评分3个方面明显优于对照组。中风病迁延日久,形神俱耗,病久失养,故渐致元气耗损,精血虚少,脏腑功能衰退,气血化生不足,病理产物常可见痰、瘀、虚并存,痰饮不化、血虚致瘀、痰瘀互结、虚实夹杂,因此治疗中除补益气血外,应注重虫类药物的灵活运用,以达到舒经通络之用。

王清任《医林改错》最早记载了补阳还五汤,为补气药与活血药相辅而成,对于中风恢复期气虚血瘀型半身不遂患者的治疗效果优越。王勇支持"中风非风"的观点,认为半身不遂之病因,既非外感风邪,亦非风火痰湿,最终原因乃元气亏损,进而致血脉瘀阻、半身不遂之症。加味补阳还五汤组成:炙黄芪30 g,党参20 g,赤芍12 g,怀牛膝10 g,桃仁12 g,川芎12 g,当归15 g,地龙9 g,红花10 g,全蝎6 g,水蛭6 g。气虚致行血乏力,故而瘀血内停,因此方中重用补益元气之黄芪,兼补气血为君药,臣药施以性温之当归尾,取其活血化瘀不伤络之效;川芎、赤芍、红花、桃仁、地龙诸药相合,助当归活血祛瘀,以除肌肤经络痹阻;加用党参、怀牛膝益气补脾肾以扶正,并防虫类药物伤正之虞;其与黄芪相伍而用,直达脑部,使活血不伤正。虫药地龙有"上食埃土,下饮黄泉"的特点,有通经活络、引药达周身之功。

2. 慢性缺血性心脏病

古籍指出"心主身之血脉",人体生理功能运行依赖心气推动和调控血液行于脉内而维持。气虚、血瘀、痰凝见于心气不足、行血无力致气虚血瘀,进而出现惊悸怔忡、喘促、水肿等症状;也可见于年老体弱之人,气虚无力行血,脉络血液瘀滞,经脉失养,进而瘫痪、痿废。王勇在长期临床诊疗中发现,冠心病患者的病理因素主要为气虚、血瘀,其中以老年人多见。《灵枢·邪客》云:"心者,五脏六腑之大主也……容之则心伤,心伤则神去,神去则死矣。"肾阳虚,则不可助五脏之阳,可致心气不足或心阳不振,血脉失于温养,阻滞不通,发为胸痹;肾阴亏,五脏之阴失养,水不涵木,无法上济于心,终致心肝火旺,心阴损耗,心脉失养,而致胸痹;心阴匮乏,心火炽盛,波及肾水,又可损耗肾阴;心肾阳虚,阴寒痰饮易袭阳位,致心脉阻滞。以上均可于本虚的基础上形成标实,导致寒凝、血瘀、气滞、痰浊,而使胸阳失运,心脉阻滞,发为胸痹。

(1)心病治心:对于心神受损致血瘀为主,尤其是情志受损的患者,王勇认为应养心宁神,注意调气,兼理气活血。临床常用经方补心汤加减,主治心气不足、心痛惊恐。方由远志、蒲黄、人参、茯苓组成。该方所治疗的惊悸病,实属心神受损致血瘀所致。方中用远志既开心气而宁心安神,又通肾气而强志。加上人参大补元气,茯苓补益心脾而宁心,又有蒲黄活血,共奏宁心活血安神之功。此方适用于恐惧不安的患者。

王勇认为,心系疾病常用药物不拘泥于入心经的药物,还从脾肾肝等脏腑着手。对于心气虚证常用党参、桂枝、丹参、五味子、太子参、酸枣仁、石菖蒲、火麻仁等,心血虚证常用川芎、麦冬、远志、酸枣仁、柏子仁等,心阴虚证常用麦冬、酸枣仁、丹参、牡蛎、玄参、五味子、火麻仁、百合等,心神不安证常用酸枣仁、石菖蒲、茯神、夜交藤、龙骨等,心火炽盛证常用生地黄、黄连、茯神、莲子心等,心脾两虚证常用白术、酸枣仁、远志、太子参等,心肾不交证常用酸枣仁、远志、山药、熟地黄、麦冬等。总之,王勇认为益气活血常用黄芪、丹参、当归、川芎和人参,常用药对有黄芪—当归、黄芪—丹参等,临床常用黄芪—当归、川芎—当归、丹参—黄芪、川芎—黄芪和川芎—丹参,常取得较好临床效果。

(2)心病治他脏:王勇及其科研团队观察了80例冠心病稳定性心绞痛患者,对于冠心病气虚血瘀型患者,往往涉及多脏腑。《难经十四难》曰:"损其心者,调其营卫。"营血不足,往往同心脾有关,根据五脏补法理论,可以通过养心益脾、调和营卫的方式治疗营血不足,心气失养致血瘀的患者,临床多用经方炙甘草汤加减,主治脉结代、心动悸。方由炙甘草、生姜、人参、生地黄、桂枝、阿胶、麦门冬、麻仁、大枣组成。方中炙甘草补气生血、养心益脾,合人参补养心肺之气,又配生地黄滋心阴、养心血,再入大枣补益心脾,阿

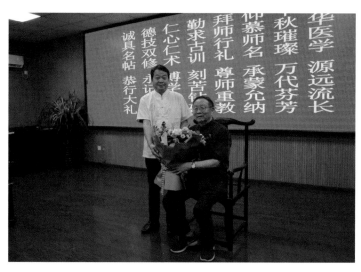

拜国医大师韩明向为师

胶、麦冬、胡麻甘润养血,桂枝合生姜辛温走散,温心阳,通血脉,使气血流畅以助脉气接续。数药相伍,使营卫调和,心血足且心脉通,心气得补而不滞,从而取得复脉之功。

心病日久可累及肺,积于胸中的宗气是联系心搏动和肺呼吸的中心环节,故对于心肺气虚患者应注重补益宗气。心、肺、肾阳气不足,血脉运行无力,血行缓慢而瘀滞,水湿不化,聚生痰饮,卫外不固,淫邪内侵。阳气虚衰为本,痰、水、瘀为标,临床中归属心衰范畴。其中对心肺气虚证的治疗得到国医大师韩明向的指点,王勇又结合多年临床经验,主张以保元汤合补肺汤或养心汤加减,常用黄芪、党参、熟地黄、肉桂、炙甘草、五味子、茯苓等。全方以补益心肺为主,可作为心肺阳虚致血瘀为主患者的基础方。方中主药黄芪补气益脾,党参益肺;辅以肉桂温补肾阳;佐以炙甘草益气和中、调和各药。诸药共奏补气温阳之功效,若肾阳亏损过甚者,加制附子、补骨脂、肉苁蓉;水肿者,加茯苓、泽泻、车前子;阴不足者,去肉桂,加麦冬、生地黄。该方用于治疗心动过缓、心肌劳损、慢性心衰元气不足者。

王勇指出,元气不足的心病证,往往系心肾阴阳虚损所致。对于心阳亏虚及肾致血瘀为主的患者,重在温通心阳,兼温肾活血;对于心肾不交、阴虚火旺致血瘀为主的患者,重在养心阴、交通心肾,兼以清热活血之剂,常用经方天王补心丹加减,主治阴亏内热、心神不宁证。方由酸枣仁、柏子仁、当归、天冬、麦冬、生地黄、人参、丹参、玄参、茯苓、五味子、远志、桔梗、朱砂组成,方中重用生地黄滋肾水以补阴,水能制火,入血分以养血,玄参、天冬、麦冬性甘寒,合用可清虚火,人参、茯苓益气宁心,酸枣仁、五味子敛心气,柏子仁、远志、朱砂养心安神,丹参、当归补血又活血。诸药合用,共奏养心阴、交通心肾,兼以清热活血之效,故该方适用于心肾不交、阴虚火旺致血瘀的患者。

3. 慢性萎缩性胃炎

慢性萎缩性胃炎是指以胃黏膜上皮和腺体萎缩、黏膜变薄、黏膜肌层增厚或伴肠上皮化生、异型增生（上皮内瘤变）为特征的慢性消化系统疾病，伴有肠化生和异型增生称为胃癌前病变。王勇认为慢性萎缩性胃炎发病基础是脾胃虚弱，多因禀赋不足，脾胃素虚，饮食不节，情志失调，外邪侵犯脾胃等而发病。脾"主运化、升清"，胃主受纳、腐熟，二者皆位居中焦，相互为用，互为表里，协同辅助水谷精微之摄纳；脾升则健运，胃降则和顺，脾升胃降则气机升降相和，进而畅通周身之气血，百骸无病。然脾胃虚弱，则清气不升，浊阴不降，气机逆乱，中焦壅塞。《普济方》曰："饮食入胃，失于传化，停积于内，故中气痞塞，胃胀不通，故心腹痞满也。"此外，生化无源，中焦失养，同时水液聚而成湿，水谷难化而成滞，积滞于内，滞塞于中。

王勇基于40年临证经验指出，该病发病过程中脾胃虚弱虽为基本病机，但有脾气虚、脾阳虚、胃阴虚之别，在其基本病机上形成气滞、血瘀、痰饮、食积等病理产物，时常包括不同程度的血瘀致病。如脾气亏耗、肝气郁结，则血行乏力而滞；如过食生冷，或久病气虚，累及中阳，抑或肾阳衰退，火难温土，则内蕴虚寒，故而凝涩血脉；若中焦功能失司，血气化生无源，则血脉失充；若阴津损耗，虚火灼灼，或气虚不统，渗血于脉外。以上皆可产生瘀血。

由上可知，脾虚血瘀是慢性萎缩性胃炎的重要发病机理。治以健脾益气活血化瘀法，方用健脾益气汤加减为主，常用药如党参、焦白术、白茯苓、黄芩、丹参、陈皮、莪术、白花蛇舌草、炙甘草等。兼口苦、口干、咽燥者，加北沙参、麦冬；兼因情志因素而痛作、嗳气频作者，加柴胡、木香；兼不思饮食、嗳腐吞酸者，加炒谷芽、炒麦芽、鸡内金；兼身沉体累、苔厚质腻者，加上厚朴、苍术。嘱其勿伤七情、远烟酒、调饮食。整体以脾虚为主，血瘀次之，遵照主次有序之治则。方内以健脾益气之党参为君药，同时辅以白术、茯苓、甘草化裁为四君子汤以增健脾之用，脾健则气血充、中焦气机畅。陈皮味苦燥性辛散，善健脾燥湿，湿去脾运则痰消。丹参可"破陈血，补新血"，兼具补养祛瘀不伤血之特点；莪术通行血气，擅破血逐瘀、行气止痛，二者相合可加强活血化瘀之功。黄芩、白花蛇舌草有清热解毒、祛湿之功效。该方标本兼治、气血共调，从而达到燥湿不伤正、化瘀不动血的目的。

4. 甲状腺疾病

瘿是颈前结喉两侧肿块性疾病的总称，相当于西医学的甲状腺疾病。刘熙《释名》曰："瘿，婴也，在颈婴喉也。"其以颈前结喉处漫肿或结块为特点，可随吞咽而改变位置。其中先天遗传、情志失摄、水土不服、六淫外感等乃其病因。在上述病因的影响下，致使脏腑功能失司，气滞、血瘀、痰凝等壅滞于颈前，此乃其病机之要。如《外科正宗·瘿瘤论》所说："夫人生瘿瘤之症，非阴阳正气结肿，乃五脏瘀血、浊气、痰滞所成。"

对于气滞、血瘀、痰凝所致甲状腺疾病，王勇认为应当遵循以下原则：

（1）治痰先治脾：中焦居脾胃，乃气机升降之枢纽。《医宗必读》说："脾土虚弱，清者难升，浊者难降，留中滞膈，凝聚为痰。"所以运脾除湿乃治痰之根本，常予苍术、陈皮、姜半夏温燥之品。

（2）治痰更当顺气：痰的形成与人体气机运化息息相关，津之运行，有赖气之推动，气顺则痰散，气滞则津聚，化而生痰。《局方发挥》云："气积成痰。"可知气滞乃痰聚之要，肺为贮痰之器，善化痰者则先理肺，肺气顺，则痰气消。多用皂刺、白芥子辛温行气祛痰之药。

（3）治痰亦当化瘀：津液气血相随而运，息息相关，一旦气行不畅，津聚成痰，亦可血滞化瘀，痰浊凝集，阻碍血运，蓄而为瘀，《血证论》说："瘀血既久亦能化为痰水。"方中选用当归、红花、炒甲珠、赤芍活血之品。

（4）治痰可兼清热：痰证乃指脏腑气血失和、水湿津液聚积成痰所化之病证。如《明医杂著·痰饮》所说："痰属湿热乃津液所在。"从阳化痰，其质黏腻，无孔不入，见症多端。故治痰当辅以清热。故而方多予黄芩、连翘之品，取黄芩清热燥湿之性，连翘清热散结之效。

痰邪为病，易兼夹他邪，故治疗上更为复杂。临床常用加味二陈汤加减，方中含有半夏、橘红、茯苓、甘草、生姜、乌梅、荆芥、防风、党参、半枝莲、甘草等。半夏辛温性燥，善能燥湿化痰，且又和胃降逆，为君药。取理气行滞、燥湿化痰之橘红为臣药。二者相伍，一为等量相合，相辅相成，增燥湿化痰之效，达治痰先理气、气顺痰自消之意；二为半夏、橘红皆以陈久者良，而无过燥之弊，故方名"二陈"。此乃本方燥湿化痰之基。佐健脾渗湿之茯苓，以助化痰之力，健脾以绝生痰之源。橘红、茯苓是针对痰因气滞和生痰之源而设，故二药为祛痰剂中理气化痰、健脾渗湿的经典搭配。煎加生姜，既减半夏之毒，又助半夏化痰降逆止呕之效；再予少许乌梅，增敛肺气，与半夏、橘红相伍，散中寓收，以防其燥散伤正。辅甘草为佐，健脾和中，调和诸药。

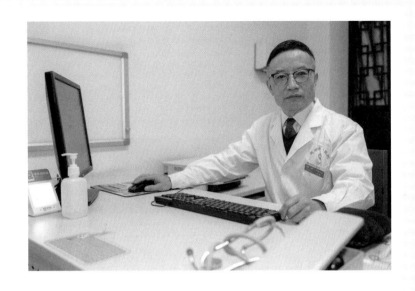

邓沂

一　名医小传

邓沂,男,甘肃兰州人,中共党员,安徽中医药高等专科学校教授,硕士研究生导师,皖南医学院第二附属医院特聘专家。全国老中医药专家学术经验继承工作继承人,第二届安徽省名中医,安徽省教学名师、安徽省高校专业带头人。国家中医药管理局中医药文化科普巡讲团成员,安徽省中医科普讲师团专家。兼任世界中医药学会联合会药膳食疗研究专业委员会副主任委员,安徽省医学保健养生研究会专家委员会委员。

从事中医工作38年,在甘肃中医学院任教期间,曾跟随于己百教授、周信有教授等名中医系统学习。2009年6月被引进安徽中医药高等专科学校任教,主讲"黄帝内经""中医药膳学""中医养生学"等课程,并在芜湖市中医医院从事临床工作,专攻疑难杂症。

主编专著及教材20余部,发表学术论文60余篇。主编的《黄帝内经养生智慧解密》入选2018年度中国教育网络电视台国学台"十大中医图书榜",《二十四节气药膳养生》入选"第六届全国悦读中医活动最受欢迎的十大中医药好书",《老年中医养生保健》《时间智慧:二十四节气巧养生》入选国家新闻出版署"2021年农家书屋重点出版物推荐目录"。承担"十五"国家科技攻关计划项目子课题"郑魁山、于己百、周信有学术思想及临床经验研究",主编《于己百医案精解》获安徽省科技进步奖,相关成果入选人民卫生出版社名家学验薪传丛书,"于氏萎胃宁剂型改进工艺研究"获安徽省中医药科学技术奖。

二 学术特色

(一)半夏泻心汤治疗胃肠病症

半夏泻心汤为张仲景《伤寒论》治疗误下伤中,以致少阳热邪乘虚内陷,郁结心下,形成寒热互结、虚实夹杂、阴阳失调、升降失常的心下痞满,或呕,或利的主方。慢性胃炎、胃溃疡及溃疡性结肠炎虽为独立的三种胃肠病症,但因为三者皆因寒热互结、中气虚衰致使脾胃升降失职发病,所以邓沂临证常以半夏泻心汤为主治疗,取其温脾清胃、平调寒热、燮理升降之功,效果显著。

1. 慢性胃炎

慢性胃炎的临床表现,主要是胃脘饱胀、食后尤甚,或有嗳气、胃痛、大便不调等兼症,属中医"痞满""胃痞"范畴。邓沂认为因其病性常为脾寒胃热、上热下寒,病机多属寒热互结、中宫痞塞、升降失调、胃气失和,故治疗原则宜温脾清胃、平调寒热、消痞除胀、燮理升降。方选半夏泻心汤为主加减:半夏10 g,黄芩10 g,黄连6 g,党参15 g,炙甘草10 g,干姜10 g,代赭石(先煎)20 g,莱菔子15 g,枳实10 g,炒白芍20 g。每日1剂,水煎服,分两份中、晚饭后服。

上方以半夏泻心汤为主、旋覆代赭汤为辅,去大枣与旋覆花,加降气和胃、消痞散结的莱菔子、枳实与缓急止痛的白芍而成。方中半夏和胃止呕、散结消痞,合干姜辛开祛寒以和阴。芩、连苦降清热以和阳。参、草扶正以助祛邪,可使中气得复。代赭石、莱菔子苦辛通降,宜于胃虚气逆所致胃脘胀闷、纳呆食少、嗳气呃逆等症的治疗。全方寒热并用、苦辛并进、补泻兼施、标本兼治,服后可使寒热平调、阴阳和谐、升降复常、中气振作,所以尤其适合慢性胃炎患者。

常用加减:胃脘疼痛较甚,加木香、白芷各12 g,以行气和血、解痉止痛。大便偏稀或泄泻,炮姜10 g易干姜并加焦山楂15 g,以温中散寒、健胃止泻。大便偏干或排解不畅,生白术15 g易炒白术,加槟榔10 g,以益气润肠、降气通便。伴幽门螺杆菌感染,加连翘或蒲公英30 g,以抑菌杀菌。属萎缩性胃炎有肠化或不典型增生,加三棱、莪术各10 g,以消瘀散结、抑制肠化。加黄药子20 g或半枝莲20 g,以抗癌防癌。

2. 溃疡性结肠炎

溃疡性结肠炎的临床表现,以便溏水泻、黏液血便、便前腹痛、里急后重及久泻不止为主,属中医"肠澼""泄泻""腹痛"等范畴。邓沂认为由于其病性常属寒热错杂,病机多是脾胃虚寒、湿热蕴结、虚实夹杂,所以治疗当清化湿热、暖中散寒、止泻止痢、温补脾肾,方宜半夏泻心汤为主加减:半夏10 g,黄芩10 g,黄连6 g,党参12 g,炙甘草10 g,炮姜10 g,桂枝10 g,焦山楂15 g,炒白术12 g,茯苓12 g,炒白芍20 g,白芷12 g,椿根皮12 g,

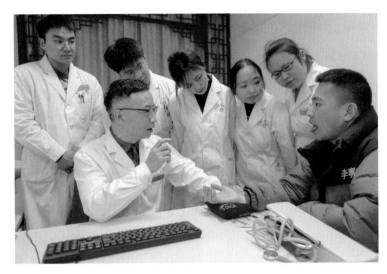

门诊带教

乌梅10 g,补骨脂12 g,吴茱萸10 g。每日一剂,水煎服,分两份中、晚饭后服。

上方以半夏泻心汤、黄连汤为主,四君子汤、四神丸(汤)为辅组成。方中半夏、炮姜(仲景原方为干姜)并桂枝散寒和阴、温中降逆,芩、连及椿根皮清热和阳、燥湿止泻,以上辛苦寒温并用,既能散寒清热、除湿止泻,又能行气降气、止痛除噫。四君合四神益气助阳、脾肾双补、固肠止泻。炮姜、焦山楂温中散寒消食、行气和血止泻。白芷及桂、芍、草行气通阳散寒、缓急解痉止痛。椿根皮、乌梅清热凉血、涩肠止泻。全方合用共奏平调寒热、燥湿止泻、行气和血、脾肾双补之功,因此溃疡性结肠炎服之效显。

常用加减:脘胁疼痛,加川楝子、延胡索各12 g,以疏肝活血止痛。便血较多,加地榆、白头翁各20 g,以清热凉血、涩肠止泻。泄泻清稀、次数较多或有滑脱,加炮姜10 g与赤石脂、山药各30 g,以温中涩肠止泻。久泄久痢或是下坠、里急,加诃子、罂粟壳各10 g,以涩肠止泻。大便干结,去桂枝,加枳实、槟榔各10 g,以行气导滞通便。伴口疮疼痛,加茵陈、桑白皮各30 g与三七3 g(冲服),以清热祛湿、散瘀止痛。

(二)桂枝茯苓丸治疗妇科病症

桂枝茯苓丸出自《金匮要略·妇人妊娠病脉证并治》:"妇人宿有癥病,经断未及三月,而得漏下不止,胎动在脐上者,为癥痼害……所以血不止者,其癥不去故也,当下其癥,桂枝茯苓丸主之。"为张仲景治疗妊娠腹中癥块所致经血漏下不止的代表方。子宫肌瘤、乳腺增生、外阴白斑、多囊卵巢综合征、产后恶露不绝等为妇科常见且难治的病证,各为独立病证,但均有血瘀、痰湿互结的病机,因此邓沂临床常以桂枝茯苓丸(汤)为主,立活血通经、化瘀利水之法,治疗上述妇科病症,疗效较好。举例如下:

1. 乳腺增生

乳腺增生以单侧或双侧乳房疼痛并乳房肿块为临床特点,同时疼痛与肿块大小与月经周期和情绪变化有关,属中医"乳癖""乳粟""乳栗"范畴。邓沂认为其病因病机当为郁怒伤肝、肝郁气滞、气滞血瘀,或饮食不节、劳倦思虑伤脾,脾失健运,痰湿内蕴,以致瘀血、痰浊互结,积聚乳络而成包块,因此治疗宜行气破血、化痰散结为主,兼以疏肝理气。方选桂枝茯苓丸(汤)为主加减:桂枝10 g,茯苓12 g,牡丹皮10 g,赤芍12 g,桃仁10 g,红花10 g,鳖甲12 g,海藻12 g,昆布12 g,生牡蛎20 g,浙贝母15 g,香附15 g,郁金12 g,瓜蒌12 g,王不留行15 g,漏芦10 g。每日1剂,水煎,分两次饭后服,并佩戴第三遍药液浸湿之乳罩。

上方桂枝茯苓丸中桂枝通脉,茯苓健脾渗湿,丹皮、赤芍活血祛瘀,桃仁润燥破血散结,针对乳腺增生瘀痰结聚的病理核心。加红花以活血化瘀,鳖甲、海藻、昆布、生牡蛎、浙贝母以软坚散结,香附、郁金以疏肝理气,瓜蒌、王不留行、漏芦以载药上行、通乳散结。全方药对病证,内外合治,故乳腺增生患者用之疗效确实。

常用加减:乳痛不著且伴体胖、腹胀,加荷叶、陈皮各10 g,以化痰行气。乳房刺痛、舌有瘀斑,加三棱、莪术各10 g,以消癥止痛。伴情绪郁闷、脘胁疼痛,加玫瑰花、佛手各10 g,以疏肝解郁。伴心烦易怒、口干口苦,加龙胆草15 g,栀子10 g,以清肝泄热。

2. 多囊卵巢综合征

多囊卵巢综合征以月经稀发或延迟,或闭经、不孕,形体偏胖,高雄激素血症和/或高雄激素表现为特点,病属中医"月经过少""月经后期""闭经""不孕""癥瘕"范围。邓沂认为其病因病机多为肾虚血瘀、脾虚痰湿,痰湿血瘀阻滞、壅塞胞宫,则卵巢体积增大、多囊性改变;肾虚精亏血瘀、冲任虚损不充,脾虚精血不足、痰湿郁阻不行,则月经过少甚至闭经不孕、形体偏胖。所以治疗当益肾健脾、化痰散结、破血消癥为主。方宜桂枝茯苓丸(汤)为主加减:桂枝10 g,茯苓12 g,牡丹皮10 g,赤芍12 g,桃仁10 g,当归10 g,川芎10 g,红花10 g,陈皮10 g,半夏10 g,丹参20 g,泽兰10 g,炙黄芪15 g,党参15 g,枸杞子15 g,菟丝子12 g,每日1剂,水煎,分两次饭后服。

上方以桂枝茯苓丸(汤)为主,合桃红四物汤、二陈汤加减组成。方中桂枝茯苓丸消痰化瘀消癥,桃红四物汤并丹参、泽兰活血补血通脉,二陈汤燥湿化痰和中,正对病机关键。芪、参健脾益气,枸杞子、菟丝子补肾益精,应对病症之始发原因。全方切中肯綮,标本兼治,所以多囊卵巢综合征患者服之疗效明确。

常用加减:体胖明显,或有乏力、嗜睡,加荷叶12 g,山楂15 g,或石菖蒲15 g,以化痰消积开窍。痤疮、身体多毛,加黄芩10 g,连翘20 g,白芷12 g,以清热化痰散瘀。伴畏寒肢冷、溲清便溏,加淫羊藿12 g,巴戟天15 g,山茱萸10 g,以温肾暖脾散寒。伴情绪紧张、低落或月经不调,加玫瑰花10 g,郁金15 g,益母草15 g,以疏肝解郁调经。

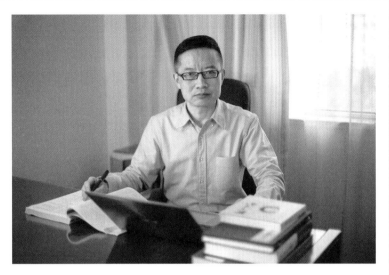

撰文著书

（三）常用对药组药与小方简介

邓沂传承于己百教授学术经验，临证擅用对药组药与小方，现举其部分治疗脾与胃肠、肺系、肾、膀胱以及心脑病证的经验，以示其临证用药的学术特点。

1. 炒白芍、炙甘草、木香、白芷

本方实为《伤寒论》中"芍药甘草汤"的加味方，具行气消滞、和血散瘀、解痉止痛之功，宜于各种胃肠病症引起的各类证型脘腹疼痛的治疗。

2. 胆南星、地龙

本对药具清肺热、化风痰、降肺气、止咳喘之功，宜于上呼吸道感染、支气管炎、肺炎等尤其是小儿气管炎，用于风热痰阻滞气道所致阵咳、痉咳的治疗。

3. 板蓝根、牛蒡子、玄参

本组药是从《温病条辨》"普济消毒饮"中提炼而成，具疏风散邪、清热解毒、利咽止痛之功，宜于各种证型的急慢性咽炎、扁桃体炎等所致咽喉肿痛的治疗。

4. 石韦、海金沙、冬葵子

本组药具清热利湿、利尿通淋、化石排石之功，宜于泌尿系统结石的治疗。

5. 瓜蒌、薤白、丹参、五灵脂

本方具祛痰泄浊、宣痹通阳、养血和血、祛瘀通脉之功，宜于冠心病心绞痛胸闷心痛的治疗。

6. 丹参、生地黄、黄连

本方实为朱砂安神丸的化裁方,具补血养阴、清心安神之功,可用于神经衰弱、精神抑郁、围绝经期综合征惊悸失眠、易惊易醒与胸中烦热等的治疗。

(四)药膳食疗调理经验方简介

邓沂长期从事"中医养生学""中医药膳学"的研究和应用,现举其4首自拟、常用的药膳方,以说明其重视养生保健、擅用药膳调理的学术思想。

1. 杞菊猪肝汤

方由枸杞子20 g、白菊花8 g、玫瑰花2 g、红枣30 g、猪肝或羊肝500 g、调料适量组成。用"煮"法制成,佐餐食用。功能滋补肝肾、补血益精、明目聪耳。适应于用眼、用耳过久致使视力听力疲劳、眼睛干涩、耳鸣耳痛;也可用于中老年人高血压眼花头昏、面色萎黄、腰膝酸软、夜卧不安等病证的调养或调治。

2. 景天强力酒

方由红景天、锁阳各60 g,党参、黄芪各30 g,当归20 g,枸杞子50 g,以及50°左右白酒3 500 mL组成。用"冷浸法"制成。每次服10~15 ml,一日饮2次。功能益气助阳、补血益精、增强体力。适用于运动过量、身体疲劳,气虚体弱或年老气衰所致身体疲劳、精神不振、声低懒言、头晕目眩等的调补。

3. 阿胶美容膏

方由阿胶250 g,核桃肉、黑芝麻、桂圆肉各150 g,枸杞子、去核红枣各250 g,以及黄酒50 mL、冰糖(敲碎)250 g组成。用"膏方"或"糖果"法制成。每次1~2汤匙(块),一日1~2次。功能养血美容、补肾抗衰、润肠通便。适用于血虚之面色萎黄、心悸失眠、记忆力差,肾虚之眩晕腰酸、须发早白,以及阴虚之咽干口燥、大便干结等症状的调治。

4. 生梨贝母饮

方由生梨半个、川贝母3 g、陈皮1小块、花椒5粒、冰糖或蜂蜜适量组成。用"炖煮"法制成,吃梨喝汤。功能养阴生津润肺、清热化痰止咳。适用于气管炎、肺炎康复期咽喉不适或干痒、时有轻咳,秋燥咳嗽或阴虚咳嗽等症状的调治。

叶九斤

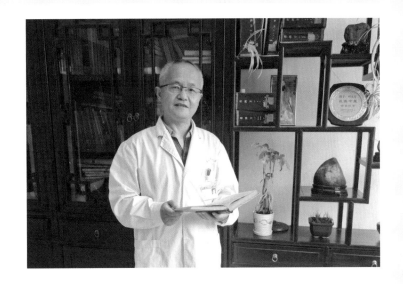

一 名医小传

叶九斤,男,安徽黄山人,主任中医师,黄山市人民医院中医科主任。安徽省跨世纪中医学术和技术带头人,第二批安徽省名中医学术经验继承工作指导老师,第二届安徽省名中医,第四届江淮名医,屯溪区委、区政府拔尖专业技术人才,获黄山市委组织部、人社局、卫生局"黄山优秀医生",安徽省"最美中医"荣誉称号。第四届、第六届黄山市政协委员。

兼任安徽省中医药学会理事,安徽省中医药学会心血管病专业委员会常务委员,黄山市中医药学会常务理事。

1985年毕业于安徽中医学院后于黄山市屯溪区人民医院从事中医临床工作,2006年调入黄山市人民医院。从医近40年,具有扎实的专业理论知识和较丰富的临床经验。重视辨证施治,用药精简,不论时方、经方,皆善于化裁而用。思维发散,用药灵活,如善用祛风药,取其升阳、胜湿、开郁、发散、活血、疏通经络、鼓舞正气及引经报使之效,广泛应用于心系病、肺系病、脾胃病、皮肤病等,擅长小儿咳喘、妇科经带疾病、不孕不育等疑难病证和时病。建有"叶九斤安徽省名中医工作室",参与编写《明清名医全书大成·汪昂医学全书》,主编《叶九斤临证验案集》,发表学术论文10余篇。

二 学术特色

叶九斤从医近40年,重视辨证施治,用药精简,不论时方、经方,皆善于化裁而用。思维发散,用药灵活,如善用祛风药,取其升阳,胜湿,开郁,发散,活血,疏通经络,鼓舞正气及引经报使之效,广泛应用于心系病、肺系病、脾胃病、皮肤病等。

重视药物剂量的增减。他认为方有君臣主次,同一方剂,药物剂量比例变化,则主次有变,方义不同,主治则不同,临证善于通过药物剂量及比例的调整而灵活运用方剂治疗不同病证。精准辨证,在治疗过程中准确掌握寒热虚实的细微变化而调整用药,如对于寒热错杂之胃痞,常以半夏泻心汤为主方化裁,干姜与黄连是常用药对,根据不同患者寒热侧重不同及同一患者病程中寒热变化而灵活调整药对用量。临证常一药多用,通过剂量的变化而发挥药物不同的功效,如大黄,常用小剂量(3~5 g),取其行气、利水谷之功,"通因通用",用于食积、寒湿下注以及湿热下注所致大便溏泄不爽者。对于便秘者,则常用6~10 g,取其泻下攻积之效。治疗肠痈,常以大黄牡丹汤为主方化裁,在清热解毒化瘀众药中佐小剂量(1~2 g)的细辛,一则取其辛温行散之义,二则取其反佐之义。对于风寒头痛、寒邪入络以及寒饮伏肺等,则取常规用量以达祛风散寒、温肺化饮等功效。柴胡,常用小量(3~6 g),取其升阳举陷之义,中等剂量(6~9 g),取其疏肝解郁之义;大剂量(10 g以上)取其清热解表之义。防风,用其常规剂量(6~9 g),取其祛风解表之义;小剂量(3 g),取其风药升散特性,达到升散郁热、升阳、胜湿等功效。

注重"三因制宜"。徽州地区之人,体质偏于阴虚者众多,用药不过于温燥,以防伤阴,如麻黄、附子之属;用药谨慎,用量从小渐增,譬如风寒感冒,不常用麻黄等辛温发散力强者,喜用薄荷配伍其他发散风寒力缓的药物。不同季节,用药亦随之变化,如盛夏暑湿之季,喜用藿香、佩兰等芳香醒脾之品以及风药,取其"风能胜湿"以及风性升散可助脾升,然风药及祛湿之品多温燥,当中病即止,不可过用,以防温燥伤阴。

擅于对中医内科、妇科、儿科、肿瘤、时病等疑难病证进行辨证施治,在继承基础上有所创新,形成了自己的诊疗特色。

(一)消化系统疾病诊疗特色

1. 脾胃病诊疗特色

胃喜通恶滞,且脾胃居于中焦,乃气机升降之枢,气机升降失常导致脾升胃降失职而易引起脾胃功能失调,临证中明辨寒热、虚实,重视通降法之运用。常用的通降法主要以通腑与降气为主,通腑可清除食积、浊饮、瘀滞等有形之邪;降气可疏通气机,恢复脾升胃降之特性。

常用通腑药物如大黄、芒硝之类,常用通腑方剂当属承气汤类。常用降气药有炒枳

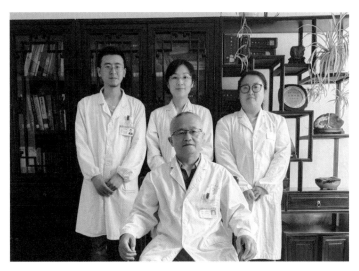

叶九斤工作室团队

壳、炒枳实、厚朴、青皮、陈皮、姜半夏、佛手、苏梗、炒槟榔、制香附等。在辨证基础上随
证择用,如枳实力强可开坚导结;槟榔破积,杀虫,故枳实、槟榔之属多用于脾胃实证,存
在有形积滞等。青皮、陈皮、香附、佛手之类兼能疏肝理气,可减轻肝木对脾土的克伐,
适用于临证兼有肝郁,肝气不畅者。苏梗入肺经,理胃气同时可降肺气,能加强理气通
降之功,且效力缓和,对于脾胃虚证,能疏气而不伤正。枳壳苦寒,苦降下行,理气而无
温燥伤阴之虞,且行气力较枳实缓和,不论虚实,皆可在辨证用药基础上少佐用之,使胃
气保持通降。姜半夏苦辛,降逆和胃。

经临床总结,整理归纳为五种通降法:温中通降法、补虚通降法、泄浊通降法、理气
通降法及苦辛通降法。叶九斤擅于运用这五种通降法治疗脾胃虚实寒热各疾患,实证
者以通降为主,重点驱邪,不滥补;虚证者以补益为主,少佐通降,取其疏通条畅气机之
义,以防补益过度致气机壅滞;虚实夹杂者,则通补兼施。

2. 慢性肝炎诊疗特色

肝病多实,多气滞、郁热、瘀血,治疗着重驱邪,用药注意疏肝理气不过于辛燥,以防
伤肝阴;清肝降火不过于苦寒,以防伤脾胃;活血化瘀时注重行气药物的使用,气行则瘀
易散。胆病多气滞、胆郁、结石,胆气以通降为顺,治宜理气利胆,且多合治肝之法。肝
病中以各种肝炎为多见,多因感受湿热疫毒之邪,湿热疫毒,重浊黏滞,湿热胶结,缠绵
难愈,湿伤气,热伤血,湿热胶结,脉络必瘀,湿热入血。治疗一凉血,二活血,才能清血
中之热毒,化血中之瘀滞,使毒无以附,瘀无以藏,故清热利湿、活血凉血是治疗肝炎,尤
其慢性肝炎之关键。临证对于慢性肝炎患者,皆以此法治之,每多效验。

(二)肺系疾病诊疗特色

1. 重视肺与其他脏腑关系

临证治疗各种肺系疾病,不独治肺,尤其重视脾胃、肾、大肠对肺的影响。肺与脾胃:对于某些肺病,尤其患者脾虚明显时,常佐补脾之法,达培土生金以及脾旺痰消之效。且脾胃居中焦,为气机升降出入之枢纽,临证对于各种咳嗽气喘等顽疾,予调理肺气之法久无良效时,换一角度,从脾胃入手,调畅中焦气机,许能奏效。临证治疗痰饮咳嗽,遵"治咳不治痰,非其治也"之说,以宣肺化痰与健脾燥湿同进。肺与肾:肺主气,司呼吸,肾主纳气,临证各种喘息、呼吸表浅之证以理肺益肾之法治之,常佐用核桃仁、蛤蚧等益肾纳气之品。常用方剂有生脉散、人参蛤蚧散、肾气丸、苏子降气汤等。肺与大肠:临证中分"脏病治腑""腑病治脏""脏腑并治"三大治法。如脏病治腑:对于肺系急性热性疾患,如肺炎之肺热壅实证及哮喘急性发作期,肺失肃降,腑气不通,常用"釜底抽薪之法",应用寒凉泻下药物通利大便,通降腑气,热邪下泄,有利于肺气肃降功能的恢复,则咳喘易平。腑病治脏:肺之肃降失常,气机郁滞不畅,影响大肠传导,腑气不通之便秘,则以"提壶揭盖法"。对于老年人习惯性便秘等,常多为气虚便秘、阴虚便秘,则从补肺气、促进肠道蠕动、滋肺阴、润肠道入手。脏腑并治:临证中急性肺炎高热,常伴见腑气不通、便秘,此时采用宣上通下之法,在上宣畅肺气,利于腑气通降,在下通腑气,又利于肺热下泄。

2. 苦辛通降法创新应用于上焦肺系咳喘等疾

辛能升,能散,能开,能够开启郁闭的气机;苦能降,能沉,使气机向下,叶九斤临证常以轻苦辛之品宣通肺气,解肺气之郁闭。常以桔梗上浮,宣肺祛痰;杏仁苦泄,降气止咳,肃降上逆之肺气,一升一降,再以麻黄宣肺,少佐五味子、乌梅等敛肺之品,有宣有降有收敛,复肺气宣降之性。尤其对于风邪伏肺,肺失宣肃,肺气郁闭所致的咳嗽,常以三拗汤、止嗽散等加减运用,辛开苦降,宣降肺气,常可速效。

3. 支气管扩张诊疗特色

对于支气管扩张之咯血,叶九斤认为是肺热蕴结,腐肉败血,血不循经所致。急性发作期以清热泻火、凉血止血为本,清热泻火之法当辨清实火与虚火、肺火与肝火。实火盛,以黄连、黄芩、生石膏等直折火热之邪,虚火则予知母、地骨皮、白薇并佐以养阴之品,如玄参、麦冬。肝火旺则以焦山栀、青黛清泻肝火。支扩日久易伤津,甚则久病及肾,导致肾阴不足,故缓解期以润肺养阴为本,常用百合固金汤、麦门冬汤等方剂加减。

(三)肿瘤诊疗特色

对于肿瘤,叶九斤强调"壮人无积,虚则有之"。肿瘤的发生,多是在正虚的基础上

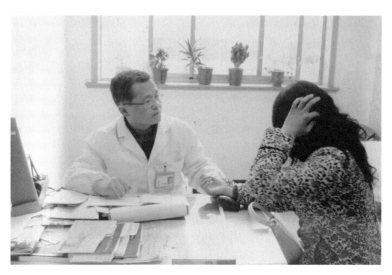

门诊诊疗

产生的,而肿瘤的迅速发展又反过来进一步耗伤人体正气,影响脏腑功能,产生血瘀、痰凝等病理产物,进一步作用于人体,造成恶性循环,使病情迁延。故叶九斤治疗重视扶正固本法,认为不可大肆攻伐,如李东垣之"养正积自消",以扶正固本,驱邪抗癌为务。一般而言,癌症早期机体正气尚盛,多属正盛邪轻之候,治疗以攻为主,或兼以扶正,或先攻后补;中期正气多已受损,但正气尚能与邪气抗争,治当攻补兼施;晚期多正气衰弱,治当扶正为主,或兼以驱邪,或先补后攻。所谓扶正固本法即补法,包括补气养血、健脾养胃、补肾益精等,以增强机体抗病、防病及适应能力。

热毒壅滞是肿瘤发生、发展的重要原因之一,故清热解毒散结法是肿瘤治疗的重要方法之一。临证各部位肿瘤在辨证论治基础上常佐以此法,以利肿瘤消散。

肿瘤的辨证包括辨病与辨证。辨病即定位,判定病变脏腑,针对不同病变脏腑之生理特性不同,辨证用药及引经药物各有侧重;辨证即辨性,辨别寒热虚实、气血阴阳,肿瘤患者多虚实夹杂,当辨清标本轻重缓急,虚为何虚,虚多少,实为何实,实多少。

有形之肿块,其形成必有诱因,或因痰热,或因血瘀,或因气滞,故凡能造成此者皆为诱因,如饮食不节、膏粱厚味、腥膻发物、情志抑郁等。对于前来就诊者,叶九斤必叮嘱其规律作息,调畅情志,饮食清淡,忌海鲜、牛羊肉等腥膻发物及辛辣刺激等食物,以避免诱发因素持续作用人体,导致疾病进展。

(四)肾系疾病诊疗特色

肾多虚证,或虚实夹杂之证,肾虚有肾阴虚、肾阳虚、肾气不足、肾精亏虚、肾阴阳不足等。治疗以"培其不足,不可伐其有余"为总原则,亦遵张景岳"阴中求阳,阳中求阴"之旨,用药不单纯补阴或单纯补阳,常补阴同时少佐补阳,补肾阳时多在补阴同时予温补肾阳。左归丸与右归丸加减为临床常用方。常用治法有滋补法、温补法、阴阳并补

361

法、固涩法、强腰壮肾法。

临证用药,滋阴者常用甘润之品,不过于滋腻,另酌量配伍行气运中之品,如砂仁、茯苓、枳壳等,以防滋腻不运而生湿,对肾阴虚而相火动者,予滋阴清热同时酌加引火归元之品,如肉桂;补阳者常用甘温益气之品,并配伍滋肾阴之品,以防化火伤阴;对于久病肾虚不固而盗汗、泄泻、遗精、遗尿等,在辨证补肾基础上常佐以收敛固涩之品,以标本兼顾。

1. 慢性肾炎诊疗特色

对于慢性肾炎,治疗以健脾益肾为主,根据湿、热、瘀等不同标实情况,辅以泄浊之法(渗湿、清热、化瘀),标本兼顾。健脾方面,常重用黄芪为君,以补益脾肾之气,益气固表,利水消肿;益肾常选用平补之品,如熟地黄、山萸肉、枸杞子、淮山药等,并配以健脾益气之药,如党参、白术等,以达脾肾双补,先后天相互滋生的效果。根据标实情况与渗利泄浊之品相结合,如茯苓、泽泻、玉米须、白茅根以及丹参、莪术、泽兰、益母草、土茯苓、黄柏、泽泻等。慢性肾炎蛋白尿后期则适当佐以固摄之法,以固摄收敛流失之精微,常用固摄之法如益气固摄法、健脾固摄法、补肾固摄法,常用固摄之品如黄芪、党参、金樱子、芡实、龙骨、牡蛎等;对于尿血及尿隐血,则常以白茅根、生地黄、女贞子、旱莲草等清热滋阴、凉血止血。随证适当佐用各种虫类祛风药如蝉衣、地龙、僵蚕等,有利于蛋白尿的消退。

2. 不孕及月经病诊疗特色

对于不孕以及女性月经病,多从肝脾肾入手,月经病根据月经周期不同时期生理特性不同而分期用药。月经期,肝气疏泄,推陈出新,予以活血调经为主;经后期,子宫藏而不泻,以肾气封藏为主,蓄养精血,治疗以滋肾养血为主;经间期,阴精充沛,重阴必阳,阴精化生阳气,治疗以补肾药中予活血之品;经前期,阳气充养达最盛,阴精与阳气充盛,子宫在阳气鼓动下,泻而不藏,经血得下,治疗以补肾益气,以促肾气旺盛。

(五)心系疾病诊疗特色

治疗心系病善用祛风药,如桂枝、防风、升麻等,取其升阳、胜湿、开郁、发散、活血、疏通经络、鼓舞正气及引经报使之效。可引药入心经,助他药增效。对于心悸,炙甘草汤、桂枝甘草龙骨牡蛎汤是常用基础方剂。桂枝、炙甘草辛甘,可发散经中火邪,且可将龙骨之阴飞引入经,收敛浮越之火。若阳虚寒盛,寒凝心脉,心脉痹阻,则以辛甘大热之制附子补火助阳,散心之寒;寒凝血瘀,辅以丹参、郁金等活血化瘀;另佐五味、麦冬等甘润滋阴,以防辛温发散太过伤阴。若心胸郁热炽盛,痰瘀互结,闭阻心脉,则遵"火郁发之"之意,以升麻、防风等升散郁火,另以焦山栀、淡竹叶、黄连、大黄等清热泻火,通热结,一散一泻,升降相通,清散郁热;对于痰瘀,则以半夏、瓜蒌、枳实等辛开散结,消痰宽胸,郁金、丹参活血通络。

（六）内分泌系统诊疗特色

1. 糖尿病诊疗特色

对于糖尿病,叶九斤认为其病机乃气阴亏虚为本,燥热瘀血为标。治疗以益气养阴化瘀为法,自拟益气养阴化瘀方,经临床实践证明可有效控制血糖,并可有效预防并发症。同时注重辨证与辨病相结合。一部分患者没有明显临床表现,仅实验室检查异常,无证可辨,此时当辨病为主,抓住消渴病阴虚燥热之本质。

2. 痛风诊疗特色

对于痛风,叶九斤认为急性发作期是由于湿热炽盛,与气血相搏入侵经络关节而发痹痛。治疗以清热化湿,活血通络为法,常以生石膏、知母、焦山栀、银花等直挫热毒;海桐皮、防己、地龙、蚕沙、滑石等清热化湿通络;苍术、薏苡仁祛湿化浊;桂枝辛温通络除痹。根据病变部位酌加引经药。发于上肢加桑枝,发于下肢加牛膝;若热毒化火,深入筋骨营血,加水牛角、鳖甲等清热凉血;若久病湿聚成痰,血滞成瘀,痰瘀互结,关节肿大、僵硬、畸形,加桃仁、红花、赤芍、乳香活血化瘀,酌加白芥子、乌梢蛇、穿山甲、全蝎祛瘀化痰,搜邪通络。慢性期湿热之邪内入脏腑,耗损气血,肝肾亏损,筋骨失养,正虚邪恋,缠绵难愈,治疗当标本兼顾,扶正祛邪,以黄芪、党参、茯苓、甘草、当归、生地黄、川芎、白芍补益气血,杜仲、桑寄生、狗脊、牛膝补肝肾,强筋骨,酌加白芥子、地龙、穿山甲、乌梢蛇等祛瘀搜邪通络。

李先锋

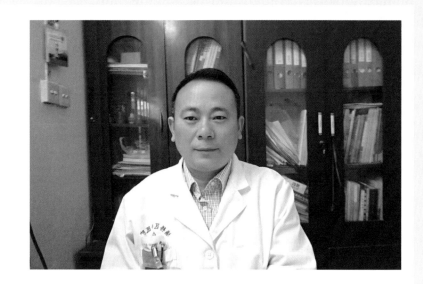

一 名医小传

李先锋,男,安徽宿州人,中共党员,主任中医师,现任宿州市埇桥区中医院副院长、党支部书记。安徽省中医药管理局脾胃病、糖尿病重点专科学科带头人,第一届安徽省基层名中医、第二届安徽省名中医,安徽省名中医学术经验继承工作指导老师,安徽省高级人才西学中指导老师。先后获"埇桥区最美医生""宿州市优秀共产党员及优秀党务工作者""宿州市新冠疫情防控救治工作五一劳动奖章"等荣誉称号,享受宿州市政府特殊津贴。

兼任第五、第六、第七届安徽省中医药学会理事,安徽省中医药学会内科分会常务委员,安徽省中医药学会糖尿病专业委员会委员,安徽省中西医结合学会脑心同治专业委员会委员,宿州市医学会糖尿病专业委员会副主任委员。

毕业于安徽中医学院中医专业,从事中医内科临床30余年,建有"李先锋安徽省名中医工作室",对脾胃病、肺病、心脏疾病、老年病等诊疗经验丰富,继承了古代医家的脾胃学说,对脾胃病既"脾胃合治",也"脾胃分治",提出"从脾论治糖尿病"的观点。经常利用休息时间下乡,走访患者,进行常见病及多发病的普查调研等工作,发表学术论文多篇。

二 学术特色

(一)从两点论治脾胃病

李先锋在治疗脾胃病上主张两点论,一是"脾胃合治",二是"脾胃分治",既继承了古代医家的脾胃学说,又对其进行了发扬和补充。

1. 脾胃合治

中医通常把脾胃作为一个系统加以认识和研究,这在《黄帝内经》中早有记载,如《素问·灵兰秘典论》中云"脾胃者,仓廪之官,五味出焉",《素问·六节脏象论》中云"脾、胃……仓廪之本,营之居也,名曰器",等等。在解剖位置上,"脾与胃以膜相连"(《素问·太阴阳明论》);在生理功能上,脾胃纳运相协,升降相因,燥湿相济,共司水谷的受纳、运化及化生营卫气血,充养五脏六腑、四肢百骸;在病理方面,胃病脾病每多互传,最后形成脾胃同病的转归。

李先锋认为,既然脾胃之间有解剖位置、生理功能、病理传变等方面的密切联系,那么,在临床治疗脾胃病时,应根据脾胃纳化、升降、燥湿、阴阳等不同特点,综合考虑脾胃的病机进而制订治法方药,通过"脾胃合治"使治法方药更切合"胃宜降,以通为补;脾宜升,以运为健"的生理特性,从而利于祛邪愈疾。实际上,临床对于脾胃病证总是"脾胃合治"的,尤其是虚实夹杂之证。临床用药,每于补脾之剂中伍以开胃之品,常在通降之方中佐以升清之味,用意即在此。

2. 脾胃分治

《灵枢》有云:"胃者,五脏六腑之海,水谷皆入于胃,五脏六腑皆禀气于胃。"《华氏中藏经》中曰:"胃者腑也,又名水谷之海,至脾为表里。胃者人之根本也,胃气壮则五脏六腑皆壮。"对于人体来说,"有胃气则生,无胃气则死",胃与脾合为"后天之本";对于脾胃系统,胃主纳,属阳,脾主化,属阴。无纳则无所以化,无阳则无所谓阴,缺一不可。胃与脾,二者同中有异。脾属湿土,而胃属燥土;胃主纳,脾主化;胃气以下行为顺,脾气以上升为宜;饮食损胃,劳倦伤脾。李先锋在长期大量临床实践的基础上,结合历代医家学术思想,建立了自己对胃肠疾病辨证论治的理论体系,认为"脾胃分治"对于胃肠疾病,尤其是慢性胃病的诊治有重要的学术价值和指导作用,他对胃的生理特性、病机特点及其与脾的异同方面有着较为深入系统的认识,在辨证审因、遣方用药上也形成了自己独特的风格。

李先锋在对慢性胃病的治疗上,有三个特点体现并开拓了"脾胃分治"的内容:①胃疾主病在胃,由胃及脾,治疗理应重点治胃,察胃及脾;②胃之病理环节至要之点乃"郁滞"二字,且胃为多气多血之腑,故调理气血、行畅气机、疏通血络是对应大法;③胃之病

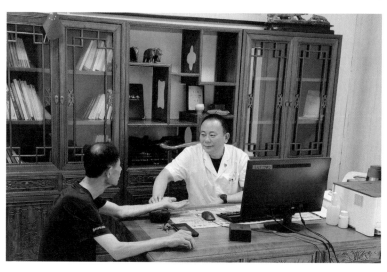

门诊诊治患者

理结果及表现为通降失常,甚至及脾,故治疗总以复其通降之性为最终目的。

(二)从脾论治糖尿病

李先锋根据多年临证经验,发现老年糖尿病患者大多无典型多饮、多食、多尿及形体消瘦之三多一少症,因而极易被忽视。而由心血管、神经系统等其他疾病就诊发现血糖升高、尿糖阳性的糖尿病患者却不少,且大多形体丰腴,大腹便便者更为常见,与中医"消渴"所述之主症相差甚远。临床上老年糖尿病患者,大多有面色晦暗少华,形体臃肿肥胖,少气懒言,神疲乏力,不耐劳累,心悸胸闷,脘腹痞满,口淡乏味,渴不甚饮,腹不甚饥,大便或溏或结,小便清长多泡沫,舌淡红或多裂纹、舌体胖大、边有齿痕,苔薄白或滑,或微黄腻,脉或虚或缓或滑或濡等脾气虚弱、中焦失运的表现,每从脾虚论治,收效甚佳。

从解剖学角度来看胰腺与脾联系密切。《医学衷中参西录》中明确指出"胰为脾之副脏"。现代解剖学也表明,脾之动脉血管分布于胰腺,直接支配胰腺的血液循环。若脾失健运、升清失职,饮食虽多,精气津液仍不能输布周身为人体利用,津液不化,燥热内生,二消之证产生;若脾气虚弱、运化失司,致脾失散精之用,津液不能上输于肺,使肺津不足,化燥生热,需饮水自救而见口渴多饮、口舌干燥之上消证;若脾虚不能输津液于胃,胃阴不足,胃阳亢盛,则消谷善食而见中消证,"中气不足,溲便为之变",脾虚升清失职,精微下注,渗入膀胱,故见小便量多,混浊而有甜味;若脾虚不能输布津液气血充养四肢肌肉,则见消瘦、疲倦乏力、下肢酸软等气虚症状。糖尿病症状虽多,但脾气虚弱实为病机关键。

脾虚日久会导致多种并发症的发生。脾虚不能化生精血滋补肝肾,以致不能上奉头面,或阴虚不能制阳,肝阳上亢,可见头晕耳鸣、烦躁易怒、视物昏花等症;心主血脉,肺主治节,脾虚生化乏源,心血失养,心气不足而出现心慌胸闷、心悸气短,甚则胸痹、心痛;脾不能散精于肺,肺阴不足则口渴咽燥、咯血痰等。气为血帅,血为气母,脾气虚日久,血运行不及,或脾失统血,血溢脉外,而致血流迟缓、瘀血阻于下肢则见肢体麻痛,阻于经络而见中风偏瘫,阻于肾络易致尿浊水肿等。

益气健脾是治疗糖尿病的重要法则。在糖尿病初期阴虚燥热证明显之时,适时加用健脾益气之品,可加强滋阴降火药之疗效,防止滋腻药滞脾、寒凉药伤脾。随着病情进展,阴损及气,常出现明显的脾胃气虚或气阴两虚之象,如疲倦乏力、心悸气短、自汗、纳差、肢体痿软、便干或便溏、脉虚无力等,此时当以治脾为主。李先锋选用七味白术散或参苓白术散加味,气阴两虚者选用生脉增液汤加味,伴有阳虚者配用附子理中汤。糖尿病脾胃气虚日久,瘀血阻滞脉络,会导致多种并发症的出现,健脾益气、活血化瘀为其常用治法,临证可选用桃仁四物汤、血府逐瘀汤等予以治疗。

(三)临证诊疗特色

1. 慢性胃炎

慢性胃炎属中医"胃痞""胃痛"范畴,部分患者是以胃脘胀满、痞塞不通,食后尤甚,按之无形为主症。李先锋认为,脾胃同居中焦,各自患病,最易互相影响,胃病日久,累及脾脏,脾之阳气受损,运化失职,清气不升,胃气不降,中焦升降失常,不得流通,故作胃痞。故治疗慢性胃炎在和胃降气的同时,应重视健脾益气。

李先锋在临床上常选用黄芪、党参、升麻、柴胡、白术等以升清阳降浊气,脾胃虚寒者可加干姜、吴茱萸等以温中祛寒。但脾以运为健,运脾可调气,常配合醒脾法,选用砂仁、木香、枳壳、石菖蒲、陈皮、法半夏等芳香辛散药。胃为谷海,纳食糜谷。脾失健运,胃失和降,谷积食停于胃脘,阻滞气机,则胃痞加重,故常配伍消食导滞之品,选用鸡内金、谷芽、麦芽、山楂、枳实等。以上各法所用之品,多为甘温辛燥,属于温补法范畴,仅适用于虚寒之痛。而萎缩性胃炎之证多是病久郁而化热,热伤津,致患者出现胃脘痞满、疲倦纳呆、口苦而干、舌质淡而苔微黄腻等寒热错杂、虚实互见等症。为此,李先锋多用泻心汤加减以温清并用。温补辛开可健脾运脾,苦降清泄可解除郁热。在配伍清热药方面,李先锋选用柴胡、黄芩、黄连、蒲公英等。但本病郁热多在气滞血瘀、脾胃虚弱的基础上产生,过用苦寒之品势必损伤脾胃,所以应在行气活血、健脾益胃的前提下使用清热药,且要适可而止。临床实践证明,单纯较长时间使用清热解毒药虽对清除慢性胃炎的元凶幽门螺杆菌有效,但因其会损伤脾胃所以会降低患者治疗的依从性。如果结合运用扶正补益药,不但可以消除清热解毒药苦寒伤正之弊,还能提高临床疗效。这是一种调整药性、调动药效的配伍形式,其疗效机制与增强机体免疫力密切相关。

2. 糖尿病

糖尿病属中医"消渴"范畴,其临床症状为口渴多饮,消谷善饥和尿多;皮肤瘙痒,易

安徽省名中医临床经验分享会

生疖疮脓肿;妇女阴痒破溃等,中医认为均系积热所致。所以中医论上消为肺热,中消为胃热,下消为肾热。肺热则津耗口渴;胃热则消谷善饥;肾热则阴亏火旺,气化不利,尿量增多。肾热多因肾气虚耗,下焦生热,热则肾燥,燥则渴,肾虚不能制水液,遂致多尿。

根据中医辨证,糖尿病有消渴症者,其病在肺、胃、肾,而根在于肾,其病理是积热伤阴,所以一般取滋阴清热法治之。李先锋在治疗此病时根据中医之理论结合,以增液汤(玄参、麦冬、生地黄)合生脉散(人参、麦冬、五味子)再加生黄芪配山药、苍术配玄参,为治糖尿病的主方。如见疖肿频生,皮肤瘙痒,或用上方后,血糖、尿糖不减,而舌红、脉洪滑者,则以温清饮,再加生黄芪配山药,苍术配玄参为主方治之。

若尿糖不降,重用天花粉、生地黄,或加乌梅、五倍子;血糖不降,加用人参白虎汤(方中人参可用党参代替,知母、生石膏要重用);兼有高血压或冠心病,或夜间口干、舌如生刺,加葛根、夏枯草、石斛、山楂等;下身瘙痒加知母、黄柏;皮肤瘙痒加地肤子、苦参;失眠加酸枣仁、女贞子、何首乌、白蒺藜;心悸加石菖蒲、远志、生龙骨、生牡蛎;大便溏加芡实、莲子;自觉燥热甚,则用引火归元法,主方加肉桂。

3. 失眠

失眠属中医"不寐"范畴,与心、脾、肝、肾虚损而致阴血不足、脑海失养关系最为密切。所谓虚损,是指气血不足、五脏亏损。因病而致虚致损者,调之可复,补之可足。大抵虚损之病,五脏都有,但多见于心肾不交、肝阳上亢。心虚则为虚汗、怔忡、心悸、不寐、神志抑郁,甚或错乱;肾虚则为骨蒸、梦泄,头痛,腰痛,耳鸣,健忘;肝虚则为善怒,筋挛,头晕,目眩,胁痛。心主血,肾藏精,而心肾虚则血燥精竭,肾气虚则走于下、心气虚则火炎于上。肝肾同源,肝阴虚则阴虚生内热,风火内动,水火不交,肝阳上扰而加重虚损,这些均源于心、肝、肾,所以治法应当补心、养肝、益肾,以交水火,潜浮阳。水火交,浮阳降,则五脏之阴不会再受影响,失眠证也可治愈。

　　李先锋临床常用的方剂为珍珠母30 g,龙骨30 g,夜交藤24 g,酸枣仁12 g,五味子9 g,女贞子15 g,麦冬12 g,熟地黄15 g,白芍12 g等药的组合方,用于治疗临床常见的心、肝、肾虚损所致的失眠证。临床见神志不宁者,加茯神、柏子仁、远志;气虚者加党参、黄芪;胁部隐痛,面色黯淡者,加丹参、郁金;情绪抑郁者,加香附、郁金、柴胡、枳壳;肝火旺而面赤者,加龙胆草、夏枯草、栀子、黄芩;肝虚血少者,加桑寄生、桑葚;湿多者加茯苓、白术、泽泻;心悸者加浮小麦、牡蛎;肾虚腰痛者加杜仲、菟丝子、补骨脂;耳鸣加磁石、石菖蒲;多梦者加煅龙骨、煅牡蛎,临床应用,效果尚可。

李献华

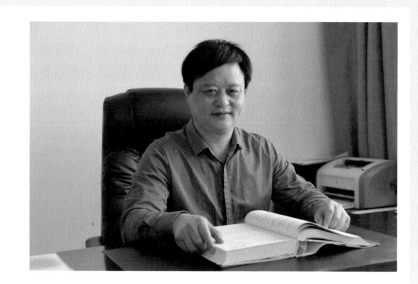

一 名医小传

李献华,男,安徽亳州人,副主任中医师,亳州职业技术学院兼职副教授,亳州市华佗中医院原副院长。国家非物质文化遗产"五禽戏"第五十九代传承人,第一批安徽省中医药学术流派亳州寇氏妇科流派传承工作室负责人,第二届安徽省名中医,安徽省名中医学术经验继承工作指导老师。亳州市名中医,亳州市首届优秀人才,亳州市第五届拔尖技术人才,享受亳州市政府特殊津贴。

兼任中国中医药研究促进会基层中医药提升工作委员会副会长、生殖医学分会暨男科分会常务委员,中华中医药学会治未病分会常务委员、中医体质分会委员,世界中医药学会联合会文献及流派专业委员会常务理事,中国民族医药学会内分泌分会常务委员,中国中西医结合学会内分泌专业委员会常务委员,中国民间中医药研究开发协会常务理事兼副秘书长,安徽省中医药学会治未病专业委员会副主任委员,亳州市中医药学会秘书长,第二、三届亳州市华佗五禽戏协会副主席。

先后师从安徽省名中医杨丛鑫主任医师,首都国医名师高益民教授,全国名中医、首都国医名师林兰教授以及国医大师韩明向教授等。擅长中医诊治妇科疾病、男科疾病、肾病及内科杂症,并致力于亚健康人群的养生调理。出版专著10部,发表论文20余篇,承担省级科研课题9项,获国家发明专利2项,获第八届淮海科学技术奖、安徽省中医药科学技术奖三等奖和亳州市科学技术奖二等奖各1项。

二 学术特色

(一)男性不育症诊疗经验

男性不育症归属中医学"无子""精冷""艰嗣"等范畴。中医学治疗男性不育症历史悠久,经验丰富。现代中医学认为,男性不育症的形成是一个十分复杂的过程,与五脏六腑的功能状态及气血盛衰等因素有着极其密切的关系,特别是与肝、脾、肾等脏腑的关系最为密切。男性不育症的病因病机主要为禀赋不足,精气衰弱;命门火衰,精气虚冷;溲浊瘀血,阻塞精道;嗜烟酗酒,湿热下注;情志不遂,肝经郁滞;久病劳倦,气血亏虚;秽浊内积,淫毒侵染等。李献华认为男性不育症是一个病因芜杂、病机多变的生殖功能障碍性综合征,故在诊治男性不育症时坚持中西医结合、身心同治。临证时强调详查病因、细审病机,以夫妇双方为一"生殖单元"进行统筹决策、综合治疗。

1. "肾主"原则、"参八"为治

宗《素问·上古天真论》中建立的"肾主生殖"理论,随着肾气的实、盛、平均、衰及天癸的至、竭,男性从"无子"到"有子",而后又从"有子"步入"无子"阶段,这些阶段的划分以"八"为期。比如一个年龄30岁的不育症患者,他应该处于"三八"之期,这时应该表现出"肾气平均,筋骨劲强"之象,即肾气充盛、均衡,天癸足。首先应通过四诊合参、检查化验,考察该患者是否与此期的应有之象相符合。若符合,治则微调阴阳,以提升生殖能力;若不符合,一方面要查找目前影响患者"肾气充盛、均衡,天癸足"的原因,另一方面还要倒查有没有影响患者"一八,肾气实""二八,肾气盛、天癸至"的因素。治疗时以"三八,肾气平均"为目标,首先去除各种影响"肾气平均"的因素,然后调理肾气和肾之阴阳,以促进生育。

2. 调理阴阳、以平为期

调理阴阳是男性不育症的基础治则之一。临证时遵《素问·至真要大论》所述:"谨察阴阳之所在而调之,以平为期。"对于阴阳偏衰的调治,遵循明代医家张景岳的学术思想"善补阳者,必于阴中求阳,则阳得阴助而生化无穷;善补阴者,必于阳中求阴,则阴得阳升而泉源不竭"。由于男性不育症的治疗周期比较长,故临床慎用大热大寒的方剂和药物,以免长期服药带来更大的偏颇和不利影响。现代学者临床观察发现,用药一味寒凉者,精子存活率及活力下降,盖因寒凉太过则伤阳,阳气主升主动,而精子活力为阳气温煦之果。反之,单纯温补者,精子活力一时上升,久则或再次下降,且可能导致精液量减少、黏稠度增加,甚则精液液化不良。盖因过用温补则伤阴,阴精不足则无以濡润,故精液黏滞,甚至难以液化。故治疗男性不育症须慎用大寒大热之品,以微调阴阳、以平为期、以和为度。

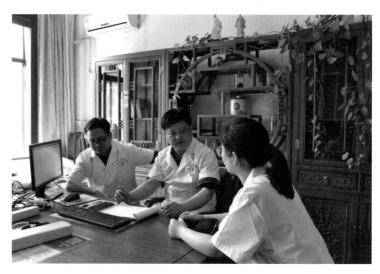

临床病例讨论

3. 疏肝养心、调神悦志

男性不育症不仅会对患者本人造成心理打击,随着生育政策的变化,也会给夫妻双方带来巨大的精神压力。不少大龄夫妇为之付出巨大精力,有的还会激发家庭矛盾。造成不育症的因素很多,每个不育症患者可能存在多种致病因素,加上治疗期间对于检查结果的疑虑,长时间检查和治疗造成过度疲劳、精神紧张,以及对治疗结果的不确定感,均会增加患者的心理负担。心理因素对男性生殖功能的影响,在中医著作中早有论述,如《医述·求嗣》在论及男性不育时指出:"气郁者,肝气抑塞,则怀抱忧愁,何能种玉蓝田、毓麟兰室?"现代医学研究认为,男性生殖功能与性压力是密切相关的,性压力与男性精液质量呈相关性,较大的性压力易导致生殖能力下降。由此可见,在治疗过程中,对不育症患者进行全面的心理疏导和调摄是必不可少的一环。正如《素问·汤液醪醴论》中所述"精神不进、志意不治,故病不可愈"。

故对于不育症的治疗,可配合知识宣教、说理开导、移情易性等,使患者正确认识和对待本病,消除忧虑、改善情绪,增强其战胜疾病的信心和能力,以达虚静养神、七情调和、减轻疾病、加速治愈的目的。所以,舒肝养心、调神悦志的原则,宜在不育症治疗的全过程中使用,不可偏废。

(二)女性不孕症诊治经验

女性不孕症是以不孕为主症的综合征,临床症状繁多,病因复杂,病机多变,病程迁延,即使病因相同者,也会因患者体质和所处生活环境的不同而临证表现各异,临床往往难以一证一方通治,故治疗常难速效。李献华注重在中医理论的基础上辨病辨证相结合,尊古而不泥古,重视现代医学的检查和诊断,辨病求因、辨证治本。

1. "肾主"原则，"参七"为治

尊《素问·上古天真论》中倡导的"肾主生殖"理论，重视女性的生殖规律，"女子七岁，肾气盛，齿更发长；二七而天癸至，任脉通，太冲脉盛，月事以时下，故有子；三七，肾气平均，故真牙生而长极；四七，筋骨坚，发长极，身体盛壮；五七，阳明脉衰，面始焦，发始堕；六七，三阳脉衰于上，面皆焦，发始白；七七，任脉虚，太冲脉衰少，天癸竭，地道不通，故形坏而无子也"。李献华根据此段经典论述认为，女性不孕症的诊疗，应重视女性生殖周期的概念，"三七""四七"是最佳的生育阶段，建议女性在此时间段完成生育任务。"五七"之前的女性不孕症应重视"肾气-天癸-冲任二脉"的调摄和养护，自"五七"始遇到生育障碍的女性应在维护"肾气-天癸-冲任二脉"的基础上，重视"三阳脉"的调治，以尽可能保持和延续女性的生育潜能。

2. 抓主病、辨主证、动调整

女性不孕症是一个复杂多变的综合征。随着时代的发展，科技的进步，李献华在临证时强调"精中通西"，在坚持中医诊疗特色的基础上，善于运用现代西医学的检验、影像学等诊察资料，必要时结合手术，从而进一步明晰患者的病因、病机、病性、病位。在具体诊疗时，强调"抓主病、辨主证、动调整"。"抓主病"即要查清导致患者不孕的主要病变部位在哪里。是生殖系统本身的病变，如输卵管病变、子宫病变、生殖道病变、卵巢病变，还是其他病变引起的生育障碍，抑或多种病变的集合？只有弄清了病变部位，才能有的放矢地治疗。"抓主证"即在运用中医手段治疗时，应坚持中医的整体观念，根据患者的症状、体征、体质等因素的不同，结合具体疾病的特点，分析证的变化，不论使用哪种中医手段治疗，都要抓住患者的主要病证，立方处方。同时，由于在不孕症的不同阶段，治疗的目的及任务不同，患者主治的"病"与"证"也需根据治疗目的和任务的不同及时转换，动态调整治疗目的、方式、方法。

3. 注重正气、疏肝理气、活血益气

李献华在临证治疗女性不孕不育症时强调"调三气"原则。一是注重正气。不孕不育症病因甚多，错综复杂、虚实夹杂，但无论何种病证，皆跳不出"邪正交争"的框架。正如《黄帝内经》所述："正气存内，邪不可干；邪之所凑，其气必虚。"只有在机体正气虚弱的时候，病邪才会乘虚而入致病，正气旺盛时，病邪无虚可乘，人体就不会轻易生病。因此，对于不孕不育症的治疗，固护正气是基本原则。二是重视疏肝理气。肝与肾、冲任二脉关系密切，中医学自古就有"肝肾同源"之说，肝木为肾水之子，肝为"刚"脏，体阴而用阳，肝主疏泄功能的正常发挥有赖于阴血的濡养，肝气舒畅调达、络脉通畅，肝气入于肾，肾水满溢，肝藏之血也可正常疏泄，经量正常。肝之经脉与冲任二脉相连，肝血之余纳入冲脉，肝之疏泄有序，冲任气血调和，是月经按时来潮，孕育胎儿的重要条件。不孕者，病程多迁延日久，情怀怫郁，气机不畅，肝失疏泄，穷则及肾，久难受孕，故前世医家

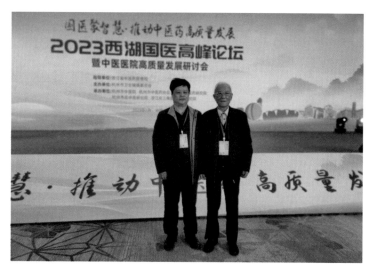

和国医大师徐经世一起参加西湖国医高峰论坛

提出了"肝为女子之先天""天癸既行之后从肝论治"等观点。三是重视活血益气。女性的一生,经、孕、胎、产、乳,无不以气血为本,若气血充沛、气平血和、阴平阳秘,则身安无病;若气血亏虚、气血不和,则易阴阳失调、百病丛生。正如《妇人大全良方》中所述"妇人以血为基本",《灵枢·五音五味》中也指出"妇人之生,有余于气,不足于血,以其数脱血也"。故李献华认为,女子以血为本、以气为用,气为血之帅,血为气之母,气和血相互依存,相互滋生,临证时适当运用益气活血药,可使气顺血调,有助于提高女性不孕症患者的妊娠率。

典型医案

主诉:未避孕而未孕4年余。

现病史:月经基本规律,5年前曾行1次早孕期人工流产,之后未避孕而未孕至今。2天前行子宫输卵管造影检查显示:双侧输卵管迂曲、通而不畅、伞端部分粘连,盆腔造影剂弥散欠佳。

刻下症:常自觉下腹部坠胀不适,偶有刺痛,易疲乏,易情绪低落,进食尚可,二便正常,舌暗红、苔白,脉沉细。

月经婚育史:月经13岁初潮,4~6天/28~30天,量中,色暗红,夹有血块,无痛经,经期有空坠感。末次月经:2021年6月12日。22岁结婚,配偶体健。性生活正常,否认性病史。孕产史:孕1产0。

专科检查:外阴已婚未产型;阴道畅,分泌物未见异常,子宫平位,正常大小,活动可;双侧附件区触痛阳性,未触及明显增厚及包块。

西医诊断:继发性不孕症。

中医诊断:断绪。

辨证:气滞血瘀,胞脉瘀阻。

治则:益气活血,化瘀通络。

处方:生黄芪30 g,柴胡10 g,枳实15 g,生甘草10 g,赤芍15 g,仙鹤草30 g,丹参30 g,土鳖虫10 g,蜈蚣2条,炒白术10 g,防风10 g,延胡索10 g。水煎服,10剂。

二诊:患者诉上诊服药后,腹部坠胀感渐缓解,疲劳感减轻,但每次月经前双侧乳房胀痛明显。进食尚可,二便正常,舌暗红、苔白,脉沉细。

处方:生黄芪30 g,柴胡10 g,枳实15 g,生甘草10 g,赤芍15 g,丹参30 g,炒僵蚕10 g,炒白术10 g,防风10 g,香附10 g,郁金10 g,生麦芽30 g,砂仁10 g。水煎服,7剂。

三诊:患者诉月经来潮,无明显痛经,偶有胀痛、腰酸,经量可,色暗红,夹有血块,乳房疼痛缓解,舌暗红、苔白,脉沉细。

处方:桃仁10 g,红花10 g,当归10 g,熟地黄10 g,川芎10 g,白芍10 g,赤芍10 g,益母草15 g,鬼箭羽10 g,紫石英30 g,牡蛎30 g,路路通15 g,王不留行15 g,炙甘草10 g。水煎服,7剂。

患者按照上述诊疗方案接受治疗,月经期给予桃红四物汤合暖宫散结之品活血调经;经后排卵前期给予初诊诊疗方案玉屏风散合四逆散联合活血通络之品益气活血化瘀散结;经后排卵后期给予二诊诊疗方案玉屏风散合四逆散加助孕安胎之品,以利于胚胎着床发育。按照上述循环分期治疗3个月经周期后,患者诉成功怀孕。后再次追访,患者诉顺产一男婴,婴儿发育正常。

【按语】 患者系人流术后损伤气血,导致气血运行不畅,蓄血留瘀,气滞血瘀结于冲任,导致胞脉瘀阻,两经难以相合,故难以成孕。考虑患者长期不孕,多虑气结、正气损伤、胞脉闭阻,故治疗时用玉屏风散扶助正气,既能提高机体抗病能力,又可防止大剂量活血消癥之品耗气伤血。再用四逆散疏肝理气,合用活血化瘀之品以疏通肝脉,化瘀散结,通畅胞脉闭阻。

吴文霞

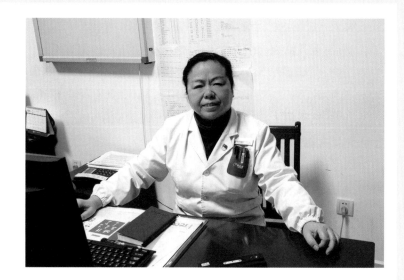

一 名医小传

吴文霞,女,安徽金寨人,中共党员,副主任中医师,金寨县中医院内科党支部书记、脑病科主任。安徽省基层名中医、第二届安徽省名中医。六安市卫健委重点专病"中风"学术带头人。先后获得安徽中医药大学"实践教学优秀教师"、金寨县"最美医师"荣誉称号。金寨县梅山镇人大代表。

历任安徽省中医药学会肾病专业委员会常务委员,六安市医学会脑心同治分会和内分泌糖尿病分会常务委员,六安市医疗事故技术鉴定专家库成员。

1987年毕业于安徽中医学院中医专业,一直从事内科临床,参与各种急、危、重症患者的抢救工作。以脑病(神经内科疾病)、消渴病(内分泌疾病)为重点专科方向。以中医中药为主治疗心脑血管病、内分泌疾病、肾病、肿瘤等常见病多发病。勤求古训,博采众长,根据基层实际情况,经常组织送医送药下基层及义诊活动;开展针药并用治疗各类疾病,把中医药最有效的方法和技术贡献给患者,效果明显。建有"吴文霞安徽省名中医工作室""吴文霞全国基层名老中医药专家传承工作室",坚持传、帮、带,在全县卫生系统开展的继教活动中承担中医系列培训工作。师带徒模式培养县、乡、村医生7名。发表学术论文10余篇。

二 学术特色

(一)中风治验

中风又称"脑中风",该病病位在脑,涉及心、肝、脾、肾等。通常分为缺血性中风和出血性中风两类,急性缺血性中风约占中风的70%,宜早防、早诊、早治、防复发。

1. 病因病机和分期证情分析

吴文霞指出,中风是由正气亏虚及饮食、情志、劳倦内伤等引起阴阳失调、气血逆乱、上犯于脑,导致脑脉痹阻或血溢脑脉之外。根据脑髓神机受损的程度不同,中风分为中经络、中脏腑,轻者中经络,重者中脏腑。中脏腑又有闭、脱之分,闭证邪盛,多见痰火内闭;脱证正气虚,可致阴竭阳亡。

中风为本虚标实证。吴文霞认为,其全程可分为3个阶段,即急性期、恢复期、后遗症期。急性期病因多为风、火(热)、痰、瘀,常见风痰上扰、风火相煽、痰瘀互阻、气血逆乱等"标"实证。恢复期、后遗症期随着疾病的进展,正气渐虚,邪实未退,出现实中有虚、虚中夹实之证。根据临床主症及兼夹症,虚与实孰轻孰重,因人因阶段而异,或气虚血瘀,或阴虚阳亢,或脉涩血少,或阳气虚衰等,以"本"虚为主,须辨证施治。吴文霞指出,若病情由实转虚,病情渐趋好转及稳定;若病情由虚转实,可见外邪入侵或中风再作,提示病情反复和波动,或有加重之势。

中风后可出现并病或变证。吴文霞指出,临床常有郁证、痴呆、痫证。中风各期均可出现消极、悲观、厌世、少语等气郁痰阻、肝失疏泄之象;脑部元神受损可出现痴呆,如工作、生活、反应能力均下降,智力减退,或神情呆滞、思维混乱颠倒等;因精血亏虚、风阳内动、痰瘀互结可出现痫证,如发作性抽搐、口吐白沫、双目上视等。

2. 辨治体会

中风全程,吴文霞强调"整体观念、辨证施治",努力做到"未病先防,既病防变",应加强对疾病早、中、晚期各阶段的健康宣教及管理工作。急性缺血性脑卒中,对在时间窗内开展静脉溶栓治疗后的患者及不在时间窗内未开展静脉溶栓治疗后的脑卒中患者,中医辨证时应结合分类、时间节点,分型辨证。再结合病情轻重不同证型,选方用药。

吴文霞指出,对静脉溶栓治疗后的患者,应注意中、西药之间的协同及拮抗作用,在药物剂量上均应兼顾,防止不合理用药。如过度强调活血化瘀,会导致出血风险增加。静脉溶栓治疗后,部分患者及大面积脑梗死患者"栓塞"与"出血"风险并存,这时应选择具备活血及止血双向调节的药物,如三七、云南白药等。对中风患者,如病因为积劳积损、精血亏虚、脏腑功能失调、饮食失调,应采取相应措施,结合临床开展中医特色疗法,

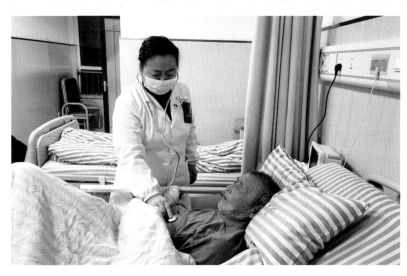

病房查房

如耳穴埋豆、针刺、艾灸、灯火灸、中药外敷、中药足浴等，均可取得较好疗效。

吴文霞曾针药并用治疗风痰瘀血及痹阻经络型脑梗死，中药方选半夏白术天麻汤化裁，药物组成：法半夏10 g，白术15 g，天麻10 g，茯苓15 g，橘红15 g，炙甘草6 g，生姜3片，大枣3个。临症化裁：呕吐频繁者，或选加代赭石、旋覆花、姜竹茹等；肢体不利者，上肢选用桂枝、羌活，下肢选用牛膝、独活、桑枝；痰湿重者，或选加胆南星、贝母，或选取《金匮要略》泽泻汤加减；加用泽泻、川芎，泽泻可降浊阴，以助清阳之气的升举，川芎为温经活血通络药，可辛窜走上通达脑窍；面红、烦躁不安，甚至抽搐者，或选加牡蛎、僵蚕、蝉蜕；血瘀重者，或选用丹参、桃仁、红花；肢体不利者，或选加鸡血藤、伸筋草、当归，重者加用虫类药1至2味，如地龙、蜈蚣、全蝎；眠差者，或选用柏子仁、酸枣仁、茯神；便秘者，或选用大黄、郁李仁；纳呆者，或选用砂仁、白豆蔻；嗳气频繁，呃逆气滞者，可减方中甘草、大枣，选加厚朴、砂仁；耳鸣者，或选用磁石、石菖蒲、葱白等。

针灸治疗：①半身不遂。治则疏通经络，调和气血。取手足阳明经穴为主，辅以太阳、少阳经穴。初病单刺患侧，久病刺灸双侧；初病宜泻，久病宜补。上肢取穴肩髃、曲池、合谷、外关，下肢取穴环跳、阳陵泉、足三里、解溪、昆仑、商丘。随症可加减选穴。②口眼歪斜。治则疏通经络、扶正祛邪。以手足阳明经、足厥阴穴为主。取穴地仓、颊车、合谷、太冲、人中、内庭、承泣、攒竹、昆仑。随症可加减选穴。③失语。治则疏通经络、豁痰开窍。取穴风府、风池、哑门、完骨、天柱、印堂、人中、内关、通里、三阴交、涌泉、金津、玉液，可随症加减选穴。

吴文霞针对"中经络"之急性期，考虑以风、火、痰、瘀等标实为主。风痰瘀血、痹阻经络型是脑梗死常见的中医证型，急则治标，缓则治本，故其治法选用息风化痰、祛瘀通络为主。所选半夏白术天麻汤出自清代程钟龄《医学心悟》。方中以半夏燥湿化痰、降逆止呕，天麻平肝息风、止头眩，为君药；白术健脾燥湿，茯苓淡渗利湿，为臣药；橘红理气化痰,生姜、大枣调和脾胃,为佐药;甘草协同诸药,为使药。诸药相伍,共奏燥湿化痰、平肝息风之功。同时甘草、大枣可助湿壅气生热,致中焦痞满,痞满者须减去。行气燥湿化痰,气畅血行、痰化瘀除,而风自平。

古云"治风先治血,血行风自灭",清代喻嘉言指出"挟痰者,豁痰则风去",吴文霞由此认为,善治痰者能治百病,善治风者必善治痰。风为百病之长,百病多由痰作祟,风与痰之间有着密切的内在联系,痰可以生风。因痰生风证临床可有诸多表现,如眩晕、疼痛、僵麻、凉冷、悸动、瘫软、瘙痒等,故临证时应根据风火痰瘀各病邪的侧重点不同,配伍加减。脑梗死急性期属于缺血性中风,瘀血较重,在配伍活血化瘀类草本植物药的同时,还应注意配伍熄风搜剔经络的虫类药。虫类药为血肉有情之品,力专而能直入经络,起到通络散结的作用。针刺、艾灸、按摩、运动锻炼等,能起到疏通经络、扶正祛邪、豁痰开窍,促进机体恢复之功效。汤药与针灸并用,共奏息风化痰、祛瘀通络的作用,使患者尽快康复。

吴文霞指出,中风治疗常用方有天麻钩藤饮、半夏白术天麻汤、补阳还五汤、血府逐瘀汤等。其他方加减,如二陈汤可治头眩、心悸;导痰汤可治头痛眩晕,甚或痰厥;温胆汤可治惊悸、癫痫;涤痰汤可治中风痰迷心窍、舌强不能言;滚痰丸可治癫狂惊悸、眩晕耳鸣、怔忡昏迷、口眼蠕动;定痫丸可治痫证,祛痰以熄内风。以上各方痰瘀同治,疗效较佳。

中风后遗症可采用四肢熏洗法治疗,步骤如下:将煎好的药液倒入盆内,加热水至所需量;将橡皮单垫于盆下,患肢架于盆上,用浴巾围盖患肢及盆,使蒸汽熏蒸患部,待药液不烫时,将患部浸入药液中泡洗。吴文霞常选温阳散寒、活血通络、理气止痛类药加减。

(二)颈椎病治验

吴文霞指出,现在颈椎病已成为全球性疾病,不良姿势导致颈椎深受损伤,患病率逐年上升,且有年轻化趋势,所致眩晕、头痛、恶心、呕吐、颈肩背、上肢疼痛,手指前臂麻木、僵硬,心悸、胸闷、失眠健忘、耳鸣、耳聋、猝倒、踩棉感、行走不稳,甚则瘫痪,眼部干涩、视物模糊等均常见。非手术疗法有中医、西医、中西医结合及康复治疗等,中医治疗可用活血化瘀、温经化痰、祛风胜湿、通络止痛等方法,辨证施治,随症加减,因人而异,常用方温胆汤、半夏白术天麻汤、千金独活寄生汤、血府逐瘀汤等。

吴文霞指出,活血化瘀、通络止痛治法大家较常用,但对温经化痰、祛风胜湿治法重视程度不够。她认为,化痰加理气则效果更佳,因痰生风证,可选指迷茯苓丸。明代《古今医统大全》中指迷茯苓丸方后记云:"累有人为痰所苦,夜间两臂常觉有如有人抽掣,两手战掉,至于茶盏亦不能举,随服随愈。"又云:"治人有臂痛,不能举手足,或左右时复转移。"所谓"左右时复转移""抽掣"及"战掉",就是风象,即因痰所生之风。临床也可见身体某一部位虽重裘厚褥亦不能温,特别怕冷,或胸前(张仲景所谓"心中恶寒不足

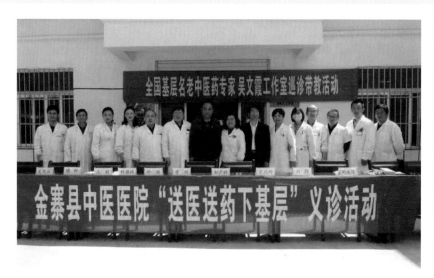

参加送医送药下基层义诊活动

者"),或背心(张仲景所谓"夫心下有留饮,其人背寒冷如掌大"),且其冷处特别怕风。三叉神经痛的治疗也可考虑辨证为"因痰生风证"。

吴文霞治疗颈椎病常用药:活血化瘀、行气止痛类,如三七、当归、葛根、鸡血藤、桃仁、红花、延胡索、川芎、白芍、赤芍;祛风胜湿类,如威灵仙、葛根、羌活、独活、伸筋草、金毛狗脊;平肝息风类,如天麻、钩藤、龙骨、牡蛎、石决明;息风通络、散结的虫类药,根据轻重选用1至2味,如水蛭、僵蚕、蜈蚣、全蝎、地龙等;温阳通脉类,如川乌、草乌、肉桂、桂枝、巴戟天、菟丝子等。

(三)糖尿病肾病治验

吴文霞把DN归于中医学"消渴""水肿"等病范畴,认为其病机多为气阴两虚、瘀血阻络,属本虚标实、虚实夹杂之证,病位在肾。吴文霞曾自拟健脾补肾化瘀通络方联合西药治疗早期糖尿病肾病,疗效满意。药物组成:太子参30 g,黄芪30 g,生地黄、山茱萸、泽泻各10 g,茯苓15 g,山药30 g,益母草15~25 g,丹参15 g,川芎9 g,大黄8 g,金樱子15 g,地龙10 g,全蝎1.5 g。根据病情可适当加减。方中太子参药性平和清淡,黄芪甘温补气升阳,两者相配,补中健脾、益气固表、利水消肿、排毒外出;生地黄、山茱萸、山药补肝益肾、补脾益胃、养阴生津;茯苓、泽泻、益母草归膀胱经,健脾活血利水;丹参、川芎活血化瘀;大黄归脾、胃、大肠经,可通腑泄浊、活血祛瘀、清热除湿等;金樱子酸涩收敛,功在固精摄尿,与山药、茯苓、太子参相配伍,有健脾止泻之功;全蝎、地龙为虫类药,善于活血通络、搜剔驱邪、直达病所,具有平肝息风、止瘀利尿之效。诸药合用,共奏健脾补肾、化瘀通络之功。

DN的中医临床常用治法有两种:一是分型辨证论治,二是分期辨证论治。吴文霞指出,中医辨证、分型施治为经典治疗方法:如阴虚燥热证,治以清热养阴,方选人参白虎汤合消渴方加减;湿瘀阴伤证,方用六味地黄丸合桃红四物汤加减;肾虚夹湿、夹热、夹毒证,治以解毒泄浊补肾,方用真武汤合清热解毒燥湿类药加减;脾肾气虚证,治以健脾固本,方选补中益气汤合补肾类药加减;气阴两虚证,治以益气养阴、补肾填精,方用参芪地黄汤加味;脾肾阳虚证,治以温阳化气、健脾补肾,方用真武汤合防己黄芪汤加减;瘀水交阻证,治以化瘀利水,方用桂枝茯苓丸加减。吴文霞总结临床经验认为,DN配合中药灌肠,治疗早期糖尿病肾病,能更好地降低尿白蛋白排泄率(UAE)。

DN是消渴变证,病机属本虚标实。吴文霞分析认为,本虚指阴阳、气血、肺脾肾之虚,其中以脾肾气虚为主;标实指血瘀、湿热、痰浊、浊毒等病理产物。早期以阴虚或气阴两虚为主,后期阴损及阳,阴阳两虚。治疗DN可从脾肾亏虚立论,从血瘀、湿热、痰浊、浊毒着手。她认为,中药能使早期DN尿蛋白减少,逐渐恢复部分肾功能,安全性较高,临床辅助使用中药与单纯依靠西药相比有着不可替代的效果,中西医结合的治疗方法能降低患者心理负担,提高其生活质量,改善预后。

吴文霞特别指出,DN的发病机制复杂,治疗棘手,单用中药或西药,疗效均不太理想,而中西药联合使用,从不同环节、多靶点阻止DN的进展,可望获得更好疗效。此外,对有大量蛋白尿的DN临床期,采用中西医结合的治疗方法,有望达到减少蛋白尿、推迟进入终末期肾病(ESRD)的时间。DN治疗强调早防、早诊、早治,对重症者强调中西医结合及多种治疗模式并用。

吴　寅

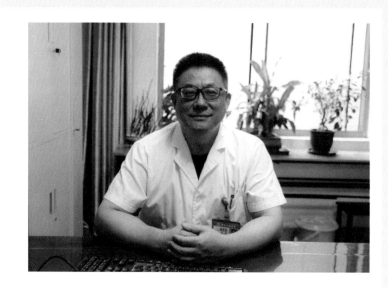

一　名医小传

吴寅,男,安徽蚌埠人,中共党员,主任中医师,蚌埠医学院兼职教授,蚌埠市委党校客座教授,蚌埠市第三人民医院首席专家,中医科、中西医结合科学术带头人。第二届安徽省名中医,第四届江淮名医。

兼任安徽省中医药学会风湿病专业委员会副主任委员、肾病专业委员会副主任委员,安徽省中西医结合学会心血管病专业委员会常务委员,北京肿瘤防治研究会中医分会常务委员。

建有"吴寅安徽省名中医工作室",开展中西医结合治疗糖尿病足的临床研究,改良传统治疗方法和配方,形成了中医内服外洗法治疗糖尿病足的特色疗法,明显降低截肢率和医疗费用,在蚌埠及周边地区享有很高的声誉。

主持和参与安徽省重大疑难疾病中西医协同攻关及蚌埠市等多个省、市级科研项目,获省级科技成果2项;主持的《四神煎加减治疗脾肾两虚、湿注骨节型早中期膝骨性关节炎的临床观察》项目获蚌埠市科技进步奖二等奖、《清热利湿解毒法(茵莲散)对糖尿病足的疗效评估及推广应用研究》和《基于中医体质观察胆汁反流性胃炎与胃镜表现的相关性研究》项目分获安徽省中医药科技进步奖三等奖,参与中华中医药学会《糖尿病足中医临床诊疗指南》及《糖尿病足中西医诊治与预防》的编写。发表学术论文10余篇。

二 学术特色

(一)湿热论治糖尿病足

糖尿病属中医学"消渴"范畴,糖尿病足是糖尿病常见慢性并发症之一,糖尿病足属中医学"脱疽"范畴,亦可称为"消渴足"。隋代巢元方所著《诸病源候论》中记载,消渴病有八候,其中包括"痈疽"。唐代王涛所著《外台秘要》中载"消渴病多发痈疽"。食物精华的传输离不开脾胃的正常运化。有的人由不良生活习惯如饮食不节、嗜酒无度等导致脾胃运化失司,一方面,水谷不能正常化作精微物质,聚湿生痰;另一方面,脾胃作为气机运转的枢纽,一旦功能失常便会影响气机的升降出入,导致湿浊代谢不利。湿为有形之邪,热为无形之物,湿是热的载体,热依附于湿而存在,久蕴化热,最终湿热胶结难解,形成湿热之毒邪,易于流注下肢。湿热下注导致下肢经脉的血流凝涩甚至不通,进而皮肉筋骨失养,造成缺血、溃疡、坏死等情况。湿热下注是引发糖尿病足的核心环节。

《素问·奇病论》中记载:"有病口甘者,病名为何?何以得之……此五气之溢也,名曰脾瘅……此肥美之所发也。肥者令人内热,甘者令人中满,故其气上溢,转为消渴。"对脾瘅的病位、病因、病机及其转归进行了阐述。唐代王冰注释道:"瘅,谓湿热也。"糖尿病足的发病机制非常复杂,吴寅认为,脾气亏虚为该病的病机之本。因脾是气机升降、维系各脏腑的枢纽,脾不升清,则脾气不能散精,水谷精微不得布散,脾失健运而生湿化热,湿热进一步加重病情,从而导致糖尿病足的出现,出现虚实夹杂的证候。

吴寅倡导辨证与辨病相结合,宏观辨证与微观辨证相结合的学术思想,对于整体和局部辨证的结合,更重视局部辨证,从湿热论治糖尿病足,符合现代医学对其病理的认识。西医认为,遗传和环境因素导致胰岛素分泌缺陷或利用障碍,使糖脂代谢紊乱,逐渐发展成糖尿病,进而出现"糖毒性"和"脂毒性"等糖尿病的发展进程。吴寅在西医基础治疗的同时采用清热利湿解毒法自拟茵莲汤配合自创糖尿病足系列外洗方,再结合微清创、促引流的方法,治疗糖尿病足疗效显著,降低了截肢率。

中药熏洗治疗脑血管疾病所致的肢体功能障碍、偏身麻木、肢体疼痛等也有良好的效果。中药熏洗时产生的热刺激是中药熏洗疗法的主要机制,通过熏洗可以扩张毛孔、血管,增加皮肤的通透性,使药物吸收及利用率增加,其作用主要有3个方面:①改善血液循环、淋巴循环,温经通络,活血化瘀;②缓解肌痉挛,消肿止痛;③促进无菌炎症的吸收和损伤修复,减少组织粘连。此外,不同于常规口服中药,中药熏洗的药物均经皮肤吸收,既能避免肝脏首过效应所致药物有效浓度降低,也能减轻胃肠负担,其疗效与口服相比更有优势。

门诊带教

（二）风湿病诊治特色

1. 扶正祛邪，健脾益肾

风湿病是风湿性疾病的一种简称，泛指所有累及骨、关节及其周围软组织如肌腱、肌肉、滑囊、筋膜、血管、神经等的一组疾病。此类疾病大多与免疫系统功能异常有关，所以常被称为"风湿免疫病"。中医认为其归属"痹证"范畴，痹即痹阻不通，是由人体正气不足、卫外不固，感受风、寒、湿、热等外邪导致经络闭阻、气血运行不畅引起的以肌肉、筋骨、关节出现疼痛、酸楚、麻木、重着、灼热、屈伸不利，严重者关节肿大变形为主要临床表现的一类病证。痹证的病因为正虚邪侵，正虚责之于脾肾亏虚，邪侵责之于风、寒、湿三邪，三邪中以湿邪最为重要。本病的病机之本为先天不足、脾肾两亏，后天病久则五脏俱虚，五脏各有疾病，各有损害，经络阻滞。吴寅认为虚、湿、瘀为痹证病因病机之关键。外邪之所以中人，良由卫气先虚，审因论治，祛邪应与扶正相结合。

脾胃居中焦，乃人体气血生化之本源，主司运化水谷精微、化生气血，以充养脏腑经络，维持机体正常活动。脾胃的运化功能和气的推动作用及血的濡养作用相辅相成，相互影响。脾胃虚弱，气血乏源，气不足以推血行致血行缓慢，脉中呈气滞血瘀之态；气不固摄血液，血妄行无道溢于脉外，外溢离经之血停而为瘀且固定不移；脉中脉外瘀滞之态，致新血难成，不仅筋骨、关节得不到正常的滋养，也使得筋骨、关节局部血行障碍，瘀阻成痹。所以说，脾胃虚弱，化生气血津液之力减弱，一方面，气的温煦、推动之力不足，津液难以运化输布，致湿浊痰饮内生，痰湿胶结闭阻脉络，使气血运行缓慢，加之气虚血少津液不足，气虚难助血行，血亏亦无力载气摄气，气滞、瘀血、痰湿三者胶固凝结，阻塞经脉，困结筋骨、关节，则发为痹证。若治不得法，疾病缠绵不愈，亦可郁久化热，导致关节灼热、肿胀。

《景岳全书·命门余义》中云："命门为元气之根,为水火之宅。五脏之阴气,非此不能滋;五脏之阳气,非此不能发。"肾之阴阳为脏腑阴阳之本。王肯堂在《证治汇补》中认为,痹病的原因有风、湿、寒、热、瘀、滞等,此皆标也,肾虚,其本也。肾虚是本病发生的主要原因,肾虚时五脏六腑皆不足,肾之阴阳虚衰,则肾精生化乏源,血属阴,气属阳,阴阳不调,肾虚日久则血流不畅,易由气血失运而致经络阻滞,形成经脉滞涩,可见骨失濡养、髓弱骨空,导致骨、关节疼痛。

2. 中西结合,整体治疗

随着现代医学发展,大多风湿病能够被分类诊断并得到治疗。临床表现症状相似而诊断不同的病种,有时治疗方法迥异。吴寅临证每每仔细询问病史,认真查体,并充分利用现代医学知识为患者明确诊断,如强直性脊柱炎,他不拘泥于骶髂关节X线分期标准,对于症状不典型或症状典型而X线片阴性者,常行CT检查以期早期发现,及时治疗。吴寅在临床诊治过程中,充分发挥中医药优势,但不拘泥于中医。多年来他坚持走中西医结合治疗风湿病之路,以"气虚水湿下注,痰瘀交阻"为核心病机,以四神煎为基础,配合活血利水化痰药内服及自拟外洗方熏洗,疗效优于单纯西医药物治疗,显著提高了患者的生活质量。

风湿病是一种复杂难治的疾病,吴寅认为单纯使用中药并不能完全解决问题,要综合治疗。在症状轻微阶段,中医治疗疗效确切,但在症状严重阶段,必须采用中西医结合治的方法。风湿病急性期,中西医结合疗法可快速控制病情发展,改善患者症状;缓解期使用中医药,可增强患者体质,改善机体免疫状态。大量临床病例观察结果显示,中西医结合疗法能明显稳定病情,防止疾病复发,使患者处于长期稳定状态。吴寅认为,对于风湿病患者,激素的使用有时不可避免,在使用激素时,一定要注重舌苔、脉象的变化,随时辨证治疗。激素性热,因此要注意配合使用清热解毒药。由于在临床上单纯使用激素的效果并不理想,因此,吴寅改用小剂量激素配合中药制剂治疗,效果很好。

风湿病往往伴随肢体关节的不适与病变,吴寅常结合中医特色外治法,如针刺、艾灸、火罐、熏蒸、药浴,既能对局部组织进行物理刺激,松解肌肉、筋膜,缓解疼痛和不适,又能刺激相应的经络穴位,然后循经调整脏腑的气血阴阳,这样既是局部治疗,也是整体治疗。中西医结合治疗,即配合中医内服外用的双向结合可以明显缩短风湿病患者的康复时间,增强机体免疫力,改善血液循环,恢复人体正常生理功能,达到长久巩固疗效等其他疗法难以达到的效果。

3. 分期辨治,防治结合

风湿病属于系统性疾病,临床表现复杂,病程缠绵,病机多变,诊治颇为棘手。吴寅将风湿病分为急性活动期和慢性缓解期。急性活动期又包括发病急性期和缓解后病情又有活动者,此期以热毒蕴结为主要病机特点;缓解期以余毒未尽、正气亏虚为主。急

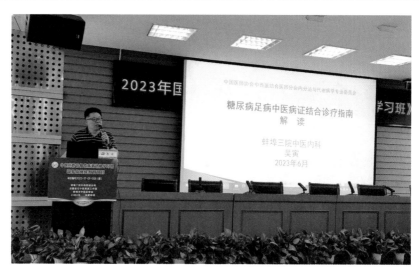

做学术报告

性期多数患者表现为发热或低热,皮肤有红斑或结节,或口腔溃疡,关节肌肉肿痛明显或关节积液,舌红,苔白或黄,脉数,血沉异常增快,C-反应蛋白增高。治疗以清热解毒为大法,方选五味消毒饮加减。重用金银花、蒲公英、板蓝根、土茯苓、黄柏、连翘、赤芍等药,以控制急性期炎症反应,消除病因以治本。缓解期余毒未尽,正气亏虚,以气虚、阴虚或气阴两虚多见。临床表现为关节肿痛较轻,全身或肢体乏力明显,动则重,汗出气短,腰膝酸痛,易感冒,舌红,苔白,脉细数,血沉和C-反应蛋白基本正常或稍高。治以益气养阴、清热解毒。方选玉屏风散合生脉散加减,常用生黄芪、白术、防风、麦冬、石斛、金银花、板蓝根、虎杖、白芍等药。吴寅认为,此期虽有正气虚,但热毒之邪盘踞于内,亦须用清热解毒药,以防余火复燃,卷土重来,以达巩固疗效、根治之目的。

　　风湿病如果不及时治疗,往往累及关节,致关节疼痛变形,严重者甚至生活不能自理,患者情绪也会受到极大影响,极易引起焦虑、抑郁,因此风湿病的防治工作尤为重要。吴寅认为,风湿病的核心治疗目的是让病情不恶化,阻止病情进一步发展。痹证的发生发展都是有条件的,如果能够及时治疗改变致病条件,则有很大希望有效控制病情,使之不再进展。《黄帝内经》中提出"复感于邪",即再次感受外邪,甚至反复感受外邪,这些是疾病进展中非常重要的因素。一方面患者需要通过调适起居来避免邪气,另一方面要依靠补肝肾、强筋骨经络来提高自身抵御外邪的能力。做到以上两方面,很多患者的病情便不再进展,避免了最终关节功能的损伤。

　　风湿病患者早期可能局限于关节疼痛、腰痛、身痛等几个症状,化验指标正常或轻度异常,达不到某些风湿病的诊断标准,此时选择西药治疗有困难时,吴寅认为这是欲病时期,及时尽早选择中药治疗,能有效改善患者临床症状,减轻患者痛苦。"欲尪"是指早期类风湿关节炎,病程较短,患者出现手指僵硬、肿胀或积液等不适症状。欲起之时,关节功能在日常活动时尚不受限;影像学检查只发现软组织肿胀、周围关节轻度肿胀或隐匿存在的侵蚀、关节腔变窄等破坏性改变或骨质疏松等。"欲偻"则是指在低热、厌食、乏力、消瘦等症状基础上,刚刚出现一侧间歇性腰痛、腰僵,但腰椎活动度下降不明显,胸廓活动度稍微低于正常人,可见单侧骶髂关节炎症状。大偻的最早发病部位骶髂关节的X线片显示软骨下骨缘模糊、关节间隙模糊等;出现外周关节表现者,可能刚发生一侧间断性腰痛、腰僵,但腰椎活动度下降不明显。

吴寅临证时始终将辨证论治作为指导诊治风湿病的基本法则。因每种疾病在病程的不同阶段有不同的病理变化特点,且常常有相同的病机转变趋势,故吴寅非常强调辨病与辨证有机结合,始终抓住每一种疾病的病机本质,尽量做到"同病异治""异病同治",准确选方,灵活配伍。如系统性红斑狼疮,患者虽有雷诺现象,有怕冷风、双手发凉、遇冷水双手皮肤颜色变白之阳虚表现,亦不可长期大剂量使用肉桂、附子、细辛等温燥之药,最多适量使用桂枝等较为温和之品,且要中病即止。要针对"因炎致病"的特点,将清热解毒法贯穿治疗始终,方能控制全身炎症反应,防病传变。

(三)分病论治有奇功

吴寅采用中医益气安神活血逐瘀法,有效地改善冠心病支架术后患者再发心肌缺血和心律失常,提高患者的生存质量。在胆汁反流性食管炎的治疗方面,利用中医药调控胃肠动力和肠道内分泌系统,取得很好的临床疗效,并对萎缩性胃炎、低级别上皮内瘤变进行探索和研究,取得初步进展;采用清热解毒法为主,治疗干燥综合征;采用清热凉血利湿解毒,治疗重症丹毒;采用扶正与祛邪并用,治疗复杂性尿路感染;采用中药成功控制膜性肾病激素减量;在开展中医特色诊疗技术方面,主持开展"三伏、三九"中药穴位贴敷治疗已逾30年。通过不断摸索和改进,优选一批穴位和3套组方,扩大了适应证,提高了疗效,深受患者欢迎。

张军

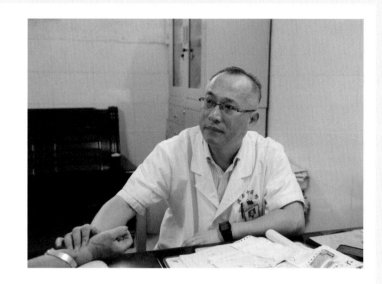

一 名医小传

张军,男,安徽泾县人,中共党员,主任中医师,泾县中医院党委书记、副院长。泾县中医院内分泌科学术带头人,安徽省基层名中医,第二届安徽省名中医,第三批泾县拔尖人才。兼任安徽省中医药学会内分泌专业委员会副主任委员,安徽省中医药学会心血管病专业委员会、肾病专业委员会和治未病专业委员会常务委员。建有"张军安徽省名中医工作室"。

从医之路源于宣城中学高中语文老师吴运兴老先生的影响。吴运兴是安徽泾县茂林人。茂林吴氏是皖南名门望族,自北宋迁居以来,人文蔚起,堪称泾县第一家。吴老先生家学渊源、国学功底深厚,自幼在上海教会学校发蒙,中西贯通。"文革"前返乡,辛苦劳作之余,自学中医,3年即声名鹊起,造福乡梓。"文革"后重返讲台,业余仍不忘悬壶济世。他当年在课堂上描述其这段经历时曾评论道:"秀才学医,笼中捉鸡。"这给张军留下了深刻印象。张军第一次听到"不为良相,即为良医",即出自吴老先生之口,这在其心里播下了学医的种子。

1990年7月毕业于安徽中医学院中医专业。在大学求学期间,又得到乡贤张笑平、章树林、徐国龙教授的耳提面命,收获甚多;在中国中医研究院附属西苑医院进修时又师从时振声、魏子啸等老师,加上安徽中医药大学第一附属医院方朝晖教授和北京东方医院杨晓辉教授的不时教诲,学业不断精进、提升。

二　学术特色

(一)理论发微:注重脾阴虚在2型糖尿病前期的作用

脾阴学说起源于《黄帝内经》,仲景之脾约证是脾阴虚证的雏形,明清时期则是脾阴学说的形成和发展时期,近现代的有识之士对脾阴学说的理论价值和临床意义给予了更多关注。

脾阴学说的滥觞及流传:①脾的生理功能。《素问经脉别论》曰:"饮入于胃,游溢精气,上输于脾,脾气散精,上归于肺,通调水道,下输膀胱。"②脾阴的生理功能。《素问五行运行大论》曰:"其性静兼,其德为濡。"陈修园认为"脾为太阴",为三阴之长。按阴阳理论,脏属阴,五脏皆有阴虚,脾当然不例外,自应有脾阴虚存在。③脾阴虚的病理。《素问·厥论》曰:"酒入于胃,则络脉满而经脉虚,脾主为胃行其津液者也,阴气虚则阳气入,阳气入则胃不和,胃不和则精气竭,精气竭则不营其四支也。"《灵枢·本藏》曰:"脾脆,则善病消瘅。"④脾阴虚的病因。《素问·生气通天论》曰"味过于苦,脾气不濡,胃气乃厚",指出苦味太过,可伤脾阴。⑤脾阴虚的辨治方药。张仲景《金匮要略·五脏风寒积聚病脉证并治》曰:"趺阳脉浮而涩,浮则胃气强,涩则小便数,浮涩相搏,大便则坚,其脾为约,麻子仁丸主之。"后世仿此,衍生理阴汤、补脾阴正方、资成汤等。

现代医学把糖尿病的自然病程分为糖尿病前期(空腹血糖受损和糖耐量减低)、糖尿病期和并发症期。

糖尿病属中医学"消渴"范畴。糖尿病前期则当属消渴病未发之时,相当于典籍中的"脾脆"状态,自然与脾阴虚存在必然联系。阴阳学说和藏象学说告诉我们:脾的生理功能是通过"脾气"来发挥作用的,而脾气是由脾阴、脾阳两方面相互协调、共同组成的。阴为体、阳为用,脾阴是物质基础,脾阳脾气是功能作用。脾主升清,是脾主运化功能的特点。升是指脾气运动以上升为主要形式,清是指水谷精微及其所化生的气血。"糖"作为血液中的重要成分,当属营属清,其生理作用是为机体提供能量,即"濡润四肢百骸"。糖尿病前期由于处于调节损失的起始阶段,脾阴亏虚轻微,尚不至于影响到脾阳,对脾气的功能影响不大,故临床症状及血糖代谢紊乱尚不明显。当脾阴不足尚处于"脾阴独虚"的阶段时,这与糖尿病前期多无明显症状相类。脾阴虚时,脾阳脾气运化水谷乏力,功能受损,水谷精微不归正途,变清为浊。糖尿病确诊时,其胰岛细胞功能已丧失50%,而2型糖尿病前期虽无症状,但存在胰岛素分泌不足或胰岛素缺乏活力。这与脾阴虚时脾运化乏力相似。因此张军认为:脾阴虚致脾运化水谷精微、主升清的功能不能得到充分发挥,是消渴病发病的重要原因,脾阴虚是2型糖尿病前期的重要特点。

查房带教

(二)临床诊治特色

1. 慢性肾衰竭治验

各种原因引起的慢性肾衰竭属于中医"关格"范畴。关格的基本病机为脾肾衰惫、气化不利、湿浊毒邪内蕴三焦;病理因素为湿浊、瘀毒。病理性质为本虚标实,以脾肾阴阳衰惫为本,湿浊毒邪内盛为标;病位在脾(胃)、肾(膀胱),尤以肾为关键,涉及肺肝心多脏。因脾主运化水湿,升清降浊,肾主气化开阖,两者在气血津液的化生、运行和代谢中起主导作用。脾肾衰惫,气血不生,日久气血阴阳俱损。水湿不化,水湿内停,日久化浊、化瘀、化毒,壅滞三焦,上下阻隔不通。痹阻上焦,凌心射肺则心悸、喘脱;闭阻中焦,犯胃则呕吐;闭阻下焦,动肝则见眩晕、抽搐、中风,肾关不开,则小便全无。

基于以上认识,张军结合前人经验,自拟通关顺格汤治疗慢性肾衰竭,在临床降肌酐方面收获了比较确切的效果。组方:黄芪、党参、川芎、当归、升麻、三七粉、山茱萸、熟地黄、金樱子、芡实、萆薢、茵陈、蒲黄、五灵脂、大黄、小蓟炭、白茅根、仙鹤草、鸡血藤、猪苓、茯苓、薏苡仁等。再根据兼症,随症加减。方中重用黄芪、党参大补元气,当归、川芎养血行血,升麻、萆薢、猪苓、茯苓相伍,升清降浊,山茱萸、熟地黄养阴补肾,金樱子、芡实敛涩精微,茵陈、薏苡仁除湿清热,小蓟炭、白茅根、仙鹤草、鸡血藤养血宁血,蒲黄、五灵脂、三七粉、大黄活血祛瘀生新。诸药合用,以期扶正降浊,达类似腹膜透析的功效。

2. 急性痛风性关节炎治验

痛风性关节炎是嘌呤代谢紊乱,血尿酸波动,使得尿酸结晶沉积在关节周围组织所致的特征性关节炎症,急性发作是痛风最常见的首发症状。

张军经多年临床实践,并参阅大量古今临床文献,以现代药理实验成果为基础,不断完善,优化而成清热祛湿通络方。该方主要由土茯苓、苍术、萆薢、泽泻、薏苡仁、木瓜、威灵仙、独活、黄柏、川牛膝、刘寄奴、甘草等组成。选用土茯苓祛湿通络解毒;苍术、黄柏清热除湿;萆薢分清泄浊,伍薏苡仁、泽泻加强祛湿泄浊解毒之力;川牛膝、刘寄奴、独活祛风散湿,通经活血止痛;木瓜舒筋活络;甘草缓急止痛、调和诸药。现代药理研究表明,土茯苓中的落新妇苷有显著的利尿和镇痛作用,其根茎中含有的化学成分可降低血尿酸,大剂量土茯苓用于痛风有明显治疗效果。

3. 糖尿病周围神经病变治验

糖尿病周围神经病变的发病机制尚未完全阐明,主要与长期高血糖引起的氧化应激、代谢异常、微循环障碍、神经营养因子缺乏等因素有关,属于中医学"痹证""痿病""麻木"等范畴。病因由消渴而生,病机自当阴虚燥热,阴虚血行迟缓瘀滞,不通则痛,故有肌肤麻木不仁及疼痛。疾病日久耗伤气阴,阴损及阳,致气阴两虚、阴阳两虚,气虚行血无力,阳虚寒凝气滞,最终血行不畅,导致气阴两虚夹瘀、肝肾不得气血濡养而不足等诸症。

基于以上认识,张军自拟双补活血通痹方治疗糖尿病周围神经病变,获得一定的临床疗效。组方:党参、太子参、黄芪、当归、川芎、巴戟天、熟地黄、山药、菟丝子、女贞子、墨旱莲、白芍、桂枝、地龙、水蛭、黄连、白芥子、川牛膝等。其中重用黄芪、党参,大补元气;太子参为消渴阴虚而设,助健脾补气行血之力;当归、白芍、山药、熟地黄养阴补血,使气血有生化之源;巴戟天、菟丝子、墨旱莲、女贞子补肝益肾填髓,强壮真阴以濡养经脉;桂枝温通心脉,以达四末;地龙、水蛭虫类药活血化瘀;白芥子为久病入络、久病生痰而设,少佐黄连祛络脉之伏热;牛膝引血下行兼使药之用。诸药合用,共奏大补元气、滋补肝肾、养血活血、通络除痹之功。

徐国强

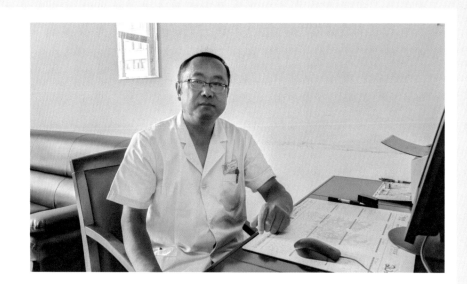

一 名医小传

徐国强,男,安徽当涂人,主任中医师,马鞍山市中医院内科主任。马鞍山市首届诗城名医,第二届安徽省名中医。

兼任中国中医药研究促进会内分泌学分会常务委员,安徽省中医药学会内分泌专业委员会常务委员,皖江内分泌(糖尿病)专科联盟理事。

1985年毕业于贵阳中医学院中医专业,一直从事中医内科临床工作,广读典籍,研学深造,先后在江苏省中医院、江苏省人民医院、复旦大学附属华山医院进修学习,不断精进糖尿病、甲状腺疾病及内科疑难杂症中、西医治疗的水平,曾师从范绍荣老师,吸纳临床经验精髓,擅长中西医结合治疗内分泌代谢系统疾病(糖尿病、亚甲炎、更年期综合征、黄褐斑)、梅核气(咽炎)、脾胃肝胆病(慢性胃炎、肠炎、肝硬化等)、其他系统疑难杂症(失眠、咳喘、痹证、心悸、痤疮等)及中医养生调理,形成了"擅用中药降糖、临证重调脾胃、辨证论治多汗、攻补兼施散结"的诊疗特色,获得患者及家属一致好评。

参与编撰学术专著2本,发表学术论文20余篇,主持并参与省级、市级科研项目多项,先后获得安徽省中医药科技进步奖、马鞍山市卫生科技进步奖等多项奖励。

二　学术特色

（一）擅用中药降糖

糖尿病病程长，不易根治，易引起全身多系统如心血管、脑血管、周围神经炎、肾及眼底慢性病变。目前西药虽有良好的降糖作用，但往往停药易反复，且并发症不能解决。而组方着眼于全身考虑，既能有效地降低血糖，纠正代谢紊乱，又能控制并发症的发展，增强体质，疗效确切。

中药降糖基础方：黄芪12 g，山药、丹参、葛根、石膏各20 g，当归、五味子、北沙参、生地黄、决明子、麦冬各10 g，玄参、白芍各15 g，菝葜50 g。每日1帖，水煎2次，餐前半小时服用，一般不再加服西药。若病程长，病情较重者，为防止停药后血糖反跳现象，在用中药的同时，西药暂时续用，但用量降至最小维持量，用中药2周后停服西药。有并发症者，在原固定方基础上适当加味，对症治疗。

所拟降糖中药之所以有显著疗效，主要是徐国强对病因病机有新的认识。他在临床实践中观察到消渴病初起阴虚燥热型多见，而病久气随阴伤，常致气阴两伤，无论气虚、阴虚又都能导致瘀血。即气虚而血不行，阴虚而脉道失润，因此体虚为本，瘀与燥热为其标。正如王清任所言："元气既虚，必不能达于血管，血管无气，必停留而瘀。"他注意到中老年期糖尿病的发病率较高，病程多超过1年。经中西药物治疗后，口干多食、多尿等症状已不显著，但不少患者有舌质暗红、舌边有瘀点或瘀斑、舌下脉络粗长、肢体麻木的瘀血特点。他分析这与血脉中糖分过高，黏腻瘀阻有关。组方既注意益气活血、养阴清热，又注意利湿解毒、行气固涩。方中黄芪、山药补脾肺肾，扶助正气，推动血液运行；活血药丹参、当归祛瘀通络；入酸涩药五味子封固肾关，和以养阴生津药北沙参、玄参、白芍、生地黄、葛根、麦冬滋补肝肾、养血润筋。辅以清热解毒药生石膏、菝葜清热解毒、消除疖疮，使全方补而不滞，滋而不腻，通中有涩，共奏气旺血行、祛瘀通络、养阴生津之功。

（二）临证重调脾胃

徐国强尤推崇李东垣"内伤脾胃，百病由生"之说，临床上特别重视调理脾胃。他认为，调理脾胃一方面可消除脾胃本身的病变，另一方面也可使其他脏腑病变通过中焦健运，得到气的温煦、血的濡养，间接地恢复其功能。在治疗中，他用纯补药较少，认为补品味甘，甘能滞中作胀，以致中焦阻滞，当以运化为主。

病案举隅：陈某，男，35岁，2022年11月6日诊。主诉：长期腹泻，每天3~4次，有少量黏液，伴腹胀。大便镜检：偶有白细胞。平素易感冒，食减寐差，五心烦热，曾在某医院给予抗生素治疗，未能奏效。视其面色萎黄，形体消瘦，舌嫩红，苔薄黄，脉细数，证属

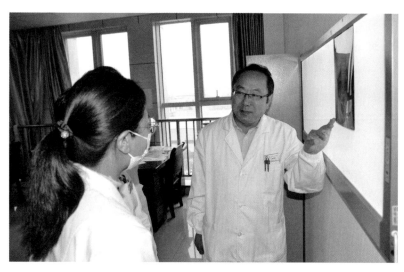

临床带教

脾胃虚弱,湿浊内停。治宜益气健脾,清热祛湿。组方:芡实、莲子各10 g,黄连、砂仁各6 g,鸡内金5 g,山药、薏苡仁、扁豆、陈皮、建曲、山楂各15 g,麦芽20 g,茯苓60 g;另加米锅巴250 g,共烘干研粉。每于三餐饭前冲服5 g,连服1个月后,腹泻停止,腹胀消除,知饥思食,体重增加。后又续服半月,以巩固疗效。

徐国强指出,腹泻多由于饮食过量,宿食内停;或多食生冷、不洁之物,致脾胃损伤,传导失职,升降失调,遂成此疾。徐国强在组方上重视健脾运脾,意在恢复脾胃的运化功能。方中茯苓、薏苡仁利水渗湿,健脾和胃为主药;扁豆、山药、芡实既补脾气又益脾阴且能止泻祛湿;鸡内金、山楂、麦芽、建曲消食化积共为辅药;入砂仁、陈皮化湿行气温中,又可协助主药以运脾;少佐黄连既去中焦温热又泻心火;加莲子补脾止泻;配米锅巴养胃和胃。全方共奏健脾和胃、祛湿止泻之功效。

(三)辨证论治多汗

中医学认为汗证是由于人体阴阳失调,营卫不和,腠理不固,开阖不利而引起汗液外泄失常的病证。徐国强治疗多汗,将其分为肺热津伤、肺卫不固、气阴两虚、肝肾阴虚、阴阳两虚、脾胃湿热、阴津亏虚等证型。

1. 肺热津伤型

此证型主要表现为大汗、烦渴多饮,口干舌燥,尿频量多,舌红,苔黄燥,脉滑数。肺热炽盛,耗伤津液,迫津外泄,故大汗、烦渴多饮,口干舌燥;肺主治节,燥热伤肺,治节失职,水不化津,直趋于下,故尿频量多;舌红,苔黄燥,脉滑数,均为肺热津伤之证。治以清热润肺,生津止汗。方选消渴方加减,若阴气耗伤明显者,可加入生脉散益气养阴。

2. 肺卫不固型

此证型主要表现为面色少华,神疲乏力,气短懒言,自汗易感,动辄汗出,或头面有汗而下肢无汗,舌淡,苔薄白,脉细弱。肺主一身之气,与皮毛相表里。若素体虚弱或久思咳喘耗伤肺气,则肺气方虚,肌表疏松,卫表不固,腠理开泄而致自汗。舌红苔白,脉细弱均为肺卫不固之证。治以益气固表,调和营卫。方选玉屏风散合桂枝甘草龙骨牡蛎汤加减。方中重用龙骨、牡蛎收敛,镇潜浮阳,安神定志;辅以麻黄根、五味子止汗;桂芍与龙骨、牡蛎两组药物均可调节自主神经功能,对于偏侧身体出汗,部分皮肤不出汗等,与自主神经功能紊乱相关者有良效。

3. 气阴两虚型

患者燥热久稽,气阴两虚,故见口干多饮,神疲乏力;气虚不固,则见自汗,阴虚内热,迫津液外出,故见盗汗。舌质暗红,苔黄,脉细滑。治宜益气养阴,生津止汗。方选生脉饮合当归六黄汤加减。以生脉散益气养阴,敛汗生津,治自汗;以当归六黄汤滋阴泻火,固表止汗,治盗汗。若大便秘结可加大黄3~5 g;睡眠差加炒酸枣仁30 g,龙骨15 g,牡蛎15 g;汗出甚可加浮小麦30 g,山茱萸15 g;若阴虚阳充,潮热颧赤突出加白芍15 g,龟板15 g。

4. 肝肾阴虚型

久病失调,或年老体弱,肝肾阴亏,肾虚为本,肾虚失于固摄,精津下泄,则尿频量多,浊如膏脂;肾阴不足,肝阴亏虚,精血不能上承头目则头晕眼花;无以充养腰膝,则腰膝酸软;舌红,苔薄或少,脉细或细数,均为肝肾阴虚之象。治以滋补肾阴,清虚热。方选麦味地黄丸合当归六黄汤加减。阴虚内热重者,可去黄连、黄芩、黄柏等苦寒泻火之药,加鳖甲、地骨皮等退热之品;亦可加银柴胡、胡黄连、白薇等退虚热之药。汗出多者可加浮小麦、麻黄根等加强敛汗作用。

5. 阴阳两虚型

汗证日久,肾失固藏,精微渗漏,浸延日久,阴损及阳;肾阳不足,精不化气,气不摄水,故小便频数,饮一溲一;卫阳不固,故动辄汗出,夜晚阳衰,则入夜尤甚;水津肾精下注无以充身则口燥面枯,腰膝酸软;肾阳虚衰无以温运则阳痿不举、形寒肢冷、下肢无汗。水湿潴留则足跗漫肿;舌淡胖,苔薄白,脉沉细无力,均为肾阴阳两虚之证。治以滋阴助阳,固表止汗。方选金匮肾气丸加减。若虚汗出者,可加入五味子、煅龙骨、煅牡蛎以温肾阳,敛虚汗。阳虚甚者,加入仙茅、淫羊藿温肾壮阳;表气虚者,可加桂枝汤调和营卫。

6. 脾胃湿热型

湿热的产生不外乎内外因素,二者或单独为患,或相互影响;其与脾胃关系尤为密切,因脾主运化,喜燥恶湿。汗证日久气阴两虚,津液输布排泄障碍,渐久蕴湿;或感受

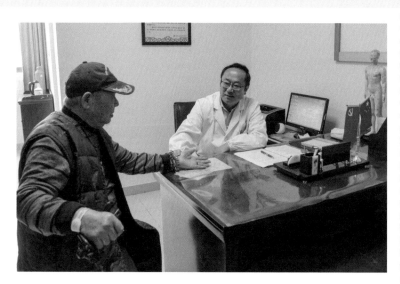

门诊诊疗

湿邪,湿郁化火,湿热互结,则脘腹痞满,恶心呕吐,湿困脾胃则纳谷不馨,湿热郁蒸,津液外泄,则见遍身汗出,舌红,苔薄白或黄腻,脉濡数,均为脾胃湿热之证。治以清热化湿,宣畅气机。方选三仁汤加减,以清热化湿为主,佐以渗利,给邪以出路。若恶心呕吐明显者可加藿香、佩兰化湿和中止呕;如身热恶寒、肢体倦怠,病在中焦者,也可选藿朴夏苓汤。湿热内蕴,热势不甚者,可用四妙丸清热除湿。

7. 阴津亏虚型

旧病肝肾亏虚,尤以肾为主。肾为水脏,肾之津液亏虚则见汗出减少,皮肤干燥,咽干口渴,肾虚则见腰膝酸软;肝肾同源,肝之精血不能上承头目,则见两目干涩。舌暗红少津,少苔成无苔,脉细,均为阴津亏虚之证。治宜滋阴润燥,方以增液汤加减。两目干涩甚者加沙苑子、枸杞子;便秘甚者加火麻仁、柏子仁、瓜蒌仁以增润肠之效。胃阴不足者,口干口渴者,可用益胃汤;若肾阴不足,腰酸膝软者,可用六味地黄丸。

在治疗汗证时,徐国强还强调顺四时、调情志、节饮食。临床上常用中成药玉屏风颗粒,用于表虚不固,自汗恶风,或体虚易感风邪者;对于阴虚火旺,潮热盗汗者,可选用知柏地黄丸。

(四)攻补兼施治疗结节

徐国强临床治疗甲状腺结节,疗效显著。甲状腺结节,中医病名"瘿病",是由情志内伤、饮食及水土失宜等因素引起的,以气滞、痰凝、血瘀壅结颈前为基本病机,颈前喉结两旁结块肿大为主要临床特征的一类疾病。治疗上以理气化痰,消瘿散结为基本原则。瘿肿质地较硬及有结节者,应适当配合活血化瘀药;肝火亢盛及火热伤阴者,则当以清肝泻火及滋阴降火为主;同时当顾护正气,对于病久或素体亏虚者,则以补虚为本,祛邪为标,标本兼治,不可一味攻伐。

1. 气郁痰阻

症状:颈前正中肿大,质软不痛;颈部觉胀,胸闷,喜太息,或兼胸胁窜痛,病情的波动常与情志因素有关,苔薄白,脉弦。

治法:理气舒郁,化痰消瘿。

方药:四海舒郁丸加减。

方中以青木香、陈皮疏肝理气,昆布、海带、海藻、海螵蛸、海蛤壳化痰软坚,消瘿散结。胸闷、胁痛者,加柴胡、郁金、香附理气解郁。咽颈不适加桔梗、牛蒡子、木蝴蝶、射干利咽消肿。

2. 痰结血瘀

症状:颈前出现肿块,按之较硬或有结节,肿块经久未消,胸闷,纳差,苔薄白或白腻,脉弦或涩。

治法:理气活血,化痰消瘿。

方药:海藻玉壶汤加减。

方中以海藻、昆布、海带化痰软坚,消瘿散结;青皮、陈皮、半夏、贝母、连翘、甘草理气化痰散结;当归、川芎养血活血,共奏理气活血、化痰消瘿的作用。结块较硬及有结节者,可酌加黄药子、三棱、莪术、露蜂房、穿山甲片、丹参等,以增强活血软坚、消瘿散结的作用。胸闷不舒加郁金、香附理气开郁。郁久化火而见烦热、舌红、苔黄、脉数者,加夏枯草、丹皮、玄参以清热泻火。纳差便溏者,加白术、茯苓、淮山药健脾益气。

3. 肝火炽盛

症状:颈前轻度或中度肿大,质地柔软、光滑,烦热,易出汗,性情急躁易怒,眼球突出,手指颤抖,面部烘热,口苦,舌质红,苔薄黄,脉弦数。

治法:清肝泻火。

方药:栀子清肝汤合藻药散加减。

栀子清肝汤中,以柴胡、芍药疏肝解郁清热;茯苓、甘草、当归、川芎益脾养血活血;栀子、丹皮清泄肝火;配合牛蒡子散热利咽消肿。藻药散以海藻、黄药子消瘿散结,黄药子且有凉血降火的作用。肝火亢盛,烦躁易怒,脉弦数者,可加龙胆草、夏枯草清肝泻火。风阳内盛,手指颤抖者,加石决明、钩藤、白蒺藜、牡蛎平肝熄风。兼见胃热内盛而见多食易饥者,加生石膏、知母清泄胃热。

4. 肝肾阴虚

症状:瘿肿或大或小,质软,病起缓慢,心悸不宁,心烦少寐,易出汗,手指颤动,眼干,目眩,倦怠乏力,舌质红,舌体颤动。脉弦细数。

治法:滋养阴精,宁心柔肝。

方药:天王补心丹加减。

方中以生地黄、玄参、麦冬、天冬养阴清热;人参、茯苓、五味子、当归益气生血;丹参、酸枣仁、柏子仁、远志养心安神。肝阴亏虚、肝经不和而见胁痛隐隐者,可仿一贯煎加枸杞子、川楝子养肝疏肝。虚风内动,手指及舌体颤动者,加钩藤、白蒺藜、白芍平肝熄风。脾胃运化失调致大便稀溏,便次增加者,加白术、薏苡仁、淮山药、麦芽健运脾胃。肾阴亏虚而见耳鸣、腰酸膝软者,酌加龟板、桑寄生、牛膝、菟丝子滋补肾阴。病久正气耗伤、精血不足而见消瘦乏力,妇女月经少或经闭,男子阳痿者,可酌加黄芪、山茱萸、熟地黄、枸杞子、制何首乌等补益正气、滋养精血。

储
全
根

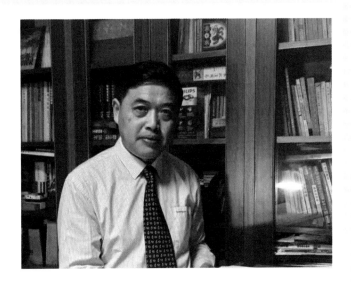

一 名医小传

储全根,男,安徽潜山人,医学博士,教授,博士研究生导师。现任教育部人文社科重点研究基地徽学研究中心安徽中医药大学分中心主任、新安医学教育部重点实验室副主任。民盟安徽省常务委员,安徽省政协委员,安徽省人民政府参事。第七批全国老中医药专家学术经验继承工作指导老师,第二届安徽省名中医,安徽省中医药领军人才。获"安徽省教学名师""安徽省优秀教师""宝钢教育基金会优秀教师""全国中医药高等学校教学名师"荣誉称号。

兼任教育部中医学类专业教学指导委员会委员,中华中医药学会仲景学说分会常务委员,世界中医药学会联合会仲景学术传承与创新联盟常务委员,中国中医药研究促进会中医学术流派分会副主委,皖港中医药文化中心研究员,王琦书院黄山分院特聘教授等。

长期从事《中医各家学说》《伤寒论》等课程教学,从事经方防治疑难病研究、历代名医学术思想与临床经验研究及新安医学研究工作。主持国家及安徽省自然科学基金、国家中医药管理局等省部级项目近20项,发表学术论文140多篇,参编《新安医家学术思想与临床经验研究》等著作20余部。主持教育部和安徽省教学研究项目10余项,先后获国家级教学成果奖二等奖2项,安徽省教学成果奖特等奖3项及一等、二等、三等奖12项,安徽省中医药科技进步奖一等奖2项。任全国规划教材《中医学概论》主编、《中医各家学说》《中医临床经典概要》《伤寒论理论与实践》等副主编。

二 学术特色

(一)理论新见

1. 提出"命门为先天之本"说

命门学说是中医基础理论中争论较多的理论问题之一。储全根认为,明代医家孙一奎、张介宾、赵献可、李时珍等对此有诸多深刻阐发,虽然各家对命门的部位、形质、属性、功能等的表述略有不同,但总体精神相同,都在探讨中医基础理论领域的一个重要命题,对命门的探索和研究形成了中医基础理论领域里的一个重大成果,是脏腑理论的深化和完善,命门学说构筑了中医基础理论中的人体先天、后天模型,对临床实践有着重要的指导作用,要高度重视中医的命门理论。因此,储全根认为,明代医家李中梓提出的"肾为先天之本"的观点不当,它带来了中医理论上的诸多问题,应修正之,故提出"命门为先天之本"的学术观点,相关论文发表于《中国中医基础医学杂志》。

通过对明清时期温补学派代表性医家学术思想的综合研究发现,温补学派通过探讨脏腑虚损病机,尤其是脾肾与命门病机,而对整个中医理论体系的丰富和完善做出了重要贡献。主要体现在以下方面:深化阴阳五行学说,表现为对阴阳互根和五行互藏做了进一步阐发;完善了中医脏腑学说,温补派医家对命门的论述构建并完善了中医的"命门-脏腑"先天、后天模型,这应视为中医的"人体生命模型";充实了中医病因病机,主要是命门阴阳(先天水火)虚损病机;丰富了中医辨证体系,表现为丰富中医脏腑辨证中的"命门辨证"和"奇经辨证";拓展了中医的治疗方法,如脾肾同治法、阴阳相济法、壮水制火法、助阳退阴法、纳气归元法等;创立了系列名方名药,如左归、右归系列方剂及重视熟地、重视血肉有情之品用于温补等,所撰写论文《论温补学派对中医理论体系的贡献》发表于《中华中医药杂志》2016年第10期。

2. 增补三焦功能

关于三焦功能的认识问题,目前通常认为,三焦的功能主要是通行水道、通行气机。储全根认为,三焦还应有一重要功能,即体内之火运行的通道。按照中医理论,火也是人身的一种物质,无论是生理之正火(少火),还是病理之邪火(壮火),以及治疗上的降火之法等,火的运行均以三焦为通道,所以三焦为火通行之道的功能也不可忽略。

3. 提出"失常之气"和"水"当为中医病因

关于中医病因的认识,作为病理产物所构成的病因,目前公认的有痰饮和瘀血。储全根认为除以上两者之外,还应该有两种:一是失常之气。他提出的有"失常之气"当为病因的学术观点,因为失常之气如同痰饮、瘀血一样,也是病理产物。中医认为,气是物

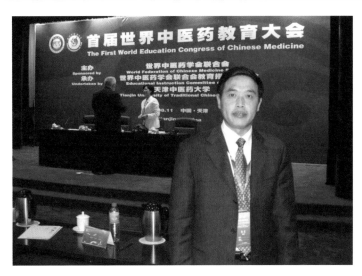

参加首届世界中医药教育大会

质的,虽然肉眼看不见,但它是存在的。《黄帝内经》言:"百病生于气也,怒则气上,喜则气缓,悲则气消,恐则气下"等,治疗上,要"行气活血""疏肝理气"等。如果"失常之气"不作为病因,则于理不通。二是水亦应作为中医学的病因之一。水作为病因是出于以下几点考虑:①有逻辑上的基础,因为病理之水如同瘀血、痰饮一样也是一种病理产物,一旦形成并在体内停聚之后,也会影响脏腑的功能和气血的运行,引起水液代谢、运行障碍的疾患,既然痰饮、瘀血作为病理产物也作为病因,同样病理之水也应作为病因;②有理论上的基础,历代医家都有称水为"水邪"或"水毒",日本的汉方学者也早有"气血水"的病因说;③临床上的需要,因为临床上有"利水消肿""温肾利水"等多种针对水邪的治疗方法,如果水不作为病因,这些治法就失去了针对性,于理不通。所以储全根明确提出水作为中医学病因之一的学术观点。

4. 提出中医各家学说的学科属性当属临床基础

储全根在读研究生期间专攻仲景学说,研究生毕业后留校主要从事《伤寒论》《中医各家学说》的教学和研究工作。有《伤寒论》《金匮要略》的基础,再来研究中医各家学说,从源到流对中医学术体系都有了认识和理解。储全根认为,历代中医名家在理论和临床上有诸多建树,他们丰富和发展了中医学的学术体系,至今仍在指导和应用于临床。如李东垣的脾胃学说,张从正的攻邪理论,朱丹溪的滋阴说和杂病论治,张介宾、赵献可的命门学说及其温补方法等,无一不有着重要的理论意义和临床应用价值。即便是温病大家叶天士,其在温病之外的杂病领域有着诸多贡献,如关于阳化内风、奇经辨治、滋养胃阴、调治虚损的方法等,这些内容并不能进入《温病学》教材加以介绍,而是放在《中医各家学说》中介绍。早在明代,医家王纶就在《明医杂著·医论》中明确提出:"外感法仲景,内伤法东垣,热病用河间,杂病用丹溪。"将李东垣、刘河间、朱丹溪与张仲景相提并论,认为他们各有建树,各有发明,诊治不同类疾病要应用不同医家的理论和方法进行指导。从当今的临床实际看,中医临床诊治的更多的是一些内伤杂病,这就要求我们需要更多地掌握和了解《中医各家学说》的内容,所以从某种意义上说,《中医各家学说》的内容更为广泛,临床应用价值更大。由此储全根认为,仅将《伤寒论》《金匮要略》《温病学》作为"中医临床基础学科"不全面,应该将《中医各家学说》也纳入其中,而不是将后者作为医史文献的范畴,仅以"文献"性质来对待。《中医各家学说》与伤寒、金匮、温病的地位和作用一样,它是培养中医思维的临床基础课程,对临床有着非常重要的作用。为此,储全根曾在《中医教育》发表"中医临床基础学科若干问题的思考与讨论"一文阐述这一观点。

5. 对某些医家学术思想的认识

(1)李杲脾胃内伤病机的关键是元气和阴火的制约关系失调:金元四大家之一的李杲针对内伤脾胃病机的分析提出"火与元气不两立,一胜则一负"的观点。今人对李氏脾胃内伤热中的机制做出种种解释,诸如脾虚气陷、中焦虚寒,致虚阳外越而见发热;或曰脾胃受损、健运失职,不能化生营血而致发热;或曰脾胃气虚,谷气下流而蕴为湿热,促使下焦阴火上冲而致发热,如此等等,绕了许多弯子,储全根认为大可不必。其实李氏就是强调元气和阴火之间存在制约关系,元气和阴火制约关系失调(气火失调)可以发生内热,从而形成内伤热中为代表的一系列病证。内伤热中证也不一定都有发热,但多有脾胃虚损的一些表现。

(2)张从正攻邪法的作用很大程度上在于疏通气血、畅达津液:金元四大医家之一的张从正是攻邪学派的代表人物,依据就是其在著作《儒门事亲》中的论述:"夫病之一物,非人身素有之也,或自外而入,或自内而生,皆邪气也。邪气加诸身,速攻之可也,速去之可也。"故治病首当攻邪。然而,储全根全面考察《儒门事亲》发现,张从正用汗、吐、下三法并不都是直接攻邪。

首先,从张氏的汗吐下所包括的众多具体治法来看,并非皆为直接祛邪。如嚏气(促使患者打喷嚏)和追泪(促使患者流眼泪)都属中医学"吐法"范畴,但是邪气并不能随喷嚏和眼泪而离开人体,且张氏所用嚏气和追泪之法并非针对鼻腔和眼睛的疾患,如其曾对由抬升重物或咳嗽而致的"腰痛气刺不能转侧"者,采用不卧散嚏之而"汗出痛止"就是明证(《儒门事亲》)。其他如推拿和导引虽属"汗法"范畴,但亦不是直接攻邪之法。

其次,张氏使用汗、吐、下三法常常并不直接针对病因。如其对骨蒸劳热证先使用吐、下并施之法。又如张氏治疗外科的疮肿及杖疮用导水丸等泻下法,疮肿及杖疮的病位在肌肉血脉,其病机主要是瘀血的阻滞,而导水丸攻下的作用部位在肠胃。又如针对头目喉舌诸疾使用刺血法,常仲明病湿痹案用先吐法后下法,赵君玉目暴赤肿案以茶调散涌吐法。以上可见,张氏汗、吐、下之法并非皆直接针对病邪而行攻逐,其目的是宣

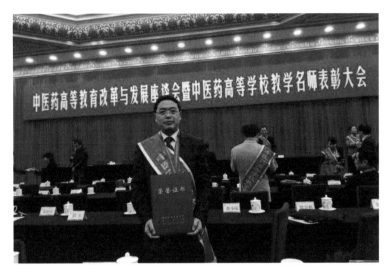

获中医药高等学校教学名师表彰

通气血、畅达津液。

张从正深研《黄帝内经》数十年,得出"《黄帝内经》一书,惟以气血流通为贵"的结论。由此推论,其汗、吐、下三法除祛邪之外,另一重要目的是为了疏通气血,畅达津液。因为张氏汗、吐、下三法具有向外、向上和向下三个方向的作用,正是利用这三个方向的作用趋势而宣畅体内脏腑经络之气,同时敷布津液,畅通血流,从而使气血津液的升降出入运动得以恢复正常,郁滞不和的病理变化得以逆转。他认为汗法可以"使一毛一窍,无不启发",可以"发腠理,致津液,通气血""吐之令其条达也"。所谓条达,即疏通畅达,使郁滞的气血津液恢复到正常的状态,并不限于肝气郁滞(木郁)证;下法不仅可使"陈莝去而肠胃洁",而且可使"癥瘕尽而营卫昌""上下无碍,气血宣通"。至于嚏气、追泪及破经、泄气、下乳、按摩导引诸法更是为了疏通气机、畅达血行而设。所以,储全根认为,张从正攻邪法的作用很大程度上在于疏通气血、畅达津液。这一观点的论文,发表于《中国医药学报》。

(二)临床特色

储全根教授坚持中医临床,由于有中医经典和各家学说的功底,他临床一般不固守一家之言和一家之法,而是经方、时方、各家学说择善而从,酌情选用。储全根认为,历代医家对中医学术都有贡献,使得中医学术是一个不断发展完善的体系,我们要充分汲取历代医家的学术思想与临床经验为当今所用。

1. 内科病诊治经验

以内科脾胃病为例,胃炎是临床发病率较高的疾病,由于脾胃病的主要病机是寒热错杂,升降失司,因此治疗脾胃病主要着眼于调寒热、助升降。储全根善于运用仲景泻心法治疗脾胃病,李东垣的升脾阳,叶天士的养胃阴均是对仲景法的发展和补充,临床也常常运用。储全根治疗胃病喜用《伤寒论》半夏泻心汤加减,不论是哪种胃炎,只要有胃脘痞满或胀痛、嗳气、反酸或呃逆,大便不爽等,用此方多可获得比较理想的疗效。方中半夏、干姜为一组,用于温中;黄连、黄芩为一组,用于清热;党参(虚甚用人参)、甘草、大枣为一组,用于补虚。结合现代研究,常加上蒲公英清热消炎。如果伴有反酸则加煅乌贼骨、煅瓦楞子,胀满甚则加枳壳、陈皮、佛手、木香等理气之品,兼内湿则加云苓、白术、白蔻仁、薏苡仁、佩兰等健脾利湿之药,若有嗳气则加旋覆花、代赭石,兼肝郁或肝火则配用柴胡、郁金、川楝子、延胡索等疏肝之品,若肠鸣音亢进则干姜、生姜并用。若兼有胃脘隐痛,则合黄芪建中汤,加黄芪、芍药、饴糖等补中脏。

储全根曾治一患者,胃脘不适,在上海某医院做胃镜显示胃部有炎症,同时伴糜烂萎缩,诊断为"慢性胃炎",辨证为肝胃不和证,开具中药颗粒剂。患者在上海未取药,拿病历到储全根处诊视,观其处方:枳实、制苍术、陈皮、莪术、藿香梗、生香附、桂枝、白芍、神曲、紫苏梗、荜拨、姜黄、佛手、柴胡、仙茅、淫羊藿。储全根对患者说:"此方较杂,不适合你的病证,但考虑你的心理,建议不妨先吃一周看看,如果没有疗效,我再开方。"一周后患者来复诊,说服上海专家处方一周,胃脘胀痛依然。储全根处以和胃消痞治疗,半夏泻心汤加味。处方:姜半夏10 g,淡干姜5 g,川连10 g,炒黄芩10 g,党参10 g,炙甘草10 g,大枣15 g,怀山药15 g,蒲公英15 g,炒枳壳10 g,藿香10 g,云苓10 g,白扁豆15 g,白蔻仁15 g,延胡索10 g,川楝子10 g,广陈皮10 g,广木香10 g,佛手10 g。7付。三诊时患者喜笑颜开,胃脘胀痛大为减轻,一周内仅发作过一次,程度不重,可以忍受。上方基础上加黄芪15 g,继服7服调治巩固。

关于后世方,临床使用也很多,如参苓白术散出自《太平惠民和剂局方》,具有健脾利湿的作用,临床大凡辨证有内湿之征象者,储全根根据脾胃居于中州,有运化水湿之功,调治脾胃可受执中州以运四旁之效,使用该方化裁多可获得较好疗效。储全根曾用该方治疗内科脾湿便溏和皮肤科多种疾病,如胃炎、流涎、湿疹、脱发等杂症而获得较好之疗效。尤其是湿疹,曾有患者双手湿疹,皮肤增厚,大面积皲裂出血流水,考虑中医认为脾主肌肉四肢,此双手皲裂与脾虚内湿有关,处以参苓白术散加味,一周后效果明显,手部皮损和皲裂明显好转。

2. 妇科病诊治经验

储全根临床治疗妇科病以月经失调和更年期综合征为多。月经失调表现为月经先期、后期、先后不定期、月经过多、月经过少、经期延长等,总之表现为周期和经量的变化。西医认为是雌孕激素水平失调所致。储全根比较推崇国医大师夏桂成的观点,主张分期诊治。以排卵为界,排卵前多以阴血不足为主,排卵后在此基础上多伴阳气不足,所以,经后排卵前重在补阴,以六味地黄丸为基本方,排卵后要在此基础上加上助阳之药,如菟丝子、巴戟天、淫羊藿、仙茅等,伴有阴虚火旺者,加知母、黄柏等,伴气血不足者,加人参、黄芪等益气之药。储全根曾治疗一位子宫憩室患者,40余岁,每次月经来临,量多,持续时间长达半个月不净,长期大量失血导致贫血。患者曾在某中医院妇科接受治疗,服用中药8个月,有一定疗效但经期延长未见改观。到储全根处诊疗,按照滋肾阴、清虚热加上益气摄血之法,以知柏地黄汤加人参、黄芪等药,服用后经期明显缩短,经量减少,后以膏方调治两月,基本痊愈。

围绝经期综合征又叫更年期综合征,临床多见于45~55岁女性,表现为月经周期或经量改变,伴有烘热、汗出、烦躁、失眠等,为体内雌激素水平下降所致。储全根针对此类患者多着眼于肝肾阴虚、肝阳上亢来治疗,采用滋养肝肾、平肝潜阳之法,多选用二仙汤合六味地黄丸或知柏地黄丸,配天麻钩藤饮、清心莲子饮化裁调治,多可获得理想疗效。

3. 皮肤病诊治经验

储全根临床诊治病种较杂,皮肤病患者也不少,尤其是荨麻疹、皮肤瘙痒、湿疹和神经性皮炎患者,其中治疗荨麻疹效果较好。储全根认为,荨麻疹的病机主要是特敏体质,内有血热。治疗当疏风凉血清热,多用脱敏煎加凉血、清心、止血之品。脱敏煎乃北京名中医祝谌予所创方剂,储全根一般用银柴胡15 g,防风15 g,乌梅15 g,五味子15 g,甘草10 g,加丹皮、赤芍、生地黄等清热凉血之品,该类患者有荨麻疹的同时多伴有毛细血管扩张,组织充血,甚至出血,所以在上述基础上加凉血止血之品,如小蓟、仙鹤草、槐花等。另外,该类患者多心火偏旺,所以可以加莲子芯清心安神,如此多法合用,效果较好。神经性皮炎是皮肤科的顽固疾病,缠绵难愈,西医没有良法,储全根以搜风活血、化瘀通络诊治该病,多获良好疗效。在搜风活血基础上,加上虫类药如全蝎、地鳖虫、蜈蚣、乌梢蛇等化瘀通络,曾治疗多例女性患者,服用14剂中药后,皮损消退,皮肤恢复正常。

4. 虚损病诊治经验

虚损是中医病名,许多人认为现代生活水平提高了,虚损证少了,其实不然,虚损病仍然比较常见,只是很多医生不识而已。在对虚损病的治疗上,储全根认为一是东垣脾胃内伤说可以指导。其曾治疗一厌食症农妇,一段时间见饭菜不仅无食欲,且食之欲吐。饭菜入口,味同嚼蜡,虽勉强食之,反复咀嚼而难以下咽,即使有鱼肉好菜亦不思食,如此已近1月,但因农活较多,虽不能食还要勉力为之,体质日渐下降,口甘喜饮水,夜寐不佳,疲倦乏力。就诊时得知患者两个孩子分别读大学和高中,家中负担沉重,丈夫长期在外打工,家里内外全由其一人操持。据此分析,患者为李东垣所论之劳倦伤脾、中气不足所致,虽厌食,病不在胃而在脾,治当补中升提。乃以李东垣补中益气汤加味:党参15 g,炙黄芪15 g,炒白术10 g,当归15 g,广陈皮10 g,升麻10 g,柴胡15 g,甘草10 g,焦山楂10 g,白芍10 g,乌梅10 g。5剂。半月后随访,被告之服此药前两剂尚无明显感觉,服完第三剂,即有思食感,食时亦不再作呕,疲倦好转,5剂服完,纳谷渐增,饮食知味,觉饭菜之香,其他症状亦明显好转,嘱其照原方再服5剂以巩固之。可见,此为典型的劳倦伤脾案,用李氏学说指导诊治收到了良效。

二是温补学派思想可以指导。储全根对张介宾、赵献可的温补学说及新安医学深有研究,认为新安医家中,汪机、程杏轩、吴楚、郑重光等都具有明显的重温补的思想,观《杏轩医案》,其中不少方剂来源于《景岳全书》,可见程氏受张介宾影响很深。储全根也常吸收他们的经验,在临床治疗虚损性疾病,多注重脾肾并治之法。其曾治疗一位44岁女性闭经患者,其由月经量少渐致经闭近一年,储全根开具温补脾肾的膏滋方调理,服用近3个月后,月经复至,状态改善,患者十分高兴。储全根认为,温补与温阳是有区别的,温阳之法,药多温燥,如四逆汤之类,为大辛大热燥烈之药,单纯回阳则可,用于温补则欠妥;而温补之法,则需照顾阴阳气血的关系,注意阴阳互根、精气互生和气血双补。因此,温阳要兼顾填精,补血要兼顾补气,用药注意柔润,用这一思路调治虚损病尤其重要。

储全根认为,新型冠状病毒感染对人体正气的伤害很大,病毒感染后不少患者形成虚损,表现为乏力、气短,或有失眠、纳差等。储全根认为这些是新冠感染的后遗症状,治疗以补益气血兼升提之法,多可获得较好疗效。另外,患者往往有胸闷,甚至胸中窒塞,符合《伤寒论》的栀子豉汤证,在补益为主的基础上可以配合栀子豉汤类方清宣肺中郁热。

已故国医大师裘沛然曾言"今病非古病,今人非古人,今药非古药"。储全根认为,现今中医临床所治病患,多为经过西医治疗效果不显的难治之病,病情复杂,症状表现不典型,很多病十分棘手。因此,临床既要"勤求古训,博采众方",又要对不同医家学术思想与临床经验兼收并蓄,灵活变通。只有不断学习,不断积累,传承精华,守正创新,才能不断提高疗效。

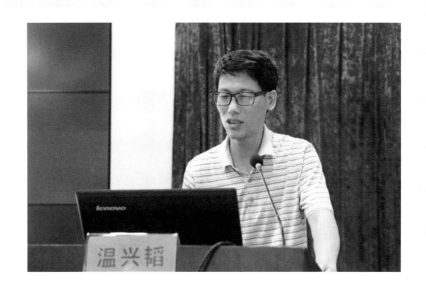

温兴韬

一 名医小传

温兴韬,男,安徽郎溪人,主任中医师,九三学社社员。安徽省基层名中医,第二届安徽省名中医,第二届江淮名医。兼任中华中医药学会心血管病专业委员会委员,安徽省中医药学会内分泌专业委员会副主任委员、心血管病专业委员会和肿瘤专业委员会常务委员等,宣城市拔尖人才、宣城市中青年学科带头人,享受市政府特殊津贴。

出身于中医世家,自幼随其父侍诊学习,在安徽中医学院中医专业学习过程中,又随胡国俊、陈雪功等老师学习,1989年毕业后随本院名医刘少贵主任侍诊学习,打下了扎实的理论与临床基础。1995年赴江苏省中医院心内科进修,并随南京中医药大学著名经方家黄煌教授系统学习经方,后一直潜心于《伤寒论》《金匮要略》的理论学习与临床研究,逐渐形成自己独特的诊疗方法和思辨规律。常常与全国各地的中医同仁学习交流,近年多次应邀去国内外讲学,积极实践和推广经方,在经方界被赞誉为"温桂枝"。

擅长心脑血管病、脾胃病及各种疑难杂病的中西医结合治疗。现开设糖尿病专科,运用中西医结合方法诊治糖尿病,并开展糖尿病健康教育,获得广大患者的好评。发表论文40余篇,参与《经方100首》编写,主编《步入<伤寒论>之门》。先后获安徽省科技进步奖三等奖、郎溪县科技进步奖三等奖。获糖尿病及痛风相关的发明专利2项。

二 学术特色

(一)对经方的认识

1. 对经方的宏观认识

中医学在漫长的进化过程中,由最初的单验方逐渐积累发展演变,形成了系统而完备的理论体系。温兴韬指出,如今最具代表性且应用最广的有经方与时方两大理论体系。其所指的经方,是指医圣张仲景所编著的《伤寒杂病论》中的方药;时方是指以《黄帝内经》《难经》等为理论体系的医学流派所用方药。他认为:时方的核心理论就是以阴阳五行、藏象、经络、运气等为主要内容。经方的核心理论就是方证对应,其中《伤寒论》以六病为纲、以方证为目,《金匮要略》以杂病为纲、以方证为目。临证的着眼点是疾病所表现出的特异性的脉证组合,在临床上并不注重所谓的气虚血瘀、肝郁肾虚等证,大论中极少有病机术语。

2. 对经方的微观探索

温兴韬认为,学习经方除了要从宏观上正确认识六病及经方思维、理论体系等,最主要的就是要从微观上着力探索,准确理解把握其方证药证。方证药证是经方不变的灵魂。症状之组合为证,药之组合为方,两者相对为方证相应。证以方名,方由证立,有一证必有一方,有是证必用是方,处处展现的是方证一体的精神。从《金匮要略·呕吐哕下利病脉证治》中看呕吐的治疗,不难发现这种方证对应的特点。如呕而胸满则属吴茱萸汤证;呕而发热则属小柴胡汤证;呕而肠鸣,心下痞者,则属半夏泻心汤证。仲景的方证药证不限于某种疾病,不论是什么病,只要出现相应的方证药证即可选用,不仅有效,且疗效的重复性高。可以说经方虽不是中医的唯一,却是中医的最高境界。诚如徐大椿所言:"学医学之学问,全在明《伤寒》之理。"说明经方的组成与应用指征皆具其自身特殊的规律。学习经方当在努力遵循经方自身特点规律的基础上来研究、认识、运用经方。

(二)方证探析与临证心得举隅

1. 桂枝汤方证

对于如何应用桂枝汤及其类方,温兴韬有以下几点体会。

(1)适应证:"大论"中桂枝汤的脉象虽以浮弱为主,却另有种种不同,如洪大(25)、浮数(57)、迟(234),其类方中或有微弱(27)、沉迟(62)、沉紧(67),或但言证而不言脉(43,64)。温兴韬的体会是,根据黄煌教授的体质方证学说,从体质方证入手,既简便易

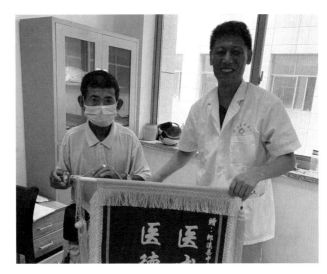

患者送锦旗

行,又准确可靠。当然从方证入手,并不能机械地按图索骥。其早年曾着力探求此方功效,将之与时方比较,并总结为益气解表功类补中(益气汤),养血祛风功类荆防(四物汤)。临床应用桂枝汤一定要以方证为着眼点,切不可以病为着眼点。此外,不能将桂枝汤的功效局限于治疗太阳中风,桂枝汤不仅在《伤寒论》阳明病、太阴病等多处出现,在《金匮要略》中亦有广泛应用。

(2)外证、内证与兼证:温兴韬指出,桂枝汤证由两部分组成,一是发热或自觉热感,易出汗,甚或自汗、恶风,对寒冷感觉敏感,关节痛;二是自觉腹部有上冲感或搏动感,动悸、易惊、烘热、失眠。他认为其前半部分为桂枝汤外证,后半部分是桂枝汤内证。凡见头、肩、臂、膝等处疼痛恶风寒及易出汗、挛急、易迎风流泪、流清涕等外证,若伴心悸、气上冲胸等内证,则为桂枝汤内证。临证只有充分把握上述内证、外证、兼证,方能更好地运用桂枝汤及其类方。

(3)煎服方法:温兴韬发现,"大论"中第12条桂枝汤有很详细的煎服方法及禁忌证,而其后的桂枝汤及其类方则较少。为什么会有这样的区别,以及如何掌握?温光韬的临床体会是,如第12条这样具有典型的外感症状,需温服、啜热稀粥、温覆取汗,而杂病中所见的不典型桂枝汤证一般温服即可。

(4)禁忌证:温兴韬认为,"大论"中第16条,"若其人脉浮紧,发热汗不出者,不可与之也",即最典型且明确的禁忌证;第15条、17条等亦不可忽视;而第29条,虽有"脉浮,自汗出,微恶寒"似桂枝汤证,但因其有"小便数等症",属阴阳两虚兼外感,不宜简单发汗解表,否则易亡阳伤津,变症蜂起,是一条特殊的禁忌证,不可不知。

(5)体质与腹诊:黄煌教授在《中医十大类方》桂枝类方中,精确描述了桂枝汤的体质特征及腹诊要点——"体形偏瘦,皮肤较细,肌表湿润,肌肉较硬,腹肌比较紧张,目有神气等"。温兴韬指出,腹诊、掌握患者体质,对于准确使用桂枝汤类方很重要,特别是

《腹证奇览》中有关桂枝汤的腹证内容很值得借鉴。温兴韬受此启发,对桂枝加芍药、桂枝去芍药等方证有了更清晰的认识,认为腹诊往往是临床诊断选方的重要依据。

(6)辨证加减:温兴韬指出,桂枝汤的加减最为详尽且复杂,或加桂加芍,或去桂去芍,或组成相同而剂量不同,则方名、功效、方证亦不同。经方不论在组成还是方证上,其精细入微的程度足以令人惊叹。常言道"细节决定成败",临证如不从细微处入手,则总体的临床疗效将很难保证。在临床上真正出现单纯的桂枝汤方证是有限的,大多数伴有兼夹证,需要对原方进行加减。他根据第29条的精神,对有所谓"肺肾阳虚"而见桂枝汤证者,常加干姜(桂枝加甘草干姜汤),重则加姜附(桂枝四逆汤)。

2. 麻黄汤及其类方方证

麻黄汤被称为还魂汤,可见其功效非凡。温兴韬初入临床,用麻黄汤等方比较少,尚无深入的了解和认识,1995年去南京中医药大学进修,随恩师黄煌教授系统学习经方,对麻黄汤等方的适应证有了更清晰的认识,渐渐扩大了使用范围。

小青龙汤是治疗咳喘的要方,有外散表寒、内化水饮的功效。临床上应用的概率很高。温兴韬指出,临床上应用此方,有时要注意适当地加减。他常常用小青龙汤加参、附,就是有典型的小青龙汤证,但尺脉沉迟无力。有些迂腐的人说经方不能加减,岂不知大论中很多方剂均有详细的加减。

温兴韬在30多年的临床实践中,麻黄类方约半数以上用过,但有一方,看得准却未敢用。10余年前遇一患者,顽固性高血压伴扩张型心肌病,多次晕厥抢救。后来医院求治,温兴韬观其面青黄,且患者诉不任劳力,顽固性头痛,口渴贪饮,脉浮紧,故认为与《金匮要略》之文蛤汤证相符,但方中麻黄量之大,从时方的角度来说,与患者的血压及心脏很不适宜。服药后若有闪失,则百口莫辩,故亦未敢擅自使用,为此他至今还深以为憾。

3. 四逆散方证

四逆散见于《伤寒论·辨少阴病脉证并治》。原文:"少阴病,四逆,其人或咳,或悸,或小便不利,或腹中痛,或泄利下重者,四逆散主之。方药组成:甘草(炙)、枳实(破,水清,炙干)、柴胡、芍药,上四味,各十分,捣筛,白引和服方寸匕,日三服。咳者,加五味子、干姜各五分,并主下利;悸者,加桂枝五分;小便不利者,加茯苓五分;腹中痛者,加附子一枚,炮令诉;泄利下重者,先以水五升,煮薤白三升,去滓,以散三方寸匕,煮取一升半,分温再服。"

温兴韬指出,四逆散药仅四味,但组合严谨,其中包含的方根:柴胡、甘草;枳实、芍药;枳实、甘草;芍药、甘草;柴胡、枳实、芍药。柴胡、甘草乃小柴胡汤之雏形,观小柴胡汤加减法,可知诸药可减,唯柴胡、甘草始终不减。

温兴韬认为,本方在具体运用时不必完全拘泥于四逆、胸胁苦满等,但凡患者属柴胡体质,或病证与柴胡带(即肝胆经循行部位)有关者即可灵活选用。中度胸胁苦满,腹

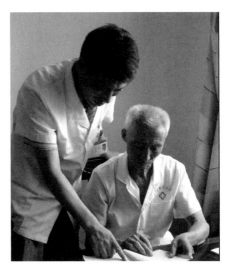

随父亲学习中医

壁略凹陷,按之空虚而无抵挡,腹直肌拘急,如棒状样紧张,触之白线深陷。主要是两胁下满实,胸膈挛急或积聚。

本方运用当与大柴胡汤、小柴胡汤、逍遥散及痛泻要方相鉴别。此外,温兴韬强调,四逆散之四逆还当与四逆汤之四逆证相鉴别。前者四肢厥冷,不过肘膝,以胸胁苦满、腹痛为主症;后者肢冷过肘膝,以但欲寐、下利清谷、小便清长为主症。

四逆散临证加减:①加半夏厚朴汤称为八味解郁汤,主治胸胁苦满、疼痛,伴胸闷、咽如物梗。②加黄芩、山栀、薄荷、连翘,称为八味除烦汤,主治胸胁苦满、疼痛,伴心胸烦热、失眠等症。③加半夏干姜散,主治胸胁苦满、疼痛,伴干呕、吐涎沫。④加平胃散,主治胸胁苦满,伴食欲减退、餐后腹胀、嗳气。⑤加小陷胸汤,主治胸胁苦满,伴心烦善怒、失眠、烦躁不安。

此外,本方合桃红四物汤等即血府逐瘀汤,其适应证之广、疗效之佳人人皆知,这与其中所含的四逆散不无密切关系。加干姜治顽固性、痉挛性咳嗽无明显热象者;加金钱草、海金沙等治肝胆及泌尿系结石;加四妙散治前列腺炎;加金银花、牡丹皮治阑尾炎;加川续断、旋覆花治疝气,如此等等,不胜枚举。

4. 附子及其类方方证

《伤寒论》及《金匮要略》中附子类方所占的比例在20%以上。《神农本草经》记载附子的功效如下:"主风寒咳逆邪气,温中,金疮,破癥坚积聚,血痕,寒湿踒躄,拘挛膝痛,不能行步。"温兴韬认为,对附子的认识需要从炮制、功效、配伍、剂量、毒性、临床应用等几个方面着眼。

(1)炮制:经方中附子的应用有两种,一是生附子,通常是阴干;二是炮附子,用胆巴或红糖等加工而成。《本草纲目》曰:"附子生用则发散,熟用则峻补。"生用者,须如阴制

411

之法,去皮脐入药;熟用者,以水浸过,炮令发坼,去皮脐,趁热切片再炒,令内外俱黄,去火毒入药。如今很多中药房仅有炮附片,已没有生附子。似乎认为生附子有毒,岂不知炮附子用之不当亦有毒,而生附子用之得当可愈疾病。在《伤寒论》及《金匮要略》中既用炮附子,又用生附子。

(2)功效:从经方来看,附子具有以下几方面的基本功效,即回阳救逆、祛寒止痛、温阳解表、温阳化饮等。

其一回阳救逆。附子乃回阳救逆第一品。代表方为干姜附子汤、四逆汤、四逆加人参汤、通脉四逆汤等。四逆汤是经方附子类第一方,其附子为生用,一枚或大者一枚,与干姜、甘草相配伍。大论中凡回阳救逆大多是用生附子配干姜。柯韵伯言:"姜、附者,阳中之阳也,用生附子而去甘草,则势力更猛,比四逆为峻,回阳当急也。"

其二祛寒止痛。"伤寒八九日,风湿相搏,身体疼烦,不能自转侧,不呕,不渴,脉浮虚而涩者,桂枝附子汤主之。若其人大便硬,一云脐下心下硬,小便自利者,去桂加白术汤主之。"凡用于祛寒止痛,附子多炮用,或两枚或三枚,且常常与桂枝、甘草、白术、麻黄、细辛等配伍。

其三温阳解表。"太阳病,发汗,遂漏不止,其人恶风,小便难,四肢微急,难以屈伸者,桂枝加附子汤主之""若微寒者,桂枝去芍药加附子汤主之",两方药物组成完全一样,但剂量不同,后者桂枝4两、附子3枚、生姜2两。两者的方证也大不相同,后者主要是身痛难以转侧,脉浮虚而涩。附子与麻黄、桂枝、生姜、甘草等配伍,可温阳解表,不论是太阳病还是少阴病。其表证多兼汗漏不止或汗后不解反恶寒,或发热、脉沉微等,附子多炮用。

其四温阳化饮。"太阳病发汗,汗出不解,其人仍发热,心下悸,头眩,身𥆧动,振振欲擗(一作僻)地者,真武汤主之(82)""少病,二三日不已,至四五日,腹痛,小便不利,四肢沉重疼痛、自下利者,此为有水气。其人或咳,或小便利,或下利,或呕者,真武汤主之(316)",其中第82条因有汗出不解,第316条有四肢沉重疼痛,故均用炮附子。

(3)配伍:经方中附子的配伍主要有四大特点:①与干姜、甘草等配伍最具代表性的就是四逆汤、白通汤、通脉四逆汤等。主要功效是回阳救逆,其附子多生用,常常是一枚。②与桂枝、白术、甘草等配伍如桂枝附子汤、白术附子汤等。主要功效是驱寒除湿止痛,附子多炮用,常用两枚或三枚。③与麻黄、细辛、甘草等配伍如麻黄附子细辛汤、麻黄附子甘草汤等。主要治疗少阴病,其附子为炮用。④与黄芩、黄连、大黄配伍治疗寒热夹杂证,如附子泻心汤,其附子亦炮。邹澍言:"制方之最奇者,无如附子泻心汤。"

(4)剂量:一是小剂量。金匮肾气丸中附子所占的剂量比例就很小,仅占全方剂量的1/30。《黄帝内经》言:"微微少火以生阳气"。二是大剂量。《伤寒论》中附子剂量最大的是桂枝加附子汤,以及《金匮要略》中的大黄附子汤方,其附子均用3枚。温兴韬多年来治疗寒湿痹痛所用附子的最大剂量就是80g。

(5)毒性:现代药理学研究发现,附子的毒性成分主要是乌头碱等,经高温煮沸即可分解。特别是生姜、甘草可解附子之毒,故经方中附子类方大多含生姜、甘草。最重要的还是要辨证准确,对于阴虚火旺者,自然不宜妄投。

(6)临床应用:温兴韬临床上用药,麻黄、附子等药用量较大、使用频率较高,然而获奇效者,亦多为此类方。

如黄土汤案:1989年8月初,温兴韬大学毕业刚刚分配到一乡卫生院,当时有位中年男子因消化道大出血,初在县医院住院治疗半月不效,后因疗效不佳及经济困难放弃治疗。当时天气炎热,患者却要盖破旧的棉被,其精神萎靡困倦,面色萎黄无华,吐血呈紫黑色,舌淡白,脉微无力。温兴韬毅然投黄土汤加味,3剂血止,患者可起床活动,后随症加减调治恢复如常。殊不知当初开方时,该院一位老中医力阻其用附子。

此案的成功,让温兴韬一时声名鹊起,求治者日增,避免了年轻中医需要坐多年冷板凳的情况发生。为此他颇为感慨,曾口占一绝:"牛刀小试露锋芒,一剂成名黄土汤。少却十年板凳冷,岐黄道上杏花香。"

外妇五官专家

于庆生

一 名医小传

于庆生，男，安徽临泉人，中共党员，一级主任医师，教授，博士研究生导师，安徽中医药大学第一附属医院普外中心主任，外科教研室主任，安徽省中医药科学院中医外科研究所所长。国家临床重点专科外科、国家中医药管理局重点学科——外科负责人和学术带头人，安徽省重点学科（专科）——外科学科（学术）带头人，全国老中医药专家学术经验继承工作指导老师。首届安徽省名中医，第二届江淮名医，安徽省教学名师。

兼任中国中西医结合学会普通外科专业委员会常务委员，中国中医药信息学会临床研究分会副会长，安徽省中医药学会外科专业委员会名誉主任委员等职务。

1986年自安徽中医学院毕业工作后，一直探索中医外科在治疗各类疾病中的优势和应用，在国内率先构建了胃癌术后理法方药体系，研制了"芪黄煎剂"；建立了术后小肠内滴注中药技术，使胃癌术后早期中药应用成为现实，促进了术后恢复；提出了"从肝治胆"治疗肝胆管结石策略，建立了三镜（腹腔镜、电子胆道镜、胰十二指肠镜）联合中药治疗复杂胆石症方案，有效防止了肝胆管结石术后再生和复发；提出"四维一体"模式治疗肠梗阻。建有"于庆生全国名中医传承工作室"，主持国家自然科学基金面上项目4项、省部级项目20项。获国家发明专利4项，获安徽省人民政府科技进步奖二等奖1项、安徽省中医药科技进步奖一等奖1项，发表学术论文100余篇，主编或参编著作10部。

二 学术特色

(一)胃癌围手术期中医药的应用

1. 构建了胃癌围手术期中医理法方药体系,建立了小肠内滴注路径

胃癌围手术期系统的中医诊疗方案在我国尚属空白,于庆生较为全面和系统地构建了围手术期中医药诊治的理法方药体系。他在长期的临床中观察到,胃切除手术后,患者有神疲、气短、乏力、懒言、面色苍白、舌淡、苔白、脉细弱等脾虚表现;另一方面,又有腹胀、腹痛、肛门停止排气排便等腑实气滞之表现。故证候特征为虚实夹杂,即脾虚与腑实并存。临床施治当攻补兼施。补则重点放在中焦脾胃,因为中医学认为"脾为后天之本"和"气血生化之源";攻则重在荡涤六腑积秽,"六腑以通为用"。据此立法为健脾通里。健脾益气药物参考李东垣《脾胃论》中补中益气汤的组方思想,选用黄芪、白术、党参为主药;通里攻下药物吸收张仲景《伤寒论》中大承气汤的组方思想,选用大黄、枳实、厚朴为主药,组成健脾通里方剂"芪黄煎剂"[黄芪 20 g,大黄(后下)10 g,白术 20 g,党参 20 g,枳实 10 g,厚朴 10 g,丹参 15 g,黄芩 12 g]。

术后早期,残余的胃和结肠是麻痹的,患者常有腹痛、腹胀和呕吐,经口服用中药尚不现实;但术后小肠电生理和运动功能一直存在,于庆生借鉴现代肠内营养支持技术,术前将一根空肠营养管和胃管系在一起,经鼻孔置入胃腔,术中在吻合口吻合完成之前将两管分开,胃管留在胃腔,空肠营养管放在吻合口以远的空肠内(远离吻合口 30~40 cm),较好地解决了传统中药不能在胃癌术后早期应用的问题,从此使胃癌等上消化道疾病术后实施中医药治疗成为现实。经过 30 余年的临床观察,小肠内滴注路径对促进胃肠运动功能、改善营养状况、提高机体免疫功能具有较好的作用;对保护肠黏膜屏障、减少细菌移位、防止并发症的发生也具有较好的作用。目前本方法已被写进本科教材,并在省内外广泛推广应用。

2. 基于中药"七情配伍"理论,围手术期中药配伍抗癌剂腹腔化疗

七情配伍是中药配伍的核心组成部分,其中"相须相使"指按病情需要和药物性能,选择两种或两种以上药物组合运用,以达协同增效作用;"相畏相杀"指一种药物能够消除另一种药物的毒性和不良反应。正如《神农本草经》所说:"药有阴阳配合……有单行者,有相须者,有相使者,有相畏者,有相恶者,有相反者,有相杀者。凡此七情,合和视之,当用相须相使者良,勿用相恶相反者。"在经典理论指导下,于庆生发挥传统中药的优势,创新性提出了传统中药丹参配伍抗癌剂(如 5-FU、金属铂类)用于术中和术后早期腹腔化疗的新技术,既增强了抗癌剂的疗效,又减轻了抗癌剂的毒性和不良反应。临床观察表明,本方案对延长患者的生存时间和减少化疗并发症的发生,都具有较好效果。

为患者做手术

(二)"四维一体"疗法治疗肠梗阻

1. 中药口服或胃管注入

中医学认为,肠腑为"传化之腑",其功能是"实而不满"和"泻而不藏","六腑以通为用",以通降下行为顺,滞塞上涌而为逆。根据上述理论,于庆生提出了肠梗阻早期宜疏、中期宜攻、后期宜调的治疗原则。①肠梗阻早期(各种类型的单纯性不全性肠梗阻、炎性肠梗阻),治疗原则为"疏",行气活血,润下通便,方选肠梗阻1号(枳实、厚朴、川楝子、大腹皮、木香、丹参、红花、桃仁、赤芍、火麻仁、生白术、柏子仁、大黄等)。②肠梗阻中期(各种类型的单纯性完全性肠梗阻、麻痹性肠梗阻),治疗原则为"攻",通里攻下,清热解毒,活血化瘀,方选肠梗阻2号(大黄、芒硝、枳实、厚朴、木香、黄芩、金银花、连翘、丹参、红花、桃仁、赤芍等)。③肠梗阻恢复期,治疗原则为"调",健脾益气,养阴润肠,方选肠梗阻3号(黄芪、党参、白术、茯苓、火麻仁、柏子仁、当归、沙参、桃仁等)。

2. 中药辨证敷脐

脐为任脉之神阙穴,任脉乃奇经八脉之一,交叉贯穿于十二经脉之间,为经络之总枢,气通百脉,布五脏六腑。在脐部外敷药物,可通络活血,行腹部气机,消除腹胀。脐者,肾间之动气,气通百脉,布五脏六腑,上至泥丸,下到涌泉之总枢,经气之海洋,故有"神阙主百病"之说。《理瀹骈文》中指出:"中焦之病以药切粗末,炒香布包敷脐为第一捷法。"脐在胚胎发育过程中,为腹壁的最晚闭合处,皮下无脂肪组织,脐内有丰富的血管及大量淋巴管与神经,故渗透性强,药物分子较易透过脐部皮肤的角质层进入细胞间质,迅速弥散入血而到全身。在上述中医理论指导下,于庆生提出了辨证敷脐理念,并拟定了具体的治疗方法。①热证:选用纯净芒硝200~300 g,装入棉布袋内,封闭后平铺于脐部。用宽胶布或敷贴、腹带固定。棉布袋潮湿或芒硝结块后即予更换,一般每日1~2次。芒硝咸苦而寒,具有较强的泻热通便、润下软坚作用。其主要成分为硫酸钠,以硫酸根离子形式存在,为高渗状态,它除吸收一部分空气中的水分外,还能大量摄取腹腔内的渗出液,促进胃肠道功能的恢复。②寒证:选用吴茱萸30 g,研为细末,加米醋适量调为稀糊状,贴敷于肚脐孔处,外用敷料盖住并以胶布固定,每12小时换药1次。吴茱萸辛、苦而热,入肝、脾、肾经,上可暖脾胃,下可温肾阳,有疏肝下气、散寒止痛之效,促进胃肠蠕动,加快胃肠功能恢复。通过30余年的临床验证,中药辨证敷脐对缓解肠梗阻、减少中转手术率具有重要意义。

3. 大承气汤剂灌肠

肠梗阻属中医"腹痛""肠结""关格"范畴,为中医六腑疾病,病机特点为"里实热证",为气滞血瘀,腑气不通,胃肠功能失调,隧道壅塞,而致大肠传导受阻,循环障碍,肠蠕动功能消失。临床表现为痛、胀、吐、闭、热等腑气不通的症状,舌苔多腻或黄腻。在治疗上根据"六腑以通为用""痛随利减"的理论,采用通里攻下、行气活血、清热解毒为主的辨证论治原则,使六腑气机通调,升降平衡,恢复泄而不藏的生理功能。方选大承气汤(大黄20 g,芒硝20 g,枳实20 g,厚朴20 g)。在临床实践中,于庆生特别重视中药灌注或滴注技术,常嘱患者行左侧卧位,臀部抬高15~20 cm,选用导尿管或吸痰管(很少选用肛管),上连接一次性输液器和无菌输液瓶,插入深度为20~30 cm,中药200~300 mL,温度维持在37~39 ℃。温度过低对肠黏膜刺激性大,温度过高易烫伤肠黏膜。滴入速度为每分钟40~60滴,滴入后让患者行右侧卧位,保留药液60~120分钟。此法不仅可以联合其他方法应用,对于不能口服或胃管注入中药的患者也可以单独应用。

4. 积极采用针刺治疗

针刺治疗具有疏通经络、行气导滞、调理肠腑、缓急止痛的功效。针刺在降低肠张力、抑制肠蠕动的同时,又可兴奋低张力、运动迟缓的肠管,对胃肠运动有双向调节作用。

(1)粘连性肠梗阻。主穴:天枢、足三里、上巨虚、下巨虚、中脘。足三里是足阳明胃经的下合穴,是治疗胃肠腑病要穴,有行气通腑止痛的作用,素有"肚腹泻留"的说法。天枢为大肠募穴,《针灸逢源》谓其"荡腑中浊邪";上、下巨虚分别为大、小肠经下合穴。诸穴合用,共奏通腑消滞、理气通便之功。配穴:章门、内关、上脘、次髎、大肠俞。加减:腹痛加章门、内关;呕吐加内关、上脘;腹胀配次髎、大肠俞;少腹痛加气海、关元。根据病机按"实则泻之"的原则,选用行气通腑泄热之法。常规消毒后,选用32号毫针刺1.5~2寸,针刺手法采用强刺激,配合提插捻转泻法,得气后每次留针20~30分钟,每隔5分钟行针1次,以增强针感,3次为1个疗程。

(2)麻痹性肠梗阻。主穴:足三里、气海、上巨虚。配穴:天枢、关元、下巨虚。施以快速进针,采用提插捻转泻法,轻插重提,大幅度捻转,以患者出现酸、麻、胀或沿经脉走向传导感为宜,每隔5分钟重复手法1次,留针30分钟。气海、关元、天枢采用呼吸补泻

教学查房

的补法。急症、重症患者针后6小时再重复治疗。

四维一体疗法将中药胃管注入、灌肠、敷脐和针刺治疗作为一个整体,发挥4种中医疗法的综合作用和整体优势,达到治疗肠梗阻的目的;同时也可以根据患者的实际情况,选择其中的一种或几种方法,灵活应用。

(三)基于从肝治胆策略治疗胆石症

1. 从肝治胆策略的提出

中医学认为,肝胆在解剖关系、经脉络属和生理功能上有非常紧密的联系。在经络所属和解剖上,胆位于右胁下,附于肝之短叶,在空间位置上紧密相连。《难经·四十二难》说:"胆在肝之短叶间,重三两三铢,盛精汁三合。"其次,肝胆经脉互为络属——足厥阴肝经属肝络胆,足少阳胆经属胆络肝,构成表里关系。《灵枢·经脉》说:"肝足厥阴之脉……挟胃属肝络胆;胆足少阳之脉……贯膈络肝属胆。"从经络循行讲,胆降肝升,又少阳胆经常少血多气,厥阴肝经常多血少气,二者相互为用。在生理功能上,《灵枢·本输》说"胆者,中精之腑""肝之余气,泄于胆,聚而成精"。胆为六腑之首,六腑的生理功能是传化物而不藏,实而不能满;生理特点是以通为用,以降为顺,胆汁的正常排泄依靠肝气的正常疏泄。基于上述中医理论,于庆生提出了从肝治胆策略治疗胆囊结石和肝内外胆管结石,并从30余年的临床经验中凝练了"养肝柔肝""疏肝""软肝""清肝泻肝"4种治疗方法。

(1)养肝柔肝。《临证指南医案》曰:"故肝为风木之脏,因有相火内寄,体阴用阳。其性刚,主动主升,全赖肾水以涵之,血液以濡之,肺金清肃下降之令以平之,中宫敦阜之土气以培之,则刚劲之质,得为柔和之体,遂其条达畅茂之性,何病之有。"根据上述中医理论,于庆生采用养肝柔肝法治疗胆石症的药物,包括直接滋补肝阴的药物和间接阳中求阴的药物,前者主要包括枸杞子、何首乌、生地黄、白芍,后者主要包括黄芪、党参、山药、白术。根据"善补阴者,必于阳中求阴,则阴得阳升而泉源不竭"理论,用药时应注意阳中求阴,但不用纯阳之品,恐伤其阴。

(2)疏肝。疏肝是一种使肝气疏泄条达的治法,主要是疏解肝郁之气。于庆生常采用疏肝法治疗胆石症,选用香附、绿萼梅、玫瑰花等药物,这些药物具有甘酸、性平、力缓的特性。除此之外,还可以选择柴胡、枳实、木香、陈皮、青皮等,但这些药物为辛燥行气之品,需与其他疏肝药物配合使用以防其伤阴。疏肝的同时也可配伍南沙参、北沙参、天花粉、石斛等益气养阴之药。经过30年的积累,于庆生研制了院内制剂"十二味疏肝利胆颗粒"。

(3)软肝。软肝是一种活血化瘀的治法,是软化血瘀之肝。临床常用的软肝药物有桃仁、红花、赤芍、龟板、丹参、鳖甲等,可选用以活血化瘀为主的方剂如桃红四物汤加减治疗。于庆生认为,该法对长期存在或复发的肝内胆管结石特别有效。

(4)清肝、泻肝。清肝、泻肝是针对肝火偏旺、肝胆实火上炎、湿热下注的治疗方法,主要是清肝胆之热、泻肝胆实火、利肝胆湿热。对于清肝药物的选择,考虑到胆为中清之腑,只清不浊,浊者需清之,故宜选清肝而不耗阴之药如栀子、牡丹皮、赤芍、黄芩,可选以柴胡清肝汤为主的方剂进行加减治疗。对于泻肝药物的选择,考虑到可通过二便泻热,故选大黄、芒硝从肠道泻实热;选金钱草、车前草、虎杖、石韦、泽泻等从小便泻湿热,可选以龙胆泻肝汤为主的方剂进行加减治疗。

2. 从肝治胆策略和方法围手术期应用

对于胆囊结石,从肝治胆策略主要用于保胆取石术后防治结石复发及其不能手术或不愿接受手术的患者;对于肝内胆管结石,主要采用手术、胆道镜等方式先取净结石、通畅引流,术后序贯从肝治胆中药改善肝功能,防治结石复发;对于肝外胆管结石,主要配合腹腔镜或胰十二指肠镜、胆道镜取净结石,术后序贯从肝治胆中药防止结石复发。基于上述理念,于庆生提出了"传统手术联合从肝治胆中药"及其"三镜联合从肝治胆中药"治疗复杂肝胆管结石的治疗方案,并在临床实践中取得显著的疗效。

(四)中西医结合治疗门静脉高压症和脾脏疾病

1. 基于传统中医理论提出"实脾"外科方法

《素问·玉机真脏论》说:"肝受气于心,传之于脾。"《金匮要略》论述:"问曰:上工治未病,何也? 师曰:夫治未病者,见肝之病,知肝传脾,当先实脾,四季脾旺不受邪,即勿补之。中工不晓相传,见肝之病,不解实脾,惟治肝也。"《素问·气厥论》云:"脾移寒于肝,痈肿筋挛""脾移热于肝则为惊衄"。其含义是土反侮木,指土本受木克制,但土气过盛时,不仅不受水的克制,反而对木进行反侮(即反克)。基于上述中医理论,于庆生认

421

为,到了肝木反侮脾土阶段,实脾的策略就是纠正脾功能亢进造成的肝损害(相当于现代外科的脾动脉盗血综合征理论),其方法就是行脾切除或脾动脉栓塞治疗,创新性发展了中医理论,并在临床实践中取得了较大成就。

2. 脾切除术后中医理法方药的建立和临床应用

于庆生通过多年的临床研究发现,脾切除术后中医证候有脾气虚弱的同时又存在血瘀证的表现,整体病机呈现脾虚血瘀的特点。治疗上予以益气健脾、活血化瘀之法。健脾益气药物的选用参考李东垣《脾胃论》中补中益气汤的组方思想,选用黄芪、白术、党参为主药;活血化瘀药物的选用吸收吴谦《医宗金鉴》中桃红四物汤的组方思想,选用桃仁、红花、当归、川芎为主药,从而组成健脾活血方。团队前期研究发现脾切除可以改善肝硬化患者肝功能,术后联合中药可使患者肝功能复常或改善,阻止向终末期肝病发展,避免肝移植,并通过前期临床和动物实验发现健脾活血方可以改善硬化肝脏的纤维化指标。

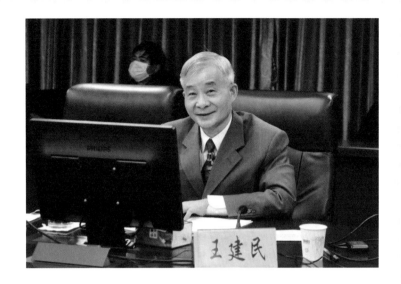

王建民

一 名医小传

王建民,男,安徽郎溪人,主任医师,硕士研究生导师,安徽中医药大学第一附属医院肛肠中心名誉主任,安徽省重点专科中医肛肠科学术带头人。第六批全国老中医药专家学术经验继承工作指导老师,首届安徽省名中医,第二届江淮名医,获"全国肛肠病名中医""全国中医肛肠知名专家""安徽省百优医生"等荣誉称号。

兼任中华中医药学会肛肠专业委员会常务委员兼副秘书长,中国医师协会肛肠专业委员会副主任委员,中国中医药研究促进会肛肠分会副会长,北京中医疑难病研究会专家技术委员会副主任委员,安徽省中医药学会肛肠病专业委员会主任委员。

从事肛肠科临床、教学、科研工作近40年,擅长中医药防治肛肠疾病及手术治疗,对肛周危急重症、疑难杂症、罕见少见病的诊治经验独到,率先开展盆底重建、肛门整形等国内先进治疗手术。建有"王建民全国名老中医药专家学术经验传承工作室",携团队创建安徽省首个盆底康复中心,对安徽省盆底疾病和慢性功能性便秘等临床难治性疾病的规范化诊治做出重要贡献。开发"痔瘘洗剂""白竭散""黄枳胶囊""肠愈灌肠方"等院内制剂并应用于临床。参与并指导《中医肛肠科常见疾病诊疗指南》的修订,主编《中医实用便秘治疗学》《肛肠外科手术技巧》《中医临床粹要》等多部著作。主持和参与省部级科研项目多项,发表学术论文120余篇。获全国中医肛肠专业科技进步奖、安徽省中医药科技进步奖二等奖等多项奖励。

二 学术特色

王建民业岐黄数十载,悬壶四十余载,医技精湛,勤求古训,博采众长,潜心钻研,学验俱丰,医德高尚,治学严谨,逐渐形成自己独特的诊疗方法和辨治规律,并在临床上积累了丰富的经验。临证时始终坚持以"效法昔贤,活用经方;辨证对症,衷中参西"为原则。在肛周疾病中"重视直肠指检,明辨痔瘘诸疾"、在治疗下利之疾时擅以"灌肠疗法,辅内治增效"、在老年便秘中以"五脏分而治之,补润通结合"为准则、在胃肠疾患上擅长"调气和血平寒热,用药以轻灵",形成了自己独特的学术思想。

(一)肛肠病及其相关疾病辨治特色

1. 肛周疾病:重视直肠指检,明辨痔瘘诸疾

唐代孙思邈《备急千金要方·大医精诚》曰"先发大慈恻隐之心,誓愿普救含灵之苦",一发此心,则险巇、昼夜、寒暑、饥渴、疲劳皆不足虑。目中只见病苦,而一心施救,何顾其污秽乎! 直肠指检是简便易行且实用价值较高的诊断检查方法,对直肠、泌尿、生殖系统疾病有重要的诊断价值,尤其是直肠癌初筛的有效方法之一。王建民在临床诊疗过程中尤为重视直肠指检,凡其医者必躬行践履,并屡次告诫学生绝不可因嫌其污秽、忌讳男女之别而抵触直肠指检。

2. 下利之疾:擅以灌肠疗法,辅内治增效

《素问·灵兰秘典论》云:"大肠者,传道之官,变化出焉。"大肠者,传导之官也,其在病理状态下,通过灌肠泄下可消积导滞、排泄瘀毒、引邪外出,以此起到治疗作用。溃疡性结肠炎为消化系统常见疑难病之一,临床多表现为腹痛、腹泻、黏液脓血便等,可归为中医学"下利"范畴。王建民认为,湿热蕴肠是贯穿在溃疡性结肠炎病程中的主要病机,患者多发病于左半结肠。他参照经典并结合现代药理,自拟肠愈灌肠方,取其煎液保留灌肠,并配合中药内服,疗效明显。王建民常曰:"中药保留灌肠遵循中医辨证论治原则,根据患者症状临床进行适当的配伍选方,并根据病情适当加减药味,实现个体化针对性治疗。"内服与外治相结合,收效较单纯内治为佳。

3. 老年便秘:五脏分而治之,补润通结合

《诸病源候论·大便难候》云:"大便难者,由五脏不调,阴阳偏有虚实,谓三焦不和,则冷热并结故也。"王建民总结多年临床诊疗经验指出:治疗便秘应当重视脏腑辨证,无拘于肠腑传导失司之病机,亦不固于肾主二便之责,以五脏皆能致秘,分而治之。他分析说:"便秘在肾,火旺水寒,大肠固结不通;在肝,肝火肆意,引心火入中土,阳明火震,脾胃津枯,大便难行;在脾,壮实者多责之火,脾火而生,脾津干涸,大肠无以润,以致大

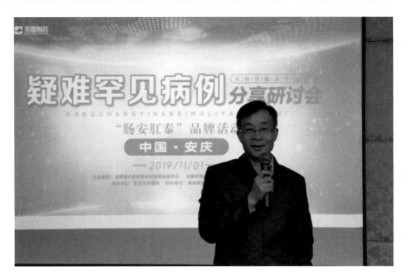

参加疑难罕见病例分享研讨会

肠燥结;虚乏年老者多在于虚,脾虚升降不应,大便行而无力;在心,心火旺,焚肺金,肺无以受,火与大肠,以致大肠不通;在肺,肺火旺,肺为娇脏,遇火即移热于大肠,再加上肺因生火,自烁肺津,肺与大肠互为唇齿,肺涸大肠亦竭。"就论治而言,老年便秘总属虚证,不唯精血濡润不足,即力弱难行,故不宜妄攻徒下,戕伐正气。

4. 胃肠疾患:调气和血平寒热,用药以轻灵

《素问·调经论》曰:"夫邪之生也,或生于阴或生于阳,其生于阳者,得之风雨寒暑;其生于阴者,得之饮食居处,阴阳喜怒。"王建民认为,肠胃疾患病因不离情志不畅、饮食劳倦、内伤湿热等,其临床虽有千万候,但皆根于气血、寒热、虚实之乱,故常表现为虚中有实,实中有虚,寒中有热,热中有寒,寒热互结,虚实相杂,气血失和等证。故其治疗胃肠疾患尤为重视调理脾胃,顾护"后天之本",善调全身气血、寒热、虚实,其用药特点明显:升降相得、刚柔相配,苦辛合用、寒热并调,通补兼施,用药轻灵,疗效显著。

(二)专长绝技

王建民勤于实践,勇于探索,其学术特色还体现在诊治肛肠科疾病的独门绝技上。

1. "牵拉法"寻找瘘管治疗肛瘘

(1)操作前准备:①术前灌肠排空大小便,更换手术服,术前禁食水;②采取腰硬联合麻醉,必要时保留导尿;③依据患者外口的位置摆好体位;④医患之间必须建立信心,密切配合,否则影响疗效;⑤凡疑有心脏病、凝血功能异常、严重皮肤病等手术禁忌者不宜施行手术。

(2)操作步骤:确定外口后,用组织钳夹肛瘘外口和瘘管向外牵拉,在牵拉过程中,手指触摸肛管齿线处,有牵拉感或内陷感的地方往往是内口位置。同时还可以观察皮

肤变形,确定瘘口的走向情况,从而提高肛瘘的治愈率。

2. "食指带线法"治疗肛瘘

(1)操作前准备:①患者明确诊断为高位肛瘘;②术前灌肠排空大小便,更换手术服,术前禁食水;②采取腰硬联合麻醉,必要时保留导尿;③依据患者外口的位置摆好体位;④医患之间必须建立信心,密切配合,否则影响操作;⑤凡疑有心脏病、凝血功能异常及伴发其他严重基础疾病的手术禁忌者不宜施行手术。

(2)操作步骤:为减小患者手术创面,减轻对肛门功能损害,再加上肛门直肠手术视野限制,当肛瘘内口位置高,予以球头探针从外口探查肛瘘内口后无法从内口挂线时,予以1-0丝线打虚结后挂入食指指端,另一手固定探针的内口位置后,食指带线套入内口位置的球头探针上,再打结防止滑脱,球头探针从外口拉出丝线及橡皮筋,结扎内口。

(三)经方验方

王建民在长期的肛肠科疾病诊疗实践中,发明了众多经验良方,解决了许多疑难问题。

1. 肠愈灌肠方

处方:苦参20 g,仙鹤草20 g,青黛3 g,黄柏10 g,地榆炭20 g,珍珠粉0.6 g,赤石脂20 g,人工牛黄0.3 g,冰片0.3 g,制成散剂。

功能:清热燥湿,止血止痢。

主治:慢性结直肠炎、溃疡性结肠炎。

用法:每晚睡前1次,排空大小便后,用50 mL温水冲化,待药液温度达37~38℃,患者左侧卧位,将1次性吸痰管用石蜡油润滑后,插入肛门7~8 cm,打入药液,保留灌肠。

方解:方中苦参、仙鹤草为君药,苦参,清热燥湿、杀虫、利尿,现代研究显示苦参碱具有抑制TNF-α的作用;仙鹤草,清热燥湿,止血止痢,现代药理研究显示仙鹤草具有释放细胞因子如FH-γ、IL-1、IL-2,使免疫系统达到稳定性的功能;臣药黄柏清热燥湿,泻火解毒,可通过抑制黏附分子,产生抗菌疗效,其活性物质主要为黄柏碱和木兰花碱,具有抑制细胞免疫反应作用,黄柏碱具有较强的抗溃疡作用;青黛清热解毒,凉血消斑,泻火;再加入佐药珍珠粉敛疮生肌,以及赤石脂涩肠止血,生肌敛疮,人工牛黄敛疮,治一切疮疡;使以冰片辛香走窜,能通诸窍,消肿止痛,为治疮疡要药。

应用情况:从2000年开始应用临床至今,治疗慢性结直肠炎、溃疡性结肠炎收到较满意的效果,深受广大患者的欢迎。

禁忌:孕妇禁用。

2. 益气健脾通便方

处方:白术20 g,黄芪15 g,党参15 g,炒枳实15 g,陈皮10 g,杏仁10 g,当归15 g,炙

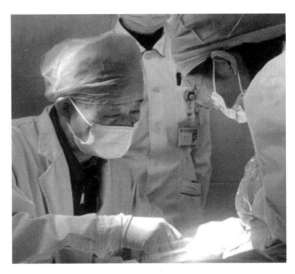

为患者做手术

甘草6g。

　　功能:补气宣肺,健脾通便。

　　主治:老年慢性便秘、功能性便秘。

　　用法:水煎服。

　　方解:益气健脾通便方是基于枳术丸的加减方,枳术丸源于《内外伤辨惑论》。其中白术味甘、苦,性温,归脾、胃经。功效:健脾补肺,润肠。现代药理研究表明白术能兴奋受肾上腺素抑制的肠管,使肠管恢复正常。大剂量的生白术水煎剂可以明显促进动物小肠推进功能。黄芪味甘,性微温,入肺、脾经。功效:健脾补中,升阳举陷。《中药学》载其有"补肾阳,益精血,通便"之功。现代药理研究表明黄芪具有促进小肠运动、改善胃肠功能等作用,另因含有多糖、苷类、氨基酸、黄酮,能促进机体代谢,增强抵抗力,抗疲劳。党参味甘,性平,归脾、肺经。功效:益气健脾。木香味辛、苦,性温,归脾、胃、大肠、胆、三焦经。功效:行气止痛,健脾消食。现代药理研究表明,木香对胃肠道有兴奋作用,能加快胃肠蠕动。枳实入脾、大肠经,功效是消积、破气。现代药理研究表明,枳实能兴奋平滑肌,增加胃肠收缩节律,增强肠管的自主运动。当归味甘、辛,性温,归肝、心、脾经,功效养血生血,润肠通便,为方中臣药,历代医家用之治疗虚秘。《本草新编》则谓当归:"大便燥结,非君之以当归,则硬粪不能下。"肉苁蓉,味甘、咸,性温,归肾、大肠经。功效:补肾助阳,润肠通便。陈皮味辛、苦,性温,归脾、肺经。功效:理气健脾,燥湿化痰。杏仁味苦,性微温,归肺、大肠经。功效:润肠通便。其品质润多脂,味苦而下气,故能润肠通便。炙甘草味甘、性平,归心、肺、脾、胃经。功效:补脾益气。全方白术为君,重用健脾,六腑以通为用,脾升则胃降;黄芪益气升清、党参健脾养阴,为臣,助君药健脾。枳实、木香行气导滞;杏仁敛降肺气,助胃肠气降;同时配伍当归、肉苁蓉温阳养血、润肠通便;陈皮理气化滞,共为佐药。炙甘草调和诸药,协君药健脾,助臣药补气、佐

427

药滋润,为使药。诸药合用,补气健脾宣肺,使大肠推动有力,大便得以排出通畅。

应用情况:从2014年开始应用临床至今治疗老年慢性便秘及功能性便秘,收到较满意的效果,深受广大患者的欢迎。

禁忌:便秘实证慎用。

3. 白竭散

处方:白及、龙血竭各等分,制成散剂。

功能:收敛止血,生肌敛疮。

主治:肛周术后创面及难以愈合创面。

用法:白竭散以 2 g/cm² 剂量均匀撒于创面上。

方解:白及具有收敛止血、消肿生肌功效,现代药理研究表明,白及内含黏液质,能在创面上覆盖形成薄膜,还能抑制纤溶酶,增加血小板Ⅲ因子活性,形成人工血栓而收敛止血;龙血竭具有活血散瘀、消炎止痛、收敛止血、生肌敛疮功效,现代研究表明,龙血竭能抑制血栓形成,增强纤溶活性,既能使处于高凝状态下的血液重新流通,又能使低凝状态下的血液在血管破损处凝固,从而减轻创口渗出炎症反应,改善创口微循环,有利于创口愈合。

应用情况:从2008年开始应用至今治疗肛周术后创面及难愈合性创面,均收到较满意的效果,深受广大患者的欢迎。

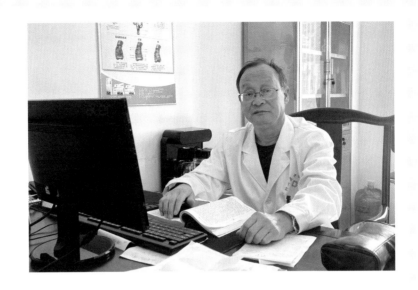

周
小
龙

一 名医小传

周小龙,男,安徽郎溪人,中共党员,主任中医师,郎溪县中医院肛肠科主任。首届安徽省名中医,首届江淮名医,安徽省名中医学术经验继承工作指导老师。第五批宣城市拔尖人才,享受宣城市政府特殊津贴。安徽省中医药学会第六届理事会常务理事,宣城市医学会肛肠专业委员会副主任委员,郎溪县中医学会理事长。获中国中医药研究促进会肛肠分会"百强优秀科技人才"称号。

1989年毕业于安徽中医学院中医专业,曾多次赴南京市中医院、上海中医药大学附属龙华医院以及中国中医科学院广安门医院等进修学习,接受全国知名专家指教,积累了丰富的临床经验。从事中医肛肠专业近30年,在临床上尤注重发挥中医特色优势,中药内服外用并重治疗肛肠科常见病、多发病,对高位复杂性肛瘘患者采用网状硅胶管旷置引流术联合稀碘冲洗治愈率高;在多孔硅胶管旷置引流术治疗复杂性肛瘘、高位肛周脓肿方面技术独到,改进了混合痔治疗手术方法,其研制的中药熏洗方用于痔急性发作或手术后的水肿疼痛等症,疗效独特。针对肛肠疾病就诊率低、治疗过程长、病患痛苦大等特点,注重肛肠疾病预防知识的宣传普及,倡导健康的生活方式和良好的饮食习惯。

建有"周小龙安徽省名中医工作室",研制的"多孔硅胶管旷置引流术治疗复杂性肛瘘"获郎溪县政府科学技术奖二等奖,发表学术论文6篇。

二 学术特色

(一)便秘治疗经验

便秘,《黄帝内经》称"后下利""大便难";《素问·厥论》曰"太阴之厥则腹满膜胀,而后不利";《伤寒论》将便秘分为"阳秘""阴秘""脾约",并提出了"寒、热、虚、实"的发病机制,制订了"麻仁丸""大黄附子汤""承气汤"等处方;宋代《圣济总录·大便秘涩》曰"大便秘涩,盖非一证,皆荣卫不调,阴阳之气相持也";清代程钟龄《医学心悟·大便不通》中又将便秘分为"实秘、虚秘、热秘、冷秘"四种类型,对临床治疗有较强的指导意义。

现代医学对便秘的研究比较细,国际上目前通用"罗马Ⅲ"诊断标准,临床分类有"结肠慢传输型""出口梗阻型""混合型",而出口梗阻型便秘的原因更为复杂,如直肠前突、直肠黏膜松弛、内脱垂、内套叠、耻骨直肠肌肥厚、会阴下降综合征、盆底肌失弛缓综合征等,治疗上除饮食习惯、生活习惯的调整外,注重的还是各种"通便药"的服用、生物反馈治疗、结肠水疗以及中药内服、针灸、理疗等。近年来,外科手术方法也运用到便秘的治疗上,特别是出口梗阻型便秘,但对手术指征的掌握,标准不一,手术近期的效果评价不确定,远期效果的评价又缺乏更多的数据支持等,目前也不能推广。

周小龙通过近三十年来对便秘的临床研究,体会到大概的发病原因:①社会发展,人们对生活的要求提高,如进食过精过细,量过少。②生活节奏过快,干扰了正常的排便习惯。③工作性质及劳动强度等造成长期疲劳,或有便意时不能排便,而是克制。④久坐久蹲以及不良的排便习惯,如上厕所时看书、玩手机等。⑤不科学地减肥、滥用泻药等。

周小龙总结认为,便秘的发展规律大多是"先实后虚"。在实证阶段,大多数是通过饮食调整或忍耐等让其自行缓解,或自行服用"通便药"来缓解症状等。久之反复发作,则变成了"虚症",即虚性便秘。

在实证阶段有肛门坠胀、腹痛、排便困难、大便干燥硬结、用力努挣后肛门疼痛、出血等症。虚症阶段有肛门坠胀、大便硬或软、排便费力、排便时长、排之不出,伴排便时心悸、胸闷、出汗,甚至出现心烦不寐、精神焦虑、紧张易怒等症。在便秘的治疗上周小龙总结了以下方法。

1. 温补脾胃法

周小龙多年来通过对《脾胃论》的学习与临床体会,认为身体健康与元气的充沛关系很大,元气的充沛与否,除先天禀赋外,后天的滋养也很重要。后天滋养主要体现在脾胃对水谷精微的吸收、输布功能,故李东垣《脾胃论·脾胃虚实传变论》提出"脾胃之气既伤,而气亦不能充,而诸病之所由生也"。元气不足,升举不能,则要下陷,结果就会导

手术中

致脾胃传化失司、统摄无权、内脏下垂。比如人们生活条件虽然改善了，但饮食不节，暴饮暴食，生冷过度，起居无常等，导致脾胃损伤的现象普遍存在，李东垣《脾胃论·脾胃胜衰论》说"饮食不节则胃病，胃病则气短精神少而生大热"。另外工作时间长、压力大，导致劳役过度，即所谓"形体劳役则脾病"（《脾胃论·脾胃胜衰论》），因脾主四肢、脾主肌肉，"脾病"则表现在盆底肌肉群的协调性下降、大肠黏膜松弛、直肠前突以及耻骨直肠肌肥厚、盆底肌失迟缓等；所以在便秘的治疗方法，周小龙还是推崇从脾胃调治入手。李东垣《脾胃论·饮食劳倦所伤始为热中论》提出"若饮食失节，寒温不适，则脾胃乃伤""喜、怒、忧、恐，损耗元气，即脾胃气衰，元气不足而心火独盛""内伤脾胃，乃伤其气""伤其内为不足，不足者补之""唯当以辛甘温之剂，补其中而生其阳，甘寒以泻其火则愈矣"。

健脾而滋养元气，增强升举功能，临床上周小龙运用最多的是"补中益气汤"。补中益气汤的治疗主证是脾虚气陷证，而一系列的慢传输型便秘及出口梗阻型便秘，主要是"脾病"导致黏膜肌肉的松弛，无力托举而下陷。虽然现在很难见到补中益气汤主症中的头痛、发热，动即气高而喘等症，但是"自汗、怕风、心烦不寐、少气懒言、四肢疲倦"等，这些都是共症，虽然也没有"便溏"的症状，但有便条细软，排之不尽，排便次增多或排便不出，进而出现便意频频等脾虚不固之症。所以用补中益气汤随症加减治疗便秘，显示出了很满意的疗效，改善了一系列的气虚不摄症状等，患者脾胃功能恢复，元气大增，排便也有力了。这也体现了"脾胃为本"总体方针。

2. 心脾同治法

《脾胃论·脾胃虚实传变论》曰："喜怒忧恐，损耗元气，资助心火。"因为工作力度强，情绪紧张，心理压力大等，长期造成伤害，而资助心火，火乘土木，反过来耗伤脾；另外脾胃为升降枢纽,脾胃受伤则升降失常,心阳不能下交于肾水,肾水不能上交于心阳,脾胃气虚,不能维持正常的升降功能,心肺之阳不能降,肝肾之阴不能升,从而产生五脏不调,气机不畅,除了出现一系列气虚便秘的症状,又出现"心烦不寐、心悸怔忡、失眠健忘"等症,所以在运用补中益气汤补益中气的同时,要考虑到"心脾两虚"症的存在,从而合用归脾汤,在增强脾的统摄功能同时,考虑到心脾两虚,补益心脾、养心血安心神,改善睡眠,增强脾胃功能,滋养元气,从而达到有力排便的目的。这体现了"以升为降"的治疗特点。

3. 补水滋阴法

叶桂在《温热论》中提出"若其邪始终在气分流连者,可冀其战汗透邪";吴瑭《温病条辨·下焦》中有"正气已虚,不能即出,阴阳互争而战者,欲作战汗也,复脉汤热饮之。虚甚者加人参";吴鞠通用滋阴补液来增加津液助汗。而便秘患者元气虚下,不能排便,如果不用攻法则大便不能下。若攻则伤正气,气陷更甚,受"战汗法"的启发,利用增阴补液行舟之法在益气健脾、调养心神的同时,添加增液汤的运用,运用"玄参、麦冬、生地黄"滋阴补液,润肠通便,这也是周小龙经常讲的"滋阴为泻"治便秘,以补为泻思想的体现。

周小龙经常用"渠中行舟"来形象比喻便秘的治疗;脾胃损伤,气机不畅,升降不利则表现为行舟无力,舟行缓慢;阴液不足则为无水舟停;如渠道有瘀泥堵塞则舟行不畅。所以在滋补脾胃,增加元气,推舟前行的同时,还要保持渠道的通畅,需要增液补水行舟,还要荡涤渠道淤泥,用玄参、麦冬、生地黄补水增液,加用当归、桃仁、麻仁以及槟榔、沉香、乌药等疏通渠道。

以上经验充分体现周小龙在便秘治疗上的"脾胃为本、以升为降、以补为泻"的思想。

(二)肛肠科疾病治疗经验

1. 多孔硅胶管旷置引流术治疗复杂性肛瘘

复杂性肛瘘是肛肠科的难治性疾病之一,复发率高,多次手术会造成肛门结构的破坏,对肛门功能损伤大。周小龙用多孔硅胶管旷置冲洗引流的方法治疗复杂性肛瘘。

对于肛瘘的治疗,准确找到原发内口并切除是关键。处理瘘管的方法很多,国内有学者使用硅胶管旷置引流冲洗术,采用的是倒置式,即将硅胶管自外口插入瘘管内固定在皮肤上,这种方法存在以下缺陷:①由于硅胶管自身弹性对瘘管壁组织持续刺激,可引起持续性剧烈疼痛。②对肌间隙的无效腔不能形成有效的冲洗和引流,延长愈合时间或易复发。

多孔硅胶管有以下优势:①将硅胶管中段剪5~7个侧孔,降低了硅胶管自身的弹性,减少了其对瘘管壁的刺激。②硅胶管贯穿瘘管后两端交叉固定,一端封闭,另一端

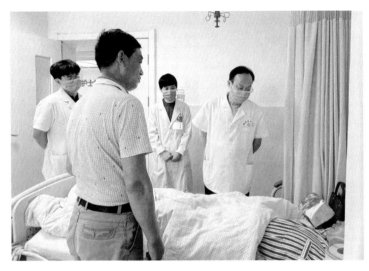

查房带教

敞开引流,将侧孔旷置在瘘管腔内,这样瘘管壁组织坏死液化后,可从侧孔进入硅胶管被引出体外,敞开的一端可接注射器,并加压冲洗。③可来回拉动硅胶管,调整侧孔方向,这样加压后的冲洗液可以有效冲洗无效腔,并保持引流通畅。④由于没有切开肛管皮肤和括约肌,所以肛管不留瘢痕–不损伤括约肌,保持了肛管原有形态和功能。⑤只将原发内口与括约肌间沟处瘘管切除,这样是用"内口截根"术将内口下移至肛外,肛门渗液不能再沿瘘管流向管腔内。

对所用硅胶管有如下要求:①硅胶管的长度应为需旷置引流瘘管长度的2.5倍左右,过短或过长都会形成外力作用于瘘管壁组织并引起疼痛。②侧孔数量应为5~7个,分不同方向分布,过多会影响硅胶管的牢固程度。③孔径大小应为1.0 mm,孔距应为0.5 cm左右,如孔径过大,虽然坏死物会顺利进入硅胶管而被引出,但同样会使硅胶管折端,另外会降低冲洗时的压力,不能形成有效冲洗,如孔径过小,则不利于引流。

2. 多孔硅胶管旷置冲洗引流术治疗高位肛周脓肿

高位肛周脓肿是肛门常见病,主要是肛门直肠周围深部间隙感染导致。从解剖学来看,肛门直肠周围肌肉间存在着一些间隙,这些间隙内的脂肪组织多而疏松,神经又少,且容量大,还有大量肌性纤维隔离成许多网络,它们既互相交通又相对独立,容易播散。肛隐窝及腺体一旦形成感染,则脓液很快在各间隙蔓延,可在括约肌间隙、坐骨直肠间隙或肛提肌上间隙等扩散,也可形成"马蹄型"脓肿,故有学者称之为"流动性的脓肿"。对肛周脓肿的治疗,首先应尽早切开减压,以防脓液在间隙间蔓延,术中准确探查内口,并清除原发感染的肛窦、肛腺,这是治愈脓肿并预防肛瘘形成的关键。

高位肛周脓肿因为脓腔位置高且较隐匿,往往引流不畅,采用传统方法要保持引流通畅,就要求引流口要足够大,故切口要大,创伤较重,术后疼痛较剧,愈合后瘢痕大,肛管皮肤及括约肌也会受到损伤。故周小龙运用治疗复杂性肛瘘用的多孔硅胶管旷置在脓肿的脓腔内冲洗引流,治疗高位脓肿,在术后疼痛、愈合时间及对肛管皮肤的损伤等方面均有明显优势。该术式可以缩小手术切口,使手术趋向微创化,减少了对肛管组织的破坏,保护了肛门皮肤括约肌不受损伤,具有安全性高、出血少、愈合时间短、瘢痕小的特点,从而减轻了患者心理与生理上的痛苦。

3. 改进混合痔治疗手术方法

环状混合痔是肛肠科难治性疾病之一,目前采用手术治疗。传统的手术方法是外痔剥离、内痔结扎术,该术式操作简单,易于掌握。但在处理痔核时仍存在较矛盾的地方:①如果要消除症状,必须要尽量切除脱出痔核,这样就会造成切除组织过多,导致皮肤黏膜缺损大,且术后易致瘢痕挛缩或肛管皮肤黏膜缺损,导致肛门关闭不全、肛门失禁或肛门狭窄等严重后果。②如果要考虑保持肛门的形状与功能不受影响,则要留有足够的皮肤黏膜,同时也就使痔核遗留了下来,术后会导致残留痔核水肿、出血、疼痛加剧,最后症状消除不理想,且术后易复发。周小龙查阅资料不断地总结经验,改进手术方法,以达到既要切除痔核、消除症状,又要保护肛门功能不受影响的目的。周小龙拟定"内痔结扎+痔核纵切横缝+横切纵缝术"治疗环状混合痔,这个术式操作简单。术中结扎母痔区内痔核,目的是阻断痔动脉的供血;将母痔区皮肤作纵形切开,并剥离切除痔外静脉丛后,又将肛管皮肤修剪后作横形缝合,这样既切除了母痔区的痔核,又保持了肛管皮肤的完整形,其余痔核作横切纵缝,即切除痔核后,将皮肤黏膜纵型缝合在一起,这相当于肛管皮肤黏膜的吻合。愈合后肛管皮肤黏膜完整,不留瘢痕,接近于微创,且外形较美观。

4. 自拟中药熏洗方防治痔术后疼痛水肿

水肿、疼痛是痔术后的常见症状,主要与痔的严重程度及手术操作等有密切关系。周小龙用自拟的"熏洗方"让患者术后熏洗坐浴,能有效降低水肿的发生率,且出现水肿和疼痛后在程度、持续时间以及创面的愈合等方面有明显的变化。这个"熏洗方"的设计是抓住"热"与"瘀"两字来体现的。周小龙认为,手术操作而致湿热侵袭,"热"为病因;手术损伤脉络,致热邪侵袭,郁于肛门局部,致腠理不畅,脉络瘀阻,故出现肿胀疼痛,"瘀"为病机。方中用黄柏、苦参、桑寄生、马齿苋等清热燥湿、凉血解毒来解决病因,用乳香、没药、皂角刺、玄明粉等软坚化瘀、行气止痛来解决病机,枯矾、五倍子等敛创止血、促进创面愈合。诸药共奏清热燥湿、凉血解毒、化瘀止痛等作用,再加冰片,煎煮后先熏蒸局部,其药气随着蒸汽上熏,这样药力与热力共同刺激肛门局部,使局部腠理疏通、气血流畅,疼痛立刻缓解;再用药液浸泡局部,不但能清洗创面,还可使局部的血管扩张,有利于药液中有效成分的渗透吸收,从而达到清热解毒、化瘀消肿的作用,促进血液和淋巴回流,改善微循环,减轻患者肛门疼痛、水肿,达到治疗目的。

邹建安

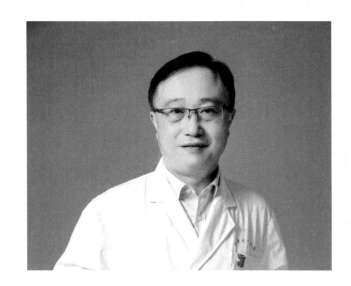

一 名医小传

邹建安,男,安徽合肥人,主任医师,安徽中医药大学第一附属医院泌尿外科主任。第二届安徽省名中医。

兼任中国中西医结合学会泌尿外科专业委员会常务委员,中国医师协会中西医结合医师分会泌尿外科学专家委员会常务委员、男科与性医学医师分会委员,中国医疗保健国际交流促进会泌尿健康促进分会委员;安徽省中西医结合学会泌尿外科专业委员会主任委员、男科学专业委员会副主任委员,安徽省医学会泌尿外科分会副主任委员,安徽省医师协会泌尿外科医师分会副主任委员,安徽省健康服务业协会泌尿男科健康分会副会长,安徽省医学会医学科技专家库高级别专家,《安徽医学》特约审稿专家。

从事泌尿外科专业临床、教学、科研工作35年。1988年自安徽中医学院中医专业毕业后,一直从事临床工作,先后在中日友好医院、上海交通大学医学院附属仁济医院、中山大学附属第一医院进修学习,参加安徽中医学院在职研究生班学习,负责筹建并主持医院血液净化中心日常工作,在省内率先开展并推广柱状水囊前列腺扩裂术,擅长中西医结合治疗泌尿系肿瘤、泌尿系结石、乳糜尿、慢性前列腺炎等,开展各种泌尿外科微创手术及开放性手术。主持安徽省科技厅科研项目1项,参编《中西医结合泌尿外科学》《前列腺疾病360问》《前列腺疾病解读》等著作,发表学术论文30余篇。

二 学术特色

(一)尿石症治疗心得

尿石症归属于中医"腰痛""石淋""砂淋"等范畴。病位在肾和膀胱,与肝、脾等关系密切。尿石症肾虚为其本,湿热为其标,本虚标实。在疾病发生变化中,又可出现气滞血瘀的病理变化。病位多在肾,少在膀胱;尿石为有形之物,结石既是病理产物,又是致病因素,其他证型则是继尿石形成之后的"标"的表现。

邹建安认为,辨证是中医临床的关键,也是治病用药之纲。临床上尿石症的中医证型大致可归纳为湿热下注型、气滞血瘀型、肝肾阴虚型、肾阳亏虚型等,其治疗原则为清热利湿、通淋排石,化瘀行气、渗湿排石,滋阴补肾、通淋排石,补肾助阳、通淋排石。细察邪正两方消长盛衰的情况,才能做到邪去而不伤正、扶正而不恋邪。

邹建安认为,结石的形成与肾、膀胱的气化不利有很大关系,因此在治疗尿石症时,可在各证型中加用补气的中药如黄芪等,促进气化功能,增加尿液的推动作用。同时"久病必瘀",凡结石病患者,加用活血化瘀的中药,可缓解尿路张力(松弛输尿管平滑肌),对"不通则痛",能起到良好的治疗效果。

(二)慢性前列腺炎治疗心得

慢性前列腺炎是一种常见的较难治愈的男性泌尿生殖疾病,具有反复发病、持续时间长的特点,属于中医"肾虚腰痛""淋浊""精浊""癃闭"范畴,临床治疗颇为棘手。日久缠绵不愈多表现为气滞血瘀之象,并且损耗肾气,可致"肾虚则小便数,膀胱热则水下涩"之虚实夹杂证候。

邹建安根据长期的临床观察认为,慢性前列腺炎不仅要全身整体辨证,明确是湿热下注、瘀血内阻、脾肾虚弱等何种类型,还要结合前列腺指诊和各种理化检查进行局部的精准辨证。他认为湿、热、瘀、滞、虚会出现在慢性前列腺炎的不同阶段。久病入络,基本病理特点血瘀,是导致其反复发作、缠绵难愈的主要原因。

基于上述认识,邹建安拟定了针对早、中、晚期的分期论治分案,以清热利湿为基本治法。早期治以清热利湿,方选八正散加减;中期治以利湿通淋、活血通络,方选八正散和复元活血汤加减;晚期肾阳不足证者治以温肾助阳、利水通淋,方选济生肾气丸加减;或肾阴亏虚证治以滋肾填精、养阴清热,方选知柏地黄汤加减。

邹建安认为,慢性前列腺炎中后期患者压力较大,多数存在明显的焦虑、紧张、抑郁等负面情绪,在选方用药清热利湿的同时加用疏肝理气的中药,如柴胡、远志、王不留行、郁金等。中医认为"久病必瘀",对于病程较长者,都要考虑到"血瘀"的因素,加用活血化瘀中药,效果较好。针对膀胱气化功能不足所致的尿频尿急,在治疗时用黄芪、白

参加学术研讨会

术等补气的中药,往往能起到良好的效果。

(三)反复发作性泌尿道感染治疗心得

泌尿道感染是临床常见病、多发病,临床症状多以尿频、尿急、尿痛、腰痛、发热、小腹拘急疼痛等为主,属中医"淋病""劳淋"范畴。中医学认为本病多属本虚标实、正虚邪恋、虚中夹实之证,本虚多为脾肾两虚,标实多为湿热或瘀血。

邹建安认为,反复发作性泌尿道感染因正气亏虚无力抗邪、湿热之邪留恋不去,导致病情迁延难愈。总的病机为肾虚湿热,其反复发作、迁延难愈、湿热邪毒内蕴导致肺气不固,脾肾阳气虚损,以脾肾亏虚为本,湿热蕴结下焦为标,为寒热虚实标本夹杂之证。

邹建安认为,反复发作性泌尿道感染的治疗应以扶助正气为主兼以祛邪,在适当使用清热利湿药物的同时,对兼气虚者,加大应用黄芪、党参等;肾阳虚者,加用菟丝子、肉桂等;肾阴虚者,加用熟地、生地、知母等;兼血瘀者,加用丹参、川芎等;兼气郁者,加用柴胡、远志、郁金等。以中医为主,中西医结合,可以提高患者生活质量。

(四)尿失禁治疗心得

尿失禁是指排尿失去意识控制或不受意识控制,尿液不自主地流出,长期的尿失禁会造成尿路感染、阴道炎等,严重影响患者的正常社交活动、体育锻炼和生活,容易诱发焦虑、抑郁、自卑等心理疾病。中医在"遗溺""遗尿""淋证"等方面均有对本病的论述,老年女性的尿失禁多与气虚、肾和膀胱的功能失调有关。中气虚损,导致中气下陷,使膀胱开合功能下降,尿液失去统摄,而致尿失禁;肾与膀胱相表里,膀胱之开合,乃肾之主也,"肾寒则膀胱自不尊肾令,故肾不闭而膀胱亦不闭也",肾虚寒而膀胱气化失调,制约不力,故水液不受膀胱之气固摄而出。患者年老体弱,肾气不足,脾失温煦,运化失职,水谷不化,升降失调,清浊不分,同时出现大、小便失禁。

总的治则是温补脾肺之气,补肾固元,使其开阖有度,水液不得随意流失,方能水津四布,五经并行。对于中气下陷证,予以补中益气,方选补中益气汤加减,以达到升提中阳,举其下陷之功效;对于心肾两虚证,治以调补心肾,固摄止遗,方选桑螵蛸散加减,调补心肾,固摄止遗,重在调补心肾、固肾缩尿。

邹建安认为,压力性尿失禁病机病位在肾,功能表现在膀胱,久耗伤肾,不能固摄膀胱所致;肾气不足,膀胱气化异常,固摄无权,膀胱开合失度。因此治疗压力性尿失禁应在传统辨证基础上,加强补肾、补气固摄的中药(如五味子、芡实、黄芪、白术等),加强膀胱气化功能,辅以活血通络(如路路通、地龙等),促进膀胱功能恢复。

杨善栋

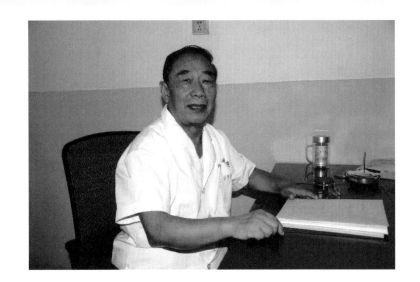

一　名医小传

杨善栋,男,安徽萧县人,中共党员,主任医师,宿州市立医院中医科原主任。第五批全国老中医药专家学术经验继承工作指导老师,安徽省名中医学术经验继承工作指导老师,首届安徽省名中医。历任中华中医药学会妇科专业委员会委员,安徽省中医药学会妇科专业委员会委员、肝胆病专业委员会委员,宿州市中医药学会副会长。

在近50年的中医临床工作中,勤于实践,通读中医经典,崇尚仲景之学,擅用经方治疗急危重症及疑难杂症。临证重视治病求本,重视扶阳理论,先后提出扶阳育阴、扶阳抑阴、扶阳护阴、扶阳活血等治法。内科杂病治疗重视脾胃;妇科疾病重视补肾气、疏肝气、健脾气;自创"和养疏化"一法,即和养肝肾、脾胃,使之冲任气血充盈;疏理肝气,使之条达;化其痰湿瘀滞,使之气血通畅。

建有"杨善栋全国老中医药专家工作室""杨善栋安徽省名中医工作室",在国内核心刊物发表学术论文30余篇,其中"以中药为主治疗宫外孕"等7篇论文,获安徽省科协优秀论文奖三等奖。参加编写《中国百年百名中医临床家·徐志华》一书,指导并参与编写《杨善栋名老中医临床经验文集》《杨善栋临床医案医论集》《杨善栋妇科治验实录》等著作。

二 学术特色

(一)妇科学术思想概述

1. 妇科论治注重脏器

杨善栋尤精于妇人科,认为妇人诸疾,病因虽多,病理机制总不外乎脏器气机功能失调。治疗原则,不论采用驱邪或是扶正的方法,其目的是恢复人体气机的正常功能。因此认为治妇人病,应从调节脏器气机功能着手。

(1)补肾气:肾气是人体发育生长的动力,与妇人经水孕育更相关联。肾气充盛后,冲任旺盛,则月经来潮而有生育的能力。《素问·上古天真论》曰:"女子二七而天癸至,任脉通,太冲脉盛,月事以时下。"说明肾气盛后,冲任二脉的通盛,是产生月经的主要条件。一般经带产诸病中,肾气虚弱是主要原因之一。因此,治妇人病,重视肾气,而扼要归纳为三种治法:①肾气虚采用血肉有情之品补益,如少女发育不良,月经应行不行,或妇人婚后不孕,而有腰肢酸楚、腿膝软弱、性欲淡漠等症,用鹿茸、紫河车为主,佐以巴戟天、狗脊、杜仲、续断等药以填补之。②肾阴虚以滋养肾水为治,如妇人头晕目眩、腰痛、下肢萎软、潮热盗汗、虚烦不眠等症,用熟地黄、何首乌、山药、山茱萸等药以充养之。③肾阳虚用温润肾阳之法,如妇人有下部冷感、少腹隐痛、带下纯白、性欲减退等症,用附子、肉桂、艾叶、补骨脂、五味子等温肾之治。

(2)疏肝气:杨善栋认为,治经肝为先,疏肝经自调。因妇人以血为本,肝藏血,前人有"肝为女子先天"之说,说明了两者的重要关系。他认为肝喜条达,而妇人易受精神刺激,影响气机的运行。朱丹溪说:"血气冲和,万病不生,一有怫郁,诸病生焉。"盖气郁则血滞,引起月经不调。故凡是经水不调、痛经、闭经、妊娠恶阻、产后腹痛等症,而兼有精神抑郁,胸胁闷胀、乳部作胀的,多半是肝气郁结所导致的,可用香附、郁金等疏肝。其间香附用于痛经,治中下部气痛;郁金用于胸胁胀闷及肝胃气痛,治上中部气痛。

(3)健脾气:脾胃为后天之本,主运化。许多妇人病和脾胃虚弱有关系,如脾不统血而引起的崩漏,脾虚湿热内困导致的带下连绵,以及妊娠时脾气不振、食欲减退,有碍胎元的营养。产后脾阳不振影响乳汁的分泌等。所以他治妇人病,处处照顾到脾胃。凡逢胎前产后患虚弱症者,虽表现的症象错综复杂,而治疗时恒以扶脾为先,不仅因脾为气血生化之源,也有关机体功能的恢复,而且认为唯有促进脾气运化,药物才能充分发挥效能。临床最常用的健脾方是四君子汤。

2. 妇科病治疗重视调气血

调气血,《素问·举痛论》曰:"百病生于气也。"妇科病和气有重要的关系,如发育不全,月经不调,不孕症与肾气有关。乱经、闭经等与肝气有关,崩漏、带下与脾气有关,藏

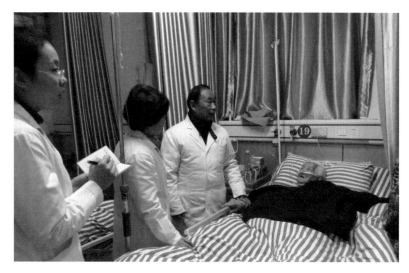

病房查房

瘕积聚与脏腑气滞有关。因气为血帅,许多血病是由气机失调引起,如气滞则血滞,气虚则血脱,气升则血逆而上衄,气陷则血随而下崩。所以治疗月经病应以调气为主,就是治疗有些血病也必加入气分药,方能增强疗效。例如出血日久或暴崩不止,可加补气药以增强摄血能力,又如重笃的血虚证,也宜气血同补,气旺就能帮助生血,这是阳生阴长之理。前人就有"有形之血生于无形之气"之论。众所周知,当归补血汤重用黄芪以生血。黄芪补气,凡是气虚导致的血崩及月经过多症,用黄芪除补益元气外,并有心血固涩之功。

441

　　当然,重视气病并不是说可以忽略血病。血病主要为血热、血寒、血虚、血滞和出血,治疗也分温、清、补、通、固涩诸法。但由于气血是相互依附的,血病往往也同气分有关,所以治妇科病以调气血为主,其间更应重视气分。

　　杨善栋认为,妇人诸疾病因虽多,病理机制总不外乎脏器机能失调,因此认为治疗妇人病,应以调节脏器气机功能着手,重视补肾气、疏肝气、健脾气,自拟"和养疏化"法,即和养肝肾、脾胃,使冲任气血冲盛,疏理肝气,使之条达,化其痰湿瘀滞,使之气血通畅,自制调肝助孕汤、安宫止血汤、安宫止痛汤、安宫化癥汤、安宫止带汤等。

　　3. 重视中西结合

　　杨善栋认为,中医理论必须与临床相结合。对古人的学术论述,必须付诸实践检验之后,方可取信。他采各家之长,对经方、时方及民间单方草药悉予采用。凡遇疑难大症,必参合中西医理,而创新法,立新方,每奏奇效。

　　杨善栋在学术上无中西医门户之见,认为中西医结合可取长补短。他主张辨病与辨证相结合,采用现代医学之精确诊断,结合辨证施治,以有效为依归,取得实效之后,再寻研其理。他认为:中国医学寿世保民,已具有数千年的悠久历史。而诊断治疗之法则,善用之智者,往往得心应手,获效如神,绳之以今日之实验医学,则知其意义亦复近似。宜亟以科学方法阐明之,整理而辑述之。若其可用,用之;若其宜弃,弃之。是非得失,详慎审定,庶几医学日进。

杨善栋从事中医临床工作50余年,以"和养疏化"法治疗妇科病,积累了丰富的临床经验。他认为,女性一生有经、孕、产、乳,因此表现为脏腑气血不足。由于阴血不足、肝气偏旺,易受情志影响,导致肝气郁滞,气滞血瘀。故他治疗妇科病多以和养脏腑气血为本,疏理气机、疏肝解郁、化其瘀血或痰湿为标,立和养疏化一法。杨善栋认为,女性各个时期的生理病理特点不同,因而在治疗上也应区别对待。青年时期,肾气始充,冲任未盛,治疗以补肾为主;中年时期易受情志影响,肝气偏旺,治疗以调肝为先;绝经时期,肾气渐衰,气血亏虚,全赖后天滋养化源,故治疗以健脾为要。杨善栋治疗不孕症应用和养疏化法,即和养肝肾,使冲任精血充盈,疏理肝气,使之条达,化其瘀血,使气血通畅,并自拟补肾调肝助孕汤。

中医对闭经病因的认识,不外乎虚实痰瘀,虚者不外乎气血虚,肝肾不足,精血两亏,多责于心脾、肝肾诸脏。据此,闭经与心脾有着密切的关系。杨善栋临证非常重视心脾二脏对闭经的影响,主张调经当先和养心脾。

杨善栋治疗习惯性流产,分为清理胞宫、种子、安胎三个阶段。第一为养血活血,祛瘀生新。第二是在祛除瘀邪的基础上补益气血、益肾固本。第三是益气养血,固肾安胎。这里亦体现了和养疏化法。

崩漏的形成虽责之于脏腑功能的失调,但其根本原因是肾气虚亏,脾失统摄,导致冲任二脉虚损,不能约束经血,使之妄行无度。有出血就有瘀血,所谓久漏必虚必瘀。故杨善栋认为,本病根源在于肝、脾、肾的亏虚和冲任的失调。治应和养肝、脾、肾、冲任,即滋肾、养肝、补脾、固冲,以治其本,祛瘀止血以治其标。他擅用张锡纯的安冲汤,以和养疏化、标本同治;特别强调辨证的确切及治法的变通。因病致虚,当先祛其病;因虚致病,当补其虚。暴崩之际,独参、参附急救回阳,力挽欲竭之阴。祛瘀之品当中病即止,孟浪逐瘀必耗气伤阴。他在此方基础上加味,自拟安宫止血汤治疗功能性子宫出血,亦体现其学术思想。

痛经一病,"不通则痛"是共性。其原因有寒、热、虚、实之异。但根据女性月经生理现象,月经来潮时精血外流,泻而不藏,此时精血不足表现尤为突出。杨善栋认为痛经为虚实夹杂证,其机制乃气血不和,在此精血不足之时,又兼气血郁滞或寒凝血瘀,而致不通则痛。因而对痛经的治疗,除遵循"通"的法则外,还应顺其生理之自然,培补耗损之不足,注意补养精血。杨善栋每以四物汤为基本方,再根据寒热虚实,酌情加减。

在治疗多囊卵巢综合征(PCOS)方面,杨善栋认为,PCOS主要病因病机为肾虚、痰湿、肝郁化火、气滞血瘀,导致肾气不足,冲任失滋,脏腑功能失常,气血失调,经络不畅,痰湿脂膜积聚,血海蓄溢失常而致本病。故诊疗思路为补肾调肝、健脾化痰、活血化瘀,针对不同病因病机辨证施治。"多囊饮"是杨善栋自拟的治疗PCOS经验方,此方补肾疏

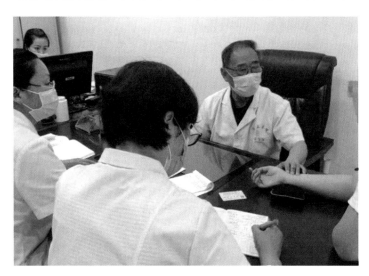

门诊诊疗

肝、活血化痰,体现了他的和养疏化法学术思想,他用此方为基本方并结合调周治疗。处方:淫羊藿15 g,菟丝子15 g,女贞子15 g,泽兰15 g,桃仁8 g,牡丹皮10 g,夏枯草15 g,柴胡10 g,浙贝母12 g,甘草5 g。调周疗法:第1周加用旱莲草15 g,何首乌15 g,鸡血藤30 g,以加强滋阴养血,调补冲任;第2周加用益智仁15 g,黄芪30 g,丹参15 g,以温肾、益气活血,促进排卵;第3周加用桑寄生15 g,香附15 g,王不留行20 g,以加强补肾、调气活血,促进黄体发育,并促使月经按时来潮。月经期停药。于月经第5天起连服21天为1个用药周期,共3个周期。

(二)从脾胃论治妇科病

女性以血为本,一生中经历行经、胎孕、临产等耗血量多,身体健康就更加依赖于统血的脾和多气多血的胃的支持。杨善栋从脾胃论治妇科病,其要如下。

1. 生血统血,应补脾胃

脾胃是血的生化之源,这一点在《黄帝内经》中早已指出:"中焦受气取汁,变化而赤,是谓血。"张景岳云:"血者,水谷之精气也,源源而来,而实生化于脾。"血通过胃的接纳、脾的运化水谷之精气而生,这仅仅是脾胃生理功能的一个方面;另一方面,血之所以能如环无端地上下运行、左右旋转,莫不依赖于中州枢机的脾气之升与胃气之降,这就是脾能统血、摄血的由来。正如唐容川讲的那样:"其气上输心肺,下达肝肾,而灌溉四旁,充溢肌肤,所谓居中央畅四旁者如是。血即随之运行不息,所谓脾统血者亦即如是。"既然生血、统血是脾胃的生理功能之一,那么脾胃一旦发生病变,则理所当然地无以生血,不能统血,而出现血虚、血不循经而失血等,如闭经、崩漏诸证。这时只有补益脾胃,才能扭转血虚和失血的局面,使闭经能通而崩漏可止。

2. 升清、降浊,宜和脾胃

脾胃虽同属中土,同居中宫,但两者特性相左,脾性湿而胃性热,脾喜燥而胃喜清,脾主升而胃主降。所以叶天士说:"脾宜升则健,胃宜降则和","太阴湿土,得阳始运;阳明燥土,得阴自安。以脾喜刚燥,胃喜柔润也。"这个论点用来指导妇科病的治疗,亦常获良效。例如治疗经前期吐泻,本叶氏之意而又根据不同的症情选用方药:因脾胃虚寒者,可用六君子汤合淮山药、煨葛根等;因湿热遏伏中州者,则以半夏泻心汤为主方。

3. 祛湿化痰,当运脾胃

明代《证治汇补》指出:"脾本喜燥恶湿者也。惟脾土衰弱,失健运之堤防,湿邪停聚不化。"湿停聚后能生痰化饮,所以清代《医理真传》谓:"痰饮者,水湿之别名也。脾无湿不生痰,水道清则饮不作。"基于上述原因,如欲祛湿化痰,当以健运脾胃为先。《证治汇补》曾强调说:"故治湿不知理脾,非其治也。"此法应用于妇科病,如用防己黄芪汤治疗经期前后水肿、身重肢困,用二陈汤治经期胸闷、咯痰、泛哕等证,疗效均较满意。

4. 中焦实火,必清脾胃

由于脾开窍于口,阳明脉络于齿,故凡外感六淫之邪,内袭中州,与膏粱厚味,嗜酒成癖,湿热遏伏中宫,化热化火者,均可见口臭、口疮、齿痛、龈肿、牙宣出血等。每当经期阴血损耗之际,阳热更易亢盛而发作。此时可用泻黄散、清胃散等,着意于抑阴和阳。

5. 中寒瘀滞,必温脾胃

寒湿、痰饮等邪凝聚中宫时,可导致中阳不振,浊阴用事。经前期阴血下注胞脉,有赖于中阳鼓动,此时浊阴乘机内发,阻滞气血,便成"不通则痛"的局面,出现中脘冷痛,喜温恶清,或胀,甚则呕吐,胃呆少纳,或大便溏等症状。治当温中通阳,酌情选用良附丸、苓桂术甘汤之属。

由于女性不足于血,而脾胃为气血生化之源,因而用药时要考虑到以不伤脾胃为前提。苦寒药物既不能多味、大量使用,又有必要与温性药配伍,或通过炮制的手段以监制其寒性。他取苦降辛开之意,用黄连配以小量干姜,以及山栀配厚朴、大黄用酒炒等。又如甘润滋养阴血之品,多具有腻滞之性,影响脾胃运化,他采用砂仁拌熟地黄、酒炒当归、酒蒸女贞子,以及配伍木香、陈皮等,可以扬长避短,取得良好的疗效。

(三)月经失调诊疗特色

月经失调的症状多种多样,常见的包括月经周期异常、经期异常、经量异常等。如月经先期、月经后期、月经先后无定期、经期延长、月经过多、月经过少、崩漏、闭经、痛经、经间期出血、经前期紧张症等。其病因病机也复杂多样,月经异常是女性机体受病的反映,也是脏腑、气血和冲任二脉功能失调的反映。

1. 益气养血,扩充经源

女子月经正常来潮,与气血密切相关。气血充实,血海满盈,则经水自调,按月来潮。反之,血海不充,经源缺乏,就会出现经水量少而色淡、排血时间缩短、月经逾期不至,甚至经闭不行等症状。气血虚损这一病机变化,在月经失调疾病中有非常重要的作用。因经水源于水谷精气,生化于脾,藏受于肝,施泄于肾。脏腑安和,血海充盈,经水自调。遇到闭经、月经后期、经量减少等月经失调患者,首先应询其有无失血、耗伤气血之病史,辨其有无脾胃损伤、气血化源不足之症候。禀赋不足,幼年经水过多致失血;生产、人流等手术致冲任受损、气血受损而匮乏;脾胃素虚,健运失职或情怀不遂,肝郁犯脾致气血乏源,都能导致冲脉空虚,血海不满而月经失调。对此类经闭、经少、经事逾期不行者,其治疗不宜见涩而用攻破之药,应以充养经源为治本之道,气血得养,经源得以扩充,月水自通。临床常可用"参芪四物汤"益气补血。然气血生化由于水谷,水谷盛则气血也盛,水谷衰则气血也衰。水谷旺盛又赖脾胃之健运,对此类患者尤重调理脾胃之功能,黄芪四物汤中加用健脾和胃的淮山药、陈皮、山楂、六曲、木香等,待气血充足之时,方予通经活血以催经,始能获效。

2. 重视肝肾,调整周期

肾为先天之本,主藏精,寓元阳,主生殖。女子的天癸来源于肾气,肾气盛,天癸至,月经能按月如期来潮。青春期少女如肾气虚弱,癸水不足,则冲任失养,难以按月催动月汛,月经失调,周期紊乱。成年女性如肾阴亏损,则月经量少、延期甚或闭经。肝为藏血之脏,与冲任血海有关。其性喜条达,主疏泄,主情志。月经的正常来潮,与肝气的条达疏畅,肝血的充足有密切关系。肝气郁结,冲任二脉疏泄失常,可致经乱,经来断续,先后无定。肝血虚少,血海不充,则经来量少,经候衍期,甚至经行闭止。

治疗常分阶段,即分期治疗,以调整月经周期。各期都围绕补益肝肾,调整肝肾功能为治:①经后期。此期因经血刚净,阴血去,肾气偏虚,患者常血海空虚,胞宫在肾气作用下要行使"藏精而不泻"之功能,则着重补益肝肾,以顾其本,为氤氲之时打下物质基础,也为下次行经提供经源,故本期宜补益肝肾或合健脾益气,以补气养血为主。②经间期。此期血海渐盈,肾气渐充,卵泡已趋成熟,应加强温阳助孕之力,加用淫羊藿、石楠叶、鹿角粉、紫石英等温肾助阳药,促其顺利排卵。③经前期。为调经佳期,月经不调者着重调经,月经正常者则以滋阴护阳为原则。如经前患者肝气偏旺时,治应疏肝理气调经;肝火偏亢者,治应益肾平肝清热。④月经期。则以通经、调经,改善经期症状为主。

3. 祛瘀通络,调经大法

人体之血气,运行于脉道之中,环流不休,以奉养全身,才能维持正常的生理功能。而气滞血瘀,经络受阻,是女性疾病,尤其是月经病的主要病因病机之一。如肝气郁结,气滞脉络,血行受阻;或气郁而化热,灼伤脉络,血溢于脉外;或经期感寒,寒凝胞宫,经血失畅;或气虚乏力,无以推动血行,血滞成瘀;或血室未净,误犯房事,热瘀互结等,均可导致崩漏、痛经、闭经等月经不调。

治疗月经病常用的有血分药,除以四物汤、丹参为调经主方外,临证根据病因病机变化加减。如崩漏日久,必有内瘀,治当祛瘀澄源,方可止血塞流。药用四物汤、丹参,加炮姜炭、熟大黄炭等药。熟大黄炭清热凉血,祛瘀致新,引血归经。炮姜炭去恶生新,温经止血。一寒一热,亦走亦守,攻补兼施。对瘀血内阻、经行不畅之痛经,加生蒲黄、五灵脂、乳香、没药等,蒲黄、五灵脂祛瘀止痛,乳香辛温香窜,活血祛瘀、调气止痛,没药活血祛瘀定痛。对血滞经闭者,常加三棱、莪术破血行气,通经散瘀。对原发性痛经、膜性痛经患者,加血竭粉、三七粉,使蜕膜消散,止血行瘀而止痛。对肝郁气滞、冲任脉络不疏者,加柴胡、延胡索、香附、川楝子、川牛膝等理气行滞,疏通经络。对经期房帏不慎,湿热侵入胞宫,热瘀交结,漏血绵延不止者,加蒲公英、地丁草等活血散瘀,化湿清热。寒凝经脉而痛经者,加艾叶、小茴香温经散寒止痛。

(四)崩漏诊治特色

治崩漏"和养疏化"标本同治。崩漏的形成虽责之于脏腑功能失调,但其根本原因则是肾气虚亏,脾失统摄,导致冲任二脉虚损,不能约束经血,使之妄行无度。但有出血就有瘀血,所谓久漏必虚必瘀。故杨善栋认为,本病根源在于肝、脾、肾的亏虚和冲任的失调。治应和养肝、脾、肾、冲任,即滋肾、养肝、补脾、固冲以治其本,祛瘀止血以治其标。杨善栋擅用张锡纯的安冲汤,以黄芪、白术益气补脾固摄,生地黄、白芍、续断和养肝肾,海螵蛸、茜草化瘀止血、固涩下焦,尤其海螵蛸能补益肾经而助其闭藏之功,龙骨、牡蛎有重镇肝肾、固摄奇经之功。诸药配合,和养疏化,标本同治。杨善栋治疗本病特别强调辨证的确切及治法的变通,因病致虚,当先去其病;因虚致病,当补其虚。暴崩之际,独参、参附急救回阳,力挽欲竭之阴。祛瘀之品当中病即止,孟浪逐瘀必耗气伤阴。

由于崩漏出血多,病情转变快,常虚实夹杂,且患者体质、居住环境及地理气候不同,难以偏执一方而治之。杨善栋强调,用药宜因人、因地、因时制宜,既要注意整体观念,又要重视局部症状,选药遣方、辨证施治,不论经方、时方兼收并需,择善而用。他常言:"选药处方,既要有法有方,又要有法无方,权宜多变"。即在病机、脉症上于某法某方相结合时则守其法、用其方,若病机相合脉症不一时,则在守其法、用其方基础上,一证为凭,灵活变通。针对崩漏寒热错杂、虚实相见的病机,杨善栋提出"补而不腻,利而不伐,温而不燥,凉而不凝,补阳配阴,补阴配阳,止中有化,化中有止"的用药原则。

1. 药贵冲和,寒温相宜

崩漏临床虽有气虚、血热、阴虚、阳虚、瘀积之分,治疗均以止血为目的。杨善栋认为,治法除遵循"塞流、澄源、复旧"三大法为准绳外,尚要根据女性的生理特点而选方用药。盖妇人属阴,以血为本,以肝肾为先天,因经、孕、产、乳的生理过程,常处于"有余于气,不足于血"的生理状态,"气有余便是火",且体质娇嫩,不堪药物之偏颇,如偏于补阳则因刚燥而动火耗血伤阴,若偏于养阴则滋腻碍脾,药取甘润冲和。在病情需要用偏寒、偏热、刚燥之品时,则讲究配伍法度,注意柔中有刚,刚中有柔,刚柔相济。一般情况下,力戒大辛大热、苦寒攻伐之品。由于本病寒热相间,虚实夹杂,故选方用药又有攻补兼施、寒热并用、补中寓清、化中有补之分。

如崩漏因于热者,本"热者寒之"之经旨,治宜清之凉之。以其热灼阴伤,或阴虚火旺,治宜辛凉,甘寒、咸寒或酸寒之剂,常用地骨皮饮、两地汤、丹栀逍遥散等清火养阴;药选北沙参、麦冬、生地黄、白芍、玄参、桑叶、地骨皮、丹皮、丹参、凌霄花等养阴清热凉血之品,酌选鲜荷叶、鲜茅根、旱莲草、苎麻根、藕节、侧柏叶、仙鹤草、小蓟等甘凉之品止血。即便热势较著,需寒凉降火者,在选用黄柏、黄连、栀子、龙胆草一类苦寒药时,注意其用量在3~10克,并与山药、当归等药配伍,使其凉而不凝,保胃存阴,且中病即止,以免戕伤脾阳,或苦寒化燥,阴血更伤。

因于寒者,遵"寒者热之"之旨,药选甘温、甘润,注意温补脾胃,温肾壮阳,益火之源。常用方为附子汤、右归丸、艾附暖宫丸、温经汤等,用药以艾叶、肉桂、巴戟天、补骨脂、菟丝子、仙茅、淫羊藿、蛇床子、锁阳等温润之品为主,酌选桑螵蛸、鹿角霜、赤石脂、血余炭、伏龙肝、老姜炭、艾叶炭等温阳摄血,注意补阳配阴。

因于瘀者,本"通因通用""结者散之"之旨,法宜辛温、辛热、辛平、辛寒,甘温入血行血,佐以咸寒软坚,注意攻补兼施。根据瘀血形成有热结、寒凝、气滞、气虚之分,选大黄牡丹汤、少腹逐瘀汤、桃红四物汤、补阳还五汤等方剂加减化裁,常用药为鸡血藤、丹参、桃仁、红花、当归、川芎、益母草、炒山楂、苏木、泽兰、三七等,酌选蒲黄炭、大黄炭、山楂炭等化瘀止血,以达化瘀不伤正、止血不滞瘀的目的。

因药物刺激引起的崩漏,治以调养冲任为主,佐以解毒之品,常用方归芍地黄汤、二至丸,加夜交藤、忍冬藤、鸡血藤、茺蔚子、冬桑叶等,其中旱莲草、夜交藤重用至20~30克,有解"药毒"之功。

因于虚者,遵"虚则补之""损则益之"之旨,药取甘平或甘而微温以益营血,分清阴阳气血而处方用药。气虚者,常用方为举元煎、异功散、补中益气汤、归脾汤等。血虚者,常用方为圣愈汤、当归补血汤、四物汤、人参养荣汤;阴虚者,常用方为左归丸、八仙长寿饮、增液汤、两地汤、二至丸;阳虚者,常用方为右归丸、附子汤、参附汤。重视益气摄血,振奋脾肾之阳,使气血调和,阳生阴长,血自归经。但要注意"补而不腻",常在滋阴养血剂中少佐陈皮、苏梗、砂仁和胃行气,使滋补而不腻膈;在温阳益气之剂中少佐柴胡、升麻、荆芥,取其内禀少阳初升之气,疏肝生发,即补养中寓升发之意。

2. 补阳配阴,滋阴配阳

杨善栋认为,经者血也,血者阴也,冲任二脉主之。而冲任二脉皆起于胞中,俱通于肾,肾主蛰而为封藏之本血气之根,藏真阴而寓元阳,血之所以异乎寻常崩中漏下,与肾的开合闭藏、冲任二脉的亏损有着极为密切的关系,故提出"崩漏治肾"之说。但肾的病变非阳虚即阴虚,阳虚不补,其气难复;阴虚不补,其血日耗,天真元气渐绝。他赞成张景岳的"善治阴者,必于阴中求阳,善治阳者,必于阳中求阴"(《景岳全书》)之说,本阴阳互根、水火同源之理,补虚重视阴中求阳、阳中求阴。他主张阴虚宜甘润壮水以滋养,阳虚宜甘温益气以温补,在补阴的同时要兼以补阳,补阳的同时要兼以养阴,通过协调阴阳的偏颇,使其体内阴阳达到新的平衡,而达培源固本的目的。

肾阴虚者,常用景岳左归丸治之,方中熟地黄、山药、山萸肉、枸杞子、鹿胶、龟胶甘润壮水而充精血,菟丝子之辛甘温以助肾阳,为"滋阴不离益阳""从阴引阳"之意。因方中龟胶、鹿胶药源缺而昂贵,他常用当归、白芍、鹿角霜、阿胶代之,或用归芍地黄汤去茯苓、泽泻,丹皮加菟丝子、枸杞子、茺蔚子、鹿角霜治之,佐一味柴胡,则补中有疏,滋而不腻,阳生阴长,通过补阴以配阳,达壮水治火、肾能蛰藏、血不妄行之目的。

肾阳虚者,常用右归丸治之。方中既有附子、肉桂、菟丝子、杜仲、当归温补肾阳,又有山药、山萸肉滋养肝肾之阴,实乃"阳中求阴""从阳引阴"之意。因方中附子辛热刚燥峻猛,对体虚气弱者改用补骨脂代之。又因补气则能助阳,常佐以党参、白术、黄芪等益气壮阳,以助固摄。临证还可以因症、因人灵活加减化裁。

气虚者,补气为主,兼补其血,常用举元煎、异功散,加当归、白芍、鸡血藤、首乌等血药。血虚者,以补血为主,兼补其气,如圣愈汤。但崩漏大失血后,有形之血不能速生。无形之气所当急固,故欲收补血之效,当以益气为治,如当归补血汤中重用黄芪,即为益气生血之义。

3. 止中有化止血防瘀

治疗崩漏,止血常为首务,但止血要防止留瘀为患,杨善栋提倡要"止血防瘀",即寓治于防中。他认为,出血之证,不论其新旧出血,其离经之血均可变为瘀血。由于崩漏日久者,每有离经之血著于冲任,故治之既要化旧瘀,又要防止新血向瘀血转化,防患于未然。在用药时,要选用能止血化瘀之品。如血热崩漏,用四物汤加茅根、荷叶、藕节凉血止血,可防止新血成瘀,内寓防瘀之义。又如肝郁化火者,丹皮重用;脾虚失摄者,常用瓦楞子、芡实之类;肾虚夹瘀者,生牡蛎、海螵蛸重用,此又为辨证求因防瘀法。

对非瘀血性崩漏,要看到其中潜隐瘀血之机。在处方用药时,杨善栋常参用少量活血化瘀之剂,以防止血后残瘀滞留,造成反复出血,当归、丹参、益母草均为常用之味。

若瘀血已形成,则要在"治病求本"的原则上,选用止血中有化瘀、化瘀中有止血之药,注意止血不留瘀、祛瘀不伤正,以达既成之瘀能化,未成之瘀能防的目的。如脾肾气虚、冲任不固之血,常用异功散或举元煎益气摄血,佐以海螵蛸、茜根、仙鹤草等养血止血,补中有化;若为肝肾阴虚、热扰血海、迫血妄行之出血,则用六味地黄汤合二至丸滋阴清热,酌加益母草、凌霄花、小蓟等凉血止血,清中寓化;证为脾肾阳虚、封藏不固而致漏下淋漓者,常在补益脾肾的基础上,选用艾叶、菟丝子、仙茅、淫羊藿、桑螵蛸、炒山楂等,温养冲任,固摄止血,温则瘀化;如为瘀血内阻、血不归经之出血,则本"通因通用"之旨,用生化汤或桃红四物汤加川续断、益母草、泽兰、苏木等,生血化瘀,使瘀祛而新血归经。常用止中有化、化中有止之品,如三七、苏木、泽兰、炒山楂、大蓟小蓟、藕节、瓦楞子、龙骨、牡蛎、益母草、茜草等。

4. 炭药涩药,用之有时

由于"血遇黑则止",炭药有收涩止血之功,故暴崩血脱之时酌用炭药为一般常法。杨善栋认为,炭药及收涩药"不宜早用,慎勿过用,以免留瘀",如确为出血过多过久或已成滑脱之势时,则审其有无瘀滞,如有无腹痛,有否血块,根据病情而辨证使用。一般而言,寒则用炮姜炭、艾叶炭;热则用栀子炭、大黄炭、槐花炭;瘀则用山楂炭、蒲黄炭、五灵脂炭等。但结合到具体病症,还须区分虚实。如血热出血,有实热与虚热之分,实热则重在泻心肝之火,常用栀子炭、黄连炭或大黄炭泻火止血;虚热者,重在养肝肾之阴,可用生地炭滋阴止血。而阳虚出血者,脾阳虚则用干姜炭,肾阳虚用附子炭;血虚出血者,用血余炭、当归炭、地黄炭;气滞者用香附炭、荆芥炭以行气,气陷者用黄芪炭、荆芥炭等益气炭类。若不辨清病情的寒热虚实,妄投炭药,不仅疗效欠佳,且遗患无穷。

若阴道流血过多过久,或阴损及阳,正虚较甚,已成滑脱不禁之势者,则选用赤石脂、煅龙骨、煅牡蛎、海螵蛸、五倍子等收敛涩血之品,增强固护正气、摄纳阴血之功。其中煅龙骨、煅牡蛎安五脏,益心神,有涩血补益之功,无留邪伤正之弊;海螵蛸、瓦楞子收涩活血兼备,为治崩要药。由于涩血之药多为治标之品,用之要适可而止,不宜久用,如赤石脂为矿物质,其性重坠,久用有伤脾胃之嫌。

(五)宫外孕诊治特色

治疗中要抓住两个环节:第一止血固脱,第二祛瘀消癥。急性期宜补气止血固脱,佐以活血止血,方用胶艾汤加参附汤。慢性期应活血祛瘀,佐以扶正健脾,方用《医学衷中参西录》理冲汤。

(六)不孕症诊治特色

治不孕重在和养肾气,疏达肝气。杨善栋认为,女性各个时期的生理病理特点不同,因而在治疗上也应区别对待。青年时期,肾气始充,冲任未盛,治疗以补肾为主;中年时期易受情志影响,肝气偏旺,治疗以调肝为先;绝经时期,肾气渐衰,气血亏虚,全赖后天滋养化源,故治疗以健脾为要。不孕症多发于中年时期,此时期易受情志影响而致气血不和,肝失条达,疏泄失职,胞脉不畅,月经不调自难受孕。

中医学认为,"肾主生殖"、"肝肾同源",肾为先天之本,精气藏于肾,肾精充则能化血,精血相生,乙癸同源,且胞脉系于肾,而胞宫为孕育生命之地,藏精气又通月事,故历代医家治疗不孕都重视肝肾。

杨善栋治疗本病应用"和养疏化"法,即和养肝肾,使冲任精血充盈;疏理肝气,使之条达,化其瘀血,使气血通畅。自拟补肾调肝助孕汤,方中熟地黄、菟丝子、巴戟天、淫羊藿和养肾气,培冲任,温胞宫,促使内分泌系统生理正常,从而利于排卵受精;当归、白芍、川芎、党参、白术、茯苓、甘草和养气血,使气血旺盛,血脉通畅;用柴胡、枳实疏肝理气解郁,调节精神心理,使月经恢复正常;路路通、王不留行活血化瘀通络,畅达冲任,改善循环,增加血流量,提高排卵率。若形寒怕冷、下元虚冷者,加紫石英、阳起石,佐入少量肉桂,温暖胞宫;若B超提示子宫发育不良,无优势卵泡,基础体温单相或上升不良,加鹿角霜、紫石英、紫河车、黄芪、党参、山药。气滞血瘀为主者,月经先后不定,经期腹部坠痛,经来不畅有血块,经前乳房胀痛,性情急躁易怒,舌苔薄白,脉弦,妇检输卵管增厚,有压痛或有包块,加夏枯草、红藤、败酱草、忍冬藤、皂角刺、三棱、莪术;伴痰湿内阻者,体质肥胖,头晕倦怠,月经不调,舌苔腻,脉滑,加茯苓、陈皮、半夏、苍术、胆南星。

(七)闭经诊治特色

治闭经以和养心脾、疏化气血为重。中医学对闭经原因的认识,不外虚实痰瘀,虚者不外气血虚,肝肾不足,精血两亏,其多责于心脾,肝肾诸脏。闭经与心脾有着密切的关系。杨善栋临证非常重视心脾二脏对闭经的影响,主张调经当先和养心脾,用四物养心之阴血,四君健脾益气以生血,合淫羊藿、巴戟天、菟丝子、枸杞子以滋养肾精,可谓"欲其不枯,无如养荣;欲以通之,无如充之"。用香附、丹参、红花疏化气血,使之畅通,则经自通。对实证气滞血瘀、痰湿内阻,胞宫受寒所致闭经,审证求因分别治之。

(八)痛经诊治特色

治痛经以和养疏化最灵验。痛经一病,"不通则痛"是其共性。其原因有寒、热、虚、实之异。但根据女性月经生理现象,月经来潮时精血外流,泻而不藏,此时精血不足表现尤为突出。结合这种生理现象,杨善栋认为痛经表现为虚实夹杂证,其机理乃是气血不和,在此精血不足之时,又兼气血郁滞或寒凝血瘀而致不通则痛。因而对痛经的治疗,除遵循"通"的法则外,还应顺其生理之自然,培补耗损之不足,注意补养精血。杨善栋每以四物汤为基本方,再根据寒热虚实,酌情加减。该方中当归、川芎为血分动药以行血气,熟地黄、白芍为血分静药以养精血。故四物汤养血和血,补中有行,活中有养,和养气血,通治血证百病。痛经是气血为病,而四物汤治血有余,治气不足,杨善栋每酌加香附、乌药、川楝子等疏理气机,加五灵脂、蒲黄、延胡索、没药化瘀止痛。因寒者,加温阳散寒之品,他认为寒邪之所以侵袭而阻痹胞脉,留滞气血,往往是由于内在的阳气先虚,无力御邪,药用鹿角霜、肉桂、细辛、炮姜、艾叶等温经散寒。

夏光惠

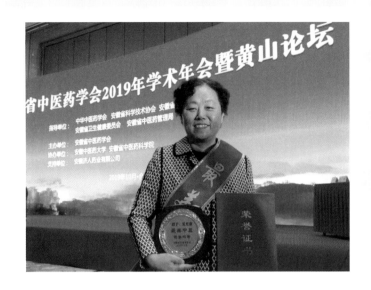

一 名医小传

夏光惠,女,安徽合肥人,民盟盟员,主任中医师,安徽省妇幼保健院中医科主任。首届安徽省名中医,第三届江淮名医。合肥市庐阳区政协委员,先后获得民盟中央"脱贫攻坚先进个人"、民盟安徽省"脱贫攻坚先进个人"、安徽省"最美中医"、"合肥市三八红旗手"、合肥市委统战部"同心人物"等荣誉称号。

兼任中华中医药学会妇科分会常务委员,世界中医药学会联合会围产医学专业委员会及生殖医学专业委员会常务理事,安徽省中医药学会妇科专业委员会副主任委员,合肥市中医药学会副理事长,合肥市医疗事故技术鉴定专家库成员。

1982年安徽中医学院中医专业毕业,获学士学位。长期从事中医及中西医结合妇科临床,擅长用中医药治疗自然流产、月经病、不孕症、妊娠并发症(母儿ABO血型不合、胆瘀症、羊水异常等)及妇科炎症,作为安徽省中医药管理局首批跨世纪学术和技术带头人,始终不忘中医经典及妇科专著研习,曾赴安徽中医学院附属医院和广州中医药大学第一附属医院妇科进修学习,先后师从梁文珍教授、张玉珍教授。

建有"夏光惠安徽省名中医工作室",主持和参与省(市)科研项目多项,获安徽省和合肥市科技进步奖各1项。发表学术论文20篇,参编著作1部,在国内学术会议交流论文多篇。

二 学术特色

(一)善用补肾法治疗青春期功能失调性子宫出血

随着青春期功能失调性子宫出血发病率的上升,青春期少女的身心健康受到严重威胁。西医采用激素治疗,疗程长,有些患者全身症状改善不明显且停药后病情易反复。夏光惠运用中医理论结合现代医学治疗青春期功能失调性子宫出血,具有重要的实用价值。功能失调性子宫出血属中医学"崩漏"范畴,其主要病机是冲任不固,不能制约经血,使子宫藏泻失常。常规中医治疗原则为"塞流""澄源""复旧"。理论上出血期以"塞流""澄源"为主,止血后治疗以"复旧"为主,结合"澄源"。夏光惠认为,正本清源,亦是求因治本,是治疗崩漏的重要阶段。一般用于出血减缓后的辨证论治。"复旧",即固本善后,是巩固崩漏治疗的重要阶段,用于止血后恢复健康、调整月经周期或促排卵。本病属经病,经水出诸肾,月经全借肾水施化。中医辨证多为肾虚证,根据临床症状不同主要有肾虚血瘀证和肾阴虚证二型,通过补肾活血或滋阴补肾,改善生殖内环境,提高相关免疫学指标转阴率,从而达到防治子宫出血的目的,临床疗效佳。

唐容川在《血证论》中提出:"吐衄便漏,其血无不离经。凡系离经之血,与荣养周身之血已睽绝而不合。故凡血证总以去瘀为要。"夏光惠认为出血期应以祛瘀通经、固冲止血为根本治法。崩漏辨证有虚实之异,临床多见虚证或虚实夹杂之证,然无论虚实均可致血瘀,瘀阻冲任,新血不得归经,故见崩漏。夏光惠推崇崩漏出血期运用中医"通因通用"的治法,改变以往出血期不能使用活血药的模式,通过活血祛瘀使子宫内膜脱落,达到止血目的。

《兰室秘藏》指出:"肾水阴虚,不能镇守胞络相火,故血走而崩也。"肾为先天之本,元气之根,主藏精气。精能生血,血能化精,精血同源而相互资生,成为月经的基础物质。青春期患者往往先天不足,肾气稚弱,天癸初至,冲任未盛,肾气未充则封藏失司,冲任不固,不能制约经血,乃成崩漏。崩漏可致患者贫血,从而导致肾气更虚,造成恶性循环。故在血止后,治疗应以补肾固本为主,从而正本清源,恢复元气,缩短疗程。基于以上理论,夏光惠自拟祛瘀补肾方剂,以出血期祛瘀通经,止血后补肾固本立法,治疗青春期功能失调性子宫出血,改善患者月经色黯有块和腰膝酸软优势显著。

(二)巧用补肾法治自然流产

近年来早期自然流产发病率逐年上升,严重危害育龄女性的身心健康,已成为妇产科常见病、多发病。肾藏精,主生殖,肾精气充盛,则生殖能力强。免疫性流产多责之于肾,故当从肾论治,但尚须辨证,根据夏光惠多年临床经验,大多免疫性流产患者妊娠后,除见阴道少量出血外,还多伴有腰酸、小腹坠痛等肾虚症状。夏光惠临床观察发现,

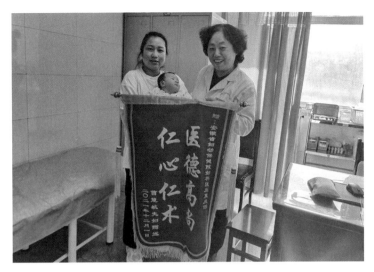

接受患者送锦旗

70%以上不良妊娠患者的发病与免疫异常有关。她充分运用现代医学先进的诊断技术及生物学、免疫学实验技术对早期自然流产患者进行系统检查,排除子宫异常(发育异常和器质性病变)、内分泌失调、创伤及遗传等因素后,发现免疫异常者比例较高。

围绕免疫因素引起的早期自然流产,夏光惠发现中医辨证多为肾虚证,根据临床证候不同主要按肾虚血瘀证和肾阴虚证二型分别给予中医药辨证施治干预治疗,通过补肾活血或滋阴补肾,改善生殖内环境,提高相关免疫学指标转阴率,从而达到防治流产的目的,临床疗效较佳。根据兼证的不同,常分为肾虚血瘀和肾阴虚两型,治疗时应注意是肾阳虚、寒凝血瘀还是肾阴不足、阴虚火旺。只有辨证施治、合理用药,才能提高疗效,达到满意的效果。因此,夏光惠采用了两个基本中药复方,肾虚血瘀型用六味地黄丸滋肾补肾,填精补髓,加用益智仁、菟丝子以温肾;当归、丹参以养血活血;枸杞子、黄芪以补肾益气,且多项研究表明,黄芪对免疫功能有双向调节作用。肾阴虚型用知柏地黄汤滋阴补肾,配女贞子、旱莲草、枸杞子、菊花、麦冬以加强滋肾阴、清虚火的作用。两方在调整免疫功能、促进生殖健康方面,效果显著。

但中医药促使免疫抗体转阴的机制尚不明确,有待从多个层面对中药的干预作用加以论证。有研究表明,中药复方可调整免疫功能,具有扩张血管、抗凝和促纤溶的作用,使体内免疫抗体转阴,抑制血栓形成,从而阻断病理过程,并能增强生殖功能。中医药辨证论治免疫性流产疗效显著,且具有广阔的应用前景。

(三)分型辨治妊娠期肝内胆汁淤积症

妊娠期肝内胆汁淤积症乃产科难治之病,其发病机制尚未明确,可能与遗传、雌激素有关,具有家族性、复发性。雌激素水平高的敏感女性容易发生此病。对母婴特别是对胎儿危害极大,是引起围产儿死亡的重要因素。中医理论认为,本病发生乃妊娠血聚以养胎,阴血相对不足,血虚生风,或素体不足,情绪不定,饮食不当,肝木抑土,不能化生饮食为精微,反而留阻湿浊,湿阻中焦,脾胃升降失常,湿热交蒸于肝胆,肝胆经脉瘀阻不畅,以致肝失疏泄,胆汁外溢。其结果导致孕妇因血胆汁酸升高或伴肝损害,而出现皮肤瘙痒,或伴黄疸,或伴恶心、呕吐、乏力、腹泻等消化道症状及产后出血等,造成胎儿宫内窘迫、早产、死胎等。因此妊娠期肝内胆汁淤积症的治疗目标是缓解瘙痒症状,降低血胆汁酸浓度,改善肝功能,从而降低高胆汁酸血症所致的胎儿窘迫、死胎及预防产后出血发生。药物应选对孕妇、胎儿及新生儿均无不良影响者,中药当属首选。然中药治疗并非一病一方,尚须视患者病情辨证论治,方收效显著。夏光惠在临床上通常将其分为血虚生风型和肝胆湿热型,前者治疗以人参养荣汤去肉桂,加茵陈、荆芥、乌梅、车前子为基本方,养血祛风,并随症加减;后者治疗以茵陈蒿汤加五味子、黄柏、黄芩、车前子、郁金为基本方,清利肝胆湿热,并随症加减。治疗后大多数患者胆汁酸值有不同程度下降,症状有一定改善,但尚有部分患者疗效欠佳。可能与患者自身体质、饮食习惯、对中药的敏感性及辨证用药有关,还有待进一步研究。

(四)清热利湿化瘀治疗母儿ABO血型不合

母儿ABO血型不合是一种同族血型免疫性疾病,产科较为常见,在高危妊娠孕妇中占相当高的比例。主要表现为早期流产、死胎、新生儿溶血,严重者可发生核黄疸后遗症,甚至死亡。本病孕妇大多无明显临床症状,按中医"有诸内,必形诸外"的观点很难辨治,必须结合实验室指标,采用中西医病证结合方法加以认识。夏光惠认为,本病多因妊娠而引发,其发生与孕妇本身存在某些发病条件有关。患者往往多湿多热,湿热蕴阻胞胎,冲任受损,胎元不固。因此,应以清热利湿为治疗大法,自拟抗ABO血型不合方治之。方中茵陈、栀子、黄芩、大黄具有清热利湿作用,为治疗此病的首选药物。因湿热蕴阻,肝胆不和,疏泄失职,瘀血内生,故当辅以丹参等化瘀之品。本病由于湿热内蕴,热毒内犯,以致气血瘀阻,胞脉失养,加之清热利湿药物均系苦寒之品,长期使用,损伤胎元,暗伐母气,以致孕妇脾胃受损甚至脾肾阳虚,易发生流产、死胎。枸杞子、菟丝子、党参、白术、茯苓具有补肾健脾安胎作用,使母体气血化生有源,以提高胎儿及孕妇抵抗力。现代药理实验证实,茵陈、栀子、黄芩、大黄具有促进胆汁分泌和排泄、降低血中胆红素的作用。活血化瘀药物对体液免疫或细胞免疫功能有调节作用,不仅能减少已生成的抗体数量,且对IgG有抑制作用,丹参的作用尤为突出;枸杞子、菟丝子、党参、白术、茯苓等均有一定调整和改善免疫功能的作用。总之,自拟抗ABO血型不合方治疗本病疗效显著。

(五)健脾燥湿安胎治疗羊水过多

羊水过多为一种常见的妊娠期并发症,其发病率为1%~3%。临床伴有腹部胀满、呼吸困难、水肿、尿少等症状。羊水过多对胎儿和孕妇危害较大,其并发症多,易影响母婴

与安徽省国医名师梁文珍合影

455

安全。中医学虽无"羊水过多"的病名,但其实对该病认识很早,称其为"胎中蓄水"或"胎水肿满",亦称"子满"。早在《诸病源候论》中即有"妊娠五六月出现胎水过多,腹大异常,胸膈胀满,甚或喘不得卧者,称为'胎水肿满',亦称为子满"的记载。《诸病源候论》载:"胎间水气,子满体肿者,此由脾胃虚弱,脏腑之间有停水,而挟以妊娠故也。妊娠之人,经血壅闭,以养于胎。若挟有水气,则水血相搏,水渍于胎,兼伤脐脏。脾胃主身之肌肉,故气虚弱,肌肉则虚,水气流溢于肌,故令体肿,水渍于胞,则令胎坏"。将子满责于脾虚水停。对于此症的病因病机,多认为与水液代谢异常有关,而水液代谢主要与肺脾肾相关。因此历代医家多采用健脾利水法、温脾益肾法等辨证论治。夏光惠认为,羊水过多的主要病机为脾虚湿盛,母体脾虚不能运化,以致水湿停聚,妊娠后肾气不足,有碍于肾阳之敷布,不能化气行水,水蓄胞中、泛溢肌肤而发为子满。病变之本在于虚,脾虚不能制水,水湿停滞,终损其阳致肾阳不足,而肾阳亏耗无以温养脾土,则水湿泛滥无度,而胎水日益增多。"全生白术散"出自《证治准绳·女科》卷四《全生指迷方》,"全生白术散"系五皮饮去桑白皮加用白术,功善健脾利湿、安胎消肿,临床适用于脾虚型子肿,夏光惠用此方加减,方药组成:党参15 g,白术20 g,茯苓15 g,大腹皮15 g,陈皮10 g,生姜皮10 g,砂仁10 g,山药10 g,川续断10 g,桑寄生10 g,丹参15 g,甘草6 g。孕期有阴道流血者减丹参;偏阳虚者加桂枝。本方重用白术补气健脾、燥湿且兼有安胎之效,茯苓从上导下、利水消肿,健脾渗湿,两药合用一补一利,既能燥湿以杜生湿之源,又利水以祛已成之湿;党参健脾益气,脾气健运则水湿自除;大腹皮下气宽中、利水消肿;陈皮行肺脾之气、泄降肺脾之湿而和胃,生姜皮宣发肺气、通调水道,三皮合用行气与行水湿同步。辅药砂仁、山药、川续断、桑寄生利水不忘补肾固胎,使水去胎无损;少佐丹参养血调气、活血络、益冲任,改善羊水循环;桂枝温阳化气行水,与茯苓同用,治膀胱气化不行,水肿、小便不利;甘草调和药性。全方共用实为健脾燥湿、固肾安胎、利水之剂。妊娠妇人，少用药调，即敏感有效，不必量大以免伤胎气，利水与安胎并举，以免水去胎伤，只取其均衡即已。夏光惠强调脾虚湿盛是子满发病的主要病机，采用的全生白术散加减方是临床验证行之有效的治疗子满的经验方，值得临床推广应用。

（六）善用中医药辨治月经病和不孕症

此乃中医妇科门诊最为常见也是夏光惠最为擅长诊治的病种。因月经期、色、量、质及伴随症状的不同，中医将月经病分为月经先期，月经后期，月经先后无定期，月经过少，月经过多，闭经、痛经、经间期出血、崩漏、绝经前后诸症等多种不同类型。女性从月经初潮到绝经前分为发育期、成熟期、更年期三个阶段，各阶段生理状况有所不同，月经失调的病因病机也各有差异。夏光惠用中医中药治疗月经病，根据个人体质及年龄的差异采取补肾健脾、化痰除湿、疏肝理气、活血化瘀等治疗原则，必要时采取中药人工周期调整内分泌，治病求本，有独特和稳固的疗效，尤其在治疗多囊卵巢综合征、闭经、青春期及更年期异常子宫出血方面积累了丰富的临床经验。

不孕症发病率呈逐年上升趋势，且病因复杂，已成为中医妇科门诊中较为常见的疑难病症，需要仔细询问病史，系统查找原因，针对不同的病因，分别采取不同的治疗方法。治器质性因素所致者西医有效，而在内分泌失调导致排卵障碍、子宫内膜异位症及盆腔炎所致的不孕症中，运用中医中药辨证施治，方能行之有效。多年来夏光惠临证细致，勤于思考，善取众家之长，融会贯通，形成了自己一整套的诊疗体系，较之西医治疗有明显的优势，取得了满意的临床疗效。

（七）化瘀消癥保守治疗宫外孕

针对现阶段妇科炎症发病率的上升，宫外孕发病率亦随之呈逐渐上升趋势。对于希望保留生育力的宫外孕患者来说，在输卵管尚未破裂的情况下，迫切要求能保守治疗。目前，西医多采取 MTX 配合米非司酮杀胚治疗，但是对于包块的吸收没有疗效。夏光惠多年来用中药活血化瘀、消癥杀胚、散结通络的方法配合妇科各病区治疗宫外孕上千例，取得了良好的疗效，包块吸收率高，愈后良好。

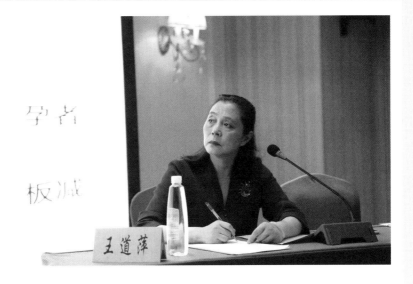

王道萍

一 名医小传

王道萍，女，安徽庐江人，农工民主党党员，安徽省妇幼保健院主任中医师，安徽省重点专科"中西医结合不孕不育科"、合肥市卫生局重点学科"中西医结合妇科"学科带头人。第二届安徽省名中医、第四届江淮名医。

兼任中国妇幼保健协会中医及中西医结合分会常务委员，中华中医药学会妇科专业委员会委员，中国中西医结合学会妇产科专业委员会委员，中国医师协会生殖医学专业委员会委员，安徽省中西医结合学会妇产科专业委员会副主任委员，安徽省中医药学会妇科专业委员会常务委员。

1990年安徽中医学院中医专业本科毕业，2006年安徽中医学院中西医结合专业硕士研究生毕业，师从安徽省国医名师梁文珍教授，曾跟随全国名中医连方教授、俞瑾教授临证学习。从事妇科临床30余年，致力于输卵管阻塞性不孕症的研究，擅长腹腔镜联合下输卵管导管扩通术，对盆腔炎、子宫内膜异位症引起的输卵管阻塞、术后再粘连和宫外孕的治疗有全面研究；运用中西医结合方法治疗女性内分泌失调性不孕，如多囊卵巢综合征、闭经、高泌乳素血症、卵巢功能减退、免疫性不孕等，有较好的效果。

建有"王道萍安徽省名中医工作室"，以第一作者发表学术论文近20篇，主持省、市级多项科研项目，其中"活血通络法联合腹腔镜下输卵管导管扩通术治疗输卵管性不孕"获安徽省中医药科技进步奖三等奖。

二 学术特色

(一)活血通络法联合输卵管导管扩通术治疗输卵管性不孕

目前不孕不育的发生率占育龄夫妇的15%~20%,其中输卵管不孕占40%。另外,随着二孩政策的放开,既往有过输卵管因素的不孕,希望再次自然生育的患者在增多。西医对于输卵管性不孕采用腹腔镜、宫腔镜、介入、插管治疗,但存在术后高复发的缺憾。中医药在治疗输卵管性不孕症方面有独特的优势。王道萍采取活血通络法联合腹腔镜下输卵管导管扩通术治疗输卵管性不孕,先行腹腔镜下盆腔粘连松解术、输卵管伞端造口术、成型术,恢复卵巢、子宫、输卵管正常解剖结构后,经阴道输卵管亚甲蓝通液术,对于输卵管不畅或阻塞者,再行腹腔镜直视下输卵管导管扩通术。自拟经验方输卵管疏通汤及盆腔炎灌肠方,术前治疗1~3个月,并采取避孕措施。术后依据病情,治疗1~3个月,积极指导患者受孕。活血通络法联合腹腔镜下输卵管导管扩通术治疗输卵管性不孕,提高了宫内受孕率,改善受孕结局。

《神农本草经》云:"无子者多系冲任瘀血,瘀血去自能有子也。"《千金方衍义》云:"女子婚后不孕,大多是受精孕胎的器官有气血阻闭,治疗时当用大量峻破瘀血的药物方能有效。"提出了"瘀"能致不孕,并指出了用活血化瘀的治法。王道萍认为输卵管性不孕的常见分型有气滞血瘀型、湿热瘀阻型、寒湿瘀阻型、肾虚血瘀型。情志不疏,肝气郁结,气滞血瘀;或房事不节,摄生不慎,损伤肾气,血不足,血流不畅;或堕胎小产,或经行产后,或正气亏虚之时感受湿热之邪或寒湿之邪,瘀血与邪气互结,阻碍气机,气机不畅,血瘀不行,瘀血阻于胞络胞脉,精卵不能结合,难于受孕。无论是气滞、湿热、寒湿还是肾虚,日久造成输卵管性不孕的最终病机为血瘀,故活血化瘀通络是治疗输卵管性不孕的根本法则。疏通瘀滞、松解粘连,改善输卵管腔的纤维化,降低毛细血管通透性,减少渗出、水肿,改善局部微循环障碍,有利于输卵管功能的恢复,同时促进损伤内膜的修复。

王道萍在围术期联合活血通络法治疗,自拟经验方输卵管疏通汤方。方中穿山甲为君药,性善走窜,功专行散,活血通络,消肿散结;皂角刺辛温,温通行散,其性锐猛,攻毒败脓,托里排脓,穿山甲与皂角刺相须为用,功效倍增,消肿散结,活血通络。赤芍、丹参、桃仁、红花加强活血化瘀散结作用,小茴香、延胡索温经散寒,理气止痛,连翘、络石藤凉血消肿通络。该方功效主要是活血化瘀通络,随症加减。乳胀者加郁金、制香附;少腹痛者加川楝子、生蒲黄;腰酸者加桑寄生、菟丝子;积水者加泽兰、土茯苓、苍术;体质弱气虚者加生黄芪、党参;阴虚口干者加生地黄、麦冬;盆腔有陈旧性包块者加三棱、莪术。盆腔炎灌肠方,方中红藤、败酱草、紫花地丁、鸭跖草、路路通均清热解毒,凉血消肿,配伍三棱、莪术、乳香、没药活血化瘀散藏结。现代药理研究表明,活血化瘀中药对

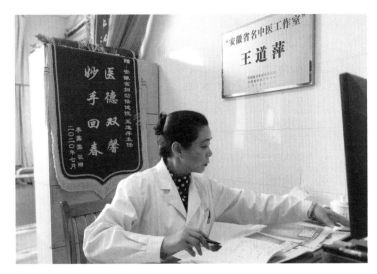

门诊诊疗

血管、血液流动性和组织的纤维化起多重作用。围术期活血通络中药口服加保留灌肠共同发挥作用,从而提高术后输卵管性不孕患者妊娠率,为输卵管性不孕患者提供有效的助孕方法。

(二)黄体功能不健致反复性早期自然流产治验

早期自然流产指孕12周前胚胎或胎儿因某种因素自动脱离母体而排出者,中医称为"堕胎"。早期自然流产连续发生2次或2次以上者为反复性早期自然流产(ERSA)。引起ERSA因素诸多,但以黄体功能不健占首位。王道萍治疗经验如下:

1. 孕期治疗与非孕期治疗相结合

根据治病求本的原则,非孕期查清原因,适当调治,明确妊娠后尽早保胎,防患于未然。保胎要与临床监测相结合,了解胎儿生机有无,防止胚胎停止发育后还盲目保胎。

2. 应在计划妊娠前3个月开始调治

一个卵泡从开始生长到最终成熟约需要85天,黄体发育是卵泡发育的继续,黄体功能不健与卵泡发育异常有关。合成分泌孕激素不足,可引起子宫内膜发育不良,不利于受精卵着床,造成流产。

3. 补肾应顺应月经周期肾之阴阳消长转化的规律

自拟二至四物汤加味。方中生地黄、女贞子、旱莲草、枸杞子滋肾阴,阴中求阳,白芍、当归补肝肾之阴血,川芎、香附理气调经,炒酸枣仁补心济肾。全方补肝肾之精以养阴血,为排卵创造必需的物质基础。经间期(排卵期)藏精血而不泻,使子宫内膜生长,卵泡发育,基础体温为移行期,子宫内膜由增殖期向分泌期转化,卵泡向卵巢表面移动,

459

突暴而出,为"氤氲之候",肾之阴精发展到一定程度必转化为阳的阶段,"重阴必阳"。治疗宜行气活血,以桃红四物汤加味。方中香附、葛根、乌药、川芎理气,当归、桃仁、红花活血通络,玄参软坚散结,川牛膝引药下行。全方共奏行气活血通络之功,促使成熟卵子顺利排出。经前期(黄体期)基础体温为高温相,子宫内膜处于分泌期,治疗重在温肾助阳,以参芪寿胎方加味。方中杜仲、川断、桑寄生、菟丝子补肾填精助阳,党参、黄芪益气健脾,香附理气,当归补血活血,补而不滞。全方补肾填精,益气健脾,使胞宫温暖待孕,为受精卵着床创造良好的环境。

4. 补肾安胎贯穿保胎治疗的始终

脾胃为气血生化之源,后天之本,胎儿在母体内赖气血以供养。若脾胃虚弱,冲任气血不足,则胎失载养而夭折,所以健脾安胎在流产防治中也有重要意义。方中菟丝子、杜仲、川断、桑寄生四药合用,补肾益精,固摄冲任,强筋骨而安胎;党参、黄芪、白术健脾益气,可补后天之本;黄芩以消过于补虚而助胎热之弊,又有安胎之效;香附、陈皮、砂仁理气调中。ERSA患者孕后精神紧张,心神不安,适当选用养心安神药如珍珠母或煅龙骨、煅牡蛎,既有镇静安神作用又可补充钙质,以供胎儿骨骼发育之需要。

(三)高催乳素血症性不孕治验

高催乳素血症者下丘脑-垂体-卵巢轴功能紊乱,可导致黄体功能不健、排卵障碍。本病属中医学"不孕""闭经""月经失调""溢乳"范畴。《女科撮要》曰:"夫经水,阴血也,属冲任二脉所至,上为乳汁,下为月水。"《胎产心法》曰:"肝经怒火上冲,乳胀而溢。"提示本病多由肝郁化火所致。

王道萍认为肝郁型是高催乳素血症性不孕症的主要证型,本病病因病机多为情志刺激,肝气郁结,郁而化火,肝郁则伐肾水,肾水不足则不能濡养肝木,肝肾同病。肝肾功能失常,肝不藏血,疏泄无度,肾不藏精,生殖无能,继而冲任失调,血海蓄溢失常,月经紊乱,不能受孕。症见不孕,月经周期失调,量少,溢乳,经前乳房胀痛,心烦易怒,口干口渴,舌红或黯红,脉弦或弦细。异常情绪刺激,或情绪兴奋,可使催乳素水平增高,影响垂体促卵泡激素、黄体生成素的分泌,还可直接影响卵巢功能,使卵泡发育障碍,尤其是孕激素合成不足,最终导致无排卵、黄体不健、月经失常。

自拟经验方清肝汤组成:生麦芽、柴胡、青皮、(制)香附、当归、白芍、茯苓、牡丹皮、栀子等。口干口渴、尿赤便干者,加麦冬、北沙参、生地黄;乳胀结块者,加夏枯草、皂角刺;经血夹块者,加桃仁、红花;腰酸、阴道干涩者,加山药、山茱萸、生地黄。清肝汤中重用麦芽,其虽为脾胃之药,而善疏肝气,与柴胡相配,增强疏肝解郁之力。当归、白芍养血和营以柔肝;牡丹皮、栀子清热除烦。以上诸药共奏疏肝气、清泄肝火之功,使气机通畅、脏腑气血调和、阴平阳秘,则内分泌功能正常。清肝汤治疗后可以改善黄体功能,解除肝主疏泄功能失调对性轴功能的干扰,为肝肾同源理论提供了佐证。

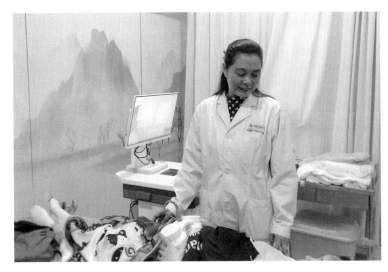

在为患者做治疗

（四）肾阳虚型多囊卵巢综合征治验

多囊卵巢综合征（PCOS）是以长期无排卵和雄激素过多为特征的常见妇科疾病，是一种发病多因性，临床表现多样化的综合征。其主要临床表现为月经失调、不孕、肥胖多毛、痤疮等，远期可以并发心血管疾病、糖尿病、子宫内膜癌等。多囊卵巢综合征在中医学中类似"月经后期""闭经""不孕症"等病症。

王道萍认为，月经失调、不孕是PCOS长期无排卵的外在临床表现。调月经周期促进卵泡发育，建立完善的生殖功能，应从调理肾-天癸-冲任-胞宫生殖轴的平衡入手。而该轴的源头在于肾，肾起决定性的作用，故从肾论治是中医治疗PCOS的主要切入点。肾的生理功能失常致使肾的阴阳失衡，生精化气生血功能不足，天癸的功能失调、冲任失养或不畅，均导致月经失调和不孕。肾阳虚是PCOS的主要病机，肾阳不足，痰湿、瘀血阻滞胞脉。肾阳虚，命门火衰，冲任失于温煦，可致宫寒不孕；肾阳虚、命门火衰不能上暖脾土，以致脾虚、气血生化不足，发为月经后期、闭经；肾阳虚气化失司，水液代谢失调，湿聚成痰，阻滞胞宫，可致闭经、不孕，湿痰溢于肌肤，可见肥胖；肾阳虚，血失温运，血凝成瘀，血瘀阻碍生机加重肾虚。肾阳虚是本病根本，而痰湿瘀血是其病理结果，故应从肾论治。肾阳虚证表现为不孕，月经迟发，或月经后期或闭经，经量少，色淡暗，多毛，痤疮，形体肥胖，面虚浮，面色晦暗，带下少，性欲淡漠，小腹、腰背凉，形寒肢冷，腰膝酸痛，大便稀溏，小便清长，舌淡暗、苔白，脉细或脉沉细。

自拟经验方石英毓麟汤。紫石英入胞宫，祛风冷暖子宫，以利孕育。将紫石英用于排卵功能低下的妇女，经阴道细胞涂片查卵巢功能，可发现雌激素水平升高；用于无排卵性月经的妇女，可使原基础体温单相型变为双相型。动物实验与临床试验证实，此药有兴奋卵巢功能、提高性欲的作用。淫羊藿协同其作用，温肾助阳，补益命门。枸杞子、菟丝子益阴而能固阳,守而能走,阴阳俱补。再加入制首乌益肾填精,即所谓阳中求阴,阴阳平衡,生化无穷。当归、白芍、川芎补血活血调经,使全方补而不滞。方中加川牛膝,走而能补,引诸药下行入肾,助诸药补肾之功效充分发挥。赤芍凉血活血反佐温补药之燥性。全方以补肾阳为主,肾中之阴精要在肾中之阳气的作用下逐渐充盈,促进卵泡发育成熟,温肾助阳,补益命门,阳中求阴。益肾活血可使子宫、卵巢动脉扩张,改善卵巢血供,具有较好的促排卵效果和很好的妊娠率。

(五)异位妊娠中药保守治疗经验

异位妊娠是妇产科常见的急腹症,其中输卵管妊娠约占95%。有输卵管妊娠史者,如果未经过干预,10%患者可以重复异位妊娠,50%~60%患者可继发不孕症。保存异位妊娠者的生育能力,保守治疗时,在活血化瘀法则中配伍清热法,对于缩短血人绒毛膜促性腺激素(HCG)下降时间及缩小包块、防止内出血、提高成功率有积极的意义。

王道萍认为,异位妊娠的发病机制是少腹血瘀证,活血化瘀为治疗法则。由赤芍、丹参、桃仁组成的宫外孕Ⅰ号方,能抑制纤维蛋白的形成,有阻止包块形成和防止包块增大的作用;宫外孕Ⅱ号方由赤芍、丹参、桃仁、三棱、莪术组成,能提高纤溶酶和胶原酶的活性,促进盆腹腔内血肿包块的分解与吸收。因此,对于出血倾向的患者过早使用或加大三棱、莪术等破血类药有增加内出血的可能,会使包块增大,不利于宫外孕血HCG下降。

王道萍认为,异位妊娠的病变可以视为血瘀,瘀久化热,热入血分,迫血妄行,引起出血,离经之血即瘀血,因此多为热瘀互结证,故异位妊娠在采用活血化瘀杀胚同时配伍清热凉血药物,可以减少内出血机会,阻止包块增大,有助于疾病的康复。自拟加味宫外孕Ⅰ号方:赤芍、丹参、桃仁、蒲公英、天花粉、蜈蚣、紫草、牛膝、制乳香、制没药、延胡索、三七、刘寄奴。内膜厚者加益母草,既往有附件炎史常下腹痛者加连翘。方中赤芍、丹参、天花粉、蒲公英、连翘、益母草、紫草等,均具有清热凉血活血作用,药理研究认为具有抗病原微生物、降低血管通透性及脆性、抑制血小板聚集等作用。蜈蚣、天花粉、紫草具有杀胚、降人绒毛膜促性腺激素(HCG)的作用。乳香、没药、刘寄奴、延胡索具有活血止痛疗伤的作用,牛膝活血通经,引血下行。配伍三七粉可缩短出血和凝血时间、抗血小板聚集及溶栓,且具有造血功能,起到镇痛、抗炎、防止内出血加重的作用。

禹
宏

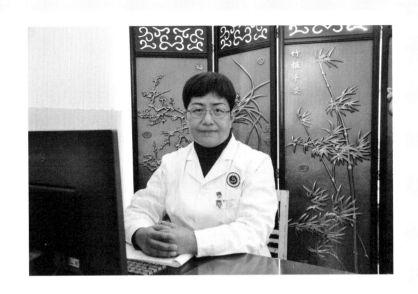

一　名医小传

禹宏,女,安徽淮北人,中共党员,主任中医师,淮北市中医医院妇产科主任。安徽省"十三五"重点特色专科及"十四五"中医优势专科学术带头人及学科负责人,安徽省跨世纪中医学术和技术带头人,第四届江淮名医。淮北市首届高层次人才,淮北市首届优秀中青年中医,淮北市健康素养巡讲专家。获"安徽省卫生计生系统先进工作者"荣誉称号。

兼任中华中医药学会妇科分会委员,中国中医药研究促进会妇产科与辅助生育分会常务委员,中国妇幼健康研究会中医药发展专业委员会委员,安徽省中医药学会妇科专业委员会副主任委员,安徽省中西医结合学会妇产科专业委员会常务委员,淮北市医学会妇产科学会副主任委员,淮北市中医药学会理事。

自安徽中医学院中医专业毕业后一直从事中医妇科临床工作,师从名老中医周琦。擅长中西医结合治疗不孕不育、月经失调、绝经前后诸证、妇科炎症、宫颈病变等,并擅长妇科、产科各类手术,倡导保护生理功能的各类术式;在妇科病的临床诊治中,注重勤求古训,博采众长,融会贯通为己用;调理月经,以平为期;治疗不孕,中西并用;注重顾护胃气,因地因时因人制宜;在沉疴难症救治中强调运用综合方法。主持省、市级科研项目4项,发表学术论文10余篇,参编妇产科著作2部。

二 学术特色

禹宏自1994年毕业于安徽中医学院中医专业以来一直从事中医妇科临床工作,已近30年,擅长治疗疾病如不孕症、癥瘕、滑胎、崩漏、月经失调等妇科疾病,现总结其临证经验如下:

(一)在治疗月经病方面

禹宏认为妇人月经以血为用,并受肾—天癸—冲任—胞宫生殖轴的调控。人体是有机整体,脏腑生理功能的紊乱和脏腑气血阴阳的失调,以及肾—天癸—冲任—胞宫生殖轴失调,均可导致月经疾病,与月经病关系最密切的脏腑是肾、肝、脾三脏。肾为先天之本,藏精,主生殖;肝藏血,主疏泄,精血同源;脾为后天之本,升化之源,脾气健,则气血旺。治疗月经病必从肾、肝、脾脏着手,治疗重在调理肾、肝、脾。

1. 月经失调的发病主要与脏腑功能失常有关

脏腑是气血生化之源,而气血是月经产生的物质基础,经络对月经的产生起调节作用。月经的产生是脏腑、气血、经络共同作用于胞宫的结果,因此其中任何一项功能出现异常都会引起月经失调。月经失调可以表现为多种形式,如月经量过多或过少、月经周期不规律、月经颜色异常等。女子以血为本,以肝为先天。肝藏血主疏泄,在女子,肝血下注血海而为月经,疏泄失常可致月经失调。因此,治疗月经不调首先要增强肝、肾等脏腑的功能,调理气血,恢复阴阳平衡。

肾为月经产生之本,阴血乃月经之源,肾阳是促发月经正常来潮的原动力,肾阳微弱、阴血亏虚是月经不调的主要原因。若不及时治疗,则可能发展为闭经,导致不孕不育。故采用补肾活血法治疗女性月经不调。

肝藏血,主疏泄。性喜条达,恶抑郁。妇人以血为基本,以肝为先天。现代社会,女子外担社会工作,内主家庭琐事,易发抑郁,肝气郁结,则血为气滞,冲任不畅,发生月经先后无定期、痛经、经行乳房胀痛、闭经、妊娠腹痛、缺乳、不孕症、盆腔炎;调经杂症每用疏肝调经之品,多有良效。从肝论治妇科疾病,既是从"女子以肝为先天"的传统理论着手治疗脏腑气血的病变,又兼顾了现代医学对社会心理因素的重视。

脾为后天之本,气血生化之源,脾又主中气而统血。调经必先调气血,健脾益气生血。脾与胃互为表里,脾虚可影响胃的功能,中药性味多苦、涩、寒,易伤胃气,影响药物吸收,用药多用焦三仙,芳香化浊之品,醒脾健胃。

2. 肾-天癸-冲任-胞宫生殖轴是中医妇科学有关女性生殖生理的轴心理论

肾-天癸-冲任-胞宫生殖轴在月经、妊娠、带下、分娩的生理全过程中均发挥着重要作用。此生殖轴中,肾为主导,肾气、天癸共同主宰,通过冲任二脉的通盛,相资为用,

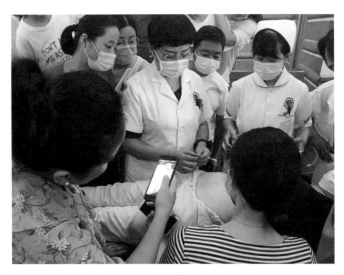

痛经适宜技术示教

由胞宫具体体现其生殖生理功能。禹宏调经常结合月经周期中行经期、经后期、经间期、经前期等不同时期的阴阳转化、消长节律,采取周期性用药的治疗方法。行经期为重阳转阴,血海满盈而溢下,治拟活血调经;经后期偏补肾阴,滋肾益阴养血;经间期重阴转阳,主以活血化瘀配温补肾阳促排卵;经前期阴中求阳,温肾暖宫辅以滋肾益阴之药。

3. 妇女经、孕、产、乳的生理活动均以血为用又须耗血

气和血是相互依存、相互滋生的,气为血之帅,血为气之母,气血失调是妇产科疾病的重要病机。治疗注重阴阳平衡,讲究用药平和;故调经先养气血,如患者久病,先天不足,产后多虚,"虚人之积,不便攻治者",治疗以八珍汤化裁,调养气血,根据不同兼证酌加补肾、解郁、化瘀之品。

(二)治疗盆腔炎性疾病方面

中医学认为,急性盆腔炎属"带下病""癥瘕"等范畴,其发病是由于邪毒趁产后、经期、术后或房事不节等机体防御功能较弱时侵入,湿瘀混杂,热毒炽盛,营卫不和,邪正交争,气血瘀滞,邪毒壅盛,若治疗不及时,或导致热陷心包、热入营血,故治疗应以清热解毒、行气凉血、活血化瘀为宜。禹宏认为急性盆腔炎以热毒为主,兼有瘀、湿之邪,病机为湿热瘀结、热毒炽盛、气血壅滞,治疗应以活血化瘀、行气凉血为宜。五味消毒饮出自《医宗金鉴·外科·心法要诀》,方中有金银花、蒲公英、野菊花、紫背天葵、紫花地丁等多味中药,具有行气止痛、清热解毒之功效。下髎穴为足太阳经穴,属膀胱络肾;交信穴为足少阴经穴,属肾络膀胱;两者表里互为,阴阳相融,下髎穴居上,交信穴处下,上下交行,盆腔炎的疼痛在盆腔,下髎穴在近,交信穴处远,两者皆由经脉过盆腔,针刺两者能

465

够调阳治阴,平气衡营。通过研究五味消毒饮联合针刺下髎与交信穴对急性盆腔炎患者炎性因子和T淋巴细胞亚群的影响发现,五味消毒饮联合针刺下髎与交信穴治疗急性盆腔炎的临床疗效显著,能够明显改善临床症状。

盆腔炎归属于中医"痛经""月经不调""不孕症"等范畴,《素问·痹论》曰"病久入深,营卫之行涩,经络时疏,故不通",认为"血瘀"是其发病机制,瘀血形成后阻滞胞宫胞脉,阻碍全身或局部气血运行,不通则痛,主要病理特征为血液"浓、黏、凝、滞",治疗重点在于清热解毒、活血化瘀、散结止痛。现代医学研究已证实,盆腔炎患者多呈高黏滞血症状态,从现代医学角度解释了盆腔炎"血瘀证"的实质。通过研究腹部针灸结合红藤汤保留灌肠对盆腔炎患者中医症候积分、血清CRP水平及阴道分泌物洁净度的影响:红藤汤方剂主要成分由红藤、莪术、败酱草、两面针等组成,其中红藤又名活血藤,主要功效为败毒消痈、活血通络,主治月经不调、腹痛。蒲公英、败酱草具有清热解毒功效,有良好的杀菌、抑菌作用,尤其是对革兰阴性菌及阳性菌敏感度高。三棱、莪术具有破血行气、化瘀消癥的功效。没药、乳香等具有软坚散结、祛瘀生肌的作用。现代药理学研究发现,红藤汤能够增加白细胞的吞噬能力,增强机体抗感染能力,降低毛细血管通透性,改善局部组织血液循环,松解粘连结缔组织等。

中药保留灌肠通过利用女性生殖器与肠道间隔较近的特殊身体结构,将中药药液灌注于直肠内,药液通过肠壁渗透性作用,治疗肠道邻近的盆腔病变组织器官,药物作用时间长,促使炎性分泌物的吸收及盆腔粘连组织的松解,提高灭菌效果。腹部分布大量气血经络,是气血输布的桥梁,且腹腔内分布大量人体内脏器官,这些脏器保证了人体的活动与运转。腹部针灸选取中脘、关元、护宫、肠遗四穴及神阙,前四穴具有通气调血、疏理经气功效,配合神阙穴艾灸能够增强温经通络、活血化瘀的功效。腹部针灸以神阙穴为中心,能够很好地调控经络,畅通气血,固本培元,改善腹部内环境微循环,消除炎症与疼痛。

腹部针灸结合红藤汤保留灌肠能够改善临床症状,缓解疼痛。红藤汤保留灌肠可将药物直接渗透到病变部位,提高局部药物浓度,加快粘连组织松解,促进包块消失。而腹部针灸能够加快气血运行,消除炎症,两者结合,能够增强活血化瘀、散结止痛的功效。禹宏研究发现,治疗后血清CRP水平明显低于对照组,阴道分泌物清洁度优于对照组。血清CRP为全身炎症的非特异性标志,可反应机体有无感染。盆腔炎患者白带异常、阴道分泌物增多是主要临床表现之一。腹部针灸结合红藤汤保留灌肠可减轻机体炎症反应,提高阴道分泌物清洁度。

(三)治疗癥瘕

禹宏认为,妇人以血为本,经、带、胎、产、乳均以血为用。气血调和、血脉通畅、胞宫藏泄有度,则经、带、胎、产、乳均可正常。任何原因引起冲任气血不畅、脏腑功能失调,皆可致血不归经,或壅聚成癥,胞宫血脉瘀阻,变生妇科诸疾。肾虚,冲任受损,气血失

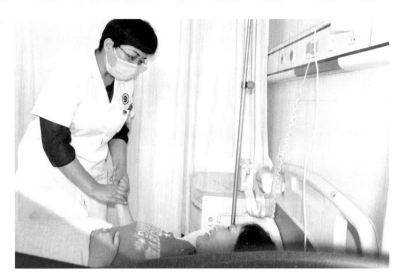

病房查房

和,血液凝滞在胞宫,化为肌瘤。故采用补肾调冲任、活血化瘀、散结消癥的补肾消癥方治疗子宫肌瘤。子宫内膜异位症的病因病机为离经之血无法排出体外,瘀积于下焦,影响气机,日久形成瘕,不通则痛,发生严重痛经;两精不能相合,则导致不孕。用中药内服加中药保留灌肠的中医综合疗法治疗子宫内膜异位症患者。内服中药肉苁蓉、小茴香、艾叶温经止痛;三棱、莪术、鸡血藤、皂刺、鳖甲活血化瘀,软坚散结;柴胡、白芍、当归、川芎、黄精、香附调补冲任,理气止痛。同时运用中药灌肠疗法配合治疗,采用活血化瘀、解毒散结之中药,通过直肠给药法,使药物有效成分经直肠黏膜吸收,通过直肠静脉与肛门静脉经髂内静脉进入下腔静脉,直接作用于盆腔内异位病灶,对盆腔瘀血状态具有显著改善作用,对提高治愈率、缩短疗程有着重要作用。

(四)绝经后妇女复发性尿路感染

禹宏认为年老者五脏皆虚,气血不足,肾气渐衰,正虚于内,感受湿热之邪且易于留恋,日久化瘀。湿热之邪易阻气机,在老年人气虚的基础上极易形成气滞湿阻、因果循环的状态,故在清热除湿的基础上辅以适量行气药,使湿热去、气滞行,行气化湿而不伤正。久病成瘀,适当配伍赤芍、丹参等活血药,对缩短病程起到积极作用。在治疗上以补肾培源为主,清热利湿为辅,兼活血化瘀利尿。使用适当的清热利湿解毒中药后,使湿热去、热毒清,恢复了尿路局部的免疫环境,对彻底治疗和预防复发具有重要作用。

(五)不孕症

治疗不孕症必先调经,月经以肾气为主导,受天癸调节,并在肝藏血调血、脾统血化血、心主血、肺布血的协同作用下,冲任气血相资,形成胞宫由虚而盛而满而溢而虚的月经周期,治疗不孕症,应顺应月经周期用药,并指导于"氤氲期"同房,增强受孕机会。

久病必瘀，不孕症多病程较长，"气血郁滞，积而成瘀"。治疗不孕症活血化瘀法可用于治疗输卵管性不孕、积聚类不孕，补肾方中可酌加活血通络之品。

女子以血为用，血常不足，气偏有余，因此女性情绪易于波动；不孕患者由于长期不孕或各种压力导致气血失和，肝气不舒，甚至肝气太过，引动肝火，因此常加柔肝泻肝之品。所用药物主要有健脾益气之党参、茯苓、炒白术，养血柔肝泻肝火之白芍、淡子芩。

治疗的同时注重心理疏导，调节情志也会起到调畅气机、调和脏腑气血的作用，而发挥治疗不孕症的辅助作用。

治疗不孕症要衷中参西，西为中用；"孕"筹帷幄，无问西中；目前现代医学机制明确的彩超监测卵泡，输卵管碘油造影，宫腔镜检查等，都要引入不孕症的诊断与治疗中去。

不孕症的治疗要一人一法，因地因时因人三因制宜。根据患者生活的地域不同，饮食习惯的不同，体质的不同，年龄的不同，用药治法均要相应调整。

（六）"调理体质、杂合以治"可以事半功倍、标本同治

禹宏认为体质指的是人体在先天遗传与后天获得的基础上，继而在结构、功能、代谢及应激性等多方面形成的区别于其他个体的相对稳定独立的固有特质。具有不同体质的个体，其在发病过程中对某些致病因子的易感性，以及疾病发展的倾向性，均可表现出不同程度的差异。阳虚体质是诱发多种疾病的体质基础，故阳虚体质月经不调可谓最为典型的月经不调证型。"杂合以治"的中医观念首现于《黄帝内经》："故圣人杂合以治，各得其所宜。故治所以异而病皆愈者，得病之情，知治之大体也。"其本意是指将砭石、毒药、灸焫、九针等多种方法进行杂合，继而为患者联合施治。后来医家又参考其思想精髓发展了更多治疗方法与途径的杂合。禹宏通过综合思考，将"杂合以治"的中医理论应用于阳虚体质月经不调患者的临床治疗，结果显示疗效颇令人满意；故而提出在月经不调的中医病机中，体质绝对是值得重点关注的一个方面，病理性体质对月经不调的发病及病情进展均可能产生深远影响；通过一定措施调节体质可为月经不调的临床治疗提供一条新的途径。鉴于体质的形成不仅基于个体的先天遗传因素，其后天的起居、饮食、心理状态及运动习惯等诸多生活因素均可左右最终的体质类型，对于月经不调这一病症更是如此。从"杂合以治"的中医观念出发，针对患者除施以中药、艾灸及穴位按摩等常规中医处理方法外，同时从患者的饮食、起居、情志、运动等多方面进行"杂合"防治，以期通过积极干预患者的不良生活习惯、改善心理状态并合理运动，进而纠正其偏颇体质，达到对疾病标本同治的目的。这也与现代医学在治疗多囊卵巢综合征导致的月经不调、不孕的同时建议改善生活方式、减重等理念不谋而合。

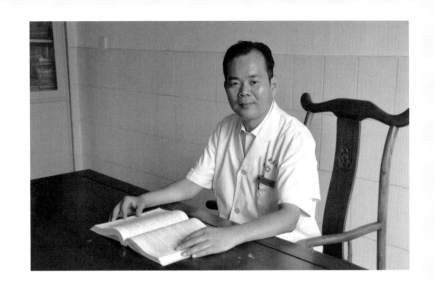

尹安坤

一 名医小传

尹安坤,男,安徽亳州人,中共党员,三级主任医师,亳州市中医院党委副书记、常务副院长、眼科学科带头人。第七批全国老中医药专家学术经验继承工作指导老师、安徽省名中医学术经验继承工作指导老师、首届安徽省名中医、首届江淮名医、首届亳州市"十佳医生"、首届亳州市名中医,享受亳州市政府津贴。兼任安徽省中医药健康协同创新学会委员、亳州市医学会理事、亳州市中医药学会理事、亳州职业技术学院教授。

从事眼科临床30余年,师从安徽中医药大学第一附属医院眼科刘益群教授、赵经梅教授。1991年在华佗中医院牵头成立眼科,先后赴西安、北京、合肥等上级医院进修学习,多次参加国际奥比斯眼科飞行医院防盲技术培训,率先在本地区开展白内障超声乳化人工晶体植入术,采用中医药治疗角膜病、眼底病、儿童目劄及术后并发症等,开展中西医结合治疗糖尿病视网膜病变,把中医药应用到复明手术并发症的治疗上,自拟"和血明目汤"治疗超声乳化白内障吸除术后角膜水肿;总结出儿童目劄汤经验方,研发"明目颗粒"院内制剂治疗儿童目劄病;组织实施亳州市"彭年光明行动",实施百万贫困白内障患者复明工程,医院连续多年被评为残疾人工作先进单位,个人被评为残疾人工作先进个人。所在眼科也先后被确定为亳州市和安徽省中医重点专科。发表学术论文10余篇。

二 学术特色

尹安坤出生在华佗故里、药材之乡,工作中秉承院训——厚德精术,崇古尚今。在临床工作中,注重发挥中医药特色,做到四个结合:中西医结合、辨病辨证结合、整体与局部结合及防治结合。在治疗过程中注重因人因时制宜,强调个体化治疗。树立中医治未病理念,强调医患沟通,健康教育,预防控制。在遣方用药方面,注重调理,慎用苦寒,善用甘平轻灵、药食同源之剂,尤其推崇食疗。

(一)病证结合识眼病,中西融通促疗效

尹安坤临证早年跟随安徽省著名中医眼科专家刘益群教授、赵经梅教授,铭记导师教诲,勤学不辍,临证笃行。注重中西医结合,辨病辨证结合,尤其在眼科领域,一些眼底疾病,需要借助现代化检查手段,方能明确诊断。尹安坤在临证发挥中医药特色优势的同时,不断学习、掌握现代医学理论与新技术,丰富临床诊断治疗手段。随着人工晶体植入技术的发展,尽显中医眼科中金针拨障术的临床局限性,尹安坤通过参加安徽省白内障规范化手术培训班,掌握现代白内障微创手术技术;通过参加安徽省防盲技术培训班,全面系统学习眼科学理论及最新防盲治盲技术,并充分应用于临床实践中。

做到传承精华,守正创新。在糖尿病性视网膜病变的治疗上发挥专病专方优势,总结应用自拟经验方益气和血明目汤(黄芪、党参、熟地炭、当归炭、麸炒山药、槐花炭、酒黄精、太子参、茯苓、泽泻、牡丹皮、白茅根、葛根),对于眼底出血倾向明显者,早期给予全视网膜光凝;出血严重,病程日久,甚或出现增殖牵拉等严重并发症导致失明者,给予相应的后节手术等,以期获得最佳疗效。

(二)整体观念贯始终,饮食起居须强调

尹安坤临证时注重整体思维,把整体观念和辨证论治贯穿到诊断、治疗、预防等全过程。在接诊眼病患者时通过望闻问切全面了解患者病史、精神状态、情绪变化、所处环境、饮食起居等。然后做全面系统的检查,注重眼与全身、整体与局部的关系,从疾病发生、发展、转归及预后等诸多方面,要求患者及其家属注意情绪控制、饮食起居,注重食疗。

青少年近视是眼科临床常见病,近年来发病率持续升高,引起社会广泛关注,成为危害青少年眼健康的主要因素。如何预防控制儿童青少年近视是眼科工作者的主要研究方向,尹安坤注重发挥中医药优势,突出中医整体观念,致力于儿童青少年近视眼的防控工作,预防为主,控制进展。儿童目劄病、睑腺炎、多发性睑板腺囊肿与饮食习惯密切相关。经长期观察发现,儿童目劄病主要是饮食不节所致,尤其好发于挑食、爱吃零食者,常常表现为阴虚火旺、血虚生风、肝强脾弱等病理特点,临床表现为眼胞、面部及

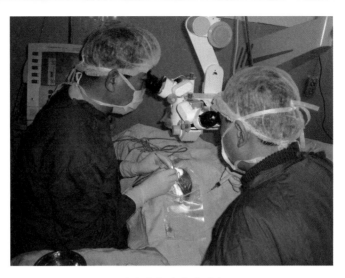

为患者行白内障手术

肢体不自主抽搐、多动、纳差等。总结出儿童目劄汤经验方,在此基础上又研发出院内制剂明目颗粒,临床上取得良好疗效。该经验方主要药物组成:枸杞子、当归、酒黄精、石斛、炒山楂、炒谷芽、炒麦芽、鸡内金、炒神曲、麸炒苍术、麸炒白术、百合。儿童目劄病、干眼症以及青少年近视十分常见,成为近年来的多发病,主要是饮食不当,久视伤血,脏腑失调,以致阴血不足,阴虚生燥,阴虚生风,而发为目劄、干眼诸症。在开具中药处方的同时,强调饮食禁忌,结合患儿体质情况告诉患儿家长如何调整膳食结构,以促进疗效、防治复发。

(三)防治结合重预防,临证笃行治未病

《黄帝内经》云:"圣人不治已病治未病,不治已乱治未乱,此之谓也。夫病已成而后药之,乱已成而后治之,譬犹渴而穿井,斗而铸锥,不亦晚乎?"又云:"上医治未病。"这是中医治未病思想的最早记录。尹安坤在临床工作中始终秉承这一理念,注重发挥中医治未病思想,防治结合,未病先防,已病防变,已变防渐,而且重在预防。因为很多疾病的发生、发展是不可逆的,只能提前预防或者控制。

上工治未病。注重防病,强调要注意阻挡病变发展的趋势,并在病变未产生之前就采取措施,达到"治病十全"的"上工"之术。尹安坤在临证过程中笃行治未病理念。比如青少年近视的防治、糖尿病性视网膜病变的防治等,此类疾患常常是不可逆的,一旦出现病理改变,就难以恢复到原来状态,所以在临床工作中,他总是不厌其烦地告诉患者及家属,如何重视配合,做好防控。比如青少年近视,通过合理膳食、睡眠起居、中医药干预等综合措施进行防控,强调未发生近视时重在防,已发生近视时重在控。

(四)医患沟通重教育,患家参与共治防

以患者健康为中心,注重健康教育是医患沟通的重要内容和手段,是构建融洽医患关系的重要途径。通过健康教育、情感交流,增强医患互信,让患者及家属了解健康知识,增强参与防治的主动性,从而达到"治未病"的目的。在诊病过程中通过教学模型、挂图等工具和患者细心讲解,让患者认识到疾病,取得配合与理解,有效地参与治疗,有时还需要社会面参与。比如甲状腺相关眼病患者常常脾气不好,眼底出血患者、青光眼患者常常性情急躁易怒,对于此类患者一定要交代注意管控情绪,同时交代家属,患者发脾气是生病引起的,要给予更多的理解、关爱。

在辨病辨证的基础上,还要对患者进行体质辨识,告知患者理法方药的同时,还要告诉饮食禁忌、食疗方法,鼓励患者参与、配合治疗。

儿童弱视是眼科常见病,患者家人的理解与配合是弱视治疗与康复的关键,尹安坤在讲明弱视及其原因之后,常常告诉患儿家长如何配合治疗,并强调疗效的好坏、治愈速度的快慢,主要取决于家长的依从性和坚持性,叮嘱家属随诊复查,以便当面沟通强调。对于已经上学的患儿,还需提醒老师参与监督、配合。

(五)防盲治盲勇担当,复明工程惠万家

尹安坤率先在本地区开展白内障超声乳化手术、人工晶体植入术等眼科显微手术。在不断学习应用现代医学先进知识、技术的同时,发挥中医药在复明手术并发症上的治疗优势,提高复明效果,缩短病程。

在中医文献的基础上,总结临床经验,自拟和血明目汤治疗超声乳化白内障吸除术后角膜水肿取得显著疗效,该方药物组成:当归、白芍、川芎、续断、菟丝子、桃仁、红花、防风、黄芪、茯苓、白术、三七粉。通过临床观察分析,认为白内障超声乳化术后角膜水肿的主要病机在于手术过程中各种物理、化学等因素导致真睛脉络受损,气滞血瘀,风水相搏于黑睛,故治以养血和血,祛风通络,理伤明目。该方中当归、白芍、川芎、桃仁、红花养血和血、通络祛风;续断、菟丝子补益肝肾、理伤明目,黄芪、茯苓、白术、防风健脾益气、祛风除湿,加三七粉另包冲服,共奏和血理伤之功效。诸药相和,攻补兼施,气血同治,调理脏腑,理伤明目,体现中医气血同源、血为气之母、气为血之帅,治风先治血、血行风自灭的理论。该方补血而不滞,和血而不破,重在调理,以养目窍。尹安坤认为在防盲过程中,中药益气既能促进伤口早日愈合,又能提高视神经的耐缺氧、抗损伤能力,活血化瘀能够促进组织修复,减少手术、创伤瘢痕的形成,增加视神经营养,加速房水循环,预防创伤、手术后高眼压的产生。这些都可以减少视功能损伤,防止盲的产生。

郑
铎

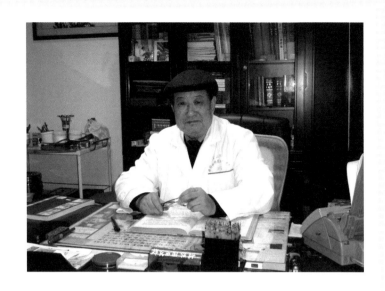

一 名医小传

郑铎,男,安徽歙县人,农工民主党党员,中医喉科副主任中医师,第二届安徽省名中医。郑氏西园喉科33世、国家级非物质文化遗产"西园喉科"第11代传人,第五批国家级非遗传承人,全国中医流派——人称"喉科一绝,黄山一宝"的郑氏喉科工作室副主任。原安徽省新安医学研究会理事,中国抗癌协会会员。

郑氏西园喉科系古徽州歙县郑村郑氏创建,始于清朝康熙五十年(1711)间,至今已逾300年历史,世代相传,在江南享有"手到病除,杏林奇葩"之美誉,其创设的秘药、医术在喉科领域居先锋地位。郑铎深受祖传喉科秘方秘术嫡传,率子女建立了黄山市西园喉科药物研究所,并在郑村老宅坐诊行医,以西园喉科家传治疗咽、喉、口腔疾病,轻以内服药丸,佐以洗、敷、吹、噙诸法;重则刀、针、灸、熏、烙并用。喉科吹药直达病所,药轻力宏,是最主要的外治法,从而形成独具疗效的郑氏喉科吹药系统。

作为嫡传传人,承祖求新,内治外治,或攻或补,烙法、穿刺、针灸及手术配合等都是其对家传医术的发展和创新,对口腔、鼻咽喉科的疑难杂症有独特的疗法,达立竿见影之功效,而且对于早期口腔、头颈部和咽喉部癌症也有较好的疗效。先后研发了"西园喉药""西园喉宝""复方回声灵"等新药,承上启下,亲授子女及孙辈喉科医业,使郑氏"西园喉科"开枝散叶,根深叶茂。

二 学术经验

(一)慢喉痹治验

古代资料中有关慢喉痹辨证施治的内容较为丰富。《伤寒论·辨少阴病脉证并治第十一》中提出用"猪肤汤"主治少阴咽痛。认为本方为治疗少阴肾虚,阴虚火旺咽痹之方剂。《丹溪心法·缠喉风喉痹六十五》说:"喉痛,阴虚火炎上,必用玄参。"玄参甘苦咸寒,《本草纲目》谓之能"滋阴降火,解斑毒,利咽喉"。以玄参治疗慢咽痹,一直为后世医家所沿用,《医学入门·卷之四》认为引起咽喉病的虚火可有三种,即肾火、肝火、脾火。在论治时说到"少阴脉微,治宜补虚降火。血虚者四物汤,加桔梗、元参、荆芥、知母、黄柏。气虚者四君子汤,加甘草、桔梗、元参、升麻,甚则干姜、附子以为向导,徐徐服之"。提出虚火上炎,治疗上须补肾之虚损,潜降上浮之虚火,肝阴虚则应补肝之阴血而泻相火;中气既虚,相火上浮无制,补脾气以制相火,于方中加干姜、附子,取其同气相求,引火归原之意。这些治法根据病机变化而定,丰富了慢喉痹的治法,对后世辨治慢喉痹有很大的影响。

慢喉痹是因气血阴阳失调、咽部缺失濡养所致,是以咽部不舒,咽干、异物感、咽痒微痛,咽部黏膜的异常改变等为主要表现的咽喉疾病。新安郑氏喉科根据慢喉痹的病位、病因病机及咽部形态不同,称本病为"虚火喉痹""慢喉风""阴虚喉痹""阳虚喉痹"等。本病虽有气虚、血虚、阴虚、阳虚的不同,但总以虚火为主,郑氏强调"治病须分新久,用药贵审机宜"。

首先咽干,其主要表现皆是阴损所致,因为何种虚损皆可致咽部失去濡养既而转为咽干,其辨在于阴虚见咽干者而多饮,阳虚咽干并不多饮,气虚咽干而欲热饮。又者咽痛伴异物感(或黏痰附着感)常有呃、咯动作,其症状朝轻暮重,多为阴虚(肺肾阴虚和肝肾阴虚),其症朝重暮轻为气虚(肺脾气虚)。阳虚证(肾阳亏虚)则是咽干微痛,服凉性药后就加重,并细察形气脉色。

再者如咽部肌膜色暗红干亮,肥厚(包括咽侧索肥厚),咽底滤泡增生(散在性增生和团块性增生),这些都为阴虚所致。咽底有白色黏液的都为气虚。阳虚则咽见底黏膜变薄,色淡等。治慢喉痹肺肾阴虚型,应选用大组中药鲜药,如鲜生地黄、南沙参、鲜石斛、鲜芦根、玉竹为君,佐以赤芍、丹皮、炒黄芩,加之吹敷郑氏喉药粉(每日5~6次、清咽利喉润燥),取效快捷。鲜药的应用由来已久,医家在实践中认识到中药"鲜药""干用""炮制"使用的功效不同,特别是在治疗热病和阴虚症候方面,鲜药有着不可替代的作用,且具有简、便、廉、验的特点。如《本草纲目》中云:地黄"鲜用则寒,干用则凉,久服轻身不老,生者尤良"。对于慢喉痹肝肾阴虚型,以杞菊地黄汤合一贯煎加减。方中以杞菊地黄汤滋补肝肾之阴,合用一贯煎之当归养肝活血,而具有疏通之性,川楝子疏肝理

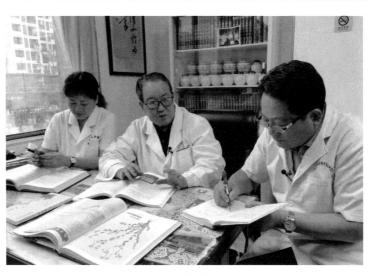

门诊带教

气、沙参、麦冬滋阴利咽，局部吹敷郑氏喉药(每日5~6次)，诸药合用有奇效。用补中益气汤加四物汤治慢喉痹肺脾气虚型，益气健脾，升举清阳，局部均吹喷喉药粉，意在加强局部血液循环以濡养咽部肌膜。阳虚喉痹的表现和治则：阳虚者，两寸浮大，遇劳益甚，此肺脾气怯，不能提防下焦，须培补中宫，着重选用人参、党参、黄芪、白术、山药、白扁豆、莲子、芡实、茯苓、炙甘草、大枣、黄精、粳米等甘养温运之品，重症用理中汤和四逆汤，以益气健脾，培补中宫，在脾气恒健，运化有权，水谷精微布达，气血充盈的基础上，迅速地消除或改善中州衰惫所引起的咽部阳虚症状。

(二)鼻鼽治验

鼻鼽类似于西医的变态反应性鼻炎(过敏性鼻炎)。郑氏医家依据传统的辨证来进行立法选方用药。从临床报道所见，归纳起来有如下一些常用治法。

(1)调和营卫法：根据外感风寒，致营卫不和的病机认识而设。一般用小青龙汤、桂枝汤加减，方中麻黄、桂枝、细辛、干姜发表温里，驱散风邪，白芍、五味子和营益阴，黄芪、党参、半夏健脾益气温补肺气，鼻痒重者可加蒺藜、茜草、白芷以祛风镇涕。

(2)益气固表法：是根据阳气亏虚，卫表不固，易感风寒外邪致病的病机而设。用玉屏风散、温肺止流丹加减，方中黄芪、人参、白术、甘草健脾补肺、益气固表，防风、桔梗宣肺散邪，荆芥、细辛、诃子、鱼脑石温肺祛寒、敛津止涕。

(3)调理脾胃法：是依据脾胃虚弱的病机而设，对脾失健运者，一般用六君子汤、参苓白术散之类加减，方中加乌梅、细辛能敛肺涩津散寒止涕，若平时涕多者可加用苍耳子、佩兰、葛根以化浊除涕。

(4)对脾肺气虚，清阳不升者，一般用补中益气汤合理中汤加减，方中人参、黄芪、白术、陈皮、炙甘草健脾益气，当归养血生血，升麻、柴胡升举清阳，遇寒则喷嚏多者可加防风、桂枝、干姜等。

（5）温阳补肾法：症见鼻塞、鼻痒，喷嚏频频，清涕长流，面色苍白，形寒肢冷，小便清长，鼻黏膜苍白。可用附桂八味汤或右归丸，方中熟地黄、山茱萸、山药滋补肝肾，丹皮、泽泻、茯苓利水渗湿，补渗相辅，配以桂枝、附子温补肾中元阳，再选用2~4味温阳补肾药物，如淫羊藿、巴戟天、补骨脂、肉苁蓉、菟丝子、杜仲之类，温里攘外。

（6）活血化瘀法：根据久病入络，以及过敏性鼻炎在发作时存在鼻黏膜微循环障碍（其色暗红），一般用益气活血法，常用方如四物汤合养阴清肺汤加丹参、赤芍、大血藤等。

（三）耳鸣及耳聋治验

耳鸣是指患者自觉耳中鸣响，而周围环境中并无相应的声源，耳聋是指不同程度的听力减退，均可见于多种疾病之中，因此耳鸣与耳聋常常合并出现。耳鸣多见于中老年人，其中体质虚弱者更为多见。耳鸣耳聋作为一种症状，古人有一些不同的描述，有气聋、热聋、劳聋、厥聋、脑鸣等。其病因复杂多端。临床上分虚、实两大类。

实证者，多因外感邪气或脏腑实火上扰耳窍而致；虚证者，多为脏腑虚损而致。郑氏医家认为，实证中，见于风热侵袭造成吹风样耳鸣伴有耳内闷堵感且鼻塞头痛的，就用疏风清热、宣肺通窍法，药用蔓荆子散加减。方中蔓荆子、甘菊花、升麻、前胡辛凉散邪，生地黄、赤芍、麦冬凉血清热，木通、赤茯苓、桑白皮清热利水，再加入蝉衣、石菖蒲、苍耳子等耳鸣闷堵即除。如肝火上扰者，则耳鸣如闻潮声，情志抑郁或恼怒时加甚，口苦、寐差，此宜清肝泄热、开郁通窍，以龙胆泻肝汤化裁，肝经实火重者荐用当归龙荟丸，其中当归、芦荟、龙胆草、青黛直入本经气血两途，先平其甚者再缓肝郁，而诸经之火无不平复。痰火郁结者耳中胀闷，呼呼作响，头痛头昏，胸脘满闷口苦无味，苔黄腻状，此宜清化热痰、和胃降浊，药用清气化痰丸加减。清气化痰丸为痰火通用之方，气之不清，痰之故也，能治其痰，则气清也。方中用胆南星、瓜蒌仁化痰清热，半夏燥湿化痰，茯苓利湿化痰，陈皮、枳实行气通窍，黄芩苦寒清热、杏仁降气化痰再加入石菖蒲开郁通窍则耳鸣自消。气滞血瘀型的一般或有爆震史，经气痹而不宣，可用活血化瘀、行气通窍法，以桃红四物汤为主方，并加麝香、香附，以老葱作引。

虚证多见于耳鸣如蝉，昼夜不息，安静时尤甚，伴听力下降，腰膝酸软，失眠多梦，用补肾填精、滋阴潜阳法，荐用六味地黄汤加左慈丸或左归丸，若偏于肾阳虚则宜温补肾阳，可用右归丸或肾气丸。还有肾精亏损合气血亏虚者，因耳属足少阴之肾经，精气调和，肾气充足，则耳闻而聪，若劳伤血气，精脱肾惫，心虚血耗必至耳聋耳鸣。凡大病之后而耳聋者，多是气虚。若老年人耳听渐重，亦是气虚；其耳鸣耳聋每遇劳作之后加重，易疲倦乏力、面色无华、食欲不振、大便溏、失眠、苔白、脉细，宜健脾益气、养血通窍法，药用调中益气汤加减。方中党参、黄芪甘温益气为主，白术、甘草健脾缓中，以助益气，蔓荆子、葛根、升麻轻扬升发，以助清阳上升，白芍敛阴，黄柏清热，以防元气不足、阴火

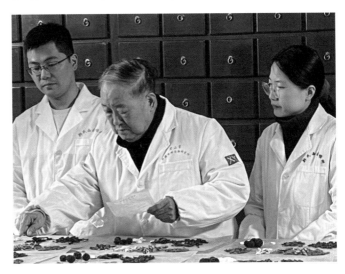

指导辨药

上冲,方中可加菖蒲,诸药合用有益气升阳之功,耳疾自平。

(四)慢喉喑治验

慢喉喑是指声音不扬、嘶哑、喉部肌膜肿厚,经久不愈的一种喉病。多由久病体虚或急喉喑失治转变而来,发病无年龄差异,但多见于中年人,无地域性分布。常以职业用声者属多。西医的慢性喉炎,声带麻痹与本病类似。慢喉喑是20世纪80年代开始提倡用的中医病证名称。由于历史发展阶段不同,其所应用的名称亦不一样,有"喉破""阴虚声哑""久病失音""金伤声哑""失血喉哑""狐惑声哑""久咳声嘶""哑劳"等。明清时期对慢喉喑证认识逐渐明确。如《古今医统大全·卷四十六·声音病》中的"咳嗽久远,伤气而散,……久病声哑,元气不足,肺气不滋"的肺气虚。《本草纲目·声音》中的肺痿和肾虚瘠。《景岳全书·卷二十八·声》对证论述比较系统,明确提出脏腑虚损。《医学纲目》的劳嗽失音的虚损喉,其他如《证治准绳》《罗氏会约医镜》《医碥》《杂病源流犀烛》《万病回春》等都有专节(篇)论述病,其中对虚证喉喑均有较明确的论述。不过在清代的喉科专著中,则很少有虚损(慢喉喑)的论述,这与当时社会上的传染病大流行,而出现喉科急症多有关。现代慢喉喑多以失音或声音嘶哑辨治。将虚证辨为肺肾阴虚、气阴两虚、脾肺不足、肾阳不振、气滞血瘀、肺燥津涸和讴歌伤喉等型,分别以百合固金汤、补中益气汤、益气清金汤、真武汤、四物汤、清燥救肺汤和桃红四物汤加减治疗。

郑氏医家认识到慢喉喑的治疗不可盲目使用利喉开音的中药,而要辨证审因,治病求本,见喑不开音,其声自噫。如《古今医统大全》中治"病患久嗽声哑,乃是元气不足,肺气不滋,宜补气养金润燥,其声自噫,若虚劳之人,则宜滋肾水润肺金为本,诃子、百药煎收敛以治其标,标本兼治,此十全也"。又如"重伤阴液"喉喑,"滋阴养液"以治其本,全方无一开音之品。再如补足三阴法、淡渗轻扬法、养阴法等治疗慢喉喑。郑氏医家以

477

失音证治为题,将虚证类辨为阴虚、气虚两型,分别以经验方的养阴开音汤(苦杏仁、玄参、生地黄、鲜枇杷叶、丹皮、川贝母、芦根、天花粉、茯苓)和益气开音汤(炙黄芪、西党参、桔梗、茯苓、川芎、菖蒲、归身)施治;而将气滞血瘀、痰凝型划归为实证论治。并以中西医结合治疗喉炎的临床观察为题,将慢性喉炎及声带病变分为肺脾气虚、肺肾阴虚和气滞血瘀三型,统以自拟基本方开音汤(川芎、当归、桔梗、青果、诃子肉、玄参、丹皮)随症加减治疗。郑铎在20世纪80年代后期创设了治疗声音嘶哑的要药"复方回声灵",以轻可祛实和利喉开喑为法,经30多年的临床验证,对慢喉喑(声带小节、声带肥厚、声带息肉、声带白斑等)屡见奇效。

针灸推拿专家

孙钰

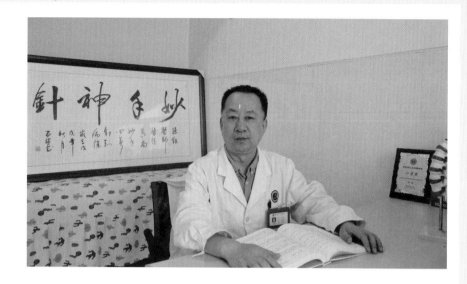

一 名医小传

孙钰，男，安徽淮北人，中共党员，主任中医师，淮北市中医医院针灸科主任。第七批全国老中医药专家学术经验继承工作指导老师，第四批全国中医临床优秀人才，国家中医药管理局重点专科学术带头人，首届安徽省名中医，第二届江淮名医，首届淮北市高层次人才。获得"安徽省优秀医生"荣誉称号。

兼任中华中医药学会推拿分会委员，中国针灸学会手法量学专业委员会委员，安徽省中医药学会推拿专业委员会、针刀医学专业委员会和老年病专业委员会副主任委员，安徽省针灸学会、灸法研究会常务理事，安徽省全科医师协会中医药穴位贴敷分会副会长，《中医药临床杂志》审稿专家。

先后师从国医大师李业甫、全国名中医杨骏及安徽省国医名师蔡圣朝等学习，擅长运用中医针灸、推拿、针刀、中药等治疗神经系统疾病、风湿类疾病等，尤其对不同针刺法分期治疗腰椎间盘突出症、面肌痉挛，不同针刺法针刺翳风穴为主分期治疗周围性面瘫，经筋刺法与经络刺法治疗耳鸣等有深入的研究。

主持省市级科研课题7项，发表学术论文26篇，出版专著2部。获安徽省中医药科技进步奖一等奖、三等奖各1项，淮北市医学科技奖三等奖1项，安徽省中医药学会优秀论文奖三等奖1项，淮北市医学会优秀论文奖二等奖2项，淮北市职工技术创新奖一等奖1项。

二 学术特色

(一)传统古典针法与现代疾病分期结合

孙钰善于应用中医经典,取穴上根据《灵枢·经筋》记载的经典内容,刺法上将《灵枢·官针》中记载的传统古典针刺方法与现代疾病分期有机结合,实行个体化治疗。

1. 不同针刺法分期治疗腰椎间盘突出症

孙钰提出,针灸治疗腰椎间盘突出症,应在明确诊断、注重鉴别诊断及合并疾病诊断的基础上,针对每个患者的不同情况,分别给以分型、分期、中医辨证分型、辨经,进行在经筋理论指导下的个体化针灸治疗;选穴恰当,在针刺时注重针刺手法的操作;注重针灸各种方法的灵活应用;并与药物、牵引、物理疗法、推拿、卧床休息、功能锻练、健康宣教等疗法有选择地相结合,才能提高临床疗效的思路与方法。

(1)确定腰椎间盘突出症的分期:①急性期,临床表现为腰腿疼痛较为明显,咳嗽、打喷嚏等腹压增高时疼痛加剧,活动受限,腰背部肌肉紧张与神经根性体征明显,患肢直腿抬高试验低于60°等。②缓解期,临床表现为腰腿疼痛症状较急性期明显减轻,脊柱功能改善,下肢牵涉痛或麻木,直腿抬高试验及加强试验阳性,或起病时症状较轻者也可看作缓解期。③恢复期,临床表现为腰痛基本缓解,功能活动基本改善,下肢仍有酸楚感或麻木感,直腿抬高试验及加强试验弱阳性。

481

(2)明确针灸治疗的取穴:取穴一般是阿是穴、环跳穴。阿是穴位于病变腰椎间盘突出部位的棘突间患侧旁开1.5 cm处,找出最明显压痛点或阳性反应点即是。环跳穴取患侧。若两侧同时发病,则取双侧的阿是穴和环跳穴。

(3)根据不同分期实施不同刺法:急性期采用改良扬刺法,即在阿是穴和患侧环跳穴上先直刺各穴的第一针,然后在两穴的四周各1 cm处,针尖对准各穴的第一针,刺入另外4针,深度50~75 mm,行提插捻转泻法2分钟,使局部有酸麻胀重感并向下肢放射,留针30分钟,中间行针2~3次。

缓解期采用齐刺针法,即在阿是穴和患侧环跳穴直刺各穴的第一针,然后在阿是穴上、下侧及环跳穴内外侧各1 cm处针尖对准各穴的第一针,刺入另外2针,手法及留针处置同急性期。

恢复期采用傍针刺法,即在阿是穴和患侧环跳穴直刺各穴的第一针,然后在两穴的外侧1 cm处,针尖对准各穴的第一针刺入另外一针,手法及留针处置同急性期。

从《灵枢·经筋》中记载的经筋循行分布及经筋病的症状表现来看,与腰椎间盘突出症最为密切的经筋有足太阳经筋、足少阳经筋、足阳明经筋和足少阴经筋。足三阳经筋的病变"所过者肢痛及转筋",和足少阴经筋病变"不能俯""不能仰"的症候表现,与腰椎

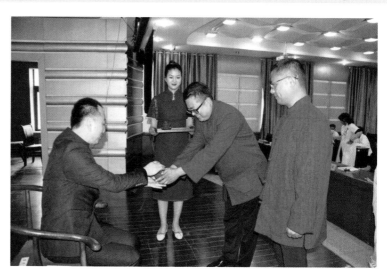

拜师仪式

间盘突出症患者所表现的疼痛、麻木的部位及腰部功能活动受限的症状体征相一致,因此将腰椎间盘突出症定位在经筋病的范畴。

以痛为腧是治疗经筋病的首选穴位,所以取病变腰椎棘突间患侧旁开1.5 cm处最明显压痛点或阳性反应点,即阿是穴,以之来导引经气,舒筋通络。环跳穴位于髀部,左右各一。足三阴三阳经筋或"直上结于髀枢",或"上结于髀",或"上走髀",或"上于臀"。说明环跳穴是腰到下肢的枢纽,经筋"结""聚"之处。而经筋"结""聚"之处,是经筋行程中最容易发生损伤的部位,是多块肌肉的作用点在腱与骨连接的"尽筋"处。

从现代医学看,经筋"结""聚"之处,多为肌肉和韧带等软组织的应力集中点、人体功能活动的应力集中点和神经出口处等,是经筋病阿是穴分布的主要部位。扬刺、齐刺、傍针刺皆首出自《灵枢·官针》:"凡刺有十二节,以应十二经。……四曰齐刺,齐刺者,直入一,傍入二,以治寒气小深者。或曰三刺,三刺者,治痹气小深者也。五曰扬刺,扬刺者,正内一,傍内四,而浮之,以治寒气之博大者。……十一曰傍刺,傍针刺者,直刺傍刺各一,以治留痹久居者也。"皆主治寒气痹阻引起的痹痛、麻木不仁等痹症。传统扬刺法要求针宜浮浅,不宜过深。而腰椎间盘突出症的根本矛盾是位于两个腰椎椎体之间的椎间盘及其周围组织及神经发生病变所引起的一系列症状,病变位置相对较深。

《素问·调经论》曰:"病在筋,调之筋,病在骨,调之骨。"CT扫描定位研究、计算机图形图像学技术三维可视性研究及临床实践研究均证明,针刺阿是穴和环跳穴治疗腰椎间盘突出症,只有直刺2.0~3.0寸(50~75 mm)时,才能出现强烈的酸麻胀感并向下肢或足部放射,才能证明两穴是针灸治疗腰椎间盘突出症的最佳作用部位,也才能取得满意的疗效。因此扬刺采用了改良的方法,要求和齐刺、傍针刺时一样深刺,针刺需要"直刺尽筋上,且深内之至骨",针尖达到骨面,并有强烈的酸麻胀感向下肢放射,才能起到明显的止痛活血、舒筋通络、温经散寒之功效。

孙钰根据临床实际,对于急性期的患者,选用了刺激量相对最大的改良扬刺法,即5针并列为一体;缓解期选用了刺激量中等的齐刺法,即3针并列为一体;恢复期选用了刺激量相对较小的傍针刺法,即2针并列为一体。多针齐下,并列而立,相互为用,针尖直达病所,甚至入骨膜,在针刺力度、作用点、作用时间上都有利于促使针感迅速扩散,使针刺的镇痛作用和双向调节作用增强,从而迅速达到"气至病所""通则不痛"的目的。

2. 不同针刺法针刺翳风穴为主分期治疗周围性面瘫

《灵枢·经筋》记载的足阳明经筋的循行分布,以及经筋发病后的突然口眼歪斜、一侧目睑闭合异常等表现,与周围性面瘫的症状表现基本一致。因此,周围性面瘫属经筋病的范畴。

翳风穴首见于《针灸甲乙经》,位于耳垂后方,在乳突与下颌角之间的凹陷处。翳风属手少阳三焦经,能理三焦之气,具有祛风通络、开窍益聪之功效,常用于治疗面瘫、面肌痉挛、耳疾等疾患。孙钰在长期的临床实践中也发现,周围性面瘫尤其是急性期的患者,在患侧的翳风穴处都存在着程度不同的压痛、结节或条索状改变等阳性反应点,这也符合《灵枢·经筋》中多次提出的经筋病"以痛为腧"的取穴原则。

治疗方法:采用针灸分期治疗。主穴:翳风。

急性期(7天以内):采用扬刺法,即选用直径0.25 mm、长25 mm一次性针灸针,常规消毒后,在患侧翳风穴处先直刺1针,然后在该穴的四周各0.5 cm处,针尖对准第一针,45°角斜刺入另外4针,深度15 mm,行平补平泻手法,轻度刺激,局部出现针感即可。

静止期(8~15天):采用齐刺法,即选用直径0.25 mm、长40 mm一次性针灸针,常规消毒后,在患侧翳风穴处先直刺1针,然后在该穴的前后0.5 cm处,针尖对准第一针,45°角斜刺入另外2针,深度约25 mm,行平补平泻手法,中重度刺激,以局部出现明显针感以及向面部放射为佳。

恢复期(16天以后):采用傍针刺法,即选用直径0.25 mm、长40 mm一次性针灸针,常规消毒后,在患侧翳风穴处先直刺1针,然后在该穴的后侧0.5 cm处,针尖对准第1针,45°角斜刺入另外1针,深度约25 mm,行平补平泻手法,中度刺激,以局部出现明显针感即可。随症配穴:眼裂闭合不全配阳白透鱼腰,鼻唇沟变浅配迎香,人中沟歪斜配地仓透颊车,味觉减退配上廉泉。常规消毒后进针,平补平泻。

周围性面瘫的进展一般分为急性期、静止期及恢复期3期。面瘫初起之急性期,邪气在络在表,病邪尚浅,根据"邪在表,浅而纳之"的原则,选用了"正内一,傍内四,而浮之"的相对浅刺即扬刺法,来调动经脉之气以祛风通络,这也与众多临床医家认同的急性期宜浅刺的观点相一致。面瘫发展至静止期,此时病邪已由表入里,病位较深,治宜通经活络、活血化瘀,故选用了"直入一,傍入二,以治寒气小深者"的相对深刺的齐刺针法。病情至恢复期,病邪渐去,疾病趋于恢复,故改为"直刺傍刺各一,以治留痹久居者也"的傍针刺法。

获淮北市职工技术创新成果一等奖

3. 不同针刺法分期治疗面肌痉挛

《灵枢·经筋》中记载"其病当所过者转筋"。面肌痉挛的病变主要是面部太阳、阳明、少阳经筋的局部筋急转筋拘挛造成的,因此将面肌痉挛定位在经筋病的范畴。以痛为腧,取患侧面部的阿是穴来引导局部经气,疏通气血。翳风穴出自晋·皇甫谧《针灸甲乙经》"痉不能言,翳风主之"。翳风在手少阳三焦经经穴,又为手足少阳经交会穴。善治头面部的风邪为患之疾,为治风之要穴,既可疏散外风,又可平息内风。所以取阿是穴贵在治标,翳风穴重在治本,两穴合用,标本兼治,共奏舒筋通络、祛风止痉、活血化瘀之功效。

治疗方法:取穴阿是穴、翳风穴。阿是穴位于患侧面部局部痉挛剧烈处或最早出现痉挛的部位,以指压迫可缓解痉挛。

操作:取患侧在上的侧卧位,针刺治疗前根据面肌痉挛患者的临床表现,并询问患者的主观感受,对患者进行面肌痉挛程度 Cohen 和 Albert 分级评估:4 级的采用扬刺法,3 级的采用齐刺法,2 级和 1 级的采用傍针刺法。

常规穴位消毒后,取 0.25 mm×25 mm 针灸针,在阿是穴、翳风上先直刺一针,扬刺在两穴的上下左右各 0.5 cm 处,针尖对准各穴的第 1 针刺入另外 4 针;齐刺在两穴的左右0.5 cm 处,针尖对准各穴的第 1 针刺入另外 2 针;傍针刺在两穴的内侧 0.5 cm 处,针尖对准各穴的第 1 针刺入另外 1 针。针刺深度 10~15 mm,行捻转震颤手法,至患者有较强针感时留针 30 分钟,中间行针 2~3 次。

(二)经筋刺法与经络刺法治疗耳鸣

孙钰精研中医经典理论,对中医传统经典理论应用的同时。提出"经筋刺法"和"经络刺法",两种刺法在选穴、刺法、针具等方面是不同的。

齐刺为主治疗耳鸣,治疗方法如下。

取穴:主穴阿是穴(在患侧耳后翳风穴和完骨穴之间,寻找最明显压痛点即是)、听宫穴。配穴:实证配太冲、丰隆、中渚;虚证配足三里、太溪、肾俞。

操作:患者侧卧位,患侧在上(如患者双侧耳鸣,则交替进行),充分暴露耳后皮肤,行常规皮肤消毒后,取0.25 mm×40 mm一次性针灸针,在耳前听宫穴及耳后阿是穴上,针尖对准耳门方向刺入,与皮肤的夹角约为75°,针刺深度为25 mm,另外两针分别在各穴第一针的上下各0.5 cm处,针尖对准耳门及第一针的方向刺入,深度25 mm,捻转至患者的针感向耳周或耳底传导为佳;配穴采用常规针刺方法,实证用泻法,虚证用补法。每次留针30分钟,中间行针1~2次。

《灵枢·经筋》中记载耳与经筋循行有联系的经筋,有足阳明、足少阳、足太阳、手少阳、手太阳五条。其更明确指出:"手太阳之筋,……其病小指支肘内锐骨后廉痛,……应耳中鸣。"因此,耳鸣属于经筋病的范畴。

以痛为腧,首选位于耳鸣患侧后方,在翳风穴和完骨穴之间的最明显压痛点,即阿是穴。在临床上发现,绝大多数耳鸣患者,在患侧耳后的翳风穴和完骨穴之间,都存在着明显的压痛点。针刺阿是穴,能够疏通经筋,使局部"所过者支痛及转筋"得解,临床症状缓解或消失。听宫穴位于耳前,是手少阳三焦经、手太阳小肠经、足少阳胆经的交会穴,从前述《灵枢·经脉》记载的经脉循行来看,这三条经脉的循行都"入耳中"。

因此,孙钰认为,取听宫穴治疗耳鸣,既体现了"腧穴所在,主治所在"的选穴原则,又体现了"经脉所过,主治所及"的治疗规律。针刺听宫,能起到导气上行、气至窍通的作用。气血运行条畅,耳窍得以濡养,则耳部功能恢复正常,耳鸣消失。《针灸大成》也认为,耳鸣病位不在耳郭及耳周,而在深层的耳中,这正符合齐刺疗法"痹气小深者也"的适应证,而且提示耳周经穴不但要重点针刺,而且要深刺。所以阿是穴、听宫两穴,采用了齐刺加深刺的方法,并行针至患者的针感向耳底或耳周传导,才能取得满意的治疗效果。

另外孙钰认为,齐刺针法也是《灵枢·经筋》中提出的经筋病治疗原则"治在燔针劫刺"中"劫刺"的具体体现,并对"劫刺"提出了不同于张介宾和张志聪的解释。

明代张介宾在《类经》中解释为"劫刺,因火气而劫散寒邪也",认为"劫刺"是以温热之气迫使寒邪消散的刺法,倾向于"燔针"的功用。清代张志聪又解释为"如劫夺之势刺之即去,无迎随出入之法",刺时疾刺疾出,不采用迎随补泻的手法,倾向于燔针的操作。关于"劫刺",后人的解释不一。孙钰根据临床实践以及经筋病治疗的现代发展,认为"劫刺",即"以力止去曰劫",就是"强力刺"的意思,用强力的刺法使病邪祛除。选穴上以"以痛为腧",刺法上"燔针劫刺"的"经筋刺法",经络理论为指导的脏腑辨证,选穴以分经论治相应的特定穴为主,并根据虚实、寒热选取适当的补泻手法等"经络刺法"相比较,两者在选穴、刺法、针具等方面相比较是不同的。说明孙钰善读中医经典理论,并敢于对中医传统经典理论提出不同的见解。

肖伟

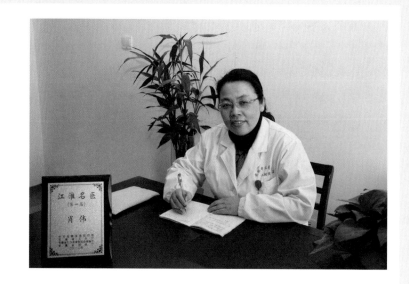

486

一 名医小传

肖伟,女,安徽合肥人,中共党员,主任中医师、教授,硕士研究生导师。先后担任安徽中医药大学第二附属医院四病区和脑病六科主任。安徽省医护"双百优"优秀医生、首批医院优秀学科带头人。国家中医药管理局"十二五"重点学科建设项目中医"治未病"学(培育)学科带头人,安徽省中医药管理局"十二五"重点专病(卒中后抑郁)学术带头人。首届安徽省名中医,首届江淮名医,安徽省名中医学术经验继承工作指导老师,安徽省传统医学和确有专长人员师承指导老师。

兼任世界中医药联合会中医治未病专业委员会常务理事,中华中医药学会亚健康分会常务委员、脑病专业委员会委员,安徽省针灸学会常务理事。

1984年毕业于安徽中医学院中医专业,从事针灸临床、科研、教学工作近40载,致力于中医针灸防治心脑血管疾病的研究,临床中发挥中医药特色优势,将中医的治未病手段,如中药、针灸、拔罐、推拿、熏蒸、热敷、食疗等多种方法,应用于慢性疾病和亚健康的预防、治疗和康复中,真正做到"未病先防、既病防变、瘥后防复",深受广大患者的好评。建有"肖伟安徽省名中医工作室",主持国家自然科学基金面上项目1项、省厅级课题6项,参与各级科研课题多项,发表学术论文近40篇,其中核心期刊论文20余篇。

二 学术特色

肖伟在临床工作中,积极发挥中医药和针灸特色优势,坚持中西医结合、西为中用,强调"辨证论治、针药并用"和"形神共治"理念。她先后提出"改良项丛刺加辨证取穴"治疗脑血管疾病和"通督治郁"针法治疗卒中后抑郁,在临床得到广泛应用;倡导"预防为先、中医为首、西为中用"原则,将中医针刺疗法与中医治未病理念相结合,进行亚健康状态、慢病防治,获得了良好的社会效应。

(一)改良项丛刺针法,辨证取穴治疗脑血管病

项丛刺是一组穴位的组合,20世纪50年代由上海老中医华延龄教授创立,有甲乙两组刺法,其中甲组有15个穴位,乙组有27个穴位。

肖伟认为,项丛刺两组针刺法选穴较多,刺激量较大,不易被所有患者接受,尤其是对于畏惧针刺者,则有晕针之虞。因此,肖伟秉持"少而精"原则,主张简化项丛刺选穴,改良后的项丛刺仅有9穴。具体刺法如下:颅底后正中线上纵向取下脑户、风府、哑门3穴,横向自风府至完骨作3等分,每一等分为一个针刺点,左右两侧共6个穴位,改良后的"项丛刺"共有9个穴位。选用1~1.5寸一次性毫针,分别刺入穴位,针刺角度和深度与常规针刺法相同。针刺得气后,快速捻转5秒钟。根据患者的病情和体位,或留针,或不留针。

肖伟认为,项丛刺所选择的针刺部位,环绕颅底,有督脉、膀胱经和胆经循行经过。该针法主要治疗脑病和神志病,包括脑血管病、头痛、眩晕、痴呆,尤其对脑血管病及后遗症,如卒中后认知功能障碍、卒中后吞咽功能障碍等,疗效显著。同时,临床上也用于治疗颈椎病、脑动脉供血不足、枕神经痛、高血压病、失眠、脏躁、癔病、目疾等。

改良项丛刺治疗卒中后认知功能障碍,以项丛刺合百会、四神聪为主穴;随证配穴:肾精亏虚者,加肾俞、太溪以益肾填髓;痰瘀互结者,加血海、丰隆以活血祛瘀、化痰通络;合并失眠者,加神门、内关、三阴交以养心安神;合并语言障碍者,加头针语言区、廉泉、旁廉泉,并点刺金津、玉液。

改良项丛刺治疗卒中后吞咽功能障碍,以项丛刺合廉泉、旁廉泉为主穴;随证配穴:金津、玉液、咽后壁点刺出血;痰瘀互结者,加丰隆、膈俞以化痰除瘀;气滞化火者,加行间、侠溪以清肝泻火;心脾两虚者,加脾俞、心俞、足三里、三阴交以养心健脾、益气补虚;肾精不足证,加肝俞、肾俞、太溪补肾填精。

(二)创立通督治郁针法,治疗卒中后抑郁

肖伟指出,在脑卒中患者中,20%~40%合并情感障碍,即卒中后抑郁(PSD),属于继发性抑郁,出现包括兴趣减退、情感低落、缺乏主动性、全身疲乏甚或悲观厌世等消极情

487

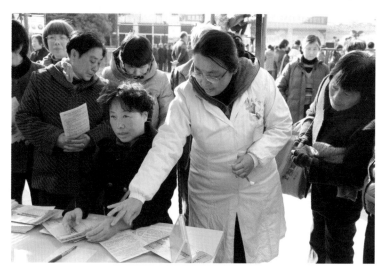

参加义诊

绪,对卒中后患者的康复极为不利。目前的临床治疗方案,仍以口服抗焦虑、抑郁药物为主,包括用三环类抗抑郁药、选择性5-羟色胺(5-HT)再摄取抑制剂、去甲肾上腺素(NE)再摄取抑制剂剂等。而药物均有导致肝肾功能损害、影响消化功能、诱发其他变症等风险。目前临床实践已证实,针刺治疗PSD,高效安全,不会产生毒副作用。

在多年的临床实践中,肖伟博采众长,总结、创立出一套治疗PSD的针法,命名为"通督治郁"针法。该针法选穴包括百会、神庭、人中、印堂以及双侧内关、合谷、神门、太冲等。运用"通督治郁"针法治疗PSD,可明显改善PSD患者的抑郁症状,缩短患者肢体功能康复时间。

肖伟主持了国家自然基金面上项目"运用神经递质受体PCR芯片技术探讨针刺干预卒中后抑郁的机制研究"及安徽省科技厅科技攻关项目"通督治郁针法治疗脑卒中后抑郁疗效与安全性系统评价",通过严格的临床试验和动物实验证实了通督治郁针法的科学性和有效性,为中医针灸治疗PSD提供了新思路,丰富了针灸学理论。

多年的临床实践表明,该针法不仅可改善卒中患者情志症状,对于其他情志病也有良好的效果,如睡眠障碍、焦虑抑郁状态、围绝经期综合征、轻度双相情感障碍等。肖伟认为,睡眠障碍影响脑卒中患者的生活质量及神经功能的康复,也是脑卒中加重的一个危险因素。因此,改善患者的睡眠状态,保证睡眠质量是脑卒中治疗过程中一个不可忽视的环节。

(三)强调辨证论治,主张针药并用

在临床诊疗多发病和常见病方面,肖伟强调中医辨证论治,主张中西结合、针药并用,提倡多种针法及补泻手法有机结合,将头针、项针、手针、腕踝针、耳针、眼针、面针以及刺络、艾灸、拔罐等治法广泛应用于临床,并结合患者体质施以补泻手法,通过提高疗

488

效来促进针灸临床和针灸学术的全面发展。肖伟认为,精确的诊断思路及精准的治疗方案,在整个诊疗过程中占有重要地位。

1. 卒中相关肺炎(SAP)

在治疗SAP方面,肖伟主张辨证与辨病相结合,提出"化痰止咳以治其标,调畅气机以治其本,针刺拔罐以助祛邪,饮食调控以扶其正"的诊疗思路。肖伟认为,正确的辨证论治、规范的综合治疗是SAP患者康复的关键。肖伟带领团队充分发挥祖国中医学的优势,在西医常规治疗的基础上,加用针灸、推拿、拔罐及中药方剂,使临床疗效显著增加,肺部感染症状得到控制,咳嗽、咳痰症状减轻,气管切开患者拔管成功率为90%以上。

针对卧床的SAP患者,肖伟主张进行背俞穴拔罐,每天1次,每次5分钟,有助于健脾补肾、宣发肺气,通过细胞免疫和体液免疫的调节,增强患者的免疫功能,促进排痰。

经过长期临床观察,肖伟发现SAP患者初期多以痰热壅肺为主;病久肺气亏耗,多表现为肺气亏虚,故配合中药内服有利于控制感染。因此,制订出两个协定方:病初选用"泻肺化痰方",病久选用"益气化痰方",辨证遣方。①泻肺化痰方:桃仁、薏苡仁、冬瓜子、芦根、茯苓、黄芩、炙桑皮、鱼腥草、百部、白前、川贝母、桔梗、甘草。②益气化痰方:半夏、陈皮、茯苓、甘草、白芥子、党参、白术、百部、桔梗、白前、川贝母、蝉蜕、莱菔子。其他证型也可以在这两个方子的基础上,进行辨证化裁。同时配合针刺治疗,穴位选取:肺俞、中府、太渊、太冲、风池、列缺、合谷、丰隆。选用1.5寸一次性毫针,针刺深度和角度按常规原则,其中肺俞、太渊用补法,风池、丰隆用泻法,其余穴位平补平泻,每日1次,每次留针30分钟,期间行针2次。

2. 卒中后肩痛

卒中后肩痛属于脑卒中并发症范畴,主要表现为被动和主动活动患侧肩关节时,肩部肌肉、韧带剧烈疼痛,伴麻木、烧灼样疼痛、上肢屈肌痉挛、肩关节活动明显受限等。

肖伟认为,卒中后肩痛与寻常痹证不同,本质仍是本虚标实,治疗应着眼于补益。本病常见证型为气血虚弱,症见肌肉关节乏力、酸痛,时重时轻,劳作后症状加重,伴筋惕肉瞤,肌肉萎软,肢体麻木,面黄少华,气短,心悸。舌淡苔薄白,脉缓细弱。患者久病体虚,风寒湿邪趁机入侵,久留经络而致气血亏虚,经脉失养。可选择黄芪桂枝五物汤加减。方中黄芪、白芍、当归、党参补益气血;因痹在上肢,可用姜黄、川芎、羌活、桂枝引药上行,以通经达络、祛风胜湿;并可加用天仙藤、鸡血藤行气通络。脑卒中作为基础病,常易使患者肝肾亏损,阴液不足,筋脉失养。故若出现肝肾亏虚症状,可加干地黄、何首乌等药物补肾益精。

肖伟指出,卒中后肩痛属于气血亏损、枯涩致病,为"不荣则痛",针灸可选用子午流注针刺法顺应天时,择时治疗,调和气血,则邪祛正安。每日于辰时或巳时根据子午流注纳甲法开穴表确定所开穴位,配以肩髃、臂臑、肩贞、阿是穴、肩髎,均施以平补平泻手法,每次留针30分钟,1次/天,7次为1个疗程,连续进行3个疗程。针药并用可缓解

头针治疗

疼痛。

3. 慢性疲劳综合征(CFS)

CFS属于中医学"虚劳"范畴,以脏腑功能减退、精气血亏虚为主要病机。肖伟认为,CFS病因很复杂,或因先天禀赋不足、后天生活欠周、大病初愈等,使人体正气受损,不及恢复;或因病气存身,加之疏于养护调治,造成脏腑气血阴阳不和,脑功能失调而发为此病。主要表现为疲劳、全身不适、情绪低迷等。

肖伟得《黄帝内经》要旨,指出CFS患者并非处于传统认知的"精气夺则虚"的状态,而是一种"形气有余,病气不足"的状态。"形"即人体内在生理功能及脏腑精气的外在反应,"气"指人体一身正气。"形气有余",故人体能维持一定程度的生理活动。这里的"病气"不是指外感六淫等虚风邪气,而是指机体内在气血阴阳的异常病理表现,"病气不足"为虚弱征象,表现为神乏、疲惫、畏寒、不寐、情绪不宁等。人体正是在这种"形气有余,病气不足"的状态下表现出CFS的症状。

肖伟针刺治疗CFS,取穴以背部为主,从颈百劳开始,并取第一胸椎至第五腰椎各棘突下两侧,督脉经旁开1寸处,每侧各18穴,直刺0.3~0.5 cm。所选背部穴位,距夹脊穴及背俞穴仅0.5寸之差,针刺可同时刺激夹脊穴及背俞穴分布区域,协同夹脊穴和膀胱经的治疗作用,从而增强治疗效果。在使用上述经验用穴的基础上,结合临床辨证,灵活加减。以躯体委顿、膂力减退为主者,加脾俞、足三里以健脾生血;以精神疲劳、工作效率降低为主者,加百会、肾俞、太溪以清利头目、益智养神;以抑郁、烦躁为主者,加肝俞、三阴交、太冲以平冲肝阳、疏肝理气;以身体虚弱、反复外感为主者,加风池、列缺、合谷、足三里祛邪强体;以肌肉关节疼痛为主者,加后溪、腰阳关、昆仑、悬钟以柔筋解肌。针刺得气后,施以艾灸背部,使其温热作用通过局部肌肤透达深部经络,促进气血运行。留针30分钟,期间行针1次,施以补法。

针刺结束后,予以背部拔罐治疗。拔罐方法:取同号玻璃罐,先沿督脉线,从大椎穴开始,依次将罐体吸附至腰阳关穴,然后在督脉所吸附的每两个罐体之间,依次在膀胱经两侧线之间对称部位拔罐,整体大致呈梅花形分布,留罐5~7分钟,以奏通阳达表、鼓舞气血之效。之所以使其呈梅花形分布,是因受罐体形状、大小所限。在督脉经拔罐时,总有部分区域不能为罐体所吸附,采用上述方法可全面吸附督脉经和膀胱经,增大了罐体吸附两经的面积,加强了对两经的刺激强度。

与此同时,可配合口服中药汤剂,兼顾调理五脏、调和阴阳、调整虚实。气虚者以四君子汤加减,血虚者以四物汤加减;气滞者以疏肝理气之剂图之,血瘀者则投以活血祛瘀之剂。

4. 周围性面神经麻痹

周围性面神经麻痹,或称面神经炎,属中医"口僻"范畴,亦称"吊线风""口眼㖞斜"。中医学认为,本病因正气不足、脉络空虚,风寒或风热之邪乘虚侵袭面部阳明、少阳经络,以致经气阻滞、经筋失养、肌肉弛缓不收而为病。现代医学认为,该病多由于面神经发生急性非化脓性炎症,导致面神经痉挛、水肿而受压,局部缺血、缺氧,神经营养缺乏甚至变性而致病。表现为患侧面部表情肌瘫痪、额纹消失、眼睑下垂、鼻唇沟变浅、嘴角歪向健侧,无神志不清、半身不遂、言语謇涩等症状。

肖伟主张"分期针刺"治疗周围性面神经麻痹,具体方案如下。

(1)急性期:即发病2周以内,治疗重在改善局部血液循环,减轻面神经水肿,以祛风通络为主要治则。梅花针轻叩患侧颊车、地仓、下关、四白、阳白、翳风,加针患侧风池、完骨和健侧合谷,留针30分钟。叩刺可增强局部血液循环,中医学认为"治风先治血,血行风自灭",急性期采用穴位叩刺有养血祛风作用;若再加温和灸,则可增强祛风散寒之效。

(2)恢复期:即发病2周至1个月,治疗重在促进面神经功能的恢复,以活血通络为主要治则。针刺选择患侧阳白透鱼腰,太阳透下关,地仓透颊车,巨髎透四白,翳风透完骨,留针30分钟。恢复期采用平刺透穴法,可推动经气运行,取"气行则血行"之义,以达活血通络之目的。

(3)慢性期:即发病1个月以后,治疗重在调理气血,平衡阴阳,针药结合。肝肾阴虚者,在恢复期取穴基础上,加双侧太溪补法、太冲泻法,同时口服六味地黄丸加减;脾胃虚弱者,加中脘、双侧足三里、脾俞、胃俞,均施以补法,同时口服补中益气汤加减。慢性期患者多伴肝肾阴虚,脾胃虚弱,气血亏虚,此时辨证施治、针药并用,则可蠲邪扶正,调和气血,促进面神经恢复正常。

以上三期治疗,均每日1次,10次为1个疗程,每2个疗程之间,间隔1天。

491

(四)倡导"形神合一",践行"形神共治"

"形神合一"理论是中医学中重要的学术思想之一,体现中医学的整体观念。中医学认为,生命包括形和神两个方面。形指形体,包括人体的脏腑、皮肉、筋骨、脉络及充盈其间的精、气、血、津液;神指人体的精神、意识、思维活动,包括神、魂、意、志、思、虑、智等。形与神是生命运动中矛盾着的两个方面,二者缺一不可,形是神的物质基础,神对形起主宰作用。

肖伟认为,中医学"形神合一"理论与现代医学中的"心身医学"类似,不寐、梅核气、奔豚气、郁证、胃脘痛、胁痛、脏躁、癫证、狂证、痫证、阳痿等,都属于心身疾病范畴。"形神合一"理论对于心身疾病的临床辨证论治具有重要的指导意义。因此,在临床中诊疗心身疾病时,肖伟注重"形神共治"。

肖伟指出,中医学十分重视心理治疗,强调"先治其心,而后医其身"。《素问·阴阳应象大论》在五行制约理论的基础上,根据脏腑之间相互依存和相互制约关系,创建了情志相胜的心理治疗原则,即"悲胜怒、恐胜喜、怒胜思、喜胜忧、思胜恐"。调理脏腑气机是治疗心身疾病的基本法则,历代医家创立了诸多治疗心身疾病的方剂,疏肝解郁如柴胡疏肝散、逍遥散等,重镇安神如朱砂安神丸、磁朱丸、生铁落饮等,养心安神如酸枣仁汤、天王补心丹、归脾汤、养心汤、甘麦大枣汤等,清热泻火如栀子豉汤、龙胆泻肝汤等,补益如四君子汤、肾气丸等,祛痰如二陈汤、温胆汤、涤痰汤、半夏厚朴汤等,祛瘀如桃仁承气汤、血府逐瘀汤、癫狂梦醒汤等,都具有确切疗效。腧穴也具有调理脏腑气机之效,按经脉论,主要集中在督脉、任脉、心经、心包经、肾经、膀胱经上;按部位论,主要集中在头面部、背部、四肢远端。

肖伟指出,在当前的生物-心理-社会医学模式下,医生应综合分析病情,在整体观的指导下,详察病因,全方位考虑,重视社会心理因素,制订完善的治疗方案,辨证时周察缜思,综合运用针刺、推拿或药物治疗等方法,以达"形神共治"之目的。

张闻东

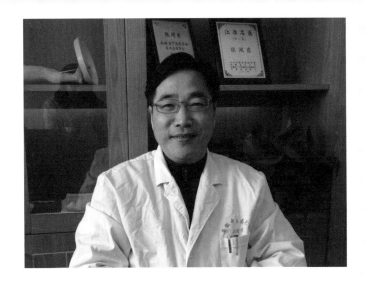

一 名医小传

张闻东,男,安徽望江人,主任医师,教授,硕士研究生导师,安徽中医药大学第二附属医院脑病科主任、中医内科教研室主任。卫生部"十二五"临床重点专科——脑病科专科带头人,国家中医药管理局"十二五"重点学科脑病科学科带头人,安徽省中医药管理局"十二五"重点专科脑病科专科带头人。全国老中医药专家学术经验继承工作指导老师,安徽省中医药管理局学术和技术带头人培养对象,安徽省卫生厅跨世纪人才,安徽省中医药领军人才;首届安徽省名中医,首届江淮名医。

兼任中国民族医药学会脑病专业委员会副主任委员,全国促进中医服务大众工委会专家团成员,安徽省中医药学会脑病专业委员会副主任委员。

致力于针药结合治疗脑血管疾病,创新性提出通调针灸法治疗脑血管病,强调多种特种针法的有机结合,提倡灸法、刺络、耳针、头针、眼针等多种方法在临床治疗中的综合应用;临床治疗疑难杂症主张以针为主、中西结合、针药结合,以促进针灸临床研究和针灸学术的全面发展。建有"张闻东安徽省名中医工作室",先后参与和主持国家973计划、国家自然科学基金、安徽省教育厅及卫生厅等科研项目20余项,先后获得省级科技成果12项,获得中国针灸学会科技进步奖、安徽省科技进步奖、安徽省中医药科技进步奖各1项。发表学术论文80余篇,主编和参编著作5部。

二 学术特色

(一)中风病从督论治

近年来中风、痴呆的发病率不断升高,不断探索中医脑病诊治的新途径、新方法、新技术,提高脑病防治疗效,是中医脑病学科建设的重要课题。张闻东在数十年的针灸临床经验基础上,提出中风病的核心病机是元气虚衰,主要病理因素是瘀、痰、风、火,发病关键是气机逆乱,并创立了"通调针刺法"治疗中风病,即通督脉调元神以醒脑开窍、通三焦调脏腑以培元泄浊、通气街调经络以舒筋通络,经过长期临床应用,疗效显著。

张闻东认为,元气虚衰,痰、瘀、风、火四毒内侵,气机逆乱是中风病的主要病机。中风病的发生不仅与心、肝、脾、肺、肾五脏有关,而且与奇恒之腑的脑、髓、骨、脉、胆直接相关,若仅从一脏一腑,或仅从十二经脉辨证的角度去考虑治疗中风病的方法,难免会有偏颇,甚或以偏概全,故而需要根据中风病的病因病机特点和涉及范围来找出对应的有效措施。张闻东认为,中风病治宜通督脉调元神为主,以调节一身之阴阳,还要调补先后天之虚,祛除风、火、痰、瘀之实。如此则辨证时表里、内外、虚实、阴阳皆有兼顾,论治时又能提纲挈领、主次分明。治疗法则强调运用通调针刺法,以通督调神、培元泄浊、舒筋通络为大法。通督脉以宁神醒脑,调三焦以培元泄浊,通气街以舒筋通络,以令阴阳调和,气机复常,经脉通畅,从而达到治疗中风的目的。

督脉是经络系统中沟通内外、协调表里、敷布精微、平衡阴阳的重要通路。通调督脉可以输精微以养髓海、升清阳以醒脑窍、行气血以化痰瘀,使脑与五脏六腑之间相通相连的道路通畅,神气通行无阻,重新发挥头脑"精明之府"的作用。三焦是元气的根本,阴阳表里的通路,气血生化的中转,津液水气的通路,贯穿于人体生长化收藏等生命活动的始终。故通调三焦,上通津液之布散,中调水谷之运化,下理水液之代谢,助元气之生成转输,治三焦之决渎,在内助气血生化之源,在外则通经脉气血之布。中风病,病位在脑,与上焦心肺、中焦脾胃、下焦肝肾等多个脏(腑)气化功能异常相关。三焦气化失常,气血津液升降出入不畅,导致清阳不升、浊阴不降,使痰湿、瘀浊阻滞脑窍发为中风。通调三焦立足于中医整体观理论,以益气调血、扶本培元和调畅气机为手段进行治疗。益气可调节脏腑气化异常,调血可祛除痰浊血瘀,扶本培元使气血生化无穷。气街是指经气纵横汇通的共同道路,有头、胸、腹、胫四气街。在气街处施治,使气血运行通畅而病可愈。气街还有一个很重要的作用是,在十二经脉气血运行于四肢末端时,如逢风寒之邪或七情太过而受阻,则四气街径路就会开通,促使经气运行如常。可见,气街的通畅对人体,尤其是偏瘫肢体末端的恢复有着重要的作用。气街是经络学说的重要内容,头气之街在脑,对中风偏瘫患者来说四街尤其是头街的恢复是很重要的。井穴多在四肢末端或爪甲之侧,而中风患者多有经络不通,指之末端气机更难通达,点刺井穴,

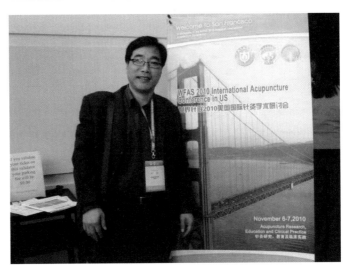

参加美国国际针灸学术研讨会

恰如凿地取水,使水得以出,可使脉气通达四末则肢体能动。

(二)脑病的诊治特色

1. 中风的"三通三调、标本同治"

张闻东指出,中风的病机为本虚标实,究其本乃元气亏虚、升降不及,元气亏虚是中风发病的关键因素;中风急性期展现出的"邪实"之状,是因脏腑虚衰,气血逆乱,导致痰、瘀、毒并生而阻于经络。故其基本病机自始至终都有虚的伴随。张闻东针对其病因病机,提出了通调为主的诊疗方案,并形成了三通三调、标本同治的针灸治疗原则,即通督脉调元神以醒脑开窍、通三焦调脏腑以培元泄浊、通气街调经络以舒经活络。

通督脉调元神以醒脑开窍。张闻东辨治中风从督脉入手,以通督调神针法治疗窍闭神匿。取穴:百会、神庭、人中、风府、大椎、命门等。穴义:百会为百脉所会,是通督调神要穴;神庭为神之庭府,为元神所居之位,有开窍醒脑之效;人中为沟通任督二脉之气要穴,刺之有清神宣窍醒脑之功,常用于急救醒神;风府有祛湿、消痰、化风之效;大椎为手足三阳之会,针刺此穴,能激发一身之阳,促进各脏腑功能活动,以生精化髓,充养脑络,使神有所生;督脉通,精气自得上行,故取命门鼓动两肾之阳,以行督脉之气。以上诸穴,共奏通督、醒神、安脑、通窍之功。

通三焦调脏腑以培元泄浊。三焦为精微物质输布通道,三焦不畅,气化能力不足,精微不行则为虚,水液不化聚为痰,血流不畅滞为瘀,痰瘀久蕴则毒生。痰浊、血瘀、气滞反作用于三焦,进一步加重三焦病理改变,最后致阴阳失调,浮阳、痰浊、气血等上犯于脑。通调三焦,可恢复三焦运行元气、水谷、津液的功能,使得脏腑经络得以充养,气血津液化生有源,脑髓生而元神充;同时三焦的通畅有助于痰、瘀、毒的排泄,使清阳得展、元神得安。取穴:气海、中脘、膻中、外关、阳池、关冲、足三里、丰隆、血海。穴义:气

495

海、中脘、膻中共调上、中、下三焦,外关属三焦,为八脉交会穴,通阳维脉,维脉有调气血的溢蓄之效,气血得通、三焦得调,其病则愈。阳池、关冲激发三焦之气,以复三焦功能,足三里、血海、丰隆既辅三焦培元之功,又化痰祛瘀,助三焦排浊之效。

通气街调经络以舒筋通络。气街为诸经络之气输布的共同途径,气街畅通有利于经络之气的运行及营卫的输送。气街不畅,可使营卫及经络之气运行皆受阻,元神不得滋养,四肢百骸不尽其用。张闻东认为,通气街调经络以舒筋通络是在通督脉调元神以醒脑开窍、通三焦调脏腑以培元泄浊基础上的进一步补充,将中枢调节和局部调节相结合,提高了针灸治疗中风及其后遗症的疗效。取穴:四神聪、颞三针、头维、十二俞募穴、六合穴等。穴义:四神聪、颞三针、头维激发头部气街功能,气街得畅,脑神得聪;胸腹部以十二俞募穴为主,激发脏腑功能,以维持气街通畅;下肢以下合穴为主,既可调节六腑之气以复气街之功,又能疏通局部经络以促瘫痪肢体恢复。

2. 通调针刺治眩晕

眩晕多由疾病因素导致,包括头颅疾病、颈椎疾病以及血管性疾病等。从中医学的角度来看,眩即眼花,晕即头晕,二者同时出现,为眩晕。其病因病机为各种原因导致的风火痰瘀上扰清窍,或气血不足,清窍失养。

张闻东认为,眩晕的发病与髓减脑消、清窍失养密切相关,并从虚实角度将其病机归纳为髓海不足、脏腑有邪、营卫逆乱三个方面,其病位在脑。针对上述病机,张闻东在眩晕病的临床辨证施治中,独创通调针刺法,通督脉调元神以醒脑开窍、通三焦调脏腑以培元泄浊、通气街调经络以疏经通络,标本同治,虚实并理。

重用督脉,直达病所。眩晕病位在脑,髓减脑消,清窍失养。刺督脉诸穴可直达脑络,升举清阳,祛除邪痹,畅通督脉,同时激发一身之阳气,既有利于下传元神指令升举清阳,又能激发所属肾脏之肾气调理脏腑功能,并补精益气上滋于脑,使脑髓得充、清窍得养,从而神清、目明、眩止。取穴:百会、风府、大椎、命门、神庭等。穴义:百会为百脉所会,是通调针刺法之主穴;神庭为神之庭府,内有元神所藏,有开窍醒脑之效;风府有祛湿、消痰、化风之效;大椎为手足三阳之会,针刺此穴,能激发一身之阳,促进各脏腑功能活动,以生精化髓,充养脑络,使神有所生;督脉通,精气自得上行,故取命门鼓动两肾之阳,以行督脉之气。以上诸穴,共奏通督、醒神、止眩之功。

着力三焦,标本同治。张闻东认为,无论何种眩晕,皆与三焦密不可分。通过通调三焦针法,激发三焦之气,上可联络心肺,宣发津液,中可联络脾胃,运化水谷,下可联络肾与膀胱,通调水道,助元气生成转输。三焦决渎,内充气血,外通经络,达到通调脏腑、培元泄浊之功。取穴:气海、中脘、足三里、丰隆、血海、膻中。穴义:气海、中脘、膻中共调上、中、下三焦;足三里、血海、丰隆既辅三焦培元之功,又化痰祛瘀,助三焦排浊之效。

擅用气街,经纬同治。气街是头、胸、腹、胫脉气散布的横向通道。十二经脉纵行全身,气街则作为局部横向沟通循行营卫及全身气血的通路。当营卫气机逆乱时,针刺气街之穴,皆有激发气机的作用。气街通,脏腑经络之气得以运输,脑髓清窍得以荣养。

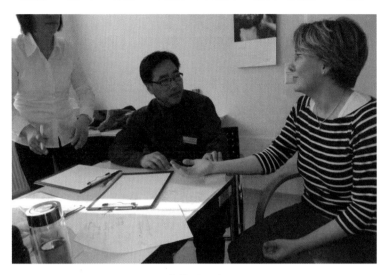

赴德国坐诊

通畅头部气街更能直接作用于脑髓,以起到醒神开窍的功效。取穴:四神聪、颞三针、头维、十二俞募穴、六合穴等。穴义:四神聪、颞三针、头维激发头部气街功能,气街得畅,脑神得养;胸腹部以十二俞募穴为主,激发脏腑功能,以维持气街通畅;下肢以下合穴为主,可调节六腑之气,以复气街之功。

3. 通调督脉治失眠

张闻东认为,督脉痹阻、元神不安、心神不宁、脏腑功能失调为不寐的主要病因病机。通调督脉,激发脏腑精气,平秘阴阳,脏腑精气盛则目可瞑。主要穴位:神庭、百会、四神聪。临床上,还应根据辨证不同进行穴位加减。如气血亏虚证加血海、足三里;心肾不交证加太冲、神门、气海;心虚胆怯证加膻中、神门、合谷、少冲;肝阳上扰证加外关、太冲;脾胃不和证加中脘、足三里、内关;肝郁化火证加肝俞、胆俞、行间;痰热内扰证加足三里、内庭、胃俞。

4. 分期辨治面瘫

贝尔面瘫以口角向一侧歪斜、眼睑闭合不全为主要表现,属于中医学"歪僻""卒口僻""歪嘴风"范畴。张闻东认为,贝尔面瘫的发生,风邪是发病的先导,营卫失调是发病的内在因素。

现代研究发现,贝尔面瘫急性期患者的症状可能逐渐加重至高峰而后趋向稳定,其痊愈率会随着发病时严重程度的增加而降低。故张闻东认为,贝尔面瘫急性期需按《中国特发性面神经麻痹诊治指南》,进行规范化的抗病毒、营养神经、抗炎等西医治疗。面瘫急性期(发病后7天内)为针刺治疗的最佳介入时机,尽早启动针刺治疗可以适当减缓面神经损伤的进展,并缩短疗程,提高治愈率和有效率。张闻东根据多年临床经验,将贝尔面瘫的治疗去繁化简分为3期:面瘫症状出现的第1~10天为急性期,第11~60天为恢复期,第60天之后为后遗症期。张闻东认为,面瘫的发生发展始终都处在一个正邪不断斗争的过程中,在临床治疗中,若能根据病情发生发展的不同阶段及时调整治疗方案,对控制病情发展、缩短病程和减少后遗症大有裨益。因此,张闻东针对贝尔面瘫急性期、恢复期、后遗症期,提出分期论治——急性期祛风解表,健固卫阳;恢复期补阳泻阴,平调气血;后遗症期调营养阴,通督调神。

急性期针刺处方:①百会、大椎。②双侧:风池、翳风、外关。③健侧:攒竹、丝竹空、阳白、四白、下关、巨髎、颧髎、迎香、地仓、颊车、牵正、太阳、合谷、太冲。张闻东认为,急性期邪居浅表,宜用浮刺法,不可深刺之。《素问·皮部论》曰:"凡十二经络脉者皮之部也,是故百病之始生也,必先于皮毛,邪中之则腠理开,开则入客于络脉,留而不去,传入于经。"浮刺皮部既可宣散表邪,柔筋缓急,又可固护卫阳正气,不使邪气深入,以达到及早治疗的目的。巨刺健侧可促进经气互注,驱除患侧同经之邪气,起到调整左右经脉气血盛衰的作用。故张闻东根据贝尔面瘫急性期祛风解表、健固卫阳的治则,运用浮刺法巨刺健侧面部腧穴。结合营卫补阳法,操作时须在腧穴上平刺进针,进针手法宜轻,留针于皮下,不行补泻手法,以取在表之卫阳,从而激发阳气祛邪通络,使面部经络气血运行畅达,而有助于面瘫恢复。

恢复期针刺处方:①中脘、承浆、百会、大椎。②患侧申脉,健侧照海。③双侧阳白、攒竹、巨髎、迎香、颧髎、四白、颊车、地仓、牵正、下关、合谷、太冲、翳风、足三里。张闻东多在双侧面部同时对称取穴,使阴阳互引,正如《素问·阴阳应象大论》所言"善用针者,从阴引阳,从阳引阴,以右治左,以左治右"。两侧所应用的刺法及补泻手法均有不同,在患侧面部腧穴采用透刺,取阳白透攒竹、巨髎透迎香、四白透颧髎、颊车透地仓、牵正透下关,其余各腧穴均采用直刺。面部是手足阳经筋布散结聚之处,经筋循行浅表,采用透刺可迅速疏通经络或腧穴之间的经气,一针透两穴,取穴少而精,既可确保对穴位刺激量明显增加,又可更广泛地刺激面神经及其分支,扩大针感范围,以发挥"气至病所"的效果。操作时在面部患侧应用营卫补阳法,透刺患侧腧穴后卧针于皮下,采用扪、循、弹、弩等法促使得气后,待经气至隆盛而后行捻转补法,使所激发的卫阳经气散布于皮部。在健侧应用营卫泻阴法,先以押手按压待刺腧穴,待浅层卫气散开时,刺手持针直刺入深层肌肉,得气后行提插泻法以泻营阴。补患侧阳,泻健侧阴,意在损有余而补不足,平衡阴阳,疏调局部气血,从而促进面部表情肌功能恢复。

后遗症期针刺处方:①中脘、气海、关元、百会、大椎、印堂。②左右交替取穴:阳白、攒竹、巨髎、迎香、太阳、四白、颊车、地仓、牵正、下关、合谷、翳风、足三里、三阴交;太冲、太白、太溪、神门、太渊、肝俞、脾俞、肾俞、心俞、肺俞。面瘫后遗症期,病程日久,患者较易产生畏针心理,张闻东针刺时常左右交替取穴,操作时行营卫补阴法,先以押手按压腧穴,待浅层卫气散开时,刺手持针直刺入深层肌肉,得气后行提插补法以调补营阴。另外,张闻东认为,此期针刺手法不宜过重,以免加重面肌痉挛和倒错现象,针刺频率以每周2~3次为宜,尽量避免针刺腧穴的耐受,给予机体针刺后充分调动经气进行自我修复,从而促进两侧经脉阴阳平衡的恢复。

苗同贺

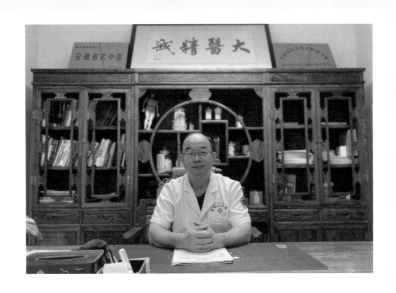

一 名医小传

苗同贺,男,安徽太和人,主任中医师,亳州职业技术学院兼职教授,蒙城县中医院推拿康复科主任、治未病科主任。安徽省中医药管理局学术和技术带头人,首届安徽省名中医,安徽省名中医学术经验继承工作指导老师;亳州市名中医,亳州市首届学术和技术带头人,第一届亳州市"首席专家",亳州市第二期市级重点中医专科专病暨学科带头人,享受亳州市政府特殊津贴。曾获安徽中医药大学"优秀带教老师"荣誉称号。

先后担任安徽省针灸学会常务理事,安徽省中医药学会治未病专业委员会、推拿专业委员会常务委员,安徽省康复医学会功能康复专业委员会常务委员,安徽省中西医结合学会养生学与康复医学专业委员会委员,亳州市康复医学会副主任委员,亳州市针灸学会副理事长。

从事针灸推拿工作37年,刻苦钻研名家经典,中医理论深厚,注重挖掘传统手法,总结出简、便、优的针灸推拿治疗方法,并将传统手法与现代医学相结合,临床经验独特。建有"苗同贺全国基层名中医传承工作室""苗同贺安徽省名中医工作室",研制出"十四味颈复康颗粒""龙蝎面瘫颗粒"等院内制剂并应用于临床,主持市级科研课题1项,发表学术论文10篇,主编《临床实用针灸推拿与康复技术》,参编《中医常见病诊断与治疗》。获亳州市科技进步奖三等奖1项。

二 学术特色

(一)病证结合、形神同调、针药并举

1. 病证结合

苗同贺认为,针灸学作为中医学的一个重要组成部分,其最核心的仍然是辨证论治,常先"辨病"以确定主要治疗方向,然后结合四诊资料,"审因辨证"以确定具体治法。他指出,"辨病"有利于从疾病的全局把握其整体病理变化;而"辨证"更有利于抓住疾病当前的本质规律。通过"病证结合",可以更全面地认识疾病的病位、病因、病性、病势,从而制订出更完善的治疗方案。

通过多年积累的临床工作经验,苗同贺对多种疾病形成了其独特的诊治思路。他擅长抓住每个"病"的本质特点,选择不同的治疗方法,或针药结合,或配合灸法,或配合点刺放血、刺络拔罐等,以取长补短,提高疗效。

2. 形神同调

苗同贺还注意"形神同调"。他认为,依据中医整体观,人之形体是一个整体,同属于五脏,五脏通过经络、三焦通道密切联系,相互为用,平衡制约。《黄帝内经》中记载:"神乃形之主,无神则形不可活。"宋代周守忠在其所撰《养生类纂》载:"夫人只知养形,不知养神;不知爱神,只知爱身。殊不知形者,载神之车也,神去即人死,车败则马奔,自然之至理也。"说明形与神相互依存,二者不可或缺。他在临床中,在辨证论治的基础上,善用"形神同调"法则,以平衡阴阳,调和气血,达到标本兼治的目的。

3. 针药并举

苗同贺在临床上多针药结合,重视针刺手法及针感的传导,创立了多种独特的针灸方法和方药。如"十四味颈舒康颗粒""龙蝎面瘫颗粒"等院内制剂,并广泛应用于临床。其宗孙思邈之训"若针而不灸,灸而不针,皆非良医。针灸而不药,药而不针灸,尤非良医也",一直倡导针药结合,内外合治。总体来说,针偏泻,灸偏补,药根据配伍、药性理论等可补可泻,根据不同的适应证选择不同的方法。若病情需要或者较为复杂时,倡导针灸、中药并施,数法联合应用。

(二)具体病证诊治特色

1. 面瘫治验

周围性面瘫属中医学"歪僻""口眼歪斜"范畴。《灵枢》称其为"口歪""卒口僻",《金匮要略》称之为"歪僻",宋代《三因极一病证方论》始有"口眼歪斜"之称,《圣济总录·风

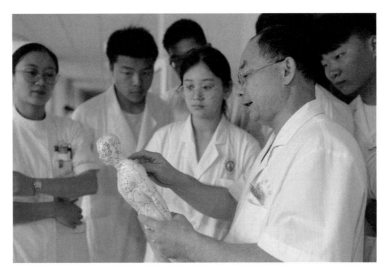

讲解穴位定位及功效

喝》云："足阳明脉循颊车，手太阳脉循颈上颊，二经俱受风寒气，筋急引颊，令人口歪僻。"清代王清任《医林改错·口眼歪斜辨》曰："经络为风邪阻滞，气必不上达。气不上达头面，亦能病口眼歪斜。"因风邪为百病之长，寒邪、热邪亦可为患。王清任指出："若壮盛之人，无半身不遂，忽然口眼歪斜，乃受风邪阻滞经络之症。经络为风邪阻滞，气必不上达，气不上达头面，亦能病口眼歪斜。"认为本病的发生是因机体、颜面部经脉空虚，风邪乘虚直入，导致面部气血痹阻，肌肉纵缓不收。

苗同贺认为，周围性面瘫的发病机制多为劳累过度、七情太过或年老体衰，使人体正气不足，营卫失调，腠理疏松，脉络空虚，卫外不固，外感风寒或风热之邪乘虚入中面部经络，导致气血阻滞，面部筋脉失于濡养，弛纵不收。治疗上针刺穴位常选择阳白、四白、攒竹、印堂、合谷、下关、翳风、地仓、颊车。下关使用平补平泻手法，合谷使用泻法，翳风则进行艾灸，其余穴位使用补法。若存在热证、寒证表现，则分别加入曲池、风池。

苗同贺还擅用循经推拿和开天门治疗面瘫：①患者取仰卧位，医者坐于患者项前，先以提拿法放松颈项部肌肉3分钟，再用一指禅推法从印堂→眉弓→阳白→太阳，沿发际—耳前→下关→颊车→地仓→夹承浆→地仓，沿经返回，推上星→推头维→抹眉→梳理太阳经→叩印堂→叩百会→揉太阳穴→轻拍头部→收工，并可用揉法或按法先患侧后健侧，配合擦法治疗，但在施手法时防止颜面部破皮。②患者取坐位，医师站于患者背后，用一指禅推法施于风池及项部，随后拿风池、合谷穴1~2分钟，结束治疗。

此外，苗同贺还常配合"龙蝎面瘫颗粒"口服，药用全蝎、炒僵蚕、酒地龙、粉葛根、当归、川芎、防风、黄芪、钩藤、白芷、白芍、赤芍、羌活、炒芥子、荆芥、甘草等。"龙蝎面瘫颗粒"是苗同贺遵照中医理论，采取辨证与辨病相结合的方法，针对风痰阻于头面经络所导致的面瘫所拟定的方剂，本方以《杨氏家藏方》中的"牵正散"为基础进行加减。处方中全蝎祛风通络，僵蚕息风化痰，地龙通经活络，三药合用，使经络通畅，共为君药。粉

501

葛根发汗解肌，羌活、防风解表散寒、祛风祛湿，炒白芥子散寒、通络、化痰，白芷祛风散寒，钩藤息风止痉，以上诸药具有散寒祛风、通络化痰之功，为臣药。当归、赤芍、白芍补血活血，黄芪益气固表，川芎活血行气，荆芥祛风解表，共为佐药。甘草调和诸药，为使药。上述诸药合用，使风邪得散，痰浊得化，经络通畅，共奏活血通络、祛风化痰之效。

《难经》中有针药各有所宜这一观点，苗同贺颇为赞同，认为当针则针，当灸则灸，当药则药。针灸主治经络，属外治法；汤药主治脏腑，属内治法。针药并用是经络、脏腑同治，不仅减毒增效，还可以缩短治疗时间。针刺能有效改善面部血液循环，促进新陈代谢，从而解除面神经水肿，修复面神经损伤，达到治疗面瘫的作用。针刺合谷、风池、印堂，可纠正口僻，是治疗面瘫的常用穴位；针刺攒竹、下关、阳白、四白，可起到调整经气的作用。同时配合穴位推拿，有利于疏通面部血管，促进面部血液循环，进一步改善面部肌肉麻痹症状。由此可知，针灸、推拿结合中药治疗面瘫，可促进面神经功能恢复，提高治疗效果。

2. 颈椎病治验

颈椎病属中医学"眩晕""项痹病""肩颈痛""头痛"等范畴，《素问·痹证》曰："风寒湿三气杂至，合而为痹"，所以颈椎病是由风寒湿邪侵袭人体颈部经脉，气血凝滞不通，无法运行以濡养经筋，不通则痛，不荣则痛所致。而"寒主收引，湿性重着"，故出现颈肩部酸胀疼痛、僵硬、活动不利的症状。

苗同贺擅用循经辨证及方证对应的方法来治疗颈椎病。循经辨证是基于六经辨证发展而来的，与经络循行有着密切的关系，所谓"经脉所过，主治所及"，就是选取病变部位所循行的经络来治疗疾病。《伤寒论》曰："太阳之为病，脉浮，头项强痛而恶寒。"太阳经为六经之首，主人之皮肤而统领荣卫，为一身之藩篱，而且太阳经脉从头走项背过腰膝，当身体感受外邪时，太阳经首先受之，致使经输不利，气血痹阻不通，筋脉失养，则项背强急，如几几状，不通则痛。故颈部疼痛可取太阳经来选方用药治疗。

方证对应是蕴藏在《伤寒论》中一种独特的辨证模式，"但见一证便是，不必悉具"，即后世"有是证，用是方"的指导思想。苗同贺认为，素体不足、肝肾亏虚、情志内伤、饮食不节、外感于邪等诸多因素，导致气血不足，阴阳失调，产生风火、痰饮、血瘀等病理产物，从而引起颈项部疼痛、僵硬、上肢麻木等症状，分为气血虚弱、精血亏虚、痰湿中阻等证型。

"十四味颈舒康颗粒"（药物组成：粉葛根、川芎、羌活、秦艽、威灵仙、丹参、白芍、地龙、地黄、天麻、石决明、鸡血藤、醋延胡索、甘草等）是苗同贺采取辨证与辨病相结合的方法、针对风湿瘀阻经络所致的颈椎病所拟定的方剂。方中粉葛根发汗解肌，用于头痛项强；川芎活血行气，祛风止痛；天麻息风止痉，祛风通络；石决明平肝潜阳。上药合用，共为君药。羌活祛风散寒，祛湿止痛；秦艽、威灵仙祛风湿，通经络；地龙息风通络。上药共用加强祛风散寒通络的作用，为臣药。丹参、鸡血藤、醋延胡索活血通络止痛，白

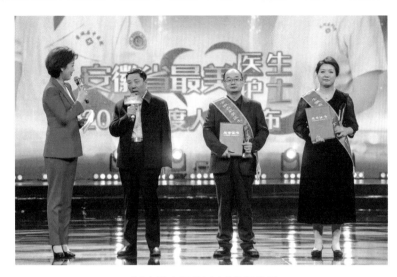

获"安徽省最美医生"荣誉称号

芍、地黄补血滋阴,共为佐药。甘草调和诸药,为使药。以上诸药合用,共奏活血行气、祛风通络之效。

同时配合针刺治疗,穴位选用颈夹脊穴、风池。随证取穴:手太阳经证取少海、后溪,手阳明经证取肩髃、曲池、合谷,风寒痹阻证取风门、大椎。苗同贺在治疗时强调"针感",即"得气",既包括患者酸、麻、胀、重等主观感受,又包括医者对针下沉、涩、紧的感觉。多采用提插、捻转、震颤等辅助手法催气,尽可能达到针针得气,气至病所。苗同贺指出,颈夹脊穴在毫针刺激下,其穴位深层部位的神经末梢可受到良好刺激,该部位神经末梢分布丰富,通过体液调节及神经反射作用,生成更多神经及血管活性物质,从而减缓颈椎不适感,达到调整神经功能、缓解神经性疼痛、减轻临床症状的目的。

此外,苗同贺还运用传统定点旋转复位法来治疗颈椎病:患者取坐位,医者站在患者后侧,左手拇指顶住偏歪的棘突,右手把住下颌,将颈部缓缓旋转至最大角度,然后双手同时用力旋转5°,左手拇指用力推挤偏歪的棘突,听到"咔嚓"声即可(对侧方法相同)。此手法能够有效松解神经根及软组织粘连,缓解肌肉痉挛,调整紊乱的钩椎关节,改变椎间孔容积,从而恢复颈椎动力平衡,解除滑膜嵌顿情况,让颈椎的生理曲度恢复正常。

3. 失眠治验

随着社会压力的不断增加,失眠发病率呈逐年上升的趋势。中医学称失眠为"不寐"。《黄帝内经》最早对阴阳概念的内涵进行阐述,并将其应用于医学实践,进而产生阴阳理论,这也是中医史上对不寐病因病机最早的论述。苗同贺指出,阴阳变化是天地规则,万物变化之本源,生命的根本组成部分便是阴阳。睡眠作为生命的主要组成部分,受到阴阳调控,《灵枢·口问》曰"阳气尽,阴气盛,则目瞑",阴阳失衡则会导致失眠。卫

503

气也是阳气的一部分,如果卫气夜晚不能进入阴经,则会导致阳跷脉气过盛而阴跷脉气虚衰,阴阳失衡,引发失眠。

苗同贺采取调和阴阳法针灸治疗失眠。选择中脘穴、关元穴,两者为阴脉之海任脉上的穴位;选择命门穴、大椎穴、百会穴,三者均为阳脉之海督脉上的穴位。中脘穴是任脉的重要穴位,阴气旺盛,是足阳明胃经之募穴,可促进胃的受纳腐熟,对于人体血气生成具有重要作用,针灸中脘能够滋补阴气,改善阴阳失衡状态。关元穴是阴气旺盛之所,针灸此穴能够提高阴气水平,达到调和阴阳的目的。命门穴集中先天之阳气,针灸此穴有助于调节人体阳气,效果明显。大椎穴在督脉上,手足三阳经的阳热经气通过其注入督脉,是阳气旺盛之所,针灸此穴有助于降低阳气水平,达到平衡阴阳的目的。百会穴在头顶正中,是百脉之会,具有通达阴阳脉络的作用,阴阳二气汇聚于此,针灸此穴对平衡阴阳具有重要作用。另外可配合经外奇穴四神聪健脑安神。

针灸治疗失眠同时,苗可贺辅以"安神汤"加减(炒酸枣仁、川芎、首乌藤、合欢皮、郁金、生龙骨、生牡蛎、远志、茯神、柴胡、当归、炒白芍、炒白术、百合等)养血安神。

(三)平衡针治疗经验

苗同贺还善用平衡针治疗各种疾病,和传统针灸术相比,平衡针的治疗效果有时更明显。平衡针疗法是一种充分利用人体的神经、经络与体液系统和针刺技术的反馈效应原理,以针刺为手段,选择人体健侧的某一特定穴位,来激发调动患者自身的防卫系统,依靠患者自己达到自我修复、自我调节效果的疗法。

施针过程中,遵循"左右交叉选穴、远端选穴"原则。疼痛部位不同,所取穴位也不同。颈部疼痛取颈痛穴(在健侧手背部,第4、5掌骨之间,指掌关节前的凹陷处);肩部疼痛取肩痛穴(在健侧足三里穴下2寸,偏于腓侧1寸,或健侧腓骨小头与外踝最高点连线的上1/3处);腰部疼痛取腰痛穴(前额正中,将前额划个"+"字,中间十字交叉点即为此穴);臀部疼痛取臀痛穴(肩关节腋外线的中点,即肩峰至腋皱襞连线的1/2处);踝关节疼痛取踝痛穴(前臂掌侧,腕横纹正中);膝关节疼痛取膝痛穴(曲池穴外1寸处)。

高世毅

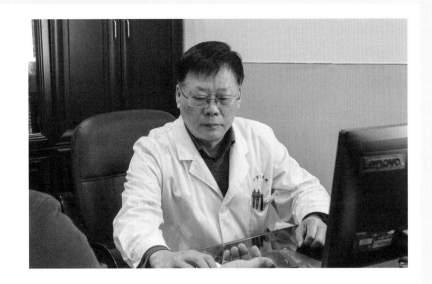

一 名医小传

高世毅,男,江苏南京人,农工民主党党员,主任中医师,马鞍山市中医院副院长。第七、八、九届马鞍山市政协委员,第十二、十三届安徽省政协委员。首届安徽省名中医。安徽省针灸学会常务理事,安徽省医学会物理医学与康复学分会常务委员。多次被评为先进个人。

1987年毕业于安徽中医学院中医专业,从事中医临床工作30余年,诊疗思路独特,治疗手段丰富。在中医辨证用药、针法运用上有许多独特之处,擅长针灸、中药并用治疗神经系统疾病如中风、眩晕、面瘫、失眠、抑郁、癫痫等,运动系统疾病如颈椎病、腰腿痛、肩周炎、网球肘、痹证、软组织损伤等,儿科疾病如小儿脑瘫、多动症、小儿斜颈、婴儿腹泻、小儿遗尿等。根据临床经验研制多个院内制剂,创制了"中风1号方""中风2号方""熏蒸1号方""熏蒸2号方"等,临床应用良好。

带领马鞍山市中医院康复医学中心成为安徽省中医药管理局重点专科并成为国家中医药管理局"十二五"重点专科建设项目,成为马鞍山市中医名科和安徽省工伤康复定点单位。先后承担省、市级科研课题4项,承办多个国家中医药管理局和省级继续教育项目,发表学术论文多篇,出版专著1部。

二 学术特色

(一)中风后痉挛性瘫痪治验

痉挛性瘫痪是中风的常见并发症,以肢体痉挛为主要表现,严重影响患者的日常生活。寻找有效的抗痉挛疗法,提高患者的生活质量,成为目前医学领域中的重大课题。

中风后痉挛性瘫痪多表现为上肢屈肌群优势的屈曲性痉挛、下肢伸肌群优势的强直性痉挛等现象。痉挛的出现是运动功能恢复的自然过程,根据Brunnstrom理论,中风患者在第Ⅱ期大部分会出现肢体痉挛,从第Ⅲ期到第Ⅵ期将经历痉挛减弱、分离运动出现、运动接近正常的过程。肌张力与运动功能、日常生活能力呈正相关,要提高患肢的运动功能需在Brunnstrom Ⅰ～Ⅳ期时尽快降低肌张力,引出分离运动。

高世毅根据现代康复学原理和偏瘫的恢复发展规律,指出在痉挛性瘫痪的治疗中,应以协调肌群间肌张力的平衡为重点,即注重强化上肢伸肌、下肢屈肌运动,拮抗上肢屈肌、下肢伸肌运动,协调和平衡主动肌和拮抗肌之肌张力,促进共同运动向分离运动转化,抑制和控制痉挛,建立正常运动模式。

高世毅基于对中风偏瘫痉挛状态病因病机的认识,并根据多年的临床心得,总结出"拮抗针法"。该针法取穴:上肢以伸肌上的穴位为主:肩髃、臂臑、曲池、手三里、外关、合谷、阳溪、后溪;下肢以屈肌上的穴位为主:殷门、委中、承山、血海、阳陵泉、三阴交、照海、丰隆、外丘、解溪。针刺深度,以到达肌肉层为度,不可过深至骨,亦不要太浅至皮下。针刺手法,以平补平泻法,均留针30分钟。

肩髃在三角肌中,臂臑在三角肌下端和肱三头肌外侧头的前缘,针刺两穴可使肩关节外展及肘关节伸展;手三里在桡侧腕短伸肌与拇长展肌之间,外关在指总伸肌与拇长伸肌之间,阳溪在拇短伸肌与拇长伸肌之间,针刺三穴可使腕关节背伸和指间关节伸展;殷门、委中在半腱肌和半膜肌之间,针刺可使膝关节屈曲;阳陵泉在腓骨长肌与趾长伸肌之间,丰隆在趾长伸肌外侧和腓骨短肌之间,外丘在腓骨长、短肌与趾总伸肌之间,解溪在姆长伸肌与趾长伸肌之间,针刺上述诸穴可使踝关节外翻、足趾伸展。

高世毅通过针刺偏瘫侧拮抗肌腧穴,可抑制主动肌群运动神经元的兴奋性,降低痉挛肌群的肌张力,同时肌群启动牵张反射兴奋收缩拮抗肌建立新的平衡。"拮抗针法"可提高患者运动功能及日常生活能力,有效改善痉挛状态。

(二)中风后吞咽障碍治验

中风患者部分存在吞咽障碍,主要是因吞咽神经、迷走神经和舌下神经的核性或核下性损害产生的真性延髓麻痹和(或)双侧皮质脑干束损害产生的假性延髓麻痹所致。吞咽障碍影响进食,可引起脱水及营养不良,也可引起吸入性肺炎,严重者因窒息

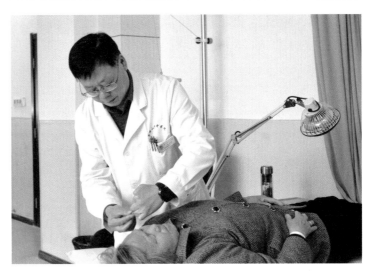

为患者进行针灸治疗

而危及生命。

高世毅认为，中风后吞咽障碍可归属于中医学"窍病"范畴，虽属阴而根本在阳气虚。阳气是推动和调控脏腑功能活动的原动力，若阳气虚弱，则导致人体脏腑经络的生理活动减弱、失调而变生诸疾。正所谓"阳气者，若天与日，失其所，则折寿而不彰"。阳气虚衰，不能养神开窍，导致窍闭神匿，发为此病。当治以温补阳气、开窍醒神。

治疗上，高世毅主张应立意于"从阳引阴，阴病治阳"和标本根结理论。"从阳引阴，从阴引阳"是针灸学治疗原则之一，即病在阳而治其阴，病在阴而治其阳，或从阴而引阳分之邪，从阳而引阴分之气。张介宾在《类经·卷十二第八》释之曰："善用针者，必察阴阳……从阴引阳者，病在阳而治其阴也；从阳引阴者，病在阴而治其阳也。"

高世毅根据多年临床经验，总结出项三针治疗中风后吞咽障碍。项三针取穴：崇骨、风池（双侧）。风池穴针刺深度以得气为度，崇骨穴宜深刺，依据患者体形胖瘦，直刺1~2.5寸，两穴针刺方向均指向咽喉部，施以平补平泻法，行针时嘱患者做吞咽动作，留针30分钟。

风池穴居足少阳胆经，又为手少阳三焦经、足少阳胆经、阳维脉、阳跷脉之交会穴，而足少阳胆经循于身之阳侧，其穴以善治骨病著称，针刺风池可治骨之所生病。崇骨穴虽为经外奇穴，但穴居督脉。督脉循行于腰脊正中，上达巅顶，为全身阳脉之主干，十二经脉中之手足三阳经皆与之相交会，有"阳脉之海"之称。其脉入髓，上达清阳之窍，下及元气之根，统摄周身之阳气，具有调整和振奋人体阳气的作用。《类经图翼》中载风池"治中风不语，汤水不能入口"。故此二穴相伍治窍病有"从阳引阴""阴病治阳"之义。

（三）不寐证治验

不寐是以经常不能获得正常睡眠为特征的一类病症，主要表现为睡眠时间、深度不足。轻者入睡困难,或寐而不酣,时寐时醒,或醒后不能再寐;重则彻夜不寐。有数据显示,全球约有25%的人曾经出现过不寐问题,其中20%~30%是由不同的睡眠障碍引起的。高世毅认为,中焦不畅及脾胃失调是引起不寐的关键,临床治疗多从中焦脾胃入手,应用健脾益气、调和气机、化痰除湿、清热化痰、交通心肾等治法,选用四君子汤加减,并配合针刺治疗,补虚泻实,调整脏腑阴阳,取得显著疗效。

1. 病因病机分析

高世毅认为,中焦脾胃失调是引起不寐的关键。脾升宣水谷精气以布施五脏,胃降阴浊以和调六腑。脾胃升降相因,动静相和,故而成中焦气机升降变化之根本。《素问·经脉别论》载:"食气入胃,散精于肝,淫气于筋。食气入胃,浊气归心,淫精于脉。脉气流经,经气归于肺,肺朝百脉,输精于皮毛。毛脉合精,行气于府,府精神明,留于四脏。"说明心肝肾等脏腑所需气血为后天脾胃所化生。脾胃和调则精微得化,气血得生,心肝得养,神安魂藏,寤寐自和。

若饮食不节、情志失调、禀赋不足等致脾胃气机失和,化痰生湿,影响饮食精微布散吸收,则气血不得上养心神,发生不寐,正如《素问·逆调论》所载:"阳明逆,不得从其道,故不得卧也。"中焦具有消化、吸收并输布水谷精微和化生血液的功能。正如《灵枢·营卫生会》所说:"出上焦之后,此所受气者,泌糟粕,蒸津液,化其精微,上注于肺脉,乃化而为血,以奉生身,莫贵于此。"而《景岳全书·不寐》载有不寐的病机:"盖寐本乎阴,神其主也。神安则寐,神不安则不寐,其所以不安者,一由邪气之扰,一由营气不足耳。有邪者多实,无邪者皆虚。"中焦的邪实与正虚使得脏腑失和,气血不充,心神不安而导致不寐。故调理中焦脾胃是治疗不寐的良法。

2. 辨证分型论治

高世毅临床根据不寐病因病机的演变规律,将其辨证分为脾胃虚弱证、气机失和证、痰湿阻滞证、痰热内扰证、心肾不交证五证论治。

(1)健脾益气养心神:心藏血,血养神,神得血养则眠。《灵枢·决气》曰:"中焦受气取汁,变化而赤,是谓血。"脾胃为气血生化之源,脾胃和则心血得养。然因思虑劳倦过度,耗伤脾胃,脾胃虚弱,化生气血不足,故不得上养心神,心神失养而发不寐。治当健脾益气、养心安神,以四君子汤加减。以党参、白术、茯苓、甘草益气健脾,当归、黄芪补气生血,远志、酸枣仁、茯神补心益脾安神,木香行气舒脾。同时可配伍生龙骨、生牡蛎重镇安神定志,或五味子、夜交藤、合欢皮、柏子仁养心安神,或苍术、半夏、陈皮、厚朴健脾燥湿。配合针刺治疗,取穴中脘、建里、关元、气海、足三里、百会、四神聪,行针施以转补法。

(2)调和气机藏肝魂:脾以升为健,胃以降为和,升降和则阴阳和而无气机壅滞之象。正如《读医随笔》所载:"升降出入者,天地之体用,万物之橐籥,百病之纲领,生死之枢机也。"可见气的升降调节对人体阴阳和谐极为重要,故升降和,则寐安。若因情志郁

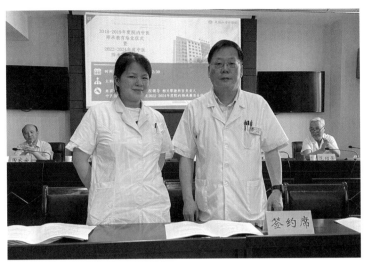

师承签约

结、饮食失节等因素影响脾胃正常升降功能,脾胃气机壅滞则影响肝的疏泄功能,导致肝气郁结,肝魂不安,而发不寐。治当疏肝理气、调和脾胃,四君子汤合柴胡疏肝散加减。以党参、白术、甘草益气健脾,茯苓健脾去湿,使运化有权,气血有源;柴胡、香附疏肝理气,使肝气得以调达;当归甘辛苦温,养血和血;白芍酸苦微寒,养血敛阴,柔肝缓急。加入薄荷少许,疏散郁遏之气,透达肝经郁热。同时可配伍栀子、牡丹皮清肝泻火,或山楂、神曲、莱菔子消食化滞。配合针刺治疗,取穴太冲、合谷、膻中、中脘、足三里、章门、期门,行针施以平补平泻法,以达调理气机之用。

（3）化痰除湿祛浊阴:脾为太阴湿土,外在久居湿地、冒雨劳作,或内在过食肥甘厚味而生湿,同气相求,湿邪内困于脾,日久脾胃运化不利而生痰。痰湿为阴邪,易困阻阳气而使阳气不得伸展,上扰心神,使心神不安而发不寐。治当温阳益气、化痰除湿,四君子汤加减;正如《金匮要略·痰饮咳嗽病脉证并治第十二》所载:"病痰饮者,当以温药和之。"以党参、白术、甘草益气健脾;茯苓、半夏、陈皮健脾化痰理气和胃;珍珠母、磁石镇惊安神。同时可根据兼证配伍谷芽、麦芽消食和胃。配合针刺治疗,选穴阴陵泉、地机、丰隆、水道、复溜,行针施以提插泻法;中脘、足三里、关元,行针施以转补法,以达攻补兼施、祛痰化湿之功。

（4）清热化痰益胆胃:胆者中正之官,主决断,调节情志,调和脏腑,使气血运行正常。当骤遇惊恐以及情志郁结,使肝胆气机郁结,木郁不达时,可影响于胃,胃气失和,土壅木郁,进而化热生痰,上扰于心而发为不寐。治当清化痰热、和中安神。四君子汤合黄连温胆汤加减。以党参、白术、甘草益气健脾,半夏、陈皮、茯苓健脾化痰;黄连、竹茹清心降火化痰;生龙骨、生牡蛎重镇安神定志,远志、夜交藤、柏子仁养心安神。配合针刺治疗,选穴阴陵泉、丰隆、行间、侠溪、内关,行针施以提插泻法;足三里、三阴交、照海、申脉,行针施以平补平泻法,以达清热化痰、调和阴阳之用。

（5）水火既济安心肾：心与肾主要体现在心阴心阳与肾阴肾阳之间的依存关系，以及心血与肾精之间的依存关系。心在五行属火，居于上焦而属阳，肾在五行属水，居于下焦而属阴。从阴阳水火升降理论来说，位于下者，以上升为顺；位于上者，以下降为和。心之阴阳必下降于肾，而充养肾之阴阳；肾之阴阳必上升至心，以濡养温煦心之阴阳。两脏阴阳之间上下交通，相互依存，才能保证阴阳充足，维持动态平衡，即水火既济，而称为心肾相交。若心火不能下降于肾而上亢，肾水不能上济于心而下泄，肾无心火则水寒，心无肾水则火炽，可出现一系列病理表现，即"心肾不交"或"水火不济"。

治当交通心肾，以四君子汤合交泰丸加减。以党参、白术、茯苓、甘草益气健脾；黄连清心泻火制偏亢之心阳，肉桂温补下元以扶不足之肾阳；心火不炽则心阳自能下降，肾阳得扶则肾水上承自有动力。水火既济，交泰之象遂成，夜寐不宁症便可自除。正如清代陈士铎《本草新编》所说："黄连、肉桂寒热实相反，似乎不可并用，而实有并用而成功者，盖黄连入心，肉桂入肾也。……黄连与肉桂同用，则心肾交于顷刻，又何梦之不安乎？"

若肝火旺盛者，需加清心清肝之药，如黄连、栀子等。若肝阳上亢者，需加镇肝潜阳之品，如龙骨、牡蛎等。肝阴不足者，加白芍、酸枣仁、玄参等滋阴养血柔肝。配合针刺治疗，神门为手少阴心经之腧穴原穴，为心气出入之门户，心藏神，故本穴具有清心凉营、安神定志之功。太溪为足少阴肾经腧穴、原穴，为肾脏原气输注之所，五行属土为本经母穴，虚则补其母，故补本穴具有滋阴降火、补肾强腰之功。二者相伍，使水火既济，心肾相交。同时可配用三阴交穴益肾滋阴、疏肝健脾、调和气血，内关穴宁心安神。

高世毅针药结合从脾胃辨治不寐，重视病机的演变，通过健脾养胃、调节气机、化痰除湿、清化痰热、交通心肾等治法，同时配合运动锻炼、饮食搭配、移情易性，使脏腑阴阳之间的关系达到和谐状态，从而达到治疗的疗效。

储浩然

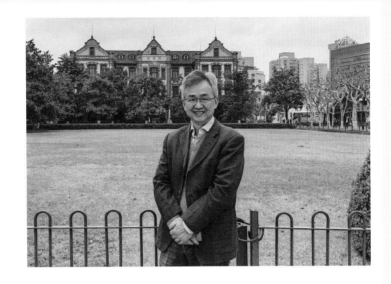

一 名医小传

　　储浩然,男,安徽池州人,中共党员,二级主任中医师,教授,博士研究生导师,安徽省针灸临床医学研究中心主任,安徽省中医药科学院针灸临床研究所所长,安徽省针灸标准化工程技术研究中心负责人。国家中医药管理局重点学科及安徽省重点专科针灸推拿学学科带头人,第六、第七批全国老中医药专家学术经验继承工作指导老师,第三批全国中医临床优秀人才,首届安徽省名中医,第二届江淮名医,安徽省中医药领军人才。

　　兼任中国针灸学会脾胃病专业委员会候任主任委员,中国中医药研究促进会针灸康复分会副会长,中华中医药学会脾胃病分会常务理事,世界中医药学会联合会消化病专业委员会常务理事,安徽省针灸学会副理事长兼秘书长,安徽省中医药学会脾胃病专业委员会主任委员。

　　师承全国首届名中医马骏教授,一直致力于中医药治疗消化系统疾病及内科疑难杂症,形成了"重调脾胃,细辨经络、针灸并用、针药结合"的脾胃病治疗特色。获批建设全国老中医药专家传承工作室,培养国家名老中医学术传承人、全国中医临床优秀人才及省高徒近10人。主持和参与国家自然科学基金、国家重点研发计划及省部级项目20余项,主持、参与制定和修订了国际组织、国家、行业标准等各类标准近10项。发表学术论文70余篇,编写专著6部,获得国家发明专利2项,获中国针灸学会和安徽省科技进步奖一等奖、二等奖10项。

二 学术特色

(一)脾胃病从"和"论治

储浩然自1997年主持"十一五"国家科技支撑计划子课题"马骏临床经验、学术思想研究"以来，以脾胃病研究为核心，以"和"法为亮点，形成了"调和致中"治疗脾胃病的特色和优势。在中医治未病理论的指导下，始终贯穿"健运脾胃，顾护胃气"的原则，以健脾运胃为基，以调中焦气机为要，以调脾和胃为法，讲究针药功用互补，发挥中医药杂合治疗的优势，疗效确切。

储浩然认为，脾胃病的治疗应重在"和"，脾胃藏象的生理病理特点决定了治中焦宜调平求和。"和"是人体的一种生理状态，包括阴阳、气血、脏腑合和等。《素问·生气通天论》指出："凡阴阳之要，阳密乃固。两者不和，若春无秋，若冬无夏，因而和之，是谓圣度。"又谓："是以圣人陈阴阳，筋脉和同，骨髓坚固，气血皆从。如是则内外调和，邪不能害。"如果这种"和"的状态被打破，人体就会患病甚或死亡。因此恢复人体"和"态，是医者治病的目标之一。

储浩然认为，脾胃升降是五脏和合之枢纽，脾胃病病因复杂，无论外感内伤，无论自病或他脏影响，均可导致脾胃生理功能异常。脾胃病又往往脏腑同病，寒热互存，虚实夹杂，升降失调，并且与肝胆互为影响，病因多种多样，病机复杂多变，故临证时单选一法治之，恐难取效，唯采用调和脾胃、调和肝脾等"和"法，注重脏腑同治、寒温相宜、虚实同理、阴阳兼顾，以燮理脏腑功能，调畅逆乱之气机，从而达到脾胃升降有序，肝胆疏泄有度，使阴平阳秘，元气生生不息，病势方可迎刃而解，以达到中焦如衡。

(二)脾胃疾病针药诊治经验

1. 腹泻型肠易激综合征针灸治验

纵观中医历代经典医籍，虽无腹泻型肠易激综合征的病名记载，但根据其临床表现，当属于"泄泻""腹痛"等范畴。腹泻型肠易激综合征以胃肠动力学改变为主要表现，患者多以腹痛、腹泻、腹部不适及粪便性状改变等为主。临床上储浩然主张辨病和辨证有机结合，在详细询问病史及体格检查的基础上进行有针对性的辅助检查(大便常规、结肠镜、腹部CT等)，排除器质性病变以及代谢异常等，结合现代解剖学和疾病的病理生理学进行综合分析。

储浩然依据"中焦如衡，非平不安"的思想，临床多采用"调和致中"之法来权衡枢纽，治疗腹泻型肠易激综合征。他指出观察脾胃盛衰程度，对于腹泻型肠易激综合征的诊治及预后尤为关键，治疗中当以调和脾胃为核心，以鼓舞中州之正气，同时注重四旁，

为患者做电子胃镜检查

进行远近配穴。临床治疗腹泻型肠易激综合征,以足阳明胃经、任脉、足太阴脾经等经脉腧穴为主,采用远近配穴法。除此之外,他还善于在主穴的基础上灵活配穴,常配公孙与内关以降逆理气、调胃和肠,选取脾俞、胃俞以调节脾胃之经气。

腹泻型肠易激综合征患者通常在病变初期疏于治疗,来诊时多呈现虚中夹实的病理状态,临床上储浩然加用关元以扶元固本,鼓舞正气。而对于风寒湿邪偏盛者,可于风池、风府、大椎穴加用温针灸;肝脾不和者,加用太冲、公孙、肝俞以疏肝和胃、理气止痛;脾肾两虚者,加用神阙、关元、气海以温补脾肾;寒热错杂、虚实夹杂者,可加用三阴交、阴陵泉、内庭、阳陵泉、曲池以清热散寒、虚实兼顾。以上的选穴,既考虑减轻患者局部的腹胀、腹痛及腹泻等症状,也针对患者整体情况进行三因制宜,局部与远端经穴同用,脏器与脑-肠轴同调,针法和灸法兼施,更好地激发局部经气,以达到调和脾胃、理气和血、以平为期之目的。

储浩然注重灸法,强调针灸并用,早年曾得到灸法名家周楣声的指导,在诊治腹泻型肠易激综合征上多用灸法为助,开展了大量艾灸治疗腹泻型肠易激综合征的相关临床及实验研究。临证时,遇腹泻型肠易激综合征风寒外袭者取翳风、风池行温针灸;脾肾亏虚者予隔附子饼灸;腹痛证属寒邪客者予隔姜灸;虚寒证者取中脘、足三里、脾俞、胃俞施以温和灸。但他对"无病而灸以防生病"持谨慎的态度,认为随意瘢痕灸、无病滥灸或有病错灸,会影响经络气血运行,故临床当规范用灸。

在临床治疗上,储浩然还喜用龙虎交战手法改善腹泻型肠易激综合征患者腹部症状,视患者病情虚实、病势深浅、病性寒热予以灵活运用。此外,临证遇腹泻型肠易激综合征患者腹胀明显时,多在腹部选穴予以呼吸补泻以及提插补泻。亦重视针刺前押手的手法,推崇压、按、弹、努、爪、切等古针法。

2. 功能性消化不良针药治验

储浩然认为，根据功能性消化不良的发生、发展特点可知，脾胃虚弱、中焦失和为其基本病机，病机演变常包含中虚气滞(初期)、肝胃不和(中期)、脾胃虚弱(中末期)、寒热错杂(末期)4个不同阶段，其治疗功能性消化不良，以"调和致中"为治法，在选穴用药方面，主张以"和"为要，初期治以补中行气为先，中期当以疏肝和胃为要，中末期以健脾运胃为主，末期当以平调寒热为宜。

在针灸临证时，储浩然认为功能性消化不良的病机根本在于脾胃虚弱，中焦失和，故治疗本病常取合募配穴、八脉交会相配，以求上下、远近相和，取俞募配穴、表里经相配，以求前后阴阳相和。主穴常取足三里(双侧)、中脘、天枢(双侧)、内关(双侧)，力求健运脾胃，令中焦调和。而饮食不节、情志失调，或劳倦内伤等因素引起的功能性消化不良，会致使机体产生气机升降失司、中焦不畅之病机变化。调节全身气机升降，调和中焦，畅达气机为治疗首要任务，故"调和致中"法针灸治疗功能性消化不良，调畅气机，燮理脾胃，令失和得平，选穴以足三里、中脘为主。在调中畅气基础上，若遇中虚气滞者伍脾俞、气海平补平泻，肝胃不和者伍太冲、期门而泻之；脾胃虚弱伍脾俞、胃俞而补之；瘀血内停伍血海、膈俞泻之；寒热错杂者多针灸并用，随证治之。

随着社会工作、生活节奏的加快，纷杂的工作和过度的压力易伤神耗气，心气虚则神失充养，致使君主不明，仓廪失和，气机壅结而失升降之机，易发焦虑、抑郁、胃脘疼痛、胀满等症。储浩然认为，精神心理因素在功能性消化不良的发病中尤为重要，故治疗上主张调神宁心，理气和中，取穴以内关、百会、天枢为主。他指出，若遇功能性消化不良患者焦虑、抑郁症状明显者，恐针刺内关、天枢之力尚弱。因此，调神之法当明辨病变脏腑之所在，针刺之时使用宁心调神、疏肝调神、健脾调神、通督调神等调神之法，多伍用百会、印堂、神门、神庭等穴位以调神畅志，手法多轻灵柔和，以补为主，辅以温针灸及心理开导。

储浩然在治疗功能性消化不良时，多注重灸法的应用。临证时若遇中虚气滞、痞胀较甚者，多采用隔葱灸以通阳行气；若遇肝胃不和、脘痛吐酸者，多采用直接灸以泻其热；若遇脾胃亏虚、中寒痞满者，多采用温针灸或隔姜灸以温中阳；若遇虚实并见、寒热错杂者，或夹痰夹瘀者，多针、灸、药并用，以增扶正祛邪之力。

3. 慢性萎缩性胃炎用药治验

储浩然认为，慢性萎缩性胃炎多由浅表性胃炎失治、误治病情迁延而成，久病必虚，故其本在于脾胃气虚，表现为胃脘痞满、作胀隐痛、嗳气纳差等症，治当补益脾胃为主，乃治病求本，以致中和之意。然而补益脾胃绝非一味使用甘温之品峻补其气，而是要以健运脾胃为先，即"调和致中"之意，脾胃运化功能正常，气血才能生化无穷，脾胃健则气血旺。常用太子参(或党参)、白术、扁豆、山药、薏苡仁、黄精等甘平微温之品以调和中气。其中白术、薏苡仁、山药为其临床必用之品，因为白术味苦、甘而性温，有健脾运脾、促进生化之源的功能，为补气健脾之要药也。他将此三味作为健脾必用之药，充分体现

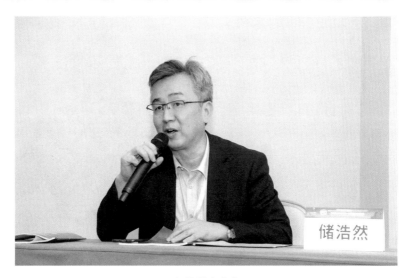

主持学术会议

了其补脾胃应"致中和"的用药风格。因为白术与薏苡仁同用，健脾助运之力倍增，而薏苡仁味甘性淡而微寒，可减白术苦温之弊；山药甘平益脾气又补脾阴，同时兼有涩性，有固涩之弊，而薏苡仁性淡有通利之功而可缓之。故三药合用通补咸宜，动静结合，相辅相成，互相间有扬长避短之功，发挥了中药复方配伍的优势。

慢性萎缩性胃炎病程迁延，脾胃虚弱，纳运失常，气机阻滞，常常出现脘腹痞满之候。储浩然认为，此乃因虚致实、虚实夹杂证，治疗上当以消补兼施，常用枳壳、白术相伍。若遇脘满而兼有便溏者，他常用葛根、谷芽、麦芽、升麻、荷叶等，通过健脾升清达到和胃止泻的目的；若遇脘胀而兼便秘者则以枳实、莱菔子、谷芽、麦芽同用，乃因谷芽、麦芽均为甘平之品，归脾胃经，皆具消食和中、健脾开胃之功，同时两者又有谷芽主降、麦芽偏升的差别。枳实苦泄辛散，行气之力较猛，虽为破气之品，然与谷麦芽、莱菔子同用，其消食散结之力尤甚，破气之虞已减，三者配伍则胃气得降，气机调畅，脘胀得除，大便亦可如期而下。若仍不得下，储浩然常在以上三者基础上加当归或大剂量生白术即可。若气滞脘胀久治无功，他亦非选用破气之品，而喜枳壳与桔梗同用，取其一升一降，调理中焦气机升降，以顺应脾升胃降之势。

储浩然认为，慢性萎缩性胃炎以脾胃为病所，脾胃虚弱，运化不利，湿自内生，蕴久则可化热，加之当代之人多偏嗜辛辣、腌炙、醇浆厚味，每易出现湿热中阻之候。临症常虑及此，当用蒲公英、黄芩、黄连等苦寒清热之品时，必佐以干姜、吴茱萸、高良姜等辛热温中之品，以防苦寒太过，损伤胃腑，以求中焦如衡。因此他对泻心、佐金类寒热并用之方甚为推崇，谓之为良方。

慢性萎缩性胃炎为慢性疾患，证候错综复杂，储浩然临证之时，细察病机、明辨证候，用药轻灵、配伍精当，平淡之品、具效却著，注重"中焦如衡，非平不安"，遣方用药，力求平和。

515

董赟

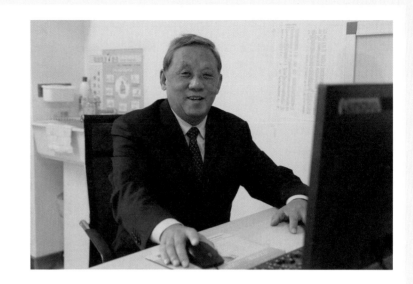

一 名医小传

董赟,男,安徽芜湖人,中共党员,主任中医师,硕士研究生导师。第二届安徽省名中医,安徽省中医药领军人才。曾任医院医务部主任和医疗质量管理办公室主任、康复教研室主任、康复中心主任。

曾任中国康复医学会运动专业委员会委员,中华中医药学会亚健康专业委员会委员,安徽省健身气功协会副主席,安徽省针灸学会常务理事,安徽省中医药学会康复专业委员会主任委员,安徽省医学会物理与康复学分会副主任委员,安徽省体育科学学会运动专业委员会副主任委员,安徽省全科医学会康复专业委员会副主任委员。

1988年毕业于安徽中医学院中医专业,就职于安徽中医学院附属针灸医院。在偏瘫、截瘫、脑瘫、面瘫等疾病的防治和康复中,将针灸、推拿、导引与现代康复技术相融合,提出"脑-肢"整体化、分期辨治的康复模式。在骨伤疾病方面将中医正骨手法与现代康复的关节松动术相结合治疗颈椎病、腰椎病和膝关节病变;自编"颈椎保健操"并在临床推广。多次出国进行学术访问。

承担《临床康复学》《内外科疾患康复学》本科理论教学工作,主持及参与国家及省级课题10余项,发表学术论文30余篇(SCI论文2篇)。主编和参编《中风病功能障碍的康复治疗》《物理治疗学》等4本专著。作为中华中医药学会优秀巡讲专家,参加凤凰卫视、安徽卫视科教和综艺频道、合肥电视台生活频道等的中医养生保健宣讲工作。

二 学术特色

(一)中西医融合,提出中风病中医康复治疗新思路

中风病(脑血管意外)是指脑内的血管出现病变(出血或梗死)损伤了脑神经,使得大脑对脑神经、脊神经、内脏神经的控制出现了障碍,表现出运动、感觉、语言等各种功能障碍。

肢体的运动功能障碍恢复需要经历软瘫期(肌张力低)和硬瘫期(肌张力高),康复治疗针对这两种过程采用了不同的原则和方法,即兴奋性原则和抑制性原则。根据此法则,结合现代康复评定,针灸、推拿治疗采用不同的穴位和操作手法(兴奋或抑制),分期、分经辨证治疗,可以提高临床疗效、缩短病程。软瘫期针灸取肢体下有神经干或分支分布的穴位或敏感点,如扶突穴、极泉穴、内关穴、环跳穴、委中穴等,采用强刺激手法,促使肌肉神经兴奋,恢复神经对运动的控制能力。硬瘫期的针灸取穴、手法和推拿治疗的目的是降低肌张力,促进运动功能的恢复。选取患侧的肩髃穴、臂臑穴、天井穴、外关穴、后溪穴、阳陵泉穴、悬钟穴、丘墟穴等,采用轻刺激手法,有感觉即可。推拿治疗也是分期推拿,可采用兴奋性或抑制性手法,但其恢复运动功能的目的相同。火罐治疗,对于软瘫期的患者,沿着阳经用闪罐法;对于硬瘫期的患者,在肌张力高的相关经络上用留罐法。董赟指出,对于中风病导致的其他功能障碍皆是此理。

517

(二)创立"脑-肢"整体化、左右肢体皆治疗的中风病的康复模式

中医认为,脑为元神之府,督脉入络脑。督脉通过经络与五脏六腑、四肢百骸相连接。脑支配肢体,肢体影响脑,"脑-肢"互为整体。

中风病为脑络(脑神经)受损,肢体瘫痪(大脑对肢体的支配出现故障)。因此中风病的中医康复治疗针灸可取脑穴(头皮针)通脑络,肢体取穴(体针)通经络。脑络、经络互相关联,紧密联系,构成整体。现代医学表明,左右大脑半球互相影响,功能可以代偿,左右半球对同侧肢体皆可支配和控制。以往针灸治疗皆分别取之,分开进行。因此临床治疗采取脑、体同针,左右脑交替,左右肢体交替,脑体同侧针刺,脑肢交叉针刺,分期取穴治疗,还可结合督脉经针刺。在脑穴治疗的同一时间段可行现代康复物理治疗、功能训练,也可配合各种物理因子治疗、生物反馈治疗。推拿是同样道理,进行治疗的同时可配合通督推拿法,以促进肢体功能的恢复。

(三)整体治疗,传统运动疗法与现代运动治疗互融

董赟提出,中风病往往为多种功能障碍并存,中医康复治疗应当同时进行,不能偏颇。因为各种功能恢复互相影响,所以各种功能障碍的康复治疗应当整体实施,统筹考

教学查房

虑。如吞咽功能、构音功能障碍会影响运动功能障碍的恢复。当患者的运动功能恢复到一定程度,结合中医传统运动疗法——导引或健身气功,如"六字诀""八段锦""五禽戏"等的习练可有助于进一步恢复平衡功能、精细动作和协调性,能使患者静心训练、安神运动,使其功能恢复更快。对于治疗中风病的主症、并发症可采取中药内服和外用,也可以参考运用火罐、微针等其他疗法,以期达到整体治疗,全面康复。

(四)中西医理论互鉴,针刺面瘫神效

周围性面瘫(面神经炎),临床多发病,针灸治疗效果肯定。患者需要在最短的时间内取得最好的疗效,因此临床结合现代医学的解剖、生理、病理等特点,采用中医治疗方法。

急性期:①艾灸翳风穴,耳尖放血,消除面神经炎症和水肿。②药物,可适量应用糖皮质激素和中药清热解毒之品。③针刺,取穴根据面神经分支在面部走向和肌肉的起止点与相应的经络相结合,取相关的穴位,如牵正穴、下关穴、太阳穴、鱼跃穴、颧髎穴、地仓穴、迎香穴等。针刺量轻,有感觉即可。④推拿,用轻柔的手法,用介质沿着表情肌的分布操作。⑤火罐,采用闪罐法而不用留罐法。

恢复期:①药物,用营养神经的药物和扶正、活血化瘀的中药(中成药)。②针刺,取穴同急性期。电针治疗。电针的正负极与面部肌肉的走向一致,刺激量以患者耐受为度。③推拿,推拿的力道适当增加,结合拍打、擦刷法,逆肌纤维方向。④火罐,采用闪罐法而不用留罐法,局部皮肤发红即可。⑤功能训练,配合面部表情肌运动。

(五)正骨手法加关节松动术治疗骨伤疾病

颈椎病、腰椎病、膝关节病、肩周炎的发生常常是在退行性改变的基础上出现解剖

结构紊乱,导致关节的生理功能出现异常,表现出不同的临床症状,即中医的"骨错缝、筋出槽",往往伴有次生症状或并发症。用正骨手法解决"骨错缝、筋出槽"的问题,应先解决次生症状即"正骨先理筋、顺筋"。结合临床经验,现代康复的关节松动术比较适宜,可松解关节内的粘连,又可缓解疼痛,理顺关节周围的筋组织,既松筋又理筋、顺筋。筋顺然后正骨,骨正则筋不易出槽,生理功能恢复正常,身体无碍。因此两者结合,互补互用,疗效特显。

(六)突出治未病思想,提倡治疗与保健结合

中医常见的就诊病种多是慢性病、老年病,多因身体解剖结构和生理功能退化而发病,疗程相对较长,容易复发。因此须防治结合,远期疗效才佳。行中医康复治疗的同时配合传统的运动疗法,如健身气功"五禽戏""八段锦""易筋经"等,既能增强疗效,又可预防疾病复发,平常习练还可强筋健骨。董赟总结临床数十年的经验,针对颈椎病、腰椎病的特点编纂"颈椎操""腰椎操",教会患者后嘱其"每天运动10分钟,颈椎、腰椎好轻松",做到治疗与保健相结合。

蒋涛

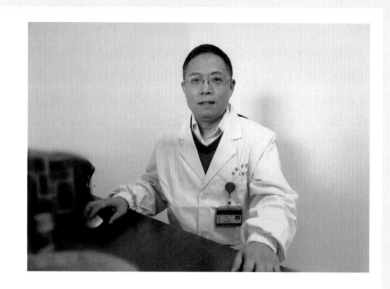

一 名医小传

蒋涛,男,安徽长丰人,主任中医师,博士研究生导师,安徽中医药大学第二附属医院推拿科主任、推拿教研室主任。安徽省教育厅针灸推拿学重点学科带头人、安徽省中医药管理局重点专科带头人,国医大师李业甫学术经验传承工作室骨干成员,第二届安徽省名中医,第三届江淮名医。

兼任中华中医药学会推拿分会委员,中国民族医药学会推拿分会副会长,安徽省针灸学会常务理事、针推结合专业委员会主任委员,安徽省中医药学会推拿专业委员会副主任委员、中医康复专业委员会常务委员。

建有"蒋涛安徽省名中医工作室",师从李业甫、费季翔等名老中医,学习前辈的推拿手法及宝贵的临床经验,并配合针灸、中西医多种疗法治疗脊柱关节相关疾病。独创"六步腰椎整脊法""五步颈椎整脊法""胯骨错缝正骨法""松筋正骨法"等疗法应用于临床。

在国家级、省级刊物发表学术论文30余篇;主持多项国家级、省级继续教育项目,并多次在国家级、省级学术年会上进行学术交流;担任人民卫生出版社"十四五"规划教材《推拿治疗学》及《成人新型冠状病毒感染推拿干预专家共识》编委。

二 学术特色

蒋涛为国医大师李业甫工作室学术团队骨干成员,秉承李业甫教授"病证合参、筋骨并举;博采众法,禅冠其宗;柔中寓刚,一拨见应;医禅结合;治养并重"的学术思想。

1. 传承精华,守正创新

在李氏正骨推拿的基础之上进行改良,蒋涛运用"三步颈椎微调法"治疗颈椎病;运用"五步颈椎整脊法"治疗寰枢关节紊乱;运用"三步推拿法"治疗肩周炎;运用"六步腰椎整脊法"治疗腰椎间盘突出症;运用"松筋正骨法"治疗骶髂关节紊乱;运用"坐位调膝法"治疗膝关节炎。

2. 中西结合,针推并用

蒋涛运用"五步颈椎整脊法"结合针刺治疗寰枢关节半脱位引起的失眠,通过平衡正骨及调整颈椎关节紊乱,达到"形"佳而"神"自安的效果;运用"通督整脊疗法"及针药结合治疗交感神经型颈椎病导致的眩晕、焦虑症状,以通督整脊调神为原则,以平衡筋骨、行气活血、调节神志为宗旨,达到"筋骨正,气血畅,督脉通,神即安"的效果。

3. 筋骨并举,骨正筋柔

蒋涛认为"筋出槽、骨错缝"是关节功能紊乱的病理基础,运用"松筋"与"正骨"并举之手法,使出槽之筋回位、错缝之骨复原,真正做到"骨正筋柔、气血以流",从而使逆乱之气血条达畅通,理顺经筋。

4. 杂合以治,博采众法

蒋涛师从李业甫、费季翔等名老中医,在学习前辈的推拿手法及宝贵临床经验的基础上,配合针灸、中西药等多种疗法治疗脊柱关节相关疾病,收效颇佳。

(一)颈椎病治验

颈椎病属中医学"项痹""眩晕"等范畴,中医学认为筋骨失衡是导致颈椎退行性疾病的重要原因,这说明了治疗颈椎病的关键在于颈部筋骨平衡。西医认为颈椎病的形成主要是由颈椎间盘长期受压劳损或因外力损伤引起颈部平衡失调,从而累及颈部的肌肉、神经、血管等产生不同临床表现的综合征。在临床上,蒋涛常运用"三步颈椎微调法"结合针刺治疗颈椎病。

"三步颈椎微调法"是通过放松理筋、关节整复、平衡正骨三步手法调节颈椎后关节功能紊乱并维持颈椎平衡状态。蒋涛认为揉筋类手法能够行气活血,解除肌肉痉挛,达到松解软组织、平衡肌力、促进血液循环的目的,因此运用一指禅手法推头颈部、弹拨按揉颈肩部、拿颈肩部可以放松理筋;而正骨类手法可起到矫正关节错缝的作用,因此拔

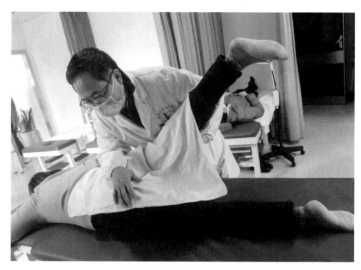

为患者做推拿治疗

伸减压、定点旋扳颈椎可以纠正"骨错缝、筋出槽",达到《黄帝内经》所载"骨正筋柔,气血以流……谨道如法,长有天命"之功效。运用传统中医推拿手法对颈椎病进行诊疗时,重视"手摸心会",即筋骨评估。"筋骨失衡"是手法治疗颈椎病的理论基石,而手法治疗的靶点是错缝脱位的关节,通过手法有利于调整椎骨与肌肉的应力分布,重建颈椎的"筋骨平衡"。因此在临床上,蒋涛常运用"三步颈椎微调法",纠正患者椎体的位移,同时改变突出髓核的空间位置,进而使其与神经根的压迫关系得以解除或改进,从而恢复颈椎内部与外部的平衡。

(二)寰枢关节半脱位治验

寰枢关节半脱位是由多种原因导致的寰椎与枢椎相对位置改变,二者失去正常的解剖关系,从而影响附近颈神经、交感神经和椎动脉的正常功能,患者常伴有颈部活动受限、头晕、耳鸣、失眠、后枕部疼痛及血压升高等临床表现。

寰枢关节半脱位属中医学"项痹"范畴。蒋涛认为寰枢关节半脱位的病因病机关键在于"筋骨失衡",具体表现为"筋出槽、骨错缝"。"筋出槽、骨错缝"的发生多与急慢性损伤、外邪侵袭或退行性改变等因素有关,可引发相关部位的各种功能障碍。"筋出槽"是指筋肉、韧带在各类致病因素的作用下引起正常功能、解剖位置及形态结构等发生异常改变,以筋急、筋纵、筋弛、筋痿等为主要表现形式,如《素问·生气通天论》云"湿热不攘,大筋软短……软短为拘,弛长为痿",详细论述了筋的相关病理改变。《仙授理伤续断秘方》首先提出"骨缝"一词,并提出检查、诊断方法,如"凡左右损处,只相度骨缝……便见大概"。"骨错缝"是指两个关节面出现或大或小的移位,从而导致关节处于相关功能障碍的病理状态。寰枢关节半脱位是由寰枢椎错位引起,可伴随失眠、头晕、头颈部痛、胃肠道不适等症状,给患者的工作、学习及生活带来巨大影响。

筋与骨在生理上紧密相连。如《灵枢·经脉》记载"骨为干,筋为刚",筋可以约束骨关节的异常活动而骨又可以为筋提供支撑作用;《幼科发挥》云"肾主骨,肝主筋,骨属于筋,筋束乎骨,二者相为依附也",二者的这种密不可分的关系称为"筋骨和合"。

蒋涛师从国医大师李业甫,汲取其"32字"推拿学术思想,博采众法,并结合自身30余年的丰富临床经验,创立了"五步颈椎整脊法"松筋与正骨并举以治疗寰枢关节半脱位。蒋涛首先以"松肌法"作用于颈部相关筋肉、韧带等,可有效解除寰枕筋膜的紧张、缓解患者疼痛,并减轻对椎动脉和颈交感神经节的压迫、刺激,可以为正骨做好准备工作,如《医宗金鉴·正骨心法要旨》指出:"手法者,诚正骨之首务哉……当先揉筋,令其和软,再按其骨。"临床上发生寰枢关节半脱位的患者多伴有颈椎生理曲度的改变,这一病理改变在一定程度上使颈椎的生物力学发生改变,减缓了椎动脉血流,导致大脑供血不足从而产生相应的临床症状。第二步对颈椎行调曲治疗,此法可以恢复颈椎的正常生理曲度,使颈椎的生物力学恢复正常,改善大脑血供。经过上述两步即可行正骨手法,蒋涛强调,只有在肌肉、韧带充分放松的情况下,正骨才能达到最佳效果且保证安全。蒋涛在正骨时注重触诊与影像学检查相结合以判断寰枢椎的偏移情况,做到精准施治;同时对颈椎进行不定点平衡扳法,以达到平衡正骨及调整颈椎关节紊乱的目的。最后行理筋手法,使肌肉的张力降低并改善局部血供、疏通瘀滞的经络,使逆乱之气血条达畅通,理顺经筋,使"筋归其槽"。"松筋"与"正骨"并举,使出槽之筋回位、紊乱之骨复原,真正做到"骨正筋柔、气血以流",达到"形"佳而"神"自安的效果。

(三)肩周炎治验

523

肩周炎是指肩周慢性炎症及软组织退行性变导致的关节粘连,以年龄在50岁左右的女性体力劳动者多见。肩周炎早期常表现为患肩的肩关节疼痛,在疾病发展后期会逐渐演变为患肩的肩关节疼痛、活动困难并伴有组织的粘连。

中医将肩周炎归于"冻结肩""痹证"范畴,认为风寒湿邪等外邪内侵,滞于筋骨,气血运行失畅,聚而为肿;筋脉拘急,筋痿骨损,日久则发为痛;此外中老年人群血脉瘀阻不通,不通则痛,如持续迁延可诱发肩关节周围软组织粘连,最终导致肩周炎发生。同时中医理论指出"不通则痛",故肩周炎治疗应"以微针通其经脉,调其血气"。在临床上,蒋涛常运用"三步推拿法"结合针刺治疗肩周炎。

"三步推拿法"由松肌法、理筋法、大幅度摇肩法组成:其中松肌法以拿法、㨰法为主。推拿三步法结合针刺治疗肩周炎,点面结合、动静相济,可解除粘连及疼痛,缓解组织痉挛,增加肩关节内收、外展、后伸及内旋等各方向的活动度,加快恢复肩关节的各项功能。蒋涛认为肩周炎的内因为肝肾不足,外因为风寒湿邪气的侵袭。藏于经脉的经筋受气血的滋养并互相依赖,在外因的影响下,肩部周围经筋受损,气血瘀滞在经脉内,周围的肌肉、骨骼则会出现不通则痛的情况。肩周炎发生在肌腱的滑动位置、构成肩关节各个结构的间隙及韧带和肌腱的附着部位,其发病因素有蛋白多糖成分改变、慢性炎

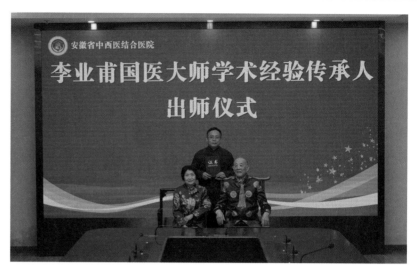

出师仪式

症、退行性变、氧自由基代谢异常、微循环障碍等。肩周炎急性炎症期消除炎性因子可早期治愈，炎性病变进入粘连期则将累及关节囊滑膜、韧带及肩袖，此时疼痛较急性期稍减轻，主被动活动均明显受限且痛点位置固定在某一处或几处，甚至伴有肌肉萎缩，最终难以恢复。推拿三步法是在普通推拿手法基础上进行的总结和完善，有明确的针对性，疗效更佳。

（四）腰椎间盘突出症治验

腰椎间盘突出症是指腰椎间盘发生退行性改变后，在外力作用下，纤维环部分或全部破裂，单独或者连同髓核、软骨终板向外突出，刺激或压迫窦椎神经和腰骶神经根引起的以腰腿痛为主要症状的一种病变。

古代医家著作中未见"腰椎间盘突出症"病名的明确记载，根据其临床表现，本病属中医学"腰痛""腰腿痛""痹证"范畴。如《黄帝内经》中有"太阳在泉……屈伸不利，股胫足膝中痛、脊痛，腰似折，肿不可以曲，腘如结，腨如裂……"的记载，其描述与腰椎间盘突出症的临床表现相似。中医理论认为该病疼痛主要因为"风寒湿三气杂至合而为痹""不通则痛，不荣则痛"。因此蒋涛认为在治疗腰椎间盘突出症时应因人制宜，制订不同治疗方案，力求疗效显著、长久，从而提出"六步腰椎整脊法"结合针刺治疗腰椎间盘突出症。

"六步腰椎整脊法"是蒋涛从业多年改进、总结、创新的一套术式简单、效果显著的推拿手法。该法以滚法推拿流派和整骨推拿流派为基础，以摆动类手法、运动关节类手法、挤压类手法为主，具体分为腰肌松弛正骨法、腰椎前屈正骨法、腰椎后伸正骨法、定点侧扳正骨法、坐位旋扳正骨法、拔伸蹬腿正骨法六法，以上六法可根据患者病情缓急合理选择，避开推拿禁忌。

蒋涛认为补虚泻实是中医推拿治疗的基本治则之一。根据医生手法力量大小、频率快慢及方向的改变等给机体适量的刺激,促使机体整体与局部发挥调控功能,牵一发而动全身,以此来影响神经的传导功能,激发人体自身调节作用,从而达到补虚泻实、扶正祛邪的目的。只有准确辨证患者的证候,合理运用补泄分明,调整阴阳到达平衡,则疾病自除,正如《伤寒论》中记载:"凡病,……阴阳自和者必自愈。"在中医理论体系中,椎间盘、髓核、肌肉韧带等软组织可归属于"筋"的范畴,椎间盘突破纤维环等病理变化归为"筋出槽"。髓核突出后打破了脊柱周围的平衡,以致脊柱两侧小关节、软组织力量失衡,表现为棘突的偏歪和脊柱小关节功能的紊乱,即"骨错缝"。"六步腰椎整脊法"可以纠正"骨错缝,筋出槽"的状态,达到"阴平阳秘,精神乃治"的目的。

(五)骶髂关节功能紊乱治验

骶髂关节功能紊乱是骶髂关节在外力、妊娠等因素作用下导致耳状关节面发生功能紊乱及其附属软组织受损,以腰骶区疼痛和相关功能障碍为主的临床综合征,临床表现以腰骶部酸困、疼痛和(或)下肢不等长、酸麻等为主。骶髂关节功能紊乱属中医学"痹证""筋出槽、骨错缝"和"腰胯痛"等范畴。本病的发生与筋骨失养、急慢性损伤等关系密切,中医学认为肝主筋、肾主骨,因此肝肾不足致筋骨失养当为本病发生的内因;慢性劳损、跌扑外伤可直接伤及筋骨诱发本病,为外因。

如今,人们的生活、工作方式正在发生变化,相应的骶髂关节功能紊乱的发病率也呈逐年升高的趋势。对于本病的治疗主要有针灸、推拿、手术及药物等方法,各类疗法都有其独特的优势及适用范围,目前该病的治疗以推拿疗法为首选。在临床上,蒋涛常运用"松筋正骨法"结合针刺治疗骶髂关节功能紊乱。

"松筋"主要是通过㨰法、揉法、弹拨法等手法松解筋结、缓解筋急,进而达到疏通经络、消肿止痛等目的,如《医宗金鉴》曰:"按其经络……以散瘀结之肿,其患可愈。"蒋涛认为手法治疗应当做到精准治疗,抓住主要矛盾。松筋手法主要作用于骶髂关节的核心肌群如髂腰肌及臀大肌,通过触诊找到条索状筋结并对其做重点松解。"正骨"是通过手法整复功能紊乱的骶髂关节,需要克服关节周围相关软组织的强大阻力,充分发挥杠杆学原理的优势,省力且效果显著。通常情况下,根据施力点与目标作用点的距离,可将整复手法分为长力臂手法和短力臂手法,力臂越长,在阻力相同的情况下需要应用的力则越小。

蒋涛提倡的"松筋正骨法"以"筋骨并举"理论为指导,"松筋"与"正骨"并举,使出槽之筋回位、紊乱之骨复原,真正做到了"骨正筋柔、气血以流"。

金诚久

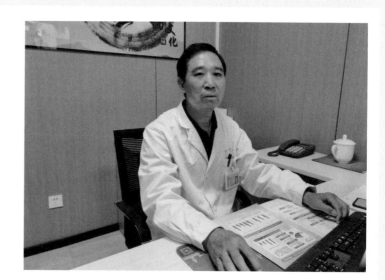

一 名医小传

金诚久，男，安徽安庆人，中共党员，主任中医师，安庆市第一人民医院中医诊疗中心主任。安徽省跨世纪中医学术和技术带头人，第二届安徽省名中医。

兼任安徽省针灸学会常务理事、针推结合专业委员会副主任委员，安徽省中医药学会推拿专业委员会常务理事，安庆市中医药学会常务理事，安庆市中医药学会针灸专业委员会、骨伤专业委员会副主任委员，安庆市医疗事故技术鉴定专家库成员，安庆市医疗保健专家。

1988年安徽中医学院首届推拿专业毕业后在安庆市第一人民医院从事中医针灸推拿工作至今，曾得到国医大师李业甫教授言传身教，专业能力不断提升，治疗方法不断创新。建有"金诚久安徽省名中医工作室"，应用传统方法治疗各种急、慢性损伤性疾病，包括各种闭合性骨折、脱位，应用推拿、正骨等治疗颈椎病、腰椎病、肩背痛等，尤擅长中医手法整复桡骨远端骨折、尺桡骨双骨折等，疗效独特。

先后承担省级科研课题2项，发表学术论文多篇，其中《功能锻炼对神经根型颈椎病牵引推拿术后疗效观察》获安庆市第七届自然科学优秀论文二等奖；《三位立体整脊手法加电致孔透入给药治疗椎动脉型颈椎病临床观察》获安庆市第八届自然科学优秀论文一等奖和安徽省第八届自然科学优秀论文三等奖。

二 学术特色

(一)推拿手法特色

1. 颈部拔伸旋转推扳法

所谓"拔伸旋转推扳法",是4个手法的组合手法。即拔伸法用于颈脊柱,旋转法用于颈椎椎体,推法应用于颈椎横突或棘突以及扳法用于颞颌部。一定要求四个手法同时用力,一气呵成才能完成手法的全过程,这样才能收到预期的治疗效果。这组手法应用得当,可以在临床上广泛应用,使多种疾病得到痊愈,如颈椎后关节紊乱、颈源性眩晕、颈椎间盘突出症、颈椎病以及不明原因的全身不适等。

拔伸旋转推扳法:上颈段采用患者正坐位势,以C3横突向右偏移为例作以下说明:医者站于患者右后外侧,医者左手拇指偏峰抵按患者C3右偏的横突侧下方,医者右肘部以及前臂托住患者的下颌部,医者右手掌托扶患者左侧颞颌部。医者以右肘及前臂用力向上拔伸患者脊柱,同时向右旋转患者颈部,当旋转到一定位置时按顶C3横突右侧下方的左手拇指向前右方向推动,同时医者的右手掌向右方向扳动,此时可听到一声清脆的摩擦声响,同时左拇指所抵按的C3横突有向左移的感觉,这说明手法成功。

下颈段患者采用俯卧位势,以C6棘突右偏为例说明。医者坐于患者头顶侧,医者右拇指偏峰抵按偏歪的C6棘突右侧下方,医者左手托住患者左下颌部,令患者颈部前屈5°~10°,医者在左手拔伸旋转到C6棘突有紧张感的同时,右拇指向左推动,而左手向右方向扳动,此时可以听到清脆的摩擦声响,同时右拇指也可有C6棘突向左移动的感觉,这说明手法成功。

金诚久认为颈椎小关节紊乱、寰枢关节半脱位、颈椎间盘突出症均可产生颈椎椎体侧方的钩椎关节移动,局部组织肿胀或骨质增生等改变。而这些改变均可刺激与椎动脉并行的交感神经,导致椎基底动脉系统的血管发生痉挛或直接压迫椎动脉和交感神经,使其管腔狭窄乃至闭塞,从而引起椎基底动脉供血不足的主要临床表现——眩晕及其他一些自主神经紊乱的症状。由于位置的改变,又会使椎基底动脉供血更不足,故会加剧眩晕和其他一些交感神经受刺激的症状。

拔伸旋转推扳法是为了纠正小关节的紊乱,包括纠正钩椎关节的移位。拔伸旋转推扳法就可以改善椎间孔的形状和大小,从而改变神经根和周围组织的位置关系,使颈椎病的其他症状得以减轻甚至消失。该组手法能在调整椎体关节及后关节紊乱的同时,使受牵拉或受挤压的交感神经得以理顺和复位,从而也能使交感神经型颈椎病迅速见效。

拔伸旋转推扳法要求四个手法有机结合,要同时发力于一点上才能成功。做好拔伸旋转推扳法的另外一个重点在于要用触诊触摸出有明显偏移的棘突或横突,才能有

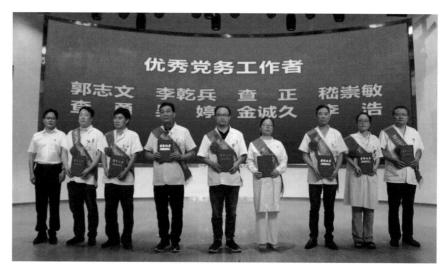

获评医院优秀党务工作者

针对性地对准偏移的棘突或横突下功夫,使其复位成功而收到效果。当然不强求一定要听到清脆的声响,只要抵按横突或棘突的拇指下有移动感也算是成功,待以后继续做几次就能完全复位。另外有外伤造成的千万要注意必须先排除颈椎环枢关节脱位或颈椎椎体骨折,否则后果不堪设想。

如果遇病程长、年龄大的或者严重骨质疏松的患者,就不能做此类手法。可以借助于机械或电脑牵引,因牵引能使椎间隙钩椎关节、椎间孔增宽2~5毫米,能使被扭曲的椎动脉得以伸展,这样也能改善椎动脉的供血情况,缓解椎动脉或交感神经的刺激症状。

2. 腰部斜扳法

腰部斜扳法是治疗腰部损伤的一种常用手法,它能起到纠正解剖位移、滑利关节、松解粘连、舒筋通络的作用,对关节错位、滑膜嵌顿等病症有显著疗效。金诚久认为该手法在不同疾病的治疗上有着不同的技术要求,使用不当,不但影响疗效,甚至会引起严重并发症。为了更好地发挥其治疗作用,提高疗效,金诚久结合实践经验对其临床应用介绍如下:

(1)斜扳法在胸腰椎后关节错位或腰部滑膜顿症中的应用:上述疾病多是因上位脊椎下关节突和下位脊椎上关节突所构成的两个关节面发生错位或关节滑膜被卡在两个关节面之间引起的。治疗的关键是关节复位或解除滑膜嵌顿。临床应用的技术要点有以下4个方面:①施术前应首先局部行松解手法以缓解局部肌紧张,减轻施术时的疼痛程度。②应查清关节错位或滑膜嵌顿的部位。③施术时取健侧卧位,患侧在上,并将患者腰部旋转,尽量使患侧肩部、发病关节、患侧臀部三者之间绷紧,像一个杠杆上的一个受力点,并且旋转的力点必须放在患病关节上。④在患者腰部旋转到最大限度时要做一个短促、小幅度、突发性扳动,以突发的暴力促使关节复位或解除嵌顿。

(2)斜扳法在腰肌劳损、腰肌扭伤、L3横突综合征中的应用:这些病症都是肌纤维受到损伤。治疗原则是活血化瘀、理筋解肌。治疗上使用腰部斜扳法的目的是理筋活络和解除肌紧张,故操作时应掌握以下两点:①取健侧卧位。②旋转腰部时用力要持续恒定,并在腰部旋转到最大限度后停顿1~2分钟,再恢复原状,避免做短促、小幅度、突发性扳动,起到筋归槽、肌紧张缓解和加速损伤组织修复的目的。

(3)斜扳法在骶髂关节扭伤和骶髂关节半脱位中的应用:前者是由于骶髂关节背侧筋膜、肌肉、韧带受到损伤,后者是骶髂关节的两关节面发生错位引起的。在常规手法治疗的同时,常加用腰部斜扳法来提高疗效。操作时要掌握以下三点:①取健侧卧位。②术者扶患者肩部的手固定不动,靠压于患者臀部的手(或肘关节)用力,其受力点必须在患侧骶髂关节部。③旋转用力的方向是向后下方30°角,达到最大旋转限度时要做一个短促、小幅度、突发性扳动,这样就能起到纠正关节移位、理筋通络的作用。

(4)斜扳法在腰椎间盘突出症中的应用:腰椎间盘突出症是由于腰椎间盘突出压迫神经根而产生的。斜扳法是治疗该症的主要手法,目的是解除腰神经根压迫。应用时应掌握以下三点:①应在腰椎后伸扳法结束后再使用本手法。②对不同类型患者应采用不同方法。如中央型者用双侧斜扳法,神经根型者用单侧斜扳法。③施术时将患者腰部旋转到最大限度时再用一持续恒定的力轻微摇动患者腰部1~2分钟,最后再做一个较大的短促、小幅度、突发性扳动。

(5)斜扳法的禁忌证:金诚久强调,腰部斜扳法应用广,疗效肯定,但毕竟有一定的适用范围,对以下病症应慎用或禁用:①腰椎有骨形成者慎用,以免引起骨折。如强直性脊柱炎强直期等。②对于长期卧床有骨质疏松的老年人慎用,以免引起肌纤维拉断或骨折。③对于肌肉板样强直者慎用,以免引起肌纤维拉断或骨折。如急性滑膜炎等。④有腰椎、横突骨折者禁用。

(二)临证特色

1. 腰三横突综合征治验

金诚久认为第三腰椎横突综合征为临床腰痛之主要原因,过去统称之为腰肌劳损,属中医学"腰痛"范畴。《景岳全书》说"跌扑伤而腰痛者,此伤在筋骨,而血脉凝滞也"。《诸病源候论》认为"劳损于肾,动伤经络,又为风寒所侵,血气相搏,故腰痛也"。由此可见,劳损伤肾、风寒外侵、跌扑损伤是导致本病的主要原因。上述因素可导致腰部经络气血阻滞,不通则痛。以阿是穴为主,行活血通经法,当是本病的首要治疗方法。

第三腰椎横突综合征是以腰部疼痛伴活动受限为主要临床表现的疾病,多发于青壮年体力劳动者,属中医学"腰痛"范畴,中医学认为该病是由于腰部急慢性损伤致经络气血阻滞,或感受风寒湿之邪使气结不通、血停不散凝滞于经络,不通则痛而发病。

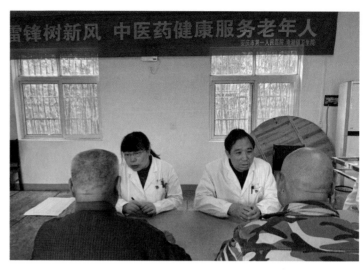

参加中医宣传周义诊活动

治疗时让患者俯卧,术者先于患者第三腰椎横突处用㨰法、按法、揉法,然后用弹拨法在腰三横突周围条索状硬结处的垂直方向弹拨,手法要柔和,并配合揉法以消散瘀结。经过上述手法后条索状硬结有所软化,再沿骶棘肌部位施用㨰法,待肌肉放松后配合腰部后伸运动。患者仰卧位术者用手掌按揉大腿内收肌。结合"4"字形被动运动,于内收肌部位施以㨰法。患者侧卧位用擦法在患侧腰三横突处施术,以透热为度。每次全部治疗时间为15~20分钟。每日1次,3次为1个疗程。

弹拨法能松解瘢痕组织粘连,㨰法有利于促进局部血液循环,放松局部肌肉,促进炎性渗出的吸收,同时可以纠正因为肌肉紧张而致的各类解剖位置的移位,达到活血化瘀、行气止痛、改善微循环、增加组织供血、供氧的目的,进而消除症状。本法疗效快,操作简单,不需要任何治疗设备且作用持久,无任何不良反应,值得临床推广运用。

2. 推拿治疗头痛治疗经验

头痛是临床上常见自觉症状,可单独出现,亦可出现于多种急慢性疾病之中,金诚久应用推拿手法对解除脑血管疾病、颅内占位病变和炎性反应感染等引起的头痛之外的头痛临床疗效显著。

金诚久认为头痛在临床上很常见,是一种患者头部疼痛的自觉症状。有外感而致者,有伤于脏腑气血者,也有瘀滞之说。总之,都内源于脏腑,而衰亏于气血。经脉失养,清阳不生,头不得荣,脑不得充;或外邪入内,阻于经络,故而头痛;或内邪上逆,而冲于头;或痰湿内阻,清阳不生,故而头痛。脏腑气血衰退为病之本,经脉受阻为病之标,实为下虚上实之证候。治疗时辨其证、求其本,以补益气血通经止痛为基本原则。辨其内因,肾虚者,滋阴补肾;肝气上逆、肝火上扰、肝阳上亢者,滋阴清肝、理气降逆;脾胃虚弱、气血不足者,健脾养胃、行气生血;痰湿中阻者,健脾利湿、理气化痰。头痛有太阳和阳明之分,但金诚久认为头部经络就像网络一样的连接,而头痛伤于中经络者居多。用扫散和按揉五经法开动头部之经络以通经气,为治头痛的妙方。在点按穴位时应使患者局部有得气感,从而达到行气活血、通络止痛之功效,起到更好的治疗效果。

中医分为:外感头痛,有明显感受外邪史,起病较急,或头痛连及项背,或头痛如裹,伴有发热、恶寒或恶风、鼻塞、流涕、咳嗽等症状;内伤头痛,可由肝阳上亢、痰浊上扰、气滞血瘀、肾虚失充等引起,其症状除头痛外,同时有肝阳上亢、痰浊上扰、气滞血瘀、肾虚等证候的临床表现。治疗原则:祛风散寒、调理脏腑、通络止痛。

手法操作要领:手法要求平稳而有节奏,轻而不浮,柔中有刚,刚柔相济,全部操作每次30分钟,10次为1个疗程。

手法辨证根据病症加减。①外感型:点揉印堂、按列缺、掐少商、拨按曲池、提拿大椎;②肝阳上亢型:点按膈俞、肝俞、胆俞,摩膻中,推三脘,分摩两胁,揉太冲;③脾胃虚弱型:擦脾俞、胃俞、三焦俞,摩腹部,颤点三脘,拨按足三里;④肾虚型:按肾俞,点命门,搓八髎,点三阴交、太溪;⑤痰湿中阻型:摩膻中,自胸推至腹,点中脘、水分、水道、丰隆穴。

3. 牵引踩跷手法治疗腰椎间盘突出症治疗经验

腰椎间盘突出症是临床常见病,是由于腰椎间盘不同程度的变性在外力或其他因素作用下使椎间盘纤维环发生破裂髓核膨出(突出),压迫脊髓神经根造成以腰腿疼痛为主要症状的疾病,金诚久采用牵引、踩跷手法治疗该病,取得满意效果。

金诚久体会:中医学认为腰脊及腰腿为督脉和足太阳膀胱经循行通道,该病的发生多由于外伤、受寒引起督脉和足太阳膀胱经气血运行失调所致,故应用手法推拿治疗腰腿部,使经络宣通,气血周流,故痛可止,疾可除。现代医学认为该病的发生是椎间盘突出压迫脊髓神经根所致,仅一推一拿对突出物还纳复位有所不及,故应用牵引、踩跷、旋转、抖动以及推拿综合治疗,不仅能改变病变部位血液循环,促进炎症及水肿吸收,松解粘连,使腰椎管内空间增大减轻压迫,而且能使突出物与神经根位置发生改变,纠正侧弯,恢复脊柱力学结构平衡,从而达到治疗腰椎间盘突出症的目的。

治疗方法为腰椎牵引:患者取俯卧位,行腰椎胸与骨盆对抗牵引,牵引重量30~50千克,根据患者体重、体质灵活掌握,每日牵引1次,每次40分钟。踩跷推拿:患者体位不变,在牵引过程中术者站立在患者腰背上,双手扶于牵引床的横架上,先将双足横踩在病变节段,足尖对准椎旁压痛点,均匀用力踩蹬,使腰椎向健侧旋转,旋转幅度由小到大,旋转20°~30°,用同样的方法使腰椎向患侧旋转,反复踩跷10分钟,然后在病变椎间旁部位快速抖动踩压,持续1分钟,最后缓慢解除牵引,在腰腿部用滚法、揉法推拿10分钟,再点按肾俞、腰阳关、环跳、委中、承山穴结束。另外,嘱患者在踩跷过程中不要屏气,要随着踩跷一呼一吸。术后卧床休息2小时,每日用上述方法治疗1次,5次为1个疗程。

531

李佩芳

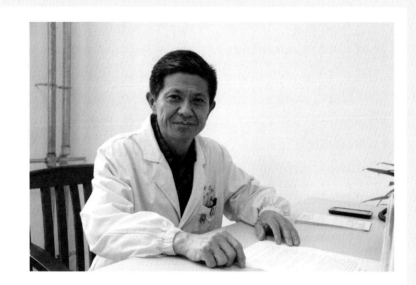

一 名医小传

　　李佩芳,男,安徽长丰人,主任中医师,博士研究生导师,安徽中医药大学第二附属医院脑病中心主任、脑病二科主任。第三批全国老中医药专家学术经验继承工作继承人,第二届安徽省名中医,第二届江淮名医,安徽省中医药领军人才,享受安徽省政府特殊津贴。先后荣获"全国医德标兵""安徽省教育系统医德师德先进个人""安徽省最美医生"称号。

　　兼任中华中医药学会神志病专业委员会常务委员、脑病专业委员会委员,中国中医药研究促进会专科专病建设工作委员会委员,安徽省针灸学会常务理事、脑病专业委员会常务委员,安徽省中医药学会中医康复专业委员会副主任委员,安徽省医学会癫痫协会理事,《安徽医药》《中医药临床杂志》编委。

　　作为国家中医药管理局"十二五"神志病重点学科负责人,从医以来一直致力于脑血管病的临床康复和神志病的治疗研究,将针灸、推拿、中药与现代的康复技术结合形成一套较为系统的治疗脑卒中和神志病的新疗法。建有"李佩芳安徽省名中医工作室",研制出"通焦利眠贴""石冰醒脑颗粒""补元安神膏"等院内制剂应用于临床。主持和参与国家级项目11项、省部级科研课题10余项,发表学术论文80余篇。获国家发明专利2项、国家实用新型专利5项。获安徽省科技进步奖2项、安徽省中医药科学技术奖1项。

二 学术特色

(一)治疗神志病的学术思想

李佩芳运用三焦理论结合针、药、灸,在长期的临床实践中不断探索,形成了颇具特色的治疗神志病的学术观点,积累了丰富的诊疗经验。

1. 强调三焦理论在脏腑学说中的地位

在中医脏腑学说中,三焦理论颇具争议,争论的焦点是关于有无实质形态的问题。

李佩芳认为,三焦为有形之阳腑,具有疏通水道、运行水液的作用,是人体水液升降输布及浊液排泄的通道。《素问·灵兰秘典论》中云:"三焦者,决渎之官,水道出焉。"作为六腑之一的"三焦"有名也有形,明确指出三焦的主要功能为通行水道。《灵枢·本输》中曰:"三焦者,中渎之府也,水道出焉,属膀胱,是孤之府也。"《灵枢·本藏》中曰:"肾合三焦膀胱。"李佩芳认为掌握三焦的组织结构、生理功能、病理表现等,可以充分认识三焦在脏腑学说中的地位,对深入研究"通调三焦以治神志病"大有裨益。

2. 治神志病贵在通调三焦

神志病即指人的神志表现失于正常状态,主要指狭义之神即精神、意识、思维活动的失常,表现为烦躁、不得眠、喜忘、惊悸、谵语、郑声、发狂、神志不清等症状。《素问·灵兰秘典论》中曰:"心者,君主之官,神明出焉……故主明则下安,主不明则十二官危。"可见心为十二官之主宰,是神志思维活动的中枢。另《难经·二十五难》中曰:"心主与三焦相表里。"基于《黄帝内经》中整体观的学术论点,神志活动与五脏功能密切相关。《素问·宣明五气》中曰:"心藏神,肺藏魄,肝藏魂,脾藏意,肾藏志,是谓五脏所藏。"是以《伤寒论》中不独心少阴经病可见神志病症,凡六经病均可导致神志病变。李佩芳认为"三焦气化失司,气血失和、脏腑功能紊乱,阴阳失衡"是神志病的核心病机。三焦作为决渎之官,主通行三气,运行气血津液。三焦气化失司,在上则宣发肃降不畅,在中则痰湿中阻,气血不能运行,在下升降失调,气血不和。《中藏经·论三焦》中曰:"三焦者,人之三元之气也,号曰中清之府,总领五脏六腑……三焦通,则内外左右上下皆通也,其于周身灌体,和内调外,荣左养右,导上宣下,莫大于此者也。"故通调三焦,畅达气血,方可安五脏六腑,调和阴阳,达安神定志。

(二)治疗脑血管病的学术思想

脑血管病是指由各种原因所致一个或多个脑血管病变引起的短暂或永久性的脑功能障碍,包括脑卒中(脑梗死、脑出血及蛛网膜下腔出血)和短暂性脑缺血发作。

李佩芳结合多年临床经验认为中风的关键病机为肾水亏虚、肝风内动、气血逆乱、

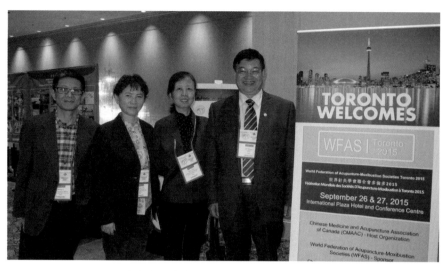

在加拿大参加世界针灸学会联合会年会

上犯于脑、神明失用。综合发病过程和临床表现可概括为"督脉-脑-肝肾"功能失调。《难经·二十八难》中记载："督脉者,起于下极之俞,并于脊里,上至风府,入属于脑。"《灵枢·经脉》中记载："督脉之别……挟膂上项,散头上。"因督脉通髓达脑,与足厥阴肝经会于巅,与足少阴肾经同"上股内后廉,贯脊属肾络膀胱",故基于"督脉-脑-肝肾"理论,李佩芳提出了诊治脑血管病的理念,临床疗效多有应验。李佩芳团队在张道宗教授的"通督调神"大法基础上进一步拓展研究,提出"督脉-脑-肝肾"的相关理念,选取"百会、人中、神庭、风府、大椎、至阳、腰阳关、太溪、太冲"为主穴应用于临床,收效颇丰。督脉是唯一既属于脑又络于脑的经脉,同时又是属肾贯心的经脉,通达心、脑、肾;太溪穴是足少阴肾经原穴,肾主骨生髓,而脑为髓海,故肾对脑的形成至关重要;太冲穴为足厥阴肝经之原穴,肝经真气之所汇,故泻之既能平肝降逆,通经行瘀,又能平肝息风,通关宣窍,针刺可养血柔肝、调肝。此外,李佩芳还独创石冰醒脑颗粒,该院内制剂具有醒脑开窍、宁神益智、活血行气的作用,用于治疗血管性痴呆、老年性痴呆、癫痫、健忘、头痛、热病神昏等证。在脑血管病的治疗上,李佩芳主张针药结合,对脑卒中后痉挛性瘫痪和平衡障碍有独到见解,为改善脑卒中患者的神经功能缺损症状,促进肢体功能恢复,提高临床疗效起到积极的作用。

(三)神志病及脑血管病的诊治特色

1. 失眠治验

中医将失眠称为"不得眠""目不瞑""不得卧"等,属于神志病范畴,其病机的论述最早见于《黄帝内经》："阴阳失调,阳不入阴。"李佩芳认为失眠病机复杂,临床对于失眠患者辨证应首分虚实,虚证责之于气血阴阳亏虚,实证则不外乎痰热扰心、肝火上炎等。

在临床实践中，李佩芳发现失眠多与心、肝、肾、脾胃密切相关，而脏腑皆与三焦相连，心肺连于上焦，脾胃连于中焦，肝肾连于下焦。《类经》中曰："人之三焦，在上主纳，在中主运，在下主出。若出纳营运不得其正，则三焦失守，神气不聚，邪乘虚而犯之矣。"《笔花医镜》中云："三焦者……其气总领脏腑营卫经络。内外、左右、上下之气，三焦通则竟体调和，斯其职已。"故三焦通过气化将五脏六腑紧密联系在一起，三焦气化失常，则脏腑功能失和，阴阳失衡。基于熟读经典及临床实践的有效性，李佩芳认为失眠为三焦气化失司，神气不能自守所致，从而主张应用通调三焦法治疗失眠。

针刺时，取穴为膻中、天枢、气海。膻中为气会之所，《难经》言"上焦者，其治在膻中"，可调畅气机，助三焦通利；天枢调畅中焦气机，使脾胃健运，气血充盈，则神得养而寐安；气海穴为生气之海，调畅下焦气血，同时运行一身之气，气机循环通畅则人体阴阳平和。三穴分别调理上、中、下三焦，三焦气化功能正常运行，五脏六腑阴阳调和，气血得运，则神聚寐安。同时，李佩芳从通调三焦出发，独创了通焦利眠贴。通焦利眠贴是李佩芳根据多年临床经验将桔梗、川芎、党参、莱菔子、远志、石菖蒲、甘松、泽泻、大黄等制成的软膏剂，将其贴敷于穴位上以达到治疗失眠的效果。方中川芎入三焦经，为通行三焦之药，可破血逐瘀、解郁行气，其药力上行巅顶，下至四肢末端，内达五脏六腑，人体全身无所不至，为血中之气药；桔梗善于开宣肺气，可通心脉之闭阻，使营血输布正常，心神得守，诸脏皆有所养；党参入上、中二焦，可健脾益肺、温补脾胃，促进脾胃运化功能；莱菔子入肺、脾、胃经，长于利气，生能升气，熟能降气，为调畅全身气机上下升降之枢纽；石菖蒲入心、胃经，善补五脏、开心孔、利气通窍；甘松入脾、胃经，擅长行气开郁、醒脾止痛；大黄味苦、性寒，入脾、胃、大肠经，擅泻下利水，通畅三焦水道；泽泻入下焦、肾、膀胱经，长于行水，通利小便，疏通三焦水道之津液。

2. 经断前后诸证治验

经断前后诸证即围绝经期综合征，是指妇女在绝经前后由于卵巢功能衰退引起的以自主神经功能紊乱为主，伴有神经心理症状的一组综合征，患者通常表现为月经紊乱、烘热汗出、头晕心悸、烦躁易怒、情志抑郁、胃脘不适、失眠健忘等。临床多认为本病之本在肾，为肾阴阳失和所致，常累及心、肝、脾胃等多脏，通常以调治肾之阴阳为治疗大法，但收效不佳。李佩芳通过长期临床观察与总结，认为经断前后诸证责之于上焦心肺、中焦脾胃、下焦肝肾。《医理真传》中曰："上焦天也，中焦地也，下焦水也……三焦之气，分而为三，合而为一，乃人身最关要之府，一气不舒，则三气不畅，此气机自然之理。"三焦气化与脏腑功能相互影响，也对应了经断前后诸证复杂的临床表现，可见经断前后诸证的关键病机为三焦气化失司、脏腑功能失调。

据此，李佩芳采用通调三焦法将针药结合治疗本病。针刺主穴：膻中、天枢、气海；配穴：烦躁失眠配内关、神门；烘热汗出配尺泽、复溜；肾阴虚配太溪、三阴交；肾阳虚配命门、关元。膻中、天枢、气海分布于上、中、下三焦，共奏通调三焦气化，调节脏腑功能之功。膻中，属任脉，心包之募穴，八会穴之气会，又名上气海。《黄帝内经》中曰："膻中

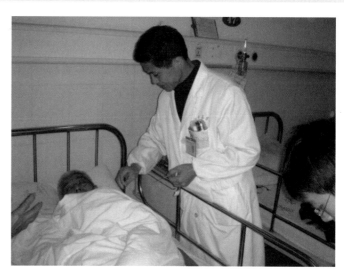

病房查房

者,臣使之官,喜乐出焉。"针刺此穴可调心畅志,助肺气宣发肃降,宗气贯心脉行气血,则上焦气化正常。天枢,属足阳明胃经,大肠之募穴。通中焦,擅升降,斡旋上下气机,调和胃肠,腑气畅调,中焦气机上通下达。气海,属任脉,为生气之海,也为元气汇聚之处,针刺此穴不仅可以生发元气,还可调下焦气机,使气行则血行,从而使下焦气化正常。中药处方:黄芪、党参、茯苓、茯神、浮小麦、酸枣仁、桔梗、当归、白术、山药、焦山楂、陈皮、莱菔子、山茱萸、菟丝子、杜仲、枸杞子、泽泻、琥珀粉(冲服)。辨证加减:失眠者加生龙骨、生牡蛎;汗多者加糯稻根、碧桃干。治上焦,取酸枣仁安神、宁心志、敛虚汗、止手足酸痛;浮小麦益气除虚热、敛心阴、固表止汗;琥珀粉镇静安神、活血化瘀;茯苓、茯神,利水益心脾;桔梗宣肺化痰,此六药助上焦之心安肺宣。治中焦,取白术补脾益气开胃、燥湿止汗;山药补脾益胃、益气增力;焦山楂消食健脾益胃;陈皮、莱菔子理气调中、燥湿除满,此五药助中焦之脾健胃运。黄芪、党参补脾益肺、固表止汗、补中益气,可使上、中焦之气盈,运化调畅。治下焦,取山茱萸、菟丝子、枸杞子、杜仲,补肝肾、益精气、强筋骨,使下焦之气旺,元气得以化生;当归补血活血,使血行畅,气行则更利;泽泻以疏泄肾气,使下焦之补药不至于生热,此六药助下焦之肝疏肾强。以上诸药共奏通调三焦气化,调节脏腑功能之功。

3. 脑卒中后痉挛性瘫痪治验

脑卒中属中医"中风"范畴,是指因脑血管闭塞或破裂诱发局限性或全脑功能损害的临床综合征。脑卒中后肢体痉挛属中医"痉证""筋病"等范畴。李佩芳结合多年临床经验认为脑卒中后痉挛性瘫痪属本虚标实之证,本虚为肝肾阴虚,标实为肢体强硬拘挛,中风后肌痉挛状态则因气虚血瘀,筋脉失于温煦濡养,以致经脉不通诱发肢体拘挛,临床采用芒针透刺拮抗肌治疗为主。针刺时,上肢痉挛:肩髃→臂臑,臑会→天井,三阳络→外关,阳溪→温溜。下肢痉挛:阳陵泉→悬钟,曲泉→阴包,丘墟→足临泣,太冲→

中封。操作方法:选用29号、30号、31号不锈钢芒针,长度为5~8寸,根据患者的病情、病位、胖瘦、体质情况等灵活选用。常规消毒,针刺一般是先上后下,以观察到所属肌群收缩产生拮抗作用为度,留针40分钟,期间行针1次。肩髃、臂臑、阳溪、温溜四穴同属手阳明大肠经同一经脉上取穴,臑会、天井、三阳络、外关四穴同属手少阳三焦经同一经脉上取穴,阳陵泉、悬钟、丘墟、足临泣四穴同属足少阳胆经同一经脉上取穴,曲泉、阴包、太冲、中封四穴同属足厥阴肝经同一经脉上取穴。针刺肩髃、臂臑穴拮抗肩内收、肩回缩内旋,并有防止中风后肩手综合征的功效;针刺臑会、天井穴拮抗屈肘,改善臂挎篮姿势;针刺三阳络、外关穴拮抗指屈曲;针刺阳溪、温溜穴拮抗拇指屈曲及腕下垂;针刺阳陵泉、悬钟穴拮抗足内翻,可使患者在迈步时足能平稳落地,降低外踝扭伤的危险;针刺曲泉、阴包穴拮抗伸髋、伸膝,改善下肢的伸直性痉挛;针刺丘墟、足临泣穴拮抗足跖屈。李佩芳认为中风偏瘫患者由于脉络痹阻日久,因此普通针刺难以达病所,而芒针针感强,能很好地激发经气,从而达到行气、活血、祛邪、通络的作用。

4. 偏头痛治验

偏头痛,为少阳经病证,属中医"头痛"范畴。李佩芳认为本病发生的重要诱因是风邪外侵、上犯清窍,疾病基础是脾胃虚弱、脾肾阳虚,重要病机是气机不畅、瘀血阻络。李佩芳强调偏头痛需首辨外感和内伤,再辨相关经络脏腑,疼痛性质。临床上外感头痛发病较急,常以风邪为主,属实邪。内伤头痛发病较缓,分为虚实两端,实证以瘀血、痰浊、肝阳上亢为主,属于"不通则痛";虚证则以气虚、血虚或肾虚头痛为主,表现为隐痛和空痛,属于"不荣则痛"。选穴:太阳穴。仅单侧偏头痛者治疗患侧;双侧、交替偏头痛或全头痛者治疗双侧。操作步骤:受试者取坐位,在太阳穴周围按揉2分钟左右,使施术部位局部充血明显,常规消毒后,持三棱针对准施术部位迅速点刺,快速用闪火法将1号玻璃罐留于刺血处,将患者的头部向施术侧倾斜,约5分钟后取下玻璃罐,术毕用无菌棉签或棉球按压出血点约2分钟以防血肿,清除血迹并消毒。出血量:3~5 mL。疗程:10天1次;3次为1个疗程。李佩芳研究团队证实,在急性期、缓解期刺络放血均可减少偏头痛的发作频率、疼痛程度、持续时间、伴随症状,有效治疗偏头痛,但在急性期治疗偏头痛的近期疗效、远期疗效更佳。太阳穴属于经外奇穴,《银海精微》中载:"太阳穴,在外眦五分。"该穴位于头颞部,是手少阳三焦经与足少阳胆经的交会处,具有疏散表邪、调和气血的作用,用本穴治疗偏头痛可直达病所,具有良好的预防和治疗作用。本疗法基于《黄帝内经》中的"菀陈则除之""血实宜决之"理论,采用刺络放血疗法治疗偏头痛,取其直达病所、除恶血、通经脉、调和气血、平衡阴阳之效。

5. 血管性痴呆治验

血管性痴呆是脑部组织因血管性疾病受损而出现的认知障碍综合征。该病属中医"呆病""痴证"范畴,多与痰、虚、瘀等因素密切相关。李佩芳认为本病属本虚标实,是精气亏虚、阴精不足、阴虚阳亢、灼津化痰、气血瘀滞所致,故以化痰化瘀为治疗大法。在

537

长期临床实践基础上,李佩芳采用通督调神针法联合石冰醒脑颗粒治疗血管性痴呆。通督调神针法是在安徽省针灸医院长期开展针灸防治中风病的基础上由张道宗教授首创,以针刺督脉为主达到通调督脉、开窍醒神的作用。针刺取穴:百会、风府、神庭、人中、大椎、至阳、腰阳关。理论依据:督者,有纳督、统领之意,督脉即统率诸经之脉,为"阳脉之海",具有调节全身阳经经气的作用。在循行分布上,督脉直接入络脑。《难经》中云:"督脉者,起于下极之俞,并于脊里,上至风府,入属于脑。"故针刺督脉可以达到调节神志的作用。石冰醒脑颗粒由石菖蒲、黄芪、远志、川芎、冰片组成,具有醒脑开窍、化痰、活血行气之功。方中石菖蒲味辛、苦,性温,归心、胃经,能开窍豁痰、益智、化湿开胃,多用于痰浊蒙蔽心窍所致的神志昏乱,故为君药;远志味辛、苦,性微温,归心、肺、肾经,具有安神益智、祛痰开窍的作用,多用于失眠健忘、神志恍惚、惊痫等证,常与石菖蒲相伍为用,增加其疗效,故为臣药;川芎味辛、性温,归心包、肝经,具有活血行气之功,为血之气药,能上行头目;黄芪味甘、性微温,归脾、肺经,具有益卫固表、补气升阳、托毒生肌、利水消肿之功,二者可助君臣之药上达病所,增加其疗效,为佐;冰片味辛、苦,性微寒,归心、脾、肺经,具有开窍醒神之功,用于神昏、痉厥证。诸药合用,上下同治,共奏醒脑开窍、宁神益智、活血行气之功。

李思康

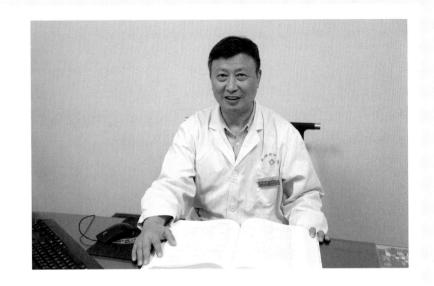

一 名医小传

李思康,男,安徽宿松人,主任中医师,教授,硕士研究生导师,芜湖市中医医院针灸一科主任。安徽省"十四五"临床重点专科针灸科负责人,安徽省中医药领军人才,第二届安徽省名中医,第四届江淮名医,芜湖名医。

兼任安徽省针灸学会副理事长,安徽省中医药学会针刀专业委员会副主任委员,芜湖市针灸学会会长。

临证衷中参西,针药结合,建有"李思康安徽省名中医工作室",致力于常见病、多发病及疑难病的诊治工作,擅长运用针灸和中药治疗中风、面瘫、神经痛、眩晕、带状疱疹、腰椎间盘突出症、坐骨神经痛等病。以颈椎病为基石,首创"颈六针"及"运动针刺疗法"治疗颈椎病,取得满意疗效;重视"经络辨证",擅用"桂枝汤"及其类方,针药结合治疗女性不孕症;以"八卦阵"治疗腹型肥胖效果良好。曾接受中央电视台、芜湖电视台、大江晚报、芜湖日报等多家媒体的专访,还曾先后前往法国、瑞士、意大利、塞浦路斯等国家参加传统针灸交流活动。

先后担任普通高等教育"十三五"国家级规划教材《针灸治疗》副主编、"十四五"国家级规划教材《针灸治疗学》主编。主持和参与国家中医药管理局和省、市及校级多个科研项目,在中医及针灸核心期刊发表学术论文多篇。

二 学术特色

(一)"颈六针"立论及临证延伸

1."颈六针"具体内容

颈椎病作为临床多发病、常见病,多由椎间盘变性、退变,椎体骨质增生引起,或因外力伤及颈部,刺激和压迫相关组织神经、动脉,继而出现一系列临床症状,包括颈项、肩臂疼痛,甚至麻木,头晕,肌肉组织僵硬、变性,关节活动受限等,严重者可致瘫。根据本病的病因病机及证候,中医常将此病归于"痹症""项痹""经筋病"等范畴。针灸治疗颈椎病手段多样,内容相对完备,据文献统计研究,临床多以联合取穴方式(局部和循经取穴)治疗颈椎病,而足太阳经及督脉是使用率最高的两条经脉。李思康认为,颈椎病的病机在于经络痹阻、气血失和,故从"气血"立论,以"宁失其穴,勿失其经"为原则,局部取穴以足太阳膀胱经颈段经脉作为主要进针点(穴),即从天柱穴至大杼穴的连线上取3个点,将其分成4等分,这3个点与天柱、大杼两穴共同作为治疗的5个进针点(穴)。每次治疗根据患者的症状选取其中3个点,单侧或双侧。第一组:如以因头部体位改变而出现眩晕、恶心、头痛及视力减退、耳鸣等症状为主者,取上3点(穴);第二组:以颈部不适、肩胛区酸胀、咽喉部干涩疼痛、咽部异物感等症状为主者,取中3点(穴);第三组:以颈肩臂疼痛及手指麻木、发冷感、心慌胸闷及心前区隐痛为主者,取下3点(穴)。操作:针尖方向朝向对侧下颌,针刺深度为0.5~1.2寸,同时配合运动针刺疗法,嘱患者左右旋转活动头颈部3次,行小幅度地慢运动,持续时间1分钟左右;每5分钟重复一次以上活动,30分钟以左右旋转活动头颈部15~20次为宜。

2."颈六针"临证发挥

"颈六针"的创立以颈椎病为基石,旨在激发经气,通络调营,可改善颈项、脑部血液循环,加快代谢、推陈出新。因其选取段涉及神经解剖分布、区域性供血支配和脑循环路径等,故涵盖多种疾病的治疗且临床应用灵活。例如缺血性脑供血不足所致的头晕目眩、记忆力下降、失眠等,取颈六针(加电针)、风池、百会、悬钟、三阴交、足三里、血海等穴;因脑血管意外引发血管痉挛性头晕头痛,伴有偏瘫、活动受限、肌力肌张力升高或下降等,选用颈六针,上肢取合谷、手五里或手三里、养老、肩髃、外关、曲池等穴,下肢取梁丘、太冲、阳陵泉、丰隆、足三里、三阴交、风市、上巨墟等穴;颈性高血压选用颈六针、百会、风池、大椎、曲池、太冲、足临泣等穴;延髓麻痹所导致的吞咽困难、言语不清、舌体强直、饮水呛咳、音哑等,选取颈六针、风池、翳风、哑门、金津玉液、天突、舌三针等穴;神经性耳鸣、耳聋选取颈六针、神庭、听宫(听会)、翳风、外关、中渚、侠溪、太溪等穴;偏头痛多用颈六针、风池、太阳、百会、太冲、足临泣、外关、合谷等穴。另外,自主神经功能紊

针灸义诊

乱所致的一系列病证,如泌汗功能异常而出现的自汗多汗、偏侧汗出等,选颈六针、夹脊、申脉、照海、合谷、复溜等穴;自汗明显加太渊、太白补益肺脾;多汗加风池、大椎、昆仑固表实卫;偏身汗出加百会、三阳络、三阴交等调和阴阳。颈型交感神经兴奋引起的心律失常常选用颈六针、内关、极泉、膻中、大陵等穴。

(二)重视"经络辨证"

无论何种疾病,包括外感、内伤、创伤等,必然伤及或影响经络,经脉的经气调节异常可导致疾病,经络辨证作为针灸学科的内核,贯穿诊疾终始。经络诊察内容丰富,包括循按、辨色辨温、找寻阳性反应点等,实证者腠理紧密、经脉结节或结块应手;虚证者指下空虚涩滞、经脉结块软塌分散;热证者相关经脉循察可触及肤温稍高反应点,反之色白、肤温较低者多寒。经络辨证基于《黄帝内经》对经络系统循行和"是动"病候的论述,同时每条经脉都与其所属脏腑及相表里脏腑联络,外络肢节,适用于大部分的临床常见病及多发病。

临证内科杂病如功能性便秘,李思康在临床诊察中发现胃肠腑实证患者在手、足阳明经络中常可探及经络条索状结节或结块,多集中于手三里、上巨墟、曲池、足三里附近;脾胃虚寒型便秘患者在手、足太阴经脉及相关背俞穴循按中,出现部分穴位及反应点指下空涩感明显的现象,常见于阴陵泉、太白、腹结、脾俞等穴位;肝郁气滞型便秘患者于手、足少阳经,特别是外关、阳陵泉、三阳络、期门穴附近触及不规则硬结。

肢体经络疾病以肩周炎为例,临床根据其经脉、经筋循行,临床特点及病候规律等,经络辨证为五型。特别在对伴有肩关节活动受限症状的经络诊察中,条索状阳性反应点较为常见。手太阳经型在天宗、曲垣穴附近可触及筋结,针灸取肩贞、后溪、臑俞、阿是穴,肩胛疼痛加天宗;颈项疼痛不可追加颈六针(第三组);肩不举加养老、阳陵泉。手少阳经型于臑会、外关、清冷渊穴周围发现反应物,取臑会、肩髎、天井、外关、阿是穴,夜间痛甚加中渚;肌肉萎缩无力加手三里或手五里。手阳明经型在臂臑、肩髃、手五里穴处易有结节点,选取肩髃、臂臑、曲池、合谷、阿是穴,上肢不可抬举加三间、肘髎;不可环顾加阳溪。手太阴经型则在肩内陵、尺泽、天府等穴位旁寻找异常痛点,用肩内陵、尺泽、列缺、阿是穴,缺盆中痛加云门;恶风汗出加大椎、风池;腋下痛加极泉。混合经型是指前两型或两型以上的症状、体征等,选多经穴位综合加减。

(三)针药结合治疗女性不孕症

传统中医理论重视"取类比象",孕育的过程如《增补内经·卷之四·种子论》中所言:"一曰择地,二曰养种,三曰乘时,四曰投虚,地则母之血也,种则父之精也,时则精血交感之会也,虚则去旧生新之初也",水土合德,万物化生,很形象化地概论了"孕"的先决条件。女性不孕的病因病机,李思康总结为"寒""痰""瘀""虚",这四种病理因素常夹杂而致病,或随疾病的进程先后出现。其中寒分为外寒和内寒,外寒多为风寒侵袭,客于胞宫;内寒多因嗜食生冷,寒凝胞宫及素体阳虚,内生虚寒。虚证有脾肾阳虚,肾气虚,肝血(阴)虚,冲任虚损及督脉损伤;脾虚则生痰湿,滞塞胞宫,致经水不调,不可成胎。寒凝日久或因虚可生瘀,痰瘀互结,寒湿阻络等均可致不孕。故李思康根据病机确立相应治法,一为通经散寒、温养胞宫;二为活血解郁、除湿化痰;三为补益冲任、滋填精血。

针灸取冲任、足阳明经、足三阴经经穴为主,取膻中、内关调理冲任、通达心气;关元、中极固本培元、温阳下焦;血海、三阴交滋阴调经养血,足三里补益气血,丰隆、中脘健脾化痰、祛湿排浊;局部子宫穴乃胞中之地,针灸可温养调经、活络止痛。治疗事项:以上针刺穴位均取双侧,其中关元、子宫、足三里行温针灸(每次取两组穴位),余穴平补平泻;每逢月经前一星期连续针灸至经水至,3个月经周期为1个疗程;排卵期可在B超下观察卵泡发育及排卵情况,根据周期疗法科学备孕。

根据月经四期气血阴阳的不同消长变化不同,因势而补泻。月经期气血盈满,通利为宜;经后期血海空虚,气血相对衰少,以补益为要;经间期重阴阳生,治宜滋阴扶阳兼祛邪;经前期阳长而动,注重温养冲任。临床常选用桃红四物汤、柴胡疏肝散、温经汤、桂枝茯苓丸(或少腹逐瘀汤)、四君子汤、补肾毓麟汤、五子衍宗丸等加减。

(四)"八卦阵"治疗腹型肥胖

《黄帝内经》言肥胖有膏人、肥人、肉人三种体质,《灵枢·卫气失常》中曰:"䐃肉坚,皮满者,肥;䐃肉不坚,皮缓者,膏;皮肉不相离者,肉……是故膏人,重腹垂腴。"故腹型肥胖称为"膏人"。肥胖之人多虚多痰,多为嗜食肥甘厚腻,气机阻滞于中焦,气郁久之气虚,气虚则清阳不升,脾阳耗损,阳虚生内寒,水湿内停,痰湿膏脂积聚腹部所致。全息理论认为,婴儿未出生时居于胞宫中央,营养物质由脐带(位于神阙)血供应,从而输布到四肢气血经络,构成先天本位。故以神阙穴为中心点,针刺不同方位对应不同病

临床带教

证,例如针刺滑肉门可治疗同侧肩颈疼痛。

李思康在前人之经验基础上,以局部选穴、辨证选穴、周围选穴(扬刺)为原则,在中脘、中极、大横(双侧)4个穴位基础上,以神阙穴为圆心,以4寸为半径,在腹部画圆,4个侧方位(东北、西南、东南、西北)分别定4个穴位,因其8个穴位依次连线后神似易经八卦阵,故命名"八卦阵"针法。中脘、大横健脾消谷、化痰和胃,中极温阳利水湿。腹型肥胖常见于糖尿病等代谢异常人群,中医责之于"脾",故称为脾瘅,由于脾失健运致水谷精微散布障碍,故积阴形。余4穴多在足阳明经和足太阴经中间,可通调中焦(脾胃),升降气机。临床辨证为脾虚湿盛型多配伍太白、阴陵泉、足三里、水分等穴;证属脾肾阳虚型加太溪、关元、命门、肾俞,艾灸神阙穴;痰瘀互结型加丰隆、血海、太冲、三阴交等穴。

(五)擅用"桂枝汤"及其类方

桂枝汤首见于张仲景所著《伤寒杂病论》,方用桂枝、白芍发汗解肌、益阴调营,散中有收,开阖有度;生姜助桂枝散风寒、通阳利水;大枣、炙甘草调中和胃、顾护卫气,临床多用于治疗发热、恶风寒、头痛身痛、汗出等太阳病证。该方的基本功效为调和营卫、固表止汗,究其出处,整部伤寒论涉及桂枝汤原方30余次,含有桂枝的药方76个。人体不过阴阳尔,气血营卫、脏腑经络、表里寒热乃人体阴阳的基本体现。李思康遵循"方从法出,法从证出""方证对应""脉证病相参"等原则,认为桂枝汤化裁及衍生的方证涉及内、外、妇、儿、杂病等,临床应灵活应用桂枝汤及其类方。

一方面,调整原方用量比例,例如桂枝加倍治疗因心肾阳虚所致喘咳、心悸、水肿、气逆于上等证;芍药加倍治疗痛证、血痹、筋挛急、腹痛等病。另一方面,通过加减药物实现精准辨证,如针灸科较为常见的痹证,像项痹的治疗多以桂枝加葛根汤为基方;若

543

项强肌紧重用葛根,伴上肢麻木明显加鸡血藤,头晕目眩加川芎、藁本。以肩关节疼痛为主症的则用桂枝汤加片姜黄、威灵仙打底,若瘀血严重加䗪、大黄。因阳气虚衰及风寒湿闭阻经络肢节所致周身烦痛麻木,关节肿胀,肢体活动受限等,用桂枝汤加附子、炮姜;寒热错杂痹痛用桂枝汤加芍药、知母;上肢痹痛加羌活、桑枝;下肢痹痛多用独活、木瓜等;病机为气虚血少、荣卫不充所致的偏瘫、肌痹、痿证等可用黄芪桂枝五物汤治疗。在湿疹、风疹的施治中,以畏寒恶风、汗出喜温、瘙痒反复发作为主症的,治以桂枝汤加荆芥、白术、防风、蝉蜕、白鲜皮等。过敏性鼻炎用桂枝汤加麻黄、辛夷、苍耳子、地龙、鱼腥草等祛风通窍、调和营卫。痤疮的治疗常用桂枝汤加牡丹皮、白芷、生地黄、白鲜皮,改白芍为赤芍。汗证中,若自汗出,桂枝汤加防风、黄芪、麦冬等;若盗汗明显,桂枝汤加当归、鳖甲。失眠证属心肾不固、阴阳失调则用桂枝汤加龙骨、牡蛎。此外,桂枝汤类方还包括合方,例如柴胡桂枝汤广泛用于发热,头痛,胃肠、肝胆等消化系统疾病,以及面瘫及面肌痉挛,情志病如抑郁症、癔症等。桂枝汤合吴茱萸汤可用于治疗月经病、呕恶眩晕、腹泻、癥瘕积聚、血液病等。

王
敏

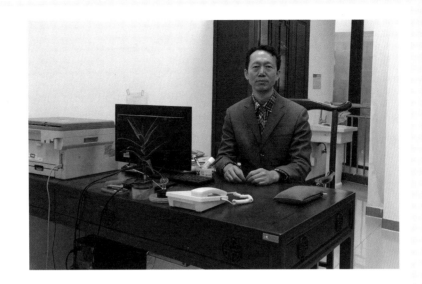

一　名医小传

王敏,男,安徽淮南人,九三学社社员,二级主任中医师,教授,硕士研究生导师,蚌埠医学院第一附属医院康复医学(高压氧)科、中医预防保健门诊主任。第七批全国老中医药专家学术经验继承工作指导老师,第二届安徽省名中医,安徽省中医药领军人才。

兼任中国民族医药学会康复医学会常务理事,中国康复医学会理事,中国医师协会康复医师分会委员,安徽省针灸学会副理事长,蚌埠市康复医学会理事长,《中国康复医学杂志》《中华全科医学》《安徽医学》《蚌埠医学院学报》特约审稿人、编委。

毕业于上海中医药大学和山东大学研究生院MPH课程班,曾赴北京中医药大学东直门医院、中日友好医院进修学习,以中医专家身份赴也门援外医疗、到瑞士研修访学、参加英国GP培训、去中国香港地区教学交流等。从事中西医结合综合康复临床、教学、科研、预防保健等工作近40年,在中西医结合诊治各科疑难杂症,尤其是疼痛、癌症、脑病、亚健康等的预防保健、康复教育方面,有较丰富的经验。

参编医学教材及专著8部,发表学术论文60余篇。主持和参与国家科技支撑计划、省科技攻关等项目10余项,作为PI负责康复设备GCP研究10项。作为中西医结合康复学科领军人才,先后负责多个国家中医药管理局康复重点学科培育项目、省级中风专病和名老中医工作室建设项目。

二 学术特色

王敏在康复医学领域有较高造诣,尤其对周围性面瘫的治疗有独到之处。他通过近40年1 000余例周围性面瘫的临床实践,总结出一整套中西医结合治疗周围性面瘫的综合疗法,疗效较好。

面瘫可发生于任何年龄,多数为20~50岁,男性略多。王敏认为,本病多由于脉络空虚,风寒之邪乘虚侵入阳明、少阳之脉,以致经气阻滞,经筋失养,肌肉纵缓不收而发病。按照传统中医理论,面瘫可分为风寒型、风热型、湿热热毒型,为"本虚标实"证。

按照现代医学的观点,临床多分为中枢性面瘫和周围性面瘫。中枢性面瘫为脑部核上组织受损时引起,出现病灶对侧颜面下部肌肉麻痹,表现为鼻唇沟变浅、露齿时口角下垂、不能鼓腮等,多见于脑血管病变和脑炎等。周围性面瘫为面神经核或面神经受损时引起,出现病灶同侧全部面肌瘫痪,表现为不能皱额、皱眉、闭目,角膜反射消失,鼻唇沟变浅,不能露齿等,多见于感受风寒、病毒感染等。

周围性面瘫,王敏根据其病因分成外伤性、炎症性、肿瘤性、血供性以及医源性类型。其中,贝尔面瘫诱因不明,可能与带状疱疹病毒感染、血运障碍、家族遗传、寒冷刺激有关;而亨特面瘫的诱因主要有创伤、感染、肿瘤压迫等。

(一)中西结合、针药并用治疗面瘫

在诊断上,王敏主张中医辨证分型和物理康复治疗相结合,互相补充;在具体治疗方案上,他倡导中医康复方法(即中药治疗、针灸、推拿、食疗、心理康复等)和西药及物理因子治疗等有机结合,针对疾病不同的发病阶段和中医辨证分型个性化设置治疗方案。

1. 西医改善循环

西医治疗方面,王敏认为总体原则为改善局部血液循环,减轻面神经水肿,促进周围神经功能康复。药物首选地塞米松、甲泼尼龙琥珀酸钠等抗炎、利巴韦林、更昔洛韦抗病毒,维生素 B_1、维生素 B_{12}、甲钴胺等营养神经。此外还需要应用改善微循环的药物,如参芎、丹参酮等。物理因子疗法,主要包括红外线疗法、超短波电疗法、超声波疗法和低频电疗法等。采用五官超短波的热效应和非热效应,可改善面部血液循环,增强机体的代谢和免疫功能,并具有抗炎、促进细胞再生等作用。超声波电疗法可改变细胞通透性,改善局部血液循环,有利于水肿的吸收与消散;可以加速组织内生热过程,扩张组织血管、加速血流、增强代谢、促进侧支循环建立而增强细胞的修复和再生。超声波对肌肉细胞还可产生快速按摩作用,缓解肌肉僵硬痉挛,改善局部症状。采用低频电疗,可以促进全身血液和淋巴液循环,加速炎症水肿吸收,并可以引起肌肉收缩、增加肌肉锻炼力度。通过这种物理治疗,早期可达到改善血液循环、控制炎症发展、消除局部神经水肿的目的。中后期可改善神经营养,提高神经兴奋性,促进神经功能恢复,防止肌肉萎缩。

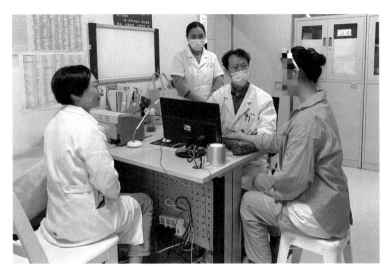

门诊诊疗

2. 中医三期治疗

（1）急性期以祛风为主：王敏认为，面瘫急性期，发病7天内，以祛风为主，详辨证型转化。面瘫急性期起病快，多为六淫之邪经皮毛而入，外感风邪为主，须详辨风邪兼夹，区别风寒、风热、风湿阻络之不同。风寒痹阻型患者多有面部受凉史，伴恶寒、发热、头痛、关节疼痛，或有发热、耳后压痛、舌苔白、脉浮紧或弦。治疗以祛风散寒、温经通络为主，药选防风、细辛、桂枝、白芍、川芎、姜黄等，取得较好疗效。

王敏临床发现，风寒痹阻型持续时间较短，传变迅速，入里化热；或风热外袭闭阻面部脉络。此类患者耳后压痛较明显，可有发热、头痛、咽干、咽喉肿痛、耳郭疱疹、目赤、心烦、小便赤、大便干结、舌质红、苔薄黄、脉浮数等一派热象，属风热阻络型。中医治疗以清热疏风、通络止痛为主，方中重用金银花、连翘、黄连、白芷、细辛、荆芥、薄荷之类。

虽然部分患者直接感受风湿之邪，但多数因发病后自服清热解毒药过量，损伤脾胃，脾失健运，湿浊内生，日久化热，湿与热合，浊毒内生，风湿热毒闭阻头面脉络，发为面瘫。此类患者多伴头痛、头晕沉、脘痞、身困乏力或口不渴或渴不欲饮，舌体胖大，苔腻或白滑，脉弦滑。治疗以祛风除湿、解毒通络为主，药选羌活、苍术、防风、黄芩、连翘、茯苓、陈皮、姜半夏、蜈蚣、天麻等。

对耳后疼痛明显者，重用细辛、姜黄、川芎；疱疹明显者，酌加清热解毒之品，如大青叶、板蓝根；咽干口苦明显者，加淡竹叶、牛蒡子、射干等，以清热利咽。

王敏指出，针刺宜选择远部穴位，以免频繁刺激使病变局部呈持续充血状态，加重面部神经水肿，反而不利于康复。急性期面部脉络空虚，病邪在表，病位尚浅，邪正相争，面部症状明显，故应以远端取穴为主。临床常取的穴位有双侧合谷、太冲，风寒型加足三里，风热型加厉兑、大椎，风湿型加阴陵泉、丰隆。强刺激以激发经气，疏通经络，调和气血，祛除病邪。合谷穴是手阳明大肠经的原穴，正所谓"面口合谷收"；太冲穴是足

547

厥阴肝经的输穴和原穴,可养血柔肝,息风止痉,从而改善和调节肝脏功能。合谷穴配太冲穴属于开四关,可疏通上下气机,活血通络。足三里穴通经活络、扶正祛邪。临床用之,可从内而治,养血除风祛邪。

《黄帝内经》载:"足阳明之脉夹口环唇,布于头面;足太阳之脉起于目内眦;足少阳之脉,起于目外眦。"面瘫一证,无不自三阳而来。太阳外中于风,阳明内蓄痰浊,风邪引动内蓄之痰浊,风痰阻于头面经络,经络不利,则弛缓不用,无邪之处,气血运行通畅,筋肉相对而急,缓者为急者牵引,故见口眼㖞斜,发为面瘫。治疗当先祛外风,外风得祛,则内蓄痰浊方可消。

(2)恢复期重用活血化瘀除风法:王敏认为,恢复期即发病7~30天,重用活血化瘀除风法。恢复期是治疗的关键阶段,此期在太阳风已祛或外邪入里的基础上,正气渐虚,气血瘀滞,闭阻脉络,"血脉凝泣",面颊筋肉失养而纵缓不收。正如叶天士所说"初病在经,久病入络,经主气,络主血""大凡经主气,络主血,久病血瘀"。此期病情相对稳定,正气尚足,治宜重用活血化瘀峻药,用虫类药物有搜剔络道,增强通经活络作用。方可选用血府逐瘀汤加白附子、白僵蚕、全蝎、蜈蚣、天麻等,则瘀血去,脉道通,可以促进局部血液循环,加速受损神经的修复,缓解面部疼痛、肿胀的症状。若面部麻木、口舌感觉减退,原方加桂枝6~10 g,或局部温敷以温通血脉,散寒逐瘀。

针刺治疗可局部取穴配合远部取穴,常取的穴位有阳白、攒竹、太阳、下关、地仓、颊车、颧髎、翳风、合谷、公孙等。其随证加减如下:鼻唇沟变浅,加迎香;人中沟歪,加人中;颏唇沟歪,加承浆。闭眼困难,加鱼腰、丝竹空。发病10天后用透穴,丝竹空透攒竹,阳白透鱼腰,地仓透颊车,太阳透颧髎。行针时迎随补泻以中等刺激强度为宜,以促进局部经脉气血通畅,从而消除局部水肿及面神经压迫,恢复面部神经、肌肉功能。

(3)后遗症期强调养血除风、柔筋止痉:后遗症期患者除有口眼㖞斜等主要症状外,常伴口角或眼角肌肉不自主跳动、抽动等。此时邪气留恋或过用温燥耗伤气血之味(如牵正散之类),正气已虚,多属虚中夹实之证。王敏认为,外感风寒之邪或寒邪郁久而化热,热灼津液;或久病气血耗伤,血行不畅,瘀血内阻;加之头面为诸阳之会,面瘫诸症与三阳经有关,阳明经多气多血,太阳经多气少血,少阳经少气多血,三阳经并病,则气血皆不足,导致筋脉失养、拘挛抽搐而成痉。

《医学原理·痉门》认为痉证"虽有数因不同,其于津亏血少,无以滋荣经脉则一",故王敏用四物汤以养血活血化瘀,达到活血而不伤血之功,正如古人所云"祛风先活血,血行风自灭"。重用白芍、当归、木瓜、葛根等以养阴柔肝,并用天麻、钩藤、地龙、蜈蚣等息风止痉药,临床取得显著疗效。针刺治疗可在恢复期选穴基础上加关元、足三里以补气养血,加阴陵泉、三阴交、照海、太冲以补肾柔肝、缓痉息风。

(二)辨病辨证、调心调神治疗面瘫

辨病辨证是王敏治疗方法的基石,不同疾病不同时期不同分型,治疗方法有显著区别,

与国际康复医学大会主席合影

他主张依据个体化与系统化相结合的原则,应用中药、西药、针灸及康复手段进行综合治疗。

首先,王敏要求根据面瘫的病变过程进行系统化治疗。急性期以祛风为主,详辨证型转化。恢复期重用活血化瘀除风法。后遗症期强调养血除风、柔筋止痉。不同时期不同分型,中药运用以及针刺选穴方案均有不同。

面瘫发生前,有相当一部分患者存在身体疲劳、睡眠不足、精神紧张等不适情况。很多时候患者在发病前会产生焦虑、恐惧、忧郁的情感,或者心情紧张、激动,身体抵抗力下降而致面瘫来袭。发生面瘫后,患者往往有口眼歪斜,一侧面部肌肉板滞、麻木、瘫痪,额纹消失,眼裂变大,露睛流泪,鼻唇沟变浅,口角下垂歪向健侧,病侧不能皱眉、闭目、露齿、鼓颊等症状。此时是患者心理反应比较集中、比较强烈的阶段,接受针刺的疼痛和对出现面瘫症状后能否恢复如常的担心,使患者产生新的焦虑,很多初期患者会误把面瘫病程发展中的正常反应看成是针灸效果的不佳,产生许多疑虑和主诉,以致少数患者自暴自弃,放弃治疗。针对患者这样的心理状态,应采取安慰疏导和精神转移法,如听音乐、交谈等分散患者的注意力,减轻其焦虑情绪。对于抱有悲观和怀疑能否治愈心理的患者,要多鼓励,多倾听他们的想法,给予语言性和非语言性的安慰,帮助减轻焦虑,使患者正确对待疾病,积极与医护人员配合,增强战胜疾病的信心。

王敏在面瘫病诊疗中尤其重视调心调神,创立了主要应用于各类神志疾病的调神针法,注重从理、法、方、穴、术方面综合运用。调神针法取穴分为调神为主和调心为辅两种思路,临床应用更具针对性,取穴也更为精简,并突出督脉调神的作用。其临床操作强调得气是针刺取效的基础,针刺补泻必须在得气的基础上进行。调神针法不仅可以治疗焦虑症、抑郁症等神志病,在一些疑难重症的治疗方面也具有较好的临床疗效。此外,接受治疗之后,要求患者每天进行患侧面部抬眉、闭目、耸鼻、示齿、鼓腮等,以恢复神经传导和加强肌肉收缩,促进肌肉功能恢复。

（三）三因制宜治疗面瘫

王敏认为,用针灸给患者治病时,针数越多,元气损伤越多,针灸治疗必须以最少的穴位、娴熟高超的技艺,发挥最高的效用,也就是取穴要精简,运用要灵活,方法之妙存于医者之心,正所谓"穴精技熟"。他在中医"三因制宜"理论的基础上,结合患者发病严重程度和自身状况,制订个体化康复方案。

1. 因时制宜

王敏强调,治疗的时机对于疗效至关重要。以往的针灸和康复都是分开进行,而王敏认为康复方案是一个统一的整体,主张针灸和康复同时进行,即"针康同步",临床实践证明效果优于针灸与康复分开进行的治疗方案。尤其对于早期面瘫患者,辨证准确的情况下,选择合适的方案,往往收到非常显著的效果,可阻止一部分患者向更严重程度的发展,或者大大缩短疗程。治疗中期及时观察患者疗效,随时调整治疗方案,对于口唇麻痹较严重患者,可采用口腔泻血法,针对耳周疼痛者,可采用耳穴面颊区点刺放血法,每周可泻血一次。中医治疗除传统针刺外,还可使用艾灸法、火罐法,同时配合穴位贴敷疗法,以增强治疗效果。

2. 因地制宜

王敏注重患者与环境的整体性,强调注重患者面瘫的康复与环境的融合,这与中医"天人合一"理论有异曲同工之处。他要求面瘫患者平时注意饮食平衡、劳逸有度、情绪稳定,以增强体质。

寒邪常是导致面瘫的主要因素之一。大多数面瘫可能因受寒所致,比如说吹风扇、空调,洗冷水澡,骑车吹风等,面部营养神经的血管因受风寒而发生痉挛,导致神经组织缺血以及水肿、受压迫。王敏要求面瘫患者必须避风寒,夏天要避免大汗后急吹冷风,室内空调不要开得过低,要经常开窗以保持空气新鲜,睡觉时室内温度要调节适度,避免风扇或空调对着人体一侧头面不间断地久吹。冬天注意保暖,避免寒风持久吹袭和感冒。忌用冷水洗脸,忌食生冷食品,注意休息,方有利于疾病恢复。

3. 因人制宜

治疗过程中,王敏不仅注重患者面部神经的恢复,也不忽视气血、阴阳、经络整体的协调,根据不同病情,开展有针对性的个体化治疗。他提倡在应用中西医结合系统治疗的基础上突出中医特色,对患者进行辨证施治。

王敏治疗面瘫"三因制宜"思想贯穿始终,恢复往往达到事半功倍的效果。其治面瘫总结出三个要点:一是放松心情,调心调神;二是加强营养,注意休息;三是中西结合,合理康复。

张
庆
萍

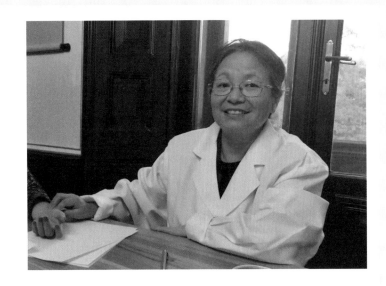

一 名医小传

张庆萍,女,江苏扬州人,主任中医师,安徽中医药大学三级教授,曾任香港浸会大学客座教授,硕士研究生导师。全国老中医药专家学术经验继承工作指导老师,第二届安徽省名中医。

兼任中国针灸学会减肥美容专业委员会副主任委员,中国针灸学会耳针专业委员会常务理事、脑病专业委员会委员,安徽省针灸学会常务理事。

从事中医针灸临床、教学及科研工作40余年,坚持临床一线,在完善针灸理论、创新针灸方法、提高临床疗效、运用特色疗法等方面取得一系列优良成果。坚持以中医经典理论为指导,确立"脑病治神,通督刺井"的学术思想,提出"胃肠针灸,以通为要"的胃肠疾病治疗新观念,基于耳针实践,创"耳穴诊治,整体施辨",相关学术观点发表于国内外专业期刊与著作,在针灸学界反响良好。

担任高等院校规划教材《针灸治疗学》副主编、国家统编本科创新教材《针灸推拿与护理》主编、研究生创新教材《针灸医案学》副主编,主持国家自然科学基金项目、国家科技支撑计划项目,以及国家中医药管理局、安徽省科技厅、安徽省教育厅等科研项目10余项。获安徽省和中华中医药学会科学技术奖一等奖各1项,安徽省和中国针灸学会科技进步奖二等奖、三等奖多项。先后在国内外期刊发表学术论文100余篇,培养国内外研究生数十人。

二 学术特色

(一)脑病治神,通督刺井

脑病泛指脑部疾病或与脑相关的疾病,张庆萍临床治疗中风、痴呆、失眠、脑瘫等脑病时,多以"以脑为本、以补为先、以通为用"为治疗原则,身心同治,通补兼施,重视守神,注重调神,精于治神、安神、养神。

张庆萍以"守神、调神、治神"为治疗脑病的核心。针灸治神关乎医患,医者之神在守,"专意一神,精气不分,毋闻人声,以收其精,必一其神,令志在针",针灸贯神识于指,以充分发挥针灸技术,做到精神内守,镇定自若。患者之神在调,"气血者,人之神也",以四诊八纲辨患者气血盛衰虚实,在辨证准确的前提下,施以针灸,通经活络,调理气血。治神,医者还需通过针下或艾灸反应,感应正邪盛衰与虚实的变化,随时调整刺法及穴位,以期获得最佳的治疗效果。

1. 脑病行督,通络化瘀调神

张庆萍团队创新提出"督为脑脉、主治脑病"的观念,并采用"通督醒神开窍针刺"治疗脑病,以重用督脉经穴为主,发挥通络调神、活血化瘀、醒脑开窍的作用。如以百会、大椎、神庭为主穴治疗血管性痴呆,百会穴实按灸,神庭穴和大椎穴采用悬灸,经由张庆萍所主持的两项国家自然科学基金研究项目证实,可延缓血管性痴呆患者的脑白质变化,疗效显著;针刺百会、囟会为主,治疗脑鸣,可大大降低患者的脑鸣程度;以针灸百会、人中为主的中风偏瘫分期治疗方案,使缺血性中风偏瘫的残障率明显下降,功能性磁共振证实,可促进脑功能良性重组;还有以针刺人中、印堂、百会为主,治疗失眠等,多获良效。

运用督脉经穴治疗脑病,张庆萍重针、灸、药结合,多种针灸方法辨证施用,不拘于一种治疗方法。张庆萍认为,脑病病机复杂,症状多变,需内外兼施,践行大医孙思邈"若针灸不药,药不针灸,非良医也,知针知药,固是良医"之训,采用针刺、压灸、药物相结合,多有良效。

2. 脑病刺井,调燮气血阴阳

井穴为十二经脉之气"始生始发"的部位,十二经脉"所出为井",其通经活络,调理气血运行的功能较强;再十二经脉"根"于井穴、"结"于头面,井穴通过经脉联系与头面密切相关。因此,张元素《洁古云岐子针法》及罗天益《卫生宝鉴》中均明确提出,刺激井穴可调气血阴阳,治疗脑病。

井穴为阳气初出、阴阳交会的起点,刺激井穴可交通阴阳,使阴阳顺接,十二经脉气血流注,通调气血阴阳;刺激井穴可激发经气,祛除体内郁积之邪。阴阳调、气血归,则心神养、脑髓充,所谓"阴平阳秘,精神乃治"。

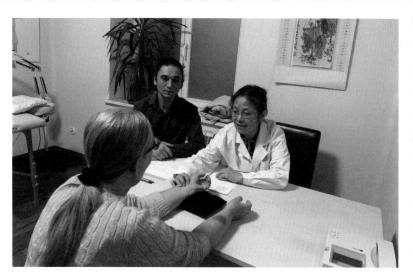

为外国患者诊脉

脑病病机复杂,有虚有实,或虚实夹杂;有痰有瘀,有风有火,但总属阴阳失调。张庆萍治疗脑病,根据病证,辨经取穴,病在肝经、气血壅滞刺于大敦,肾精不足刺于涌泉,心脉瘀滞刺中冲、少冲,脾胃失运取隐白、厉兑等,以化瘀通络,调整阴阳,临床取得较好疗效。

553

典型病例

患者,男,78岁,于2017年10月就诊。

患者家属代诉患者于2015年出现记忆力严重下降,对近事遗忘,喜回忆往事,反应迟钝,渐加重至不识家人,迷路,生活自理能力明显下降。

既往史:无高血压、糖尿病、冠心病等病史,有腔隙性脑梗死病史。

刻下症:记忆力下降,反应迟钝,生活不能自理,纳眠尚可,二便正常,舌质紫暗、苔黄腻,脉弦涩。查体:神志清楚,精神可,心肺(-),四肢肌力、肌张力正常。

辅助检查:颅脑MRI提示多发性腔隙性脑梗死,轻度脑萎缩。

缺血指数量表(HIS)评分10分;简易智力状态检查量表(MMSE)评分10分;长谷川痴呆修改量表(HDS)评分12分;蒙特利尔认知评估量表(MoCA)评分8分。

西医诊断:血管性痴呆;中医诊断:呆病——痰瘀互结证。

治法:健脾祛痰,化瘀通络聪脑。

取穴:大椎、神庭、百会、水沟、风池、风府、中冲、丰隆。

治疗方法:风池穴常规针刺,得气后施以温针灸,每次2壮,待艾灸燃尽。风池起针后再施以化瘀通络灸法,取百会、大椎、神庭,百会实按灸,大椎、神庭悬灸,每穴20分钟。余穴均予以常规针刺,一周3次。

另:治疗中注重与患者交流,并嘱患者家属在家中也应多与其进行交流,鼓励患者主动活动,帮助患者完成简单的家务劳动等。

治疗12周后HIS评分10分,MMSE评分12分,HDS评分12分,MoCA评分12分。

治疗结束后,家属诉患者精神状态较前明显好转,认知能力较前提高,反应较前灵敏,已认识家人,自理能力提升。

(二)胃肠针灸,以通为要

张庆萍临床治疗胃肠疾病,首推针灸疗法,认为针或灸均为外治法,依据胃肠疾病的特点,以外治内,不增加胃肠道用药的负担,有利于胃肠功能修复。治疗秉持"六腑以通为用"的原则,或针或灸或针灸并用,针以行气、理气、调气,灸以温中、和中、安中,健脾和胃,缓急止痛,临床多取得良好疗效。

1. 注重温中疏肝顺气,强调气机升降调达

脾胃处于人体中焦,为气机升降之枢纽,脾胃失和,则气机不通,百病丛生,是故"六腑以通为用",调之不和使之和,顺气调中是针灸治疗胃肠病的法则。因此张庆萍临证喜以中脘、气海、膻中合用,调气理气顺气,升降同调,使气机调达,可取佳效。

再胃肠喜温恶寒,治多以温,可重用艾灸;如以点灸中脘治疗功能性消化不良,研究表明其效果与经典胃肠动力药相当,避免了药物治疗的副作用,该研究成果获安徽省科学技术进步三等奖;再有以隔盐灸治疗慢性腹泻、隔附子饼灸治疗溃疡性肠病,多获良效。

张庆萍在治疗脾胃病症中还十分注重肝气的条达,肝气不舒、肝气郁结皆可导致肝木克土、脾胃虚弱,还可导致患者产生抑郁、焦虑等症状。胃肠病取穴如太冲、肝俞,治以疏肝理气,养血柔肝,常可有事半功倍之效。

2. 注重取穴先后,强调特定穴应用

本着"六腑以通为顺,五脏以补为要"的治疗原则,张庆萍治疗胃肠病临证取穴注重先后顺序。如胃下垂患者必先取足三里,行针得气后再取中脘,可得到升提益气的效果;而治疗腹痛腹泻时则先取天枢,再取足三里,可得到缓急止痛止泻的疗效;功能性消化不良以点灸为先,再取太冲,和胃配以疏肝,临床每每应验。

特定穴在胃肠病治疗中作用显著,如中脘穴,是胃募穴、又是腑会,在治疗胃病时为首选;天枢是大肠募穴,可推动肠腑运化;小肠的募穴关元,能强壮胃肠功能,促进消化吸收。

诸多特定穴中,张庆萍尤重下合穴,作为下合于足三阳的6个穴位,下合穴在治疗腑病中也有独特的疗效。其中胃下合于足三里;小肠下合于下巨虚;大肠下合于上巨虚。对于胃胀胃痛、嗳气者,必用足三里;对腹痛、腹泻,配下巨虚;便秘常取上巨虚,可取理气化滞通腑、健脾和胃之功。

典型病例

井某,女,34岁,于2022年10月28日初诊。

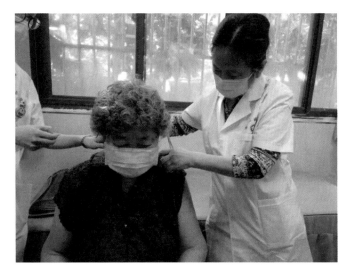

为患者针灸

主诉:胃痛2小时不能缓解,痛苦面容,躬身屈腰。

患者反复性胃痛、胃胀3年余,近月发作频繁,每每发作时平躺屈膝可稍缓解。食欲好,但稍多食即胃胀痛不已,大便或干或稀,一日1~2次,形廋,面色苍白。

检查:消瘦,痛苦面容,腹软,上腹部压痛(++),无明显压痛点,无反跳痛。舌红苔白微腻,脉细弦。2022年10月15日胃镜示"慢性浅表性胃炎"。

中医诊断:胃痛(脾胃虚弱,肝木克土);西医诊断:慢性胃炎急性发作。

遂予以针灸治疗,取穴足三里、气海、中脘、梁门、太白、百会、印堂。

先取足三里,行针得气后再取气海等穴,中脘向下脘透刺,行捻转提拉手法,足三里予以温针灸,留针30分钟,其中行针2次。出针后患者胃痛明显好转,露出笑容。

如此针灸治疗,穴位随症有加减,每周3次,10次为1个疗程。患者治疗1个疗程后复诊,诉胃痛胃胀近日已未出现,纳谷较前明显增加,体力、情绪也明显好转,效果显著。

(三)耳穴诊治,整体施辨

1.重视耳诊整体观与耳穴特异性的统一

耳针是微针系统中较成熟的针种,有其自身独特的体系,其理论主要以西医解剖学为基础。作为中国针灸学会耳针专业委员会常务理事,张庆萍临床善用耳针诊病治病,强调耳诊整体观和耳穴特异性的结合,在临床实践中将中医经络、脏腑理论融会贯通并应用于耳针治疗中,自成独特体系。

人体脏腑、经络、肢节与耳郭均有着密切的联系,《黄帝内经》指出"耳者,宗脉之所聚也",又"十二经脉,三百六十五络,其血气皆上于面而走空窍⋯⋯其别气走于耳而为听"。清代医家张振鋆《厘正按摩要术》也提出耳背分属五脏的理论,故可"视耳好恶,以知其性"。张庆萍精于耳穴诊断,通过耳郭望、触、探的方法,发现耳郭局部的变色、变形、结节、隆起、血管充盈等阳性反应点,以帮助临床对疾病进行早期诊断,对一些隐匿疾患的发现常有意想不到的作用。如在一次省技术监督局义诊时,通过耳诊告诉一位患者其心脏血管狭窄,应注意保护以防意外,该患者因没有症状而不以为意。数月后,该患者因心绞痛检查发现心血管堵塞,接受支架再通术,此后深信耳郭诊断结果,并对此大加赞赏。

耳郭诊断也有助于治疗,通过耳郭上的阳性反应点治疗相应疾病,临床常常取得很好的疗效。张庆萍强调局部阳性点结合中医辨证取穴,实现耳诊整体观与耳穴特异性的统一。相关临床经验编撰于学术著作《耳廓望诊》中,如耳穴压丸治疗失眠、痛经、肥胖,耳针治疗颈椎病等,临床效果好,且方法简便,患者易于接受。

2. 重视耳郭治疗选穴,辨证辨病并重

耳穴不同于体穴,其分布密集,各穴之间相距邻近,所通过的经脉多有交叉。张庆萍运用中医整体观,辨证辨病并重,临证取穴少而精准,一张耳针治疗处方常常3~5穴而已,但疗效很好。

选取耳穴时,对于肢体疾病有明确病变部位的,局部穴位必取,如颈椎病取颈椎穴,膝关节疼痛取膝。头痛则根据头痛的部位而选用不同的穴位,前额痛取额,偏头痛取颞,枕后痛取枕。在没有明显发病部位或脏腑病变时,则以中医辨证为取穴原则,例如:高血压除选用降压沟外,还会选用肝、肾、神门等穴;皮肤病常选取肺区点刺出血;发热、咽痛取耳尖刺血;治疗失眠以神门、枕、心、脾为基础方,再根据症状、舌、脉辨证分型,肝郁脾虚者加肝;心肾不交者加肾;更年期患者加内分泌;肝胃不和者加胃、三焦;顽固性失眠加脑。

典型病例

程某,女,42岁,2023年2月7日初诊。

主诉:失眠3年余,新冠病毒感染后失眠加重2个月。入夜难,多梦,白天头晕神疲,严重影响工作。患者面色少华,形瘦,纳尚可,二便调,舌淡,苔薄白,脉细。

中医诊断:不寐(心脾两虚);西医诊断:失眠。

治则:健脾养血,宁心安神。

治疗:耳穴压丸。

取穴:神门、枕、心、脾。

治法:每次取一侧耳穴贴压,2天更换1次,两耳交替。嘱咐患者每天按压所贴耳穴3~4次。另:睡前半小时必须按压1次,每次按压5分钟左右,以耳郭发红、发热为度。

患者在治疗两次后诉睡眠有改善,入睡时间较前缩短。连续治疗10次后,患者失眠症状基本消失,每天可以睡眠6~7小时,白天精神转好,头晕神疲消失。

張
守
光

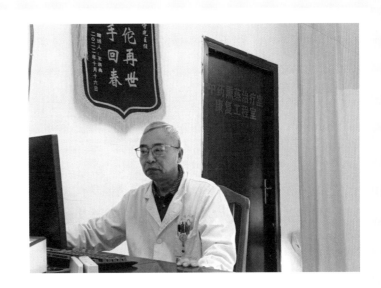

一 名医小传

张守光,男,安徽亳州人,主任中医师,亳州市人民医院康复医学科主任,第二届安徽省名中医,亳州市名中医,亳州市政协委员。

兼任安徽省全科医学会康复医学分会副主任委员,安徽省针灸学会针推结合专业委员会副主任委员,安徽省中医药学会推拿专业委员会常务委员,安徽省医学会物理医学及康复学分会委员,安徽省中西医结合学会养生与康复专业委员会常务委员,亳州市医学会理事、康复医学专业委员会主任委员,亳州市中医药学会常务理事。

自幼跟随父亲学习中医,1988年毕业于安徽中医学院推拿专业,曾在四川大学华西医院、中南大学湘雅二医院、安徽医科大学第一附属医院康复医学科进修,传承国医大师李业甫学术经验,擅长中西医结合治疗颈肩腰腿痛,对偏瘫和截瘫、带状疱疹后遗神经痛、混合型颈椎病、颈动脉夹层、腰椎劳损、腰椎小关节紊乱、颈内静脉血栓、椎动脉型颈椎病等的治疗方法独特,对亳州市推拿学及现代康复医学的发展有积极贡献。

在核心期刊发表《超声配合腰椎旋转扳法治疗腰神经后支综合征60例》《膝关节骨性关节炎的中西医结合治疗》等论文10余篇。主编论著两部。

二 学术特色

(一)坚持针推结合、中西结合、远近结合、身心俱治、脏腑和筋骨并重

(1)针推结合:张守光治疗颈肩腰腿痛疾病一般采用针推结合的方法,扬其所长,避其所短,充分体现中医简便的特点。

(2)中西结合:张守光在治疗时充分借鉴现代康复治疗方法,发挥中西结合的优势。

(3)远近结合:张守光在治疗取穴时采各家所长,比如采用董氏奇穴的动气针法远端取穴,结合传统针灸的阿是穴和就近穴位治疗颈肩腰腿痛,疗效显著。

(4)身心俱治:由于很多慢性颈肩腰腿痛患者,多有焦虑和抑郁等精神症状,因此在治疗这些疾病的同时可选取静心安神的穴位进行治疗。

(5)脏腑和筋骨并重:有些颈肩腰腿痛疾病和脏腑息息相关,在治疗这些疾病时,只有充分调节脏腑功能,才能达到事半功倍的效果,故应选取和脏腑有关的穴位进行治疗。

(二)具体病症治验

1. 腰椎间盘突出症治验

中医认为,腰椎间盘突出症主要是由肌肉劳损、腰肾虚弱、气血运行不畅等因素导致的。张守光认为,肌肉劳损主要是长期姿势不正确,或者从事重体力劳动等重复性工作,导致腰部肌肉过度疲劳和劳损,增加腰椎间盘受损的风险。如果肾脏功能虚弱,腰部的骨髓就会缺乏滋养,造成腰椎间盘的营养供应不足,易导致腰椎间盘退行性变或受损,加上气血运行不畅导致腰部气血瘀滞,影响腰椎间盘的正常功能,从而出现腰椎间盘突出症。

在治疗上,张守光以针灸治疗为主,选择肾俞、命门、椎间盘突出局部夹脊穴、改良背俞穴(后正中线旁开1寸)、环跳、秩边、承扶、殷门、委中等穴位,也可选择承山、昆仑、风市、足三里、阳陵泉、太冲、丘墟等。

在操作上,张守光针对改良背俞穴、大腿及臀部穴位,一般多用75 mm针平补平泻,其他穴位用40 mm针平补平泻。如果选择踝三针,则以跟腱上3寸左右各1寸及外踝尖上3寸前后各1寸为踝三针的取穴点。如果患者伴有失眠、焦虑等症状,加四神聪、双侧神门穴。

部分患者配合推拿治疗,患者取俯卧位,先用擦法对腰部L1～L5进行放松,同时配合腰椎后伸扳法,然后对L5/S1椎间盘突出沿下肢足太阳膀胱经进行放松,L4/L5椎间盘突出沿下肢足少阳胆经进行放松,L3/L5椎间盘突出沿下肢足阳明胃经进行放松。随后

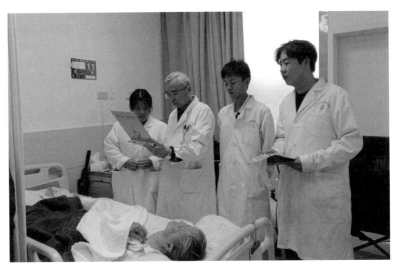

查房带教

点按局部穴位,每穴半分钟。

也可以采取腰大肌起止点弹拨:患者取仰卧位,医者站于患侧,用双手拇指在患侧天枢穴处深按向外弹拨约1分钟,然后在患侧大腿内侧腰大肌止点处弹拨约1分钟,再用滚法在患侧大腿内侧放松腰大肌止点。或者腰大肌牵伸:让患者患肢膝关节屈曲成90°角放在健侧膝盖上,一手扶住患侧膝盖,一手扶住健侧髂前上棘,牵伸3～5次。上述方法都能收到良好效果。

2. 颈椎病治验

颈椎病的病机是本虚标实,归属于中医学"痹证""项痹病""颈痛症"范畴,为肝肾亏虚、气血不足、久病体弱所致。张守光临床多采用针灸治疗,取3～5对颈部夹脊穴,以颈部压痛点周围为主,双侧风池,双侧秉风,天宗,曲垣。对神经根性颈椎病,取穴肩髃,采用40 mm毫针进行针灸治疗。结合推拿治疗,多在颈背部以放松手法用滚、点、推、揉等推拿手法为主,取穴风池、肩井、天宗、阿是穴。也可采取胸锁乳突肌伸筋法、斜角肌伸筋法、斜方肌或提肩肌伸筋法,或三种方法依次使用。

3. 肩周炎治验

肩周炎患者多为慢性发病,临床上多表现为肩关节周围组织的退行性改变。张守光治疗本病以针灸为主,取董氏奇穴,对侧下肢肾关穴,患侧肩髃、肩贞、肩髎、肩前、阿是穴。操作方法:40 mm毫针皮肤常规消毒后,针刺对侧肾关穴,快速提插捻转,嘱患者同时活动患侧肩部30秒,然后拔针,在针刺肩关节周围穴位时,使用平补平泻手法,留针20分钟,中途行针1次。

结合推拿治疗,重点取肩关节周围穴位,实施关节松动技术,包括长轴牵引、分离牵引、前后上下推动肱骨头,再松动肩胛胸壁关节。同时施以运动关节手法,做肩关节环转,以肩关节抖法结束治疗。

4. 膝骨关节炎治验

膝骨关节炎归属于中医"痹证""骨痹""膝痹"范畴,气血亏虚、营卫不和、肝肾亏虚是其主要致病内因,风、寒、湿、劳损、外伤是其致病外因。治疗上张守光以针灸为主,取董氏奇穴,对侧心膝穴,患侧血海、梁丘、鹤顶穴,双侧膝眼,膝关节周围阿是穴。操作方法:①用40 mm毫针先扎对侧心膝穴,快速捻转提插,嘱患者做膝关节各个方向运动,中途行针1次,20分钟后取针。②用40 mm毫针针刺膝关节周围穴位及阿是穴,用平补平泻法,留针20分钟,中途行针1次。同时结合推拿治疗,取膝关节周围穴位(同针灸穴位),用滚法、一指禅推法及按揉法放松膝关节周围肌肉,时间约5分钟。并采取运动关节手法,用双手按住内外膝眼做膝关节屈伸运动3分钟,最后擦两侧膝眼结束治疗。

5. 踝关节扭伤治验

本病为"踝缝伤筋",其发生与足部运动用力过猛或不当等因素有关,病位在踝部筋络,基本病机是经气运行受阻、气血壅滞。张守光多使用针灸治疗,取对侧董氏奇穴小节、解溪、申脉、照海、昆仑、太溪、阿是穴,使用40 mm毫针针刺小节穴,向掌心方向透刺,快速捻转提插,留针20分钟,嘱患者向各个方向活动踝关节,10分钟行针一次。膝关节周围穴位用泻法,留针20分钟,中途行针1次。

临床多配合推拿治疗,对扭伤24小时后的患者行推拿手法治疗,在踝关节周围(取穴同针灸穴位)行放松手法,时间约5分钟。并采取运动踝关节手法、摇法、长轴牵引、分离牵引,反复进行关节的背伸、跖屈、内翻、外翻运动,每个动作3~5次。再用轻柔的推法在踝关节周围做向心性推法,约3分钟后结束治疗。

6. 前斜角肌综合征治验

前斜角肌综合征有类似神经根型颈椎病的症状,有时容易和神经根型颈椎病相混淆,并且两者有时同时发病,故张守光提醒临床医生应加以鉴别。神经根型颈椎病患者做手臂上举动作时症状加重,前斜角肌综合征患者做手臂上举动作时症状减轻;同时神经根型颈椎病压痛点在颈部,前斜角肌综合征压痛点在前斜角肌肌肤处,且有典型的放射痛。

在治疗上,张守光指出须将针灸和推拿疗法相结合,对前斜角肌综合征患者,取前斜角肌肌肤处阿是穴,其余按照颈椎病沿神经走向取穴,推拿治疗要对斜角肌横向弹拨1分钟,而后拉伸前斜角肌3~5次,效果明显。

7. 失眠治验

失眠,中医称为"不寐""目不眠""不得卧",病位在心,与肝、胆、脾、胃、肾关系密切,多由心脾两虚、阴虚火旺引起心神失养,或为心火炽盛、肝郁化火、痰热内盛所致。张守光采用自拟养心安神补脑汤(主要药物有茯苓、白术、大枣、柴胡、栀子等)治疗,每日1

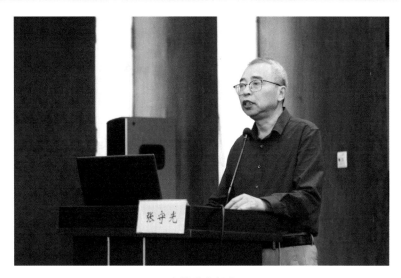

在做学术报告

剂。再结合针灸,选取四白(双)、四神聪、神门(双)、三阴交(双)、足三里(双)、太冲(双)等穴位,采用40 mm针灸针,所有穴位均用补法,留针20分钟。

张守光强调,为了提升治疗效果,部分患者需要配合推拿治疗,包括背部的手法。通过在膀胱经上选择相应的背俞穴来泻实补虚,如肝火旺,可以再选择肝俞穴泻肝火;心脾两虚者选择心俞、脾俞穴来补其不足;也可在四肢选择相应的腧穴进行按摩,如神门、内关、三阴交穴等,具有很好的镇静安眠作用。还可以通过颜面部的综合手法,如鱼际揉、指揉、点按来调节颜面部肌肉的紧张度,增加脑部的血液供应,临床效果独特。

朱俊琛

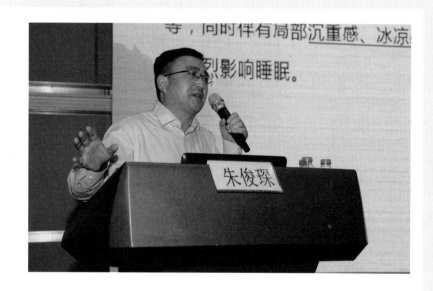

一 名医小传

朱俊琛,男,安徽巢湖人,主任中医师,博士研究生导师,安徽中医药大学第二附属医院骨伤中心主任、骨一科主任、骨伤教研室主任。第二届安徽省名中医,第三届江淮名医。

兼任中华中医药学会骨伤分会委员、针刀专业委员会常务委员,中国民族医药学会针刀医学分会及疼痛分会常务理事,安徽省中医药学会骨伤专业委员会及针刀医学专业委员会副主任委员,安徽省中西医结合学会骨伤专业委员会常务委员,安徽省康复医学会风湿骨关节病专业委员会委员,安徽省针灸学会理事,《中国中医骨伤科杂志》《安徽医药》编委。

幼承家学,受父辈行医启蒙,耳濡目染,幼年便能辨识各种治疗筋伤骨折的中草药,时常随父进山采药,遂萌生从医治病救人想法,1985年考入安徽中医学院中医专业,师承骨伤科全国名老中医丁锷教授、国家级名老中医魏福良教授等名师,为个人在骨科的发展和筋伤诊疗体系的建立打下了坚实基础。建有"朱俊琛安徽省名中医工作室",作为安徽地区负责人牵头成立"上海石氏伤科詹红生安徽省长三角名中医工作室"。承担各级各类科研课题17项,其中国家中医药管理局等省部级课题4项,发表学术论文近70篇(其中SCI论文2篇,中文核心论文3篇)。

二 学术特色

(一)筋伤治法,首重切诊

朱俊琛认为,颈肩腰腿痛类的筋伤疾病,临证应注重精准施治,中医望、闻、问、切四诊中,尤其重视切诊,骨伤科的切诊非止于切脉,更多的为切体,差之毫厘,谬以千里,通过近乎"苛刻"的切诊,结合现代解剖学认知,常常能发现疑难颈腰痛疾病,如上、下锯肌损伤、肩胛上神经卡压综合征、臀上皮神经卡压综合征、坐骨结节滑囊炎、肋骨末端综合征等诊治的关键点,掌握治疗操作要领,再行精准施治,常常随手奏效,手到病除。

(二)施针之处,得气为先

朱俊琛在治疗筋伤类疾病时,尤其擅长使用针灸和针刀治疗,在精准切诊的基础上,强调施针得气的重要性。得气,又称气至,一般是指针刺入人体腧穴一定深度或在施以提插、捻转等手法后,针刺部位获得的经气感应,现代也称为针感或针刺效应,它是针灸临床起效的关键和标志。古代医家医籍中对得气多有阐述,窦氏《标幽赋》曰:"气之至也,如鱼吞钩饵之浮沉;气未至也,如闲处幽堂之深邃!""气速至而速效,气迟至而不治。"其重要性不言而喻。朱俊琛认为,针刺或针刀作用的部位,其软组织的结构会发生相应改变,针刺则医者指下会出现滞涩感,小针刀治疗,随着医者松解的进行,局部针下感觉会由紧变松,患者治疗部位产生酸、麻、胀、重、痛、凉、热、蚁走等感觉,以此为得气标准。掌握得气操作要领,结合精准施治,对临床疗效大有裨益。

(三)筋骨并重,标本兼治

朱俊琛认为,颈肩腰腿痛类疾病的辨证应注重标本兼治,注意整体与局部辨证相结合。局部辨证一般以筋伤为主,症状多表现为疼痛麻木,证型以气滞血瘀证多见;整体辨证一般以肾阳虚多见,其本为骨之失养。朱俊琛指出"肾主骨生髓,肝主筋",颈肩腰腿痛类疾病,多为退行性病变,时常夹杂局部瘀阻之证,临床施治常标本兼治,补肾温阳与活血化瘀同用,针对患者的病情不同,侧重点有所不同。有急性起病者,应以活血化瘀为主,或者局部施以针灸、小针刀等外治法,使气血流通,病症速去。而慢性疾病或者缠绵难愈者,如果单纯使用局限外治法,往往病情会有反复,难以获得持久的疗效,这时候就应该在局部外治法的基础上重用补肾温阳内治法,以治其本,骨壮则筋强,同时少量加入活血化瘀之品,缓缓图之,以使肾阳得固,气血通畅,顽痹得除。《素问·生气通天论》曰"阳者,卫外而为固也",就是说阳气有抵御外邪,使身体屏障牢固的作用。阳气充足的人抵御外邪的能力强,阳气虚弱的人抵御外邪的能力弱。明代张景岳《大宝论》云:"天之大宝此一丸红日,人之大宝只此一息真阳。"就是说天上最珍贵的东西,就是那仅

查房带教

有的一轮红日，而人体最重要的东西，就是那一息真阳，真阳就藏在肾里。《黄帝内经》曰："清静则肉腠闭拒，虽有大风苛毒，弗之能害。"就是说阳气比较旺盛的人，他的肌肉、汗孔比一般人要坚实。在这种情况下，即使遇到比较厉害的寒邪，他的身体有一定程度的抵抗力，不至于生成大害。

(四)临证精粹概要

1. 水针疗法(改良骶管注射)+大推拿治疗难治性腰椎间盘突出症

腰椎间盘突出症急性期疼痛是临床常见病，对于针灸、推拿、牵引、药物等常规治疗不能缓解的病例，或腰椎间盘突出症术后复发的病例，朱俊琛采用骶管注射+大推拿手法治疗，往往能够起到明显的效果，有效地缓解患者病痛。骶管注射技术又称为骶管裂孔硬膜外注射技术，是一种风险较小、使用简便、行之有效、费用低廉的疗法。它是治疗急性期腰椎间盘突出症的有效方法，对无菌技术要求较高，一旦感染，后果不堪设想，对穿刺角度(尤其骶管裂孔变异的患者)要求较高，对药物配伍、药物剂量要求准确、适量。朱俊琛通过长期实践，对注射角度、药物成分和配比浓度均进行了改良，运用该技术每年约为80例腰椎间盘突出症患者解除了痛苦，得到了患者和社会的认可，并被安徽电视台《人与健康》栏目专访报道。

朱俊琛改良骶管注射操作方法。药液配伍，0.9%生理盐水4 mL，1%利多卡因5 mL，得宝松1 mL；注射量10 mL(可依据患者体型酌量增减)，注射速度5 mL/min，2~3分钟内注射完毕。操作：患者俯卧位，将骶管裂孔处做提前标记，常规消毒，做好注射前准备，选用5号注射器针头，向头端方向(略偏向患侧)将针头保持矢状面30°~45°、冠状面5°~10°穿刺进入骶管，待有突破感阻力感消失、回抽无血后，将药物注射完毕，患者平卧或者侧卧2小时后可恢复正常活动。

大推拿治疗操作方法：①患者俯卧于推拿治疗床上，先于腰腿部采用按压、滚揉、拿捏等手法放松治疗10分钟，将胸腹部及双侧髂棘以软枕垫高，使腹部悬空，术者立于患者左侧，双手叠加用掌根向下快速而有节奏地按压病变的节段间隙，共计100~200次。②仰卧位：行屈髋屈膝拉伸，髋内收外展和直腿抬高拔伸动作，当直腿抬高约90°时，用力背伸踝关节共5次，先患侧后健侧。③侧卧位：行腰椎斜扳及单腿后伸扳法，先患侧后健侧。④俯卧位：术者及助手分站患者两侧，一手托住患者的膝部，同时用力缓慢向上抬起，一手紧压在腰部患处，当腰后伸到最大限度时，两手同时用力做相反方向的扳动，共5~10次。

2. 水针疗法（改良颈椎间孔注射）+特色牵引治疗神经根型颈椎病急性期

神经根型颈椎病的急性根性痛一直是骨科比较棘手的急症，疼痛严重者止痛药物均无法有效止痛，而颈椎间孔注射能够快速消除神经根炎症水肿，达到迅速止痛的效果。但颈椎间孔注射是一项难度较大、风险较高的技术操作，对操作者的临床经验和解剖基础有很高要求，稍有不慎会引起严重并发症。朱俊琛通过长期临床实践，对注射方法进行了改良，总结摸索出一种安全有效的注射方法，结合卧位牵引治疗，能够快速解决根性疼痛，临床疗效显著。具体治疗操作方法：①卧位牵引。牵引时将头侧床脚抬高10 cm，将牵引滑轮固定于患者头侧床边，患者仰卧位，将枕颌牵引带固定于患者头部，保持头部前屈0°~15°，牵引时牵引力线处于水平中立位，起始重量6~12 kg，牵引重量以患者感觉有拉力为度，最大不超过自身重量的20%，每次20~40分钟，2次/天，连续2周。②改良颈椎间孔注射。患者仰卧位，项背部垫以软枕，使颈椎保持过伸位，同时令患者头向健侧扭转30°~45°，使颈部舒张开，充分暴露胸锁乳突肌，大多数患者可于胸锁乳突肌后缘扪及颈椎的横突尖，结合其症状及影像学资料，一般在病变部位的横突尖部可触及明显压痛点，此横突尖确定为注射部位并做标记。行常规皮肤消毒，取5号针于标记处约呈75°刺入皮肤，直伸抵至颈椎横突尖，此时将针尖稍拔出，针尖略刺向前下方，当出现明显的落空感或患者上肢触电感时，停止进针，回抽针筒无回血后，缓慢注射配伍的合剂5 mL（2%利多卡因1 mL+复方倍他米松注射液1 mL+0.9%生理盐水3 mL）。操作完成后注意观察患者生命体征1小时，注射治疗每周1次，连续2周。传统颈椎间孔注射，需要CT或C型臂X线机定位穿刺，且有刺伤神经血管的风险，而朱俊琛经过改良注射方法，运用横突定位法，以切诊为基础，以痛为腧，通过横突尖骨性标志定位，结合患者影像学资料，一般能够快速精准定位，且针刺于横突尖部骨性凸起处，安全性也大大提高。

3. 针刀松解治疗环枕筋膜挛缩型颈椎病

环枕筋膜挛缩型颈椎病是上颈椎退变引起的一系列病症的统称，主要是长时间低头工作或受凉后导致环枕筋膜及枕后肌群炎症水肿逐步发展为慢性劳损、失去弹性、变

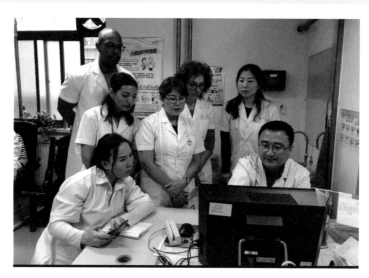

带教外国留学生

性挛缩,进而牵拉枕骨,使环枕间隙变窄,导致椎动脉被压和枕小、枕大神经被牵拉。伴有头晕、颈枕部顽固性疼痛、偏头痛等症状,部分或伴有恶心呕吐、视物不清,严重影响患者的生活质量和身心健康。朱俊琛通过针刀松解治疗该种特殊类型颈椎病,能够迅速缓解患者头晕、颈枕部顽固性疼痛、偏头痛等症状,获得患者广泛赞誉。

针刀松解操作方法:取坐位,先头后仰,于枢椎棘突和后脑勺接触位置做正中线,触及环枕筋膜压痛点或枕小、枕大神经卡压点,以此作为进针点,头部前屈,前额压在软枕上。固定头部,根据进针点的正中线进针,刀口线与颈椎棘突顶线平等。进皮后,保持刀口线与颈椎棘突顶线垂直刺入,针尖接触枕骨时,稍微按压针尾,将针体稍微拔出几毫米,再向枕骨大孔后缘稍上方处缓慢进针,接触骨面后,横向切割3~5刀。进针的层次分别是皮肤、浅筋膜、项韧带、环枕后膜及枕后肌群的附着点。听见环枕后膜被切开有"咔嚓"声音时出刀,压迫针孔,并在局部贴创可贴。很多患者的顽固疼痛可在一次针刀治疗后缓解,经过2~3次治疗后能够基本治愈。

4. 水针疗法(臂丛麻醉下一次性松解)+特色手法治疗冻结期肩周炎

肩周炎为临床常见病,早期治疗效果往往较好,但对于冻结期的患者采用针灸、推拿、药物等治疗,疗程往往较长,患者比较痛苦,影响患者的日常生活和工作。朱俊琛运用臂丛麻醉下一次性松解治疗肩周炎冻结期,疗程短、费用低、痛苦少、恢复快。松解后结合特色手法推拿、中药熏蒸、针灸、针刀等辅助治疗,为广大患者所接受,是一种积极有效的治疗措施。

肩关节松解操作方法:常规术前准备,患者仰卧于手术床上,先进行锁骨上肌间沟臂丛神经阻滞麻醉,肌肉完全松弛后进行手法松解。操作者一手固定患肩,一手握住患侧腕部,反复环行转动肩关节,幅度由小到大,以进一步放松肩部肌肉,然后术者一手握住患肢前臂,一手握住肩部,将患肢外展90°,再将患肢向头部方向上举,并徐徐向床面方向按压,直至将上肢贴于床面,臂上举达180°,然后扶患者挺腰坐稳,将患肢徐徐内旋,使手指触及对侧肩胛骨,手在头后能摸到对侧耳朵;患肢内收使肘关节达胸骨中线,肘关节贴至胸部,掌心到达对侧肩部;患肢屈肘,术者将患肢手掌背面紧贴患者背部,使其肩关节内收屈肘,顺势徐缓用力牵引,使其手指尽量触及对侧肩胛骨下角,当手下有失去阻力感觉,提示粘连已被有效松解。松解后指导患者做上肢功能锻炼。

5. 针刀+艾灸治疗顽固性颈腰背痛

顽固性颈腰背痛类疾病,是临床比较棘手的问题,困扰着临床医生,采用常规治疗方法效果不明显的病例,朱俊琛采用小针刀+艾灸治疗,取得了较好的疗效。近5年来诊治这类患者710余例(朱俊琛同时是国家中医药管理局与安徽省市场监督管理局的胸背肌筋膜炎诊疗指南修订牵头单位组长),如颈性眩晕、枕大/枕小神经卡压综合征、斜方肌劳损、头颈夹肌劳损、肩胛上神经卡压综合征、肩胛提肌劳损、前/中/后斜角肌劳损、菱形肌劳损、冈上/下肌劳损、上后锯肌劳损、下后锯肌劳损、L3横突综合征、棘间与棘上韧带劳损、骶髂关节炎、臀上皮神经卡压综合征、股外侧皮神经卡压综合征等,大多取得较好疗效。针对强直性脊柱炎患者也能取得一定疗效。

以背肌筋膜炎为例,针刀操作方法:患者取俯卧位,在背部寻找确切的压痛点,大多数压痛点位于肋骨上,用记号笔做标记(用碘伏进行常规皮肤消毒),左手拇指切按标记点,右手持平刃针刀自标记点进针,刀口线与肌纤维平行,针体与肋骨垂直,直达肋骨面,确定为肋骨面后,在肋骨面上对局部粘连组织行疏通剥离,对明显硬结行通透剥离,一般2~3刀即可,大多患者针后明显感到轻松。若7~10天后疼痛仍不能明显缓解的,可行第2次针刀治疗,注意针刀刺入的角度,与肋骨呈垂直进针,有时针刀一次不能探及肋骨,可在浅位试探,直至探及肋骨方可切割剥离,不可深刺,亦不可滑入肋间隙,以防刺破胸膜,形成气胸。每次治疗2~5点不等,根据患者反应及病情确定治疗次数,每周1次,一般不超过3次。术后48小时艾灸治疗,每周3次,持续2周。

6. 针刀+中药内治法治疗膝骨关节炎

有些早中期膝骨关节炎病例,通过针灸、推拿、口服药物、注射玻璃酸钠等治疗方法能够缓解症状。但也有一些病例疗效欠佳,朱俊琛通过针刀外治其标,中药内服治其本,使不少患者免于关节置换,对于晚期惧怕手术患者也能明显改善生活质量。

膝骨关节炎针刀操作方法:采用针刀痛点松解治疗,患者平卧,患侧膝下垫软枕或关节屈曲50°~60°,在膝关节周围寻找痛点,尤其在内外侧副韧带起止点、髌韧带止点、鹅足滑囊、髌下脂肪垫及关节间隙附近寻找,每个痛点均用记号笔标记,消毒后常规铺巾,选取其中3~5个严重痛点,运用四步进针法,使用Ⅰ型4号汉章牌小针刀,拇指在痛点适当加压,针刀刀口平行肌纤维方向于加压处快速刺入,行纵向疏通和横向剥离,以纵向疏通剥离为主,局部如果有明显条索或硬结,可局部切割2~3刀,感到刀下明显松动,即刻出针,无菌纱布按压止血,局部无菌敷贴外敷,每周1次,共行2~3次针刀治疗。配合补益肝肾、行气活血中药汤剂口服,以朱俊琛自拟经验方补肾活血汤加减:熟附子9 g,赤芍10 g,防风6 g,黄芪30 g,炒白术10 g,羌活10 g,炒川续断15 g,淫羊藿10 g,细辛3 g,炙甘草15 g,独活10 g,当归12 g,土茯苓20 g,萆薢20 g,益母草10 g,怀牛膝10 g。方中熟附子补肾温阳,独活辛苦微温,善治伏风,除久痹,且性善下行,以祛下焦与筋骨间的风寒湿邪,羌活祛风除湿止痛,黄芪行滞通痹,赤芍散瘀止痛,细辛祛风止痛,防风祛一身之风而胜湿,萆薢祛风除痹,当归养血和血,益母草利水消肿,土茯苓通利关节,川续断、淫羊藿、怀牛膝以补益肝肾而强壮筋骨,白术、甘草健脾益气。如患者肿痛严重,可加用泽泻、黄柏清热利湿消肿;骨质疏松严重,可加用狗脊、菟丝子、覆盆子等增强补益肝肾作用,服用1~2周。

孙善斌

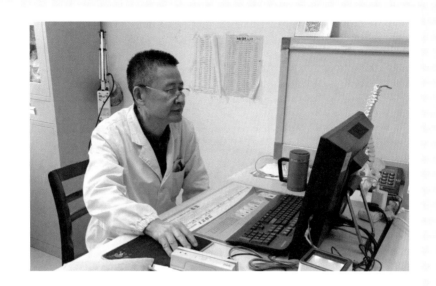

一 名医小传

孙善斌,男,安徽合肥人,主任中医师,硕士研究生导师,安徽中医药大学第二附属医院康复科主任。第三届江淮名医,第五批安徽省学术和技术带头人。兼任中国针灸学会针药结合专业委员会常务委员,中国中医药促进会中医康复专业委员会常务委员,安徽省针灸学会常务理事,安徽省中医药学会康复专业委员会、推拿专业委员会副主任委员,安徽省康复医学会康复治疗暨康复教育专业委员会常务委员。

从事临床、教学、科研工作以来,一直秉承"修从医之德,怀律己之心;行医一时,鞠躬一生;不求闻达,但求利人"的医德理念。博览群书,兼收并蓄,师古训而不拘泥,尊大道而知变通,怀悬壶济世之心,推陈出新,擅长针药结合推拿治疗神经系统、运动系统疾病,如脊髓损伤及相关并发症的康复治疗,中风后运动功能障碍、认知障碍、语言障碍、吞咽障碍等方面的康复治疗,颈肩腰腿痛、失眠、偏头痛、糖尿病并发症、妇科等疑难杂症的治疗,并形成了独特的学术风格。曾前往肯尼亚、博茨瓦纳、南非等国家进行中医学术交流。

牵头建设国家中医药管理局重点专科——康复科,主持多项省级课题,发表学术论文51篇,获安徽省科学技术研究成果4项、安徽省科技进步奖三等奖1项。

二 学术特色

(一)"通督培元"思想论治脊髓损伤

脊髓损伤作为一种高致病率、高致残率的神经系统疾病常导致患者四肢瘫痪或截瘫,引起各种身体功能障碍,其病情复杂危急,治疗周期漫长,并发症包括运动障碍、感觉障碍、肠道和膀胱功能障碍等。孙善斌在中医康复临床工作多年,治疗该疾病经验丰富,他认为,在治疗脊髓损伤及其相关并发症时应坚持"中医康复"和"西医康复"相结合,认为应以"早治疗""早康复""早心理干预"及"中西并重"作为指导思想。

孙善斌认为现代解剖学对脊髓的描述与中医督脉分布、循行和生理特点基本一致,即属于"督脉"范畴,正如《难经·二十八难》曰"督脉者……并于脊里……入属于脑",又有《医学入门》所提"上至脑,下至尾骶,皆精髓升降之道路",证明督脉与脑、脊髓联系密切。结合疾病发生发展特点,孙善斌提到,督脉为阳脉之海,与手足三阳经交汇于大椎,又督脉贯脊属肾,有藏经系胞的功能,是精气传输的重要途径,而肾又具有主骨生髓、主司二便的作用,因此不难看出脊髓损伤后感觉功能、二便功能、运动功能及焦虑、抑郁等情感障碍与督、肾极具关联。脑作为元神之府能控制情绪,肾主二便,脊髓主肢体,故重督脉对本病的治疗极为重要。

根据脊髓损伤后患者长期卧病在床,缺乏功能锻炼从而导致患者四肢乏力、肌肉萎缩、食少纳呆、少气懒言的特点,以及为帮助患者缩短康复过程,孙善斌提出从脾土角度出发,认为脾治中央,而脊柱位于人体正中,这一观点正符合《素问·金匮真言论》所言:"中央为土,病在脾,俞在脊。"《素问·玉机真脏论》亦曰:"脾者土也,治中央。"脾居中位,又因脾为后天之本,运化人体精微物质,通过气血以濡养灌溉心、肝、肺、肾四脏及四肢、九窍、百骸。脊髓损伤后手足三阳经脉气血运行受阻,瘀血阻滞,气血逆乱,气血运行不畅,脾胃失养,正如《正体类要》所言:"肢体损于外,则气血伤于内,营卫有所不贯,脏腑由之不和。"又久卧伤气,应用峻猛之药物,忧思内结,如《脾胃论》所言:"凡怒、忿、悲、思、恐惧,皆伤元气。"最终脾胃气血愈虚。

孙善斌根据疾病发生发展特点结合脾胃论治及新安"固本培元"思想,提出了治疗该疾病以"重督脉,顾整体"为核心的"通督培元"治疗思路,孙善斌解释"培元"是对激发"脾肾"功能的高度概括,认为"培元"重在突出脾肾元气在人体生理、病理中的重要性,通过培补脾肾之元气,以实现调节整体的功效。

(二)神经/运动系统疾病的诊治特色

1. 脊髓损伤治验

古籍中无"脊髓损伤"这一病名,也缺乏与脊髓损伤相关疾病的记载。《灵枢·寒热

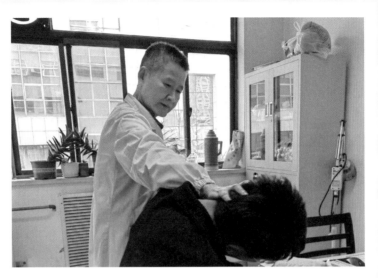

门诊为患者做治疗

病》中云："身有所伤,血出多……四肢懈惰不收,名曰体惰",首次提出的"体惰"被认为是对脊髓损伤最早的病名记载。对于脊髓损伤后肢体出现的运动、感觉障碍,在《医宗必读》中有记载:"手足痿软而无力,证名为痿。"中医学多把脊髓损伤归于"痿证"范畴。

孙善斌结合该病临床特点认为其病理本质在于经络瘀阻、阳气不足,病位在脊髓,涉及肝、脾、肾等脏,可见,脊髓损伤是本虚标实,认为治疗该疾病及并发症应通调督脉,固护"脾肾元气"。对于脊髓损伤及相关并发症的康复治疗,孙善斌多用针法和灸法,通常选取督脉穴、夹脊穴、胃经穴、脾经穴、任脉穴、阿是穴。

具体选取主穴:命门、腰阳关、至阳、大椎、百会、足三里、三阴交、太溪、夹脊、丰隆、天枢、血海、公孙、关元、气海,配穴根据患者辨证情况选取。命门穴具有振奋督脉阳气的作用,且与多条经脉相互联系,起到"门户"的作用,"命门者,诸神精之所舍,原气之所系也",沟通内外、调和阴阳、神气,培元固本,针之可改善二便失司;大椎穴为"三阳督脉之会",除通调诸阳之气外,亦为祛风要穴,风祛则静,静则安神;针刺百会穴可扩张脑内小动脉,通过改善脑部微循环,保护大脑作用;太溪穴为足少阴肾经之原穴、输穴,针刺太溪穴可有效促进肾水涓流不息,先天之精得充,元气不断生成,从而填补髓海之亏空;针刺夹脊穴时,刺激信号通过脊神经前后根传导到达此穴位深层组织,缓解肌肉组织的痉挛和疼痛,促进局部血液循环,发挥多重治疗效果,促进神经功能的改善、恢复或代偿;脾经、胃经、任脉穴位可健脾益胃,使得气血营卫生化有源、肢体筋肉有所濡养,补益行气、补而不滞,正本澄源、标本同治,濡养后天之本、强健肌肉四肢。合而共奏"通督培元"之效。

2. 眩晕治验

孙善斌认为肝阳上亢、心血不足、脾虚痰阻、肝肾亏虚皆可导致眩晕,治疗该病可以肝、脾、肾三脏为重点。在治疗该疾病上强调辨经论治,并提到子午流注按时取穴,等待

571

经脉经气旺盛时再行针灸,能够提高针灸治疗效果。

针灸取穴时则以肝胆二经为主,主穴为肝经原穴太冲是脏腑真气输注于经络的穴位,配胆经荥穴侠溪,疏肝泻火;胆经络穴光明与太冲为原络配伍;胆经风池,平肝潜阳又驱邪息风。诸穴合用,既能疏肝利胆,又能清热泻火,以达风火并治之效。孙善斌认为这是因为肝经的章门穴为脾经募穴且"脏会章门",同时肝属木,脾属土,木克土,木郁土壅,所以肝脾同病症见眩晕、胸胁胀满、脘腹不适、纳呆、便溏、舌苔白腻、脉弦滑等。针灸治疗以肝脾二经腧穴为主,主穴为百会,因肝经与督脉经气会于颠顶,针刺该穴可升清阳疏肝风;脾经募穴章门可疏肝理脾;脾经原穴太白配胃经丰隆为原络相配,可健脾利湿化痰。诸穴合用,共奏健脾调肝、升清降浊之功。孙善斌认为,因肝藏血、肾藏精,精血互化,且足少阴肾经"其直者,从肾上贯肝膈",肝肾同源,共为先天之本,所以针灸治疗常肝肾并治,主穴取百会为手足三阳与督脉交会穴,可振奋清阳,升清降浊,是息风要穴;肝俞、肾俞固本培元;关元、太溪清虚热补元阴;肝俞、肾俞、关元、太溪四穴配伍为阴阳互根互用、阴中求阳、阳中求阴之义。虚性眩晕为风阳上扰所致,取肝经荥穴行间,平肝潜阳。诸穴配伍合用可以达到补肾益精、平肝熄风之目的。

3. 腰椎间盘突出症治验

孙善斌治疗腰椎间盘突出症并不局限于常规的取穴,结合现代解剖学,认为通过穴位可以直接刺激患者腰部脊神经根,同时患者患侧神经鞘膜会出现应激性逃避反应,改变突出的髓核与神经根的压迫位置,进而减轻对神经根的刺激,并且使粘连部位得到分解与修复,使机体恢复自我修复的功能,可以收到立竿见影的治疗效果。针刺的作用不是简单地调节局部血气运行,而是直接通过调节神经反射来作用于病变的靶器官和靶细胞,这是临床一般药物治疗无法取得的疗效,对受损的神经功能具有明显的恢复作用。

临床中,孙善斌治疗腰椎间盘突出症伴下肢放射痛患者,常规取穴后,选取患者患侧外大肠俞(第四腰椎棘突下,旁开1.5寸),用0.30毫米×70毫米针灸针,向脊椎方向斜刺2.5~3寸,施提插手法使下肢出现放射性酸、麻、触电样感觉,达到3次触电样刺激量。他认为用针直接刺激神经根可消除无菌性炎症,恢复局部微循环,消除病理刺激,从而改善患者临床症状。

4. 肩周炎治验

肩周炎属中医学"肩痹"范畴,孙善斌在临床治疗过程发现气血亏虚型肩痹在临床中较为多见,在针刺阳明经穴位的基础上结合"龙虎交战法"治疗可起到补益气血、通络止痛的作用,临床疗效显著。

孙善斌认为风寒湿邪侵袭致病是外在因素,气血亏虚、肝肾虚损、阳气衰竭是内在因素。根据疾病发病年龄特征结合《素问·上天真论》关于年龄生理的描述,认为肩痹的发病与肝肾、阳明经和阳气衰竭有较大的关系。孙善斌提到生理状态下阳气有温煦机

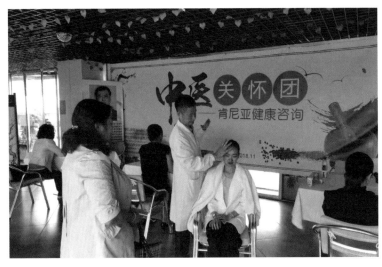

参加肯尼亚健康咨询义诊

体、推动气血濡养经筋的作用,若阳气衰少,无力推动气血运行,加之风寒湿邪客于肌腠,导致经筋失于濡养,发为痹证。

在治疗上,孙善斌认为经络系统具有沟通联系、输送气血的作用,从而调节各脏腑形体官窍的功能活动,维持人体阴阳平衡状态,故针刺治疗本病应重视经络的选择。阳明经多气多血又在手足三阳经中阳气最胜,故取穴多选取手阳明大肠经和足阳明胃经,针刺手法多选用"龙虎交战法"可以增强气血,促使经气运行,使气至病所。

孙善斌结合近部取穴的原则,针刺患侧肩部的臂臑、肩髃,具有祛瘀阻、通经络、搜风逐邪的作用,可缓解肩部疼痛与活动障碍。再结合循经远端取穴原则取曲池、三间,其分别为手阳明大肠经合穴、输穴。因"合治内腑",曲池所经之处为气血转注汇合之处,易推动气血运行。又因"输主体重节痛",三间具有通调腑气、通经活络的功效。足阳明胃经有补益气血、温煦助阳、濡养经络的作用,多选取此经的足三里、条口、解溪和陷谷穴。针刺足三里穴能促进气血生成,气血充沛则肌肉筋骨得养,四肢得以濡润,达到止痛的目的。条口穴为调畅肝木之气的要穴,肝藏血主筋,针刺此穴可有效治疗肩痹。解溪穴属于足阳明胃经的母穴,具有促进气血运行、健运脾胃、濡养后天之本、强健肌肉四肢的功效。陷谷穴五行属木,表现出风木的运动特征,将内庭穴传来的天部之气向胃经上部横向传输,运行胃经气血,针刺陷谷穴可通调脾胃,补益气血。

"龙虎交战法"是在"青龙摆尾法"和"白虎摇头法"基础上形成的一种复式手法,孙善斌将经典与自身临床体会相结合,选取臂臑、曲池、足三里、条口作为施术穴位,余穴行常规针刺手法,进针得气后,将针刺深度分为天、人、地三部,依次在天、人、地部行龙用九,再行虎用六,即先左后右、先正后反的反复捻转手法,具有疏通经络、调和气血、止痛的功效。

5. 上交叉综合征治验

上交叉综合征是人体长期保持矢状位不对称姿势导致肩胛带及颈胸区域肌肉组织功能失调的一种疾病,属中医学"经筋病"的范畴,久坐劳损是其主要病因,病位在五体皮、肉、筋、骨、脉中的筋、肉层面,久病筋肉失约牵骨错位可延及骨层面的病变。孙善斌在软组织疼痛的诊疗上具有独到的经验,提倡"燔针解结治其急,功法调形守其常",临床尤擅以火针结合功法锻炼治疗慢性疼痛,防治一体,疗效良好。

孙善斌结合古籍经典及临床表现分析筋、肉充斥人体之内,维系人体形态及运动功能,他认为筋肉积劳成损、短缩挛急、逼压经络、瘀滞气血,分肉之间津液输布不利,凝聚而为"沫","沫"积不解化痰,渐渐痰核与瘀沫胶结形成条索状或结节状结筋病灶点。结筋病灶点横阻经络,形成一经之中横络之上气血壅压筋肉拘急而痛,横络之下气血不及,筋肉失养纵缓无力的失衡局面。久坐之人,颈胸、项背部肌肉积劳挛急,形成的结筋病灶点阻碍气血输布,造成人体上身前后失衡、上下失衡。气血上输滞于颈胸部,上不达清窍,外不布肢节,故颈胸部筋肉挛缩,上肢筋肉乏力,可见头晕、手麻诸症;气血下归滞于项肩部,下不达腰膝,内不归脏腑,故项肩部筋肉拘急,下背部筋肉纵缓,可见腰腿酸痛、便秘诸症。

孙善斌根据上交叉综合征主症的转变,将其分为急性期与缓解期论治。急性期:以疼痛为主症,治疗上基于《灵枢·经筋》中经筋病的治则"治在燔针劫刺,以知为数",以痛为腧,采用毫火针点刺结筋病灶点解结通脉,温经止痛。孙善斌以拇指在筋与筋间、筋与骨间分拨慢移探查结筋病灶点,触及伴有压痛的条索或硬结即结筋病灶点,进行标记。结筋病灶点全部标记完成后进行常规消毒,点燃酒精灯,根据肌肉厚薄程度取0.35 mm×(25~40)mm的毫针烧至红透后快速点刺,一穴一针。若触及仅有压痛而无结节的点可进行30秒由轻到重的间歇性按压。

缓解期:以体位障碍为主症,精选《易筋经》中九鬼拔马刀式指导患者平时练习以捭筋拔骨,恢复骨正筋柔的生理状态,功法锻炼结合《大成推拿术》中的体式和《熊氏易筋经》中的易筋经呼吸方法——九鬼拔马刀式:①两脚分开,与肩同宽,两臂交叉,立于胸前。②左臂上举,下落,屈肘背伸,使左手掌贴于背部,尽可能用力向上。③同时右臂上举过头,屈肘俯掌,使右手掌按在后枕部,身体随之右转。④目微右视,自然腹式呼吸,每当呼气时头用力后仰,掌用力前按,头项争力,吸气时保持原来的力度,复呼气时,尽可能渐渐加强头项力度,呼吸9次后自然放松。⑤左右交换,要领相同。⑥收势:两手缓慢撤力自然下落,身体转正,收脚直立,自然呼吸。

陈
幸
生

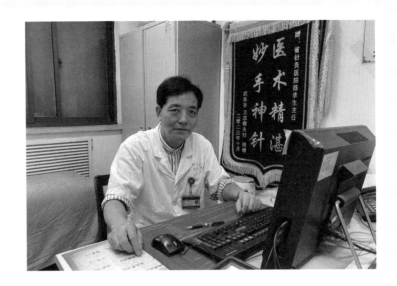

一 名医小传

575

陈幸生,男,安徽安庆人,中共党员,主任医师,硕士研究生导师。第三届江淮名医,安徽中医药大学第二附属医院首批"特色专家"。安徽省医学会医疗事故技术鉴定专家库成员,合肥市庐阳区创新创业高层次人才协会理事。

兼任中国针灸学会会员,安徽省针灸学会常务理事,安徽省中西医结合学会养生与康复医学专业委员会副主任委员,安徽省中医药学会老年病专业委员会、脑病专业委员会常务委员,安徽省康复医学会会员。

1984年从安徽中医学院中医专业毕业后,在安徽中医学院附属针灸医院跟随中医世家张维老师学习芒针疗法多年,临床工作中,不断实践,勇于创新,通过对芒针治疗特色的研究,结合现代疾病谱特点,将芒针疗法运用于多种系统疾病,尤其是中风吞咽障碍、失语,中风后平衡障碍、偏瘫等疑难杂症的治疗,拓展了芒针应用范围;先后两次在全国芒针学习班辅导授课芒针疗法,协助上海科教电影制片厂《稀世芒针》科教片摄制工作,在影片中表演芒针治疗技术操作;2017年出版心血之作《中国芒针疗法》,将传统医学瑰宝结合多年临床经验、心得所悟予以传承。

多次应邀出国讲学、应诊。发表学术论文70余篇,出版专著5部,培养硕士研究生30余名,主持和参与科研课题20余项,获省市级科技进步奖5项。

二 学术特色

陈幸生以人体经络学说为指导思想,以"经络所过,主治所及"的理论为芒针透刺的主要依据,通过疏导经络气血、调节脏腑,取得"通气经脉、调其气血"的治疗作用。他总结多年治疗脑病的临床经验,形成了独到的学术思想、选穴规律。

(一)循经透刺的学术思想

1. 循经透刺,气至病所

芒针疗法的主要特点是循经透刺。循经透刺是根据疾病所在的经络远端取穴,经过经络辨证和脏腑辨证后,针尖或针身循经透刺至病灶局部的腧穴。芒针因其针体长,针尖或针身通过循经透刺法进针,可使芒针抵达病所,再结合各种催气手法,通经贯气,使气至病所,起到疏通经络、调和气血的作用。循经透刺法为循本经透刺的透刺法,本经透刺(如督脉的神道穴透腰阳关穴)可加强疾病所在经络的经络感传作用。除本经透刺外,还有异经透刺,如表里经透刺法(足阳明胃经的足三里穴透足太阴脾经的三阴交穴)可加强表里两经的联系。

2. 循经透刺,一针多穴

芒针循经透刺时,常可一针多穴,且得气快、针感强,针过所病之经,气达所病之脏,可避免因取穴多、进针多而给患者带来痛苦。芒针有5寸、7寸、11寸、13寸、15寸等多种尺寸,进针深度较毫针更深,进针角度常选择平刺或斜刺,针尖循经脉走行而刺入,可达一针多穴之效。陈幸生认为芒针治疗具有刺激量大、针感强的特点,一针多穴,疗效满意。如芒针弯刺天突穴可治疗中风后吞咽功能障碍,通调任脉之气,利咽喉;芒针透刺督脉组穴可治疗中风,与毫针针刺比较,芒针透刺具有取穴少、得气快的优点,可快速达到通督调神、醒脑开窍之效。

3. 节律进针,捻转得气

为达到循经透刺的治疗效果,需要操作医师具有精湛的针刺技术。芒针治疗疾病时,非常重视候气、得气、气至病所的状态,需要静察针下感觉,把握施行手法的时机。陈幸生认为芒针因其针体长,常用的单手进针法为节律进针法,节律进针即选择合适的方向与角度,对准腧穴快速而有节律地刺入,节律进针可避开重要骨骼与内脏。双手进针法即捻转进针,进针时押手切按腧穴表面,刺手持针身下端,对准腧穴迅速刺入皮下组织内,随即刺手移动至针柄部,拇、示二指持针柄做左右等幅度的捻转动作,进针时为达到快速得气的效果,常施行双手捻转进针法催经得气,使气至病所。

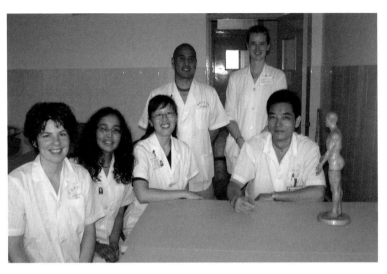

与来院学习的加拿大留学生合影

4. 捻转迎随，调和气血

芒针较常用的补泻手法为捻转补泻和迎随补泻。捻转补泻即芒针进针得气后，手持针柄，来回捻转进行补泻。捻转角度小、频率慢、刺激量小为补；捻转角度大、频率快、刺激量大为泻。迎随补泻即芒针操作时根据十二经脉循行方向确定进针方向，迎经脉循行方向而刺为泻，顺经脉循行方向而刺为补。如芒针治疗中风后肩手综合征，常选穴为肩髃透刺臂臑，迎手阳明经循行方向而刺，进针得气后施行捻转泻法，疏通肩部经络筋脉，除痹止痛。此外，陈幸生强调，因考虑到芒针操作的安全性，慎用提插补泻法，如提插天突穴极易损伤气管，造成医源性损伤。

（二）循经透刺的选穴规律

1. 辨经施治

由于芒针治疗的主要特点是循经透刺，因此治疗前须辨清病变所在经络，方可施治。循经透刺法较常用的辨经方法是病症归经法和经穴按诊法。病症归经法即通过四诊合参得出患者的病症属于何条经络，其后根据"经脉所过，主治所及"的腧穴主治病症的共性，来确定处方和操作方法。经穴按诊法为通过对经络的"审、切、循、按、扪"等，循经络循行路线找寻异常部位，在腧穴上寻找异常变化，如压痛、温度变化、结节、凹陷和皮疹，或选出病损经络，循病变所在经脉透刺以驱邪外出。

2. 选穴规律

透刺可分为循本经透刺选穴和异经透刺选穴。本经取穴是在疾病所属经络上选取本经穴为配穴，如坐骨神经痛的病变经脉在足太阳经、足少阳经，治疗应当取足太阳膀

577

胱经昆仑透飞扬、足少阳胆经环跳透风市；眩晕病与督脉关系密切，治疗常取督脉穴腰阳关透长强、至阳透腰阳关、大椎透至阳。这是陈幸生根据"经脉所过，主治所及"这一腧穴主治病症的共同规律总结出来的治病经验。异经取穴是在疾病所在经脉的表里经、同名经或其他经取穴针刺，如面瘫病的主病经脉为手足阳明经，治疗时常取本经透刺穴为地仓透颊车、四白透地仓，另取异经透刺穴为合谷透劳宫、承浆透颊车、丝竹空透率谷、阳白透鱼腰。

（三）循经透刺的临床应用

1. 中风后吞咽功能障碍

中医学对中风后吞咽功能障碍的病名无专门叙述，根据吞咽功能障碍的临床表现，如进食、饮水呛咳、难以下咽、言语謇涩、口角流涎等，将中风后吞咽功能障碍归于中医学"中风""喑痱""喉痹""舌謇"等范畴。本病多与心、肝、脾、肾有关，其病机为心肾亏虚，精血不足，气血逆乱，阴阳失调，风、火、痰、瘀阻滞，蒙蔽神窍。中风后吞咽功能障碍导致的因神经功能失调，口腔、咽、喉和食管功能失常。陈幸生取天突穴进行芒针弯刺治疗中风后吞咽功能障碍具体操作方法：患者取坐位或者卧床，去枕平卧，嘱患者平稳呼吸，头稍后仰10°左右，用0.3毫米×127毫米芒针先垂直皮肤面刺入2~15毫米，后针尖调转方向向下紧贴胸骨柄内侧缘直刺100~120毫米，以咽喉部有异物感或酸胀感为宜，并在30~50毫米范围内捻转9次，每日1次。

天突又名"玉户"，《铜人腧穴针灸图经》云："针入五分，留三呼，得气则泻……其下针直横下，不得低手，即损五脏之气，伤人。"传统刺法中主张针刺天突穴应针入胸骨柄后缘与气管前缘之间，且不宜针刺过深。陈幸生常运用芒针循任脉刺入天突穴，针体紧贴胸骨柄内侧缘，待胸前区产生闷胀感或酸胀感即缓慢出针。天突穴位于任脉，《灵枢·经脉》指出，任脉的经脉循行"起于胞中……至咽喉，上颐循面入目"。芒针循任脉经透刺天突可通调任脉之气，以达利咽之效。天突穴周围分布着大量迷走神经，芒针透刺天突可刺激迷走神经，迷走神经咽支通过支配咽缩肌和软腭肌肉活动，促进咽反射和咳嗽反射。此外，迷走神经节后纤维末梢释放乙酰胆碱可促进腺体分泌、上消化道平滑肌收缩、食管括约肌松弛，从而促进吞咽功能的修复。

2. 中风后平衡障碍

督脉与脑关系密切。《难经·二十八难》中描述："督脉者，起于下极之俞，并于脊里，上至风府，入属于脑。"芒针透刺督脉组穴，较普通针刺更易激发经气，上达于脑，治疗脑病有其独特效果。平衡功能障碍是中风最常见的致残因素，与未来的功能恢复密切相关。中风平衡障碍患者由于脑部高位中枢失去了对低位中枢的控制，出现平衡反射功能障碍，导致感觉运动器官受损难以维持姿势的稳定，从而使平衡功能出现障碍。该病往往表现为躯干重心向健侧偏移并改变身体的稳定极限，因此无法保持正常的姿势控

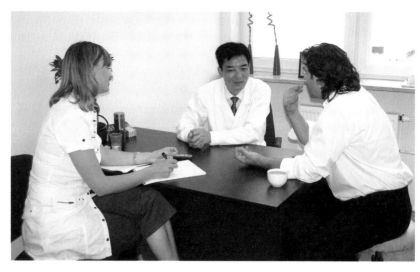

在波兰培训和康复中心讲学时接受《华沙日报》记者采访

制和合理的重心分布,从而影响步行能力。平衡训练在内的综合干预措施可以改善中风后患者的平衡障碍,对步行能力的恢复有积极影响。平衡训练通过跪位、坐位、立位平衡训练和坐位站起,位置转换等训练方法,结合日常行走中负重、迈步、平衡3个因素,提升平衡障碍患者控制正常姿势且使重心合理分布的能力,并且可以减轻肌肉萎缩、增强肌力。

督脉循行路线与大脑的皮质脊髓束走行基本一致,皮质脊髓束能支配躯干及四肢的运动功能,针刺督脉腧穴可以通过与皮质脊髓束的特殊对应关系来恢复机体平衡能力,从而改善中风后的平衡障碍。陈幸生经验穴采用至阳透大椎、神道透腰阳关、腰俞透腰阳关,运用7~11寸芒针透刺。芒针由"长针"发展而来,因其体长刺深具有一针透多穴、刺激性强等特点,透刺督脉可以振奋阳气,使气机条达上传精髓充实于脑,营养躯干及四肢;并总督诸阳气于脑,使全身阴阳气血平衡,促进肢体的平衡协调。

下肢选用跗阳透交信,二穴乃阴阳跷脉郄穴,是跷脉在下肢部经气深聚之处。《素问·阴阳别论》曰:"三阴三阳发病,为偏枯痿易,四肢不举。"跷脉主一身左右之阴阳,跷脉为病则一身阴阳失调,肢节运动失常。

3. 中风后尿失禁

尿失禁属中医学"小便不禁"范畴,以肾气不固、膀胱失约为主要病机,其发生与病后身体亏虚及肾气虚损等有关。陈幸生取气海透中极、秩边透水道、三阴交透阴陵泉、肾俞透膀胱俞治疗该病。具体操作方法:常规消毒后,患者取俯卧位,选用长225毫米芒针用于肾俞透膀胱俞,斜刺向下进针7寸左右;选用长175毫米芒针用于秩边透水道,进针5寸左右。针刺结束后,患者稍作休息,再取仰卧位,长125毫米芒针用于气海透中极;选用长225毫米芒针用于三阴交透阴陵泉。要求医者进针时押手按压于施针部位,刺手紧握针身下端,稍露出针尖,对准腧穴快速刺进,进针须快,而后缓慢而节律地刺入腧穴深部,得气后留针30分钟。

《针灸资生经》曰:"气海者,盖人之元气所生也。"提示气海可调节气机;中极为任脉与足三阴经交会穴,另为膀胱经募穴,"募治腑病";故气海透中极可启动膀胱气化功能,在通利膀胱的同时强肾壮阳,增强膀胱约束尿液的能力。阴陵泉属水,《针灸大成》曰"小便失禁,阴陵泉,气海,并用灸……",三阴交为三条阴经交会穴,可补肝脾肾;阴陵泉透刺三阴交能调理肝、脾、肾三脏之气,益气滋阴,可增强膀胱的固摄能力。秩边属膀胱经,在骶区,有补肾益精、强壮腰脊的功效;水道为足阳明经穴,有通调水道、调节水液运输之功;两穴透刺可通达肾与膀胱,以控制水液。肾俞为肾气在背部的输布之处,针刺可益肾助阳、纳气利水;膀胱俞为膀胱经气所输注,针刺可调节下焦气机,培补下元;肾俞透膀胱俞可固摄膀胱,益肾纳气。诸穴透刺合用,共奏疏利三焦、调畅气机、恢复膀胱功能之效。正所谓"气速至则速效",采用芒针深刺配合补泻手法,可使局部经气的激发最大化,促使膀胱气化有源,三焦通利而遗溺自控。

本研究芒针透刺所选穴位,在解剖位置上多位于膀胱周围,多与腰椎第1~第4神经节段相连,与支配膀胱功能的脊髓节段相应,而针刺时当针感放射至会阴、尿道部,可使膀胱和尿道周围的交感、副交感神经受到刺激,从而有益于恢复括约肌舒缩功能,以更好地控制尿液排泄。

王颖

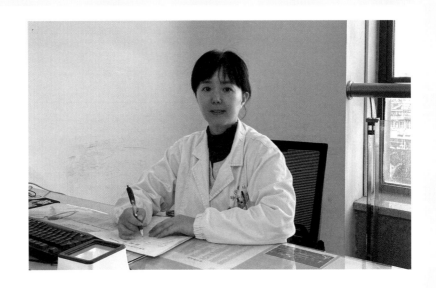

一 名医小传

　　王颖，女，安徽铜陵人，中共党员，主任中医师，博士研究生导师，安徽中医药大学第二附属医院脑病一科主任。第四批全国老中医药专家学术经验继承工作继承人，第四届江淮名医，第九批安徽省学术和技术带头人后备人选。

　　兼任中国未来研究会中医药一体化发展分会专家委员会副主任委员，中国民族医药学会针灸分会理事，中华中医药学会仲景学术传承与创新联盟常务理事，安徽省针灸学会常务理事，安徽省中医药学会肺病专业委员会常务委员，《中医药临床杂志》编委，《安徽医药》《针灸临床杂志》审稿专家。

　　从事中医临床、科研及教学工作20余年，临床工作中坚持奉行以"仁"为本的思想，"厚德""精医"毫不懈怠。主要致力于针药结合防治脑血管疾病，对治疗中风后偏瘫、失眠、抑郁、痴呆、眩晕、帕金森综合征、三叉神经痛等疾病有丰富临床经验，取穴精当，遣方巧妙，特色鲜明，疗效显著。

　　建有"王颖安徽省名中医工作室"，研制"清肺祛痰汤"等制剂应用于临床。主持、参与多项国家级及省级科研项目。曾获中国针灸学会科学技术奖二等奖1项，安徽省科技进步奖一等奖1项、三等奖1项，安徽省中医药科技进步奖二等奖1项、三等奖1项。在核心期刊发表学术论文26篇。

二 学术特色

(一)脑病诊疗思想

经络理论是中医辨证论治的重要基础,王颖认为督脉是十四正经中最为特殊的经脉,督者,统率也,督脉以其独特的循行路线,直接或间接地调理五脏六腑,使脏腑经络、气血阴阳构成了协调统一的整体。督脉循身之背,统率全身之阳气;督脉与手足三阳经交汇,联系诸阳经之脉气,为"阳脉之海";督脉与足太阳膀胱经相通,并通过背俞穴联系脏腑精气,支配脏腑功能。

督脉与脑的联系极为密切,督脉既通过本经的经络循行与脑直接相连,又通过其分支与脑产生关系,两者的生理功能更是息息相关。《素问·骨空论》曰"督脉者,起于少腹以下……贯脊属肾……上额交巅,上入络脑",督脉主干循行起自会阴,向上经背部后正中线,入络脑。"督脉者,起于下极之腧……入属于脑""与太阳起于目内眦……挟脊抵腰中,入循膂,络肾",在这两条循行路线中,督脉的分支分别从上下两条路线与肾相交,明确了督脉络于肾的循行特点;肾藏精、精化髓、髓充脑,肾精充足方有髓海得养,脑神清明;肾中精气亏虚,精不能生髓,脑髓空虚,即可导致脑的功能失调。因此,王颖认为"督脉—肾—脑"可作为一个有机整体来分析,三者相互联系、彼此调节,共同参与脑的生理病理过程,为从督脉论治脑病提供了理论依据。

脑又称"髓海""元神之府",是生命活动的中枢,主宰机体的精神意识、思维活动和感觉运动功能。髓海充盈,则精神饱满,意识清楚,思维灵敏,记忆力强,语言清晰,情志正常。脑病指由脑功能失调或脑实质损伤引起的疾病,主要表现为各种神志精神活动障碍,临床常见的有中风病(脑卒中)、口僻病、不寐病、郁病。"病变于脑,首取督脉",王颖认为疏通督脉是中医治疗脑病的特色与关键,针灸督脉组穴可发挥调理脏腑功能、恢复脑神清明之效,即通督脉以调脑神。在多年临床实践中,王颖以中风病为研究中心,"督脉—肾—脑"理论为诊疗基础,灵活运用"通督调神"针灸法则,治疗脑病取得良好疗效。

(二)脑病诊疗特色

1. 脑卒中治验

脑卒中属中医学"中风"范畴,是由于脑血管发生病变,引起颅内血管闭塞、破裂等,进而导致局限或弥漫性脑功能损害的脑血管疾病,具有高发病率、高死亡率、高致残率、高复发率的特点,现已成为我国居民死亡和残疾的主要原因之一。根据现代人生活方式,王颖指出饮食不节、起居失常、缺乏锻炼等现象普遍存在,使得本病危险因素逐渐增

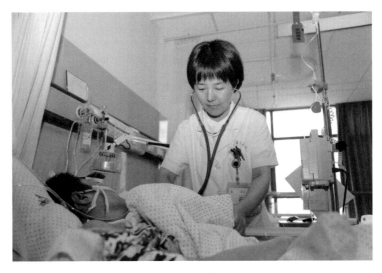

病区查房

多,患病率持续增高。王颖认为中风病的病性为本虚标实,本虚主要是气虚血亏、阴精暗耗,标实多为痰浊阻脉、瘀滞清窍、肝热生风。年老体弱,阳气亏虚,血行无力,脑脉瘀滞不通;或饮食不节,脾失健运,气血生化无源,不能输布滋养清窍;或七情所伤,肝气郁滞,血行不畅,脑脉失养,发为中风。劳倦内伤,阴精暗耗,虚火失制,引动风阳;或肝阳暴涨,风火相煽,血随气逆,上冲犯脑,亦发为本病。

王颖认为脑卒中基本病机为脏腑阴阳失调,气血逆乱,导致脑脉痹阻或血溢脑脉。本病病位在脑,临床诊疗应从督脉着手。取穴首选水沟、百会、大椎、风府、印堂。水沟有回阳救逆、开窍醒神之功;百会在人体最高处,秉督脉盛阳之精,《针灸大成》曰"百会主头风中风,言语謇涩,口噤不开";大椎是诸阳经与督脉交会之处,能通一身阳气;风府与印堂、百会、大椎相配,可平息内风。诸穴相配,共奏通督调神、益气通络之功。舌胖苔腻脉滑,属风痰阻络者加丰隆;舌红苔黄脉弦,属肝阳上亢者加太冲;舌淡苔薄脉细,属气虚血瘀者加气海、关元。

脑卒中症状复杂多样,进展过程中又会发生许多变化,王颖主张分期论治,根据患者症状对症下药,灵活运用"通督调神"针灸,随症加减。发病早期,猝然昏仆、不省人事者,王颖常配井穴针刺放血以开窍醒神;病情稳定,以半身不遂、肌力下降明显为主症者,王颖认为应当针刺肌肉起始点或神经干分布区域,通过强烈的外部刺激促进肢体功能恢复,即在"通督调神"针灸基础上,上肢配极泉、肩髎、曲池、内关、后溪,下肢配风市、委中、悬钟、足三里、三阴交,部分疗效不佳、肌力恢复较慢者,可通过电针等增加刺激。病程日久,肌力逐渐恢复,但肌张力明显增高,肢体呈屈曲痉挛者,王颖指出这往往是上运动神经元受损导致的肢体痉挛状态,可引起关节僵硬畸形和异常运动模式,严重阻碍肢体功能的恢复。

改善患肢痉挛状态对提高患者肢体运动功能和生活能力至关重要,但目前尚无特效型干预措施,不恰当的康复手段不仅不能改善患者运动功能,还可能会刺激肢体痉挛状态,加重功能障碍。针对这一难题,王颖创新性地提出了通督调神针刺预处理的干预思路:第一,根据中医"治未病"的特色思路,采取针刺干预处理,在肢体痉挛未出现前便采取针刺干预,达到"未病先防"的目的;第二,采取"通督调神"法针刺干预,主要包括陶道、身柱、至阳、筋缩、命门、夹脊穴等,避开患肢腧穴,减少对肢体痉挛状态的刺激。王颖认为夹脊穴亦归属于督脉,五脏六腑之精气经背俞穴传至夹脊穴,针刺夹脊穴能扶督脉之阳、调理脏腑功能,使气血通畅,筋脉滋养,阴阳之气平衡,防治脑卒中后肢体痉挛状态。

卒中相关性肺炎是常见的脑卒中并发症,不仅会加剧卒中患者的脑损伤,甚至可能引起脓毒血症等,严重影响患者预后。王颖指出脑卒中患者正气虚损,外邪易侵袭人体入里化热,灼津炼液为痰,与热壅结于肺,发为本病。目前治疗以使用抗生素为主,但随病情不断进展,容易出现致病菌多重耐药与交叉耐药,单纯西药治疗的临床疗效不佳。王颖善用针刺联合中药辅助治疗卒中相关性肺炎,针刺主穴取百会、足三里、天突、肺俞、太渊、三阴交、鱼际、丰隆;湿甚加阴陵泉,热甚加曲池。诸穴可共奏益气扶正、清肺祛痰之效。清肺祛痰汤是王颖根据恽铁樵中西医汇通流派三代传人姜春华"截喘汤"化裁形成,具有清热肃肺、祛痰止咳之功。方中老鹳草、佛耳草清肺化痰,止咳平喘,为君药。陈皮、姜半夏燥湿化痰,绝生痰之源;炙紫菀、百部、白前理气化痰止咳,清贮痰之器,为臣药。全瓜蒌配苦杏仁,宽胸散结,润肠通便;辅以碧桃干活血化瘀,为佐药。炙甘草缓急止咳,调和诸药。针药结合,标本兼治,可调节患者免疫功能,提高患者生活质量。

2. 周围性面瘫治验

周围性面瘫属中医学"口僻病"范畴,临床表现为单侧颜面部的表情肌瘫痪,包括额纹变浅、眼睑闭合不全、鼓腮漏气、口角㖞斜等症状,多数患者发病前有熬夜、着凉等病史。面部疾病与手足阳明经密切相关,"大肠手阳明之脉……其支者,从缺盆上颈,贯颊,入下齿中,还出挟口,交人中……上挟鼻孔""足阳明之脉,起于鼻……入上齿中,还出挟口,还唇",王颖指出面瘫病机在于风淫夹杂寒热侵犯阳明经,经气不利则气血不畅,面部经筋功能失调,发为口眼㖞斜,正如《灵枢·经筋》言:"足阳明之筋,其病……卒口僻,急者目不合,热则筋纵,目不开。颊筋有寒,则急引颊移口,有热则筋弛纵缓不能收,故僻。"

王颖认为周围性面瘫亦当分期论治,根据各期的具体临床表现施以针对性的治疗。在急性期,邪气初犯经筋,面部常有麻木、板滞感,属风邪袭络证,治以疏风透邪为主,取穴宜少而精,手法轻浅,并于耳前诸穴施以温针灸,以温通经脉,并配合远端取穴。王颖常取阳白、迎香、地仓、颊车、牵正、风池、合谷应用于此期,并适当配合使用激素、抗病毒药物。尽管部分学者认为急性期周围性面瘫应当减少面部刺激,王颖主张针

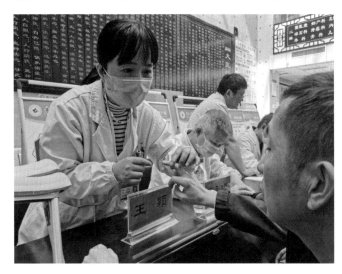

参加义诊

灸应当参与周围性面瘫治疗的全过程,早期的针灸干预能够改善局部血液循环,消除面神经炎性反应和水肿,促进患侧面神经功能恢复,只是应当采取浅刺、轻刺激及温针灸的方式,避免加重病情。同时,王颖指出神经电生理检查对周围性面瘫具有一定价值,能够辅助评估病情的严重程度及预后,并有助于难治性面瘫的早期筛查。

恢复期病程较长,正邪相争,处于疾病转归的关键时刻,此时当扶正与祛邪兼顾,以平衡面部肌群力量为主要目的。额纹消失,眼裂增宽,抬眉、蹙眉困难者,取阳白透鱼腰、攒竹透丝竹空、承泣透四白;鼻唇沟变浅、口角歪向健侧、鼓腮、吹气漏风,饮食塞饭者,取地仓透颊车、迎香、颧髎、下关等;耳后疼痛者,取翳风、风池。同时远取合谷、足三里以益气活血,激发经气。针刺手法上以透刺为主,广泛刺激面神经,促进其功能恢复。王颖尤其注重恢复期患者的病情变化,治疗前会仔细观察患者面部恢复情况。恢复较好者,适当减少刺激,避免过量刺激导致面肌痉挛或倒错;恢复较慢者,增加局部刺激,并配合使用闪罐治疗。王颖认为在面瘫的治疗过程中慎用电针,过强刺激可能会导致倒错现象、面肌痉挛等情况。

病久迁延不愈,面部经脉气血瘀阻,营阴耗伤,筋脉失养,可出现面肌痉挛、肌肉萎缩、联带动作及倒错现象等,王颖认为应避免局部强刺激。此期治取远端腧穴为主,王颖常取中脘、气海、关元、三阴交调营养阴,取百会、风府、大椎调节督脉阳气,取"从阳引阴,阳中求阴"之义,激发脏腑元气以充养经脉,使脏腑功能与阴阳之气相互协调平衡。腹部施以艾盒灸,温通经脉,调和阴阳。

此外,王颖指出周围性面瘫患者往往伴有一定程度的焦虑、抑郁情绪,继而影响疾病的康复。处于任何阶段的周围性面瘫患者,均可采用"通督调神"针刺,既能改善患者的面瘫症状,又能调节精神状态,具有双管齐下的奇效。合理的日常调护有助于周围性面瘫的恢复,须嘱咐患者注意面部保暖,防风避寒,起居规律,加强患侧面部肌肉功能锻炼,早晚用热毛巾对患侧进行热敷,促进经脉气血恢复。

3. 失眠治验

失眠属中医学"不寐病"范畴,主要表现为入睡困难、睡后易醒,甚至睡眠颠倒。王颖结合临床经验指出,失眠病因复杂多样,情志不畅、思虑过度、饮食不节都可导致失眠,但其核心病机均为阳盛阴衰、阴阳失交,正如《类证治裁》记载:"不寐者,病在阳不交阴也。"当下社会生活节奏快,现代失眠患者多伴有焦虑抑郁等心理问题,劳倦及思虑太过会影响气血运行,心神不得充养,神无所归,发为失眠。失眠病位在心,与脑亦关系密切,心主神明,脑为元神之府,心脑相通,两者在功能上相辅相成,故失眠可采用心脑同治的思路。

针灸治疗失眠的过程中,王颖主张以调和阴阳为总治则,使用针灸共举、督任同用的方法。督脉取水沟、风府、百会、印堂,水沟属手足阳明经交会于此,并与任脉交于龈交,连系阴阳二脉,有沟通阴阳、引阳入阴之效;督脉从风府入脑,针刺风府穴可补髓祛邪调神;百会属人体阳气最充盛之处,能调理阳气过于亢盛的不良状态;印堂有安神定志之功。任脉取中脘、下脘、气海、关元行针刺,并在腧穴部位行艾盒灸。王颖指出,针刺督脉能调理全身阳气,艾灸任脉则不仅上承督脉阳气,还可将督脉阳气下归于气海,从而引阳入阴,促使阴阳相交,达协调阴阳、通调神志之效。此外,"胃不和则卧不安"也是失眠的重要原因,王颖指出艾灸任脉具有调理脾胃气机,从而达到治病必求于本的疗效。心肾不交者加心俞、太溪;心脾两虚者加心俞、脾俞;心胆气虚者加心俞、胆俞;肝火扰心者加太冲;痰火扰神者加丰隆;脾胃不和者加足三里。

王颖认为当今社会许多患者生活压力大、生活作息不规律,易情志不畅,致肝气不舒,日久郁而化火,木旺乘土,脾胃运化失和,脏腑失于濡养,心神不得充养;或脾胃气机异常,津液成痰化火,上扰心神。因此,王颖使用中药治疗失眠以疏肝理脾、和胃化痰、养心安神为大法,常用以下药对药组治疗失眠:姜半夏—厚朴—陈皮、石菖蒲—远志、柴胡—香附—玫瑰花。其中半夏使用姜炮之法制生半夏之毒性,增其祛痰之力,厚朴燥湿消痰、行气消积,两者与陈皮合用行气消痰之功更甚,增降气之功,对痰蒙心窍导致的失眠有较好治疗效果;石菖蒲为涤痰开窍之要药,有祛痰开窍、安神定志、醒脾开胃之功,与远志合用交通心肾、益肾健脑,开窍宁神之力更甚;柴胡、香附、玫瑰花均归肝经,三药合用,疏肝行气解郁之功更甚,治疗肝郁失眠效果较为显著。肝血亏虚者加炒白芍和肝养血;中焦湿热者加酒黄连清热祛火;易自汗盗汗、遗精遗尿者加煅牡蛎收敛固涩;焦虑抑郁、心神不宁者加合欢皮、酸枣仁解郁安神。

4. 青少年抑郁障碍治验

抑郁障碍属中医学"郁病"范畴,以思维迟缓、心境低落及意志活动减退为主要表现。近年来青少年群体抑郁障碍发病率逐年上升,不仅影响患者的学习及生活质量,甚至出现严重的自杀行为,给患者家庭和社会造成极大负担。王颖认为,当今社会青少年学业繁重社会压力大,且普遍存在饮食不节、嗜冷贪凉、缺乏锻炼等不良生活方式,易引起寒、痰、湿等阴邪聚生于内,阻碍阳气升发。因此,患者虽存在淡漠、安静、疲劳等表现,但多无致虚之由,关键在于体内阳气运行不畅,而并非阳气亏虚。

阳气在体内正常疏布,不失清明之性,则精神爽慧。王颖善以针灸并用之法,升发阳气、调神畅志。首先针刺百会、印堂、风府、大椎、陶道、身柱、神道、至阳、筋缩,然后配合以百会压灸,陶道、身柱、神道、至阳、筋缩艾盒灸。百会和风府相配,通一身之阳气,具有开窍醒神,通络导气之功,在针刺基础上配合改良压灸,不但可以增加刺激量,且刺激持久,更有利于促进督脉阳气通达。印堂为醒神调志、宁心益智要穴。大椎总领一身阳气,与百会相配可促进脑络气血运行,通脑络、养脑神。另取陶道、身柱、神道、至阳及筋缩在针刺基础上配合艾灸以通阳气,诸穴相配、针灸合用,奏通督升阳、醒神解郁之功。肝气郁结者配太冲、期门;气郁化火者配行间、侠溪;痰气郁结者配丰隆、太冲;心神失养者配心俞、通里;心脾两虚者配心俞、脾俞;心肾阴虚者配心俞、肾俞、太溪;虚静低落,身重蜷卧配合谷、太冲;痞满纳差,大便秘结配足三里、支沟;痰浊、瘀血内结配丰隆、膈俞;形体消瘦,手足汗出配太溪、三阴交。

王颖主张"神"在针灸治疗中的积极作用,对于青少年抑郁障碍的治疗,更应全过程贯穿"调神"的理念。治疗前须与患者耐心沟通,尤其对针灸治疗存在畏惧的患者,应减轻患者的恐惧感,甚至让其主动接受针灸治疗;治疗开始时医者应首先针刺百会以守神,同时嘱患者心定神凝,用心感受酸麻胀重的针感;治疗过程中仔细观察患者神情变化,调节指下的行针强度,做到意守神气,手如握虎;针刺结束后予以百会压灸,嘱患者调节呼吸节律,静心感受温热感。

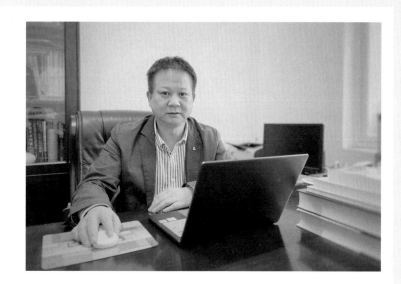

杨永晖

一　名医小传

杨永晖,男,安徽休宁人,中共党员,医学博士,主任中医师,博士研究生导师,安徽中医药大学第二附属医院副院长。第四届江淮名医。

兼任中华中医药学会针刀医学分会副主任委员、国际针法与经典名方论坛专家委员会副主任委员,中国针灸学会微创针刀专业委员会副主任委员,中国民族医药学会针刀分会、疼痛分会和疑难病分会副会长,中国中医药研究促进会新中医分会副会长兼秘书长,安徽省中医药学会针刀医学专业委员会主任委员。

1994年毕业于安徽中医学院针灸专业,先后在安徽中医药大学第二和第三附属医院任职,主攻颈肩腰腿痛,擅长运用可视化针刀技术治疗各种筋伤疾病。强调"筋骨平衡",重视"解筋正骨",提出了"衷中融西,精准施治;脉征合参,尤重经筋;筋骨并举,治必本神;杂合以至,大道至简"的学术观点,在省内率先把肌骨超声引入针刀治疗,使针刀治疗进入可视化时代,大大提高了针刀治疗的安全性和有效性。首创"五点定位法"针刀治疗膝骨关节炎,强调颈、腰痛重在松解关节突关节,运用"深浅结合"分层次针刀治疗腰椎间盘突出症,针刀配合神经触激术提高临床疗效。

发表学术论文近百篇,主编专著10余部,主持国家自然基金面上项目1项、省部级课题10余项,获国家中医药管理局科技成果1项、安徽省科技进步奖二等奖1项、安徽省中医药科学技术奖一等奖2项。

二 学术特色

(一)解筋正骨,平衡筋骨

中医认为"筋""骨"关系密切,两者的关系可以概括为"筋束骨,骨张筋",正如《灵枢·经脉篇》所云"骨为干,脉为营,筋为刚,肉为墙",足以看出中医对筋骨的重视,也说明了筋骨相互为用的功能关系。杨永晖重视解筋正骨,认为筋伤病之病机大多为"筋骨失衡",主要病理机制为"筋结骨错"。因伏案、久坐等,或从事单一劳作,累及之筋长期处于收缩状态,加之感受风寒湿等外邪,可以在身体局部形成结筋病灶点,表现为"筋结"。"筋结"的存在造成肌内长期的肌力不平衡,代谢产物蓄积,局部组织缺血,导致疼痛出现,正如《灵枢·刺节真邪》所言:"一经上实下虚而不通者,此必有横络盛加于大经之上,令之不通,视而泻之,此所谓解结也。""骨错"即"骨错缝",最早出现于清代《医宗金鉴·正骨心法要旨》中的"若脊筋陇起,骨缝必错",在古代文献记载中还有:"骨节间微有错落不合缝者""骨缝参差""骨缝裂开""骨缝开错""骨缝叠出"等表述,是指骨关节的间隙或相对位置发生了细微的变化,并引起疼痛及功能障碍等临床症状。

筋结形成后宜用解结之法治疗,运用针刀松解局部形成的"筋结",使结筋病灶点松散,从而调整软组织张力,则全身气血运行通畅,以此缓解疼痛,即为"解筋";对于"骨错"患者,则应使用正骨手法,纠正小关节紊乱错位,正如《医宗金鉴·正骨心法要旨》所言"盖骨离其位,必以手法端之,则不待旷日迟久,而骨缝即合",即为"正骨"。因此杨永晖认为,"解筋正骨"能够恢复筋骨正常位置和功能,最终使患者"筋骨平衡"。

(二)衷中融西,精准施治

杨永晖指出,针刀是典型的中西医结合产物,融合了针灸针和手术刀的概念,针刀疗法本身就是衷中融西的代表,在治疗过程中,中西医共同发挥作用。从中医角度来说,针刀能够通过刺激局部穴位,起到疏通经络、调节阴阳的作用,因此强调在穴位处进行针刀治疗,依靠针刀较大的刺激量,以期取得更好的临床疗效;阿是穴的针刀松解也是一个代表,筋伤后在身体局部形成结筋病灶点,表现为"筋结",可以称为阿是穴,通过针刀来松解,对局部软组织进行"解筋",使经络通畅,气血以流。从西医角度来说,针刀疗法特别强调局部解剖的重要性,通过刀刃到达病变位置,进行切割剥离,起到疏通粘连、松解瘢痕、延长挛缩、减张减压、解除神经卡压、改善局部应力、调整力线的作用。

精准施治要求医师能熟练准确地进行诊断及鉴别诊断,并熟悉局部解剖,对针刀途经组织结构了然于心,才能针到病所,快速解决临床问题。传统针刀疗法对操作者的经验与专业知识有着较高的需求,即使操作医生有着非常丰富的临床经验,也避免不了因个体化差异而出现定位不准确等情况,容易损伤到患者的肌腱、血管与神经,严重时也

临床带教

会发生不可逆性损伤。

随着现代技术的进步,杨永晖在安徽省内率先把肌骨超声技术运用到针刀治疗中,不仅能够精确地观察到治疗部位的解剖结构,还可以实时观察针刀的治疗路径和操作,将过去凭经验的盲视操作变为可视化操作,将针刀精准地作用于治疗靶点,大大提高了针刀治疗的安全性和有效性,同时也大大缩短了针刀医师的学习周期。

(三)脉征合参,尤重经筋

杨永晖强调脉征合参,脉指脉象,"征"包括患者的症状、体征及辅助检查等。脉征合参不仅可以明确患者体质,了解患者病情,找到损伤的经筋,还可以明确患者损伤的具体位置,有利于综合判断患者的病情、疗效及预后。

十二经筋是十二经脉之气输注于筋肉骨节的体系,是附属于十二筋脉的筋肉系统,其大体分布规律为"皆起于四肢指爪之间,盛于辅骨,系于膝关,联于肌肉",主要功能为"联络百骸""主束骨而利机关",具有"结、聚、散、络"的特点,是一个广泛而系统的生理结构。目前普遍认为,经筋对应西医的肌肉、肌腱、韧带等分布于四肢和躯干部位的软组织。经筋损伤后可以形成"筋结",即触之有形、压之疼痛的条索样硬结,是分布于十二经筋上的一种病理产物,西医称之为"触发点""扳机点"。《医宗金鉴·正骨心法要旨》曰:"以手扣之,自悉其情……摸者,用手细细摸其所伤之处……筋强、筋柔、筋歪、筋正、筋断、筋走。"疼痛是经筋病的主要临床表现之一,筋结点为针刀治疗经筋病提供了理论依据,杨永晖治疗时以经筋理论为指导,重视调整经筋,解除硬结,在筋结局部进行治疗,解除局部张力,实现"解结"。同时针刀治疗还可以"循筋论治",在受伤经筋的循行路线上,解除相关联经筋问题,发挥经筋理论指导的优势。

(四)筋骨并举,治必本神

"筋束骨,骨张筋",说明两者密不可分且互为所用,伤筋可以波及骨,伤骨则必定伴有一定程度的伤筋,骨骼的变化导致软组织的顺应性改变,此为"骨"病及"筋";软组织劳损可以引起肌肉及肌腱起止点的骨质增生,加速软骨磨损硬化,改变骨质代谢,此为"筋"病及"骨"。"筋"与"骨"在功能上相互为用,病态时又相互影响,因此杨永晖治疗时强调"筋骨并举",最终使患者达到"筋骨平衡"。

《灵枢·宝命全形论》言"凡刺之真,必先治神",此处的治神之"神"是指精神专注,"治"是修炼之意。杨永晖指出"治必本神",即强调治神的重要性,治神是指修炼人的精神,包括了医生自身的修养,以及对患者身心整体的调节。首先要求医生进行自身的修养,使自己进入一种较高水平的精神安定、内心平静的物我两忘状态,正如《黄帝内经》所言"与神往来,魂魄不散,专意一神,精气不分,毋闻人声,以收其精,必一其神"。治疗时维持周围环境的安静,从而使医生手下之神不断,此时医生能反观内视,对身体上下、内外进行调整,不断引导患者自身之神秉持归心,心情平和,这样医生与患者之气就会相互感应,使患者配合治疗、提升效果。其次,治神还强调对患者身心的整体调节。临床上很多长期慢性腰腿痛患者伴有不同程度的焦虑或抑郁状态,西医多予以抗焦虑或抑郁药物治疗,因不良反应较大而患者依从性不高,基于此杨永晖提出"治必本神",创立了经验方——疏肝解郁镇痛汤,提高了临床疗效。

(五)杂合以至,大道至简

"杂合以治"最早见于《黄帝内经》,强调了因时、因地、因人制宜,结合使用多种不同的治疗方法,使治疗方法"各得其所宜",最终达到病愈目的。杨永晖认为,现代生活环境较古代不同,致病因素也有所改变,病因病机属性复杂,病变部位深浅不一,单一的治疗方法有其局限性,不能适应患者的病情变化及转归,而"杂合以治"治则符合现代临床发展的需求。杨永晖治疗临床疾病时,以针刀作为主要治疗方法,配合手法治疗、药物注射等方法。他强调,"杂合以治"不是将多种方法简单地叠加使用,而是应"各得其所宜",要求医生"得病之情""知治之大体",熟练掌握患者不同病情之表现、不同治疗方法的优缺点,选择最佳的治法,并综合运用各种治疗手段,集各种治法的优势,以达到最佳疗效。

杨永晖认为,"杂合以治"理念也应包含"治未病"的思想。临床疾病始于未病,未病则应先防,如对膝关节骨关节炎的预防,强调身心并调,注意饮食起居有常,防止膝部受凉,减少膝关节劳损,慎节房事,勤于锻炼,做到早期有效保护膝关节,延缓膝关节退变。既病之后根据疾病的传变规律,将治疗和功能锻炼相结合来防变,强调尽早进行诊治,防止病情进一步加重。瘥后主要任务是防止复发,强调"治养结合",继续治疗的同时应加强功能锻炼,使"正气存内,邪不可干"。

591

做学术报告

杨永晖临证推崇大道至简，执简驭繁，一以贯之。临证多年，刻苦钻研，致力于采用针刀技术帮助患者解决病痛，形成了以针刀为主要治疗方法的临证方案，望、闻、问、切，"脉征合参"，通过详细而准确的诊断及鉴别诊断，采用针刀精准治疗患者疾患，事半功倍。

（六）针刀治法，创新提高

1. 首创"五点定位法"针刀治疗膝骨关节炎

杨永晖重视髌骨关节的生物力学异常，总结多种针刀治法的优缺点，基于膝关节稳定的生物力学特点，以改善髌骨关节周围力学平衡为目的，提出运用"五点定位法"针刀治疗膝关节骨关节炎。"五点定位法"：患者仰卧在治疗台上，双下肢伸直，术者位于患侧，右膝病变用左手定点，反之则用右手定点。术者手掌尽量张开，五指尖向上，指间关节半屈曲，将大小鱼际交汇处覆盖在髌骨的下端，此时五指尖下方即是针刀进针点。拇指下方进针点对应的是鹅足部位，食指下方进针点对应的是股内侧肌的腹部，中指下方进针点对应的是股直肌的肌腱中部，环指下方进针点对应的是股外侧肌的腹部，小指下方进针点对应的是髂胫束胫骨附着点。

传统针刀治疗膝骨关节炎定位选择多在关节周围，有的治疗点需要刺入关节腔，可能会导致关节腔感染、游离碎片的形成、继发急性滑膜炎等问题，加重患者症状，与经典定位法相比，运用"五点定位法"进行针刀操作，选点均远离关节腔，针刀操作时不会侵入关节腔，不会发生膝关节腔内感染及关节面的破坏，因此也无须预防性使用抗生素，使严重不良反应的发生率得到降低、安全性大大提高。

同时，"五点定位法"能够在膝关节周围迅速定位，操作简便，患者痛苦少、更易于接受,疗效肯定。

2. 颈腰痛重点松解关节突关节

脊柱关节突关节是脊柱中唯一的滑膜关节,又称小关节,受神经高度支配,是脊柱后方重要的承重结构,在维持脊柱稳定性、引导和限制椎间活动,以及传递载荷等方面发挥着重要作用。关节突关节的退变与颈椎病、腰椎间盘退变等脊柱疾病显著相关。杨永晖认为针对关节突关节局部粘连、瘢痕及拳缩等,可通过针刀松解粘连、刮除瘢痕、延长拳缩,恢复关节周围软组织动态平衡状态。脊神经后内侧支是关节突关节唯一的感觉支配神经,走行位置相对固定,需要经过椎体横突下缘根部的乳副突骨纤维管到达关节突关节后,发出小分支进入小关节内,针刀治疗能够通过毁损、切断脊神经后内侧支,将疼痛上传通路切断来长效止痛。

3. "深浅结合"分层次针刀治疗腰椎间盘突出症

腰椎间盘突出症患者常合并腰背部肌筋膜炎,是一种非特异性炎症,其临床表现为局部的疼痛、拘急、活动受限等,部分患者可以在压痛点上触摸到明显的硬结、条索状物。针刀治疗腰椎间盘突出症进针后,可先停留在"浅"层,在筋膜处进行切割,松解筋膜的粘连、延长拳缩,促进筋膜局部血液循环,刺激血小板分泌出生长素,能够消除或抑制机体炎症反应,恢复筋膜的生物力学平衡,从而缓解或消除疼痛,与压痛点"解筋"之意相符。"浅"层松解完成后再进行"深"部组织针刀松解,包括腰椎关节突关节、横突、黄韧带等处的松解等。"深浅结合"分层次针刀治疗,可显著提高针刀治疗腰椎间盘突出症的临床疗效。

4. 超声引导下神经触激术

神经触激术是在针刀治疗的基础上通过针刀刺激神经,引起神经的应激反应,从而达到调节肌肉张力、镇痛的效果,同时针刀神经触激术还具有传统针刺治疗疏通经络、行气活血止痛的功效。与针刺治疗相比较,针刀触激产生的酸胀感维持时间更长,疗效显著。其理论依据是通过触激神经,激发神经功能,调节神经敏化状态,对神经功能进行双向调节,改善局部血液循环,使神经周围血管扩张,促进炎性物质吸收,起到镇痛效果。杨永晖在临床上使用神经触激术时多采用肌骨超声引导,可视化的操作大大提高了触激成功率。

在从医的道路上,杨永晖秉持"大道至简"的诊治理念,以开放包容的心态选择了主攻针刀,通过长期临床实践,摸索出了一套运用针刀治疗各种筋伤疾病的独特思路、方法和经验,提出了自己的学术观点。

593

中医骨伤专家

于其华

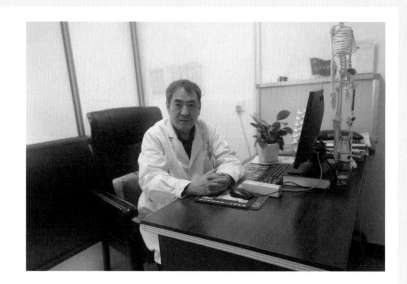

一　名医小传

于其华,男,安徽太和人,中共党员,主任医师,安徽中医药大学硕士研究生导师。安徽省跨世纪中医学术和技术带头人、首届安徽省名中医、第六批全国老中医药专家学术经验继承工作指导老师。曾任太和县中医院党委副书记、副院长。

兼任中华中医药学会骨伤科分会委员,安徽省医学会骨科专业委员会委员,安徽省中医药学会常务理事、骨伤科专业委员会副主任委员,阜阳市医学会骨科学分会副主任委员。

出生于中医世家,从小接受中医传统文化的熏陶,1979年考入安徽中医学院中医专业,1984年毕业后一直在太和县中医院骨伤科工作,先后赴上海瑞金医院、上海龙华医院、河南省洛阳正骨医院、中国人民解放军总医院、北京积水潭医院和北京大学第三医院等进修学习。从事骨伤科临床工作近40年,投身于基层医疗事业,擅长颈肩腰腿痛及髋、膝关节等疾病的诊治,应用活血温经、通络止痛法治疗腰椎间盘突出症,"骨节流毒方"治疗瘀热型膝关节痹证,"补肾活血方"治疗股骨头缺血性坏死,"温经养荣汤"治疗颈椎病等经验独到,深得皖西北地区群众的信赖和好评。依托"于其华安徽省名中医工作室",带教安徽中医药大学硕士研究生近10人。主持和参与国家、省市级科研课题9项,获阜阳市科技进步奖2项,主持国家中医药管理局标准化项目《单纯性胸腰椎骨折中医临床诊疗指南》的制定,发表学术论文20余篇。

二 学术特色

于其华秉承"传承精华,守正创新"的理念,不断地通过师承、进修和自学,理论结合实践等方式方法提升自己,坚持运用中医手段诊治骨伤科疾病,同时不断吸收和借鉴西医诊治长处,使中医学与不断发展的自然科学相结合。以中医经典为根基,取其所长,融会贯通,相互补益。学术思想方面,体现在运用中医思维,从整体观念出发,辨证论治,因人施治,强调医患合作、动静结合、内外兼治、筋骨并重,在多年临床诊疗中不断思考总结、探索创新,融传统方法与现代医疗手段于一体,逐渐形成了"西学中用,以中为主,中西结合"的诊疗理念,体现了现代中医骨伤学的发展方向;其特色诊疗体现在方药、手法整复保守治疗骨折、手术三个方面。

(一)学术思想

1. 辨证运用理法方药

于其华擅长运用中医药辨证施治:①以攻邪为主。骨伤科疾病多与外伤劳损有关,多有瘀阻经络不通,在治疗上当以攻邪为先。他不仅将祛邪法用于骨折脱位等外伤的治疗,也用于股骨头坏死、腰椎间盘突出症、膝关节病等。如应用地龙舒腰汤加减治疗腰腿痛,运用骨节流毒方治疗瘀热型膝关节痹证。②标本虚实兼顾。如应用补阳还五汤加水蛭、川牛膝防治下肢肿胀或血栓,运用肩痹通治疗肩部痹证或筋伤,运用骨痹通治疗股骨头坏死,应用温经养荣汤治疗颈椎病。骨折则根据患者疾病发展不同时期分期辨证用药:早期以活血化瘀为主要治则,中期则和营接骨续筋,后期以补肝肾、养气血为主。外治之法即内治之理,其在应用中药外敷、熏洗治疗骨伤疾病也颇有心得。

2. 重视整体观念,辨证看待局部与整体

于其华重视中医辨证的整体观念,强调辨证求因。整体观念是中医学的重要思想,应贯穿于整个疾病诊断治疗中。所谓整体观念,是指人与自然界和社会存在统一性,人的身体和心理不可分割,患者的不良情绪既能致病和加重病情,也不利于疾病的康复,治疗上要重视调气机。俗话说"三分治七分养",人体各部分是对立统一的整体,局部疾病是整体病理的具体反应,可通过药物内服等达到祛除病理损害的目的。特别是骨外科疾病,应灵活地运用辨证的整体观,正确处理好整体与局部的关系。

例如急性化脓性关节炎,虽然因体内细菌感染引起,可出现寒战高热、苔黄、脉数等全身症状,但同时多有关节局部的红肿热痛和脓液,此时在应用中医药清热解毒、活血燥湿利水的同时,必须突出穿刺、切开引流等局部治疗,否则即使全身炎症消退,关节局部也将遗留功能障碍。

又如腰椎间盘突出症,多可以用中药内服等方法缓解炎症、消除瘀滞,但如突出物

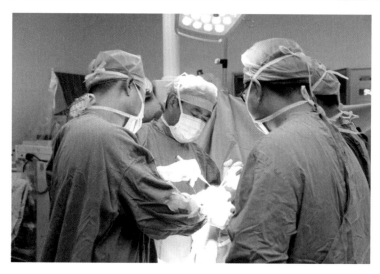

为患者做全膝关节置换手术

巨大,马尾神经受压严重产生马尾综合征者,则应手术解除局部压迫。

所谓辨证的整体观,即临床辨证在强调整体的同时,更注重整体与局部的辩证关系,要根据具体病情辨明整体与局部的主次轻重,辨证的整体观是诊断处理疾病的重要原则。

例如颈椎病,一般认为是颈椎骨关节的退变增生、椎间盘突出等,多责之于肝肾不足、筋骨失养,治疗也多以补肝肾、强筋骨为大法,但疗效不佳。临床观察也发现,不是所有的肝肾不足者都出现颈椎或其他骨关节增生退变,也不是所有颈椎增生退变者都出现临床症状。通过治疗而症状消失者,其骨关节退变增生并未消除,这些疑问都提示颈椎病症状的出现或轻重,至少并不完全责之于骨关节退变增生和肝肾不足。

对于颈椎病等骨关节退行性病变的病因病机,于其华认为肝肾不足乃中老年人生理改变的自然规律,增生主要是骨关节退变的代偿反应,或者是症状出现的前置因素,这些变化是不可逆转的。颈椎病的发病,应该是气血经络阻塞不畅,局部组织的炎症及炎性物质刺激压迫的结果,治宜补肝肾、活血养血通络,拟用"温经养荣汤"内服,可达到颇为理想的临床疗效。

许多疾病都包含着标与本、正与邪、局部与整体的对立两个方面。在疾病的发生发展过程中,局部"邪"和整体"正"的矛盾可以互相转化,有时以局部的"邪实"为主要矛盾,如慢性骨髓炎的死骨、脱出椎间盘的游离髓核等,有时以全身的"正虚"为主要矛盾。

3. 运用中医思维,标本虚实兼顾,中西结合论治

运用中医思维以直观形象为基础,通过病史询问、体格检查及化验、影像检查等方法明确疾病的诊断,掌握或了解疾病局部的基本病理改变,然后以疾病的临床表现为基础,结合舌脉、气色、形体等,以中医的阴阳、气血、脏腑、经络等理论为指导进行辨证分

型,确定具体证候,最后分别针对中医证候、西医病理改变治疗。

很多情况下中医的证候代表疾病的"本",西医的局部病理改变代表疾病的"标",治疗应标本兼顾,当局部病损为疾病的主要矛盾(即为"本")时,应先治局部。例如对腰腿痛患者,首先通过病史了解、体格检查、影像学检查等确定为腰椎间盘突出症并排除其他疾病,明确突出物的大小位置以及对硬膜、神经的影响,然后以中医脏腑经络气血理论、四诊八纲辨证分析、整体论治,确定其中医证型(如气血瘀滞),应用中药或结合手法等调气血、通经络。如突出物巨大,甚至压迫马尾神经,则应选择手术,摘除突出的椎间盘组织以解除神经受压。这种学术思维既继承了中医的传统理论和方法,又体现了现代先进技术;既融合了中西医的精华,又摒弃了中西医的缺陷。

4. 重视手法,因人因病施治

于其华擅长运用中医传统技术手法整复、夹板固定治疗四肢骨折,并因人因病因时治疗。中医骨伤可以说是最具特色的看得见、摸得着的中医,体现了立竿见影、效如桴鼓的一面。手法诚为正骨首要任务,要深刻理解,手摸心会,素知其体相,识其部位,一旦临证,机触于外,巧生于内,手随心转,法从手出。

于其华强调,牵引是整复骨折的基础手法,骨折难以牵开时则配合折顶,必要时结合电透下闭式复位固定微创治疗,复杂关节内骨折必要时采用切开复位内固定术;运用俯卧位过伸位手法复位、经皮椎弓根螺钉内固定治疗胸腰椎骨折;对于膝关节病,指导患者康复锻炼,配合中药内服外用,必要时可进行关节镜清理、截骨矫形、关节置换等。运用中医药、推拿牵引等保守方法治疗颈椎病,保守治疗无效时进行颈椎前后路减压固定融合术。

于其华强调,骨折治疗的重点是复位固定,使骨折尽早愈合恢复功能。如经皮穿钉内固定治疗四肢骨折,经皮椎弓根内固定治疗胸腰椎骨折。对于老年骨质疏松性椎体骨折,运用过伸位手法复位经椎弓根骨水泥注射椎体成形术,粗隆间骨折运用闭式复位股骨近端髓内钉内固定术以避免老年人长期卧床。

于其华对中西医结合防治颈、肩、腰、腿痛及髋、膝关节病具有独到的见解,他成功开展各类脊柱疾病矫形减压内固定融合术,CT引导下靶位注射胶原酶髓核溶解术,小切口开窗髓核摘除术,髋膝关节置换术以及复杂关节周围骨折及骨盆髋臼骨折的复位内固定等手术。

5. 重视医德爱心,强调基本功

于其华认为,"德以载道,以道统术",不能做无道德的匠人。要与人为善有爱心,多为患者着想,优先考虑采取中医传统手法治疗疾病,减少患者痛苦和经济负担,也避免切开复位内固定造成的骨折延迟愈合、不愈合或感染。对于儿童骨折,多采用保守疗法,因其有强大的塑形能力,四肢关节外骨折对线即可以获得满意疗效;对于成人骨伤病尽量采用保守或微创手术方案,争取以最简单的方法、最小的损伤去获得最好的效

599

门诊带教

果;他重视基本功学习,认为基础扎实才能拓展创新,包括学习中医四大经典,熟悉掌握解剖及各种常见骨科术式,理解骨与关节损伤及常见骨病的机制。

6. 注重调护,预防并发症

疾病"三分治七分养",于其华治病时重视调养,预防并发症。如腰椎间盘突出症,指导患者进行腰背肌锻炼,增加腰椎稳定性。膝关节病,指导患者进行股四头肌锻炼,增强股四头肌肌力。根据临床中儿童髁上骨折整复后尺偏者易留肘内翻的经验,他总结出治疗儿童髁上骨折宁桡偏、勿尺偏等经验,难能可贵。

(二)临床经验总结

1. 活血温经通络止痛法治疗腰椎间盘突出症

腰椎间盘突出症是骨科常见病和多发病,它的主要病因是腰椎椎间盘退变,导致纤维环破裂,髓核突出刺激、压迫硬膜囊或神经根。其病因病机一为肾阳不足,精气衰微,筋脉失养;二为风寒湿邪侵袭。其中正气虚、肾精不足是腰椎间盘突出症发病的根本因素,所以治疗应补肝益肾、培固元气,治疗方法多是卧床休息、推拿牵引、中药内服外用等保守治疗,或手术摘除。因椎间盘周围组织产生的炎性水肿、渗出或纤维瘢痕而形成"瘀浊积聚"阻滞经络,使气血运行失畅,经气不能布达肢体脊椎,而出现腰腿痛麻等临床症状。

《素问·调经论》曰"血气者,喜温而恶寒",于其华遵经旨,以活血温经、通络止痛为治疗原则,以地龙、川乌、草乌、亲自炮制的马钱子散等药物为基础创制医院制剂地龙舒腰口服液治疗本病。方中麻黄、制川乌、制草乌、独活、秦艽、威灵仙、防己、木瓜散寒化湿、宣痹通络止痛;当归、赤芍、乳香、没药、三七活血化瘀;地龙除痹通络;川牛膝活血、为下肢引经药,苏梗理气和中。地龙舒腰液有改善局部血液循环、消除神经根水肿的作用,减轻临床症状,为治疗腰椎间盘突出症行之有效的验方。

2. 应用骨节流毒方治疗瘀热型膝关节痹证

瘀热型膝关节痹证,临床常表现为关节肿痛、关节积液及活动受限,多由创伤性滑膜炎、慢性滑膜炎或骨性关节炎引起。膝关节积液不仅能使软骨细胞肿胀、坏死、脱落,加重原发疾病,而且关节滑膜因关节液反复大量分泌和吸收而逐渐增生肥大,加重了骨性关节炎程度,而应用骨节流毒方治疗,有着良好的效果。

该病由于创伤致筋伤,血不循经,溢于脉外,瘀滞于体内,同时筋膜气血不畅,血瘀气滞互相影响,久郁化热,故瘀热互结是膝关节积液的基本病机。方中连翘、赤芍、金银花为君,清热解毒、活血散结消肿。当归、牡丹皮活血化瘀;白芷消肿排脓;黄芩、黄柏具有清热解毒燥湿之功效;蒲公英性清凉,治一切痈疡、红肿热毒,以上诸药为臣药。土鳖虫破血逐瘀,续筋接骨;皂角刺通行经络,均为佐药。川牛膝逐瘀通利,引热下行;生甘草调和诸药,共为使药。诸药配伍共奏清热解毒燥湿、活血化瘀消肿之功效,使瘀血得祛,水湿得行,肿胀消除,诸症自愈,对膝关节肿胀、疼痛起到标本兼治的作用。

3. 补肾活血法治疗股骨头缺血性坏死

股骨头缺血性坏死属中医"骨蚀"范畴,是骨科疑难病之一,无论病因还是治疗都说法众多,但临床效果不佳。致病原因与生活方式不当、酗酒蓄毒、劳倦伤损等有关,其病理机制以缺血坏死为主,气血瘀滞、脉络痹阻、筋骨失养是其主要发病机制,其中气血瘀滞、脉络痹阻是引起临床症状和影像学改变的主要原因,肾主骨,肾精不足、筋骨失养是坏死难以治愈的基本原因。根据中医"补肾活血,祛瘀生新"的理论,于其华选用补肾行血通络、攻坚破积的中药组成骨痹通胶囊治疗本病,对早期股骨头缺血性坏死具有明显止痛、改善生活质量的作用,基本药物组成:黄芪、当归、赤芍、姜黄、泽泻、木瓜、延胡索、怀牛膝、川牛膝、骨碎补、细辛、柴胡、炙甘草、水蛭、乳香、没药等。

4. 应用温经养荣汤治疗颈椎病

温经养荣汤组方:桂枝(炒)、生地黄、红花、川芎、党参、砂仁、木香、熟地黄、黄芪、赤芍、当归、鸡血藤、肉苁蓉、枸杞子、续断、三七、陈皮、桂枝、鹿角粉等。如有腰部束带状感觉者,加川楝子、小茴香;肢体麻木不仁者,加(炮)穿山甲、刘寄奴、土鳖虫、防风;颈项酸痛者,加羌活、威灵仙,每天1剂,早晚分服,持续用药2个月。

中医学认为,颈椎病病位在颈,颈髓与脑并称为脑髓,属"奇恒之腑"。"脑为髓之海",髓由肾之精气和水谷精微化生而成。《素问·阴阳应象大论》指出:"年四十而阴气自半。"即人到中年以后,肝肾之气开始出现亏虚消耗,因肝主筋而肾主骨,肝肾不足则筋骨失养,故容易遭受风寒外邪侵袭阻络,以致束骨无力、足不任身,临床出现肌筋萎缩、四肢软弱无力、步履蹒跚,甚至瘫痪等症状。

601

　　脊髓型颈椎病相当于中医的"痿症",它是因为督脉循行于脊里,与脊髓相合,同时督脉又属脑络肾,为阳脉之海,故督脉空虚,则脊髓失养,从而导致下肢瘫软无力甚至瘫痪。故其病机当为肝肾不足,督脉空虚;病本属虚,或虚而偏寒。治疗上强调补肝肾、活血养血、通督脉。温经养荣汤正基于此理所创。方中鹿角粉配肉苁蓉,可益肾壮阳,温通督脉,为本方君药;枸杞子、续断补肝肾,壮筋骨;炒桂枝温通疏风;赤芍、红花活血,生地黄养血补肝,两药相伍,红花可去生地黄之滋腻;砂仁理气调胃,熟地黄补血益肝肾,两药相配,则使熟地黄补肝肾而不呆胃;党参、黄芪益气扶正;当归、川芎、鸡血藤养血活血,舒筋通络止痛;三七活血化瘀止痛;陈皮理气和中。于其华强调,脾胃为气血津液生化之源,故重视生机之本源。

刘安平

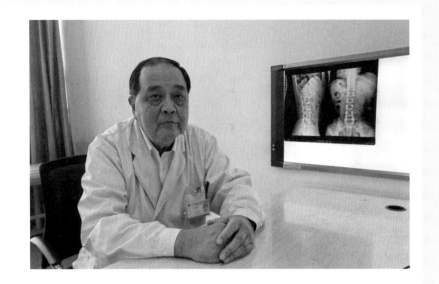

一 名医小传

刘安平,男,浙江衢州人,中共党员,主任中医师、教授、硕士研究生导师。曾任安徽中医药大学第一附属医院骨伤科主任、骨伤科教研室主任,党支部书记。"丁锷全国名中医传承工作室"负责人,全国老中医药专家学术经验继承工作指导老师,首届安徽省名中医,安徽省名中医学术经验继承工作指导老师。

先后担任安徽省中医药学会骨伤专业委员会主任委员、名誉主任委员,安徽省医学会骨科专业委员会常务委员、顾问,安徽省中西医结合学会骨伤专业委员会顾问;《中医正骨》《安徽中医药大学学报》《中医药临床杂志》编委。安徽省保健委员会保健专家。

从事临床、教学、科研工作48载,擅长运用中医药、中西医结合方法治疗骨伤科常见病、多发病及疑难病,临床经验丰富,对辨证施治骨伤科疾病有独特见解。运用中医正骨手法、小夹板固定、功能疗法、中药等三期施治四肢骨折,中医辨证分型治疗颈椎病、腰椎间盘突出症、股骨头缺血性坏死、骨关节炎等疾病,效果显著。

主持和参与国家自然科学基金及省部级项目5项,主持药物临床试验研究项目5项。主持的国家中医药管理局"十一五"科技攻关项目——"名老中医丁锷教授治疗骨伤科疾病经验传承研究"获安徽省中医药科学技术奖二等奖。先后发表学术论文40余篇,参编著作8部。

二 学术特色

刘安平善于运用中西医结合方法治疗骨伤科疾病。坚持中医为主,西医辅助,善于运用手法、小夹板、中药辨证内服外用等,综合治疗骨伤科疑难病。

(一)桡骨远端骨折治验

骨折病是骨伤科重点病种,桡骨远端骨折是指桡骨远端3 cm以内的骨折,是上肢骨折中最常见骨折之一。患者多有外伤史,多为间接暴力所致。伤后腕关节周围肿胀、疼痛、畸形,压痛明显,腕部活动功能障碍,并出现"餐叉"畸形;也可由于骨折远端向掌侧及尺侧移位,腕关节畸形不明显。刘安平在治疗桡骨远端骨折时,倡导三期辨证论治,内外兼顾,整体观念。强调的是功能恢复,而不是一味追求解剖复位,要尽量减少手术的损伤! 注重手法,衷中参西,将传统理论与现代医学充分结合。

刘安平指出,临证时须"明辨机理,巧用手法",做到"机触于外,巧生于内,手随心转,法从手出",方能"法之所施,使患者不知其苦"。强调手法的技巧性、操作的规范性。对于桡骨远端骨折的治疗,手法要轻柔,用力要均匀,动作要连贯,力量要稳重适当,避免粗暴手法造成副损伤。

刘安平根据古今文献和医家经验,总结出具有独特见解的疗骨四法,即"触、复、固、炼"之法。临床上治疗伸直型桡骨远端骨折四法:①触法,触法诊疗骨伤,须细致、全面体会指下感觉,在头脑中形成立体概念。②复法,合理巧妙地运用正骨手法,力争一次复位成功。③固法,小夹板固定要牢靠,力度适宜,定期复查。④炼法,正骨后适当、及时、有效功能锻炼,具有祛瘀生新、促进骨折愈合作用。此方法适用于所有骨折保守治疗的患者。

临床治疗首选手法复位,术前做好充分评估,了解骨折移位及断端粉碎情况,做到"手摸心会""拔伸牵引,掌曲尺偏"等复位要点。针对患者不同年龄、体质、生活要求,个体化制定复位标准,辨证施治。通过手法复位,采用小夹板固定,早期进行功能锻炼,后期加中药熏洗,往往能取得满意疗效,使患者得以康复。同时强调骨折复位四法,其中拔伸牵引最为简单,但最重要。中医治疗骨折,过去传统正骨手法应用较多,但随着西医手术学的发展,传统骨伤诊疗方法逐渐失去优势,但临床疗效证实手法整复加小夹板外固定是一种行之有效的方法,应当得以延续和更好的发展。

(二)颈椎病治验

中医认为颈椎病属"颈痹""项痹"范畴,其发病多由劳损及肝肾亏虚等引起,与痰浊关系密切,痰浊阻络,气血运行不畅,不通则痛,阳气不能布达则致麻木,清阳不能上荣清窍则发为眩晕。刘安平根据临床表现的不同,将其分为痹证型、眩晕型、痉证型,并选

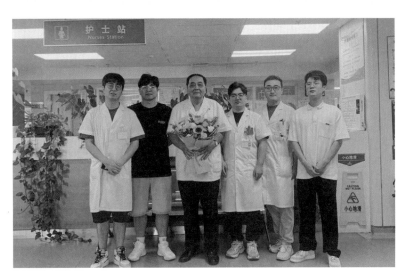

教师节与学生合影

择不同的方药加减治疗。

(1)痹证型:包括神经根型、交感神经型、混合型,临床表现以疼痛、麻木为主。多因外感风寒阻滞经络,气血运行不畅,致不通则痛。应以温经通络为治则,方用桂枝汤加葛根、川芎、水蛭等;疼痛剧烈者,加蜈蚣、全蝎、蜂房等;麻木者,可加天麻、苍术;阴雨天症状加重者,加草乌、细辛、威灵仙等。

(2)眩晕型:包括椎动脉型,主要以眩晕、视物旋转等为主要表现。多与痰、火、风、虚有关,又分为痰浊中阻、风寒束络、肝风上扰、中气下陷证型。痰浊中阻证治宜化痰浊、通经络,方用温胆汤加天麻、白术、川芎等;风寒束络证治宜活血通经,方用当归、川芎、葛根、羌活、白术、天麻等;肝风上扰证治宜镇肝熄风,方用镇肝熄风汤加减;中气下陷证治宜升阳举陷,方用补中益气汤,加川芎、天麻。

(3)痉证型:主要包括脊髓型颈椎病,以四肢肌张力增高、肌力改变为主要表现。多由痰浊阻络所致,治疗宜破瘀通络,方用补阳还五汤,加蜈蚣、水蛭、全蝎等。刘安平强调,中医药治疗颈椎病有多种思路,但辨证基础上配合颈椎活血胶囊(院内制剂)口服,疗效更佳。同时配合颈椎牵引、低枕、手法功能锻炼、理疗、中药外敷等措施,疗效才能更好。以辨证论治为基础的中药内治主要是活血通络、散寒除湿、祛风除痹、温经通络、消肿止痛等基本治法。

(三)腰椎间盘突出症治验

腰椎间盘突出症属中医"腰痛""腰腿痛"范畴,病机为气血瘀阻,肝肾亏损。风寒湿痹阻经脉,经脉不通,不通则痛。刘安平一般将其分为气血瘀阻型、风寒湿型、肝肾亏虚等证型施治。

(1)气血瘀阻型:多见于青少年,发病急,腰腿痛重,痛有定处,向下肢放射时痛麻相间,夜间尤甚,动则痛剧,脉弦数,舌紫暗,苔薄黄。证属气滞血瘀,经脉瘀阻。治以活血化瘀,疏经通络。药用当归、赤芍、桃仁、红花、川芎、土鳖虫、全蝎、枳壳、大黄、延胡索、香附、牛膝、制川乌、制草乌、三七粉。

(2)风寒湿型:多见于中青年,有风寒湿邪外侵之因,病程较长,腰腿痛而重着,步履艰难。发病常随气候变化加重。因风寒湿偏重不同,可以出现不同症状。证属风寒湿邪,瘀阻经络。治以祛风散寒利湿,温经通络。药用独活、桑寄生、牛膝、细辛、威灵仙、桂枝、防己、当归、赤芍、杜仲、川断、干姜、甘草。偏寒者重用肉桂、干姜、麻黄;偏湿者重用薏苡仁、防己、苍术、白术;偏风者重用羌活、独活、秦艽;偏湿热者重用薏苡仁、防己、黄柏、连翘、猪苓、泽泻、知母、木瓜、苍术。

(3)肝肾亏虚型:多见于老年人,体质虚弱,病程日久,腰背疼痛,遇劳更甚,全身软而无力,脉细弱,苔薄白。证属肝肾不足,经脉失荣。治以补益肝肾,强壮筋骨。药用熟地黄、杜仲、枸杞子、菟丝子、当归、山萸肉、红花、肉苁蓉、牛膝、续断、狗脊、桑寄生、白芍、淫羊藿、陈皮、甘草。偏阳虚者用金匮肾气丸加减,偏阴虚者用六味地黄丸加减。

刘安平指出,中医治疗腰椎间盘突出症,在辨证中要分清虚实、弄清标本,然后立法选方用药,依症化裁;在治疗中要体现中医学整体观念;同时需要结合辅助治疗,如牵引、理疗、外用膏药、功能锻炼、腰围固定等,加强腰背肌功能锻炼。

(四)股骨头缺血性坏死治验

股骨头缺血性坏死是临床疑难病,早期往往易被忽视,治疗周期长,往往疗效不佳,严重影响患者的生活质量和劳动能力。刘安平认为,临床上根据患者股骨头塌陷情况,在选择手术治疗的同时,配合中药治疗,往往能取得较好疗效。他强调股骨头坏死是本虚标实的疾病,瘀血阻络,不通则痛,导致髋关节疼痛、跛行、关节功能障碍,治疗原则是活血化瘀、补肾壮骨。早期宜活血化瘀、通络止痛,药用当归、川芎、全蝎、地龙、水蛭等;后期宜补肝肾、强筋骨,药用龟板、鹿角胶、淫羊藿等。

股骨头的解剖、生理特点和股骨头坏死病机特点,决定了其"瘀血"不同于一般病症,常规活血化瘀药物不能达到病灶,只有配合虫类药物才能取得良好疗效。因为治疗周期较长,患者需坚持长期吃药,而虫类药物对肝肾功能影响较大,所以刘安平特别强调,患者要定期复查肝肾功能。他认为通过个体化的综合治疗可以缓解髋关节疼痛,改善关节功能,使股骨头血运增加,防止股骨头塌陷,延缓骨性关节炎的发生时间,为保髋提供了理想的治疗方法,达到"保股骨头""保功能"目的。

(五)膝骨关节炎治验

膝骨关节炎是一种严重影响中老年人生活质量的慢性退行性疾病,病因尚不明确,属中医"膝痹""痿证"范畴,是一种筋骨共病、痿痹共存的疾病,其病因病机主要是肝肾不足,风、寒、湿邪气外侵,证属本虚标实,本痿标痹。表现为膝关节疼痛、肿胀、僵硬、压

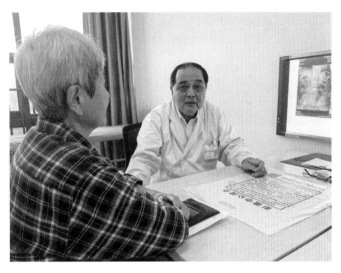

在门诊诊治患者

痛,骨摩擦音,关节活动受限。刘安平认为,中医药治疗膝骨关节炎是有效的,他将本病分为气滞血瘀、湿热痹阻、寒湿痹阻、肝肾亏虚4种证型。①气滞血瘀型:多用血府逐瘀汤加减。疼痛入络者,加全蝎、地龙、三棱、莪术、土鳖虫;气机郁滞者,加川楝子、香附、青皮。②湿热痹阻型:多用四妙丸加减。局部红肿者,加金银花、连翘;肿胀明显者,加茯苓、泽泻;伸展不利者,加伸筋草。③寒湿痹阻型:多用蠲痹汤加减。风气胜者,加秦艽、防风;寒气胜者,加附子;湿气胜者,加防己、薏苡仁、萆薢、牛膝。④肝肾亏虚型:偏阴虚者用左归丸加减,偏阳虚者用右归丸加减。阴虚火旺者,加女贞子、麦冬、地骨皮;大便燥结者,加肉苁蓉;气虚者,加人参;虚寒者,加仙茅、淫羊藿、骨碎补。结合中药熏洗、热熨、贴敷、熏蒸以及中药离子导入等,起到温经散邪、活血通络的作用。

(六)跟痛症治验

跟痛症主要是指各种原因引起的足跟脂肪垫炎症或者跖腱膜撕裂导致足跟或者足底疼痛的一类综合征。中医学认为本病属"伤筋"范畴,为各种损伤而引起筋肉、脉络受损,血溢脉外所致,其病机是气滞血瘀,脉络不通,血瘀不散,不通则痛,"气伤痛,形伤肿"。刘安平认为本病的核心病机是经络痹阻不通,不通则痛,所以临床上可选择活血化瘀、舒筋通络的中药创制熏洗"经验方",方药包含海桐皮、五加皮、透骨草、路路通、威灵仙、木瓜、伸筋草、红花、桂枝、小茴香、防风、白芷、当归、川芎、络石藤、青风藤、牛膝、延胡索,以达到活血化瘀、通筋活络、祛风除湿、消肿止痛的目的,各药配伍,相得益彰。中药外用熏洗,价格低廉,简单易行,效果显著。临床以中药外用熏洗每天2次,2周为一疗程。

刘德春

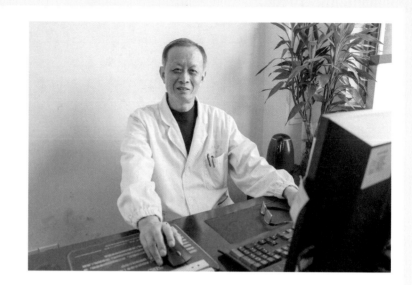

一　名医小传

刘德春,男,安徽合肥人,主任中医师、硕士研究生导师。国家中医药管理局重点学科骨伤科学术带头人,第七批全国老中医药专家学术经验继承工作指导老师,首届安徽省名中医,首届江淮名医,第一、第二批安徽省名中医学术经验继承工作指导老师。安徽省针灸学会针刀专业委员会主任委员,安徽省中医药学会针刀专业委员会名誉主任委员,安徽省中医药学会骨伤专业委员会副主任委员。

1983年毕业于安徽中医学院中医专业,从医30余年来,勤学古训,博采众长,积极创新,在发挥中医骨伤治疗特色优势的同时,结合现代医学微创技术,开拓创新多种骨伤科新技术、新疗法。提出"浅刺皮部治经筋"理论,创立筋膜针法、刀法、注射疗法,倡导"以热泄热"合并"扶助正气"火针治疗方法,在运用中医药理论和方法诊疗颈肩腰腿痛等疾病方面积累了丰富经验,对交感型颈椎病、膝骨关节炎、腰椎间盘突出症、带状疱疹急性期等疾病形成了一套颇具特色和优势的诊疗方案。

建有"刘德春安徽省名中医工作室",研制出院内制剂"十一味活血酊"应用于临床,申报国家发明专利1项。参与国家中医药管理局和安徽省科技攻关课题"辨证选用隔物灸治疗膝原发性骨关节炎的临床规范及机理研究",发表学术论文40余篇。

二 学术特色

(一)提出"浅刺皮部治经筋"理论,创立筋膜针法、刀法、注射疗法

以《黄帝内经》中"治经筋用皮部"理论结合现代筋膜理论和力学知识,刘德春提出"浅刺皮部治经筋"理论,进一步将"治经筋用皮部"理论结合临床实践,总结创立出了多针快速破皮针刺筋膜治疗经筋病的筋膜针法、经筋刀法;运用靶定位理论指导筋膜注射疗法等特色疗法,运用于颈、肩、腰、腿痛等软组织损伤性疾病的防治中,对颈椎病、肩关节周围炎、肱骨外上髁炎、指屈肌腱腱鞘炎、腱鞘囊肿、桡骨颈突狭窄性腱鞘炎、腕管综合征、跟痛症、类风湿关节炎、强直性脊柱炎、膝痹病、腰椎间盘突出症、第三腰椎横突综合征、腰背肌筋膜炎等各种筋伤病的防治,增加了治疗病种,拓展了治疗领域,发挥了疏通经络、调整脏腑阴阳的作用,可改善患部周围组织血液循环,促进软组织修复、纠正椎体移位、促进肌力动态平衡失调,调整椎间孔与神经根的相对位置,因而可恢复椎管内外平衡。

(二)创制十一味活血酊伤痛膏

刘德春发扬"外治之理,即内治之理;外治之药,亦即内治之药"的中医理论,自拟院内制剂伤痛膏(批准文号:皖药制字Z2013001)治疗各种急慢性软组织损伤。本病常因突然不慎跌仆、闪挫、外力的打击、挤压或从高处坠落,使局部的软组织(皮肤、皮下组织、肌肉、肌腱、筋膜、韧带、神经和血管等)受到不同程度的损伤。局部的病理变化主要是创伤性炎性反应,细胞增生和组织修复过程。方中川乌、草乌、细辛祛风除湿,温经通阳,通利关节,消肿止痛;乳香、没药、血竭、红花共奏活血祛瘀、消肿止痛之功;天南星、半夏、白芥子散结消肿;樟脑、冰片止痒防腐,共为佐药。全方共奏活血化瘀、消肿止痛之功效。现代药理研究表明,本方中药物大多具有改善局部血液循环、解痉、解肌以及控制或消除无菌性炎症反应,促进组织新陈代谢、抗变态反应而达到"通则不痛"的功效。

(三)倡导"以热泄热"合并"扶助正气"火针治疗

刘德春倡导"以热泄热"合并"扶助正气"火针治疗,临床选用火针治疗痛风、类风湿关节炎发作期、带状疱疹急性期等湿热火毒炽盛期局部红肿热痛的热性病。主要要点和作用有三:首先,针体在火中烧至通红,再快速刺入人体腧穴或部位,即可凭借火力,强开外门,以热引热,使湿热火毒外泄,以达到快速缓解发作期、急性期疼痛、促进疱液流出及结痂等目的。其次,可利用火针的温热之性,扶助正气,改善局部气血运行,使经络畅通。最后,可借助局部温度升高,有效促进局部组织的微循环以及代谢,改变神经传导速度,抑制传导冲动能力,预防疼痛信号传递,有利于神经损伤的加速恢复,可较

609

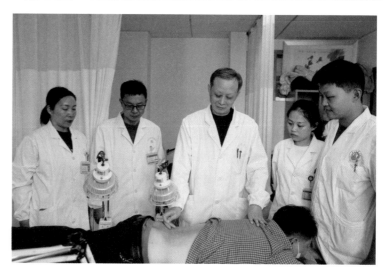

为患者做针灸治疗

少遗留神经痛后遗症。此外,在手背、足背腱鞘囊肿、腘窝囊肿治疗中,火针亦有良好效果。

刘德春根据病因病机、发病特点和疼痛分布规律,治疗主选大椎穴。大椎穴乃诸阳之会,火针点刺大椎穴可起到清泄血中热毒,泻火开壅、疏通经络、活血止痛的功效。又主选相关脏腑经络的背俞穴,他认为背俞穴火针的针感可沿脊神经传导至脊髓后根神经节,气至病所,以便驱邪外出,又因背俞穴位于督脉和膀胱经之间,因此可振奋机体阳气,调和五脏六腑之气。初诊常以肝经郁热证为主,火针点刺肝胆俞,清泻肝胆火毒并可调和肝胆之气,疏肝解郁。次诊配心俞,再诊配肺俞、脾俞,可兼清心经风火、脾肺二经湿热,活血逐瘀,同时鼓舞正气,激发人体免疫力,标本兼治。

对于疱疹,另主选局部阿是穴,借火之力,强开门户,引热透热,使湿热毒火从血外泄,从而达到清热解毒的目的。同时针刺病所,以痛为腧,通络止痛,迅速缓解患者疼痛症状。针刺法采用围刺法、密刺法与散刺法配合应用,协同增强疗效。围绕病灶与正常组织交界处,采用中粗火针进行围刺法,间隔为 1.5 cm 左右,病灶深则针刺深,病灶浅则针刺浅,形成强通力破之势,增强行气活血、祛邪通络之功,以加快组织再生。关节疼痛、疱疹密集之处,采用火针密刺病灶,选取中粗火针,针距一般间隔 1.5 cm 左右,同时可根据病变轻重来调整密集程度,进针深度为刚接触到正常组织为宜,可以促进基底增粗肥厚处的组织代谢,治愈疾病。对散发病灶采用散刺法,将火针刺在面积较大的皮损处,使湿热毒火从血外泄,逐瘀止痛。

(二)骨伤科疾病的诊治特色

1. 交感型颈椎病治验

颈椎病属中医学"痹证""项强""眩晕"等范畴,早期由于外感风寒湿邪,流注经脉,致经脉闭阻不通,阻遏气血运行,不通则痛。久病至中后期则正气逐渐耗伤,出现本虚表实、虚实夹杂,正气虚损不能抵御实邪,病程缠绵不愈。气虚则不能推动血行,气血运行不畅,致气虚血瘀,血不荣筋,不荣则痛。天窗穴属于手太阳小肠经,主治颈项强痛、头痛、耳鸣等。该穴位于胸锁乳突肌后缘,平颈4横突水平,是颈丛神经发出之处,介于深丛和浅丛之间,颈交感神经干附近,在该处注射没有因穿破椎动脉,而误入颈部硬膜外腔、蛛网膜下腔及出现神经阻滞的危险,较颈深丛阻滞并发症少,疗效安全可靠。基于上述传统中医经络穴位主治和现代解剖观察,在本穴位注射利多卡因注射液后,颈神经深浅支均可大部阻滞;配伍时加入曲安奈德注射液可以减轻神经根无菌性炎症,减轻水肿,从而缓解神经根症状;加入维生素 B_{12} 能营养颈丛神经,促进局部新陈代谢。诸药合用,通过刺激穴位可缓解病变部位的肌肉紧张,通经活络,行气止痛。

筋膜针法是他根据张景岳“凡筋膜所在之处,脉络必分,血气必聚”理论和现代肌筋膜的生物学功能,结合多年临床创立的多针快速破皮针刺筋膜治疗经筋病的特色针法。主要是利用中医针刺和筋膜的相关原理,发挥疏通经络、调整脏腑阴阳的作用,松解肌肉痉挛、解除经脉被卡压现象,改善局部血液循环,使颈椎的力学平衡,重新建立增强体内免疫功能,产生内源性镇痛物质,促进炎症吸收,双向调节被激惹的交感神经,改善症状。两种方法的有机结合,可以快速缓解患者痛苦,让部分患者避免手术及手术治疗带来的风险,降低医疗成本。

2. 膝骨关节炎治验

膝骨关节炎是一种以关节软骨退变和关节周围形成骨质增生为病理特征的慢性进行性骨关节病,属中医“痹证”范畴。膝关节结构较复杂,其关节囊广阔、松弛,关节腔内外、关节前后左右均有肌腱和韧带加固。膝关节负重较大,其稳定需要强大的肌肉、肌腱、韧带的协调作用来维持。若维持膝关节的肌力失衡,膝关节周围肌肉、韧带长期处于挛缩紧张状态,易因“肌力平衡失调”造成膝关节磨擦劳损,导致增生性膝关节炎、髌下脂肪垫损伤等。

刘德春认为,本病以肝肾亏虚为内因,风寒湿邪侵袭及劳损为外因。结合现代医学理论,膝关节及周围组织退变导致关节力学平衡失常是病机,络脉痹阻、关节失于濡养则是本病的实质,使膝关节局部组织发生一系列病理改变,并形成粘连、瘢痕和挛缩,临床表现为某一运动功能的受限或疼痛、关节不稳等症状。治疗宜防治结合,以防为主。中医药多采取分期分型、标本兼顾、内外结合治疗。中医外治法有熏洗、中药敷贴、针灸、中药离子导入、手法等。近年来,针灸、中药治疗日益受到重视,其有效性已被大量实践所证明,具有方便、经济安全、副作用小等优点,被广大患者所接受。对于采用上述方法不佳者,可通过针刀治疗调节关节周围稳定装置,以改变关节应力动态平衡失调。

针刀治疗。①定点:髌上正中点、髌尖下正中点、髌骨两侧缘点、内外侧支持带点、腘窝股骨内外侧髁点、腘窝胫骨内外侧髁点、内膝眼点、外膝眼点,每次选4~8点。②操作:患者仰卧位,用枕头将患膝略微垫起,以舒适自然为佳。选择膝关节周围压痛点4~

611

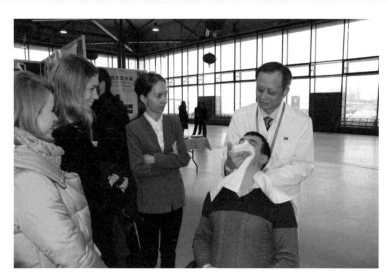

为外国患者做正骨治疗

8个,紫药水标记,用碘伏擦拭皮肤常规消毒,铺无菌洞巾,医生戴一次性口罩、无菌手套,选用汉章牌HZ系列一次性使用针刀,针刀刀口线与主要韧带、肌纤维、血管神经平行,快速刺入皮肤,缓慢探索到达软组织结节处,做纵行疏通与横行剥离,当术者手下有松动感,患者出现酸胀感即可。出刀后用苯扎氯胺贴外敷治疗点,注意按压,防止出血。术后医生一手握住膝关节上方,另一手握住踝关节上部,充分屈伸关节,以扩大活动范围,每周治疗1次,疼痛消失则停止治疗,3~5次为一个疗程。

针刀以针刺的方式进入体内,能够发挥切割、剥离作用;能够有效剥离粘连和松解挛缩、结节,尤其是对降低软组织张力,有非常好的效果,虽然不能从根本上治疗膝骨关节炎,但能消除或松解软组织的粘连、瘢痕和挛缩,恢复软组织的力学动态平衡;改善局部微循环,消除肌肉紧张、痉挛和改善代谢,促进炎症致痛物质的清除,解痉止痛;能够改善患者膝关节疼痛、增加关节活动度。针刀治疗既有理想的治疗作用,又可防止病变的进一步发展,是保守治疗膝骨关节炎的有效方法。

3. 腰椎间盘突出症治验

在中医学中并无腰椎间盘突出症这一病名,但根据其临床表现为腰部及腿部疼痛,肢体活动受限,可将此症归在"痹证""腰腿痛""腰痛"等范畴内。刘德春认为,中西医结合治疗有利于提高临床疗效,同时强调积极的功能锻炼,以增强脊柱的稳定性,减少各种后遗症的发生。

治疗本病主要采用非手术疗法,包括卧床休息、骨盆牵引、推拿、针灸、封闭、中西药物以及功能锻炼等。刘德春认为,非手术治疗腰椎间盘突出的机制,并非将退变突出的椎间盘完全复位,而是改变和调整突出的椎间组织与受压神经根的相对位置,减轻对神经根的压迫,松解粘连,消除神经根的炎症反应,从而使突出的髓核趋于"无害化",达到治愈和缓解症状的治疗目的。主要适用于首次发作、病程较短,或病程虽长但症状较轻,诊断为单侧隐藏型和突出型,同时X线片及CT显示椎管无狭窄或骨质疏松者,尤其适用大多数青壮年患者。

刘德春从腰椎间盘突出症的病理分型分析手法治疗的适应证,认为弹力型有指征,退变失稳型效果较差(有相对指征),增生狭窄型效果最差,并提出必须手术彻底减压。他根据患者的疼痛程度,结合患肢直腿抬高度数,确定手法治疗方案。刘德春认为,综合考虑患者的临床症状、体征、个体因素并结合影像学检查报告,是手法治疗适应证的基础。为此确定指征如下:①单纯突出在0.7 cm以下,不伴有明显的神经根管狭窄、突出物钙化。②多节段突出,但其临床表现主要为一个节段突出所致。③中央型突出小于0.5 cm,未有明显马尾神经症状,均可行手法治疗。④剧烈疼痛,突出物虽大于0.7 cm,但不从事重体力劳动或虽有神经根管狭窄但属腰椎间盘突出所致,可先行脱水等对症处理后实行手法治疗。保守方法仍为本病的主要治疗方法,大多数患者通过这种方法可以获得较好的疗效。但手法不当或长期重手法治疗,也会造成神经根及其他组织的损伤。

4. 带状疱疹急性期

带状疱疹急性期属中医"蛇串疮"范畴。正气不足、湿热火毒阻滞经络引动体内伏邪是其基本病机。刘德春治疗带状疱疹急性期,以肝(胆)、心、脾、肺虚为本,以风、湿、热、瘀邪为标,把大椎、肝(胆)、心、脾、肺和局部患处作为其关键因素,采用火针联合炉甘石洗剂治疗,颇有效果。他总结出"以热引热、扶正祛瘀"的治疗法则,通过火针治疗本病,可借"火"强开其门,以热引热,快速将皮肤中的湿热火毒祛除,达到邪气外泄之治标目的;同时用火针的火热之性助阳化气,达到疏经通络、散结消肿、生肌敛疮等功效,同时促进局部组织的微循环以及代谢,有利于神经损伤的加速恢复,较少遗留带状疱疹神经痛后遗症。针对发病后,病毒会引起皮肤和神经出现炎症反应的特点,刘德春在火针治疗后,用炉甘石洗剂外敷患处,可起到消炎杀菌、防腐止痒及收敛等作用,促使患者皮肤更快结痂,皮损更快恢复。

两法联合治疗本病,能从根本上解除带状疱疹急性期的病因、病机,标本兼治。在解除患者疼痛、促进皮损结痂、减少带状疱疹急性期神经痛后遗症等诸方面,疗效显著。

613

江和明

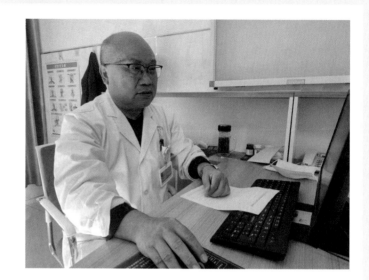

一 名医小传

江和明,男,安徽东至人,中共党员,主任中医师。历任东至县中医院骨伤科主任、业务副院长,党总支书记。安徽省名中医学术经验继承工作指导老师,首届安徽省名中医。先后获"东至县卫生系统先进个人""首届东至县十佳医生""安徽中医药大学实践教学优秀教师"等荣誉称号。

兼任安徽省中医药学会骨伤专业委员会常务委员,安徽省中西医结合学会骨伤分会委员,池州市医学会骨科分会委员。

1988年从安徽中医学院中医专业毕业后一直从事中医骨伤科工作。建有"江和明安徽省名中医工作室",和团队成员一起坚持钻研中医经典,汲取营养,结合临床实践,不断探索多种骨科疑难杂症,尤其是股骨头坏死、老年性骨质疏松引起的椎体骨折、椎动脉型颈椎病等的独特治疗方法。对应用调补肝肾、活血通络、补益气血法治疗骨痹(股骨头坏死);应用祛风除湿、健脾利湿、补气活血法治疗腰腿痛(腰椎间盘突出、腰椎滑脱、腰椎管狭窄);应用葛根桂枝汤加芍药甘草汤随症加减治疗眩晕型颈椎病;应用中医手法治疗骨折、伤筋之病;应用自创"提腰抖颤法"治疗急性腰椎间盘突出、腰椎错缝等腰椎疾病等有深入的研究。先后发表学术论文3篇。

二 学术特色

(一)股骨头坏死的中医治疗

中医古籍中并无股骨头缺血性坏死的直接记载,但文献中有股骨头缺血性坏死症状的描述。《灵枢·刺节真邪》所云:"虚邪之人于身也深,寒与热相搏,久留而为内着,寒胜其热,则骨疼而肉枯,热胜其寒,则烂肉腐肌为脓,内伤骨,内伤骨为骨蚀。"《素问·长刺节论》说:"病在骨,骨重不可举,骨髓酸痛,寒气至,名曰骨痹。"《圣济总录》云"髋骨痹",《素问·痿论》载"骨痿",《医宗金鉴》卷八十九载:"胯骨,即髋骨也,若素风寒湿气,再遇跌打损伤,瘀血凝滞,肿硬筋翻,足不能直行,筋短者足尖着地,臀努斜行。""骨蚀""骨痹""骨痿"及"阴疽"所描述的症状,多和股骨头缺血性坏死的症状相似,所以可将股骨头坏死归属"骨蚀""骨痹""骨痿""阴疽"等范畴。江和明参阅近年来与本病有关的医学文献发现,本病分型较多,治法不离"活血化瘀、疏经止痛、通经活络、去腐生骨、培补肝肾、强筋壮骨"等。

他根据近年来治疗风湿性关节炎、类风湿关节炎、脊髓炎、周围血管疾病等的经验,结合本病的临床特征,认为本病与中医"痹证"相似,应属于"骨痹"。《灵枢·刺节真邪》曰:"虚邪之中人也,洒晰动形,起毫毛而发腠理。其入深,内搏于骨,则为骨痹。"不论何种致病因素,皆表现为"本虚标实"的病理特点;"本虚"与肾阳不足密切相关,"标实"则是感受风寒湿邪,而且外邪对本病的影响尤为重要。"邪之所凑,其气必虚",由于平素阳气不足,卫外功能减弱,易导致外邪入侵为患。《肘后备急要方》云:"肾气虚衰,腰脊疼痛,或当风卧湿,为冷所中,不速治,留人腿膝为偏枯冷痹。"本病较普通痹证病势重、病位深,所谓"初病在经,久病入络"。

其在治疗上分内治和外治。

1. 内治主要是中药内服,以强筋壮骨、通筋活络为主

基本方:熟地黄、鸡血藤、丹参、山茱萸、仙茅、淫羊藿、鹿角胶、骨碎补、石菖蒲、怀牛膝、续断、木瓜、川芎、土鳖虫、独活、水蛭、全蝎。气滞血瘀加乳香、没药、当归;气虚血瘀加黄芪;气血两虚加党参、当归、白术;肾阳虚加肉桂、制附片;肝肾两虚加杜仲、枸杞子、肉苁蓉;历节阳虚加桂枝、麻黄、附子、炒杏仁、干姜;湿热加二妙散、三妙散。

2. 外治主要是中药浴洗,以通经活络为主

基本方:急性子、泽兰、三棱、莪术、透骨草、伸筋草、川乌、草乌、海桐皮、白鲜皮等加减。也可用鹿角胶、荜茇、红花、穿山甲、土鳖虫、冰片、乳香、没药、大黄、自然铜、雄黄、透骨草、制马钱子、细辛、洋金花等加减,做成膏药贴在髋关节处。

病房带教

3. 小儿股骨头缺血性坏死的治疗

由于儿童精气血较成人为弱,不能用成人方药,口服以六味地黄汤为主方,临证加减;再采用熏洗方,方药组成:苍术、防风、当归、寻骨风、威灵仙、海桐皮、乳香、没药、伸筋草、透骨草、木瓜、川乌、草乌、细辛、丹参、马钱子。

(二)标本兼顾治疗老年性骨质疏松引起的椎体骨折

中医学没有骨质疏松这个病名,但根据其临床表现,属"骨痿""骨痹""腰痛"等范畴。中医认为,本病的病因当责之肝肾。因为肾藏精,精生髓,髓充于骨;肝藏血,"精血同源",肝肾亏虚,精血不足,导致骨失所养,而发生骨质疏松。骨质疏松引起椎体脆性增大,从而出现压缩性骨折,导致骨断筋伤,脉络受伤,血行于脉外,气血运行不畅,瘀血阻络,气机郁滞,而致气滞。其主要的临床症状为腰背疼痛、不能正常站立和行走,特点为疼痛持久,且固定不移,符合痛者不通、不通则痛之血瘀征。气滞血瘀又可致气血运行失调,脾胃后天紊乱,脏腑失养,也加重骨质疏松症的症状。

在老年性骨质疏松的发病过程中,肾虚是主要病机,脾虚、肝郁是重要病机,血瘀是促进因素。脾肾亏虚易致血瘀,血瘀证日久渐进,凝滞瘀结不散,便发展为瘀血;而瘀血的形成反过来又加重脾肾亏虚,元气虚衰,无力鼓动血脉,血液运行迟缓,脉络瘀滞不通。同时,脉道中气血虚少,必然导致血瘀。血瘀是指血液的循行迟缓和不流畅的病理状态,而这种血行缓慢、血流不畅的血瘀状态,使骨组织得不到充分濡养,经脉失养,导致疼痛,所以血瘀最常见的临床表现是疼痛。血液瘀滞,经脉不畅,水谷精微得不到布散,不仅脏腑因濡养不足而衰弱,骨髓也因此不得充润,骨骼失养,发为骨痿,即骨质疏松症。

江和明认为,本病属肾精亏虚,为本;"血瘀"是本病的促进因素,为标;证候诊断当属肝肾不足、气滞血瘀,治宜补益肝肾、行气活血、化瘀止痛,故方用左归丸加减。组方:

鹿角胶150g,枸杞子150g,当归100g,熟地黄150g,山药150g,泽泻100g,川牛膝100g,龟板胶150g,茯苓150g,巴戟天100g,乳香100g,没药100g,川芎100g,陈皮100g,川断150g,补骨脂150g,菟丝子120g,山茱萸100g,狗脊100g,淫羊藿150g,延胡索100g。以上诸药共研为末,蜜炼制成丸药,每瓶100g,封装备用。每次5g,早、晚2次口服,30天为1个疗程,连用2个疗程,能有效提高患者的骨密度和骨矿含量,恢复骨骼的功能,止痛效果显著。

(三)辨证治疗椎动脉型颈椎病

椎动脉型颈椎病多见于40岁以上患者,临床以眩晕、头痛、猝倒、恶心呕吐、耳鸣耳聋、记忆力减退、视觉障碍等为主要临床表现。发病机制很多,现代医学认为:颈椎或颈椎间盘退变(颈椎失稳、横突孔狭窄、寰椎椎动脉沟环等)对交感神经丛造成刺激,引发椎动脉痉挛狭窄所致。

中医无此命名,但归属于"眩晕""痹证""痿证""项强"等范畴。《素问·至真要大论》曰:"诸风掉眩,皆属于肝。"《灵枢·海论》云:"髓海不足,则脑转耳鸣,胫酸眩冒,目无所见,懈怠安卧。"《灵枢·大惑论》云:"邪中于项,因逢其身之虚。其入深,则随眼系以入于脑,入于脑则脑转,脑转则引目系急,目系急则目眩以转矣。"可见本虚、邪中导致椎动脉型颈椎病。张仲景在《金匮要略》中指出:"人年五六十,其病脉大者,痹侠背行……皆因劳得之"。痹侠背行是指脊椎两旁有麻木感,主要是过度劳损导致肾气不足而产生的痹痛,其症状类似现代的颈椎损伤及颈椎病。清代张璐《张氏医通》中说"观书对弈久坐而致脊痛",认识到职业、姿势与颈椎病的发生关系亦甚为密切。明代张景岳云"无虚不作眩",元代朱丹溪曰"无痰不作眩",本病病机为血脉痹阻,气机失畅,是本虚标实之证,本为气血亏虚,标为肝风内动、痰阻血瘀及风寒湿邪的外侵。

江和明结合自己多年的临床经验,又根据椎动脉型颈椎病的临床表现,认为椎动脉型颈椎病的发生多与肝、脾、肾关系最为密切。因为肝藏血主筋、脾统血主运化、升清,肾主骨藏精生髓,患者主要由于长期低头伏案,导致气血运行不畅,瘀血痰浊痹阻足太阳膀胱经脉、督脉,出现颈、项、背部强痛;或者人过中年,肝肾之气日衰,尤以肾中元阳亏损为甚,督脉的经气以及阳气衰减,痰浊水湿停聚,督脉气机不利,出现眩晕、头项强痛;或者由于肝肾虚损,脾失健运,湿痰内生,阻遏脑窍,出现猝然晕倒。故江和明认为椎动脉型颈椎病属本虚标实之证,本虚是肝、脾、肾功能衰弱,标实为督脉、足太阳膀胱经经脉阻滞。在治疗上采用中药辨证施治和针灸加推拿手法。

1. 中药辨证施治

(1)肾精亏虚型。临床症状:肩背部酸胀疼痛,偶有指端麻木,颈部活动不利,不能转侧,转后出现头晕,胸闷。脉弦细,舌质红,苔薄白。检查:颈项部僵硬,压头试验阳性,臂丛牵拉试验阳性,X线颈椎正侧位片显示颈椎生理曲度变直,颈4~5钩椎关节增生改变,相应椎间孔变窄。治以补益肝肾、活血化瘀、通经活络。处方:淫羊藿、熟地黄、杜

查房指导

仲、狗脊、川芎、黄芪、红花、土鳖虫、葛根、威灵仙、络石藤、羌活、生甘草。患者由于肝肾亏损，精血衰退，督脉失养，不能濡筋骨、利关节，因此骨质出现退行性病变。此外，肝肾皆虚，水不涵木，痰瘀内生，经络不通则痛。故拟此方治疗本病，方中以熟地黄、淫羊藿为主药，熟地黄可滋补肾中之阴精，淫羊藿助肾中之阳气；狗脊、杜仲入肾，充髓壮骨；川芎、当归、红花活血止痛，能使瘀者祛、新者生，引诸血各归其当归之经；土鳖虫走窜经络，改善骨质营养功能，对解除疼痛有实效；威灵仙、羌活、络石藤、葛根祛风解肌，引药上行，疏通膀胱经脉、督脉，治疗经气不利、筋脉失养所致的项背强痛；黄芪补气，气行则血行；甘草调和诸药。诸药合用，共奏之效。

（2）痰浊阻滞型。临床症状：颈项强硬疼痛，上肢酸胀，上肢或有麻痹，一般体胖，肢体困重，头晕头胀，胸闷、恶心。检查：颈部活动受限，颈胸段压痛阳性，压头试验阳性，臂从牵拉试验阳性，X线颈椎正侧位片显示颈椎生理曲度变直，项韧带钙化；颈4~5、颈5~6钩椎关节增生改变，相应椎间孔变窄。舌淡苔白腻，脉滑。此乃素体肥胖，脾失健运，则聚湿为痰。痰浊上蒙清窍，发为眩晕。痰滞日久成瘀，瘀阻脉络，则出现颈项强硬疼痛，上肢酸胀，或麻痹。治以通阳化痰祛瘀。处方：葛根、钩藤、鸡血藤、半夏、白术、天麻、黄芪、当归、川芎、丹参、桂枝、木香、姜黄、淫羊藿、地龙、炙甘草。方中葛根与鸡血藤、钩藤三药合用，既能息风舒筋、活血通络，又能平肝补脾肾，标本兼治。半夏具有利湿化痰、降逆止呕之功。白术补气健脾，燥湿利水。半夏与天麻，为治风痰眩晕头痛之要药。白术补脾燥湿，与半夏、天麻配伍，祛湿化痰，止眩之功甚佳。丹参、黄芪、当归、地龙、川芎同用，以补气行气，活血化瘀，疏通经络止痛。黄芪和桂枝合用以治疗脾阳不运、水湿内停所致的痰饮病眩晕，桂枝尚可引药至头颈、肩臂、手指，以加强药物除痹、解除肢体麻木疼痛的作用。川芎、木香、姜黄三药巧用，增强活血行气之功。淫羊藿既能补肾壮阳，又能祛风除湿。另脾为生痰之源，炙甘草益气健脾，使痰无生化之所，并兼调和诸药。综观全方,平肝、养肝同用,健脾化痰与温补肾阳同使,寒热并用,标本兼治,使肝阳得以潜降,肾阴得以滋补,脾胃和而痰湿无所化生。诸药合用,共奏通阳散结、化痰祛瘀、平肝息风之功。

2. 针灸加推拿手法

(1)针灸穴位的选择:风池穴为手足少阳、阳维脉交会穴,为治风要穴。有研究表明,针刺风池对脑血管有解痉作用,可改善脑循环。颈椎为督脉所主,夹脊穴位于督脉和足太阳膀胱经之间,能畅通督脉和太阳经气而调和阴阳。颈夹脊3~5为椎动脉在体表投影之所在,其下都有相应的椎骨下方发出的脊神经后支及相应的动静脉丛。针刺颈夹脊能改善颈部的微循环状态,对毛细血管的通透性有调整作用,能改善组织的缺血和缺氧状态。百会穴为手足三阳、督脉之会,入络于脑,可清头目、止眩晕,主治督脉病和神志病。

(2)首先针刺百会并配穴:痰湿中阻型选配双侧丰隆、阳陵泉、内关;肝肾阴虚型选配双侧肝俞、肾俞、太溪、太冲;气虚血瘀型选配双侧足三里、三阴交、血海。伴颈肩部、上肢部疼痛或麻木不适者,加患侧肩井、天宗、曲池、外关、合谷、阿是穴。伴耳鸣加听宫、翳风。然后按摩风池(双)穴,用平补平泻的手法,按摩10~15分钟,待穴位发热后,再用拔罐疗法中的走罐,从颈椎到骶椎沿两旁的膀胱经来回走6遍,出现红热即可。

(3)采用旋转手法。患者取正坐位,先用揉、捻、拿法在颈肩部治疗,使紧张、疼痛的筋节变软,疼痛减轻,转移患者的注意力,一般5~10分钟。待患者放松后接着采用旋转手法。以右旋为例,术者用右肘置于患者颌下,左手托扶枕部,在自然状态下使患者头部右旋,当达到最大范围时,在患者颈部肌肉放松的情况下,突然用力右旋颈部,此时即可听到弹响声,旋完一侧再旋另一侧。手法治疗,每日1次。

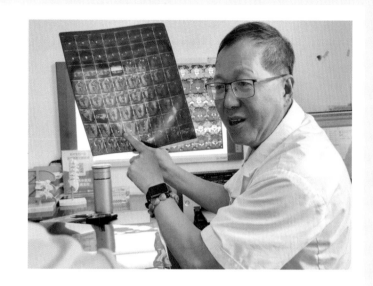

汪洪

一 名医小传

汪洪,男,安徽桐城人,主任中医师,马鞍山市中医院骨伤科主任。安徽省重点专科骨伤科学术带头人,马鞍山市卫生局重点专科骨伤科学科带头人。首届安徽省名中医,安徽省中医药学会骨伤专业委员会、风湿病专业委员会副主任委员,安徽省中医药学会针刀专业委员会副主任委员,马鞍山市医学会骨科专业委员会副主任委员。曾获"马鞍山市十佳医生""马鞍山市好人"荣誉称号。

1987年毕业于安徽中医学院中医专业,从事中医骨伤科临床、科研、教学工作30余年,积累了丰富的临床经验,专注于椎间孔镜、射频、针刀等微创治疗结合中医中药保守方法分期治疗腰椎间盘突出症、颈椎病、脊柱骨折、骶髂关节炎等脊柱相关疾病,擅长骨伤科疾病的中西医结合治疗,包括骨折手法整复及小夹板固定治疗四肢骨折;熟练掌握髋膝关节置换、脊柱内固定、复杂创伤等的手术操作;创造性提出了颈肩腰腿痛、骨关节病及风湿骨病的分期分治理论,研发"消痹颗粒""膝痛康""接骨膏""活血止痛膏"等经验方,针对颈椎病、腰椎间盘突出症等疾病疗效显著,为市内外培养了大批针刀人才;领衔省、市内椎间孔镜微创手术,是区域微创治疗的先行者。

先后主持和参与省、市级科研项目4项,获安徽省科技进步奖1项、安徽省中医药科学技术奖三等奖1项、马鞍山市卫生局科技进步奖三等奖2项,发表学术论文10余篇,出版专著2部。

二 学术特色

汪洪从医三十余载,拥有高尚的医德医风、严谨的治学态度和科学的治学方法、其独特的学术思想和学术特色。汪洪将骨科常见疾病分为退化性疾病、创伤性疾病两大类。其中退化性疾病中医命名为"骨痹",依据具体部位不同又可称之为"颈椎病""腰痛病""膝痹病"等;创伤性疾病中医一般命名为"创伤类病""筋伤病""骨折病""脱位病"等。在疾病诊疗中,汪洪强调分期分治、阶梯治疗、微创理念的重要性;在"补肾强骨"的基础上引入"祛风湿"理念,主倡补肾温阳;擅长运用疏通法;坚持内外兼治,中西并重;筋骨并重、注重功能锻炼。

(一)强调分期分治、阶梯治疗、微创理念

退化性疾病如颈椎间盘突出、腰椎间盘突出、膝关节病等,多是骨、关节、椎间盘不同程度退化所引起致病部位疼痛、肿胀、活动受限等一系列症状的疾病。这类疾病退化的不同阶段,其所表现的症状、组织形态变化、可恢复的程度等均有很大的不同,据此汪洪提出了分期分治、阶梯治疗,能保守不微创、能微创不手术的治疗理念。

以腰椎间盘突出的治疗为例,汪洪团队将其分成三期:早期是指病程短(3个月以内),年纪轻,疼痛轻,神经压迫症状轻,病情缓;中期是指疼痛反复发作(超过3个月),超过60岁,骨关节退化不严重,症状不重,保守治疗效果不明显;晚期是指病程长(反复发作3年以上),症状重或退化程度重,甚至有神经损伤,多次保守治疗无效。在确定了上述分期后,即可对症选择相应的治疗原则。早期以中医保守治疗为主,包括中药熏洗、针灸、拔罐、穴位贴敷等;中期可选择保守治疗与针刀、射频等相结合;后期可选择微创手术或外科手术治疗。

(二)引入"祛风湿"理念,主倡补肾温阳

"骨痹"的中医病名,最早见于《素问·痹论》:"故骨痹不已,复感于邪,内舍于肾"。中医认为肾为"先天之本",肾藏精,精生髓,髓养骨。以腰痛为例,《素问·脉要精微论》曰"腰者,肾之府",认为肾脏病变最先反映于腰部;张仲景秉承了这一思想,认为正气不足是内因,感受外邪是外因;明代《医学入门》中说:"腰痛新久总肾虚"。又以膝痹为例,隋代巢元方在《诸病源候论》中曰:"肾气衰少,脾肾肝三经受于风寒湿,停于腿膝。"明代董宿《奇效良方》曰:"肝肾俱虚,精血不足,足膝酸疼。"故汪洪认为,骨痹病因与年岁增长、劳倦内伤及外感邪等有关,肾气亏虚、体虚久病等正气不足是骨痹发病的根本原因,外邪乘虚侵袭是骨痹发病的外在条件,治疗上以"补肾强骨"为原则。

膝痛康便是根据这一原则研配而成,方由熟地黄、黄芪、白芍、山茱萸、丹皮、络石藤、薏苡仁、山药、茯苓、甘草等组成,治疗肝肾亏虚型为主的膝关节病,具有滋补肝肾、

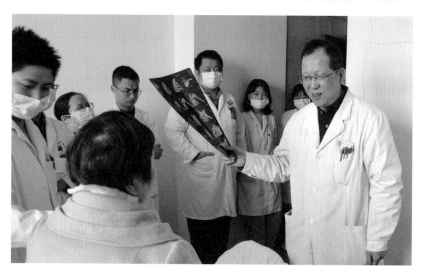

教学查房

祛风除湿、通经活络之效。方中熟地黄味甘、性温,归肝、肾经,补血滋阴、益精填髓;黄芪,味甘、性微温,归脾、肺经,入气分,可升可降,具有补气升阳之功,方中重用黄芪以固人体之正气;白芍,入肝、脾二经,养血柔肝,缓急止痛。以上三药合用补益气血以治"本",故为君药。山茱萸酸涩,归肝、肾二经,补养肝肾,取"肝肾同源"之意,肾主骨生髓,肝主筋,腰为肾之府,膝为筋之府,与熟地黄合用,加强滋补肝肾之效;丹皮,味苦、辛,微寒,活血散瘀之力较佳;络石藤,味苦,微寒,祛风通络,且可凉血消肿;薏苡仁,味甘淡,利湿健脾,舒筋除痹。以上四药合而为臣,祛湿活血止痛。山药补益脾阴,亦能固肾;茯苓健脾渗湿,并助山药之健运,与薏苡仁合用加强健脾祛湿的功效,合而为佐药。甘草为使药,调和方中诸药,和白芍同用,酸甘敛阴,制约祛湿之力而不为过。全方调和阴阳,以滋补肝肾为主,辅以祛风湿之邪,邪正兼顾,祛邪不伤正,扶正不留邪。

汪洪在临床中发现大量后背腰骶部疼痛可能属于风湿病范畴,但实验室、影像学检查未见明显异常,如肌筋膜炎、未分化脊柱关节病等。汪洪认为,这类患者多因素体亏虚、复感风寒湿,或久病术后,或产后体弱、偶遇风寒,或病程较长,久治不愈。多在寒冷气候、劳累疲乏后发病。肝肾亏虚,筋骨失养,则出现后背腰骶部疼痛等症状,治疗当以固本培元、滋补肝肾为主。基于此,汪洪一方面潜心专研古籍,一方面远赴朱良春国医大师、刘健教授处请教学习,在骨痹病治疗中引入"祛风湿"的理念,研配出消痹颗粒内服中药协定方剂,以补肾温阳,疏风祛寒,通络止痛;并配以小针刀督脉行经,以疏通经络,提督行气。

消痹颗粒方由蒲公英、白花蛇舌草、白芍、川芎、桃仁、红花、茯苓、茯神、肉桂、牛膝、淮山药、威灵仙、黄芪、络石藤、桑寄生、蜈蚣等组成,治疗肝肾亏虚、寒湿型为主的骨痹病,具有温经通络祛湿之效。方中桂枝通阳宣痹、温经散寒,肉桂能祛冷风疼痛,川芎、白芍合当归补血养血滋阴,共为君药,温阳活血。黄芪用量宜大,以补气血,实肌表,防风湿;牛膝、桑寄生补肾强骨,祛风湿;威灵仙、白花蛇舌草理气血,通经络,止痹痛。以上诸药共为臣药,以奏滋补祛湿之力。佐以淮山药补虚羸,长肌肉;络石藤、蒲公英清表祛里湿;茯苓健脾利湿;蜈蚣内走脏腑,外达经络,透骨搜风,剔络除邪,桃仁和红花相须为用,辅以活血通络;炙甘草调和诸药为使。诸药并用,肝肾得补,气血得益,肌表得实,风湿得祛,经络得通,痹痛自除。

(三)擅长运用"疏通法"

疼痛是骨伤科疾病主要的临床表现,《素问·举痛论》曰:"经络流行不止,寒气入经而稽迟,客于脉外则血少,客于脉中则气不通,故卒然而痛。"故认为邪气痹阻,气血经络"不通"可致"痛",即"不通"则"痛"。如跌打损伤、外邪侵袭、气血闭阻所致的肢体骨关节疼痛。故汪洪强调"疏通"法,以通筋膜、通经络、通督脉为主。医院骨伤科常规开展的中医治疗,如中药熏洗、针灸、拔罐、艾灸、穴位贴敷、中药热奄包等,均是以疏通法为基本原则。

对于创伤类疾病的治疗,"疏通法"的运用更是得到体现。早在清朝,陈士铎在《辨证录》中即明确指出,骨折治疗中"必须以活血化瘀为先,血不活则瘀不能祛,瘀不祛则骨不能接"。中医认为"血为气之母,气为血之帅。运血者气也,载气者血也",治疗骨折,必须气血并治,以补气行气、养血活血为法。故汪洪以行气活血、化瘀通络为治疗这类疾病的主要原则,并依据这一原则,研配出外敷药活血止痛膏(黑膏药),以及内服中药协定方活血接骨膏和补益接骨膏。

活血止痛膏由五加皮、地龙、乳香、没药、骨碎补、白及、土鳖虫等药物共研细末,以蜂蜜或白酒调成膏剂外敷。其中乳香、没药、白及活血止血祛瘀、消肿生肌,土鳖虫破血逐瘀、续筋接骨、消肿止痛,地龙通经活络,五加皮、骨碎补强筋骨、活血止痛、消肿。合而用之,共奏活血止血、祛瘀通络、消肿止痛、续筋接骨之效。

活血接骨膏由赤芍、当归尾、川芎、苏木、桃仁、红花、续断、没药、骨碎补、土鳖虫等药物组成,其中赤芍、当归、川芎、苏木、桃仁、红花、没药活血化瘀,通经止痛;续断、骨碎补、土鳖虫续筋接骨。合而用之,可使瘀血消散,气脉畅通,肿痛自除,同时兼有续筋接骨之效。适用于骨折后1~2周(早、中期)。

补益接骨膏由当归、党参、补骨脂、川芎、杜仲、桂枝、三七粉、熟地黄、续断、骨碎补、黄芪、土鳖虫等组成。其中当归、党参、川芎、熟地黄、黄芪补气养血,充养肌肉;补骨脂、续断、骨碎补、土鳖虫、杜仲补益肝肾,强筋壮骨;桂枝、三七舒筋活络,壮筋续骨。全方共奏补气血、益肝肾、强筋骨、通经络之效。适用于骨折后2~12周(中、后期)。

(四)坚持内外兼治,中西并重

传统中医治疗骨伤疾病主要包括中药、针灸、拔罐、艾灸、手法整复、夹板固定等方法。汪洪在此基础上,提出了"内外兼治、中西并重"的指导思想。内外兼治,是指在具

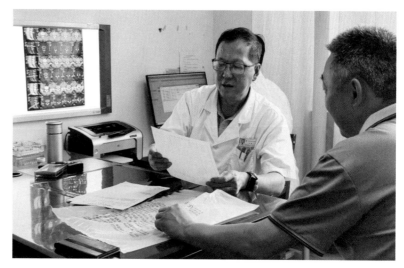

门诊工作

体处方用药时,内服中药与局部外治相结合,外治法包括中医传统外治法(针灸、拔罐、艾灸等)、针刀治疗、骶管注射治疗、星状神经节注射治疗、关节腔注射治疗等,中西并重,以外补内,以内促外。

作为新时代的中医,汪洪不仅在中医保守治疗及针刀微创术中屡现佳效,更是潜心向西医同行学习手术治疗手段,承担了医院关节置换、脊柱内固定、大创伤等手术,其椎间孔镜手术更在本地区起到引领作用,彰显了他内外兼治、中西并重的一贯思路。

(五)筋骨并重、注重功能锻炼

目前众多中医技术主要通过松解或刺激软组织来达到治疗疾病的目的,重在治"筋",忽略了骨与软组织的密切关系,然"筋伤骨必动,骨动筋必伤"。《素问·长刺节论第五十五》认为:"病在骨,骨重不可举,骨髓酸痛,寒气至,名曰骨痹,深者刺,无伤脉肉为故,其道大分小分,骨热病不止。"这类似于现代医学的骨内高压,是指由于骨内静脉瘀滞,骨内血液流动对骨壁所产生的压力持续异常增高。治疗这类疾病时应该深刺(至骨),以不刺伤血管和肌肉为准则。有学者认为,筋痹和骨痹是同一疾病的不同发展阶段,二者相互影响,故治筋与治骨并重。汪洪擅长"刺骨术(骨减压术)",既发挥中医治筋之长,又创新治骨疗法,调整筋骨关系,恢复关节骨和软组织的静态和动态的平衡,提高了临床疗效。

中医学治疗创伤类疾病,强调功能锻炼,重视筋骨并重,认为筋柔才能骨正,骨正才能筋柔。清代吴谦《正骨心法要旨》指出"夫手法者,谓以两手安置所伤之筋骨,使仍复于旧也",认为用手法治疗骨折不仅要使断骨复旧,而且要复旧骨折后所伤之筋。同时汪洪非常注重功能锻炼,强调功能锻炼要贯穿于疾病治疗的整个过程。

（六）特色小针刀治疗

现代医学认为，慢性软组织损伤疾病、骨质增生疾病的发生，主要是人体弓弦力学系统的力平衡失调引起，人体失代偿后就会产生粘连、瘢痕、挛缩和阻塞，形成立体网络状的病理框架。特色小针刀治疗，通过切开瘢痕，分离粘连、挛缩，疏通阻塞，破坏疾病的病理框架，恢复软组织和骨关节的力平衡，治愈疾病；同时针刀还可以发挥刺激穴位、疏通经络、调节人体气血的作用。

针刀治疗是一种介于手术和非手术之间闭合性微创治疗手段，疗效上也是亦针亦刀，"针""刀"一体，既具有"针"的作用，针刺唤醒神经、改善循环，又有"刀"的功能，对张力过高的纤维化、钙化组织、突出物进行减压、剥离、松解，解除其对神经血管的压迫和刺激恢复正常的生理功能。其目的是恢复软组织的动态平衡和骨关节的力平衡；其优点是切口小，无须缝合，不易引起感染，而且治疗时间短，疗程短，患者易于接受，是真正的"超微创"术。汪洪利用不同的针刀针具，在治疗软组织损伤、颈椎间盘突出、腰椎间盘突出、骨关节病、股骨头缺血性坏死、强直性脊柱炎等疾病中取得了显著的疗效。

项昌盛

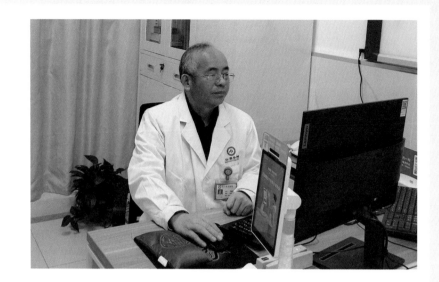

一 名医小传

项昌盛,男,安徽霍山人,霍山县中医院骨伤科主任中医师,全国基层名老中医药专家传承工作室指导老师,第七批全国老中医药专家学术经验继承工作指导老师,首届安徽省名中医,安徽省名中医学术经验继承工作指导老师。安徽省中医药学会骨伤专业委员会常务委员,六安市医学会理事,霍山县中医药学会常务理事。六安市医疗事故技术鉴定专家库成员,获"安徽省卫生系统先进工作者"等荣誉称号。

学术思想源于岐黄,基于仲景,师众而各取所长,承先而见解独到,在应用中医中药分期辨证治疗骨折、腰椎间盘突出症、股骨头无菌性坏死、软组织损伤及手法整复四肢骨折及脱位的技巧等方面,积累了丰富的临床经验,尤其是对老年退行性疾病有着较深入的研究。带领骨伤科团队创新性地提出了时间、症状体征及检查治疗相结合的骨折三期辨治思想,应用制伤五方治疗腰椎间盘突出症、创立三期辨证五证五方治疗四肢新鲜骨折方法,又根据骨折三期病程病机变化特点,归纳出五个证候,拟定骨伤科系列方药1—5号方,疗效独特;使用"消肿散方"治疗软组织损伤等疗效明显。主张医疗、教学、科研互相结合,学以致用来理论指导临床,同时以临床实践再次印证理论的科学性。主持完成省级中医药科研课题2项,获国家专利1项,发表学术论文10余篇。

二 学术特色

(一)制伤五方治疗腰椎间盘突出症

腰椎间盘突出症在中医属于"腰痛""痹证"范畴,最早文献见于《素问·脉要精微论》:"腰者肾之府,转摇不能,肾将惫矣。"《诸病源候论·腰脚疼痛候》指出:"肾气不足,受风邪之所为也,劳伤则肾虚,虚则受于风冷,风冷与正气交争,故腰脚痛。"多数古代文献认为,体质亏虚后外伤及感受风寒湿邪是腰椎间盘突出的主要病因。

项昌盛认为,腰椎间盘突出症主要是因为腰椎间盘各部分(髓核、纤维环及软骨板),尤其是髓核发生不同程度退行性改变后,在外力因素的作用下,椎间盘的纤维环破裂,髓核组织从破裂之处突出(或脱出)于后方或椎管内,导致相邻脊神经根遭受刺激或压迫,从而产生腰部疼痛,一侧下肢或双下肢麻木、疼痛等一系列临床症状。除了椎间盘退变因素,腰部的外伤、腰部姿势不正、腰部突然负重及腹压增加等,亦可诱发椎间盘突出症。其既有腰椎各部分退变的内在因素,亦有外力作用及风寒湿邪侵袭的外在因素。腰椎间盘突出症疼痛的内因为气滞血瘀,常兼有风湿、风寒、湿热诸邪为患,导致气机不畅,经络不通,气血不行。诸痛无非是"不通则痛""不荣则痛"。是故人体气机阻滞、正气亏虚、邪气乘虚而入,阻滞筋脉气血,不通则痛而为病。

项昌盛认为,局部的微循环障碍,营养物质供应不足,代谢产物疏泄不利,从而引起一系列症状,表现出气机不畅、瘀血停滞、不通则痛的症状;同样情况,风寒湿冷刺激可引起小血管收缩,继而影响椎间盘的营养,另肌肉痉挛可使椎间盘的压力增加,可能造成退变的椎间盘破裂。在临床上腰椎间盘突出症多见于四五十岁体力劳动者,此类患者一般体质尚好,无亏虚表现,多为长期弯腰负重气血运行不畅所致,临床上以气滞血瘀证多见。

项昌盛治疗腰椎间盘突出症采取以一方为主,随症加减的方法,以气滞血瘀为主证拟制伤五方:丹参15 g,当归15 g,炙乳香10 g,炙没药10 g,杜仲10 g,车前子30 g,木通10 g,威灵仙30 g,宣木瓜30 g,三棱10 g,莪术10 g,怀牛膝30 g。依据症状随症加减:瘀重者,加三七粉、川芎;湿甚者,加苍术、薏苡仁等。上方煎汁内服,每日1剂,早晚分服。临床应用每获奇效。方中丹参活血祛瘀,通经止痛;当归有补血和血、调经止痛的作用,另外药理研究表明其尚有增强免疫力之良效。丹参、当归、乳香、没药合用具有活血祛瘀通络之功。威灵仙具有祛风湿、通经络、消骨鲠之功效;宣木瓜具有舒筋活络、和胃化湿作用,主治风湿痹痛,肢体酸重,筋脉拘挛等病症;车前子具有清热利尿、渗湿止泻之功;木通有利尿通淋的功效;上药合用,可祛风寒湿热之邪。再者牛膝、杜仲具有补肝肾、壮筋骨,治腰脊酸疼、足膝痿弱之功。

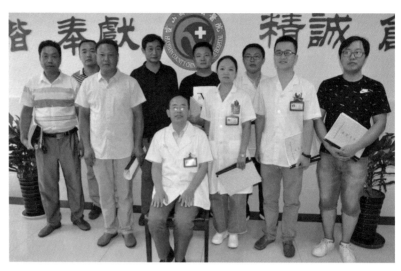

收徒仪式

（二）消肿散方治疗软组织损伤

急性闭合性软组织损伤在中医骨伤科属"伤筋"范畴。症见局部肿胀、青紫、疼痛、活动受限等。其发病大多由于急性跌、打、挫、扭伤等外来暴力损伤伤及气血，导致气滞血瘀，瘀血内阻，脉络不通而形成。故《素问·阴阳应象大论》有"气伤痛，形伤肿"之说。《血证论》谓："凡跌打未破者，其血坏死，伤其肌肉则肿痛瘀血凝滞之故也。"《普济方·折伤门》曰："若因伤折，内动经络，血气之道不得宣通，瘀积不散，治宜除去恶瘀，使气血流通。"明确指出急性闭合性软组织损伤以活血化瘀、消肿通络、行气止痛为治疗原则。

急性闭合性软组织损伤外治方药较多，疗效较好。吴尚先在《理瀹骈文》中指出："外治之理即内治之理，外治之药即内治之药。"医学研究表明，肿胀是由于毛细血管破裂出血，血管壁通透性增加，血管内液体渗到组织间隙所致，而疼痛则是血肿或炎性反应物刺激末梢神经所致的。中药外敷药物直接作用于病灶部位，通过药物的透皮吸收作用，直接改善局部的血液循环和淋巴循环，加快血肿吸收，达到治疗目的。另外，局部保持一定的浓度，作用持续时间长，促进局部组织新陈代谢，而达"通则不痛"的良好功效。自制消肿散治疗急性闭合性软组织损伤，具有行气化瘀、消肿止痛功效。方中桃仁、红花、川芎、乳香、没药行气活血，止痛消肿；大黄活血祛瘀、清热凉血；白芷消肿止痛；自然铜散瘀止痛，续损疗伤；骨碎补补肾续伤止痛。诸药共伍，起到气血通、肿胀消、疼痛止的效果。另外，蜂蜜滋润皮肤，可促进药物吸收，减小药物对皮肤的刺激，减少皮肤过敏等不良反应。

（三）创立三期辨证五证五方治疗四肢新鲜骨折方法

骨折是一种因骨的连续性或完整性破坏引起的骨质部分或完全断裂的疾病，自然愈合需要较长时间,病程中患者非常痛苦,严重影响生活及工作。如何促进骨折的愈合,缓解症状减少痛苦,越来越受到关注。中医学认为,骨折愈合就是"瘀去、新生、骨合"的过程,根据骨折损伤的病理发展过程,以前的教科书将骨折分为早、中、晚三期。治疗上早期祛瘀,中期和营,晚期补肾。三期强调的是病程时间的界定,似乎骨折从实到虚成为必然,因而就形成了千篇一律的治疗,这与骨折的病因病机不符,也违背了中医辨证论治的理论精髓。为达到个性化治疗,很多学者尝试辨证治疗骨折,将骨折分成诸多证候,甚至每个骨折部位都有不同的分型,不仅不容易掌握,也不符合骨折的总病因病机。仅分三期而不辨证,不能完全概括骨折患者早中期有虚证、中晚期虚实夹杂的病机特征。然而,光辨证不分期,同样不能反映骨折早期多瘀、晚期多虚的病机全貌。

项昌盛提出,只有三期和辨证相结合,才能完全概括骨折病因病机变化特点,更符合中医辨证论治理论精髓。项昌盛带领骨伤科团队创造了时间、症状体征及检查治疗相结合的骨折三期,并明确了三期界定标准,时间点只是相对的,这个三期划分标准概念更清晰,临床指导性更强。又根据骨折三期病程病机变化特点,归纳出五个证候,能够概括骨折愈合过程各阶段特征,拟定系列方药骨伤科1~5号方,形成对四肢新鲜骨折独特立体治疗。

三期辨证治疗的思维方法即三期辨证五证五方治疗。

1. 骨折三期界定标准

早、中、晚期。①早期:伤后1周左右,疼痛肿胀明显,位未正,瘀未去,新未生。②中期:1~6周,肿胀疼痛减轻,骨位已正,尚未连。③晚期:7~8周,瘀肿已消,筋骨连,尚未坚,功能未恢复。

2. 辨证分五证候

①早期:气滞血瘀。②中期:瘀血凝滞(断骨未续),肝肾不足,气血两虚。③晚期:肝肾不足,气血两虚,瘀血凝筋。五证候诊断标准:①气滞血瘀。主症:骨折,疼痛,肿胀,瘀斑。次症:口渴,尿赤,便秘,舌质红或见瘀紫,苔黄,脉浮数或弦紧。②瘀血凝滞(断骨未续)。主症:骨折未连,或骨接未坚,痛减,肿消未尽。次症:舌质黯红,脉弦。③瘀血凝筋。主症:骨伤日久,肿胀消退,屈伸不利。次症:舌红苔薄,脉结。④气血两虚。主症:骨接未坚,头晕眼花,面色淡白。次症:少气懒言,神疲乏力,舌淡,脉细。⑤肝肾不足。主症:断骨未坚,腰膝酸弱,肢体痿软。次症:神疲乏力,舌淡红,脉细。

其中,疼痛、肿胀、瘀斑3个主要症状存在于骨折病程始终,各证型均可见,也是观察治疗的重点。头晕眼花、面色淡白、腰膝酸软、肢体痿软、口渴、尿赤、便秘、少气懒言、神疲乏力9个次要症状,不必全现,是辨证参考,偶尔也很突出,成为辨证要点;但次要症状会对患者心身造成影响,使患者对骨折治疗效果主观评价降低,甚至影响治疗方案的实施,也不能忽视。

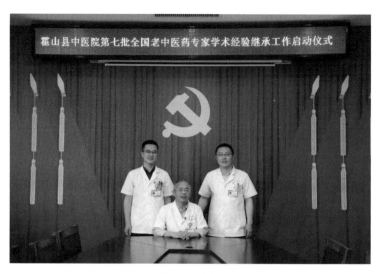

工作室启动仪式

3. 三期辨证五证五方

治疗方法:①气滞血瘀证:宜活血化瘀、行气止痛,选骨伤科1号方;②瘀血凝滞(断骨未续)证,宜活血化瘀、接骨续损,选骨伤科2号方;③瘀血凝筋证,宜行气活血、疏筋活络,用骨伤科3号方;④肝肾不足证,宜滋补肝肾、强身健骨,选骨伤科4号方;⑤气血亏虚证,宜益气养血,选用骨伤科5号方。

方解:①骨伤科1号方,方中桃仁、红花、川芎祛瘀活血,熟地黄、炒赤芍、当归养血活血,乳香、没药行气活血,主药合用重在活血化瘀;②骨伤科2号方,方中生地黄、白芍、川芎、当归、泽兰、苏木、炒乳香、炒没药、丹参、延胡索活血化瘀,骨碎补、煅自然铜、川续断补肝肾、壮筋骨,消瘀痛和促愈合并重;③骨伤科3号方,方中当归、红花、炒白芍、炒丹参活血通络,羌活、防风、荆芥、五加皮、独活舒筋活络,川续断、炒牛膝、杜仲、骨碎补祛风湿活血通络,诸药合用行气活血、疏筋活络;④骨伤科4号方,方中生地黄、淮山药、茯苓、泽泻、山茱萸、牡丹皮滋补肝肾,川续断、骨碎补、煅自然铜、牛膝、当归、丹参增强补肾壮骨作用;⑤骨伤科5号方,方中党参、白术、茯苓、炙甘草、当归、川芎、熟地黄、白芍,取八珍汤意,益气养血,佐以川续断、骨碎补、煅自然铜补肝肾、壮筋骨。

曹日隆

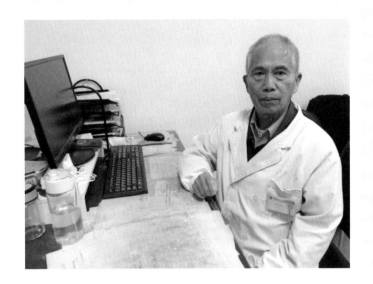

一　名医小传

　　曹日隆，男，安徽青阳人，主任中医师，教授。首届安徽省名中医，安徽省名中医学术经验继承工作指导老师。曾任全国高等中医院校骨伤教学学会理事，全国人才学会骨伤人才分会理事，安徽省中医药学会骨伤专业委员会委员、名誉副主任，《中国骨伤》《安徽中医学院学报》《安徽医药》编委。

　　1970年安徽中医学院六年制本科中医专业毕业后受安徽省卫生厅派遣参加省血吸虫病防治医疗队，在东至县大渡口血防站从事血吸虫病防治工作；1972年1月始先后在安徽医学院附属医院、附属中医院外科从事医疗工作（其间1976—1977年参加医疗教学小分队，在巢湖地区培训乡镇医生1年），1977年9月至今在安徽中医药大学第一附属医院从事外科、骨伤科医疗和教学工作，先后在广州中医学院王氏、上海中医学院石氏骨伤名家门下进修学习。

　　学术上推崇"三因"学说，强调审因察证、辨证论治，注重调理气血。主持研制的院内制剂"接骨续筋口服液（胶囊）"取得较好的社会效益。参编高等中医药院校教材《中医骨病学》《中国骨伤科学·骨伤内伤学》《软组织损伤学》《中医急诊证治》等15部专著；参编《中医临床备要》《中医临床精要》《中医临床粹要》等安徽省继续教育教材，发表学术论文30余篇。曾获安徽省高校及安徽省科技进步奖三等奖、四等奖各1项。

二 学术特点

(一)提出骨伤科疾病诊治四法

曹日隆针对骨伤科疾病病因、病位、临床表现,提出临床上要重"四诊"、重辨证、气血同治、内外并重。

1. 重"四诊"

中医"四诊"是诊察疾病的基本方法,是历代先贤长期与疾病斗争中,逐步摸索、总结形成和发展起来的。通过"四诊"诊察手段,全面掌握疾病的症状、体征,了解疾病的病因病机,方能正确辨证论治、判断预后。临证时,曹日隆重视望、闻、问、切四诊合参,结合骨伤科疾病的特点,望诊尤其注重望肢体活动情况,切诊注重病变部位的变化,特别强调在整个诊疗过程中坚持"对比法",提出只有通过对比才能发现异常,才能掌握疾病的主症,才能了解疾病的轻重、病情的变化、疗效。

2. 重辨证

辨证是为论治提供可靠的依据。曹日隆主张对骨伤科疾病首先要进行病因辨证。对有外伤史患者,继而应进行气血津液辨证、脏腑辨证、分期辨证、分类辨证;对筋伤、内伤还须经络辨证、脏腑辨证,然后给予治疗。即使一些先后天骨疾病,亦要进行气血津液辨证、经络辨证、脏腑辨证,才可进行有效的治疗。

3. 气血同治

中医学认为,气血是人体生命活动的物质基础,气血外可充养皮肉筋骨,内可灌溉五脏六腑。气血有相互依存、相互资生、相互为用的密切关系。人体是个整体,一旦"三因"侵及人体,伤及气血、皮肉筋骨,多发气血同病、皮肉筋骨损伤,进而可累及脏腑经络;而脏腑经络病变,亦必导致气血流通失畅或不足、皮肉筋骨失养发病或损伤、病变迟迟不愈。因此,曹日隆认为临床上对皮肉筋骨损伤、脏腑经络病变治疗的同时,必须重视气血同治,针对气血亏虚、气滞血瘀,分别采用补益气血、攻下逐瘀、行气逐瘀、补气化瘀等药物内服治疗。只有气血恢复充盈、运行通畅,加上其他治疗,机体方可恢复健康。

4. 内外并重

骨伤科疾患多伴皮肉筋骨、气血同病,曹日隆遵循清代吴师机《理瀹骈文》"外治之理即内治之理,外治之药即内治之药,所异者法耳"之说,重视气血同治的同时,根据骨伤科疾病的特点,临床上常用敷贴药、搽擦药、熏洗湿敷药及热熨药或配合内服药物治疗骨伤科疾病。如用院内制剂芙蓉膏调新癀片(碾细末)外敷患处,治痛风急性发作;自拟五皮汤熏蒸或湿敷患处,治疗各种痹证。采用闭合复位手法配合外固定,治疗骨折、

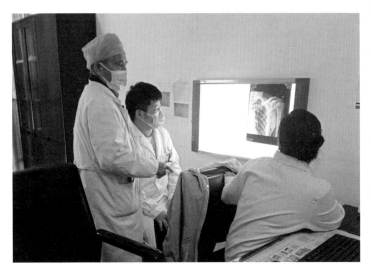

带教指导

脱位。还常用手法治疗其他疾病,如采用点按膏肓穴治疗肩胛肋骨综合征,点按颈臂穴配合主动和被动活动治疗急性腰扭伤,掌击法治疗肋椎关节错缝(俗称"岔气")。

另外,针对皮肉筋骨损伤,曹日隆在采用药物内服、外敷等治疗的同时,根据气血"不通则痛"抑或"不荣则痛"的原理,指导患者坚持功能锻炼,如颈椎病者做颈椎操,肩关节病变者做肩关节伸屈、旋转等活动,腰背痛者行腰背肌锻炼,膝关节病者做踝泵运动。

(二)治疗经验

1. 强直性脊柱炎

强直性脊柱炎是目前公认的血清阴性脊柱关节病。其特征是疼痛、活动不利,从骶髂关节(偶有从髋关节)开始,逐渐沿脊柱上行,可导致"驼背"(骨性强直)畸形。现代医学对强直性脊柱炎的病因、发病机制的认识,尚未完全明确。治疗多采用消炎镇痛药、激素、免疫制剂等药物,以及治疗类风湿关节炎的一些支持、综合疗法。中医学认为,本病属"痹证"范畴,其主要病变在脊柱、腰背,《素问·脉要精微论》提及"腰者肾之府",《杂病源流犀烛》明确提出"脊痛,督脉病也",《医学衷中参西录·论腰痛治法》载"凡人之腰疼,皆脊梁处作疼,以实督脉主之",可见本病与肾、督脉相关。其病机为先天禀赋不足,后天失于调养,致使人体肾精空虚、督脉失充,复感风寒湿等六淫邪气入侵。曹日隆针对本病因肾虚督空、感受风寒湿等六淫邪气而发,病在脊柱、腰背,以及临床表现,对本病结合辨证,采用经方加减内服为主,配合运动、理筋手法、外治药物等其他疗法,取得较满意疗效。

(1)淫邪阻闭:腰骶部疼痛,背脊僵硬,伸屈不利,阴雨天、劳累加剧,得温后则痛减。舌淡苔白腻,脉沉弦。选用蠲痹汤(羌活、姜黄、当归、赤芍、黄芪、防风、炙甘草、生姜)加龟板胶、鹿角胶、威灵仙、乳香、没药;风胜加青风藤、海风藤、秦艽、川芎;寒胜加肉桂、附子、干姜;湿胜加草薢、防己、泽泻、薏苡仁。

(2)肾虚督空:腰脊强直如板,背脊酸痛,或背俯伛偻,俯仰不利,伴见胸闷胁痛、呼吸欠畅,周身酸困乏力。舌胖质淡,苔薄白,脉沉细。选用健步虎潜丸(龟板胶、鹿角胶、何首乌、熟地黄、杜仲、川牛膝、锁阳、当归、威灵仙、黄柏、附子、狗骨)。若病证延久,可加通络之品,如木瓜、五加皮、伸筋草、海风藤;若见背冷恶寒,下肢无力,大便溏薄,舌淡苔白,脉细或虚大,证属肾阳亏虚,酌加沙苑子、菟丝子、巴戟天、骨碎补、补骨脂、狗脊、肉苁蓉;若见腰背酸痛,头晕耳鸣,口干咽燥,低热多梦,舌红少苔,脉细数或弦数,证属肾阴亏虚,可选加桑寄生、旱莲草、女贞子、胡麻仁。另外,上方中还常选加全蝎、蜈蚣、水蛭等,以搜风、通络、祛风、止痛,加强疗效。

2. 胸肋骨痹(胸锁关节炎)

胸肋骨痹现代医学称胸锁关节炎,临床上并非少见。曹日隆认为,本病属于中医学"胸肋骨痹"范畴。中医学认为,胸肋为肝之分野,肝喜条达而恶抑郁,司全身筋骨关节之屈伸;肝经之脉由下而上行布胁肋。由于上肢活动频繁,轻微闪挫,疲及筋骨,外邪乘虚入侵厥阴经脉;抑或情志不舒,营卫不调,致使气血失和,肝气抑郁,肝经络脉痹阻而发生肿胀、疼痛。曹日隆选用《类证治裁》中桃红饮(桃仁、红花、川芎、当归、威灵仙、三棱、莪术)治疗胸肋骨痹。肿胀明显者,加紫荆皮、泽兰;掣痛者,加制乳香、制没药;肿胀坚硬,经久不消者,加生牡蛎、白芥子;便秘者,首剂加生大黄;体质虚弱者,加党参、白术。每日1剂,水煎内服。并用芙蓉膏调新癀片(碾细末)外敷患处。14剂为1个疗程。

3. 骨痿(骨质疏松症)

骨痿现代医学称骨质疏松症,多见于老年人,尤其是绝经后高龄女性常见,属中医学"骨痿"范畴。目前大多数学者认为该症系肾虚而发。肾为先天之本。《素问·上古天真论》阐述,女子"七七"、男子"八八",天癸竭,肾脏衰,形体皆极,说明中老年人肾脏功能渐衰,精亏髓减,骨无以养而枯萎。脾为后天之本、气血生化之源,主肌肉四肢。年老脾失健运,清阳不升,布散无力则导致肌肉瘦削无力,肢体倦怠萎弱。《素问·痿论》列有"治痿独取阳明"之训,强调治疗痿证要注重调理脾胃、培土固本。另一方面,脾之健运,化生精微,需要肾气的温煦;而先天之肾精又有赖于后天脾胃运化水谷精微的充养。

据此,曹日隆认为,老年骨质疏松症多属肾亏脾虚,治疗应兼顾先后天之本肾脾二脏,以补肾健脾为主。曹日隆选用《医方考》中龟鹿二仙胶,加上仙茅、淫羊藿等,组成自拟四仙汤(鹿角胶、龟板胶、白术、枸杞子、潞党参、黄芪、甘草、仙茅、淫羊藿)。方中鹿角胶通督脉、补命门、强精活血,龟板胶益肾阴而通任脉,仙茅、淫羊藿补肾助阳,"四仙"合用,共调肾之阴阳两虚、同补任督精血不足;佐以党参、黄芪、白术、甘草、枸杞子,以补中益气、健脾养胃。综观全方,集补肾健脾诸药于一剂,用来治疗证属肾亏脾虚之骨质疏

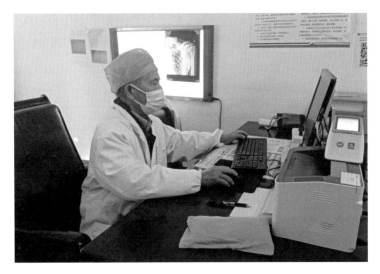

门诊接诊

松症,药证相符而显效。

4. 膏肓损伤(肩胛肋骨综合征)

膏肓损伤现代医学称肩胛肋骨综合征,历代又称膏肓腧穴伤、伤膏肓。原属太阳筋病、背痛范畴。清代医家赵廷海首先在《救伤秘旨》一书中作单一损伤疾患列出。膏肓穴位于第四胸椎棘突下旁开3寸处。《救伤秘旨》在膏肓腧穴伤项下,明确提出膏肓穴位于第四胸椎下、近第五胸椎上,两旁各开3寸处;倘若损伤,手臂不能举动,如脱样。其后,诸多医家将膏肓穴处及其周围,因外伤、持重努进、劳役过度,复感风寒湿邪,出现疼痛、活动不利等不适,都称为膏肓损伤。现代医学将因不良的习惯、职业需要,使肩关节长期处于过度外展姿势,发生劳损或急性挫伤,导致肩胛骨与脊椎间疼痛,伴向头胸、肩臂扩散,并在肩胛骨内上角和内侧缘,第3~6胸椎棘突下旁7~8 cm肋骨上,可找到并激发痛点,称为肩胛肋骨综合征。

鉴于中西医文献记载发病部位、发病原因、临床症状的描述基本相同,曹日隆认为现代医学所说的肩胛肋骨综合征就是(或者说包括)中医学的膏肓损伤。曹日隆以自拟灵仙羌活汤(威灵仙、羌活、防风、赤芍、当归、姜黄、葛根、枳实、桔梗、陈皮、桂枝、甘草)加减内服,配合点按膏肓穴,治疗膏肓损伤,10~14天为1个疗程。1~2个疗程后可取得满意疗效。灵仙羌活汤由《沈氏尊生书》中灵仙除痛饮化裁而来。方中威灵仙辛散善走,性温通利,通行十二经脉,通治全身痹痛;羌活长于祛头项脊背风寒湿邪;防风既能祛太阳经风寒,又能祛风湿而止痛,三药同用,共收祛太阳经风寒、胜湿解痉之功。佐以姜黄、桂枝,善走肢臂而通利血脉,葛根润筋解痉,当归、陈皮、赤芍、枳实活血理气,桔梗宣肺快膈、载药上行,甘草甘缓和中、调和诸药。全方具有祛风散寒、温阳化湿、辛润通络、行气活血功效。另外,膏肓穴主治背脊痛风劳诸病,点按能改善局部微循环,具有补虚泻实、疏通太阳经脉气血的作用。用拇指指腹点按膏肓穴,以患者感到酸胀能耐受为度,每次点按20~30分钟。每天点按1~2次。

(三)手法治疗骨伤疾病

手法在骨伤科疾病治疗中占有重要地位,是骨伤科疾病四大治疗方法(手法、固定、药物、练功)之一。对于一些骨伤科门诊的急诊,曹日隆遵循"因人而治、因病而治、因部位而治",按具体伤情选用相应的手法,往往收到手到病除的疗效。

1. 点压下关穴治疗颞下颌关节脱位

颞下颌关节脱位多发于老年人及体质虚弱者。中医学认为,年老体弱之人,气血不足,肝肾亏虚,筋脉失养,韧带松弛,张口过度或咬食硬物,或外力打击而发生颞下颌关节脱位。主要症状为颞下颌处疼痛,流涎,口角歪斜,口不能张合,言语不清;一侧或二侧颧弓下方可触及骨突。术者用双手拇指指腹点压患者双侧下关穴,用力由轻到重,使局部出现酸麻胀感,持续3~5分钟,嘱患者将口试行张合,术者拇指下有响声并有滑动感,即可停止点压,患者诸症顿失而告复位成功。继而给予四头带妥善固定,使患者能张口1 cm,能进软食为度,固定1~2周。

2. 点压颈臂穴治疗腰背扭伤

腰背扭伤临床上多见。多因体位不正,弯腰提搬重物用力过猛,或弯腰转身突然扭闪,致使腰部肌肉强力收缩,而引起腰部肌肉、韧带、筋膜或脊椎小关节过度牵拉、扭转,甚至撕裂及腰骶或骶髂关节错缝,突发腰部剧烈疼痛,俯仰转侧困难,常用双手撑住腰部,防止因活动而发生更剧烈腰背疼痛。严重者不能坐立和行走,咳嗽、打喷嚏、深呼吸等使疼痛加剧。检查可见腰部肌肉紧张,拒按,腰生理前凸消失,脊柱多呈强直位,俯仰转侧均受限,有时伴下肢牵涉痛。

中医学认为,因进气负重、闪失使腰背筋膜扭曲,经脉受阻,气血运行失畅而发生腰背疼痛。据病因及临床表现,确诊为腰背扭伤后,嘱患者站立(体弱者可取坐位),术者将拇指指腹置于患者主诉疼痛明显一侧颈臂穴(锁骨中内1/3交点,向上约3 cm处),用力向颈椎方向点压,以患者感到明显酸胀为度;3~5分钟,持续点压并扶持患者双肩,嘱患者作腰背部前屈、后仰、侧弯、左右旋转等活动,至患者诉腰背疼痛减轻或消失,活动恢复正常,才停止点压。曹日隆认为,点按颈臂穴,通过其疏经活络的远治作用,腰背筋膜得以舒缓,加上嘱患者进行腰背部的各项活动,使扭曲的筋络舒展、复位而告愈。

章芃

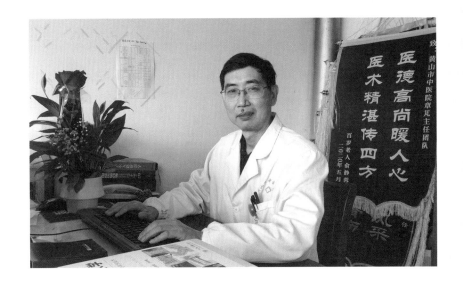

一 名医小传

章芃,男,安徽祁门人,农工民主党党员,主任中医师,黄山市中医医院骨伤科主任。安徽省重点专科——骨伤专科学科带头人,首届安徽省名中医,首届黄山名医。

兼任安徽省中医药学会骨伤专业委员会常务委员,安徽省中西医结合学会骨伤专业委员会常务委员,安徽省中医药学会针刀专业委员会常务委员,黄山市医学会理事,黄山市医学会骨外科专业委员会常务委员。曾受聘为黄山市医疗事故技术鉴定专家库成员,黄山市劳动能力鉴定医疗专家库成员,第五、第六、第七届黄山市政协委员。

1985年毕业于安徽中医学院中医专业,以中西医结合治疗骨伤科疾病为主攻方向,师从中医骨伤名家丁锷教授,后在上海瑞金医院进修骨外科、马钢医院进修断肢再植技术。主治全身各部位骨折、关节脱位,颈椎、腰椎间盘突出症,腰椎滑脱,股骨头缺血性坏死,良性骨肿瘤,等等;擅长中医正骨手法闭合整复骨折、脱位和小夹板固定技术,中药辨证施治骨伤科疑难杂症等。对脊柱、骨盆创伤性骨折手术和腰椎、髋、膝关节手术,断指再植,骨髓炎手术技术独到。发表学术论文10余篇,其中《小切口开窗术治疗腰椎间盘突出症》被评为安徽省科技成果。

二 学术特色

章苊认为,发挥中医药特色优势,积极开展骨外科手术,走中西医结合之路,才能确保中医骨伤科的蓬勃发展。

(一)中药辨证施治思想的临床实践

在损伤骨折治疗中,章苊发挥中医药特色和优势,对门诊或住院患者遵循三期辨证用药原则,施行中药内服,以促进骨折和损伤的恢复。初期:伤后1~2周内,多用"下法"和"消法",治血理气兼顾。常用攻下逐瘀法、行气活血法、清热活血法。中期:伤后3~6周,多用"和法"和"缓法",和营生新、接骨续筋。常用和营止痛法、接骨续筋法、舒筋活络法。后期:伤后7周以上,多用"补法"和"温法",调理脏腑、补益气血。常用补气养血法、补养脾胃法、补益肝肾法。

总之,初期以活血化瘀、理气止痛为主,中期以接骨续筋为主,后期以补气益血、强壮筋骨为主。

(二)肩周炎临床治验

肩周炎又称为粘连性肩关节囊炎、肩关节周围炎、五十肩、肩凝症、冻结肩,是常见病、多发病。原因复杂,既有肩部原因又有肩外因素,一般认为与肩关节退行性改变、外伤、慢性劳损、内分泌紊乱、环境等密切相关。好发于50岁以上的中老年人,主要临床表现是肩关节疼痛、活动受限、压痛、怕冷,梳头试验阳性,肩部X线平片、MRI检查有助于诊断。中医属伤筋病类,从病因学看,为痹病,故有"漏肩风"之称。经过消炎镇痛、中药的辨证内服、针灸、推拿或封闭治疗,一般都能取得较好的临床效果。但有部分患者经过以上治疗后效果不佳,局部疼痛迁延不愈,或反复发作,关节功能活动受限明显。

章苊采用方药"千金独活寄生汤"加减内服配合抗骨质疏松药物治疗顽固性肩周炎,取得了满意疗效。中药主方:独活、桑寄生、肉桂、秦艽、防风、当归、白芍、川芎、熟地黄、杜仲、怀牛膝、党参、茯苓、甘草。每天1剂,水煎分2次服用,14天为一个疗程。配合阿仑膦酸钠70 mg,1片/周,4周为一个疗程,并补充钙剂。

中医认为,肩周炎属痹病,病因病机为:①劳损或外伤;②肝肾不足,气血亏虚,肌肉肌腱失于濡养;③风寒湿邪侵袭或痰瘀互阻。章苊认为顽固性肩周炎的发生是几种因素共同作用的结果,故选择独活寄生汤为主方,补肝肾,益气血,化瘀除湿通络。偏血瘀者,加桃仁、红花;偏寒湿者,加大独活、防风的用量;偏阳虚者,加制附片;偏阴虚者,加龟板胶、枸杞子;疼痛重者,加蜈蚣、全蝎。

现代医学认为肩周炎属退行性病变,其病理为肌肉和肌腱、滑囊以及关节囊发生慢

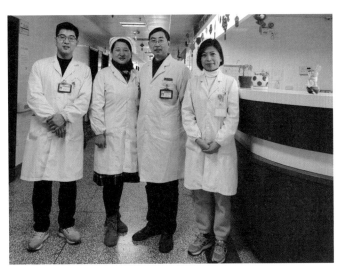

工作室成员合照

性损伤和炎症,因而以肩关节疼痛和活动不便为主要症状。除以上局部病理改变引起的一系列症状外,章芪认为局部软组织无菌性炎症的反复刺激和局部肌肉生物应力刺激的减弱,还能激活局部骨组织的破骨细胞活性,促进骨吸收,继发局部骨质疏松,导致局部疼痛症状迁延不易缓解。为此,章芪同时运用阿仑膦酸钠抑制破骨细胞的活性,进行抗骨质疏松治疗,从而取得了显著疗效。

(三)硅胶引流管持续切口内高负压引流治疗跟骨骨折

639

切口皮缘坏死、异体骨排异、切口愈合延缓、切口感染是跟骨手术治疗的常见并发症。跟骨手术由于皮瓣剥离面积较大,术后多种因素引起皮瓣下积血、积液,造成皮瓣与跟骨分离,缝合切口张力增大,影响皮瓣和切口皮缘血运,这是引起上述并发症的重要因素。同种异体骨不可预料的排异性,更增加了术后长时间皮瓣下再次积液肿胀、切口不愈合以及感染可能。

章芪采用切开复位、跟骨钢板内固定加同种异体骨植骨配合切口内置硅胶引流管,持续高负压引流治疗72例跟骨关节内骨折患者(77足)。结果:72例(77足)切口全部一期愈合,无皮瓣坏死,无切口感染。该组患者在跟骨皮瓣下内置硅胶引流管,24小时内零负压引流,24小时后运用持续高负压引流技术,引流足够时间,患者切口均一期愈合,无皮瓣坏死和切口感染发生。足够时间的皮瓣下高负压引流技术与传统普通短时间负压引流相比有显著优势:高负压引流技术运用了类似负压创面治疗技术。负压创面治疗技术是通过其高效引流使被引流区积液"零积聚",它促进创面血液循环、减轻水肿、抑制细菌繁殖、机械应力促使肉芽组织生长、抑制细胞凋亡,是促进创面愈合的一项成熟技术。组织血管正常修复一般需要5~7天,因此临床观察5~7天无引流液排出可予以拔管;若仍有少量引流液,可能存在异体骨排异,继续引流,一般12天后基本无渗液时再拔管。长时间引流,注意做好引流管口无菌护理,避免出现引流口逆行感染和不愈合情况。结论:切口内置硅胶引流管持续高负压引流,是切开复位钢板内固定加同种异体骨植骨治疗跟骨关节内骨折,防止切口感染、皮缘坏死,促进切口愈合的可靠方法。

(四)硅胶引流管持续切口内高负压闭式引流治疗急、慢性骨髓炎

章芃在患者全身使用敏感抗生素的同时,局部行炎性感染病灶彻底清创,一期缝合切口,同时采用硅胶引流管持续切口内高负压闭式引流,治疗20例急、慢性骨髓炎患者。其中2例为儿童急性血源播散性胫骨骨髓炎,3例为椎体间融合术后椎间隙感染,1例骶骨压疮继发骨髓炎,1例良性肿瘤病灶刮除同种异体骨植骨后感染,1例股骨粗隆Brodie's骨脓肿,胫骨近端慢性骨髓炎骨缺损、窦道形成合并胫骨平台粉碎性骨折1例,其他11例均为损伤骨折术后继发感染性骨髓炎。2例儿童急性血源性胫骨骨髓炎患者,在脓肿切排、骨质钻孔减压、感染控制后,行清创、切口闭合,同时采用硅胶引流管持续切口内高负压闭式引流。其他患者病灶清除后,全部一期切口闭合,同时采用硅胶引流管持续切口内高负压闭式引流。治疗后患者切口全部一次性愈合,且感染控制、骨髓炎全部痊愈,随访至今无骨髓炎复发。其中清创切口愈合后,因骨质严重缺损,影响骨骼力学结构,二次手术切开,缺损区植入同种异体骨,同时再次行高负压引流管引流痊愈者3例;清创后一期骨质缺损区植入同种异体骨痊愈者1例;清创后皮肤、骨质均缺损,一期骨质缺损区植入同种异体骨同时行带血管蒂岛状皮瓣移植覆盖创面痊愈者1例;清创取出椎体间融合器,同时取自体髂骨大块植入椎体间继续融合痊愈1例。

章芃体会:病灶清除、通畅引流、消灭残腔、局部有效抗生素作用是慢性骨髓炎的局部治疗要解决的几个基本问题,它需要手术完成。骨髓炎局部治疗方法较多,常见的方法有脓肿切排、骨质钻孔减压、蝶形手术、闭合灌洗引流术、肌瓣移植充填术、负压创面治疗技术等。章芃在急、慢性骨髓炎局部治疗中,在彻底清除病灶的手术基础上,一期缝合切口,同时采用硅胶引流管持续切口内高负压闭式引流,完全满足了骨髓炎局部治疗需要解决的四个基本问题,取得了满意的效果。

高负压引流技术运用了类似负压创面治疗技术,通过其高效引流使被引流区积液"零积聚",它促进创面血液循环、减轻水肿、抑制细菌繁殖、促使肉芽组织生长、抑制细胞凋亡,它是促进创面愈合的一项成熟技术。高效引流可以保持髓腔内空腔组织液的动态、持续有效抗生素的浓度,且不容易发生引流管阻塞。在高负压引流条件下,在确认局部病灶清创彻底后,骨组织缺损较大、影响骨骼结构时,及时同种异体骨植骨,既消灭了残腔又维持了骨骼的结构,为后期骨质生长提供了基础。异体骨植骨来源充分,它避免了肌瓣移植带来的二次损伤,同时又避免了肌瓣移植不能提供结构支撑的弊端。硅胶引流管持续切口内高负压闭式引流与闭合灌洗引流术相比,前者手术操作、术后引

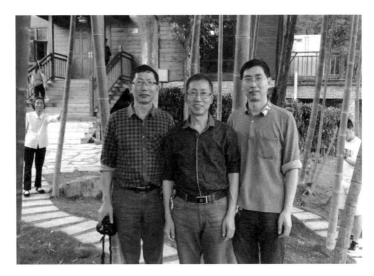

院外交流

流管护理更简单,且前者引流效果更可靠。合适的患者还可以一期植骨,一次性治愈骨髓炎。

　　负压创面治疗技术在皮肤缺损较大的创伤和感染的局部治疗中,技术成熟。但在皮肤切口能够完全缝合的骨髓炎局部治疗中,硅胶引流管持续切口内高负压闭式引流技术的高效、简便性,确有无可替代的作用。

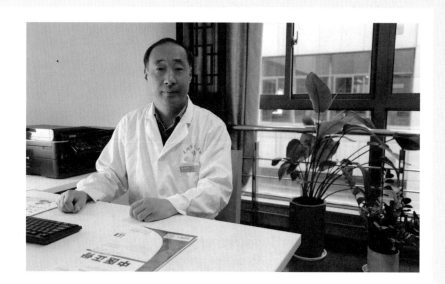

彭俊宇

一 名医小传

彭俊宇,男,江苏南京人,中共党员,主任中医师,安徽中医药大学教授、硕士生导师,安徽省中医骨伤临床研究中心主任、安徽省中医骨伤质控中心主任,首届安徽省名中医。曾任芜湖市中医医院院长,获"安徽省优秀中医医院院长"荣誉称号。

兼任中华中医药学会理事,中华中医药学会骨伤分会常务委员,中国医院协会中医医院分会委员,中国医疗保健国际交流促进会中医分会常务委员,安徽省中医药学会副理事长、中医医院管理专业委员会副主任委员、骨伤专业委员会副主任委员,芜湖市中医药学会会长。

1985年安徽中医学院中医专业毕业后从事骨伤科临床工作至今,曾在南京鼓楼医院骨科进修,擅长中西医结合治疗老年性骨关节病、腰腿痛、骨质疏松等,对急诊创伤、四肢骨折的治疗有独到见解。建有"彭俊宇安徽省名中医工作室",总结出"三藤通络方""蠲痹熏洗方""薏苡消肿方"等经验方用于临床。曾任全国中医药高职高专配套教材《创伤急救》副主编,《世界中西医结合》《中医药临床杂志》编委。主持和参与国家级、省级、市级科研课题10余项,获中华中医药学会科学技术奖二等奖、安徽省中医药科学技术奖三等奖、芜湖市科学技术奖三等奖等奖励。发表学术论文10余篇,其中《推拿配合穴位注射治疗前斜角肌综合征16例》被《中医杂志》英文版收录。

二 学术特色

彭俊宇从医30余载,自其工作以来,坚持以发挥中医药特色为重心,以"安徽戴氏正骨术"为依托,形成了非手术治疗骨伤科各类疾病的特色方法。

骨伤科疾患的原因有很多种,如外伤、劳损等,若骨、筋等受损,则会导致人体各种机能的损伤,故治疗上应当内外兼顾,筋骨并重。然骨伤科疾患大多标急,故应当先治标,因而外治法在治疗过程中起着举足轻重的作用。彭俊宇认真领悟了中医骨伤精髓,"有形之伤,必先整形","动静结合,以动为目的;筋骨并重,筋更重于骨;内外兼治,外治为主法;医患合作,以医为主导",他指出,骨伤科疾患,不论骨折还是脱位,定先恢复骨骼及关节的原位,方能使肢体经络条达通顺,使肿胀、疼痛等症状得到缓解。因而彭俊宇在临床治疗中一贯重视手法的作用,概因于此。

除强调手法的作用外,彭俊宇对中药外用及内服治疗骨伤疾病有独特的临床见解。临床常用的有"三藤通络方""蠲痹熏洗方"等外用方,可从表皮给药,借助热力使药物渗透伤处直达病所,具有事半功倍的效果;而针对骨折初期运用经验方"薏芎消肿方"可达到良好的临床疗效。

(一)非手术治疗胸腰段压缩性骨折

在总结历代医家的经验后,彭俊宇认为,在胸腰椎压缩性骨折的治疗过程中,应当筋骨并重,他强调要重视"筋归槽,骨归位",综合把握筋骨界面的平衡。《难经》中载"四伤于筋,五伤于骨",初步说明筋骨相近,伤筋必及骨、伤骨必损筋的互相影响。因而在治疗时要重视骨与筋的解剖及功能的联系,使其发挥出相应的支撑及约束等作用,二者相辅相成,不可偏顾其一,形成以筋带骨、以骨护筋的模式,筋骨并重而治。若骨正筋柔,气血自流,疾痛则自消,从而达到优化治疗、减轻损伤、促进康复之目的。树立中医"筋骨合用"理念,重视筋骨的气血柔和,不仅对胸腰椎压缩性骨折,也对其他肢体骨折的治疗具有十分重要的指导意义。

彭俊宇在结合现代医学研究后指出,脊柱的稳定性是由骨性结构构成(静态稳定)的,其周围的肌肉、韧带、关节囊也是稳定性构成(动态稳定)的重要因素,动静态的稳定即类似于中医的筋骨并重。因此,彭俊宇采用弹性按压手法复位治疗稳定性胸腰段压缩性骨折,通过中医的筋骨整体作用与动态过程来恢复椎体的序列与稳定性,减少腰背痛的发生,最大限度地提高患者的生活质量。

具体操作手法为:患者俯卧,两手抓住床头横杆,一助手向上抬起胸部,两助手向后上牵引患者两下肢,并逐渐抬高,以加大脊柱的过伸角度,并在膝下垫一40 cm高的被褥。术者立于患者一侧,双掌重叠,压于后突的患椎棘突上,进行弹性按压,按压深度为4~6 cm,持续约5分钟;重复一次。检查患椎后突消失后术毕。患者平卧,后背垫薄枕

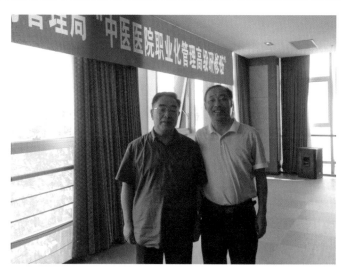

与张伯礼院士合影

置于骨折椎体部。

在临床治疗中,通过弹性按压手法调整伤椎,充分利用前纵韧带和椎间盘纤维环的张力,使压缩椎体牵开,使其回归正常形态,同时纠正筋肉的痉挛、板结,使脊柱的生理弧度抚顺理直,做到筋归槽,骨归位。只有这样,才能使筋骨处于人体中正常状态,气血通畅,经络调和,这种状态下机体代谢正常,消耗得到补充,损伤得到修复,人体正气才能周而复始,生生不息。

弹性按压手法复位后即鼓励患者有计划地行腰背肌功能锻炼,使"筋"得到加强,可有效保护"骨"的形态,使复位后的椎体高度得以保持。同时,患者应使用腰围保护,避免弯腰活动,避免复位的椎体高度再丢失,从而最大限度地减少了后遗症的发生。

本法简单易行,疗效确切,特别适用于稳定性胸腰椎压缩性骨折,值得在临床上推广应用。

(二)腰痛治疗注重"通络"

彭俊宇多年临床经验总结,腰痛发病是内外因共同作用的结果,其内因为素体虚弱、肝肾亏虚等,外因为风、寒、湿、热之邪,共同导致气滞血瘀,不通则痛。治法当祛风散寒除湿,舒筋通络止痛,其中尤以"通络"为重点。《黄帝内经·灵枢》载:"行气血,濡筋骨,营阴阳,决生死,处百病,调虚实,不可不通。"指的是人的生存,有赖于经络的通顺,否则百病而生,甚至可能导致人的死亡。彭俊宇结合现代医学认为,经络类似于现代医学所讲的人体体液循环,人体从外界吸收的各种营养,需要通过体液循环来运输到身体的各个部位,以滋养全身;同时,人体所产生各种废物,也赖其排出。人体气血津液的运行,有赖于经络的正常运行,若经络阻塞则会导致气滞血瘀,最终引起腰痛发病,势必以舒经通络为重。

据此,彭俊宇总结出"三藤通络方",可用以治疗各个证型所致的腰痛,具有十分良好的效果。方中重用海风藤、络石藤、大血藤三味藤类药,共奏舒经通络止痛之功效。《本草汇言》中著:凡藤蔓之属,皆可通经入络。由于藤蔓缠绕交错,运用中医取象比类法,藤类中药均可治疗筋脉拘急、气血痹阻不通之痹证。正如《要药分别》中著:络石之功,专于舒筋活络,凡患者筋脉拘挛、不易伸屈,服之无不获效。臣以独活、威灵仙、伸筋草、木瓜、透骨草、秦艽、海桐皮、炒桑枝、白芷等药物,共助君药祛风除湿之功;再佐以干姜、花椒等温热药以及莪术、三七、红花、川芎等活血化瘀药,以增强全方之温里散寒与化瘀通络之功。再将中草药加工成藤疗包,热敷于患者疼痛部位,共奏通经络、祛风湿、止痹痛之功效。该方法集药物作用、温热作用、经皮渗透作用于一体,是一种简便、实用、有效的中医外治法。其不仅发挥了中医外治法的独特优势,还具有操作简便、经济、切实有效的特点。

(三)"薏芎消肿方"治疗骨折损伤初期

遵循中医骨伤理论,骨折的内治法一般按三期分治,治疗原则及所用方药不尽相同,充分反映了中医辨证论治、分期论治的指导思想。而对于骨折的初期(即血肿形成期)的治疗,彭俊宇认为以活血化瘀、行气止痛、利水消肿治法为要。

外伤致骨折后,气滞血瘀积聚局部,经络受阻,因此出现局部肿胀、疼痛、皮下青紫,患肢功能活动障碍,其病机正如《灵枢·贼风》云"若有所堕坠,恶血在内而不去……则气血凝结"。明代异远真人明确指出是气血不流行而凝结于内。李梴强调:"凡损伤专呈血论。"清代陈达公《冰鉴》说:"有损伤骨折,……内治法宜活血化瘀为先,血不活则瘀不去,瘀不去则骨不能接也。……瘀去新骨生则合矣。"外伤致骨断筋折,必先伤血,瘀血停滞局部,出现肿胀、疼痛,阻滞气机,不能化生新血,不能营养筋骨,影响骨折的愈合,所以骨折损伤初期的治法当活血化瘀为主。

彭俊宇在骨折初期运用活血化瘀药物的同时,还注重行气药物的使用。彭俊宇认为,骨折损伤后,瘀血阻滞局部,阻遏了气机的运行,"运血即是气"(《血证论·阴阳水火气血论》),气机不畅则行血不利,故瘀血不能去,新血无以生。"气行乃血流"(《素问·五脏生成论》王冰注),气生成于血而固护于血外,气为血之帅,血液的运行,依赖于气之推动和固摄。故气之正常运动,对保证血液的运行有着重要意义。

在临床中,对于骨折初期的治疗,彭俊宇还认为利水消肿的药物不可少,特别对于伤后肿胀明显的患者,加以利水消肿药物往往取得更显著的临床疗效。津血同源,津液和血液同源于水谷精微,津液被输布于肌肉、孔窍、骨节等处起滋润濡养作用,津液还可化生血液。两者在运行输布过程中相辅相成,互相交会,"水中有血,血中有水","水与血原并行而不悖"。瘀血的形成可以导致津液输布障碍,形成水肿,正如唐容川云:"瘀血化水,亦发水肿,是血病而兼水也。"而水肿亦可致瘀血,《金匮要略》载:"水阻则血不畅。"津液和血在生理、病理上都有着密切的关系,因此在临床上,彭俊宇非常重视利水

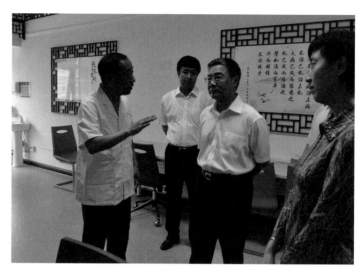

汇报骨伤临床研究中心发展情况

和活血二者并用。

彭俊宇经验方"薏芎消肿方"对骨折损伤初期的治疗有较好的疗效。方中重用薏苡仁、川芎,薏苡仁可利水渗湿兼健脾,川芎功善活血化瘀且止痛,当归、大血藤、乳香、没药、赤芍、延胡索、红花等药增强活血化瘀之效,用青皮、陈皮、香附行气助活血而止痛,配车前子、茯苓加强利水消肿之功,甘草缓急止痛,病在下肢,配以木瓜,上肢辅以桂枝,如若日久郁而化热,局部红肿,皮温升高,发热,加金银花、蒲公英、丹皮三药清热凉血。故在临床中,及早运用活血化瘀、行气止痛、利水消肿法治疗骨折初期,对于血肿的清散、骨折的愈合及软组织的修复均有良好的作用。

(四)膝骨关节炎

彭俊宇运用中药熏洗疗法治疗膝骨关节炎有深刻的临床体会。膝骨关节炎是一种中老年人常见病、多发病,以膝关节软骨退行性变和继发骨质增生为特征,严重影响了患者的工作和生活质量。彭俊宇认为本病的发病原因为本虚标实。内因以肝肾亏虚为本,外感风寒湿之邪是痹证发病的重要原因,将膝骨关节炎发病病机概括为肝肾亏虚为本,感受风、寒、湿等外邪侵袭为标。气滞血瘀,络脉痹阻,以膝关节疼痛、肿胀、活动障碍、肢体沉重为发病特点,通过祛风除湿、活血化瘀、温经通络、散寒止痛,兼以补肾而达到缓解临床症状的目的。而中药熏洗法古称"淋拓",是一种物理疗法,是利用药物煎汤趁热在皮肤或患处进行熏蒸、淋洗的治疗方法(一般先用药汤蒸气熏,待药液温时再洗)。此疗法可以借助药力和热力,直接经皮渗透作用于局部,具有祛风除湿、行气活血、清热解毒、消肿止痛、杀虫止痒等作用。

彭俊宇验方"蠲痹熏洗方"对临床大多数膝骨关节炎患者取得了良好的效果。方中重用独活,独活可祛风散寒而除湿,善治腰膝之风寒湿之痹证,再重用桑寄生补肝肾、强筋骨,且又能祛风除湿,加海桐皮、伸筋草、寻骨风、透骨草、威灵仙、秦艽、防风、防己等药增强祛风除湿、舒筋活络、通络止痛之用,配红花、赤芍、川牛膝、活血藤、路路通、苏木、三棱、莪术等药活血化瘀通经,木瓜除湿利痹,缓急舒筋,艾叶温经散寒止痛,桑枝善于祛风,通利关节,祛瘀通经。诸药合用,攻补兼施,标本同治,动静相应,开阖并举,祛风除湿不伤正,活血化瘀,补益扶正不留瘀,既能祛风寒湿之邪,又能补正虚之本,还可以除血瘀等病理产物,使肝肾之气充足,筋骨强健,邪气祛除,血脉通畅。

王峰

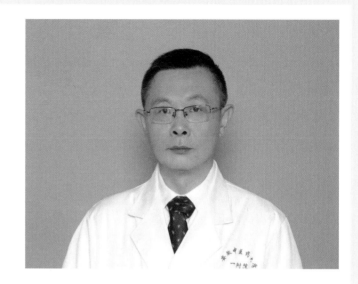

一 名医小传

王峰,男,安徽肥东人,主任中医师,硕士研究生导师。第二批全国老中医药专家学术经验继承工作继承人,第二届安徽省名中医,第三届江淮名医。曾任安徽中医药大学第一附属医院骨伤中心主任兼骨一科主任、骨伤教研室主任。2007年获中华中医药学会"全国首届中医药传承高徒奖"。

兼任中华中医药学会骨伤专业委员会常务委员,安徽省中医药学会骨伤专业委员会主任委员,安徽省医学会骨科分会委员、脊柱学组成员,安徽省医师协会骨科分会委员,安徽省康复医学会脊柱微创外科常务委员,《中医正骨》《中医药临床杂志》编委。

1984年毕业于安徽中医学院中医专业,同年分配至安徽中医学院附属医院工作至今,师承国家级名老中医丁锷教授,从事骨伤科临床一线工作近40年。对骨伤科疾病的诊治积累了丰富的经验,提出从痹论治骨伤疾病,对骨质疏松性椎体压缩骨折分阶段辨证治疗,对膝骨关节炎和股骨头缺血性坏死的中医辨证论治经验独特。在工作中坚持临床症状、体征第一,坚持"辨证"治疗。

主持或参与国家级和省级、厅级课题研究近10项,发表学术论文10余篇,主编和参编著作近10部,参编《中医骨伤基础学》《中医正骨学》《中医骨伤科学》《中医骨病学》等全国统编、规划教材和硕士研究生教材多部。

二 学术特色

王峰从医40载,坚持"理论指导实践,实践修正理论"的思想理念,扎根临床一线,秉承"临床第一,辅检第二""中医西医并举、辨证辨病论治兼容""急则治其标,缓则治其本"的诊疗原则,对骨伤科疾病的诊治形成了自己独特的理论思想和诊疗习惯。

(一)从痹论治骨伤疾病

1. 痹证的病因

痹证的病因包括外因和内因两个方面。对于外因,《素问·痹论》明确提出"风、寒、湿三气杂至,合而为痹。其风气胜者为行痹,寒气胜者为痛痹,湿气胜者为著痹也""所谓痹者,各以其时重感于风寒湿者也"。对于内因,《灵枢·百病始生》曰"风雨寒热,不得虚邪,不能独伤人。……此必因虚邪之风,与其身形,两虚相得,乃客其形";在论述痹邪侵犯六腑时,《素问·痹论》指出"此亦其食饮居处,为其病本也。六腑亦各有俞,风寒湿气中其俞,而食饮应之,循俞而入,各舍其腑也",而"荣卫之气,……不与风寒湿气合,故不为痹"。

2. 痹证的主要表现和辨证

《素问·痹论》明确描述了痹的主要表现及其病机。其症状:"或痛,或不痛,或不仁,或寒,或热,或燥,或湿";其病机:"痛者寒气多也;其不痛不仁者,病久入深,荣卫之行涩,经络时疏,故不通;皮肤不营,故为不仁。其寒者,阳气少,阴气多,与病相益,故寒也。其热者,阳气多,阴气少,病气胜,阳遭阴,故为痹热。其多汗而濡者,此其逢湿甚也。阳气少,阴气盛,两气相感,故汗出而濡也"。痹证在不同组织也表现各异:"痹在于骨则重,在于脉则血凝而不流,在于筋则屈不伸,在于肉则不仁,在于皮则寒。故具此五者,则不痛也。凡痹之类,逢寒则虫,逢热则纵"(《素问·痹论》),"病在筋,筋挛节痛,不可以行,名曰筋痹,……病在肌肤,肌肤尽痛,名曰肌痹,伤于寒湿……病在骨,骨重不可举,骨髓酸痛,寒气至,名曰骨痹"(《素问·长刺节论》)。

3. 骨伤痹证的治疗

骨伤科疾病发生于人体的四肢、脊柱,其侵袭组织主要是骨骼、关节、肌肉、韧带以及神经、血管,其主要症状是疼痛、肿胀、关节活动受限,肢体屈伸不利。这些正是中医"筋痹""肌痹""骨痹"等痹证证候,所以,除急性创伤,多数骨伤科疾病当从痹论治。《诸病源候论》《圣济总录·诸痹门》《辨证录·痹证门》等古籍中诸多论治应是临床重要参考。

(二)骨质疏松性椎体压缩骨折的分阶段辨证治疗

骨质疏松症是一种以骨量低,骨组织微结构损坏,导致骨脆性增加,易发生骨折为

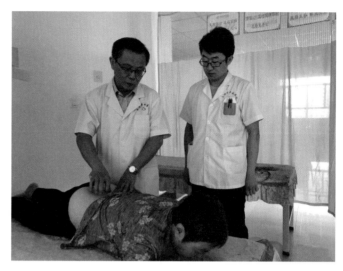

带教学生

特征的全身性骨病,是严重威胁人类健康的全球性问题。骨折是骨质疏松症最主要和严重的并发症,以脊柱、髋部和腕部最为常见。在脊柱骨折中以胸腰段、腰椎和胸椎多见。脊柱椎体骨折常导致患者胸(腰)背部疼痛难忍,甚至卧床不起,严重影响患者的生存质量。绝经后女性因雌激素分泌减少,破骨细胞与成骨细胞功能异常,骨重建负平衡,其出现骨质疏松且合并胸(腰)椎体压缩性骨折的概率相对更大。其临床表现为无明显创伤或轻微创伤后出现腰背部疼痛、起坐等活动明显受限,可逐渐发生脊柱畸形、呼吸功能下降等问题。椎体骨质疏松性压缩骨折是骨伤科的常见病、多发病,王峰首先在"临床第一,辅检第二"基本理念指导下,通过详尽的病史、体检初步判定骨折位置,以MRI和CT确诊骨折及其程度,然后在"急则治其标,缓则治其本"的原则下,采取西医微创手术治疗骨折,以中医辨证论治方法治疗骨质疏松症的综合方案。

1. 骨折急性期采用微创手术治疗

骨质疏松性椎体压缩骨折发生后会有剧烈的腰背疼痛,患者卧床,翻身转侧困难,严重影响日常生活。王峰认为保守治疗不仅治疗周期过长,难免产生并发症,而且卧床期间会加重骨质疏松;开放手术创伤较大、风险较高,普通的螺钉固定更难以较长时间稳定骨折和脊柱,对高龄老年人并不适合。经皮椎体成形术或经皮椎体后凸成形术可能是现阶段治疗此种骨折的主要方法。

经皮椎体成形术和经皮椎体后凸成形术均是在X线引导下通过皮肤、椎弓根或者椎弓根稍外侧植入导针,向椎体内注入骨水泥进行椎体强化,从而迅速缓解疼痛,部分恢复椎体高度,防止椎体塌陷,并增加骨质的生物学强度。两者之间的主要区别为经皮椎体后凸成形术具有球囊扩张系统,可恢复或部分恢复椎体高度,提高脊柱的生物力学稳定性;经皮椎体成形术对椎体骨折有更好的弥散性,不会引起"骨不连"。

王峰认为,经皮椎体成形术和经皮椎体后凸成形术通过向骨折椎体内注入骨水泥,一方面固定椎体内微骨折,增强椎体稳定性;另一方面通过骨水泥的聚合高温,改变椎体内微环境,破坏椎体内末梢痛觉神经,阻断椎体内炎症递质释放,从而起到镇痛作用。该手术操作较为简单,术后6小时即可下床活动,3天即可行走出院,显著改善患者的生活质量,最大限度地降低长时间卧床带来的各种并发症,更快地恢复患者日常生活,是新鲜骨质疏松性椎体压缩性骨折的首选治疗方案。当然,目前的骨水泥材料使固定后的骨折椎体强度(硬度)过高,易发邻近椎体骨折,可能是经皮椎体成形术和经皮椎体后凸成形术的最大缺陷。

2. 骨质疏松症的辨证论治

中医学并没有骨质疏松症这一概念,王峰提出骨质疏松症应归属"骨搏""骨痿""骨枯""骨极""骨空""骨缩"等病证的范畴。骨质疏松症是由多种病因导致的复杂性疾病,其病变累及多个脏腑,为"本虚标实,虚实夹杂"之证。肾气不足可导致血脉充盈不足,脉络日久生瘀,血流受阻,骨髓不充,骨骼失去滋润,导致骨痿。肾气亏损则母病及子,水不滋木,筋骨俱伤,日趋痿废不用。肾阳不足则累及脾阳,脾阳不振,精微难布,骨肉失养而无力,最终引发四肢失去生理功能。脾虚则气血不足,肝血不充,肾精缺乏源泉,骨髓失充;脾虚导致摄血不足,血溢脉外,络脉受阻,津液不注,日久皆可引发骨痿。肝血亏虚则子盗母气,肾精日趋干涸;肝失疏泄则木不疏土,脾失健运;肝气郁滞则气病及血,血脉瘀滞。日久骨亦萎缩无力。

王峰认为,骨质疏松症是人类衰老的一种自然规律,属骨痿,而骨质疏松症存在一个由痿及痹的过程,多以骨痹为主要临床表现。治痿不治痹或治痹不治痿都是片面的,也难以解除患者症状。正确恰当的治疗,应当辨病与辨证结合。即首先明确诊断,再辨证论治。临床一般分为治痹与治痿两个阶段。

(1)治痹:以腰背疼痛,活动受限为主(包括骨折和骨折后遗症)。经云:"不通则痛。"此乃骨质痿弱,络脉不畅,气血瘀阻不通而致。气血瘀滞,经脉痹阻而疼痛,瘀久生热或气滞阻络而腑气不利,故患者除疼痛外常有便秘、纳减、舌红脉数等表现。根据"急则治标"的原则,治以活血化瘀为主,兼壮肾督,并佐以通腑清热。以痿痹消(经验方)为主要方剂。常用黄芪、当归、丹参、赤芍、地龙、三七、血竭、鹿角、补骨脂、肉苁蓉、白花蛇舌草、生大黄、延胡索、乌药等。大便秘结者,大黄后下;大便通畅者,大黄同煎;便溏者去大黄。连续服药直至疼痛缓解,活动自如,再改用治痿方药以善其后。

(2)治痿:以腰背酸软、疲惫乏力或身材短缩、驼背弓腰为主要临床表现,影像学显示或骨密度测定为骨质疏松者。以补肾健脾为主,佐以活血行气。龟鹿壮骨汤(经验方)治之。可选用龟板、鹿角、淫羊藿、肉苁蓉、补骨脂、黄芪、白术、陈皮、党参、川芎、泽兰、地龙、龙骨、牡蛎等药物。肾阳虚者,腰膝酸软,喜暖畏寒,小便频数,脉沉细或沉弦,舌质淡苔白,去龟板,加肉桂、附子;肾阴虚者,烦热眠差,多梦盗汗,咽干,舌红少津,脉

与戴氏骨科戴俭华主任合影

细数,去党参、鹿角,加生地黄、五味子、炒枣仁。此期患者疼痛多不明显,以骨枯为主,故重在滋补先后天,以助气血生化之源,化生肾中精血,充养骨髓。故方中选用大量补气健脾之品助后天生化气血,血肉有情之品益精养髓。骨健筋强,则邪不可干。此方旨在"先安其未受邪之地"。

3. 骨质疏松症的基础治疗

王峰认为,骨质疏松症是一种慢性进展性疾病,其治疗是一个长期的过程,核心是解除疼痛和防止脆性骨折。

骨质疏松症的基础治疗包括:改善不良生活习惯,戒烟限酒,低盐、低脂、低糖饮食,多吃含钙高的食物,少喝咖啡、浓茶、碳酸饮料等,适当锻炼,晒太阳,防止跌倒等。

在骨质疏松症的临床诊疗中,王峰特别重视对患者的情志调护,认为情志既是致病的重要因素,又是患者康复的重要保障。治疗骨质疏松症时要疏肝解郁,解除患者的焦虑抑郁状态,增强其战胜疾病的信心,要做到"形神一体""形与神俱",方可外应万物、抵御外邪、内调脏腑、鼓舞正气。

(三)膝骨关节炎的中医药治疗

1. 概念

膝骨关节炎是一种以退行性病理改变为基础的疾患。多见于中老年人群,其症状多表现为膝关节红肿痛、上下楼梯痛、坐起立行时膝部酸痛不适等。也有患者表现为肿胀、弹响、积液等,如不及时治疗,则会引起关节畸形、残废。在膝关节部位还常患有膝关节滑膜炎、韧带损伤、半月板损伤、膝关节游离体、腘窝囊肿、髌骨软化、鹅足滑囊炎、膝内翻或外翻等关节疾病。

多数膝骨关节炎患者初期症状较轻,若不接受治疗病情会逐渐加重。主要症状有膝部酸痛、膝关节肿胀、膝关节弹响等。膝关节僵硬、发冷也是膝骨关节炎的症状之一,以僵硬为主,劳累、受凉或轻微外伤而加剧,严重者会发生活动受限。

2. 中医认识

中医对于骨关节炎病因病机的阐述最早见于《黄帝内经》,风寒湿邪侵袭是其主要外因。《素问·痹论》指出:"风、寒、湿三气杂至,合而为痹,其风气胜者为行痹,寒气胜者为痛痹,湿气胜者为著痹也""所谓痹者,各以其时重感于风寒湿者也。"内因方面,《素问·痹论》认为:"此亦其食饮居处,为其病本也。六腑亦各有俞,风寒湿气中其俞,而食饮应之,循俞而入,各舍其腑也。""荣卫之气,……不与风寒湿气合,故不为痹。"《灵枢·百病始生》曰:"风雨寒热,不得虚邪,不能独伤人……此必因虚邪之风,与其身形,两虚相得,乃客其形。"可见古人对于关节炎的发病既看到其外部因素,又意识到其内因。概括地说,风、寒、湿、热邪是关节炎发生发展的外部条件,而诸虚内存、正气不足才是其发病的内在原因。主要为风寒湿邪侵袭机体,流注经脉,内搏于骨,留于膝部,导致气血运行不畅,久而成瘀,损伤正气,累及肝、脾、肾等脏腑。

3. 中医治疗

肝肾亏虚是膝骨关节炎的发病基础,是根本原因。"治病必求于本",所以治疗膝骨关节炎的"本"就是补益肝肾。而瘀血痹阻是导致膝骨关节炎发生疼痛的主要因素,是贯穿始终的特征性病机。所以在补益肝肾、强筋健骨治本的基础上,活血逐瘀、通络止痛以治标,方是膝骨关节炎的基本治则。再根据外邪性质不同,应用相应的祛风、散寒、除湿、清热、化痰等方法。

(1)肝肾亏虚型:症见膝关节隐隐作痛,反复发作,关节变形,腰膝酸软,活动不利,伴少气懒言、头晕耳鸣目眩。舌淡红,苔薄白,脉细或弱。治宜滋补肝肾、补益气血。方用壮骨蠲痹汤加减。主要药物包括淫羊藿、肉苁蓉、骨碎补、熟地黄、牛膝、当归、黄芪、白芍、枸杞子、甘草等。此型常见于膝骨关节炎中后期,肝肾亏虚,气血不足,筋脉失养。方中淫羊藿温肾壮阳、强筋骨,温补而不滋腻;肉苁蓉补肾阳、益精血,两者共为君药,以补益肝肾、强筋壮骨。当归、熟地黄滋阴补血、益精添髓;牛膝、骨碎补补益肝肾、强壮筋骨;枸杞子滋补肝肾、滋阴明目;生黄芪补气固表;五者共为臣药,以助补肝肾、强筋骨,并发挥益气血之功。白芍养血敛阴、柔肝止痛、平抑肝阳,为佐药。甘草补脾益气、缓急止痛、调和诸药,为使药。偏肾阴虚加龟板,偏肾阳虚加巴戟天,偏气虚加党参,偏血虚加阿胶,寒湿胜加桂枝、泽泻,湿热偏盛加黄柏、薏苡仁。

(2)寒湿痹阻型:症见膝部肿胀,沉重酸困,活动不便,疼痛缠绵,阴雨寒湿天气加重。舌质淡红,苔薄白腻,脉濡缓。治宜滋补肝肾、散寒除湿。方用独活寄生汤加减。选用淫羊藿、狗脊、桑寄生、独活、牛膝、当归、熟地黄、白芍、乌梢蛇、熟附子(先煎)、细辛、茯苓、泽泻。风寒湿侵袭是膝骨关节炎发病的常见外部因素,风寒湿之邪趁虚入侵机体,痹阻经脉,经脉滞涩,血气运行不畅,不通则痛,故关节肿痛。方中桑寄生、独活除湿祛风、通络行痹,桑寄生还有补肝肾、强筋骨的作用;细辛、乌梢蛇发散阴经风寒、搜利筋骨风湿,淫羊藿、牛膝、狗脊补肝肾、兼祛风湿、强筋骨;当归、生地黄、白芍养血和血、荣筋濡骨;熟附子温经散寒止痛;茯苓、泽泻利湿消肿。诸药合用,使风湿得祛、寒邪得除、气血得充、肝肾得补。风邪偏盛者(行痹),膝痛游走不定,加防风、威灵仙;寒邪偏盛者(痛痹),膝痛较剧烈,得热痛减,遇寒加重,加制川乌、肉桂;湿邪偏盛者(着痹),膝痛酸沉重着,以肿胀为主,加防己、川草薢、秦艽。

(3)痰瘀互结型:症见膝关节肿胀刺痛,痛处不移。关节畸形,活动不利,面色晦黯,舌体胖,舌质紫黯,舌苔腻,脉濡细或涩。治宜滋补肝肾、化痰祛瘀。方用自拟方,选用鸡血藤、淫羊藿、牛膝、杜仲、制南星、地龙、羌活、炒白术、当归、丹参、薏苡仁、白茯苓、生甘草、三七。方中鸡血藤行血补血、舒筋活络,淫羊藿补肾壮阳,祛风除湿。牛膝能活血通经、补肝肾、强筋骨,并能引血下行,寓补于通;杜仲性味甘温,归肝、肾经,能补肝肾、强筋骨,为治疗骨痹之上选;炒白术补气健脾;制南星燥湿化痰、祛风止痉;地龙性寒清热,又有通利经络的功效;羌活祛风除湿;薏苡仁、白茯苓利水除湿化痰;当归、丹参活血通络;三七活血化瘀而消肿定痛,止血而不留瘀,化瘀而不伤正;甘草调和诸药。全方共奏利湿化痰、祛瘀通络止痛之功。肿胀较重者加泽泻、防己,疼痛较重者加乳香、没药、白芍。

(4)湿热流注型:症见膝关节疼痛,肿胀,皮温较高,关节内有积液,活动不便。舌质红,苔黄腻,脉濡数。治宜滋补肝肾、清热利湿、消肿止痛。方用四妙勇安汤加减。具体药物:黄柏、苍术、金银花、当归、薏苡仁、牛膝、骨碎补、续断、狗脊、熟地黄、甘草。此型常见于急性发作期,肝肾亏虚,感受湿热之邪或寒湿之邪日久化热,湿热流注关节,痹阻经脉。急则治其标,在滋补肝肾的基础上,重用清热利湿之品。方中黄柏、苍术清热除湿,以利下焦湿热;金银花清热解毒;薏苡仁除湿消肿;当归、熟地黄滋阴补血;牛膝、骨碎补、续断、狗脊滋补肝肾、强筋健骨;甘草调和诸药。肿胀较甚者加威灵仙,大便干结者加生大黄后下,小便短赤者加萹蓄。

(四)股骨头缺血性坏死的中医辨证论治

股骨头坏死为现代医学之病名,古籍中虽无此病名,但早有对该病的记载。《素问·痿论》云:"肾者水藏也,今水不胜火,则骨枯而髓虚,故足不任身,发为骨痿。"《灵枢·刺节真邪》曰:"虚邪之入于身也深,寒与热相搏,久留而内着。寒胜其热,则骨疼肉枯内伤骨为骨蚀。"《素问·痿论》谓:"肾气热,则腰脊不举,骨枯而髓减,发为骨痿。"

股骨头坏死,中医称"骨蚀"。认为机体体质虚弱,抗病能力低下,肝肾精血不足,致使骨质疏松,是股骨头缺血坏死的潜在原因。病变涉及肝、脾、肾。肾为先天之本,主骨生髓,肾健则髓生,髓满则骨坚。反之,则髓枯骨痿,失去应有的再生能力。肝主筋藏血与肾同源,二者荣衰与共,肝脏受累、藏血失司,不能正常调节血量,血液营运不周,营养难济,是造成股骨头坏死的重要因素。脾主运血,脾失健运、运化无源,则筋骨肌肉皆无气以生。病变发生后,骨与软骨挫裂伤,气血不通畅,经脉瘀阻,血行障碍,肢体失去营养,再生和修复能力减退,因而产生本病。

1. 病因病机

《灵枢·本藏》云:"人之有常病也,亦因其骨节皮肤腠理之不坚固者,邪之所舍也,故常为病也。"认为正气虚弱,正不胜邪,易为外邪所侵。《素问·脉要精微论》云:"膝者筋之府,屈伸不能,行则偻附,筋将惫矣;……骨者髓之府,不能久立,行则振掉,骨将惫矣。"说明筋骨的强弱与肝肾精血的亏虚与否密切相关。《素问·痹论》曰:"故骨痹不已,复感于邪,内舍于肾。"《冯氏锦囊秘录》谓:"膏粱之人,久服汤药,醉以入房,损其真气,则肾气热而腰脊痛不能举,久则髓减骨枯,发为骨痿。"《灵枢·经脉》云:"足少阴气厥,则骨枯。"这些观点都认为肾虚为本病的重要发病因素。肾气热则水不能胜火,阴不潜阳,导致肾阴亏虚以致骨痿,肾中精气不足,不能濡养骨髓而致骨痹。《难经·二十二难》曰:"气主煦之,血主濡之。"《素问·五脏生成》指出:"足受血而能步。"说明筋骨关节的功能活动有赖于气血的濡养。后天失养,气血不足是导致本病的重要原因之一。《素问·举痛论》曰:"寒气入经而稽迟,泣而不行,客于脉外则血少,客于脉中则气不通,故卒然而痛。"《素问·太阴阳明论》云:"伤于湿者下受之。"说明寒湿之邪阻滞气血运行,不通则痛,发为本病。《素问·宣明五气》曰:"久坐伤肉,久立伤骨,久行伤筋。"强调长期劳损为该病致病因素之一。综上,古代医家认为,肾精亏虚,气血不足,筋骨失养或寒湿凝结阻滞气血,不通则痛,或慢性劳损可致发为本病。

2. 辨证论治

(1)肝肾阴虚型:症见髋部疼痛较轻,活动时加重,休息后减轻,患肢肌肉萎缩,自汗或盗汗,善忘失眠,五心烦热,舌红少苔,脉细数。处方:熟地黄、山药、山茱萸、茯苓、知母、黄柏、泽泻、丹皮、甘草。

(2)气虚血瘀型:症见髋关节胀痛、刺痛均不剧烈,或仅感觉轻微疼痛,功能障碍,甚至卧床或扶拐行走,有时伴轻度肌肉萎缩,面色无华,少气懒言,舌质黯红,苔薄白。处方:党参、当归、黄芪、熟地黄、桃仁、红花、白芍、川芎。

(3)气血两虚型:症见髋关节长期功能障碍,跛行,或行动困难,甚则大部分时间卧床,髋部钝痛,有时疼痛沿大腿内侧向膝部放射,休息时疼痛减轻,活动后加重,病侧肌肉萎缩,面色苍白,唇甲白而无华,气短乏力,舌淡苔薄白,脉细弱。处方:党参、当归、茯苓、黄芪、熟地黄、白术、白芍、川芎、甘草。

(4)气滞血瘀型:症见髋部胀痛或刺痛,痛处固定不移,久坐久卧后疼痛加重,适当活动后疼痛减轻,但大幅度活动后疼痛又加重,舌质略黯,脉沉涩。处方:柴胡、当归、酒大黄、红花、桃仁、炮山甲、甘草。

655

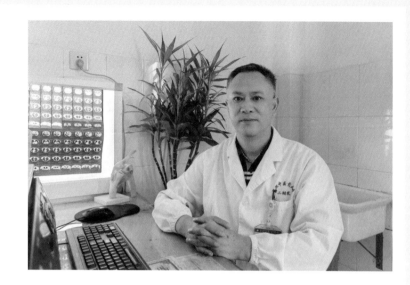

苏国宏

一 名医小传

苏国宏,男,湖北武汉人,主任中医师,硕士研究生导师。国家中医药管理局"十二五"重点学科、安徽省中医药管理局重点专科中医骨伤科带头人。第二届安徽省名中医,第四批全国老中医药专家学术经验继承工作继承人。多次荣获学校及医院"优秀教师"荣誉称号。

兼任中华中医药学会疼痛学分会委员,中国针灸学会理事,中华中医药学会整脊专业委员会委员,安徽省中医药学会针刀专业委员会副主任委员,安徽省中医药学会骨伤专业委员会委员,安徽省灸法研究会理事,安徽省干细胞学会理事。

在安徽中医药大学第二附属医院工作至今,一直从事中医医疗、教学、科研工作,中西互补,法古纳新,主攻外科,内外兼治。崇尚医道之理,非博不能通,非通不能精,非精不能专。只有以清苦为舟,才能渡得学海;只有以勤勉为径,方能攀得书山。坚持读经典,领会经典,多思考,多辨证,千人千方。勤求古训,博采众长,机圆法活,坚守在继承中创新、在创新中继承。提出背肌筋膜炎从太阳经论治的观点,对膝骨关节炎、神经根型颈椎病、肩周炎、腰椎间盘突出症等诊治经验丰富。参与修订国家中医药管理局诊疗指南,主持安徽省科研项目多项,获安徽省第七届自然科学优秀学术论文三等奖。参编医学专著2本,发表学术论文10余篇。

二 学术特色

(一)中西医结合,辨证施治

中医骨科是中医学的一个重要分支,主要针对骨科疾病进行诊断和治疗,包括骨折、脱位、软组织损伤、腰椎间盘突出等。此外,中医骨科还可以针对风湿性骨病、骨质疏松、骨肿瘤等疾病进行综合治疗。中医骨科的治疗方法是以辨证施治为核心,即针对不同的疾病类型和病程阶段,采用不同的治疗方法。当谈到对中医骨科的认识时,其中一个重要方面是它的理论基础。中医骨科的理论基础主要建立在中医学经典著作的基础上,如《黄帝内经》《伤寒杂病论》等,这些经典著作包含了中医学的基本理论和临床经验,对中医骨科的理论构建和临床实践具有重要的指导意义。

中医药治疗骨科疾病的理论基础是"骨节病证论",即骨病的病因、病机、病理和症状,以及骨病的分类、治疗原则、方药等方面的理论体系,主要针对骨科疾病的诊断和治疗提出相应的观点。该理论认为,骨节病是由人体正气不足或邪气侵袭导致气血运行不畅,从而引发的疾病。骨节病包括关节病证和骨病证两类。关节病证包括类风湿关节炎、骨性关节炎、强直性脊柱炎等,骨病证包括骨折、骨质疏松、骨肿瘤等。基于"骨节病证论"理论,苏国宏认为在诊断和治疗骨科疾病时,需要根据患者的病情、脉象、舌象等综合信息,确定患者的证候类型,即病因病机及临床表现,然后针对不同的证候类型,采取不同的治疗方案。

中医骨科理论中最为重要的概念是"骨伤",指的是人体骨骼系统的损伤和病变。骨伤的发生与气血失调、筋骨失养、风寒湿热等因素密切相关。在中医骨科的治疗中,苏国宏认为应当辨证施治,即根据患者的病情和身体状况,从中医学的整体观念出发,进行辨证施治,采用个体化、综合治疗的方法。

他主张在中医基础上,结合西医理论和技术,综合运用中西医学的理论、诊疗方法和技术,进行骨伤疾病的预防、治疗和康复,具体包括:采用现代影像技术,如X线、CT、MRI等,来辅助诊断和判断骨伤病变的程度和部位;采用微创手术技术,如腰椎间孔镜技术、关节镜技术等,以减少手术创伤,提高手术成功率;采用中西医结合的药物治疗方法,争取以最佳的药物组合来达到良好的治疗效果;采用物理治疗,如推拿、针灸、理疗、康复训练等,以促进血液循环和组织修复,减轻患者疼痛;根据中医体质辨证和西医营养学的原理,结合患者情况,进行针对性的营养干预,以促进患者康复。在中医骨科中,虽然中西医结合的治疗方法是为了更好地解决骨伤疾病的临床问题,提高治疗效果,但中医骨科的治疗理念仍然是以中医学的整体观念和辨证思维为基础,根据患者的病情和身体状况,综合运用各种治疗手段和方法,进行个体化和综合治疗。

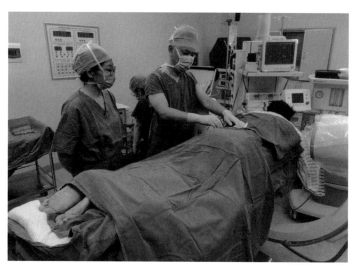

为患者进行腰椎手术

(二)背肌筋膜炎从太阳经论治

背肌筋膜炎是由寒冷、潮湿、慢性劳损等使筋膜反复受到牵拉、摩擦及冷热等的刺激,致使局部筋膜产生缺血、肥厚、变性、粘连等内在病理改变而引起的一种无菌性炎性反应。该病以背部疼痛伴功能活动受限为主要特点,可表现为背部肌肉酸痛、压痛,并可触及硬结或条索,疼痛程度可随天气变化而改变。苏国宏结合30余年临床实践经验总结,认为背肌筋膜炎的核心病因为"风、寒、湿三气杂至,合而为痹也",其发生与太阳经有着密切联系。"太阳主开",太阳经气不利,则风、寒、湿三邪乘虚侵入人体,在经络中流注,而致气滞血瘀,经脉痹阻,不通则痛,发为本病。此外,过度劳累、跌扑闪挫亦可致使该病发生。临床中该病多以实证为主,久病亦可见虚实夹杂。《灵枢·经脉》记载"膀胱足太阳之脉……其直者,从巅入络脑,还出别下项,循肩髆内,挟脊抵腰中",太阳经的循行经过肩胛部,贯穿脊背正中两侧,可见太阳经与背肌筋膜炎的病变部位联系密切。同时《灵枢·经脉》记载太阳经"是主筋所生病者",指出太阳为巨阳,循行于身后,且经筋以足太阳之筋为首,所以太阳经与经筋方面的疾病有着密切联系。

苏国宏据此提出以"调理太阳经经气"为主的治疗大法,临床应用上疗效较好,治愈率较高。苏国宏在治疗该病时常取大杼、风门、肺俞、厥阴俞、心俞、膏肓作为核心主穴,诸穴配合可调理气血、舒筋活络,改善太阳经脉阻滞引发的疼痛。这也符合"腧穴所在,主治所在"的理论。苏国宏认为取穴时应配合阿是穴,在针刺压痛点前要先用两拇指指腹按压背部压痛点,多在肩胛骨内侧缝处,此处多有硬结,应做好标记。从经络角度分析,压痛点是局部经络阻滞不通的反应点,针刺阿是穴可加强松解肌肉痉挛、缓解疼痛的作用。同时他还认为,临床中不同患者的症状亦不尽相同,当根据患者的实际病情以辨证加减取穴。若风、寒、湿证明显,当加以命门、腰阳关,若气滞血瘀,则加以血海、膈俞;若气血亏虚,则加以关元、气海,若肝郁气滞,则加以太冲、肝俞;若肝肾亏虚,当加以肝俞、肾俞、太溪。针刺的具体操作:针刺前先嘱患者配合治疗,在取得患者的积极配合后嘱患者取俯卧位,医者常规消毒双手及针刺部位皮肤后,选用0.3 mm×40 mm规格针具。太阳经腧穴及阿是穴采用斜刺法,每次施术时间为30分钟。术后嘱患者避免过度劳累,注意背部保暖。苏国宏认为,运用太阳经针灸治疗背肌筋膜炎符合中医学的经络理论,临床疗效确切。无论是左侧背肌筋膜炎还是右侧背肌筋膜炎抑或双侧背肌筋膜炎,都可根据太阳经选择单侧或双侧同时取穴。苏国宏还指出,治疗期间应嘱患者注意局部保暖,避免受凉和过度劳累,指导患者注意调畅情志,引导患者改变不良生活习惯,从而达到身心并调的效果。苏国宏采用针刺法治疗背肌筋膜炎疗效明显,且治愈率高、复发率低,其治疗思想对于临床治疗背肌筋膜炎有重要意义。

(三)骨科疾病的诊治特色

1. 膝骨关节炎治验

膝骨关节炎是一种以膝关节软骨退行性病变和继发性骨质增生为特征的慢性关节疾病,其症状往往进展缓慢,随着时间推移患者出现膝关节疼痛、肿胀、僵硬、畸形等,导致患者活动受限,严重者完全无法行动。苏国宏认为,肝、脾、肾三脏虚损是该病发生的根本内因,风、寒、湿外邪的侵袭和外伤劳损为重要诱因,并据此得出骨伤科相关疾病的病机特点是脏腑虚损、经络阻滞,治疗宜以补益正气、驱除外邪为法。苏国宏将该病证型分为肝肾亏虚型、气虚血瘀型、寒湿阻滞型。正如《素问·上古天真论》所载:"四八,筋骨隆盛,肌肉满壮;五八,肾气衰,发堕齿槁;六八,阳气衰竭于上,面焦,发鬓颁白;七八,肝气衰,筋不能动,天癸竭,精少,肾脏衰,形体皆极;八八,则齿发去"。可见肾气随增龄而逐渐减弱,肝肾亏虚、骨失所养,故可发骨痹之证。肾气亏耗,其不能行津液,瘀阻脉络,导致气虚血瘀,不通则痛;肾虚不能温煦,导致内生寒湿,寒湿阻络,不通则痛,因此肾气虚衰是骨伤相关疾病发病的根本原因。苏国宏特别指出,超重使关节活动时受到的机械应力增大,体重增加引起的姿势及运动习惯的改变也可能是膝骨关节炎的原因。

该病治疗常取内膝眼、外膝眼、阳陵泉、阴陵泉、梁丘、血海、阿是穴为主穴,"筋会"阳陵泉,针刺可以强筋壮骨,阴陵泉、足三里健脾祛湿,血海能够活血化瘀,阿是穴通络止痛,梁丘属于郄穴,对于治疗关节疼痛效果良好,诸穴合用,可达强筋壮骨、通络止痛之功,能显著缓解或消除临床症状。肝肾亏虚可配肝俞、肾俞等;寒湿阻滞可配腰阳关、阴陵泉等,气虚血瘀可配足三里、血海等。

臭氧是一种强氧化剂,注入关节腔内具有镇痛、抑制关节内炎症反应及改变关节腔内环境的作用,据此苏国宏创新性地提出了针刺常用穴位联合臭氧治疗膝骨关节炎。针刺的具体操作:患者取仰卧位,患膝关节屈曲放置,所选穴区常规消毒,选用0.30 mm×40 mm规格毫针,选穴取内膝眼、外膝眼、阳陵泉、阴陵泉、梁丘、血海、阿是穴。根据辨

门诊诊疗

证确定补泻手法得气留针30分钟。针刺6天,第7天进行臭氧关节腔内注射,注射时应注意患者须在手术间接受紫外线空气消毒30分钟以上。患者取仰卧位,连接心电监护仪监测,患者膝关节屈曲放置,局部皮肤碘伏消毒,无菌操作后铺巾,以髌骨外上缘为进针点,进针不超过1.5 cm,有落空感后回抽无血,推注无阻力后,注射臭氧25 mL。除此之外,苏国宏还特别强调,在治疗的同时还需要配合适当的休息和一定的功能锻炼,这样才能最大限度地恢复膝部的正常功能。

2. 神经根型颈椎病治验

神经根型颈椎病在颈椎病各类型中发病率最高,占颈椎病的60%~70%,其主要表现为颈肩部疼痛伴颈部肌肉僵硬、上肢放射性疼痛、上肢感觉失常等。中医认为正气不足,卫外失和,风、寒、湿三邪杂至,侵袭人体,引起全身气血运行不畅,经络阻滞,日久则变生痰浊瘀血,阻于经络,流注关节,阻滞经脉气血运行,出现以颈肩部疼痛为主要表现的疾病。神经根型颈椎病的发病率逐年上升,已成为威胁我国人口健康的主要疾病之一。西医治疗主要以口服抗炎镇痛、营养神经等药物缓解症状为主,但此类药物多有副作用。针灸作为一种传统中医疗法,避免了药物的毒副作用,且简便有效,颈椎病属于其适宜病证。

中医古籍中虽无神经根型颈椎病的记载,但根据其发病机制和临床表现,可将其归属中医学"眩晕""痹症"的范畴,隶属于标实本虚之证。气虚则卫气不足,卫表失于濡养,邪气易侵袭机体,伤于筋骨。同时气虚则无力推动血液运行,易形成血瘀。人体的气血平衡遭到损害,最早可为实邪病变,常见于气滞血瘀,日久可由实转虚,变为气虚血亏。故《普济方》中云:"人之一身不离气血……须当为之调血。"不通则痛,血行不畅,可引起肢体麻木疼痛。苏国宏认为可以鼓舞气血,振奋正气,由此达到益气活血、阴阳平衡的目的。

在对神经根型颈椎病的治疗方面,他以气血理论为基础论治,善用阳明经穴位,调整气血关系,并配合局部腧穴,在临床上取得了良好的治疗效果。苏国宏认为首选所在部位附近的腧穴以治疗邻近组织器官,颈部附近的穴位有风池、颈夹脊、大椎、颈百劳等腧穴。颈夹脊穴从解剖学来看,归属多裂肌和回旋肌附着的位置,此位置在颈椎中极为重要,且与督脉、足太阳经关系紧密,具有调和气血、疏通经络的作用。现代医学研究显示,针刺夹脊穴区,可激发穴区内血管神经富集的结缔组织,从而进一步改善椎动脉供血状况。临床中应用颈夹脊穴治疗颈椎病和由颈椎引起的各类疾病疗效颇佳。颈百劳穴为经外奇穴,位于第7颈椎棘突下凹陷处上2寸,后正中线旁开1寸,该穴具有补虚扶正、疏通经络的作用,可缓解颈部劳伤。风池穴为足少阳、阳维二经交会之处,为治风之要穴,具有祛风解表、调和气血、疏通经络的作用,对于治疗头部疼痛、颈项强痛不适、颈部畏风怕寒等都有很好的效果。《素问·骨空论》中载"风者,百病之始也",又因其"善行而数变",遂易流窜全身经络、关节、肌肉,使病情发展迅速,同时又易夹杂寒、湿、热,症状不尽相同。有研究表明,针刺风池穴可明显降低血液中的TNF-α含量从而改善局部血液循环。大椎又名百劳,因其为手足三阳及督脉之会,亦称诸阳之会,具有宣通一身阳气之功效。《类经图翼》中云:"颈项强痛,或眩晕……当刺大椎第一间。"针刺大椎对头项强痛、肩脊背痛有很好的疗效。

苏国宏善于在阳明经取穴,曲池穴是手阳明大肠经合穴,《灵枢·九针十二原》中有"所入为合"的记载。合穴为脉气最为盛大之穴,如水流合入大海。此穴位于肘部,乃经气运行之大关,能使气血下降,苏国宏认为取此穴亦可缓解神经根型颈椎病伴随的手臂麻木疼痛等症状。足三里穴是足阳明胃经穴,胃经为足三阳经中多气多血之经,气血最多,是古今强身健体的重要穴位,有调节机体免疫力、增强抵抗力、补中益气等作用。合谷穴是手阳明大肠经原穴,可推动天部层次的气血运动,又位关口,是调理人体气机之大穴,通过调气,以达理血活血、通经止痛之效,对各类痛证都有不错的止痛疗效。苏国宏善于通过刺激阳明经穴位来调节全身气血运行,气血和则颈肩臂气机通,通则不痛,以此达到治疗疾病的目的。

3. 肩周炎治验

肩周炎以肩关节活动受阻、功能受限并伴有一定程度的疼痛为主要特点,其中受限又以外旋、内旋、后伸最严重,可表现为手臂无法上举,转动肩部时出现疼痛。该病患者多在50岁左右,《素问·上古天真论》中曰:"女子……七七,任脉虚,太冲脉衰少,天癸竭,地道不通,故形坏而无子也;丈夫……七八,肝气衰,筋不能动,八八,天癸竭,精少,肾脏衰,形体皆极。"苏国宏认为人体的生长、发育、衰退,都与肝肾的盛衰有着密切的关系,且对于肩关节局部来说,肝主筋,筋赖肝血的濡养,肝血虚,血不养筋,从而出现筋脉拘挛、屈伸不利、活动不灵或弛缓萎缩无力。女子七七、男子七八的患者,肝肾亏虚,精血不足,活动量减少,血脉周流运行迟缓涩滞,不足以滋养温煦四肢百骸,以致筋骨懈怠。也就是说,机体衰退,筋脉肌肉松弛,骨质疏松,血液循环、新陈代谢衰退,肩部及其周围的血液供应减少,因虚致瘀,代谢浊气蓄积,痹阻于局部经脉、筋肉,出现了筋脉拘急、粘连、疼痛、功能活动受限等。

基于肩周炎的中医病机、病位,结合经络所过、主治所及,苏国宏认为肩周炎可从肝肾论治,其治疗原则为补肾养筋,常将肾俞、太溪作为核心主穴,两穴相配可补益肾气、濡养筋骨。因同气相求,经络循行往往左右交叉,《灵枢》中亦有"上病下治"的论述记载,苏国宏在前人的基础上,优化并总结了压痛点选穴,以更好地调和气血、通利关节。若肩前穴处疼痛,则取对侧箕门穴;若肩髃穴处疼痛,则取对侧髀关穴;若肩髎穴处疼痛,则取对侧环跳穴;若臑俞穴处疼痛,则取对侧秩边穴。另外,他还发现中平穴对于治疗肩周炎效果良好,该穴在足阳明胃经上,于足三里下方1寸处。针刺中平穴能够刺激机体对神经系统产生相应的反馈作用,从而达到抗体样作用,在缓解疼痛的同时促进肩关节功能恢复,故也将其作为肩周炎治疗的核心穴位之一。养老为小肠经的郄穴,小肠经循行过肩,故有调节肩部气血的功效。此两穴上下、左右互相配合使用,可协同调理太阳、阳明经的气血,使气血运行无阻,同时濡养筋骨,疼痛则无以为生。

由于肩周炎病程长久,迁延不愈,因此临床上应对其进行分期,不同分期所对应的治疗重点也各不相同,这样才能精准治疗,让患者尽早康复。不同于临床上常规地将肩周炎分为疼痛期、僵硬期、缓解期三期,苏国宏创新性地将肩周炎分成"肾虚络阻期""筋骨失养期""固本复旧期"三期。在肾虚络阻期,患者多以肩部剧烈疼痛、活动不利、腰膝酸软、小便频数、天冷时疼痛加重为主要症状,应配肝俞、太冲等穴。若患者未予重视,则会向下一阶段发展。到筋骨失养期,患者的肩部疼痛感会较肾虚络阻期稍减轻,但并不代表病情好转,相反,此时肩部活动受限会进一步加重,关节疼痛范围加大,并伴有夜间加重、肌肉挛缩,此时应配阳陵泉、大杼、绝骨等穴。经过一系列治疗后,在固本复旧期,配腰阳关、关元、气海等穴,此时患者肝肾已补,肾气充足,肩部及全身筋脉得到濡养,气血顺畅,故疼痛自消,但由于肌肉长时间萎弱不用,因此在维持治疗效果的同时还需要进行一定的功能锻炼才能完全恢复肩部功能。

4. 腰椎间盘突出症治验

中医学对腰椎间盘突出症没有专门的记述,但根据其发病特征、典型症状来辨证分析,该病属"腰痛""痹证"范畴。中医学认为"不通则痛,不荣则痛""痛多因于瘀",故临床将其病因分为内因和外因两方面,内因为脏腑功能衰退,以肝、脾、肾三脏最为明显;外因则是风、寒、湿邪侵袭、跌打损伤或劳累伤筋致气滞血瘀。苏国宏认为,本病涉及肝、脾、肾,肝主筋,脾养肉,肾主骨,筋、骨、肌肉构成了腰椎的基本结构。随着人体骨骼肌肉功能逐渐老化、脏腑功能减退,直接或间接地影响了人体内在精微物质(气血)的产生或运行,从而影响腰椎基本结构稳定,导致疼痛症状的产生。

苏国宏提出,应从肝肾综合论治腰椎间盘突出症,临床多选取大肠俞(双)、肾俞(双)、委中(双)、承山(双)、肝俞等穴,偏阳虚者,加足三里、命门、腰阳关穴,偏阴虚者,加太溪、三阴交穴。肝肾气血充足,则筋脉得以濡养,络脉通畅,痛无以生。从中医经络角度看,腰椎间盘突出症的发病与外邪侵犯膀胱经与督脉有关,当属病损督脉、膀胱经,气机痹阻,督脉经气受损未能复原,又再发或多次受损造成的"督脉气亏、瘀血闭阻"之症。膀胱经多气多血,跌打损伤之后气血必然瘀塞难通。故苏国宏临床针刺医治该病着重畅通膀胱经与督脉的经气,以"益气通经、行气活血"为主。根据中医"腧穴所在,主治所在;经络所过,主治所及"理论,选取腰夹脊、人中、肾俞(双)、命门、委中(双)、昆仑(双)等穴。腰夹脊位于患部,为治腰痛之常用穴;肾俞为肾的背俞穴,可起到补肝肾的作用,中医认为"气行则血行,气滞则血瘀";命门为督脉要穴,而督脉为阳脉之海,针之可振奋一身之阳气;人中为督脉穴位,是急救要穴之一,擅治腰痛闪挫;委中是膀胱经的合穴,擅治瘀血、腰痛及下肢痛,《四总穴歌》中记载"腰背委中求",《玉龙歌》中云"强痛脊背泻人中,挫闪腰酸亦可攻,更有委中之一穴,腰间诸疾任君攻";昆仑为足太阳膀胱经经穴,功能活血化瘀,主治腰骶疼痛、足踝肿痛。诸穴配合,疗效显著。

此外,纠正不良姿势和习惯、加强锻炼、增强体质,尤其加强腰背肌功能锻炼,是预防腰椎间盘突出症引发疼痛的有效措施。临床中积极与正规的非手术治疗是绝大多数患者的首选,尽快消除疼痛症状是治疗的首要目标,而提高患者的生活质量则是最终目标。

663

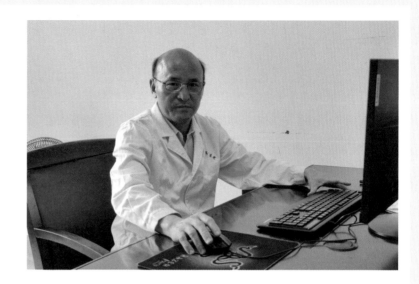

陶家安

一 名医小传

陶家安,男,安徽当涂人,中共党员,主任中医师,安徽省中医药高等专科学校特聘教授。马鞍山市中医院副院长,安徽省中医药管理局重点专科——骨伤科学术带头人。第二届安徽省名中医,第三届江淮名医,第二届马鞍山市诗城名医。马鞍山市首批跨世纪人才。先后获得"安徽省卫生系统先进工作者""马鞍山市劳动模范和优秀共产党员"等荣誉称号。

南京医科大学临床医学院研究生毕业,坚持仁心仁术,传承创新精神,专注中医骨伤科临床工作30余年,主张"先中后西、中西结合"的治疗原则,熟练掌握骨伤科疾病的中、西医治疗手段,尤其重视"补肝肾、强筋骨"的作用。建有"陶家安安徽省名中医工作室",所带7名徒弟均已成为技术骨干及中青年学术带头人。坚持每周门诊、业务查房及1~2次Ⅲ、Ⅳ类手术带教工作,每季度为下级医师及实习进修医师进行1次集中授课,每年举办1次省级继续教育班推广临床经验。

在日常诊疗中,擅长四肢创伤骨折的整复固定、中药的分期辨证运用以及老年退行性骨关节病的诊治,尤其是颈肩腰腿痛等软组织病变的传统中医药治疗。先后获安徽省科技进步奖1项、马鞍山市科技进步奖6项,承担并完成马鞍山市科研课题多项,发表学术论文20余篇。

二 学术特色

(一)骨伤疾病从肝肾论治

基于"肾主骨、肝主筋""肝肾同源"等中医理论,陶家安认为肾气旺盛、肾精充足,则骨骼健壮,骨髓生化有源,四肢百骸功能正常;肝血充盛,筋骨得到充沛的濡养,才能强健有力,故"补肝肾、强筋骨"成为治疗骨伤疾病的必守之法,而独活寄生汤的组方原则正是在补肝肾、强筋骨、益气血的基础上配以祛风湿、止痹痛药物而成。陶家安将补肝肾、益气血之法贯彻于创伤骨折病的治疗全程;在各种痹症的治疗上,以独活寄生汤为基本方进行化裁:风重者重用独活、防风祛风除湿;寒重者以桂枝、附子、细辛等温经散寒;湿重者加苍术、威灵仙、路路通、茯苓等除湿通痹;气滞血瘀者加桃仁、红花、地龙、炮山甲以活血化瘀、通络止痛;兼有湿热者加黄柏、泽泻以清热利湿;兼有痰湿者加胆南星荡涤之。做到了遵从古人而不拘泥于古人,采用辩证与辨病相结合的原则,根据患者具体情况,采用独活寄生汤加减组方内服的同时,联合应用外治法,乃至手术治疗。

(二)腰椎间盘突出症治验

此类疾病是一种慢性疾病,许多患者在发病前都有反复慢性腰痛或腰腿痛病史,门诊失治、误治率较高,失治、误治之后再由某些偶然因素而诱发腰腿痛症状。多数腰椎间盘突出症患者在发病早期没有接受正规系统的诊治,以致病情反复、迁延难治,使得治疗更加困难,疗效较差。根据多年治疗经验,仔细分析此类患者的疾病发病特点,认为此类疾病致病内因主要为肝肾不足、筋骨不健,外因常为外伤、跌扑闪挫,或因风寒湿热外邪侵袭,总因下虚邪客所致。正如《杂病源流犀浊·腰脐病源流》曰:"腰痛,精气虚而邪客病也……肾虚其本也,风寒湿热痰饮、气滞血瘀闪挫其标也,或从标,或从本,贵无失其宜而已",因此,其治法总结为扶正祛邪、标本兼治、重在温补。

陶家安在临床治疗此类疾病时,既遵从古代医家的理念而不拘泥于古人的治法,既辨证施治,又辨病定性,结合现代影像学诊断,如CT、MRI等影像表现,仔细分析辨别髓核组织突出部位的相关性,做到定位、定性准确。临床发现部分患者的临床症状与突出的椎间盘大小不完全相关,如少数影像学提示腰椎间盘突出较重者却无任何临床症状,而某些小的椎间盘突出却表现出较重的临床症状。有些临床诊断为椎间盘突出症的患者表现为受椎管外因素影响,即使解决了椎间盘突出问题,其临床症状仍无法消除。

陶家安认为大多数腰椎间盘突出患者,采用中药内服,结合分期序贯综合治疗,整体与局部兼顾,内外同治,均获得满意的疗效。所谓分期序贯治疗即针对腰椎间盘突出症疼痛剧烈的早期患者,多采用针灸、中药熏蒸治疗结合脱水、消炎止痛药物,使患者的病情部分缓解,疼痛症状改善,此治疗3~5日;患者病情处于缓解期时,可予以推拿手法

665

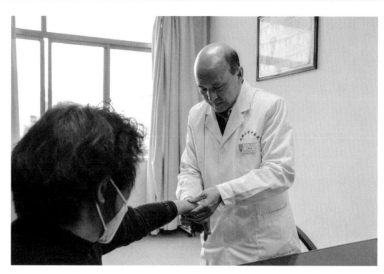

为患者做治疗

治疗,若局部痛点局限,结合小针刀松解治疗,此治疗约一周时间。患者经序贯治疗后,症状大部分得以缓解,进入恢复期,可进一步予以针灸、穴位敷贴、中药熏蒸、手法或针刀治疗,以巩固疗效。治疗过程中均以独活寄生汤随证加减内服。对于腰椎间盘突出较大而有神经根性症状者、椎间盘突出合并腰椎管狭窄者或出现马尾神经麻痹症状者,单纯的保守治疗可能无效或没有明显效果,应积极进行手术治疗。对于单节段侧凸型病例采用单侧开窗髓核摘除,尽可能地少破坏骨性结构。

针对中央型腰椎间盘突出症的传统手术方法采用全椎板切除摘除髓核,创伤大、并发症多等不足,陶家安于1998年开始采用双侧开窗摘除髓核的术式。全椎板切除术式优点是减压充分,不遗留某些未肯定的狭窄部,但其缺点也十分明显,如腰椎后部的结构被破坏,腰椎稳定性受到影响,导致医源性的失稳;切除广泛,软组织损伤大,术中出血量多,感染机会增加;患者术后卧床时间长,不利于康复。而双侧开窗治疗中央型椎间盘突出症,遵循了脊柱"减压"和"稳定"的原则,手术保留了完整的棘上韧带,保留了大部分的棘突,术后使棘突间周围不会被瘢痕组织贯通而形成压迫;损伤小,手术仅仅切除了双侧病椎间隙上下缘小部分椎板,保留了脊柱的骨性稳定结构;术后1周下床活动,有利于早日康复训练,减少并发症发生的机会,大大提高了手术成功率;较内固定大大降低了费用成本。

(三)股骨头缺血性坏死治验

治疗股骨头缺血性坏死的方法很多,但缺乏特别有效的疗法。单一的治疗方法存在一定的局限性,陶家安等认为采用髓芯减压配合中医药分型论治是一种有效的治疗方法,对早期股骨头缺血性坏死尤其有效。

髓芯减压:患者平卧位,固定患肢外展30°、内旋60°,局麻下取大粗隆顶点下缘处切开皮肤0.5 cm,深达大粗隆下缘的骨皮质,用直径0.45 cm的长钻,在C型臂X射线机监视下,自大粗隆下缘顺股骨颈方向钻达股骨头软骨下0.5 cm处,钻头退至大粗隆下缘入口处,稍改变方向,重复操作2~3次,如果股骨头下有囊性变,则应钻达囊变区,术后抗生素使用3~5日,复方丹参注射液20 mL生理盐水稀释后静滴,连用15日。卧床1个月,不负重3个月。

在髓芯减压的基础上,术后第2天开始按中医辨证分型给予中药内服。

(1)气滞血瘀型:治宜行气活血化瘀。药用当归12 g,川芎9 g,赤芍9 g,丹参12 g,穿山甲9 g,地龙9 g,威灵仙12 g,郁金9 g,苏木9 g,生地黄12 g,地鳖虫6 g,甘草3 g。

(2)气虚血瘀型:治宜益气活血。药用黄芪30 g,党参15 g,穿山甲9 g,赤芍9 g,地龙9 g,生地黄12 g,当归9 g,川芎9 g,威灵仙12 g,鸡血藤15 g,甘草3 g。

(3)痰湿痹阻型:治宜清痰利湿、活血通络。药用党参12 g,炒白术12 g,茯苓15 g,鲜石斛9 g,薏苡仁30 g,桃仁9 g,半夏9 g,陈皮9 g,白芥子9 g,木瓜15 g,牛膝9 g,威灵仙12 g,甘草3 g。

(4)肝肾不足型:治宜益气养血、补肾壮骨。药用黄芪30 g,党归12 g,熟地黄12 g,枸杞子20 g,山茱萸20 g,续断30 g,肉桂6 g,牛膝9 g,血竭4 g。以上诸药,每日一剂,水煎两次取汁200毫升,早晚分两次口服。1个月为1疗程,连服3~4个疗程。

同时,术后1周开始采用推拿手法治疗,每日1次,2周为1个疗程,连用4~6个疗程,疗程间隔1周。随访1年。

髓芯减压的目的就是阻断股骨头缺血性坏死的病理过程,其机制是通过钻孔降低股骨头内压力,促进血液循环,增加骨细胞的供氧量,从而阻断股骨头坏死的病理过程。中医药治疗股骨头缺血性坏死有确切的疗效,但疗程较长,且有些病例在临床症状明显改善后,X线片改变无进展,这些不能认为中药无效而中断治疗,必须坚持按疗程服药,不能半途而废。

因此,在临床上应注意询问病史(如有无髋部的创伤、服用激素、长期饮酒史等)及应用现代诊断技术(MRI是目前最敏感、最特异的检查方法),以期早发现、早诊断、早治疗。在股骨头缺血性坏死的治疗过程中,应避免负重,采取扶双拐等手段以保持股骨头外形,塌陷的直接原因是机械压力,而坏死后修复是必然的病理改变,所以要减少负重直至骨恢复正常。治疗期间应保持工作和生活环境的干燥和温暖。湿性重浊、寒性凝滞、寒冷潮湿,会致髋部的血管收缩,延缓血流速度,加重缺血,使病情加重,因此不可在寒冷潮湿的环境久住,冬天应多活动并注意保暖。

(四)膝关节炎治验

膝关节炎的治疗方法较多,主要有手术和非手术治疗。非手术治疗主要有理疗、服用非甾体抗炎药、针灸推拿、中药外敷、皮质激素关节腔内注射等,疗效都不确切,且长期大剂量使用非甾体抗炎药和皮质激素不良反应多。手术治疗有截骨术、人工关节置

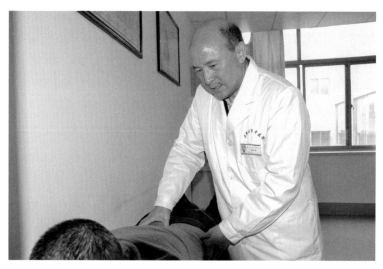

门诊检查

换术等,有一定疗效,但创伤大、费用高、并发症多。陶家安等综合临床常用的有效治疗方法,将其有机、有序地结合在一起,按照设定的时间顺序形成连贯有序的治疗模式,获得满意疗效。

(1)关节腔内注射:患者取仰卧位,膝关节下垫枕,使膝关节屈曲20°(伸直位为0°)。常规消毒膝关节周围皮肤,用一次性无菌注射器从膝关节外下方穿刺点进针,抽尽关节腔积液,注入玻璃酸钠注射液2 mL,拔出针头,创可贴敷贴针眼,嘱患者24小时内针眼处勿沾水。每周1次,共治疗3次。

(2)推拿:关节腔内注射后予推拿。推拿股四头肌10次,然后点揉髌骨上、下、左、右及内外侧间隙约30次,屈伸膝关节20次,牵引左右摇摆20次。每天2次,7天为1个疗程,连续3个疗程。

(3)中药的辨证内服:

肝肾阴虚型,治宜滋补肝肾,活血通络,强筋健骨。药用熟地黄20 g,山药12 g,山茱萸12 g,土茯苓12 g,泽泻12 g,牡丹皮6 g,枸杞子15 g,龟板(先煎)20 g,炒白芍30 g,牛膝10 g。

脾肾阳虚型,治宜温补肾阳,活血通络,养筋壮骨。药用制附片(先煎)10 g,肉桂10 g,鹿角片(先煎)15 g,桂枝10 g,党参30 g,白术10 g,淫羊藿12 g,当归12 g,炒白芍30 g,川牛膝10 g。

瘀血阻络型,治宜行气活血,利湿通络,养筋健骨。药用桃仁、红花各10 g,当归12 g,熟地黄12 g,川芎10 g,伸筋草12 g,丝瓜络10 g,桑寄生20 g,独活10 g,白芍30 g,川牛膝10 g。

均每天1剂,水煎取汁300 mL,分早晚2次温服,3周为1个疗程。

(4)中药熏蒸:关节腔内注射24小时后进行,采用下肢熏洗协定方桑枝15 g,透骨草

30 g,海桐皮 30 g,五加皮 30 g,三棱 10 g,莪术 10 g,乳香 10 g,没药 10 g,红花 10 g,威灵仙 20 g,牛膝 10 g,苏木 15 g,桂枝 10 g,艾叶 10 g。将药物放入熏蒸床的药槽内,加水加热。患者平卧于熏蒸床上,熏蒸患部,温度控制在 41~48℃,每次 30~40 分钟,每天 1 次。7 天为 1 个疗程,共 3 个疗程。

(5)针刀松解:患者仰卧位,在患侧膝部找出阿是穴并标记,常规皮肤消毒、浸润麻醉后,针刀刺入、剥离松解,以无菌纱布覆盖针孔。通常在疼痛局限后进行,针刀治疗后中药熏蒸及推拿治疗停止 1 天,每周 1 次,连续 2~3 次。针刀治疗在关节腔内注射后 3~4 天进行。针刀治疗后中药熏蒸、推拿治疗停止 1 天。

(6)功能锻炼:治疗期间,嘱患者适当行膝关节伸屈活动及股四头肌收缩锻炼。

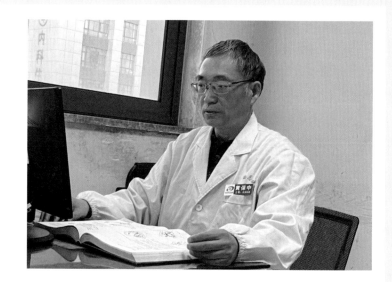

一 名医小传

黄保中,男,安徽定远人,中共党员,主任中医师,定远县总医院骨伤科主任,第二届安徽省名中医。安徽省骨伤专业委员会常务委员,安徽省全科医师协会医养结合分会、慢性创伤分会常务委员,滁州市中医药学会理事、骨伤科专业委员会副主任委员,滁州市中医骨伤科质控中心副主任委员。

1990年毕业于安徽中医学院针灸专业,同年在定远县总医院骨伤科工作。先后在洛阳正骨医院创伤骨科、脊柱外科、关节外科专业进修;多次参加疼痛、内镜、全科、关节置换等诊疗技术学习培训。从医以来,博览群书,勤学苦练,积极实践,中西医兼修并蓄,逐渐形成了自己的学术特色。

临床主张中西医结合,提出"能保守、不手术,能微创、不大切口开放手术"的原则,坚持"能中不西,先中后西,中西医结合"的理念。擅长分期辨证、辨病综合治疗腰椎间盘突出症,辨"瘀"论治膝痹病,补肾健脾和胃治疗骨质疏松症,内治外治合用,强调中医外治法,重视局部治疗,灵活使用中药外敷、熏蒸、针灸、推拿、埋线、放血、火罐、刮痧等手段,再结合中药内服调理,疗效独特。重用虫类药物等,形成了个人治疗特色。发表学术论文8篇。主持安徽省中医药传承创新科研项目"中西医结合治疗膝痹病疗效临床研究",受聘于定远化工学校兼职授课《针灸推拿学》。

二 学术特色

(一)分期辨证、辨病综合治疗腰椎间盘突出症

腰椎间盘突出症属中医学腰腿痛、痹证范畴,黄保中在临床上将腰椎间盘突出症分为急性发作期、症状缓解期及恢复期,从风、寒、湿、痰、瘀、虚方面辨证施治。认为中医整脊、牵引、推拿、针灸等方法,结合辨证以中药内服外用、功能锻炼等综合治疗腰椎间盘突出症疗效最优。根据影像学、临床表现西医辨病有马尾神经损伤,肌力、感觉运动功能下降等神经损伤症状,中医药治疗不能缓解者,尽快甚至急诊手术,防止神经不可逆性损伤。实践证明,绝对卧床休息是一种较好的康复方法。临床上提倡西医辨病与中医辨病辨证相结合,防止出现误诊、误治。

典型病案:许某,女,42岁,安徽定远人,2018年12月8日初诊。

腰腿痛两年余,症状加重1周,右下肢麻木、疼痛剧烈,卧床缓解。腰4、腰5右侧椎旁压痛、放射痛,右足踇趾背伸肌力正常,右下肢直腿抬高试验约30°,加强试验阳性;舌质暗红,苔腻,脉弦紧;CT及MRI示腰4、腰5椎间盘突出。从事餐饮业,长期过劳、接触冷冻食品。

西医诊断:腰4、腰5椎间盘突出症(急性发作期);中医诊断:腰腿痛,证属邪瘀阻络。治则:驱寒除湿、舒筋通络、止痛。治疗:牵引、推拿、整脊,加内服方药:全蝎2 g,地龙6 g,土鳖虫6 g,僵蚕6 g,牛膝10 g,独活10 g,威灵仙15 g,延胡索30 g,制附子10 g,秦艽10 g,白术15 g,甘草6 g。每日一剂,水煎早晚分服,痛减停服。绝对卧床一个月,仰、趴、侧卧位皆可,大小便及吃饭时都不可坐、站。症状缓解后可挺腹、伸屈抬腿,禁止起坐。

二诊:2019年1月6日。腰腿痛缓解、麻木消失,右直腿抬高75°,加强试验阴性,症状缓解期。治则:驱寒除湿、舒筋通络兼补肝肾、脾胃、气血。方药:独活15 g,延胡索30 g,杜仲10 g,牛膝10 g,川芎10 g,茯苓15 g,细辛5 g,党参30 g,当归15 g,熟地黄15 g,僵蚕10 g,肉桂10 g,土鳖虫10 g,甘草9 g,黄芪30 g。下床戴腰围、拉单杠或双杠或吊环,臂力不足辅以胸肩吊带。

三诊:2019年2月3日。近两月诊治,症状基本缓解,恢复期。改服六味地黄丸补肝肾2个月,环跳穴、委中穴、承山穴、足三里穴、丰隆穴、夹脊穴(腰4、5)及阿是穴埋线,每15日一次,埋线2~3次;去腰围;坚持拉单杠、双杠或吊环,锻炼腰背肌及腹肌,维持疗效,避免复发。

(二)辨"瘀"论治膝痹病

膝痹病多为风、寒、湿、痰、热、瘀等邪痹阻关节,或正气不足,肝肾、气血亏虚,血运

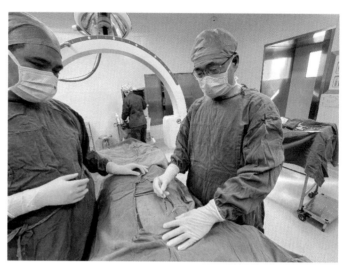

在手术中

乏力而致瘀,或复感外邪,邪瘀痹阻关节,留聚于膝,发为膝痹病,以"瘀"为机,不通不荣则痛。黄保中主张辨证使用中药、针灸、推拿治疗,配合个性化的功能锻炼,共奏驱邪通络、祛瘀止痛作用,以恢复膝关节功能。腓骨颈下截骨,胫骨平台内侧钻孔打压植入截取的腓骨以调整力线、加重局部刺激,改善膝关节的血液循环,调整恢复膝关节的内循环,局部熏蒸、灸疗等外治引药至病所,增强了祛瘀通痹作用。不论是邪瘀阻络,还是虚而血瘀,治疗时以通为用,提倡使用活血化瘀及虫类药物。

典型病案:王某,男,75岁,安徽定远人,2018年3月3日初诊。

左膝肿痛3年余,症状加重20天。上下楼及下蹲起立困难,遇冷痛重,夜痛明显。检查:左膝肿胀,压痛阳性,活动受限、疼痛,髌骨研磨试验、浮髌试验阳性。舌质暗红,苔滑腻,脉弦细。X线片及MRI示膝关节骨质增生,内侧关节间隙减小,膝内翻,关节腔积液,半月板损伤,内侧平台软骨面下轻度硬化、骨髓水肿,内侧副韧带及前交叉韧带一度损伤。

西医诊断:左膝关节病;中医诊断:左膝痹病,证属肝肾亏虚、邪瘀阻络。

治则:驱寒除湿、活血通络止痛、补益肝肾。方药:僵蚕10 g,土鳖虫10 g,川芎10 g,独活10 g,制附子10 g,秦艽10 g,细辛5 g,白术15 g,牛膝10 g,补骨脂30 g,薏苡仁30 g,全蝎2 g,泽兰30 g。水煎每天1剂,早晚分服。腓骨颈下截骨加胫骨平台关节面下内侧钻孔打压植入截取的腓骨。灸疗委中、膝眼及膝关节周围,每天1~2次。循下肢足六经击打、推拿,每天1~2次。注意保暖,不负重或负重做直腿抬高和骑自行车动作锻炼。

二诊:2018年3月15日。肿痛好转。原方去泽兰、薏苡仁、全蝎,加用肉桂10 g、杜仲10 g、地黄20 g加强补益肝肾之功。

三诊:2018年3月31日。肿痛缓解,停中药内服,改用通经活络、祛风散寒、补益肝肾气血药酒内服:五加皮150 g,当归150 g,肉桂150 g,牛膝100 g,防己100 g,白术100 g,

陈皮 100 g,姜黄 100 g,独活 75 g,栀子 75 g,白芷 50 g,白糖 1.5 kg,50°白酒 15 L。温服,每次 10~15 mL,每天 2~3 次;埋线足三里、三阴交、阴陵泉、丰隆等穴,每 15 天 1 次,埋线2~3 次。可局部或循经击打、推拿、熏灸,加上功能锻炼,以维持疗效。

(三)补肾健脾和胃治疗骨质疏松症

骨质疏松症是中老年人常见病、多发病,多见腰、膝等骨关节疼痛,严重者可致病理性骨折。中医究其病因病机属骨痹、骨痿范畴,为肝肾气血亏虚所致,常给予补益肝肾治疗。治疗骨质疏松症单补肝肾,强筋骨,难以奏效,应用的补益肝肾之药也难以吸收利用,故常加用白术、茯苓、黄芪、砂仁、厚朴等健脾益气和中之药,以强补肾之功。黄保中应用补肾壮骨汤补肾健脾和胃治疗骨质疏松症,疗效明显好于单纯补肾,并据肾虚、脾虚、痰湿瘀阻络等不同辨证加减。肾阳虚重加肉苁蓉,肾阴虚重加山茱萸,脾虚重加薏苡仁,气虚重加党参,血虚重加黄精,瘀血重加地鳖虫,痛甚加延胡索、威灵仙,寒湿重加制附子、独活,上肢痛甚加桂枝,下肢痛甚加牛膝。配合喝牛奶、晒太阳、适当锻炼,注意保暖,防摔跤。辨证选穴灸疗、埋线、针刺、按摩、循经叩击拍打等可提高疗效。重症病理性骨折,结合手术治疗。

典型病案:陈某,女,85 岁,安徽定远人,2022 年 7 月 8 日就诊。

驼背、全身骨关节疼痛,腰背痛甚,因骨质疏松症并病理性骨折进行多次保守或椎体成形手术治疗。X 线片示:胸腰椎多发性楔形变,数个椎体有骨水泥影,椎体骨小梁粗大、减少、稀疏。

西医诊断:骨质疏松症;中医诊断:骨痿,证属肝肾亏虚。治则:补益肝肾,兼健脾和胃。方用补肾壮骨汤:杜仲 10 g,僵蚕 10 g,枸杞子 15 g,菟丝子 10 g,熟地黄 15 g,牛膝15 g,当归 15 g,黄芪 30 g,补骨脂 10 g,骨碎补 15 g,白术 15 g,桂枝 10 g,独活 15 g。治疗20 日症状缓解。选关元、脾俞、肾俞、命门、身柱、足三里、三阴交阿是等穴埋线,每 15天 1 次,埋线 3~5 次,维持疗效。

(四)内治外治合用,重视局部治疗

黄保中认识到,骨伤科很多疾病局部症状明显,全身用药有时起效慢,中药外敷、熏蒸、针灸、推拿、埋线、放血、火罐、刮痧等外治法对局部症状缓解效果确切,结合中药内服调理,疗效更为显著。如五虫散加减(蜈蚣 10 条、全蝎 30 g、僵蚕 30 g、土鳖虫 50 g、地龙 50 g、桂枝 50 g、葛根 50 g、羌活 50 g、威灵仙 100 g、白芍 50 g、延胡索 100 g、川芎 50 g,蜜制为丸,或研粉吞服,每次 3 g,每日服 2 次),结合手法推拿、水针刀、针灸、熏蒸、功能锻炼等治疗肩周炎;结合牵引、手法推拿、针灸、外敷等治疗颈椎病。骨髓炎或软组织感染采用骨髓炎拔毒膏(大鲫鱼 600 g、麻子仁 360 g、巴豆 360 g、大蟾蜍 5 只、血余炭 50 g、冰片 30 g、乳香 100 g、没药 100 g、皂刺 100 g、血竭 30 g、地龙 50 g、土鳖虫 100 g、宫粉1 200 g、麻油 2 000 g,炼制为膏)外敷;急性期热毒蕴结,配合内服五味消毒饮加减;中后

在科室做讲座

期根据脾肾阳虚、气血亏虚、阴虚火旺等不同辨证内服中药;兼有阳虚或气血虚者加用局部灸疗。

(五)医药并用,重用虫类药物

中药按性味、归经、作用等规则组成方剂使用,可增强治疗作用、扩大适应证、降低不良反应,但也不可避免地减弱了部分药物的某些有效作用。黄保中主张小处方用药,重用单味药,减少中药使用味数,避免味数过多对方剂治疗作用的不利影响。虫类药物具有生物活性,比其他同类效果中药的效价更高,重用蜈蚣、水蛭、土鳖虫、乌梢蛇等虫类药,同时配合针灸、推拿等中医诊疗技术,可提高中药的效价及作用,减少方剂中中药使用味数及剂量。

黄保中认为,西医的药物在人体内有效成分浓度高、治疗方法对疾病的针对性强,广泛应用不同程度地影响了人体的正气、本身具备的抗病及自我康复能力,降低了机体对低浓度中药的敏感度,中医临证治病需要通过增加重用单味中药、虫类药的剂量,配合针灸、推拿等中医诊疗技术,中医中药并用,综合治疗,增强中医药的作用,提高中医药治疗疾病的效果。

章
国
跃

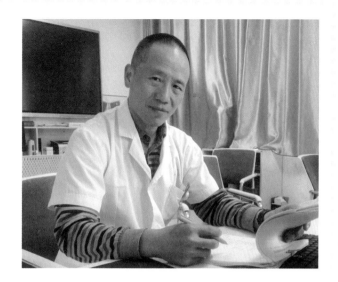

一 名医小传

章国跃,男,安徽东至人,主任中医师,东至县中医院骨伤科主任。安徽省中医药管理局重点学科——骨伤科学科带头人,全国基层名中医,第三届江淮名医。兼任安徽省中医药学会骨伤专业委员会常务委员,安徽省中西医结合学会骨科专业委员会委员。

从事骨伤科临床工作30余年,多次研学于安徽省及国内各大相关专业医疗中心,坚持中西医结合解决疑难杂症,不断吸取新理论、新观念,创新思路,提高疗效。

在长期的临床实践中,手摸心会,手法整复骨折脱位,从痰论治颈椎病;运用中医骨伤传统手法复位骨折脱位及小夹板固定,配合中药内服外用治愈大量骨折脱位伤筋患者,对治疗骨伤疼痛及疑难杂症有丰富的经验。大胆引用现代外科医疗技术及检查手段,填补了县域骨伤学科建设在微创手术治疗椎间盘突出及相关脊柱病、椎体成形术治疗老年骨质疏松性骨折、DAA前入路全髋置换、显微外科技术配合中药内服治疗骨髓炎及骨与关节感染、骨不连等方面的技术空白。对腰腿痛、骨性关节炎的中医辨证论治有独特经验。

建有"章国跃全国基层名中医工作室",研制"骨伤一号""骨伤二号"外用膏剂应用于临床,效果明显。在核心期刊发表学术论文10余篇。

二 学术特色

(一)手摸心会,手法正复骨折脱位

清朝医家吴谦在《医宗金鉴·正骨心法要旨》中曰:"知其体相,识其部位,一旦临证,机触于外,巧生于内,手随心转,法从手出。"这里所说的"体相"就是四肢骨关节与筋脉相互位置的关系,也是现代医学所说的局部解剖学。章国跃在面对骨折脱位病时,除了运用现代影像学检查的同时,还非常注重手摸触诊,长期以来,可达到手摸心会之境界,通过手摸触诊可以非常清晰地了解骨折部位骨错筋移的程度,在准确判断损伤机制的前提下,依从损伤过程的反向运动,达到骨折复位的目的,运用"摸、接、端、提、按、摩、推、拿"的正骨八法。依循老前辈总结归纳的"动静结合、筋骨并重、内外兼治、医患合作"十六字方针,对骨折患者进行手法整复,夹板固定,使很多骨折脱位的治疗可以达到花费少、痛苦小、恢复快的效果。

如骨伤门诊常见的桡骨远端骨折,为人体几个最常发生的骨折之一,占所有骨折的10%,以老年人及成年人占多数。骨折多为粉碎性,关节面可被破坏。青少年受到同样暴力可造成桡骨下端骨骺分离。多为腕背伸位跌倒,手掌着地后,感腕部剧痛,不敢活动,其肿胀局部肿胀最为明显,有时可见皮下瘀血,手指处于半屈曲休息位,不敢握拳,需要健手托扶患手方能减轻疼痛。通过外伤史,腕关节明显肿胀、疼痛、腕可出现银叉状畸形,直尺试验(+),可触及向背侧移位的远折端,粉碎性骨折时更触及骨擦音,X线检查等,可确诊骨折及明确骨折类型。

具体施术方法:①麻醉。复位时多采用局部血肿内麻醉。②复位方法。患者取卧位或坐位,肘关节屈曲90°,前臂中立位。一助手握住患者取上臂,术者手摸感知骨折部位及移位情况,做到心中有数,即手摸心会,两手紧握伤手,两拇指置于远折段背侧,其余手指握伤腕掌侧及手。助手与术者行2~3分钟牵引,将短缩及嵌入的骨折牵开,术者双拇指紧压桡骨远端背侧,迅速掌屈,并同时尺偏,矫正骨折畸形,手法摸及骨折部位,明确复位情况,达到功能复位标准即可。③小夹板固定,保持腕关节旋前、掌屈及轻度尺偏位两周。两周后更换固定腕关节于中立位两周。④中药内服及指导功能锻炼。按此步骤治疗桡骨远端骨折使很多需要手术的患者都得到很好的功能恢复。

(二)从痰论治颈椎病

颈椎病又称颈椎综合征,是颈椎骨关节炎、增生性颈椎炎、颈神经根综合征、颈椎间盘脱出症的总称,是一种以退行性病理改变为基础的疾患,主要由颈椎长期劳损、骨质增生,或椎间盘脱出、韧带增厚,致使颈椎脊髓、神经根或椎动脉受压,出现一系列功能障碍的临床综合征。中医学关于颈椎病的论述,散见于"痹证""痿证""头痛""眩晕""项

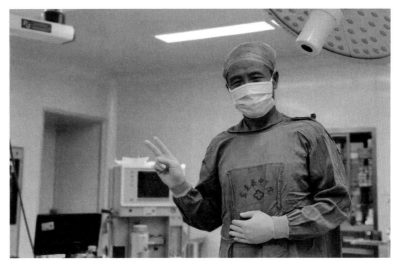

开展脊柱内镜手术

强""项筋急"和"项肩痛"等。如《素问·逆调论》曰："骨痹,是人当挛节也……人之肉苛者,虽近衣絮,犹尚苛也,是谓何疾……曰:荣气虚,卫气实也,荣气虚则不仁,卫气虚则不用,荣卫俱虚,则不仁不用,肉如故也,人身与志不相有,曰死。"这里所描述的病症与脊髓型颈椎病相类似。东汉张仲景所著《伤寒论》中载:"项背强几几……桂枝葛根汤主之。"明代张璐在《张氏医通》中载:"肾气不循故道,气逆挟脊而上,致肩背痛……或观书对弈久坐致脊背痛。"指出了类似颈椎病的形成原因,同时他还详细地记载了肩背臂痛的辨证施治,为后世治疗颈椎病提供了宝贵的经验。

677

　　章国跃将"怪病多从痰论"思想应用于临床,治疗复杂性、混合型颈椎病,伴有肩颈剧痛、心烦意乱、夜不成寐、唇舌黯淡、苔厚色黄或白、脉弦滑或数者,每每应验,屡试不爽! 现代人的生活节奏加快,压力增大,或多或少存在精神情志方面的问题,进而产生一系列的临床症状。细思其机理,当属气机为七情所乱,气失调达,血瘀作痛,痛甚则扰神,思则气结,怒则伤肝,肝为将军之官,胆为中正之官,肝气瘀滞,则生内热,肝火内生,克己所胜,脾失健运,寒痰内生,发为胆寒;或郁而化热,伴肝胆失调或肝火上炎而致病。治当以"温胆汤"主之,方中半夏辛温,燥湿化痰,和胃止呕,为君药。臣以竹茹,取其甘而微寒,清热化痰,除烦止呕。半夏与竹茹相伍,一温一凉,化痰和胃,止呕除烦;陈皮辛苦温,理气行滞,燥湿化痰;枳实辛苦微寒,降气导滞,消痰除痞。陈皮与枳实相合,亦为一温一凉,而理气化痰之力增。佐以茯苓,健脾渗湿,以杜生痰之源;煎加生姜、大枣调和脾胃,且生姜兼制半夏毒性。以甘草为使,调和诸药。"心理无异,大道不孤",虽然现代人由于生活和工作环境的改变,所生疾病与古人有所不同,但其发生的机制是相通的。章国跃引用孙思邈的经典方剂"温胆汤"用于治疗现代人因颈椎病所引起的虚烦不寐,这首经典的方剂在颈椎病的治疗中取得了非常好的效果。

（三）腰腿痛的中医辨证论治

章国跃在长期的临床实践中,主要依循中医的辨证论治理念治疗腰腿痛,总结常见的证型及治法主要有以下几种:

第一,气滞血瘀型腰痛的主要症状是腰痛难忍并向下肢放射,痛有定处且按压时加重,舌紫暗,脉涩或弦数。治当活血化瘀,行气止痛,可选用身痛逐瘀汤加味:当归尾15 g,制乳香9 g,制没药9 g,五灵脂9 g,川芎9 g,桃仁9 g,香附9 g,牛膝9 g,地龙9 g,鸡血藤9 g,羌活9 g,红花6 g,甘草6 g。方中用当归尾、桃仁、红花等活血化瘀药,辅以活血理气的乳香、没药、香附及通络止痛的地龙、羌活等。如气滞症状明显,还可加枳壳、砂仁等药。

第二,由风寒湿痹引起的腰痛,风、寒、湿三气杂至,合而为痹也。其风气胜者为行痹,寒气胜者为痛痹,湿气胜者为著痹也。章国跃认为治疗这类疾病要从祛风除湿、温筋通络、补益肝肾入手,其临床运用独活寄生汤颇有心得,此方是治疗风寒湿痹日久、肝肾不足、气血两虚证的方剂。方中以独活、秦艽、防风、细辛祛风湿、止痹痛,为主药。重用桑寄生,配伍杜仲、牛膝以益肝肾、强筋骨,兼祛风湿,为辅药。当归、川芎、白芍、熟地黄养血兼活血;党参、茯苓补气健脾;桂心通温血脉,共为佐药。甘草益气扶正,调和诸药为使。诸药合用,祛邪扶正,标本兼治,使气血足而风湿祛,肝肾强而痹痛愈。若疼痛较甚者,可加制川乌、红花、地龙、白花蛇等;寒邪偏重者,可加附子、干姜;湿邪重者,加防己、苍术。

第三,由肾气虚导致的腰痛,这类证型主要表现为腰部酸软无力,稍动加重,神疲乏力,少气懒言,舌淡苔白,脉细涩无力,适于以温肾助阳的药物来进行治疗,临床可以金匮肾气汤加减,此方出自汉代《金匮要略》。本方又名八味肾气丸,组成:干地黄、山茱萸、淮山药、泽泻、茯苓、牡丹皮、桂枝、附子。为肾阳不足之证而设,故以补肾助阳为法,"益火之源,以消阴翳",辅以利水渗湿。方用桂枝、附子温肾助阳,熟地黄、山茱萸、淮山药滋补肝、脾、肾三脏之阴,阴阳相生,刚柔相济,使肾之元气生化无穷;再以泽泻、茯苓利水渗湿,牡丹皮擅入血分,伍桂枝可调血分之滞。诸药合用,助阳之弱以化水,滋阴之虚以生气,使肾阳振奋,气化复常。临床应用以腰酸腿软、小便不利或频多、舌淡胖、脉虚弱而尺部沉细为辨证要点。畏寒肢冷者,可将桂枝改为肉桂,并加重桂、附之量;阳痿者,可加淫羊藿、补骨脂、巴戟天等以助壮阳起痿之力;痰饮咳喘者,加干姜、细辛、半夏等以温肺化饮。

（四）骨关节炎的中医辨证论治

骨关节炎是一种慢性关节疾病,别名退行性关节病、增生性骨关节炎,另外骨关节炎又叫退行性关节炎,它的主要改变是关节软骨面的退行性变性和继发性的骨质增生,主要表现为关节疼痛和活动不灵活,是严重影响人们生活质量的一种疾病。章国跃认

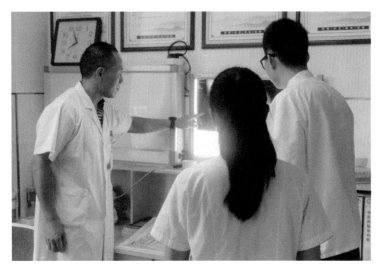

指导青年医师读片

为辨证首先要从阴、阳、表、里、寒、热、虚、实八个方面入手,即"八纲辨证"。从病因上看,本病既有内因的禀赋不足和正气虚弱,又有外因的外力所伤、瘀血内滞及外邪侵袭,总体属于虚实错杂。因此首先应辨清虚实之主次。属劳损为主者,以虚证突出,尤以肝肾亏虚为本;属外伤等引起者,以瘀滞为主要表现,到后期病症复杂,虚实共见,恶性循环,缠绵难愈。其次,本病尚须辨清病位,在颈、在腰、在上肢或在下肢,应明确部位之所在。中医认为本病以肝肾亏虚、气血不足为本,以风寒湿邪内蕴、瘀血阻络为标,辨病结合辨证治疗,主张分为初、中、后三期辨证论治。

初期多属瘀血阻络,当活血化瘀、祛风散寒、理气止痛,方用身痛逐瘀汤加减。该方出自《医林改错》,具有活血祛瘀、通经止痛、祛风除湿的功效,适用于痹证有瘀血者或主治瘀血夹风湿、经络痹阻、肩痛、臂痛、腰腿痛,或周身疼痛,经久不愈。组成:秦艽3 g、川芎6 g、桃仁9 g、红花9 g、甘草6 g、羌活3 g、没药6 g、当归9 g、灵脂(炒)6 g、香附3 g、牛膝9 g、地龙6 g。用法:水煎服。方中秦艽、羌活祛风除湿,桃仁、红花、当归、川芎活血祛瘀,没药、灵脂、香附行气血、止疼痛,牛膝、地龙疏通经络以利关节,甘草调和诸药。加减:若微热,加苍术、黄柏;若虚弱,加黄芪30~60 g。

中期多属肝肾亏虚,当补益肝肾、祛风通络、除湿止痛,方用独活寄生汤加减。此方出自《备急千金要方》,具有祛风湿,止痹痛,益肝肾,补气血之功效。主治痹证日久,肝肾两虚,气血不足。其临床表现为腰膝疼痛、痿软,肢节屈伸不利,或麻木不仁,畏寒喜温,心悸气短,舌淡苔白,脉细弱。临床常适用于慢性关节炎、类风湿关节炎、风湿性坐骨神经痛、腰肌劳损、骨质增生症等属风寒湿痹日久、正气不足者。组成:独活9 g,桑寄生、杜仲、牛膝、细辛、秦艽、茯苓、肉桂心、防风、川芎、人参、甘草、当归、芍药、干地黄各6 g。本方为治疗久痹而肝肾两虚,气血不足之常用方。其证乃因感受风寒湿邪而患痹证,日久不愈,累及肝肾,耗伤气血所致。风寒湿邪客于肢体关节,气血运行不畅,故见腰膝疼痛,久则肢节屈伸不利或麻木不仁,正如《素问·痹论》所言:"痹在于骨则重,在于脉则不仁。"肾主骨,肝主筋,邪客筋骨,日久必致损伤肝肾,耗伤气血。又腰为肾之府,膝为筋之府,肝肾不足,则见腰膝痿软;气血耗伤,故心悸气短。《素问·逆调论》云:"营气虚则不仁,卫气虚则不用,营卫俱虚则不仁且不用。"其证属正虚邪实,治宜扶正与祛邪兼顾,既应祛散风寒湿邪,又当补益肝肾气血。

方中重用独活为君,辛苦微温,善治伏风,除久痹,且性善下行,可祛下焦与筋骨间的风寒湿邪。臣以细辛、防风、秦艽、肉桂心,细辛入少阴肾经,长于搜剔阴经之风寒湿邪,又除经络留湿;秦艽祛风湿,舒筋络而利关节;肉桂心温经散寒,通利血脉;防风祛一身之风而胜湿,君臣相伍,共祛风寒湿邪。本证因痹证日久而见肝肾两虚,气血不足,遂佐入桑寄生、杜仲、牛膝以补益肝肾而强壮筋骨,且桑寄生兼可祛风湿,牛膝尚能活血以通利肢节筋脉;当归、川芎、地黄、白芍养血和血;人参、茯苓、甘草健脾益气。以上诸药合用,具有补肝肾、益气血之功。且白芍与甘草相合,尚能柔肝缓急,以助舒筋。当归、川芎、牛膝、桂心活血,寓"治风先治血,血行风自灭"之意。甘草调和诸药,兼使药之用。

纵观全方,以祛风寒湿邪为主,辅以补肝肾、益气血之品,邪正兼顾,祛邪不伤正,扶正不留邪。加减运用:痹证疼痛较剧者,可酌加制川乌、制草乌、白花蛇等以助搜风通络,活血止痛;寒邪偏盛者,酌加附子、干姜以温阳散寒;湿邪偏盛者,去地黄,酌加防己、薏苡仁、苍术以祛湿消肿;正虚不甚者,可减地黄、人参。

后期多属气阴两虚,当培补肝肾、益气活血,佐以通络,方用十全大补汤加减。本方来源于《太平惠民和剂局方》,又名十全饮,是民间治疗气血不足、虚劳咳嗽、疮疡不敛、崩漏不止等病的汤剂中药,现运用于骨性关节炎的后期也非常有效。成分:人参、茯苓、白术、炙甘草、川芎、当归、白芍、熟地黄、黄芪、肉桂。本方是由四君子汤合四物汤再加黄芪、肉桂而成。方中四君补气,四物补血,更与补气之黄芪和少佐温煦之肉桂组合,则补益气血之功更著。因药性偏温,故以气血两亏而偏于虚寒者为宜。临床如见纳差,可去熟地黄,或加焦山楂、焦六曲、砂仁、豆蔻;胸闷,加陈皮、木香、瓜蒌;肢冷形寒,加大肉桂剂量。

王勇

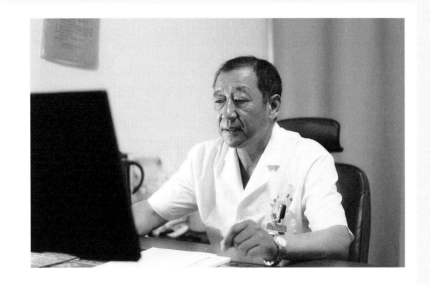

一 名医小传

王勇,男,安徽灵璧人,主任中医师,曾任灵璧县中医医院院长。安徽省跨世纪中医学术和技术带头人,第四届江淮名医。先后获得"宿州市医德模范""安徽省卫生系统先进个人""安徽省优秀医生""安徽省抗击新冠肺炎抗疫先进个人"等荣誉称号。

兼任安徽省中医药学会骨伤专业委员会常务委员,安徽省中西医结合学会骨伤专业委员会常务委员,安徽省医疗事故技术鉴定专家库成员。

1985年从安徽中医学院中医专业毕业,1989—1992年在安徽省中医高级学徒班学习,师承安徽省中医院丁锷教授和芜湖市中医医院戴勤瑶主任,先后到洛阳正骨医院、皖南医学院附属医院和蚌埠医学院附属医院进修学习。

坚持中医骨伤临床一线工作近40年,充分利用中医药传统特色优势诊治患者,精通中医正骨理伤手法及中药内服外敷等治疗手段,应用闭合手法复位加小夹板固定治疗四肢骨折和脱位有较好的疗效,应用现代医学骨科相关技术治疗股骨头坏死、颈肩腰腿痛方法独特,开展各种类型骨折微创内固定,髋、全膝关节置换术及椎间盘突出症手术治疗,多次参与多发性创伤、严重复合伤、危重病例的救治,解决骨科疑难、复杂、危重病能力强,主持带教三、四类手术。主持省级科研课题"玻璃酸钠关节腔注射与中药熏洗相结合治疗肘关节创伤性关节炎",发表学术论文14篇。

二 学术特色

(一)做到五个注重

1. 注重整体观念、辨证论治

整体观念和辨证论治是中医学的特点,也是中医骨伤科的理论指导。治疗损伤,必须从整体观念出发,才能取得良好的效果。由于受伤的情况不同,受伤的程度和部位有异,患者身体素质有别,以及所在的环境、气候等种种因素不同,因此患者表现的症状也各不相同,临床治疗用药离不开辨证论治的指导。骨伤科的损伤都在局部,即使多处受伤,也都有其局限性,但人体的皮肉筋骨与内脏有关联,皮肉筋骨的损伤能影响内脏,乃至整体的功能;相反,人体健康情况的好坏,也能影响局部损伤的恢复。

骨伤科临床辨证论治注重几点:一是肢体损于外,气血伤于内,外损的同时可有内伤,例如四肢损伤,不仅是外伤骨折、脱位或伤筋,还要注意内伤经脉,瘀阻经络,因此伤科治疗原则之一就是外损与内伤并重,不仅用手法、固定、休息等方法来治疗,还要注意疏通气血,全身调治。在损伤的治疗中强调气血的辨证和治疗。二是筋骨并重,在临床治疗时始终坚持筋骨并重,在治疗骨折的同时也重视对筋伤的治疗,从而加速患者的功能康复。三是依据患者的症候表现,治疗中采取综合措施,在损伤的初、中、后三期,以调和疏通气血、生新续损、强筋壮骨为主要目的,药物治疗还有外用与内服的配合,同时注意动静结合,被动活动与主动锻炼。特别注重损伤早期外用药物的使用,骨伤外用药价格低廉、应用方便,在患处局部使用,往往可收到意想不到的疗效。

2. 注重气血双调

气血由经络而运行全身,循环不息。伤科疾病多由气血俱伤所致,因此对于骨伤科的疾病,应注重"气血并重",不能只专注于血或只专注于气而有所偏颇。气血受伤,形成气滞血瘀,一般分别为血伤肿、气伤痛。先痛而后肿者,气伤及血;先肿而后痛者,血伤及气。治疗上需要区别先后轻重,先肿者,治血为主;先痛者,理气为主。又因瘀去则新生,故又有治伤首从血论之说。气为血帅,故血随气而运行;血为气母,故气得血则宁,气伤则气滞,血伤则血瘀;气行则血行,血活则气顺;血瘀则气不通,气滞则血不行;血盛则气充,气衰则血竭。因此在临床治疗时要十分重视气血双调并贯穿于治疗的全过程。

3. 注重滋补肝肾,筋骨并举

凡骨折、脱位、筋伤的后期,年老体虚、筋骨痿弱、肢体关节屈伸不利、骨折迟缓愈合、骨质疏松等肝肾亏虚者,均须注重肝肾功能,滋补肝肾,加速骨折愈合,增强机体抗

临床带教

病能力,以利损伤的修复。肝为藏血与调血的重要脏器,如果是肝病,不但藏血的功能发生障碍,而且容易风自内生;外风过亢也能伤肝。这两种致病因素,都能使筋的活动能力失常,患者出现抽搐挛急或痿软无力等病理现象。《素问·阴阳应象大论》曰:"肝主筋,在变动为握……风伤筋。"这说明在正常的生理情况下,肝血能营养筋骨,如此肢节方能步、能握。因此在治疗骨伤科疾病时,需强调柔肝以养筋、补血养血以续肌。肾主骨,是因为肾贯脊骨而生髓,骨髓充盈于骨腔之内,反过来营养骨体,以促其发育壮实。因此骨的发育生长是由肾脏之精气的盛衰来决定的。在治疗时,采用补肾益精填髓。在临床实践中,特别强调在三期分治的原则下重视补益肝肾、益精填髓、固本培元的治疗法则。

4. 注重动静结合

动是指伤肢的功能锻炼,静是指伤肢的固定,动静结合是指处理好两者之间的关系。动静结合是处理骨、关节损伤的基本原则,如果能够很好地应用,可以促进骨折愈合,使关节和筋肉的功能早期恢复,达到骨折愈合和功能恢复并进的目的。一般采取一次整复、固定,多次换药再固定的治疗方法,并于每次换药的同时,在骨折周围采用按摩理筋方法,加速局部的血液循环,利于骨折断端局部的营养补给。进一步对邻近骨折部位的关节进行一些有限的被动或自动伸屈活动,在骨折后期则逐步减轻固定强度,并注意加强患肢的功能活动,以防止骨折愈合后肌肉萎缩、关节强直;当骨折逐渐愈合时,在不影响断骨连接、稳定的条件下,有意识地鼓励患者进行患肢的功能锻炼,加强肌力,活动关节,直至患肢功能完全恢复,达到动静平衡,做到动中有静、静中有动。

5. 注重功能锻炼

无论是骨还是软组织,骨关节的疾患或创伤(包括手术创伤)都会引起病损部位或其邻近组织的一系列反应,如局部出血、肿胀、软组织粘连、关节僵硬及肌肉失用性萎缩等。在骨与关节损伤的治疗措施中,复位、固定、功能锻炼是密切关联的三个环节。对于骨伤科疾病,临床治疗的最终目标是使伤损部位最大限度地、尽快地康复,恢复其肢体功能。凡是骨折、脱臼、软组织损伤,一般通过治疗都能愈合,但即使伤痛已经消除,肢体功能活动度也不能达到受伤前的无损伤状态。无论是手法治疗,还是药物治疗,都只是完成了初步的治疗工作,即使骨折愈合,距离受伤肢体功能恢复还相差甚远,骨折的愈合仅仅是骨折两断端的连接,并不意味着肢体功能的恢复。要想尽快康复,就必须及时进行功能锻炼。

(二)临床特色举隅

1. 手法复位微创内固定治疗骨折

整复手法是治疗筋骨关节损伤的重要措施。临床治疗骨伤科疾病时所用手法有拔伸、挤捺、旋屈。拔伸法:骨折两断端重叠、锁定,嵌插或关节移位,在充分固定近端的前提下,以拔伸的力量将骨端拉开,即以相反的方向用力分开,所谓欲合先离。挤捺法:将分离开的隆凸的、成角的两端或骨片以相对的方向接合。旋屈法:骨折两断面背向或螺旋形分离,将远断面向近断面旋转,靠拢。而经拔、挤不能纠正的重叠,用屈伸即折顶手法先使其成角,再用拔、挤两法达到对位。骨折复位实行上述手法时实际上是结合运用,以远端凑近端,充分固定骨折近端,掌握用力大小、方向,拔伸时间的长短,心领神会、随机应变。手法复位微创内固定完美体现了中西医结合的治疗理念,王勇在临床诊疗中将此治疗手段应用于小儿髁上骨折、桡骨远端骨折、肱骨外科颈骨折等,免除了患者大开放大暴露的手术痛苦,也大大降低了医疗费用,减少了骨折并发症,获得了广大患者的好评。

2. 分三期治疗软组织损伤

人体软组织由于受外来暴力的挤压、撞击、扭挫,使局部的部分组织撕裂或出血,以及体弱、劳损、退变等原因,或受风寒湿的侵袭而产生各种症状,王勇在临床上将其分为三期:急性肿胀期,即受伤1~5天内,局部灼热肿胀,局部使用自己研制的跌打活血散外敷,并评估肿胀程度,在四肢做适度的绑扎,如韧带、软骨的严重撕裂伤,须夹板固定,同时口服桃红四物汤加减以行血、通经活络、消肿止痛。肿胀消退期,即伤后5~15天,出血止,灼热感消失,肿胀趋向减退,皮肤松软,皮色由青紫转淡黄,使用中药熏洗热敷。2~4周后进入慢性疼痛期,临床上应加强功能锻炼,中药外用舒筋通经络治疗。

3. 创补肾通络汤治疗膝骨关节炎

根据中医学辨证论治理论,按照国家中医药管理局《中医病证诊断疗效标准》,将膝骨关节炎分为肾虚髓亏型、阳虚寒凝型、瘀血阻滞型。王勇在临床上应用经验方补肾通

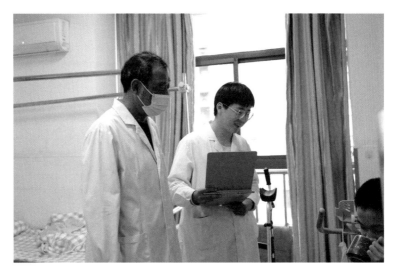

病房查房

络汤治疗膝骨关节炎取得满意的疗效。补肾通络汤以乳香化瘀通络、消肿止痛,独活祛风除湿、通痹止痛,故同为君药。配以川芎祛风止痛、活血行气,起到气行则血行、祛瘀不伤正之功效,红花活血通经、祛瘀止痛,鸡血藤养血活血补血、止痛舒筋活络,故有祛瘀不伤血之妙,五加皮祛风湿、补肝肾、强筋骨,故为臣药。佐以桂枝温经通络、散寒止痛,白芥子豁痰利气、散结通络止痛,地龙通经行络,协助君臣之药。牛膝活血通经,补肝肾,强筋骨,性善走下,用治下半身腰膝关节酸痛,方中用牛膝为佐使药,既能补肝肾、强筋骨,又能通血脉而利关节,引诸药下行,还可散结止痛,对膝骨关节炎患者关节僵硬、酸痛等症状有标本同治之妙。

4. 创补肾活血方治疗非创伤性股骨头缺血性坏死

方用桃仁、红花、丹参、赤芍、川断、熟地黄、菟丝子、杜仲、牛膝、丹皮、甘草、三七等。股骨头缺血性坏死是指股骨头血供中断或受损,引起骨细胞及骨髓成分死亡及随后的修复,继而导致股骨头结构改变、股骨头塌陷,引起关节疼痛、功能障碍的疾病。中医称本病为"骨蚀",是骨伤科常见的难治性疾病之一。该病是因肝肾亏虚、正虚邪侵、气滞血瘀而发病。病机特点是肝肾亏虚、气血不足为本,痰湿内阻、气滞血瘀为标。王勇所创方中桃仁、红花、丹参可活血化瘀,兼有通经、散瘀止痛之功效;赤芍清热凉血、化瘀止痛;川断补肝肾强筋骨;熟地黄补血、滋阴、益精填髓;三七散瘀止血、消肿定痛。诸药合用,可解肝肾亏虚、气血不足,痰湿内阻、气滞血瘀。

(1)肝肾亏虚:肾虚髓亏,骨失所养,肝虚不能藏血,筋骨失养而致此病,上方加独活寄生汤加减以补益肝肾。

(2)正虚邪侵:素体虚弱,骨骼失养;外伤、劳损或感风寒湿邪,邪气恶血留驻;嗜欲不节,饮酒过度,脉络张弛失调,血行受阻;用药不当,骨骼失养,治宜气血双补,上方加八珍汤加减以益气补血。

(3)气滞血瘀:气滞则血行不畅,血瘀致气行受阻,气滞血瘀导致骨失所养。上方合桃红四物汤加减以行气活血化瘀。

5. 创益气升提方治疗椎动脉型颈椎病

方用黄芪、当归、川芎、赤芍、党参、枳壳、柴胡、升麻、葛根、地龙、鸡血藤等。椎动脉型颈椎病是颈椎病中常见的一种类型,其发病仅次于神经根型颈椎病。王勇认为气虚、气滞、痰湿、血瘀等均可引起气血失和、筋脉失荣、经络不畅,所谓"脉弗荣则筋急",同时肝肾亏虚、筋骨衰退是颈椎病的根本。益气升提方中黄芪、党参益气活血利水,且黄芪可解诸经之痛;当归、川芎活血化瘀通脉;枳壳、柴胡升阳行气通窍;葛根、地龙祛风通络解痉;鸡血藤、白芍养血通络柔筋。诸药合用,共达升阳益气、活血通脉、解痉通窍之功效。

6. 创通痹方外用(熏洗)治疗颈肩腰腿痛

方用伸筋草、透骨草、威灵仙、川乌、草乌、地鳖虫、桂枝、丁香、艾叶、红花、大黄、芒硝、海桐皮。痹证早在《素问·痹证》中就有记载:"痹之安生?风寒湿三气杂至,合而为痹也。"《类证治裁》云:"诸痹良由营卫先虚,腠理不密,风寒湿乘虚内袭,正气为邪所阻,不能宣行,因而留滞,气血凝滞,久而成痹。"王勇认为上述疼痛与寒湿凝滞有关,或遇寒凉加剧。寒性凝滞,主痛。湿性重浊,黏滞。寒湿之邪侵袭,闭阻经络,使气血运行不畅,不通则痛,故肌肉、筋骨、关节发生疼痛,造成活动功能障碍。自拟通痹方治疗,取伸筋草祛风散寒,除湿消肿,舒筋活络;桂枝温阳散寒,通经脉;海桐皮祛风除湿、通络止痛;艾叶散寒止痛,去湿止痒;威灵仙祛风湿通络止痛。诸药合用标本兼治,具有温经散寒、活血通络之功,使经络得通、气血得畅,而获"通则不痛"之效。

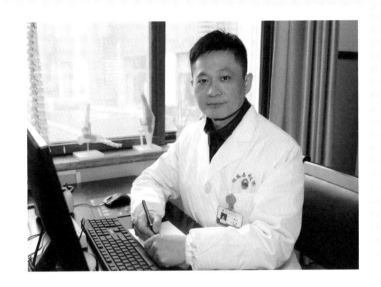

杨士勇

一 名医小传

杨士勇,男,安徽怀远人,中共党员,主任中医师,曾任怀远县中医院副院长、安徽省大禹司法鉴定所所长。安徽省跨世纪中医学术和技术带头人,安徽省基层名中医、第四届江淮名医。安徽省中医药学会骨伤专业委员会委员,蚌埠市中医药学会副秘书长,蚌埠市医学会骨科分会委员,先后获得"怀远县十佳医生""蚌埠市杰出青年中医"称号。

秉承"古为今用,西为中用"的思想,在临床中灵活使用"手摸心会、拔伸牵引、回旋屈伸、端挤提按、摇摆触碰、成角折顶、夹挤分骨、推拿按摩"的正骨手法,并在临床工作中不断总结创新,潜心研究出手法整复经皮内外固定技术治疗骨伤病证,该方法独具特色,其特点是损伤小、操作简单、疗效好、费用低廉、患者容易接受;临床上辨证论治骨科术后非感染性发热,对老年性骨质疏松性胸腰椎骨折标本兼治,对肱骨近端骨折、肱骨髁上骨折、桡骨远端骨折、跟骨骨折等骨折类型已形成规范化治疗方案。

组织研发院内制剂"九味活血颗粒"广泛运用于临床,擅长将先进的现代技术与传统的中医优势相结合,提倡"个性化"治疗。汇编《怀远县中医院骨伤科临床病例实录(四肢骨折篇)》,主持的"椎体成形术结合中药内服治疗老年胸腰椎骨质疏松性压缩性骨折"项目获怀远县科技进步奖三等奖。发表学术论文20余篇,获得国家实用新型专利2项。

二 学术特色

(一)中西医结合治疗骨折

随着骨科疾病复杂化及人们对康复水平的要求日益提高,以最小的损伤获取最大疗效的医疗服务已成为患者的普遍需求。微创理念的建立,是当今世界外科发展的新潮流,而中西医结合骨科外固定正是微创理念的具体体现,它也将从微创技术朝着极微创,甚至无创技术迈进。杨士勇在临床中坚持动静结合(固定与运动相结合),筋骨并重(骨折愈合与功能恢复同时并进),内外兼治(局部治疗与整体治疗兼顾),医患配合(医疗措施与患者主观能动性密切结合)的骨折治疗原则。他认为在骨折治疗中,固定与活动同样重要;骨折愈合和功能恢复相辅相成;局部与整体彼此兼顾;外固定只有通过患者机体的内在因素才能起作用。

从表面看,治疗骨折是医生为患者进行治疗,实际上医生只是根据骨折后的局部病理生理变化,为骨折愈合创造一个有利条件。在进行治疗时,是利用而不是破坏肢体本身的内在固定力;是增强而不是削弱机体本身的自然修复能力;是发挥而不是破坏限制患者的主观能动性,使肢体的生物力学作用得到充分的利用和发挥。内外用药还可以使局部血运改善,机体免疫功能增强,以促使骨折早日愈合,肢体功能恢复满意。这反映了以患者为中心的医学理念,在医疗操作过程中,密切地观察、详细地询问、精心地调整、耐心地指导功能锻炼是不可或缺的。

杨士勇认为一位成功的临床医生,不仅需要科学的知识、精湛的技术,更离不开辨证的思维。临床上任何一种治疗方法都是相对的,都有其局限性。为了得到合理运用,每种方法的"适应证"理应成为治疗的引导或保证,但如果简单地对号入座,则适应证就会变成"紧箍咒"。患者的情况千变万化,适应证也只能是相对的依据。必须根据具体情况,具体分析,区别对待。

杨士勇秉承"古为今用,西为中用"和中医学的辨证论治,在临床中灵活使用"手摸心会、拔伸牵引、回旋屈伸、端挤提按、摇摆触碰、成角折顶、夹挤分骨、推拿按摩"的正骨手法。譬如中医正骨手法侧卧位无牵引床闭合复位PFNA(防旋股骨近端髓内钉)微创内固定治疗老年性股骨粗隆间骨折,术后联合中药活血化瘀、益肝肾强筋骨的治疗方案,就是在传承中医传统优势的基础上结合当今先进的理念与技术所形成一种独特的治疗老年人股骨粗隆间骨折的有效方法。具有创伤小、耐受高、固定牢、愈合快的特点。

另外手法整复经皮内外固定技术也是杨士勇多年潜心研究的治疗骨伤病独具特色的有效方法,其特点是损伤小、操作简单、疗效好、费用低廉、患者容易接受。对于肱骨近端骨折、肱骨髁上骨折、桡骨远端骨折、跟骨骨折等骨折类型,目前已形成规范化治疗。

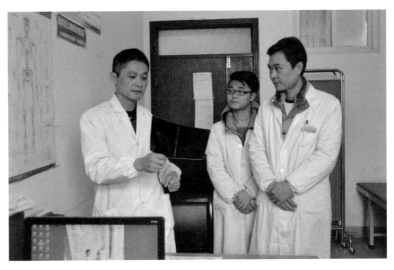

临床带教

(二)辨证论治骨科术后非感染性发热

非感染性发热是临床上常见的骨科术后并发症之一，一般表现为低热或中等发热，偶有高热，甚至有个别患者仅自觉发热或五心烦热，但体温并不升高。发热持续时间长，血常规检查结果均在正常范围内，伤口干燥，无红肿、渗出，不提示存在感染情况。现代医学认为发热原因是术后切口内无菌性坏死物、出血及渗液的吸收，吞噬细胞吞噬坏死细胞的蛋白质分解产物后，释出致热原而引起的。但目前西医无诊断用药依据。一般多采取解热镇痛等对症处理。大多数患者治疗后汗出热退，但过后热势又起，常反复发作。本病属中医学"内伤发热"范畴。杨士勇认为手术乃人为的金刃损伤，不可避免地会对人体造成损伤，如术中的气血损伤、术后的瘀血积滞，以及术后一定时间内绝对卧床，均会导致人体脏腑功能失调而发热。究其病机，不外乎瘀和虚两大类，瘀者即血瘀发热，虚者乃气虚、血虚、阴虚发热。

血瘀发热多表现为午后或夜间发热，或自觉身体某些部位发热，局部有固定痛处或有肿块，重者肌肤甲错，伴口燥咽干但不多饮，面色萎黄或晦暗，舌质青紫或有瘀点、瘀斑，脉弦或涩等。《灵枢·痈疽》曰："营卫稽留于经脉中，则血泣而不行，不行则卫气从之而不通，壅遏而不得行，故热。"手术损伤筋骨皮肉脉络，血瘀脉外亦产生瘀血，瘀血阻滞经络，气血运行不畅，瘀久而发热。治疗上当以活血化瘀为其大法，方用血府逐瘀汤加减。基本方：当归10 g，生地黄10 g，桃仁12 g，红花10 g，枳壳6 g，赤芍6 g，柴胡5 g，甘草5 g，桔梗5 g，川芎5 g，牛膝10 g；如气郁、气滞时可加香附、郁金、枳壳、佛手等理气药，如气虚时可加入黄芪等补气药。

气虚发热多表现为发热常在劳累后发生或加剧，热势或高或低，伴有头晕，神疲乏力，气短懒言，自汗，易感冒，食少便溏，面色萎黄或苍白无华，舌质淡，苔薄白，脉细弱等。《黄帝内经》曰："有所劳倦,形气衰少,谷气不盛,上焦不行,下脘不通,胃气热,热气熏胸中,故内热。"患者手术前后如有忧伤思虑则使脾气受伤,气血化生不足;手术创伤可损伤脏腑之真气,也可造成失血,使气随血脱;术后长期卧床可使久卧伤气,上述均可致中气不足,阴火内生而发热。治疗宜益气健脾,甘温除热,方用补中益气汤加减。基本方:黄芪30 g,当归15 g,党参15 g,白术10 g,陈皮6 g,升麻6 g,柴胡6 g,炙甘草15 g。

血虚发热多表现为低热,伴头晕眼花,身倦乏力,心悸不宁,面色少华,唇甲色淡,舌质淡,脉细弱等。《证治汇补·发热》云："血虚发热,一切吐衄便血,产后崩漏,血不能配阳,阳亢发热者,治宜养血。"术后失血,以致血虚失其濡养。血属阴,阴血不足,无以敛阳,且"血为气之母""血能载气",血虚不能承载气,故阳气外浮而引起发热。治疗以"损者益之"为原则,宜补养气血,方用归脾汤加减。基本方:白术10 g,当归10 g,党参l0 g,黄芪15 g,酸枣仁10 g,木香5 g,远志5 g,炙甘草5 g,龙眼肉5 g,茯神10 g。同时又因血瘀可使新血不生而致血虚发热,故治疗上可适当加一些活血祛瘀药,如川芎、丹参、桃仁等。

阴虚发热多表现为午后或夜间发热,五心烦热,或骨蒸潮热,心烦盗汗,少寐多梦,口干咽燥,大便干结,尿少色黄,舌质干红或有裂纹,少苔或无苔,脉细数等。《诸病源候论·虚劳热候》曰："虚劳而热者,是阴气不足,阳气有余,故内外生于热,非邪气从外来乘也。"《灵枢·调经论》曰:"阳虚则外寒,阴虚则内热。"部分骨科手术的患者素体阴虚,加之手术创伤使阴液亏耗未能及时补充,阴衰则阳盛,阴阳失去平衡,水不制火,阳气偏盛而发为虚热,治疗上应以"壮水之主,以制阳光"为原则,方用清骨散加减。基本方:柴胡10 g,胡黄连3 g,秦艽10 g,鳖甲15 g,地骨皮10 g,青蒿10 g,知母10 g,甘草6 g。方中诸药配伍,旨在清骨退蒸,滋阴潜阳退热。同时针对患者不同兼症,或调和营卫,加强退热作用,或通腑泄热,以标本兼顾,平稳退热,收效甚佳。

总之,杨士勇认为对于骨科术后发热,在临床上需辨证施治,辨明血瘀、气虚、血虚、阴虚,分别予祛瘀、益气、补血、滋阴施治,切莫犯"虚虚实实之戒"。同时应注意各种证型往往多有兼夹,如气虚夹血瘀发热,气阴两虚发热等。故要根据辨证,灵活用药,不可拘泥于单一的证型。

(三)老年性骨质疏松性胸腰椎骨折的标本兼治

近年来随着社会老龄人群的增加,骨质疏松性椎体压缩性骨折患者逐渐增多,传统治疗方法主要有卧床休息,支具保护、服止痛药或者手术,但是治疗效果不甚理想,其中1/3的患者症状变为慢性疼痛,出现脊柱后凸畸形和活动减少,影响患者的呼吸、消化功能,降低生活质量。椎体成形术(PVP)是治疗骨质疏松性椎体压缩性骨折的微创方法,可以达到稳定骨折、恢复椎体力学强度,防止椎体进一步压缩和缓解疼痛的目的,使患者早期恢复正常活动。但是单纯PVP术后对骨质疏松性椎体压缩性骨折的远期疗效并不甚好,仍然存在再次骨折的风险。

门诊诊疗

杨士勇认为对于骨质疏松性椎体压缩性骨折来说,骨质疏松是本,压缩性骨折是标。治疗时必须把骨折的局部与骨质疏松症两者的治疗结合在一起才能提高疗效,降低骨折不愈合及再骨折发生的概率。骨质疏松病变部位主要在骨,中医认为肾与骨关系密切,指出"肾主骨",《素问·阴阳应象大论》中有"肾生骨髓"的表述。《中西汇通医经精义》中也提出"肾藏精,精生髓,髓生骨,故骨者肾之所合也""肾为先天之本,肾充则骨强,肾虚则骨枯",肾精充足则骨髓生化有源,骨骼得滋养故而强健有力。人至年老,肾气逐渐衰退,肾精渐渐虚少,骨髓生化无源,骨骼失养而萎弱无力,导致骨质疏松。肾藏精,包括先天和后天之精。先天之精禀受父母,主生殖繁衍,后天之精来源于脾胃化生之水谷精微,主生长发育。若脾不运化,脾失健运,脾精不足,肾精乏源或肾精亏虚,骨骼失养,则骨骼脆弱无力,必致骨质疏松的发生,患者外伤而致骨折,则必有血瘀之证。肾虚与血瘀相互影响,从而促进骨质疏松加重。

杨士勇认为本病病机关键是肾虚,脾虚是本病的重要病机,血瘀是本病的特有病理因素。针对老年骨质疏松压缩性胸腰椎骨折以脾肾两虚、血瘀为基本病机特点,确立了以补肾健脾、强骨兼活血祛瘀为主的治疗原则,自拟补肾健脾活血汤加以治疗。方药如下:淫羊藿10 g,骨碎补15 g,杜仲15 g,黄芪15 g,续断15 g,牛膝10 g,当归10 g,熟地黄6 g,女贞子10 g,枸杞子8 g,菟丝子8 g,山药8 g,茯苓8 g,白芍6 g,赤芍6 g,大枣12枚。用法:水煎服,每日1剂,分2次口服。方中以淫羊藿、骨碎补为君药。以杜仲、熟地黄、黄芪、续断、牛膝为臣药。佐以枸杞子、女贞子、菟丝子、山药、茯苓、白芍、赤芍、当归。大枣为使药,甘、温,归脾、胃经,补中益气,养血安神,调和诸药。故诸药合用既有补肾健脾、强筋壮骨之功,又有祛瘀生新之效。

杨士勇治疗老年性骨质疏松压缩性胸腰椎骨折首先采用经皮椎体成形术治疗,术后患者疼痛即刻缓解,属急则治标之法。继而服用补肾健脾活血汤补肾健脾,强骨兼活血祛瘀,从而对于老年骨质疏松压缩性的腰椎骨折起到根本性治疗,属缓则治其本之方。

(四)九味活血方的临床运用

创伤及手术都会造成组织结构的损伤,骨折后或骨折术后骨折端肌肉等部位出血,小血管破裂,毛细血管通透性增加,血管内液外渗到组织间隙,或者是肌肉痉挛,止血带的运用等,导致静脉回流障碍,血管扩张,通透性增加,造成组织水肿。肿胀如不及时处理,轻则影响皮肤肌肉组织的愈合,重则引起骨筋膜室间综合征。

杨士勇认为,骨折术后,手术伤脉,血液离经,瘀积体内,经络受阻,气血不畅,郁遏而热。正如《灵枢·痈疽》所云:"营卫稽留于经脉之中则血泣而不行,不行则卫气从之而不通,壅遏而不得行,故热。"气血瘀滞,还表现为疼痛、肿胀、拒按。另外,一些患者术后正气大伤,抗病能力骤减,易于感受邪毒;或伤口直接接触污浊之物,邪毒乘虚入侵机体,从而导致患者发热,切口红肿、疼痛、肿胀等血瘀气滞、热毒壅盛实证。

杨士勇认为,病位在肝脾,病机则为血瘀气滞,热毒壅盛。治疗宜活血化瘀,凉血消肿,清热解毒。拟九味活血方(桃仁、红花、生地黄、当归、赤芍、金银花、紫花地丁、蒲公英、野菊花)。方中桃仁、红花相须为用共为君药,加强活血化瘀、消肿止痛之力;另加生地黄配当归养血活血,使祛瘀不伤阴;赤芍清热凉血、祛瘀止痛;金银花、紫花地丁、蒲公英、野菊花为五味消毒饮化裁而来,各药均有清热解毒之功,配合使用解毒之力尤强,并能凉血散结以消肿痛,为臣佐之药。全方举措严谨,性质温和,非大寒大热之品。经临床验证,该方在促进局部血肿吸收、减轻术后局部反应、预防伤口感染、缓解患者疼痛、促进患者功能恢复等方面有显著疗效。

何康乐

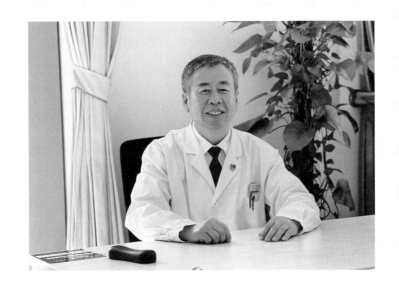

一 名医小传

何康乐,男,安徽怀宁人,中共党员,三级主任中医师,海军安庆医院中医科主任、中医科学科带头人。第一、第二批安徽省名中医学术经验继承工作指导老师,首届安徽省名中医。安庆市非物质文化遗产"江镇何氏骨伤"代表性传承人,安徽省非物质文化遗产"怀宁中医骨伤疗法"代表性传承人,第一批安徽省中医药学术流派"江镇何氏骨伤"项目负责人。

先后获得"怀宁县首届十大杰出青年""安庆市劳动模范""海军装备部优秀共产党员""安徽省先进工作者""全国五一劳动奖章"等荣誉称号。

兼任中华中医药学会骨伤科分会委员、治未病分会委员、整脊分会常务委员,中华中医药学会扶阳灸法健康联盟副主席,中国中医药研究促进会手法诊疗分会副会长,世界中医药学会联合会骨伤专业委员会常务理事,中国人民解放军海军中医学会常务委员,安徽省中医骨伤质控中心专家组成员。

出生于五代中医世家,自幼跟随其父著名老中医何采芝学习中医骨伤诊疗技术,勤学苦思,善于钻研,研制出"芪铜接骨汤""四宝散""中药外洗1—5号""中药外敷1—5号""中药外贴1—3号"等药方,在治疗骨伤疾病方面效果独特。

二 学术特色

（一）"江镇何氏骨伤"诊治特色

江镇何氏骨伤起源于19世纪初,历经何有伦、何良辅、何象川、何采芝、何康乐、何恒六代传承,终成一套独特的中医骨伤诊疗体系,安徽省名中医何康乐为"江镇何氏骨伤"第五代代表性传承人。2016年"江镇何氏骨伤"被安庆市人民政府公布为市级非物质文化遗产,2017年"怀宁中医骨伤疗法"被安徽省人民政府公布为省级非物质文化遗产,2021年"江镇何氏骨伤"被安徽省卫健委批准为安徽省第一批中医药学术流派建设项目。

何康乐认为骨折治疗重在"行气活血",根据伤皮、伤肉、伤筋、伤骨的不同,以"内外兼治、夹板固定、功能锻炼、整体辨治"为原则,运用手法复位,小夹板固定治疗各种骨折,穴位点压加推拿治疗颈肩腰腿痛,以中药内服、外用相结合为其主要特色。何康乐认为,骨折、脱位者须用手法整复归位。手法者,诚正骨之首务也。他首先强调医者须有过硬的基本功,实施正骨手法整复有移位的骨折或关节脱位时,须做到手到、心到及瞬间复位,既恢复人体的内在平衡,又尽可能减轻患者痛苦和避免二次损伤。在治疗骨伤疾病时,由于患者体质不尽相同,如何通过四诊选方用药,辨清寒热虚实,指导药物治疗,便是重中之重,何康乐强调脉诊在中医骨伤治疗中的指导作用,通过脉诊了解整体信息来判断病情寒热虚实,指导药物治疗。在中药运用方面,何康乐非常注重特殊引经药如白酒、童便、鲜丝茅根等的使用,效果良好,常收到事半功倍之效。药酒贴敷同样是何康乐治疗骨伤疾病一大特色,运用中药配合白酒炮制,浸透纱布外贴并配合红外线照射患处,疗效显著。

（二）骨伤病诊治特色

1."手法复位+小夹板外固定"治疗孟氏合并盖氏骨折

尺骨上1/3骨折合并桡骨头脱位,称为孟氏骨折,直接暴力和间接暴力均可造成此种损伤,以间接暴力多见。盖氏骨折为桡骨下1/3骨折合并下桡尺关节脱位,以间接暴力多见。前臂发生孟氏合并盖氏骨折的情况临床较少见,这属于复合性损伤,由于复位较难,固定更不易,因此一般需手术治疗。何康乐临床运用"手法复位+小夹板外固定"治疗孟氏合并盖氏骨折,效果良好。治疗方法:患者仰卧,肩外展40°,前臂中立位,一般无须麻醉,根据骨折脱位的情况,先整复孟氏骨折,一助手固定上臂中段,另一助手握腕关节及手部顺势拔伸牵引,在对抗牵引下,术者拇指按压桡骨头向内向后复位,嘱牵腕关节及手部的助手在牵引下屈曲肘关节,当桡骨头复位后牵上臂助手在固定桡骨头的

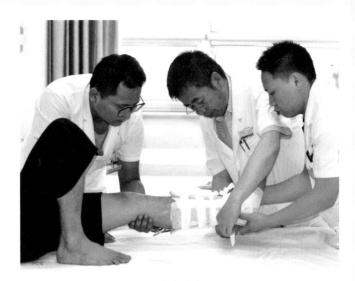

临床诊疗

同时握住肘关节,另一助手继续牵拉腕关节及手部行对抗牵引,力量放于大鱼际部位,用力向远端牵拉。在牵引的同时,术者先整复尺骨上段,再整复桡骨下段,当桡骨下段复位后,下尺桡关节也随之复位,按照孟氏、盖氏骨折固定的要求放好纸压垫,超肘前臂夹板固定,尺侧夹板应超过第5掌指关节,屈肘100°,三角巾悬吊。固定后,早期开始练习握拳、伸指活动,3周后再逐渐练习肘关节屈伸活动,按骨折三期用药进行对症治疗。定期摄X线片复查,观察骨折对位、对线情况。

2. "改良式纸压垫"治疗桡骨远端伸直型骨折

桡骨远端伸直型骨折,又称科雷斯骨折(Colls骨折)。跌倒时,腕关节呈背伸位,手掌先着地,可造成伸直型骨折。临床上治疗方法很多,但常遗留腕关节功能障碍。何康乐根据多年临床经验发现,正常情况下患者的尺骨茎突向背侧突起,以往均以较宽的纸压垫尺桡骨远端背侧,出现尺骨头向掌尺侧移位甚至下尺桡关节分离,是导致愈合后旋转功能障碍的一个重要原因,而单压桡骨远端背侧则可避免此类问题发生。稍超腕关节并稍旋前位固定,既维持掌屈尺偏固定的要求,又不将关节完全固定。此外由于受伤机制不同,骨折错位程度不一,在重叠较多的情况下应充分牵引,完全纠正重叠及嵌插移位。拆除夹板后及时予以中药外洗、熏蒸、主被动功能锻炼及施以手法治疗,以促进骨折的愈合。

3. "足蹬+侧拉掌推法"治疗肩关节前脱位

肩关节是人体几个最容易发生脱位的关节之一,其中以肩关节前脱位尤为多见,前脱位又分为喙突下、盂下、锁骨下脱位。临床上复位方法很多,但由于体质的不同或脱位时间长,往往难以复位,若强行复位易造成骨折和血管神经损伤。如何有效、安全、快速地使肩关节复位,是临床上亟待解决的问题。何康乐临床采用"足蹬+侧拉掌推法"治疗肩关节前脱位,取得了良好的疗效。复位方法:患者仰卧,助手面对患者站于患侧,两手握患肢腕部,用靠近患肢之足跟部,蹬于患肩垫有棉垫的腋窝部,即右侧脱位用右足,左侧脱位用左足,在肩外旋、稍外展位沿患肢纵轴方向逐渐用力牵拉,在牵拉的同时术者面对患肩。以左侧脱位为例,用左手握肱骨上段向外侧牵拉,右手掌根推肩峰,牵上肢的助手慢慢内收、内旋上肢,此时常感到肱骨头滑动和复位后的响声,复位后患者疼痛明显减轻,肩部恢复饱满,搭肩试验阴性,以腕颈带悬吊患肢,肘屈120°,放置于胸前,固定完毕立即摄X线片检查是否已复位,复位成功后制动3周。

4."芪铜接骨汤"防治骨不连

骨折一般在3个月内就可以愈合,如超过3~6个月未愈合称为延迟愈合,超过9个月不愈合,则称为骨不连。一般来说,骨折愈合是骨痂的形成和改造过程,大致可分为3个时期,分别是血肿机化期、原始骨痂形成期、骨痂改造塑型期。骨折愈合期间患者容易因固定不当、牵引不当、自身疾病、高龄等,致使骨痂停止生长,就会造成骨折的不愈合,即骨不连。该病的主要表现为骨折端有异常活动、疼痛、畸形、肌萎缩和负重功能丧失。临床骨不连治疗方法以手术治疗为主,何康乐临床自拟"芪铜接骨汤"内服以防治骨不连,疗效确切。具体药物组成:黄芪、自然铜、当归、熟地黄、红花、桃仁、党参、陈皮、白芍、骨碎补、杜仲、桑寄生、土鳖虫等,上肢骨折加桂枝、羌活,下肢骨折加川牛膝、独活。用法:水煎服,每天1剂,分早晚2次温服。

5."乌桐汤"熏洗治疗四肢骨关节损伤后遗症

四肢骨关节损伤后遗症临床多见,各种外伤及骨折的后期,患者多会出现不同程度的关节功能障碍,如桡骨远端骨折出现腕关节功能障碍,肱骨外科颈骨折出现肩关节功能障碍,肱骨髁上骨折出现肘关节障碍,胫骨平台骨折出现膝关节功能障碍,胫腓骨远端骨折出现踝关节功能障碍等,其原因多为固定时间过长或缺乏功能锻炼,而致关节发生粘连。何康乐认为,瘀血不去、新血不生,筋脉失养、关节不利,复感风、寒、湿邪,往往经久不愈。"乌桐汤"是何康乐集几十年来临床经验而研制的治疗四肢骨关节陈旧性损伤的经验方,临床采用"乌桐汤"熏洗并配合功能锻炼及手法治疗,收到事半功倍之效。"乌桐汤"药物组成:川乌、海桐皮、羌活、独活、海风藤、防风等。根据患者年龄、受伤时间长短,配制成"1-5号外用熏洗方"。用法:将上药置砂锅中加水煮沸外熏患处,待药液稍凉后,用药液外洗患处,每天1次,每次约30分钟,每剂药熏洗3天。"乌桐汤"主要用于治疗四肢骨关节损伤后期关节肿胀、疼痛伴功能障碍者。凡有创口未愈、局部红肿热痛或其他皮肤感染者禁用。

6."四宝散"治疗创口不愈

创口不愈属于中医"疮疡"范畴,多因气血虚弱,局部经络不通,气血壅滞瘀阻而致血肉腐败;或因正气不足,不能鼓邪外出,而使创口长期溃破不敛,治宜补益气血、托里

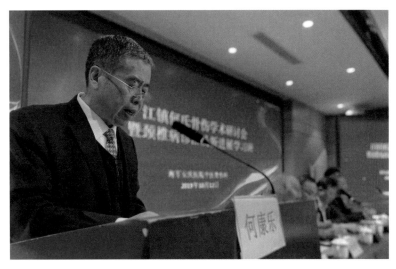

参加学术交流

透毒。"四宝散"是何康乐集几十年来的临床经验结合家传的外用药方研制而成,用于治疗患处属于外伤性创口,创口处有皮肤或肌肉坏死或有异常分泌物,经多种方法治疗效果不佳,X线摄片示轻度或无骨质损坏征象,无白细胞总数升高,体温正常,局部感觉存在者。若合并有化脓性骨髓炎,待中后期体温正常后方可使用。药物组成:冰片、煅龙骨、赤石脂、白砂糖,共研细末备用。若局部创面深、肌肉生长缓慢,可增加赤石脂和白砂糖的分量,另外尚可加一些蛋清,以增加局部的营养;若创面过大,可增加煅龙骨的分量。每次应用前应将创面清洗,坏死组织应定期清除,然后再将"四宝散"撒上,每日换药1次,7天为1疗程。若为化脓性骨髓炎,当开窗引流,或采取相应措施使脓毒渐尽后应用此散,可收良效。

7."神经根型颈椎病"治验

近年来,颈椎病发病率呈上升和低龄化趋势,神经根型颈椎病是颈椎病最常见的发病类型,严重影响人们的生活质量。何康乐认为,神经根型颈椎病病因病机为肝肾亏虚,营卫气血不足,加之风寒湿等外邪入侵,或颈部外伤劳损,致局部经络气血运行不畅,不通则痛。何康乐提出,急性期应祛风散寒除湿,调和营卫,舒筋通络,活血止痛;缓解期应补益肝肾,辅以练功导引。强调内外兼治,内服方药以"颈痛方"为基础方灵活化裁;外治方面结合熏蒸等疗法,临床疗效显著。

(1)中药内服:何康乐临床以伤寒论葛根汤为基础方,自拟"颈痛方",药物组成:葛根、桂枝、白芍、甘草、姜黄、桑枝、鸡血藤等。若兼有外伤史,痛有定点,入夜为甚,常合《医学衷中参西录》活血效灵丹等,如当归、丹参、乳香、没药;若兼有气虚络瘀,常合黄芪桂枝五物汤,加入黄芪、赤芍、大枣;若寒湿有化热之象,则去桂枝,合《温病条辨》宣痹汤,加入防己、蚕砂、薏苡仁、滑石等清热利湿,通络止痛之品;若肝肾不足,则去桂枝,加杜仲、怀牛膝、桑寄生等补益肝肾之品;若病久麻木不适,酌加全蝎、蜈蚣、地龙、乌梢蛇等血肉有情之品。

(2)中药蒸汽浴治疗:《黄帝内经》载"其有邪者,渍形以为汗,邪可随汗解",何康乐在临床上治疗神经根型颈椎病,使用中药蒸汽浴,使热能因子与雾化的中药离子直接作用于病患处以舒筋通络,活血止痛。具体方药如下:伸筋草、透骨草、红花、艾叶、羌活、独活、防风、花椒、乳香、没药、海桐皮等。将以上药物放入熏蒸治疗机中熏蒸患处,每次半小时,每日1次,10次一个疗程。

(3)除口服中药、熏蒸外,患者还需要避免长时间伏案、高枕等不良习惯,同时配合颈肩部功能锻炼,增加颈椎后部肌群的力量,提高颈椎的稳定性,减少复发。何康乐常让患者模仿自然界一些动物的形体活动,如苍龟缩颈、大鹏展翅、白鹅引颈,使项背部肌肉得到充分的舒缩、伸展,以利于消除项背部肌肉的疲劳,并进行肌肉负荷训练,以增强肌力。

8. 膝骨关节炎治验

膝关节病变是造成中老年人腿部功能衰退的主要原因之一,其中尤以膝骨关节炎最为常见,严重影响人们的生活质量。何康乐认为膝骨关节炎病因病机与"虚""邪""瘀"紧密相关。肝肾亏虚为本,风、寒、湿邪乘虚侵袭为发病诱因,血瘀作为病理产物为标。

临床中根据症状分三期精准论治,治疗方法重视内外合治,治疗与预防相结合。内服汤药自拟"膝痛汤",药物组成:续断、川牛膝、独活、杜仲、川芎、白芍、薏苡仁、延胡索、秦艽、党参、木瓜等。急性发作期在内服汤药基础上加用化瘀止痛药物,辅以补益肝肾,配合止痛消炎膏外敷,消肿止痛,疼痛甚者,配合刺络拔罐。风寒湿瘀加桂枝、苍术、丹参、乳香、没药等;风湿热瘀证,选取黄柏、土茯苓、滑石、防己、土鳖虫等。临床缓解期以祛邪、扶正、化瘀并重,配合"椒桐汤"外洗、膝关节理筋手法治疗,增强温经通络止痛作用。"椒桐汤"药物组成:花椒、海桐皮、乳香、没药、羌活、独活、青风藤、鸡血藤、防风、桂枝、伸筋草、威灵仙等。本方具有祛风散寒除湿、温经通络的功效,可以缓解膝骨关节炎带来的疼痛并能够改善功能,提高患者生活质量。康复期改"膝痛汤"为丸剂配合"椒桐汤"外洗,以补肝肾、强筋骨为主,祛邪活血止痛为辅,减少复发。除丸剂调理外,还重视练功导引,嘱患者配合主动膝关节功能非负重训练,取卧位或坐位膝关节做主动屈伸活动,改善膝关节活动范围及加强股四头肌力量,从而减少复发。

张
建
华

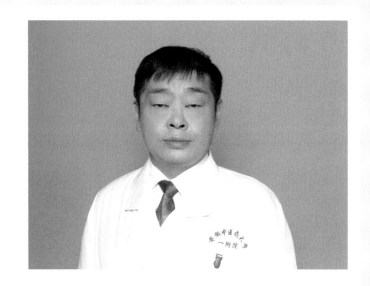

一 名医小传

张建华,男,安徽含山人,主任中医师,硕士研究生导师,安徽中医药大学第一附属医院骨伤一科主任。第四批全国老中医药专家学术经验继承工作继承人,全国名中医丁锷教授传承工作室成员。第四届江淮名医,安徽中医药大学新安医学教改班导师。

兼任中国民族医药学会骨伤分会副会长,中华中医药学会骨伤分会常务委员,安徽省中医药学会骨伤学会常务委员,《中国中医骨伤科杂志》副主编。

师从骨伤科前辈丁锷教授,随张笑平教授一起编著《金匮要略新解》,感仲景辨证用药之精妙,潜心研习,将经方应用于骨伤科临床许多疑难杂症包括腰椎间盘突出症、腰椎管狭窄症、强直性脊柱炎、股骨头坏死等的治疗。曾赴韩国顺天大学医院骨科研修学习,率先在医院开展颈椎前路减压治疗颈椎病和腰椎后路减压、经椎弓根内固定、经椎间孔椎体间融合术治疗腰椎间盘突出症、腰椎管狭窄症等,在省内具有领先地位,通过开展经椎间孔镜髓核摘除术治疗腰椎间盘突出症,使脊柱微创手术在医院逐步拓展。

带教硕士研究生及师承学生30余人。主持及参加科研项目10余项,发表学术论文70余篇,参编著作近10部,获批专利1项,获得安徽省中医药科学技术奖二等奖、三等奖各1项。

二 学术特色

(一)重视固本祛邪治疗骨伤科退行性疾病

1. 温经散寒、通络止痛治疗腰椎间盘突出症

腰椎间盘突出症是因椎间盘变性,纤维环破裂,髓核突出刺激神经根、马尾神经而表现的一种腿腰综合征,一般归属于中医学"腰腿痛""腰痛""痹证"等范畴。张建华认为,腰椎间盘突出症发病病机是由于风寒湿邪阻滞筋脉,气血津液运行不畅,气血无法正常运行输布则出现下肢麻木,久之聚而成瘀,不通则痛,而引发腰腿痛症状。正如《诸病源候论》"少阴,风痹,……,寝卧湿地"之说,本病前期是由于感染风寒湿邪,入经络后阻滞气血运行,如失治或误治,则会导致病情进一步发展,瘀邪阻络,就会引起腰痛及下肢痛麻症状,如《外科证治全书》之"诸痛皆由气血瘀滞不通所致"。

张建华根据以上病因病机拟定了协定方腰痛舒进行治疗,本方由乌头汤、四逆汤、麻黄细辛附子汤及蛇蝎散四方综合而成。方用川乌、淡附子、干姜、肉桂、细辛、蜈蚣、全蝎、乌梢蛇、白芍、黄芪、麻黄、炙甘草。方中生川乌毒性较大,经炮制后可明显降低其毒性,其使用的关键是久煎;淡附子味辛,为大热纯阳之品,因其浮而不沉之性,走而不守之用,能通行十二经脉,本方借其辛散温通之功来散寒止痛;两者合用,共为君药,共奏温阳散寒、通络止痛之功。干姜性味辛热,功在除胃冷而守中,能开五脏六腑,通达四肢关节,宣通诸脉络;肉桂辛散温通,为气厚纯阳之品,辛则善散,助行气血,热能温通,以运经脉;细辛味辛散解表,祛风止痛;三药均为常用的温里药物,共为臣药,助川乌、附子奏温阳散寒之功。全蝎、蜈蚣、乌梢蛇三味配伍其中,取其虫类药的走窜之性,以通达络脉、宣通瘀痹,久病寒湿之邪痹阻经脉;白芍和川乌的配伍是临床上治疗风寒湿痹证常用的药对,且配伍甘草起到很好的缓急止痛作用;方中重用黄芪益气活血,更能与川乌配伍治疗风寒湿痹;麻黄则解表散寒通痹;诸药合用,共为佐药。炙甘草为使,一是解川乌、附子、细辛等毒性,二是缓急和中止痛。全方合用,旨在温经散寒、通络止痛。在口服中药之外,还嘱咐患者避风寒、注意保暖,同时进行腰背肌锻炼,以稳定脊柱、恢复功能、防止复发。

2. 温补脾肾、散寒通络治疗腰椎管狭窄症

腰椎管狭窄症是指由各种因素导致椎管、椎间孔狭窄刺激神经,以致神经受压,引起腰部或下肢疼痛,间歇性跛行等症状的一类疾病。《素问》曰:"腰者,肾之府,转摇不能,肾将惫矣。"《七松岩集·腰痛》曰:"然痛有虚实之分,所谓虚者,是两肾之精神气血虚也,凡言虚证,皆两肾自病耳。所谓实者,非肾家自实,是两腰经络血脉之中,为风寒湿之所侵,闪肭挫气之所碍,腰内空腔之中,为湿痰瘀血凝滞不通而为痛。"张建华认为,腰

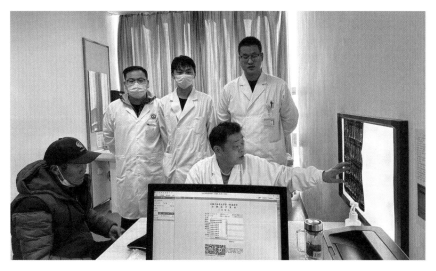

门诊带教

椎管狭窄症多见于老年患者,本病属本虚标实,肾气亏虚、督脉不通为本;腰脊劳损、外来风寒湿热邪气侵袭、跌扑闪挫、阻滞筋脉等致气血经脉壅滞不畅、瘀血内生为标。肾之精气亏虚,则腰脊失养,故酸软无力,其痛绵绵,喜按喜揉,腰腿发凉,兼加外感邪气入侵,气血不能温养下肢,引起腰腿痛及间歇性跛行等相关症状。

张建华通过多年临床经验积累,自拟温肾通督汤治疗腰椎椎管狭窄症,疗效颇高。其方药组成:黄芪、淡附子、制川乌、防风、干姜、蜜麻黄、细辛、茯苓、酒乌梢蛇、枸杞子、炙甘草、制淫羊藿、盐补骨脂、盐菟丝子。方中附子大辛大热,芳香走窜,能驱除入经络之风寒邪气,与干姜共为君药,旨在达到温阳通脉的疗效;黄芪为补气圣药,气行则血运,与辛温之防风配伍,可加强祛风之效果;川乌可祛风湿、温经止痛;麻黄与细辛都能祛寒气、疏风邪,意在借麻黄细辛附子汤之意;茯苓淡渗利水,通利体内邪气从下焦而出,配伍"肾四味"(枸杞子、淫羊藿、菟丝子、补骨脂),此四味李可老中医称其"药性和平,温而不燥,润而不腻;益肾精,鼓肾气,温阳无桂附之弊,滋阴无熟地之弊;阴中有阳,阳中有阴……随症选用,疗效满意",更能益精补肾且温而不燥、润而不腻;酒炙乌梢蛇搜风通络、逐风湿顽痹;炙甘草能够缓急止痛,且有"和诸药"的效用。诸药合用,标本兼治,共奏温阳补肾、祛风散寒、通络止痛之功。

3. 升清降浊法治疗颈性眩晕

颈性眩晕是临床上常见的疑难病症之一,是以眩晕、头痛为主要症状,常在体位改变时发生,严重时可发生猝倒,并伴有心悸、恶心、呕吐、视物模糊等症状的疾病,因临床表现多样,典型体征较少,目前并无公认的诊断标准,多采用排除诊断。颈性眩晕在中医学中以"眩晕"论述,最早见于《黄帝内经》。张建华认为,本病是先天肝肾不足,素体阳虚,兼之长期低头伏案、饮食不节或感受外邪,长久而往,阳气虚耗无以温煦之功,寒湿阻滞颈部脉络,脾胃升降失司,清阳不升、浊阴不降。治宜助脾胃升清降浊之力,张建华综合四逆汤、桂枝生姜枳实汤、真武汤及半夏白术天麻汤拟定温阳止眩汤。方药组成:淡附子、干姜、茯苓、白芍、白术、法半夏、天麻、酒黄芩、麸炒枳壳、桂枝、炙甘草。本方重用附子以温下焦,干姜温固中焦,附子得干姜则功倍;桂枝通阳化气,芍药平肝降气,茯苓利上焦之阴邪,枳实、黄芩降上焦上逆之阴邪,白术健脾益气,助附子、干姜温阳之功,天麻平降肝阳而利水。诸药合用,以温下焦、固中焦、清上焦,使清得以升、浊得以降,共奏温阳止眩之功。寐差梦多者,加龙骨、牡蛎,如兼汗多者可用煅龙骨、煅牡蛎;口苦、咽干者,可用柴胡;颈项强痛者,加葛根;上肢痛麻者,加制川乌、桑枝;大便秘结者,用酒大黄;月经量多者,加荆芥碳、炮姜;月经血块多者,加川乌、吴茱萸、丹皮或原方白芍易赤芍;小便多者,干姜易生姜。尤其指出,全方重用淡附子,是因本病患者温阳之力微弱,加之多感受风寒湿邪,体内阳气无力推动及防御,需重用温阳药物以助之,淡附子温阳力强,大辛大热,可快速纠正阳虚。此外,特别要求患者在症状缓解之后避免长期低头,合理用枕,进行适当功能锻炼,以取得长期疗效。

4. 外用行气通络,以蠲寒湿治疗跟痛症

跟痛症指多种病因所致的足跟跖面疼痛不适,常常于步行或站立时疼痛加重,属中医"脚跟痛""骨痹"范畴。《医宗金鉴》指出跟痛症的病因病机:"此症生于足跟……始着地更甚……气血瘀滞而生成。"张建华认为,此病多是由于足跟局部气血运行不畅,风寒湿邪入侵,导致足跟部濡养不足而发为本病。因此本病的治疗关键在于温气血,通经络,正如《素问》所谓"血气者,喜温而恶寒,寒则泣而不能流,温则消而去之"。

中药熏洗一直是中医药外治的特色疗法,中药熏洗可以使药物直接作用于病灶局部,药力和热力效应使患部皮肤血管扩张,改善局部血液循环,促使药物吸收,从而缓解肌肉痉挛,促进炎症水肿的吸收,使粘连僵硬的组织变软。张建华针对本病的病机拟订骨增生熏洗方:五加皮、川花椒、桂枝、透骨草、伸筋草、白芷、防风、石菖蒲、丁香、红花。方中以五加皮为君,祛除风湿之余,兼能补肝肾、强筋骨,尤益于老年人。川花椒活血通络,且能增加通透性;桂枝温通经脉;伸筋草、透骨草舒筋活络、祛风除湿;防风、白芷祛风止痛、散寒除湿消肿;石菖蒲性温,具有理气活血、散风除湿等作用。以上为臣药,发挥辛窜温通之效。疾病日久,多伴有肾虚、血瘀,红花活血化瘀,丁香补肾壮阳,用以为佐。上方加水1 500 mL煎煮,以煎开为度,不可久煎。将药渣与药汁一起倒入木桶中,足置于桶中,上覆盖毛巾以熏洗患足,待水温后,将患处置于药汁中浸泡。同时,在足跟熏洗10~20分钟后,用木棒或小锤轻轻击打足跟跖面痛点处,以感觉疼痛但能忍受为度,每次击打约10分钟。击打后再用熏洗药汁浸泡患足,作用更为显著。

(二)擅用理筋正骨手法治疗骨伤科常见疾病

中医正骨手法是治疗骨伤科疾病的一种极其重要的方式,有着立竿见影、疗效满意

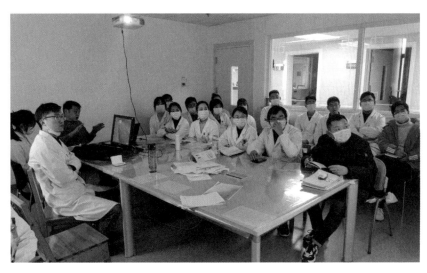

为研究生、规培生及进修生进行学术辅导

的特点。《医宗金鉴》之"是则手法者,诚正骨之首务哉",指出手法治疗筋骨疾病的重要性。以下简介张建华治疗颈椎病及腰椎病的常用手法。

1. 颈椎端旋手法

颈椎端旋手法目前是安徽中医药大学第一附属医院骨伤科治疗颈椎病的常用手法,主要来源于全国名中医丁锷教授的颈椎牵引旋转正骨法。张建华在继承颈椎牵引旋转正骨法的基础上,简化操作,使用双手固定患者下颌,提高了操作的安全性,创新性提出颈椎端旋手法操作规范。具体操作如下:患者坐位,医者立于患者正后方,嘱患者放松,直靠在医者身前,使患者脊柱力线垂直于地面,以双手托住患者下颌部,使患者枕部紧贴于医者胸(腹)前,双手先向患者健侧旋转,使患者健侧面部贴于医者胸(腹)前,此时双手向上牵引,嘱患者放松、向下坐,在保持牵引下,医者以腰椎为轴向患者健侧转,使患者头部转向同侧至最大范围,在牵引作用下突然快速向同侧用力,此时可听到关节弹响声,同法对患者患侧行端旋手法。

2. 松筋正脊扳腰法

松筋正脊扳腰法以"筋束骨"理论为基础,筋的异常必然导致骨的错位,同时骨的错位也会导致筋的异常,筋不柔导致骨不正或者骨不正导致筋不柔,吴谦《医宗金鉴·正骨心法要旨》指出,"背骨"应"当先揉筋,令其和软,再按其骨。徐徐合缝,背膂始直"。张建华根据"筋束骨"理论在传统腰椎斜扳法的基础上进行改良,创造性地发明了松筋正脊扳腰法。具体操作如下:嘱患者俯卧位,术者立其一侧进行松筋手法,以两手掌根按揉患者从颈至腰脊柱两侧的肌肉3个来回,再用两手拇指以拨法从上向下、由内而外,弹拨脊柱两侧肌肉,使竖脊肌、斜方肌、背阔肌等肌肉充分放松,然后嘱患者侧卧位,进行双侧腰椎斜扳法,术后再次进行放松类手法对腰部进行整理。松筋正脊扳腰法的重

703

点在于"松筋",先恢复骨周围软组织的肌张力平衡,减轻紊乱关节肌肉牵拉,再进行扳法,效果事半功倍。

张建华认为,腰椎病的大部分病机是"筋骨失衡,以筋为先",现很多医者多仅重视腰椎斜板正骨手法,忽视了正骨前的柔筋手法,手法操作结束后患者会感觉腰部症状改善,但是筋的异常牵拉力没有解除,不久又会因为筋的异常应力再次引起骨的错位而导致疾病的复发。因此张建华在正骨手法前后均会进行理筋类手法的操作,恢复筋的正常状态。另外,张建华进行此手法前会进行详细的查体,采用定点斜扳法,以患者疼痛部位作为旋转中心,做到局部的精准复位。

(三)谨守练功在骨伤科常见疾病重要性

练功,又称功能锻炼,古称导引,是通过肢体及躯干的活动来达到治疗疾病的目的,尤其适用于筋骨病多见的骨伤科,《吕氏春秋》载:"昔陶唐之始……筋骨瑟缩不达,故作为舞以宣导之。"张建华一直坚守骨伤科疾病的治疗离不开练功的原则,在临床诊治后,都会教导患者进行个体化的练功。颈椎疾病,常用的练功方式有点头仰头、拔伸旋转、回头望月、以肩画圆等;肩部疾病常用的练功方式有举肩转肘、外展爬升、弯腰画圆、推墙挺身等;腰部疾病常用的练功方式有挺腰支撑、小燕飞、抱膝成团、旋腰望侧等;膝关节疾病常用的练功方式有直腿抬高、旋蹬自行车、靠墙下蹲、鹤立鸡群等。张建华在临证中非常重视练功动作的准确性及时效性,错误的练功方式不仅不能治疗疾病,甚至还会导致疾病加重,而练功的时效性也很重要,过短则效果不佳,过长则增加损伤。

胡永久

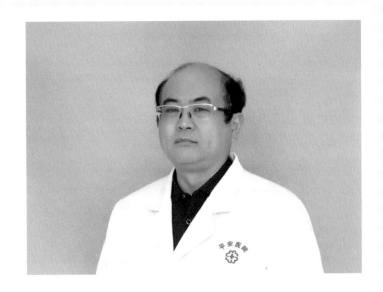

一 名医小传

胡永久,男,安徽祁门人,主任中医师,黄山学院客座教授。第四届江淮名医。曾任祁门县中医院副院长、祁门县人民医院院长。安徽省级非物质文化遗产——祁门胡氏骨伤科第四代代表性传承人。祁门县第二届专业技术拔尖人才、黄山市特色人才。

兼任安徽省康复医学会脊柱脊髓损伤专业委员会委员,安徽省康复医学会颈椎病防治专业委员会委员,安徽省脊椎损伤专业委员会委员,合肥市骨科学会副主任委员,《中国卫生》《中国医院建筑与装备》《医院报》编委。

从小随父胡友来学习中医骨伤诊疗技艺,先后毕业于黄山高等专科学校和安徽中医学院中医专业,后赴马鞍山、北京等地学习深造,积极探索中西医结合、家传技艺与现代技术相结合的骨伤科发展之路,注重参研历代名家之长,创己之特定心法,骨伤诊治继承家学特色,注重筋骨并重,强调整体观察、辨证施治;擅长手法复位及采用显微外科技术进行断指再植,出版专著《骨伤治验》《少林伤科》《伤科集成》《实用骨科病人康复指导》《祁门胡氏骨伤科》。近年来潜心新安医学发掘、整理研究,出版《新安骨伤科名家治法》《祁门御医文化》《新安医学拾遗》《祁门御医与中医药文化初探》等著作。获安徽省科技成果4项、黄山市科技成果2项。

二 学术特色

(一)骨伤诊治学术思想

胡永久继承家学,深受新安医家思想影响,尤其尊崇明代医家汪机,重视"固本培元"在骨伤疾病中的运用,强调筋骨并重,着眼全身,辨证施治。他认为"肾实则骨有生气",肝主筋藏血,肾主骨藏精,精生髓、髓养骨,因此十分注意对骨伤患者肝肾的调补。临床中还推崇清代医家叶天士的养胃阴之法,常用叶之养胃汤中玉竹、麦冬、沙参、石斛等,取其甘凉濡润之味,以调养胃阴,反对苦寒而擅用甘寒,认为苦寒败脾伤胃,且碍生化之源,加之苦先入心,其气化燥,燥气化火,愈服愈燥,也不可投以甘温,否则添柴助燃,热盛耗津,津伤损血,致气血两亏。故唯甘寒之味,益阴助脾兼可清热,契合阴虚内热之病机。

对于临床上常见又难处理、临床效果较差的肱骨髁间骨折、踝部骨折、胫骨平台骨折、股骨髁间骨折等关节内骨折,胡永久坚持动静结合,运用中医传统疗法,以手法复位配合杉树皮夹板固定,并附以牵引、适时的功能锻炼,内服、外洗中药等进行治疗。如肱骨髁间骨折和胫骨平台骨折采用内、外侧超关节固定;踝部采用内、外、后侧超关节固定;肱骨髁间骨折采用前臂牵引;股骨髁间骨折用屈股90°夹板牵引;胫骨平台骨折用小腿皮牵引等。内服方药早期以活血化瘀为主;中期以舒筋通络为主;后期以益气养血、补肾壮骨为主。用药常以十二三味辨证加减,以杜仲、骨碎补、大活血、续断、桑寄生补益肝肾、强筋健骨,疗伤续折、续伤止痛;用丹参、川芎、桃仁、赤芍、红花活血祛瘀、散瘀止痛;用炙黄芪补气固表、温经通脉;以当归、桂枝补血、活血,调节血液循环,促进关节气血流通。并根据情况配以宽筋草、钩藤、忍冬藤、防风、刘寄奴、威灵仙、生姜等,煎水外用熏洗,以祛风通络,利关节,宽筋络,消肿退胀,多管齐下,促进患者的早日康复。

(二)骨伤诊治特色

1. 整体观察,辨证施治

胡永久骨伤诊治继承家学特色,注重筋骨并重,强调整体观察辨证施治,从全身着眼,在整体观察的前提下,进行局部的治疗。将人作为一个有机整体,认为一脉不和则周身不遂。某部骨折,必然损伤筋脉,波及气血,影响全身。骨折早期常常伴有体温升高、食欲不振、便秘等全身症状的出现。而炎症后期,又会出现骨疏筋悸、关节伸屈不利等现象。下肢骨折可因久卧而伤气,致使体质下降带来继发症,而这些症状能否及时治愈,对骨折的早期愈合与功能恢复均有极为重要的意义。整体观察、辨证施治,是胡氏骨伤临床治疗的重要原则,具体治疗大体可分为:初期活血化瘀,中期接骨续筋,后期补

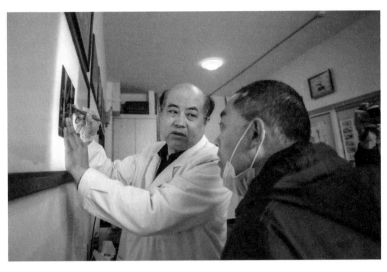

与患者沟通交流

益肝肾。

筋与骨关系极为密切,大筋联络关节,小筋附于骨外而相互联系,故骨折易同时伤筋,而闪挫扭伤,亦必伤骨,非理筋不能使骨复位,故在处理骨折整复前要认清其移位状况,确定筋折牵拉造成的移位方向,而后顺其相反方向整复,使移位骨折复归于初也。筋骨损伤,还要注意气血的涵养、脾胃功能的调理。脾胃失运,则化源不足无以滋濡肢骸,势必影响筋骨的生长与恢复。气血充旺,循环输布正常,才能发生煦濡作用,从而使筋骨疾患得到痊愈。筋骨损伤的治疗,亦应注意肝肾二脏的调补。肝主筋藏血,肾主骨藏精,精生髓、髓生骨,对老年患者及骨折后期患者肝肾二脏的调补显得尤为重要,胡永久常用补益肝肾之品,调补肝肾二脏,效果显著。

胡永久治疗骨伤十分强调"肢体损于外,气血伤于内",早期瘀血内阻,致使气血不通,血脉不和,故用药宜行气化瘀;中期正气损伤,虚实互见,重在调和气血;损伤后期,瘀血渐化,正气未复,亦以扶正为主,重在补肾益精。气血运行全身,循流不息,外而充养皮内伤骨,内则灌溉脏腑。气血一旦不流通,则瘀阻之证立现,虽外用手法亦不易痊愈,需内服药物调整。

2. 参研历代名家之长,创己之特定心法

胡永久临床诊疗注重参研历代名家之长,创己之特定心法。博采众长,对历代诸家手法,多加比较,悉心研讨。潜心钻研父亲胡友来先生下颌关节脱臼的单手口腔外复位手法,如触摸、捻揉、拔抻、转动等,临床无不应效。常用的手法有触摸、拔抻、旋转、捺正等,均依据不同骨折整复需要来适当选取,配合运用,通过有效的手法操作以矫正骨折的成角、重叠旋转或分离。手法要达到稳准轻捷、驾轻就熟,强调无论骨折的整复或关节脱位,均不能使用猛力、暴力、强力,而要用"活力",方能取得良好的效果。要尽可能

"机触于外,巧生于内,手随心转,法从手出,结合所施,使患者不知其苦,方称为手法也"。

对于肱骨干或近肩、肘关节部分粉碎性骨折,要明确其移位和粉碎骨片游离方向,先对患者行对施牵引,持续用力,缓缓求之,勿施骤暴,再用轻揉挤、按摩之小手法,初步缓解筋骨的挛急、肿胀。游离骨片推拢复位后,用推捺扳提等手法,参以轻旋、屈肘等手法,即可达到良好的复位。

3. 宗家传正骨之术,巧施推拿之功

胡永久认为,临床中正骨与按摩紧密结合,在骨伤治疗中两者不可或缺,起着十分重要的相辅相成、相得益彰的作用。他在继承家传正骨术的同时,临床中不断揣摩适用手法,从而丰富和发展了胡氏骨伤科的按摩术。

胡永久还十分重视"按穴施药、辨穴加减",认为"一身之穴道关乎生命之存亡,或经络,或脏腑,一身之节,俱是穴道",是以有"按穴施药,如穿杨之箭,百发百中,应若神仙耳"之说。在正骨手法上常采用触摸、拔抻、捺正,以及独门传统的双拇指推拿手法等,依据不同患者、不同的骨折整复需要选用,且主张正骨与按摩并用。实施手法时,尤其注重使用活力、巧力,避免硬力、暴力,力求一次完成,以免关节再次损伤增加肿胀,不利于功能活动锻炼。

胡永久运用中西医结合治疗各类四肢多发骨折、腰腿痛等方面均取得良好效果。如前臂及上臂骨折运用传统手法复位、小夹板固定,并早期配合中药外敷及中药汤剂口服,中后期中草药外部熏洗及关节功能锻炼用于四肢的创伤及骨病的诊断、保守治疗、手术治疗等。

(三)骨伤临床经验总结

胡永久在40余年的临床工作中,不仅发挥胡氏骨伤之特色,还结合自身经验和现代医疗康复设备,总结了骨伤辨证治疗康复的有效经验,能有效减轻患者治疗过程中的病痛,加快患者康复,减少患者诊疗费用。

1. 肩胛骨、锁骨、肱骨骨折康复

肩胛骨位置表浅,体部骨质薄,周围有大量肌肉保护,因而骨折较少。肩胛骨骨折分为关节外骨折和关节内骨折。关节内骨折,骨折线进入关节盂,对关节功能影响较大,需要进行牵引或手术治疗。锁骨骨折临床多见间接暴力所致者,严重粉碎性骨折还可导致气胸、血胸,经过恰当治疗,一般均能恢复如常。若固定过久,或因怕痛而不主动活动,可导致肩关节强直。

肱骨大结节位于肱骨颈外侧,为冈上肌、冈下肌、小圆肌、胸大肌的止点,上述肌肉的收缩直接参与肩关节的活动,因此,肱骨大结节的骨折多会影响肩关节的功能。肱骨外科颈骨折端严重移位时还可合并血管神经损伤。骨折整复后,积极正确地进行关节功能锻炼十分重要,否则骨折愈合良好而关节已经僵硬,极易形成肩周炎。

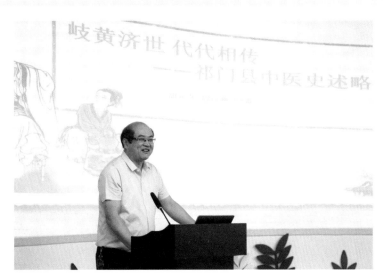

做学术报告

肱骨骨折在临床中较为常见的是中下 1/3 处骨折,易导致骨不连。康复的重点在肌肉收缩,恢复肌力,促进骨折愈合,及早恢复肩、肘关节的功能。肱骨外髁严重的翻转骨折,可导致肘关节活动功能障碍。肱骨髁上骨折是小儿最常见的肘部骨折,整复固定后需要家长积极配合,帮助患儿进行康复锻炼。

2. 尺骨鹰嘴、桡骨小头及前臂骨折康复

尺骨鹰嘴骨折属关节内骨折,治疗要求较高,既要解剖复位、可靠固定,又要早期进行关节功能锻炼,防止关节周围粘连而遗留肘关节的伸屈功能障碍。桡骨小头骨折是关节内骨折,处理不当对肘关节的伸屈活动影响较大,如果损伤 3 周后再治疗,肘关节将不可避免地遗留残疾。因此,桡骨小头骨折,除需尽早复位、可靠固定外,尚需早期进行合理的康复锻炼。

前臂骨折可由直接暴力、间接暴力或扭转暴力引起,骨折类型多变而复杂。对移位骨折,首先手法整复,夹板或石膏外固定;对开放性骨折或手法整复失败的骨折,需手术治疗。桡骨远端骨折是指桡骨下端 2~3 厘米范围内的骨折,以中老年人多见,也是骨科门诊中最常见的一种骨折,但有个别患者因缺乏康复知识而留下残疾。

在腕部诸骨中,以腕舟骨骨折多见,多发生于青壮年,治疗比较困难。腕舟骨骨折系腕关节内骨折,其特点,一是不易愈合,易遗留骨不连或缺血性坏死;二是影响腕关节功能。进行合理的康复锻炼,可促进骨折愈合,及早恢复腕关节功能。掌指骨折后施行外固定过程中,伤指会因长期固定造成关节僵硬,同时也限制了健指的活动,易引起健指的关节挛缩和功能障碍。因此掌、指骨折的治疗康复就显得十分重要。

3. 胫腓骨、足舟状骨骨折康复

胫腓骨骨折是下肢常见的骨折之一,多发生于青壮年和 10 岁以下儿童。治疗原则

主要是恢复小腿的负重功能,避免膝关节、踝关节的创伤性关节炎。一般稳定性骨折均采用非手术治疗。

足舟状骨折比较少见,可由直接暴力或间接暴力引起。骨折无移位或无明显移位,骨折复位满意后,采用石膏托或夹板外固定4～6周;明显移位骨折或手法复位失败者,应采用切开复位内固定,再用石膏托外固定。足舟状骨折康复的目的在于消除肿胀,改善血运,促进骨折愈合。

后记

安徽中医药资源丰富、历史悠久，素来名医辈出。近年，在省委省政府、省中医药管理局及社会各界的大力支持下，安徽中医药根基日益稳固，更是涌现出一批优秀的名中医和江淮名医。他们，秉承医者仁心，饱含济世情怀，深耕临床一线，勇攀科研高峰，是新时代推动中医药传承创新发展的光辉典范。为进一步推动中医药事业发展，安徽省中医药学会以高度的责任感和使命感，紧紧抓住"传承精华、守正创新"这一主题，着眼于这批安徽名中医的临证经验，组织专家精心编写了《安徽名中医临证精粹》一书。本书是继《安徽国医名师临证精粹》《安徽国医名师临证精粹　第二辑》之后的又一重要成果。

《安徽名中医临证精粹》收录了包括第一、第二届安徽省名中医和第一至第四届江淮名医在内一百多位具有较高学术建树、深受患者信赖的名中医特色诊疗方法及学术思想。这些诊疗方法是各位医家多年临床经验的结晶，涵盖中医内、外、妇、儿、五官、针灸、骨伤各科，书中所涉施治良策，均以临床疗效为准绳，一方一药、一针一技各有独到之处，融创新性、科学性为一体。本书的问世，有助于我们充分借鉴名医名家临证精华，创新研发特色中药新药，有效提升临床服务技能，从而促进中医药传承创新发展。本书虽蕴含中医学术思想，但编写时力摒学术著作艰深晦涩的通病，从内容体系安排到语言手法运用均独具匠心，是一本既有理论高度、又有实践深度的通俗性中医临床研究著作，既适宜从事中医药的医务工作者和中医药大中专院校学生研读学习，也可作为普通读者增加自身健康知识和生活智慧的工具用书。

本书在策划、撰写、编辑、出版过程中，得到了一百多位医家及所在单位的大力支持。国医大师韩明向亲自为本书题写书名，安徽省卫生健康委员会党组书记、主任刘同柱在百忙中为本书作序，安徽省卫生健康委员会原副主任、省中医药管理局原局长董明培以及安徽省中医药学会理事长李泽庚担任本书主审，黄辉、汪新安、姚实林等专家学者为本书审稿策划。在此，编者一并表示感谢！

问渠那得清如许？为有源头活水来。衷心希望各位读者在阅读本书的过程中，能够领略名医风采，汲取榜样力量，获取新知、启迪新思。

由于时间紧迫，书中难免有疏误错漏之处，敬请广大读者批评指正！

编　者
2023年12月

711